G. A. Nowak
Die kosmetischen Präparate

Band 2

Rezeptur
Rohstoffe
wissenschaftliche Grundlagen

G. A. NOWAK

Die kosmetischen Präparate

Band 2
3. verbesserte und erweiterte Auflage

Rezeptur
Rohstoffe
wissenschaftliche Grundlagen

Verlag für chem. Industrie H. Ziolkowsky KG · Augsburg

Hinweise und Rezepte sind in diesem Werk nach bestem Wissen und Gewissen bearbeitet worden. Die Angabe von Handelsprodukten stellt kein Werturteil dar. Hinsichtlich angegebener Warenzeichen und Patente kann eine Verbindlichkeit hieraus nicht hergeleitet werden. Jede Haftung gegenüber Rechten Dritter ist ausgeschlossen.

Copyright 1984 by Verlag für chem. Industrie H. Ziolkowsky KG, Augsburg
Alle Rechte, insbesondere die der Übersetzung, vorbehalten.
Printed in Germany
Druck: Ernst Kieser GmbH Graphischer Betrieb, Augsburg

ISBN 3 87846 114 3

Vorwort zu Band 2 der 3. Auflage

Die Fülle des ständig anschwellenden Materials hat zu einer Teilung des Werkes »Die kosmetischen Präparate« in *zwei* Bände geführt: Band 1 erschien 1982 und umfaßt die Herstellungsmethoden für kosmetische Produkte, die Grundlagen der Mikrobiologie, »Good Manufacturing Practice« und Konservierungsmittel sowie Daten über die Haut und Wirkstoffe (vor allem Pflanzen-Extrakte, Eiweißderivate, Vitamine, Feuchthaltefaktoren usw.).

Der vorliegende *Band 2* ist seinem Wesen nach ein Rezeptbuch mit ergänzenden Hinweisen auf die wichtigsten Rohstoffe sowie auf die wissenschaftlichen Grundlagen bzw. auf die dazugehörige Literatur. Der Schwerpunkt des Buches liegt wegen ihrer Bedeutung auf den Emulsionen, Emulgatoren, Fettsäureestern, Ölen, Fetten, Wachsen usw.

Neue Emulgatoren fanden Erwähnung, aber auch Methoden zur Stabilisierung und Testung von Emulsionen.

Hinweise für die Herstellung von flüssigen W/O-Emulsionen wurden gegeben. Völlig neu wurde das Kapitel I »Parfümkompositionen und ätherische Öle« angefügt.

Den Herren Dr. *Streschnak* und *Sommer* sei für die Durchsicht des Manuskripts zu Kap. I und zahlreiche Verbesserungen gedankt. Einige Spezialthemen hat freundlicherweise Herr Dr. *Helmuth Olberg* (Wiesbaden) bearbeitet. Ihm sei für seine Beiträge über Jojoba-Öl, Shea-Butter, Syndet-Stücke und »Flüssige Tensidlotionen« gedankt.

Das Kapitel »Lichtschutzmittel« verfaßte in bewährter Weise Herr *Günter W. Holzner* (Genf) und das Kapitel »Aerosole« Herr *B. V. Braune*.

Die beiden Bände der 3. Auflage stellen gegenüber der älteren Auflage völlig veränderte und praktisch neu geschriebene Bücher dar. Die mühselige Schreibarbeit besorgte Frau *Petra Groth*.
Ihr und dem Verlag gilt mein Dank für das Zustandekommen des Projektes.

Holzminden, im Frühjahr 1984   Gustav A. Nowak

Inhaltsübersicht

Die kosmetischen Präparate
Rezeptur, Rohstoffe, Wissenschaftliche Grundlagen
Band 2
3. Auflage

Kapitel I	**Parfümkompositionen und ätherische Öle**	1
1.	**Moos-Akkord**	2
1.1	Eichenmoos	2
1.2	Baummoos	2
1.3	Imitationen des Moos-Geruches	2
2.	**»Holz«-Akkord**	4
2.1	Sandelholzöl, ostindisch	5
2.2	Sandelholzöl, australisch	6
2.3	Amyrisöl	7
2.4	Sandel-Imitation	7
2.5	Patchouliöl	9
2.6	Vetiveröl	10
2.7	Cedernholzöl	11
2.8	Cedernblätteröl, Thujaöl	13
3.	**Eau de Cologne-Akkord**	14
3.1	Bergamotteöl	14
3.2	Citronenöl	15
3.3	Citronellaöl	17
3.4	Lemongrasöl	19
3.5	Litsea-Cubebaöl	19
3.6	Verbenaöl	20
3.7	Limetteöl	21
3.8	Mandarinenöl	22
3.9	Lavendel- und Lavandinöl	22
3.9.1	Lavendelöl	22
3.9.2	Lavandinöl	24
3.9.3	Lavendel, concrête	25
3.9.4	Hoblätteröl	25
3.9.5	Rosmarinöl	25
3.9.6	Melissenöl	26
3.9.7	Spiköl	27
3.9.8	Orangenöl, süß	28
3.9.9	Orangenöl, bitter	28
3.9.10	Neroliöl. Orangenblütenöl	29
3.9.11	Petitgrainöl	30
3.9.12	Muskatellersalbeiöl	30
3.9.13	Salbeiöl	30

4.	**Fougèrekomplex**	31
5.	**Chyprekomplex**	32
6.	**Blumige Düfte**	33
6.1	Rose	33
6.1.1	Geraniumöl	37
6.1.2	Zdravetsöl	38
6.1.3	Palmarosaöl	38
6.2	Jasmin	39
6.3	Maiglöckchen	43
6.3.1	Ylang-Ylang-Öl	45
6.4	Flieder	47
6.5	Veilchen	48
6.6	Hyazinthe	51
6.7	Tuberose	53
6.8	Gardenia	55
6.9	Narzisse	56
6.10	Longoza	57
6.11	Reseda	58
6.12	Cassie	58
6.13	Cassis	59
6.13.1	Davanaöl	59
6.13.2	Buchublätteröl	59
6.14	Boronia	60
6.15	Champaca	60
6.16	Jonquille	61
6.17	Geißblatt	61
7.	**Grünnoten**	62
7.1	Blattgrün	62
7.2	Grasig-grün	63
7.3	Veilchenblattgrün	63
7.4	Gurkengrün	63
7.5	Tomatengrün	64
7.6	Pilzig-erdig-grün	65
7.7	Melonengrün	66
7.8	Gemüsegrün	66
7.9	Galbanumgrün	66
7.10	Citrusgrün	67
7.11	Apfelgrün	68
7.12	Fruchtig-grün	69
7.13	Rose	69
7.14	Brunnenkresseblätter	70
7.15	Gardenia(-Grün)	70
7.16	Geranium(-Grün)	70
7.17	Fichtengrün	70
7.18	Seegrün, Meeresbrise	71
7.19	Algengeruch	71
7.20	Syringa	71
7.21	Narcisse	72

7.22	Reseda	72
7.23	Flieder(-Grün)	72
7.24	Peony	72
7.25	Blumig-holzig-grün	72
7.26	Hyazinthengrün	72
7.27	Maiglöckchen(-Grün)	73
7.28	Jasmin(-Grün)	73
8.	**Würznoten**	73
8.1	Muskatnußöl	73
8.2	Cardamomenöl	74
8.3	Corianderöl	75
8.4	Corianderkrautöl	75
8.5	Zimtöl	76
8.6	Cassiaöl	77
8.7	Bayöl	77
8.8	Nelkenblütenöl	78
8.9	Nelkenblätteröl	78
8.10	Nelkenstielöl	79
8.11	Boldoblätteröl	79
8.12	Baldrianöl	80
8.13	Dillsamenöl	80
8.14	Dillkrautöl	81
8.15	Guajakholzöl	81
8.16	Ingweröl	82
8.17	Lorbeeröl	82
8.18	Lorbeerblätteröl	82
8.19	Liebstocköl	83
8.20	Kümmelöl	84
8.21	Karottensamenöl	84
8.22	Cascarillaöl	84
8.23	Angelikawurzelöl	85
8.24	Basilikumöl	85
8.25	Sellerieöl	87
8.26	Myrtenöl	88
8.27	Majoranöl	88
8.28	Petersilienöl	88
8.29	Rautenöl	89
8.30	Pfefferöl	89
8.31	Pimentöl	89
8.32	Pimentblätteröl	90
8.33	Anisöl	90
8.34	Sternanisöl	90
8.35	Fenchelöl	91
8.36	Estragonöl	91
8.37	Bohnenkrautöl	91
8.38	Calmusöl	92
8.39	Vanilleschoten	92

9.	**Balsamische Noten, Harze**	93
9.1	Galbanum Resinoid	93
9.2	Olibanum	94
9.3	Dammarharz	95
9.4	Elemi-Resinoid	95
9.5	Myrrhe	96
9.6	Opoponax	96
9.7	Mastix	97
9.8	Storaxbalsam	97
9.9	Perubalsam	98
9.10	Tolubalsam	98
9.11	Benzoeharz	99
9.12	Iris	99
9.13	Copaivabalsam	100
9.14	Gurjunbalsam	101
9.15	Canadabalsam	101
9.16	Tonkabohnenextrakt	102
9.17	Colophonium	102
9.18	Labdanum-Resinoid	102
10.	**Coniferennoten**	103
10.1	Terpentinöl	103
10.2	Fichtennadelöl, sibirisch	104
10.3	Kiefernnadelöl	104
10.4	Tannennadelöl	104
10.5	Edeltannenzapfenöl	104
10.6	Picea-excelsa-Öl	105
10.6.1	Ledernote, Juchten	105
10.7	Latschenkiefernöl	106
11.	**Krautige Noten**	108
11.1	Schafgarbenöl	110
11.2	Cypressenöl	110
11.3	Wacholderbeeröl	111
11.4	Cuminöl	111
11.5	Kamillenöl	112
11.6	Eucalyptusöl	114
12.	**Minzige Noten**	114
12.1	Pfefferminzöl	115
12.2	Minzöl	116
12.3	Krauseminzöl	116
12.4	Poleyöl	117
13.	**Fruchtige Noten**	117
13.1	Davanaöl	118
13.2	Himbeere	119
13.3	Erdbeere	120
13.4	Kokosnuß	122
13.5	Ananas	123
13.6	Apfel	123

13.7	Banane	124
13.8	Birne	125
13.9	Pfirsich	125
13.10	Aprikose	125
13.11	Schwarze Johannisbeere	126
13.12	Pflaume	126
13.13	Mandel	126
13.14	Nuß	126
13.15	Tropische Fruchtdüfte	127
13.15.1	Guave	127
13.15.2	Mango	127
13.15.3	Passionsfrucht	128
13.15.4	Kiwi	128
14.	**Animalische Duftnoten**	128
14.1	Ambra	129
14.2	Zibet	132
14.3	Bibergeil	133
14.3.1	Costusöl	134
14.4	Moschus	135
15.	**Kompositionen**	138

Kapitel II Emulsionen 145

1.	**Definition und neuere Hypothesen**	145
2.	**Emulsionstyp und Bestimmungsmethoden**	146
3.	**Feststellung des Emulsionstyp**	148
3.1	Vorproben	148
3.2	Farbproben	149
3.3	Filterpapiermethode	150
3.4	Mikroskopisch	150
3.5	Prüfung der elektrischen Leitfähigkeit	150
4.	**Theorie der Emulsionen**	151
4.1	Polare und nichtpolare Lösungsmittel	151
4.2	Oberflächen- und Grenzflächenspannung	151
5.	**Das Wesen der Emulgatoren**	152
6.	**Stabilität der Emulsionen**	154
6.1	Faktoren der Stabilität von Emulsionen	156
6.2	O/W-Emulsionen	156
6.3	W/O-Emulsionen	157
6.4	Instabilität der Emulsionen	158
6.5	Erfordernisse für die Herstellung stabiler Emulsionen	159
6.6	Einsatz der Mikrofotografie zur Beurteilung von Emulsionen	161
6.6.1	Allgemeines und Methodisches	161
6.6.2	Bildaussagen bei Überwachung der Produktion	166
6.6.3	Beurteilung von Reihenversuchen	166

7.	Viskosität der Emulsion	167
8.	**Stabilitätsprüfung von Emulsionen**	169
8.1	Wärme-Kälte-Belastung der Emulsion	169
8.2	Prüfung der Emulsionsstabilität durch Zentrifugieren	171
8.3	Elektrische Leitfähigkeit zur Prüfung von Emulsionen	171
8.4	Plattentest zur Stabilitätsprüfung	172
8.5	Tröpfchengröße- und -verteilung	172
8.6	Reflektionsverfahren	173
8.7	Messung der Dielektrizitätskonstante	173
8.8.	Messung des Zeta-Potentials	173
8.9	Mikrowellenbestrahlung	173
9.	**HLB (Hydrophile-Lipophile Balance)**	174
9.1	Phaseninversionstemperatur	185
10.	**Liposome**	185
11.	**Klassifizierung der Emulgatoren**	186

Kapitel III Cold Creams 191

1.	**Die klassische historische Cold-Cream**	191
2.	**Kühleffekt**	192
3.	**Bienenwachs-Borax-Emulsionen**	192
3.1	Bienenwachs	193
3.2	Walrat	198
4.	**Rezeptteil**	199
5.	**Cold-Creams der Pharmakopöen**	212

Kapitel IV Öl-in-Wasser-Cremes, O/W 216

1.	**Schema der Eigenschaften von W/O- und O/W-Emulsionen**	216
2.	**»Seifen«-Cremes**	217
2.1	Stearat-Cremes	217
2.1.1	Stearin	218
2.1.2	Triethanolaminstearat	219
3.	**Triethanolaminstearatcremes**	222
4.	**Aminohydroxystearatcremes**	230
5.	**KOH-, NaOH-, NH₄OH-Stearatcremes**	232
6.	**Carbonatverseifung**	237
7.	**Cremes mit Perlmuttglanz**	240
8.	**O/W-Cremes auf Basis von Polyolfettsäureestern**	242
8.1	Glycerinmonostearat, selbstemulgierend	242
8.2	Weitere anionogene O/W-Emulsionen	247
9.	**Saccharoseester**	251

10.	O/W-Cremes auf Basis emulgierbarer Fettalkoholgemische	252
11.	O/W-Cremes mit nichtionogenen Emulgatoren	259
12.	Rezeptteil	270
13.	O/W-Cremes mit kationaktiven Emulgatoren	276
14.	Saure Cremes	277
14.1	Kationaktiv	277
14.2	Säurestabilisierte Glycerinmonostearate	278
15.	Abwaschbare Cremegrundlagen (Polyethylenglykolsalben)	283
16.	Reinigungscremes	288
16.1	Nicht-emulgierte Reinigungscremes	288
16.2	Emulgierte Reinigungscremes	290
16.3	Waschcremes	292
17.	Parfümcremes	294
18.	Verschiedene Cremes	295

Kapitel V W/O-Cremes 298

1.	Wollwachs- und -alkohole	298
2.	Wasserzahl als Kriterium für die Eignung von W/O-Emulgatoren	301
3.	W/O-Emulgatoren	302
4.	Stabilisierung von W/O-Emulsionen	305
4.1	Aluminium-, Magnesium- und Calciumstearate	305
4.2	Bentone-(Montmorillonit-Gele)	305
4.3	Stabilisierung durch Aufbau von Gelgerüsten	307
4.4	Magnesium- und Calciumionen	307
4.5	Stabilisierung durch Blockpolymere	308
5.	Wichtige Rohstoffe für W/O-Emulsionen	309
5.1	Vaselin	309
5.2	Mikrokristallines Wachs	310
5.3	Hartparaffin	311
5.4	Ceresin	311
5.5	Ozokerit	312
5.6	Paraffinöl	312
6.	Absorptionsbasen	313
7.	Rezeptteil	315
7.1	Absorptionsbasen	315
7.2	W/O-Cremes mit definierten Emulgatoren	323

Kapitel VI Flüssige Emulsionen, »Lotionen« 337

1.	Flüssige O/W-Emulsionen	337
2.	Flüssige W/O-Emulsionen	339

3.	**Rezeptteil**	340
3.1	O/W-Emulsionen (flüssig)	340
3.2	Flüssige W/O-Emulsionen	357

Kapitel VII Solubilisation (micellare Lösung)
Mikro-Emulsionen
Echte Lösungen (alkoholische-wäßrige Systeme) 362

1.	**Solubilisation**	362
1.1	Ethoxylierte Ricinusölderivate	363
1.2	Alkylphenol-Ethoxylate	364
1.3	Verzweigtkettige Solubilisatoren	365
1.4	Sorbitanfettsäureester-Oxethylate	365
1.5	Methoden zur Auswahl der micellaren Solubilisatoren	365
2.	**Mikro-Emulsionen**	367
2.1	Rezepturen: Klare Mikro-Emulsionen	368
3.	**Echte, molekulare Lösungen**	372
3.1	Ethylalkohol	373
3.2	Isopropylalkohol	376
3.3	Rezeptteil	377
3.3.1	Gesichtswasser	377
3.3.2	Fitneß-Friktionen	381
3.3.3	Rasierwässer	381
3.3.4	Mundwässer	384
3.3.5	Haarwässer	388

Kapitel VIII Gelees 391
Transparente, elastische Gele 391

1.	**Natürliche Makromolekulare**	391
1.1	Guargummi	391
1.2	Xanthangummi	392
1.3	Tragant	392
1.4	Karayagummi	393
1.5	Gummi arabicum	394
1.6	Quittenschleim	394
1.7	Agar-Agar	395
1.8	Carobenmehl	396
2.	**Halbsynthetische Makromolekulare**	396
2.1	Carrageen (Irish Moss)	396
2.2	Alginate, Alginsäuren	397
2.3	Pektine	399
2.4	Stärke und Stärkederivate	401
2.5	Gelatine	403
2.6	Cellulose- und -derivate	405
2.7	Rezeptbeispiele	410

3.	Anorganische Gele	412
3.1	Kolloide Silikate	412
3.2	Kolloidale Kieselsäure	415
4.	Synthetische, organ. Makromolekulare	416
5.	Polyvinylalkohol	422

Kapitel IX Öle für Kosmetika 424

1.	Pflanzliche Öle	424
2.	Fettsäureester	428
2.1	Isopropylmyristat	429
2.2	Isopropylpalmitat	430
2.3	Isopropylstearat	431
2.4	Isopropyllaurat	431
2.5	Oleate	431
2.6	Caprylate/Caprinate	432
2.7	Ricinoleate	433
2.8	Linoleate	433
2.9	Lanolate	433
2.10	Stearate	435
2.11	Andere Fettsäureester	435
2.12	Lactate	435
2.13	Pyrrolidoncarboxylate	436
2.14	Citrate	436
2.15	Adipinsäureester	436
2.16	Verzweigtkettige Ester	437
3.	Fettalkohole	440
4.	Flüssige Wachsester	440
4.1	C_{30}- bis C_{46}-Piscine Oil	440
4.2	Jojoba-Öl	440
4.3	Schibutter	444
5.	Siliconöle	446
6.	Rezeptbeispiele	449

Kapitel X Shampoos, Schaumbäder, Tensidpräparate 452

1.	Tenside und Haut	452
1.1	Tenside und Talgsekretion	453
1.2	Shampoos gegen fettes Haar	454
2.	Aniontenside	455
2.1	Natriumlaurylsulfat	455
2.2	Alkylethersulfate	456
2.3	Amphotere Anion-Tensid-Komplexe	459
2.4	Amidethersulfate	459
2.5	Acylisethionat	460
2.6	Acylglutamate	460

3.	Glycerylmonococoate, ethoxyliert	461
4.	Alkylethoxycarboxylate	462
5.	Amphotere Tenside	462
6.	Relativ milde Aniontenside	464
6.1	Tauride	464
6.2	Ethercarbonsäure und ihre Salze	464
6.3	Sarcoside	464
6.4	Sulfosuccinate	464
6.5	Eiweiß-Fettsäure-Kondensationsprodukte	465
7.	Anti-Irritants	465
8.	Conditionierwirkung am Haar	466
9.	Testmethoden zur Prüfung des Schaumes	467
10.	Shampoos	472
10.1	Verdickungsmittel	472
10.2	Schaumstabilisatoren	473
10.3	Überfettungsmittel	473
10.4	Perlmutt- oder Silberglanz	473
10.5	Konservierungsmittel	474
10.6	Trübungsmittel	474
10.7	pH-Wert und Schaumkraft	474
11.	Rezeptbeispiele	475
11.1	Shampoos, klar, flüssig	475
11.2	Shampoos gegen fettes Haar	481
11.3	Opake (Creme-)Shampoos	482
11.4	Conditionier-Shampoos	483
11.5	Milde Shampoos	485
11.6	Duschgele, Duschbademittel	486
11.7	Babyshampoos	488
12.	Intimwaschlösungen	490
13.	Antischuppenmittel	491
14.	Antischuppenshampoos	495
15.	Pulvershampoos	499
16.	Schaumbademittel	500
17.	Ölshampoos	504
18.	Flüssig-»Seifen«, Creme-»Seifen«	506
19.	Trocken-»Shampoos«	509
	Syndet-Waschstücke, Waschtenside *(H. Olberg)*	509
	Flüssige Tensidlotionen	512

Kapitel XI Haarpflegepräparate 518

1.	Die Struktur des Haares 518
2.	Hormone und Haarwachstum 522
3.	Ernährung und Haar 522
4.	Beeinflussung des Haares durch kosmetische Mittel 523
5.	Conditionierwirkung durch Hair-Rinses 523
6.	Haarspülungen 524
7.	Fönwellmittel 528
8.	Haarfestiger 530
9.	Haarfrisiercremes 534
10.	Haarfixative 541

Kapitel XII Permanente Verformung des Haares und chemische Depilation 544

1.	Kosmetologische Technik 544
1.1	Die Dauerwelle 544
1.1.1	Temporäre Verformung 544
1.2	Entkräuseln 545
1.3	Chemische Enthaarung 545
2.	Die Kaltwelle 545
2.1	Selbsterhitzende Dauerwellflüssigkeiten 548
2.2	Prinzip der Kaltwelle 549
2.3	Herstellung von Kaltdauerwellflüssigkeiten 553
2.3.1	Herstellung des Ammoniumthioglykolats 554
2.4	Zusätze zu Kaltwell-Lösungen 560
2.5	Kaltwellemulsionen 562
2.6	Parfümierung von Kaltwellpräparaten 566
3.	Oxidationsbehandlung beim Kaltwellprozeß 569
3.1	Schaumfixierung 571
3.2	Bromatfixierung 573
4.	Haarglättungspräparate 577
5.	Enthaarungsmittel, Depilatorien 579
5.1	Mechanisch 579
5.2	Chemisch 580

Kapitel XIII Haarfärbe- und Blondiermittel 587

| 1. | Permanente Haarfarben .... 587 |
| 2. | Semipermanente Haarfarben .... 598 |

3.	Temporäre Färbung	600
3.1	Kationische Farbstoffe	601
3.2	Saure Farbstoffe	601
3.3	Azoentwicklungsfarbstoffe	601
3.4	Diazofarbstoffe	602
3.5	Premetallisierte Farbstoffe	602
3.6	Dispersionsfarbstoffe	602
4.	Haarbleichmittel	603

Kapitel XIV   Puder 610

1.	**Zusammensetzung und Prüfkriterien**	610
1.1	Talcum	611
1.2	Stärke	612
1.3	Cellulose	613
1.4	Metallseifen	613
1.5	Titandioxid	613
1.6	Kieselsäure	613
1.7	Magnesium-, Zink- und Calciumcarbonat	614
1.8	Kaolin	614
1.9	Aluminiumoxid- und -hydroxid	614
2.	**Eigenschaften der Puderbestandteile**	614
2.1	Adsorptionsvermögen von Puderbestandteilen	616
2.2	Schütt- und Rüttelgewichte von Pudergrundlagen	617
3.	**Rezeptbeispiele**	617

Kapitel XV   Zahnpasten 622

1.	**Einführung**	622
2.	**Zahnbelag, Kariës, Zahnstein**	623
2.1	Fluoridierung gegen Karies	624
2.2	Anti-Plaque-Wirkstoffe	626
2.3	Antimikrobielle Mittel in Zahnpasten	628
2.4	Wirkstoffe gegen Zahnstein	629
2.5	Gingivotrope Wirkung	630
3.	**Abrasive, Putzkörper, Poliermittel**	631
3.1	Calciumcarbonat	632
3.2	Dicalciumphosphat-dihydrat	634
3.3	Dicalciumphosphat-anhydrid	635
3.4	Calciumpyrophosphat	635
3.5	Tricalciumphosphat	636
3.6	Unlösliches Natriummetaphosphat	637
3.7	Aluminiumhydroxide	637
3.7.1	α-Aluminiumtrihydrat	637
3.7.2	α-Aluminiummonohydrat	638
3.8	Kieselsäuren	638
3.9	Zeolithe	639
3.10	Verschiedene Abrasive	640

4.	Schaummittel in Zahnpasten	640
5.	Geschmackverbessernde Zusätze	641
6.	Sonstige verbessernde Zusätze	642
7.	Binder	642
8.	Rezeptteil	644
8.1	Kreidezahnpasten	644
8.2	Phosphatzahnpasten	646
8.3	Spezialzahnpasten	649
8.4	Transparente Zahnpasten	652

Kapitel XVI Desodorantien, Antiperspirantien ... 657

1.	Schweißsekretion und die bakterielle Zersetzung des Schweißes	657
2.	Wirkungsweise desodorierender Mittel	658
2.1	Baktericide Desodorantien	660
2.2	Aluminiumchlorhydrat	660
3.	Rezeptteil	661
3.1	Deodorantstifte	661
3.2	Pumpensprays	667
3.3	Roll-on-Desodorants	668
3.4	Emulsionsform	671
3.5	Deodorant- bzw. Antiperspirant-Aerosole	674

Kapitel XVII Nagellacke ... 679

1.	Anforderungen	679
2.	Trockenzeit	679
3.	Glanz	680
4.	Prüfung der Auftragbarkeit und des Verlaufs	681
5.	Haftfestigkeit	682
6.	Zusammensetzung der Nagellacke	683
6.1	Collodiumwolle, Nitrocellulose, Cellulosenitrat	684
6.2	Weichmacher	685
6.3	Kunstharze und natürliche Harze	687
6.4	Lösungsmittel	688
6.5	Färbung der Nagellacke	690
7.	Rezepte	691
8.	Herstellung der Nagellacke	697
9.	Nagellackentferner	698
10.	Künstliche Fingernägel	703
11.	Nagelhautentferner	704
12.	Nagelhärter	705

Kapitel XVIII Lippenstifte ... 708

1. Anforderungen ... 708
2. Farbstoffe ... 709
2.1 Mono-Azofarbstoffe ... 710
2.2 Xanthen-Farbstoffe ... 712
2.3 Eisenoxid-Pigmente ... 713
2.4 Silberglanz-Pigmente ... 714
3. Lösungsmittel für Eosine ... 715
4. Fett-Wachs-Basis der Stiftmasse ... 717
5. Verarbeitung und Herstellung der Lippenstiftmasse ... 720
6. Lippenstiftformeln ... 721
7. Prüfung der Lippenstiftmasse ... 729
8. Lip-Gloss, Lippenstiftpomaden ... 730

Kapitel XIX Make-up-Präparate, Schminken, Gesichtsmasken ... 734

1. Farbstoffe für Make-up-Präparate ... 735
2. Fettschminken ... 736
3. Emulgierte Make-up-Präparate ... 743
3.1 O/W-Typen ... 743
3.2 W/O-Typen ... 748
4. Nicht-emulgierte Make-ups ... 750
5. Pudersteine, Kompaktpuder ... 752
6. Gesichtsmasken ... 758

Kapitel XX Badesalze, Badetabletten und Ölbäder ... 762

1. Badesalze, Badetabletten ... 762
2. Ölbäder ... 765

Kapitel XXI Rasierhilfsmittel ... 771

1. Schäumende Rasiercremes ... 771
2. Pinsellose Rasiercremes ... 777
3. Alkoholhaltige Emulsionen ... 779
4. Milchen ... 780

Kapitel XXII Kosmetische Lichtschutzpräparate ... 782

1. Physikalische Grundlagen ... 782
1.1 Das Sonnenlicht ... 782
1.2 Physikalische Größen und Definition ... 783

1.3	Das Sonnenlicht auf der Erdoberfläche	783
1.4	Lichtabsorption	785
1.4.1	Gesetzmäßigkeiten der Lichtabsorption	785
1.4.2	Messung der Lichtabsorption	787
2.	**Photobiologische Grundlagen**	787
2.1	Lichtempfindlichkeit der menschlichen Haut	787
2.2	Wirkung des Sonnenlichtes auf Haut und Organismus	789
2.2.1	Eindringtiefe der Lichtstrahlen in die Haut	790
2.2.2	Vorteilhafte Wirkung des Sonnenlichtes auf Haut und Organismus	791
2.2.3	Schädigende Wirkungen des Sonnenlichtes auf Haut und Organismus	792
2.2.3.1	Akute Strahlenentzündung	792
2.2.3.1.1	Abhängigkeit der Erythemwirkung von der Wellenlänge	793
2.2.3.2	Chronische Lichtschäden der Haut	797
2.2.4	Natürlicher Lichtschutz der Haut	799
2.2.4.1	Pigmentbildung	799
2.2.4.1.1	Direkte Pigmentierung	800
2.2.4.1.2	Indirekte Pigmentierung	801
2.2.4.2	Lichtschwiele	802
2.2.4.3	Urocaninsäure	802
2.2.4.4	Enzymatische Schutzmechanismen	803
3.	**Wirkungsweise von Lichtschutzmitteln**	803
3.1	Selektive Absorption der UV-Strahlen	804
3.1.1	UV-B-Absorber	805
3.1.2	UV-A-Absorber	806
3.1.3	Breitband-Absorber	806
3.1.4	Allgemeine Anforderungen an UV-Absorber	806
3.1.5	Beurteilung von UV-Absorbern für Sonnenschutzmittel	808
3.1.5.1	Absorption und Extinktion	808
3.1.5.2	Sun-Screen-Index	810
3.1.5.3	Kritische Schichtdicke S	810
3.1.6	Analyse von UV-Absorbern	811
3.2	Reflexion der Lichtstrahlen durch undurchlässige Pigmente	812
3.3	Chemische Hautbräunung	812
3.3.1	Lichtschutz durch chemische Hautbräunung	812
3.3.2	Künstliche Hautbräunung	813
3.3.2.1	Anfärbung der Haut	813
3.3.2.2	Hautbräunung durch chemische Reaktionen mit den Hautbestandteilen	815
3.4	Beschleunigung der Pigmentierung durch photodynamische Stoffe	820
3.4.1	Kosmetische Anwendung der Psoralene	820
3.4.2	Gefahren der Psoralenanwendung	821
3.5	Orale Lichtschutz- und Bräunungsmittel	821
3.5.1	Antioxidantien	822
3.5.2	β-Carotin und Vitamin A	823
3.5.3	Hautbräunungstabletten	823
4.	**Praktische Anforderungen an Sonnenschutzmittel**	823
4.1	Durchlässigkeit für Erythemstrahlen	824
4.2	Lichtschutzfaktor	824
4.2.1	LF von Sonnenschutzmitteln	826
4.2.2	Konzentration des UV-Absorbers	828

4.3	Beeinflussung der Wirksamkeit von Sonnenschutzmitteln	829
4.3.1	Anwendungsformen	830
4.3.2	Lichtschutzfaktor und Anwendungsform	830
4.3.3	Einfluß des Wirkstoffträgers auf die Lichtschutzwirkung	833
4.3.3.1	UV-Absorption im Wirkstoffträger	833
4.3.4	Wasserbeständigkeit von Sonnenschutzmitteln	834
4.3.5	Dauerwirkung	837
5.	**Formulierung von Sonnenschutzmitteln**	837
5.1	Einzelne UV-Absorber	837
6.	**Prüfung von Sonnenschutzmitteln**	850
6.1	Biologische Einheiten des Erythems	850
6.2	Biologische Prüfung am Menschen	851
6.2.1	Bestimmung des Lichtschutzfaktors mit künstlichen Lichtquellen	851
6.2.1.1	Künstliche Lichtquellen zur Prüfung von Sonnenschutzmitteln	856
6.2.2	Feldversuche zur Bestimmung der Lichtschutzwirkung	857
6.2.3	Andere Prüfmethoden am Menschen	858
6.2.3.1	Änderung der Hautoberfläche durch UV-Bestrahlung	858
6.2.3.2	Bestimmung der Sonnenbrandzellen	858
6.2.3.3	Fluoreszenzmessung an mit Dansylchlorid markierter Haut	858
6.2.3.4	Thermometrische Methode	859
6.3	In-vivo-Prüfung an Versuchstieren	859
6.4	Physikalische Messungen	862
7.	**Sunblocker**	863
7.1	Filter für Sunblocker	864
7.2	Prüfung von Sunblockern	864
8.	**Präparate nach der UV-Bestrahlung**	864
9.	**Heimsonnen, Solarien**	869
9.1	Technik moderner Solarien	869
9.2	Dermatologische Ergebnisse mit Solarien	869
9.3	Präparate für die Verwendung in Solarien	871
10.	**Hautbleichende Präparate**	873
11.	**Formularium**	877

Kapitel XXIII   Aerosole 916

1.	**Aerosolsysteme**	918
1.1	Zweiphasenaerosol	918
1.2	Dreiphasenaerosol	918
1.3	Suspensionsaerosol	918
1.4	Schaumaerosole	919
1.5	Komprimierte Treibmittelaerosole	919
1.6	Trennschichtsystem	920
2.	**Aerosol-Container**	920
2.1	Aerosol-Weißblechdosen	920
2.2	Aerosol-Aluminiumdosen	920
2.3	Aerosol-Glasflaschen	923

3.	**Aerosol-Ventile**	923
3.1	Aerosolventil-Ausführungen	923
3.2	Aerosolventile mit Stem	924
3.3	Aerosolventile ohne Stem	925
3.4	Funktionsweise beider Systeme	926
3.5	Aerosol-Kipp- und Aerosol-Dosierventile	928
3.6	Aerosol-Puderventile	929
3.7	Aerosol-Glasflaschenventile	929
4.	**Aerosol-Sprühköpfe**	930
4.1	Aerosol-Sprühköpfe, ein-, zwei- und dreiteilig; Schaumköpfe	930
4.2	Aerosol-Sprühkappen	930
5.	**Aerosol-Treibmittel**	932
5.1	Verflüssigte Treibmittel	932
5.1.1	Fluor-Chlor-Kohlenwasserstoffe	932
5.1.2	Kohlenwasserstoffe	933
5.2	Komprimierte Treibmittel	936
5.3	Dimethylether	938
6.	**Aerosol-Abfüllsysteme**	938
6.1	Kältefüllung	938
6.2	Under-cap-Füllung	938
6.3	Druckfüllung	939
7.	**Aerosol-Testmethoden**	940
7.1	Sprühverhalten	940
7.2	Lagerstabilität	941
7.3	Dichtigkeit	941
8.	**Aerosol-Produkte**	942
8.1	Kosmetik	942
8.1.1	Haarspray-Aerosole	942
8.1.2	Deodorant-Aerosole	951
8.1.3	Verschiedene Aerosole (Wasserbasis)	953
8.1.4	Puder-Aerosole	960
8.1.5	Parfüm-Aerosole	962
9.	**Aerosol-Arrondierungen**	963
9.1	Aluminium-Zweikammer-Druckpackungen	963
10.	**Gesetzgebung**	967
10.1	Vorschriften und Bestimmungen	967
10.2	Fertigpackungsverordnung	967

Kapitel XXIV   Babypräparate 970

Kapitel I

Parfüm-Kompositionen und ätherische Öle

Eine Einführung unter Berücksichtigung der kosmetischen Produkte

Eine didaktisch gute Einführung in die Parfümerie krankt daran, daß es kein System für die parfümistische Kompositionslehre gibt, das pädagogisch geeignet wäre. Die verbale Klassifizierung der Gerüche sind Notbehelfe: »Geruch nach Rotweinkorken« beschreibt annähernd den Geruch nach Opoponax; Geruch »nach Gasschlauch« den von Storax, Cuminaldehyd riecht »nach zertretenen Wanzen«, Cedernholzöl nach Zigarrenkiste oder Bleistift, Patchouli nach Schnupftabak usw. Wer daher nicht in der Praxis mit Riechstoffen zu tun und im Laufe der Zeit ein Geruchsgedächtnis für die verschiedenen Geruchsrichtungen entwickelt hat, kann aus Büchern die Parfümerie (Kompositionslehre) kaum erlernen.

Die Kunst des Parfümeurs besteht darin, aus den vorhandenen Duftstoffen eine ästhetisch ansprechende Komposition zu »kreieren«, d. h. Duftakkorde zusammenzustellen, die ein harmonisches Ganzes bilden, ohne daß ein einzelner Riechstoff merklich hervorsticht oder sich disharmonisch bemerkbar macht.

Man unterscheidet:
a) »einheitliche« (chem. definierte) Riechstoffe
b) ätherische Öle (aus Pflanzen oder Früchten gewonnen)
c) Duftstoffe, gewonnen aus tierischen Ausgangsprodukten.

Die Gewinnung aus Pflanzen kann durch Destillation mit Hilfe von Wasserdampf erfolgen oder durch Extraktion mit flüchtigen Lösungsmitteln, wobei »Concrete« erhalten werden, die nach Extraktion mit Alkohol zum »Absolue« verfeinert werden. Schließlich kennt man noch die Einbettung von Blüten in Fett »Enfleurage« und das Herauslösen der Duftstoffe mit Alkohol oder anderen Lösemitteln.

Nach praktischen Gesichtspunkten werden nachstehend die wichtigsten Bausteine für Parfümöle geschildert, die hier als Akkorde bezeichnet werden.

1. Moos-Akkord
(moss, mousse)

1.1 Eichenmoos
(Oak moss, Mousse de chêne)

Das Eichenmoos (Oak moss, Mousse de chêne) wird durch Lösemittel, bevorzugt Petrolether, aus *Evernia Prunastri*, das in Ungarn, Jugoslawien usw. gesammelt wird, extrahiert. Das entstehende Resinoid von grüner Farbe hat einen frischen, herb-moosigen Charakter, der auch an Meeresalgen erinnert.

1.2 Baummoos
(Tree Moss, Fir Moss, Mousse d'arbre)

Das Baummoos (Tree Moss, Fir Moss, Mousse d'arbre) ist botanisch *Evernia furfuracea L.* und stammt ebenfalls aus südeuropäischen Ländern. Das aus dem Concret mit Alkohol ausgewaschene Absolue wird wegen des im Vergleich zu Eichenmoos-Extrakten günstigeren Preises viel verwendet.
Eichenmoos-Extrakte bilden die Grundlage für Fougère und Chypre (z. B. Mitsouko), in Kombination mit dem lederartigen Labdanum-Resinoid für Herren-Duftwässer, in Kombination mit dem Holz-Akkord für Puder-Parfümierungen und schließlich auch für Haarwässer sowie mit krautigen Noten (Rosmarin-, Eucalyptus-, Calmus-, Karottensamen-, Fichtennadelöl usw.) für Schaumbäder und Shampoos.
Im Eichenmoos-Extraktöl (1, 2, 3) wurden hohe Mengen des Ethylesters der Everninsäure (sowie auch der Usnin- und Barbatinsäure) gefunden. Identifiziert wurden Phenole, Säuren und Carbonylverbindungen sowie Ethylester der Capron-, Heptan-, Octan-, Pentadecan-, Hexadecan-, Linol-, Linolensäuren usw. An Sesquiterpenverbindungen werden vermutet: Caryophyllen, Valencen, Longifolen, Guajen, Elemen und langkettige Kohlenwasserstoffe, insbesondere *cis*-Heptadecadien-(1,8). [Die cis-trans-Konfiguration (Isomerie) wird neuerdings auch mit (Z) und (E) bezeichnet.] Ferner: Cineol, α- und β-Thujon, Campher, Dimethylcyclohexenon, Methylnonylketon, Nonylalkohol, Geraniol, Citronellol, Borneol, Phenol, Ameisensäure, Vanillin, Methylether des β-Orcin usw.

1.3 Imitationen des Moos-Geruches

Zu Imitationen des Moos-Geruches sind praktisch verwendbar:
2-Methyl-4-carboxymethylorcin und entsprechende Handelsprodukte wie z. B. Evernyl, krist. (RBD), Veramoss SPS flüssig (IFF) oder Mousse Métra (Florasynth).

Hinzu kommen Carbinole wie Dimethylbenzyl- und Methylethylbenzylcarbinol sowie Methoxyphenylpentanon (= δ-Methylanisylaceton) und Methylnonylketon, Nonylalkohol usw.

Ferner (nach USP 3 975 309): 2,4-Dihydroxy-3-methyl-benzaldehyd und (nach DOS 2 818 244) 4,6,6(4,4,6)-Trimethyltetrahydropyran-2-on (= Trivalon, Henkel) mit einer betonten Walnußnote.

Für Herren-Kosmetika wird »Moos« speziell mit Labdanum-Resinoid und anderen lederartigen »Juchten«-Riechstoffen modifiziert. Die erdige, wurzelige Note (s. »Holz«-Akkord, S. 4) wird durch kleine Mengen Isobutylchinolin, Vetiveröl und durch die »Pilz«-Note von Glycerin- bzw. Glykol-Acetalen verschiedener Aldehyde und durch den »Pilz«-Alkohol Amylvinylcarbinol IFF (1-Octen-3-ol) zur Geltung gebracht.

Auch Körper mit Haselnußgeruch wie Resorcindimethylether oder z. B. die Spezialität »Flouvane« (Rhône Poulenc) eignen sich als Modifikateure.

Imitation »Moos«

2-Methyl-4-carboxymethylorcin	100 g	Ethylcaproat (10%ig)	10 g
Methylethylbenzylcarbinol	100 g	Geranylformiat	10 g
Labdanum Resinoid	150 g	Wermutöl (Wormwood oil)	20 g
Cumarin	50 g	Rainfarnöl (Tansy oil)	20 g
Vanillin	10 g	(Tanacetum vulgare)	
Flouvane® (Rhône Poulenc)	20 g	1,4-Cineol	20 g
Storax Resinoid	50 g	Borneol	10 g
Herkolyn	100 g	Naphthalin (10%ige Lösung)	30 g
Nonylalkohol	50 g	Campheröl, leicht	50 g
cis-3-Hexenylethylacetal des Acetaldehyds (IFF)	10 g	Lavandinöl, grosso	40 g
		Methylnonylketon (10%ig)	10 g
Isobutylchinolin (1%ig)	10 g	β-Thujon	10 g
Patchouliöl, Singapur	50 g	Geraniol	30 g
Linalool (aus Corianderöl) »Coriandrol«	10 g	Citronellol	30 g
			1000 g

Imitation »Moos«
(parfümistisch)

Eichenmoos-Extrakt (Petrol) 50%ig	340 g
Patchouliöl, Singapur	100 g
Storax-Extrakt (50%ig)	120 g
Labdanum-Extrakt (50%ig)	160 g
Hydroxycitronellal	80 g
(alpha-Iso)-Methyljonon	70 g
Cumarin	50 g
Flouvane® (Rhône Poulenc)	20 g
2-Methyl-4-carboxymethylorcin (oder Evernyl, krist., RBD bzw. Mousse Métra (Florasynth usw.)	20 g
Vanillin	10 g
Ambrette Moschus	30 g
	1000 g

Weitere Nuanceure für Moos-Akkorde sind:
Methylacetophenon, Ylang-Ylang-, Lavendel-, Bergamotte- und Sandelholzöl, Zubereitungen aus Rose, Jasmin, Tuberose und Orangenblüte sowie kleine Mengen rotes Thymianöl, Cistus abs., Castoreum usw.

2. »Holz«-Akkord
(woody note, note boisée)

Neben dem »Moos«-Akkord ist die holzige Note für feine alkoholische Parfums (Extraits) nahezu unentbehrlich. Besonders das ostindische Sandelholzöl verleiht neben Patchouliöl, Vetiveröl und dessen Derivaten (Vetiverol und Vetiverylacetat) den Kompositionen eine feine, staubige, pudrige Note, die bei der Parfümierung von Make-up und Pudern ausgezeichnet zum Tragen kommt.
Die feinste Holznote ergibt der weiche, samtige Duft des ostindischen Sandelholzöles.

Holz-Akkord

Sandelholzöl, ostindisch	300 g
Patchouliöl, Singapur	200 g
Amyrisöl (Sandelöl, westindisch)	200 g
Vetiveröl	100 g
Cedernholzöl (Texas)	100 g
Vetiverylacetat	100 g
	1000 g

Dieser Akkord kann durch Zusatz von Muskatnußöl (Nutmeg), Jononen, Cumarin usw. modifiziert werden.

Holzspezialitäten sind:
Timberol® (Dragoco), das aus Untersuchungen über Derivate des Tetrahydro-Jonols hervorgegangen ist, ferner Cashmeran® (IFF), Madrox®, Folenox® (LG) sowie Mahagonat® (Dragoco) = Bicyclo(2,2,2)-2-octen-, 5,6(-carbo-methoxy-1-methyl-4-isopropyl; Trimofix® (IFF) und andere.

2.1 Sandelholzöl, ostindisch
(Santal des Indes, Santal de Mysore)

Das ätherische Öl wird durch Wasserdampfdestillation aus dem zerkleinerten Holz des Sandelbaumes *(Santalum album L.)*, der in den bergigen Distrikten von Mysore und in Indonesien (»Macassar wood«) gedeiht, gewonnen.

Der fixierende Geruchsträger des Sandelöles sind die zu 75 bis 90% enthaltenen Sesquiterpenalkohole, vor allem α- und β-Santalol im Verhältnis $^2/_3:^1/_3$ (52% α-Santalol und 23% β-Santalol) sowie (+)-epi-β-Santalol, *trans*-β-Santalol, (−)-*cis*-Lanceol, Nuciferol, α-Teresantalsäure, Nortricycloekasantalsäure, Bi- und Tricyclo-ekasantalsäure, Dihydro-β-Santalsäure und β-Santalsäure (4).

Ferner sind nach (5, 6) enthalten:
Isovaleraldehyd, Santene, Santenon, Santalon usw.

Den warmen, weichen Duftcharakter des ostindischen Sandelöles weist Isocamphylgamma-butyrolacton (7) auf.
Entsprechend wird 3-(5-isocamphyl)-cyclohexenol als *cis-trans*-Mischung angewendet (8).

Über die Verwendung des 3-*trans*-isocamphyl-Cyclohexanols und über Catechol-Camphen-Reaktionsprodukte mit Sandelnote wurde berichtet (9, 10). − Die Synthese des Sandelriechstoffes Isobornylcyclohexanol beschreibt das USP 3 920 758 vom 18. Nov. 1975.

Cyclopenten-Derivate sollen ebenfalls Sandelholz-Charakter besitzen (11).
Entsprechend wird 2,3-Dimethyl-5-substituiertes Cyclopenten-1-yl-2-Pentanol (12) in synthetischem Sandelöl verwendet:

Sandelöl, synthetisch

Amyrisöl (Sandelholzöl, westindisch)	100 g
Amyrisacetat	220 g
Cedernholzöl	150 g
Trans-decahydro-β-Naphtholformiat	100 g
Guaiophen (1%ige Lösung)	50 g
Eugenol (10%ige Lösung)	50 g
Galaxolid® (2,5%ige Lösung)	30 g
Geranylphenylacetat	50 g
Verbindung nach Patent (Cyclopentenylpentanol)	250 g
	1000 g

Unter dem Namen »Musteron« (H & R) und »Aldron« (Dragoco) ist ein 5-(3-Methyl-4-oxo-cyclohexyl)-isocamphen im Handel (13).
Während β-Santalol den typischen, angenehmen Sandelholzgeruch aufweist, besitzt das überwiegend im Sandelöl vorkommende α-Santalol eine animalische-urinartige Beinote.
Die Santalole können noch nicht in industriellem Maßstab erzeugt werden. Als wichtigstes Ersatzprodukt für β-Santalol wird 5-(2-Hydroxy-cyclohexylisocamphen) empfohlen (14).

Die leicht urinöse Note des α-Santalols soll auch durch »α-Methylketon« erzielt werden, das strukturell dem 5-(3-Methyl-4-oxo-cyclohexyl)-isocamphen verwandt ist *(Ohloff)*. Da das weiche, gut fixierende Geruchsprinzip des Sandelholzöles die etwa 90% Sesquiterpenalkohole (vorwiegend α- und β-Santalol) darstellen neben etwa 6% Sesquiterpenkohlenwasserstoffen wie α- und β-Santalen (neben Spurenstoffen), ist man bemüht, santalolreiche Öle zu fraktionieren.

Als Nuanceure für den rauchigen Geruchseindruck dienen Phenole wie o- und p-Cresol, Eugenol, Guajacol und Isoeugenol. Wegen seines intensiven Geruchs scheint 1-Furfurylpyrrol eine wichtige Rolle im Geruchskomplex des Sandelholzöles zu spielen (14a).

2.2 Sandelholzöl, australisch

Sandelholzöl, australisch wird aus den Bäumen von *Fusanus spicatus* R. Br., die in West-Australien wachsen, gewonnen.

2.3 Amyrisöl
(Sandelholzöl, westindisch)

Das Amyrisöl ist ein Wasserdampfdestillat aus dem Holz von *Amyris balsamifera* (sog. westind. Sandelholz).
Es kommt vor allem aus Haiti und der Dominikanischen Republik, Jamaica und Venezuela sowie aus den nördlichen Teilen Süd-Amerikas. Das Amyrisöl und das daraus hergestellte »Amyrisacetat« ist relativ billig, erreicht aber nicht den Duftcharakter des ostindischen Sandelholzöles.

Als Bestandteile werden genannt:
β-Caryophyllen, Cadinen, Cadinol, Diacetyl, Furfurol; sechs Sesquiterpenverbindungen: 10-Epi-γ-eudesmol, α-Agarofuran, 2-Hydroxydihydroxyagarofuran, Valerianol, β-Eudesmol und Elemol (15).

2.4 Sandel-Imitation

Sandelholzöl, australisch (Mittelfraktion)	300 g
Amyrisöl	100 g
Amyrisacetat	100 g
Sandalore (L.G.)	
= (5-(2,2,3-Trimethylcyclopent-3-enyl)-3-methylpentan-2-ol	100 g
para-tert. Butylcyclohexylacetat	50 g
[Vertenex® (IFF) oder Oryclon® (H & R)]	
Santalyl-n-butyrat (IFF)	20 g
Santalidol® (Rhône Poulenc)	80 g
Ethylenbrassylat	10 g
Patchouliöl, Singapur	20 g
Eugenol (10%ige Lösung)	40 g
Calmusöl (10%ige Lösung)	40 g
Methyljonon	20 g
Sandelholzöl, ostindisch	
[oder Sandalwood E, Oliffac (IFF)]	120 g
	1000 g

Ein guter Nuanceur für Sandelholznoten ist das Sadebaumöl (Savinoil) aus *Juniperus phoenica L.*, das gegenüber dem ätherischen Öl von *Juniperus sabina L.* bevorzugt werden soll, da bei letzterem eine toxische Wirkung nicht auszuschließen ist (IFRA).

Als Sandelriechstoffe kommen somit in Betracht:
para-tert.-Butylcyclohexanol und para-tert. Butylcyclohexanon

sowie deren Derivate wie z. B. der Essigsäureester des Alkohols (Sandel, Rhône Poulenc bzw. Vertenex® (IFF) und Oryclon®, extra (H & R) und der entsprechende Aldehyd mit erdiger-grüner Note Racinal® (Dragoco); ferner Isolongifolen und sein Epoxid z. B. Folenox® L.G.

Als Spezialitäten verwendet man:
Acetyl-Thujopsen (Vertofix®, IFF)
Sandela® L.G. (= Isomerengemisch von 3-(Isocamphyl-5-cyclohexan-1-ol)
Osyrol®, BBA (ein Methoxyelgenol)
Sandanitrile (PFW) = ungesättigte, cyclische Nitrile
Indisan® (IFF), Alvanone G® (IFF), Brahmanol® (Dragoco), Sandalore® L.G. usw.

Auch Decalinylformiat kann zur parfümistischen Nacharbeitung von Sandelnoten herangezogen werden.

Infolge leicht zugänglicher Ausgangsstoffe wie Dicyclopentadien, Norbornen und Norbornadien hat sich die Riechstoffchemie des Norbornans mit dem Grundgerüst der Santalole stark entwickelt.

Ähnlich dem p.-tert. Butylcyclohexanon werden das 4-tert. Amylcyclohexanon (Irivon® (Dragoco) bzw. Irivone (Maywood) und Orivone® (IFF) mit Irisbeinote verwendet. Eine entsprechende holzige Irisnote kommt dem 2-Methyl-4(2,6,6-trimethyl-2(1)-cyclohexen-1-yl)-butanol zu (= Cetonal L.G.).

Die wichtigsten Sandelriechstoffe lassen sich nach *E. J. Brunke* (Sepawa-Festschrift 1982) wie folgt klassifizieren:

a) Terpenylcyclohexanole
   Sandel (H & R), Sandela (L.G.), Sandeol (Soda Arom.),
   Nardosantol (Naarden), Indisan® (IFF)
b) Campholenyl-Derivate
   (durch Umwandlung des Campholenylaldehyds zu Cyclopentenderivaten):
   Sandalore® (L.G.), Brahmanol® (Dragoco), Bacdanol® (IFF)
   = Allylalkohol durch Kondensation von Campholenylaldehyd
   und Butyraldehyd und anschließender Reduktion.
c) Methylsandeflor (Takasago)
   Allylalkohol durch Diels-Alder-Reaktion von Methylcyclopentadien und Acrolein. Eine helle Sandelholznote mit würziger Nebennote.
d) Osyrol (BBA)
   aus der Gruppe alipathischer Riechstoffe
e) Terpenylcyclohexanon
   wie Aldron (Dragoco) und Musteron® (H & R)
   mit urinöser Beinote.

2.5 Patchouliöl

Das braune Patchouliöl wird aus den getrockneten und manchmal fermentierten Blättern von *Pogostemon patchouli* Pelletier var. *suavis* (Tenore) Hook durch Wasserdampfdestillation gewonnen.

Der Geruch wird als ein »Gemisch aus nassem Holz und rostigem Eisen« beschrieben, nach anderen duftet es wurzelartig, erdig, schimmlig, modrig, sumpfig, »nach Schnupftabak«. Bei Alterung verschwinden die minzigen, scharfgrünen oder naßerdigen Noten (16).

Hauptgeruchsträger ist der Patchoulialkohol, während Norpatchoulenol wohl mehr additiven und intensivierenden Duftcharakter besitzt. Patchouliöl wird schon bei den Herstellern oft mit Gurjunbalsamöl (erkenntlich am Gehalt von α-Gurjunen) verschnitten.

Patchouliöl enthält etwa (17, 18, 19):

Patchoulialkohol	31,5%
Bulnesen	18,8%
α-Guajen	15,7%
Seychellen	7,7%
α-Patchoulen	7,0%
Caryophyllen	3,5%
β-Patchoulen	2,4%
Pogostol	2,2%
nor-Patchoulenol	0,4%

Patchouli-Imitation

Spikenard chin.	400 g
(*Nardostachys chinensis*)	
Patchouliöl, echt	400 g
Valanone® B	100 g
[BBA; 3-β-H-4-oxo-2,2,7,7-Tetramethyl-tricyclo (6,2,1,0,3,8) undecan]	
α-Cedrenepoxid undecen	40 g
(Andrane®, IFF)	
Piconia (IFF)	60 g
	1000 g

Als Nuanceur kommt Keton-Bd-9 (Trubek) und Ebenolane® (RBD) in Frage.

Mit einem Unterton nach Patchouli und Leder mit Assoziationen an Herbstlaub wird γ-Turiol (= 4-Hydroxymethyl-Δ^3-caren) beschrieben sowie γ-Turylacetat mit einer an Bergamotte erinnernden Beinote.

Anstelle des Piconia® (IFF) = Pinocopaenketon, kann auch die Spezialität Romanal® (Dragoco) = 1-(10)-Epoxyaristolen mit Ambra- und Moschusbeinoten (DAS 2 009 830 vom 7. Okt. 1971, Dragoco) und das nor-Dehydropatchoulol (DOS 2 242 913 vom 8. März 1971, Fr. Prior vom 1. Sept. 1971, Roure Bertrand Fr.) in Erwägung gezogen werden.

2.6 Vetiveröl
(Vetiver oil, Essence de Vetiver)

Vetiveröl gewinnt man in Indien, Ceylon und in Indonesien durch Wasserdampfdestillation der Wurzeln des Vetivergrases (*Andropogon muricatus* Retz oder *Vetiveria zizanoides* Stapf).

Dieses angenehm grün-holzig-erdig riechende Öl ist ebenso wie Vetiverol und Vetiverylacetat ein Bestandteil feiner Parfüms. Es enthält (20) an Alkoholen:

Bicyclisches Vetivenol und Dihydro-Vetivenol, Khusol, Levojunenol, Khusinol, tricyclisches Vetivenol, Veticadinol;
an Ketonen: α- und β-Vetivon, Isovetivon, Khuson;
an Kohlenwasserstoffen: Isobisabolen, Vetiven (bi- und tricyclisch), Vetiven- und Khusensäure.
Ferner (21): (+)-Isonootkaton, (−)-Khusimon usw.

Nach *B. Maurer* und Mitarb. (s. Miltitzer-Berichte 1973, S. 47): etwa 0,15 bis 0,16 % Octalonderivate und zwar vom Typ Dimethylbicyclo-decen-on.

Tricyclische Ketone vom Typ Khusimon, die den typischen Vetivergeruch besitzen, können synthetisiert werden (22). Das Haiti-Vetiveröl wird schon lokal häufig mit 5 % Amyrisöl verschnitten.

Kleine Mengen Isobutylchinolin oder Isobutylchinolinpyralon-BN (RBD) verstärken den erdigen, wurzeligen Duftcharakter.

Vetiveröl-Imitation

tricyclisches Keton (Khusimon) oder Poivone® (PPF)	50 g	Patchouliöl, echt	50 g
		Caryophyllenacetat (Vetyris; Lautier)	50 g
Cedrenylacetat (IFF)	100 g		
Vetacetex (IFF)	200 g	Verdoracine T-03364 (Naarden)	40 g
Vetiverol	50 g	Lixetone (PPF)	180 g
Vetiverylacetat (Amyrisacetat als Austausch)	30 g	Cedrylacetat	100 g
		Vetiveröl »Bourbon«	100 g
Amyrisöl	50 g		1000 g

Nach DOS 1 643 176 (vom 3. Juni 1971, VEB-Miltitz) besitzt 4-Acetyl-6-isopropenyl-3-methyl-cyclohexen einen holzigen Vetivergeruch. 9-oxo-7-Isolongifolen besitzt eine holzartige Duftnote, die an Vetiveröl erinnert (DOS 1 804 711, 29. Mai 1969; Brit. Priorität 30. Okt. 1967, BBA) ebenso 8-oxo-7-Isolongifolan (USP 3 718 698 vom 27. Febr. 1973, IFF). Anstelle des teuren Vetiverylacetats wurde Isolongifolenylacetat vorgeschlagen (DOS 1 948 536, 1. Okt. 1970; Brit. Priorität 27. Sept. 1968, BBA).

Eine vetiverähnliche Duftnote, die sich besonders zum Aufbau des »Mitsouko«-Parfüms eignen soll, wird dem 3,3-Dimethyl-2,2(4-oxo-Pentyl)-bicyclo (2,2,1)-heptan zugeschrieben (DBP 1 196 310 vom 17. März 1966, VEB Wolfen).

2.7 Cedernholzöl
(Cedarwood oil, Essence de bois de Cèdre)

Herkunft

Die typischen, wasserdampfdestillierten und rektifizierten Öle aus Texas und Virginia haben den charakteristischen »Zigarrenkisten«- oder »Bleistift«-Geruch. Die rohen Öle haben einen mehr teerartigen Geruch. Das Cedernholzöl Texas kommt von *Juniperus mexicana;* das Cedernholzöl-Virginia wird aus den buschartigen Bäumen von *Juniperus virginiana* gewonnen.

Im Gegensatz zu den zypressenartigen Hölzern amerikanischer und ostafrikanischer Cedern, stammt das Atlas-Cedernholzöl (»marokkanisch«) von *Cedrus atlantica,* einer Pinien-Art, die in Marokko und Algerien gedeiht und auch als Libanon-Cedernholzöl bezeichnet wird. Das chinesische und japanische Cedernholzöl (Hiba-, Hinoki- oder Sugioil) weisen einen herberen, leicht grünen Geruch auf und erreichen nicht die Qualität der amerikanischen Cedernholzöle. (Über »Hinokioil« s. bei *Lawrence* (64) »Essential Oils«).

Cedernholzöle dienen für die Seifenparfümierung, oft kombiniert mit Guajakholzöl und zur Verbilligung der »Holz«-Note sowie für Tabak-Noten, Herren-Duftwässer usw.

Cedernholzöl enthält etwa 80% Cedren, 3 bis 14% Cedrol und eine kleine Menge Cedrenol (23). In handelsüblichem Cedernholzöl von *Juniperus virginiana* wurden ferner eine Anzahl von wichtigen Sesquiterpen-Olefinen und -Alkoholen wie Thujopsen, Cuparen und Widdrol (24) gefunden.

Die Sesquiterpen-Fraktion des Virginiaöls besteht aus etwa gleichen Teilen α-Cedren und Thujopsen (24).
In der Sesquiterpen-Fraktion wurden ferner β-Elemen, α- und β-Humulen, Caryophyllen, Acoren, Valencen, zwei Cuprene und Cuparen identifiziert (25).

Als Hauptinhaltsstoffe wurden gefunden (26):

Virginiaöl		Texasöl	
α-Cedren	20,0%	α-Cedren	21,2%
β-Cedren	6,6%	β-Cedren	4,9%
Thujopsen	18,9%	Thujopsen	29,0%
andere		andere	
Sesquiterpene	13,3%	Sesquiterpene	15,5%
Cedrol	31,6%	Cedrol	25,0%
Widdrol	4,8%	Widdrol	4,2%
	95,2%		99,8%
Gesamt-Alkohole	38,0%		32,0%

An Spurenkomponenten: Pseudo-Cedrol, Prim-Cedrol, β-Chamigren, Widdren, Isowiddren, α-Chamigren, Cuprenen und Cuparen.
Die in der Literatur genannten Stoffe Caryophyllen, Humulen und Valencen konnten nicht nachgewiesen werden.

2.7.1 Die wichtigsten handelsüblichen Derivate des Cedernholzöles

Rohöl (crude oil)
destilliertes Öl
Cedren

Cedrol (dest.):	Mischung aus Alkoholen und Ketonen (50 bis 80% Alkohole).
Cedrol (krist.):	Schmelzpunkt 83 bis 86°C.
Cedrenol:	Alkohol aus Cedernholzöl nach Entfernung eines Teils des Cedrols. Es enthält höhere Anteile an flüssigem Cedrol (Primcedrol, Pseudocedrol) und Ketone als das destillierte Cedrol.
Cedrylacetat:	50 bis 80% Acetate und 20 bis 40% Kohlenwasserstoffe. Häufige Verwendung in der Riechstoffindustrie für Holznoten und anstelle des teuren Vetiverylacetats.
Cedrylacetat (krist.):	Relativ reines Material.
Cedrenylacetat:	Enthält meist höhere Anteile an Prim- und Pseudocedrylacetat sowie Ketone als Cedrylacetat.
Cedrenylformiat:	Als Austausch für das teure Vetiverylacetat.
Cedernholzöl, oxidiert:	Unter verschiedenen Handelsnamen im Handel; besitzt stärkeren Duft.

Acetylcedren:	Mischung aus $C_{15}H_{23}COCH_3$-Ketonen. Der warme Holzton wird viel in der Parfümerie verwendet (sehr stabil).
Epoxycedren:	Durch Epoxidierung von α-Cedren hergestellt und unter Fantasienamen im Handel (Andrane®, IFF) = α-Cedrenepoxid mit Ambra-Sandelduftcharakter.
Cedrenal:	Cedernholzgeruch (SZP 485 629 vom 31. März 1970, Firmenich; DOS 2 322 359, IFF).
Atlas-Cedern-Keton:	$C_{12}H_{18}O$ mit charakteristischem Geruch (27).
Cedrylether:	Cedrylmethylether (mit Ambranote) (28) = Cedramber® (IFF).
Acetyl-Thujopsen:	= Vertofix® (IFF).
Cedryloxid:	Trimethylethanopentalenofuran (29).
Thujopsanon:	Cedernartiger Geruch (SZP 497 529 vom 30. Nov. 1970, Firmenich)
	– Eine holzartige Note mit Cedern-Ambra-Charakter haben die gemischten Acetale des Formaldehyds mit Cyclododecylalkohol und Methanol (Boisambrêne, Henkel) bzw. Ethanol (Boisambrêne forte).
Resinoide der Atlas-Ceder (*Cedrus atlantica*, Conifere):	Die durch Extraktion aus dem Holz gewonnenen braunen, viskosen Extrakte enthalten nach Destillation relativ mehr an Sesquiterpenen und mehr an Ketonen (Atlantone) als die ätherischen Öle.

Aus Holz und/oder Rinde der Himalaya-Ceder (*Cedrus deodora* G. Dorn) werden ebenfalls durch Lösungsmittel-Extraktion Resinoide hergestellt.

2.8 Cedernblätteröl, Thujaöl
(Cedarleaf oil, Essence de feuilles de Cèdre)

Das Cedernblätteröl wird durch Destillation aus Blättern (und Zweigen) von *Thuja occidentalis*, vorwiegend in den USA, gewonnen. Die Hauptkomponente ist Thujon. Es hat keinen holzigen Geruch, sondern eine krautige, frische Note, die seine Verwendung in Parfümölen für Kräuter-Schaumbäder und entsprechende Parfümöle für Shampoos bedingen.

3. Eau de Cologne-Akkord
(Klassisches Kölnisch-Wasser)

Kölnisch-Wasser, klassisch

Bergamotteöl Ia, Reggio-Calabria	370 g	Iris-Resinoid (Orris)	20 g
Citronenöl, Messina Ia	280 g	Rosmarinöl, spanisch	20 g
Neroliöl, bigarade pétale	90 g	Verbenaöl (Verveine)	10 g
Orangenöl, süß	90 g	Petitgrainöl, Paraguay	10 g
(Pomeranzenöl) Typ »Florida«		Jasmin absolue (Pétrol)	10 g
Lavendelöl »Vaucluse«	80 g	Rose de Mai, absolue	5 g
Muskateller-Salbeiöl	20 g	Aldehyd C_{12} MNA	5 g
(Clary Sage, Sauge sclarée)		(Methylnonylacetaldehyd) 10%ig	
			1010 g

Für ein fertiges, verkaufsfähiges Kölnisch-Wasser werden etwa 4% der oben genannten Ölkomposition in 80- bis 90vol.-%igem Ethylalkohol gelöst, längere Zeit gelagert und nach Abkühlung auf etwa +5 bis 10°C kalt filtriert.

Das klassische Kölnisch-Wasser besteht somit vorwiegend aus den sogenannten Agrumenölen, zu welchen man Bergamotte-, Citronen-, Limette-, Orangen- und Mandarinenöl zählt.

Vielfach finden Austauschprodukte für Neroliöl (s. 3.9.10, S. 29) Verwendung.

Bukettiert wird die klassische EdC-Note mit blumig-holzigen Duftnoten wie z. B. mit 2,6-Dimethyl-2-heptanol, das die Frischewirkung verstärkt (Spezialitäten: Dimetol und Freesiol von Givaudan bzw. H & R; PP 50 163 vom 20. Dez. 1965).

3.1 Bergamotteöl

Das grünliche Öl wird durch Kaltpressung aus der birnenartigen Frucht von *Citrus bergamia* (vorwiegend in Calabrien/Reggio, aber auch in Afrika z. B. in Guinea und Marokko) gewonnen.

Die »British Standards« schreiben folgende Spezifikationen vor:

Spezifikationen

d_{20}:	0,875 bis 0,882
optische Drehung:	+8 bis 24°
Refraktions-Index:	n_D^{20}: 1,4640 bis 1,4680
Löslichkeit:	1 Volumen in Vol. 90vol.-%igem Ethanol
Esterzahl:	103 bis 120
Abdampfrückstand (6^h):	4,5 bis 6,5%
Estergehalt:	36 bis 42%

Durchschnittliche Inhaltsstoffe des Bergamotteöls*

⇢ Linalylacetat 36%
Linalool (sowie *cis*- 15%
und *trans*-Linalooloxid)
Limonen 30%
β-Pinen 5%
γ-Terpinen 5%
para-Cymol 2%

Nerylacetat 2%
α-Pinen 1%
Sabinen 1%
Myrcen 1%
Nerolidol 1%
Geranylacetat 1%

An Spurenelementen sind nachgewiesen: α-Bergamoten, Caryophyllen (und -Epoxid), Humulenepoxid, β-Bisabolen, Nerol, α-Terpinylacetat und α-Terpineol sowie Cumarin-Derivate (30). Die in höheren Konzentrationen beobachtete fototoxische Wirkung beruht auf dem Furocumarin Bergapten (5-Methoxypsoralen), das zu etwa 0,36% im Bergamotteöl enthalten ist (31) (vgl. Bd. 1, S. 221).
Man findet außerdem Spuren von Perillaalkohol und -aldehyd sowie etwa 0,13% Ocimenepoxid und Limonenepoxide.
Nachgewiesen wurde ferner: *cis*-5-Octen-2-on (32).
Imitationen des Bergamotteöls werden mit Linalool (ex Rosenholzöl), Linalooloxid, Linalylacetat, Tetrahydrolinalyacetat, kleine Mengen Hoblätteröl, Palmarosa-, Rosenholz- und Corianderöl sowie Geranyl-Nerylformat (»Nergerformate«) und Myrcenylacetat (bzw. »Neobergamat«, Naarden), vorgenommen. Für billige Kompositionen verwendet man anstelle von Linalylacetat Diheptylacetat (Nopylacetat) und für Seifen Terpinylacetat sowie Diheptol (Nopol) und seine Ester.
Auch Menthanylacetat (Dihydroterpinylacetat) kann die »Frischewirkung« verstärken.
Die *Kölnisch-Wasser-Note* kann durch Ocimenylacetat, Tetrahydroallo-Ocimenylacetat, Cuminylacetat und natürlich durch Spezialitäten wie z. B. Agrumenaldehyd (H & R) modifiziert werden.

---

* Während des Drucks erschienen:
V. *Formácek* u. *K.-H. Kubeczka*, »Essential Oils Analysis«, J. Wiley (1982)

3.2 Citronenöl
(Lemon oil, Essence de Citron)

Das hellgelbe Öl wird durch Kaltpressen der Schalen in den Mittelmeerländern (vor allem in Calabrien und Sizilien), aber auch in Kalifornien und Florida gewonnen.

Das Messinaöl zeigt folgende durchschnittliche Werte:

Spezifikationen

$d15$	0,856 bis 0,861
optische Drehung	$\alpha_D = +56$ bis $+61°$
	(manchmal bis $+67°$)
Refraktions-Index	$n\frac{20}{D}$: 1,471 bis 1,476
Abdampfrückstand	2,1 bis 5,0%

Allgemeine durchschnittliche Inhaltsstoffe

Limonen	60 bis 70,0%	Linalool	0,5%
Citral	4 bis 5,0%	Terpineol	0,5%
β-Pinen	4,0%	Nerol	0,5%
α-Pinen	1,0%	Geranylacetat	0,5%
γ-Pinen	4,0%	Cumarin-Derivate	0,2%
para-Cymol	1,0%	(Citropten usw.)	
Sabinen	1,0%	Aldehyd C_8	0,2%
Nerylacetat	1,5%	Aldehyd C_9	0,2%
Geraniol	1,0%	Aldehyd C_{10}	0,2%

Rest = Cumarinderivate (Limettin, Bergamottin), trans-α-Bergamoten, Phellopterin, Citronellal, Terpinen-4-ol, Caryophyllen, Nootkaton, 5-Geranoxy-7-methoxycumarin usw. (33 bis 47).

Für Imitationen des Citronenöls werden Citral und dessen Derivate, z. B. Tetrahydrocitral und seine Acetale (insbesondere Dimethylacetal des Tetrahydrocitrals sowie Dihydromyrcenol, Myrcenol, Myrcenylacetat und o-Formyldihydromyrcenol mit Erfolg benutzt. Ähnlich wird ein Gemisch aus Dihydromyrcenol und seinem Ameisensäureester (Dimyrcetol, IFF und für Citronen- und Limettenoten Formyrcetol, pcas) verwendet.

Ferner die stabilen Nitrile wie:
3,7-Dimethyl-2 (3), 6-nonadien-nitril (= Lemonile; L.G.) und das als »Citralva« (IFF) auf dem Markt befindliche Gemisch der Geranonitrile (48) sowie 3-Methyl-2,6- (bzw. 2,7)-Octadiensäurenitril mit feinem intensiven citronenartigen Geruch (49) sowie das Handelsprodukt Citronitril® (H & R).

Neben Spezialitäten wie Agrudor® (PPF) und Citrathal (PPF) werden für Citronenschalengerüche auch Lemongrasöl und Litsea Cubebaöl zur Verstärkung sowie eine Kombination der Aldehyde C_8 bis C_{10} benutzt sowie Trimethylundecylaldehyd und aldehydische Spezialitäten wie Citrophore (Firmenich).

3.3 Citronellaöl
(Citronella oil, Essence de Citronelle)

Citronellaöle sind keine Citrusöle, sondern werden durch Wasserdampfdestillation aus dem Citronellgras gewonnen. Die Öle besitzen einen Geruch nach frischen, nassen Blättern und in Spuren erhöhen sie die Frische von billigen Citrusparfümölen. Der charakteristische Duftträger ist der Aldehyd Citronellal, dessen Duft von der Parfümierung der klassischen Kernseife bekannt ist.

Traditionell unterscheidet man:

a) Citronellöl Java (indonesisch) aus *Cymbopogon winterianus* Jowitt mit vergleichsweise hohem Geraniolgehalt und zwar in der Regel über 25% Geraniol und über 5% Citronellol bei ca. 40% Citronellalgehalt.
b) Citronellöl Ceylon (= Sri Lanka) aus *Cymbopogon nardus* Rendle, wird auch in Formosa (Taiwan), China, Guatemala und Honduras kultiviert. Es hat ebenfalls einen hohen Geraniol- und Citronellolgehalt, der aber im Durchschnitt unter dem Gehalt des Javaöls liegt. Der Citronellalgehalt ist ebenfalls deutlich niedriger als beim Javaöl.

Citronellöl vom Typ Java wird in Mittel- und Südamerika vor allem in Brasilien (»Mato Grosso« und »Rio Grande do Sul«) gewonnen.

Nachstehende Zusammenfassung gibt den ungefähren Gehalt der *wichtigsten Inhaltsstoffe* des *Citronellöls* wieder:

Citronellal	35%	Elemol	2%
Geraniol	30%	*cis*-Ocimen	1%
Citronellol	10%	Caryophyllen	1%
Limonen	7%	Nerol	1%
Geranylacetat	6%	Linalool	1%
Citronellylacetat	2%	Isopulegol-Isomere	1%
Citral a u. b	2%	α-Bergamoten	1%
(Geranial und Neral)			

In Spuren sind enthalten:
Methyleugenol, Eugenol, α-Pinen, Terpinen-1-ol-(4), 1,8-Cineol, Carvon, l-Camphen, Isovaleraldehyd, Pelargonaldehyd, Heptylaldehyd sowie Isovalerian-, Butter- und Propionsäure und Rosenoxid.

Citronellöle aus den neuen Gebieten Asiens bzw. Mittel- und Südamerikas stammen von der *Species winterianus* (Typ Java), die sich von der Zusammensetzung des Ceylonöls vor allem im Gehalt an Terpenkohlenwasserstoffen, an Citronellal bzw. Ge-

Table Comparative chemical composition of various *citronella* oils

Compound	1	2	3	4	5	6	7	8	9	10	11	12	13
limonene	3.9	3.1	2.6	3.3	3.7	4.0	8.4	3.6	9.0	3.8	2.8	3.6	3.3
cis-ocimene	1.3	0.2		0.3	0.5		trace		2.2				
citronellal	36.8	32.9	34.4	35.0	35.7	30.6	12.2	35.5	5.2	34.8	46.8	37.8	34.8
linalool	0.8	1.0	1.0	0.7	0.9	1.0	1.5	0.7	0.8	0.5	0.6	0.5	0.9
isopulegol (4-isomers)	2.1	1.5	1.4	1.4	1.3	0.8	0.9	0.7	0.6	0.5	0.7	1.4	1.9
alpha-bergamotene	0.1	trace	trace	0.5	0.2		2.3		1.3	0.5	0.7		
caryophyllene	0.4	0.3	0.1	0.1	0.3	trace	0.2	0.1	1.4	trace	trace	trace	0.1
citronellyl acetate	2.5	2.5	2.3	2.1	2.8	7.3	5.1	3.4	0.9	1.9	1.7	0.9	2.5
neral	0.6	1.0	0.4	0.8	0.8	0.4	0.4	0.4	0.4	0.8	trace	0.5	0.5
geranial	0.8	0.8	0.6	0.7	0.8	0.5	1.9	0.5	0.7	0.7	0.5	0.4	0.7
citronellol + geranyl acetate	15.7	15.3	13.6	14.9	15.8	23.9	20.1	14.9	6.4	17.8	13.4	14.5	14.9
nerol	0.3	0.3	0.2	0.3	0.3	0.2	trace	0.2	1.0	0.4	0.2	0.2	0.3
geraniol	21.4	23.9	24.3	21.2	23.3	19.3	22.4	24.5	20.3	29.1	21.2	24.2	22.6
elemol	2.1	3.3	5.0	3.5	1.8	2.0	3.9	3.4	1.6	1.2	1.4	3.3	3.9
eugenol	0.6	0.7	0.8	0.8	0.9	0.9	0.5	0.5	trace	0.8	0.9	1.0	0.5

1 – Java, 2 – Vietnam, 3 – China, 4 – Taiwan, 5 – Indonesien, 6 – India, 7 – Burma, 8 – Nepal, 9 – Sri Lanka, 10 – Guatemala, 11 – Brasil, 12 – Paraguay, 13 – Argentina.

Die *Tabelle* (aus Perfumer Flavorist, Vol. 7, S. 48, Febr./März 1982) gibt vergleichsweise die Inhaltsstoffe von Citronellölen verschiedener Herkunft an [s. auch *K. Bruns* (50)].

raniol/Geranylacetat signifikant unterscheidet (50). Indonesische Öle enthalten im Vergleich zu Citronellölen aus Sri Lanka kaum Terpene.

3.4 Lemongrasöl
(Lemongrass oil, Essence de Verveine des Indes)

Eine wesentlich charakteristischere Citronenschalen-Geruchsnote besitzt das Lemongrasöl, das durch Wasserdampfdestillation aus dem »Citronengras« aus *Cymbopogon flexuosus* D. C. Stapf (Vorkommen in Ostindien, Afrika, Zentral-Amerika und Westindien) gewonnen wird. Die deutliche Citronennote verdankt das gelb-rötlich-braune Öl dem hohen Citralgehalt von 80 bis 90%. Vor allem das ostindische Lemongrasöl hat einen feineren Geruch als sogenannte »westindische« Öle, die anscheinend einen höheren Gehalt an Terpenen (Myrcen) sowie an Methylheptenon aufweisen.

In der Tat bestehen etwa 95% des Lemongrasöles aus etwa:

Citral	80,0%
Limonen	8,0%
Geraniol	2,0%
Geranylacetat	1,0%
β-Methylheptenon-1	1,0%
Linalool	1,0%
Nerol	0,4%
Decanal	0,3%
Gemisch aus Ocimen, γ-Terpinen, Terpinolen, Germacren, γ-Cadinen und β-Caryophyllen	1,0%

3.5 Litsea-Cubebaöl

Der chinesische May-Chang-Baum aus der Familie der Lorbeergewächse (Lauracee) liefert die pfefferartigen Früchte (»Cubeben«) des in Hinterindien und China gedeihenden Gewächses, aus welchem durch Dampfdestillation das gelb-braune Öl erhalten wird. Der Aldehydgehalt (als Citral) der chinesischen Handelsware beträgt mindestens 75%.
Es enthält außerdem größere Mengen (ca. 20%) Methylheptenon, sowie einen Rest von Limonen, Dipenten und Linalool.
Es eignet sich geruchlich und geschmacklich hervorragend für Citrusnoten.

3.6 Verbenaöl
(Verbena oil, Essence de Verveine)

Das echte, gelbliche bis olivgrüne Öl, das aus dem frisch geernteten Kraut von *Lippia Citriodora* gewonnen wird, dient als vorzüglicher Nuanceur für die klassischen Kölnisch-Wasser-Duftnoten und für die Spezialität »Eau de Verveine«. Die feine rosig-blumigfruchtige Citronennote ist ein wichtiger Bestandteil feinerer Parfümnoten.

Es wird vor allem im Mittelmeerraum, in Kenia und in China angebaut. Gewöhnlich enthält es 30 bis 35% Citral; außerdem sind Isomere der Photocitrale nachgewiesen, die von 2,5-Dimethyl-2-vinyl-4-hexenal, verschiedenen Oxiden und Caryophyllen sowie Caryophyllan-2,6-β-oxid, Isocaryophyllen deren Epoxiden und Spuren Kobuson begleitet werden (51).

Ein Patent (52) schützt den im Verbenaöl nachgewiesenen Stoff 3,7-Epoxycaryophyllen.

Hauptbestandteile des Verbenaöls (ca. 82%)
(nach *Igolen, Kaiser* und *Lamparsky*)

Citral	27,0%	Spathulenol	3,0%
(davon 12% Neral und		(+)-Nerolidol	2,0%
15% Geranial)		trans-β-Ocimen	2,5%
Photocitrale	1,5%	(+)-Sabinen	2,5%
(–)-Limonen	15,0%	β-Maalien	2,0%
1,8-Cineol	6,0%	(+)-α-Terpineol	1,5%
Methylheptenon	4,0%	Geranylacetat	1,5%
(–)-Caryophyllen	3,8%	(+)-α-Pinen	1,0%
ar-Curcumen	3,0%	Geraniol	0,5%
β-Curcumen	2,0%	Linalool	0,5%
(–)-Caryophyllenepoxid	2,0%	Nerol	0,5%

Nach anderen Autoren (53) findet man im *ätherischen Öl von Verbena triphylla l'Hérit* (Aldehydgehalt 36,5%):

Geranial	26,0%	Geraniol	6,0%
Neral	12,0%	Spathulenol	2,5%
Nerol	5,2%	Limonen	4,1%
Nerylacetat	4,0%	1,8-Cineol	3,0%
β-Caryophyllen	3,0%	α-Terpineol	2,5%
ar-Curcumen	4,5%		

Die in diesem Öl enthaltenen Sesquiterpenalkohole lassen sich in drei große strukturelle Gruppen gliedern:

1. Cadinan- und Muurolangerüst mit α-Cadinol,
   T-Cadinol und T-Muurolool
2. Ledangerüst mit Spathulenol
3. Caryophyllangerüst mit den Alkoholen,
   die aus β-Caryophyllenepoxid entstehen.

Imitationen des Verbenaöls bestehen aus Litsea-Cubebaöl, Rosmarinöl (Cineoltyp), Nerol-OM (IFF) sowie aus Spurenkomponenten wie n-Octanal, cis-3-Hexenylacetat, Rosenoxide, Neroloxid, Rosenfuran, Perillen, Limonenepoxide, Citronellal, 2-Isopropyliden-5-methylcyclopentanon usw.

3.7 Limetteöl
(Lime oil, Essence de Limette)

Das sogenannte »saure« Limetteöl oder mexikanische Limetteöl (manchmal auch als westindisches Limetteöl bezeichnet) stammt von *Citrus aurantifolia*.

Man unterscheidet der Gewinnung und dem Geruch nach

a) destilliertes Limetteöl   und   b) kaltgepreßtes Öl.

a) Destilliertes Limetteöl

Das destillierte Öl (das sowohl aus den Schalen als auch aus dem Preßsaft) der Limettefrucht gewonnen werden kann, weist Geschmack und Geruch des »Coca-Cola«-Aromas auf. Der charakteristische, spritzige, fruchtig-säuerliche, an frisches Möhrenkraut erinnernde Duft beruht vor allem auf dem Gehalt an Terpenen, weniger auf dem Gehalt an Aldehyden C_8 bis C_{10} und an Citral. Der Gehalt an Terpenen und Sesquiterpenen liegt bei destilliertem mexikanischen Limetteöl bei 83%, sowie ca. 8 bis 10% Citral (bei der persischen Limette 8,24% (55). Während der Destillation bildet sich α-Phellandren, 1,4-Cineol, p-Cymol, α-Fenchylalkohol und α- und β-Terpineol.

Die Terpenfraktion eines kubanischen Öles enthält 55,3% Limonen, 17,6% γ-Terpinen und 13,5% Terpinolen neben α- und β-Pinen, 0,6% Camphen und 3,5% α-Terpinen (55).

Ein Limetteöl aus Brasilien enthielt 12,3% Aldehyde, 72,7% Monoterpen-KW, 4,2% Alkohole und Ester und 6,9% Sesquiterpen-KW: 4,4% Neral, 7,1% Geranial, 36% d-Limonen, 14,7% β-Pinen, 9,5% γ-Terpinen, 5,6% p-Cymen, 4,4% Myrcen und 0,7% Linalool sowie 2,3% α-Terpinylacetat.

Besonders das destillierte Limetteöl eignet sich für Herren-Colognes und wird in den letzten Jahren vielfältig benutzt.

b) Kaltgepreßtes Limetteöl

Das aus den Schalen durch Pressen gewonnene Öl hat stärkeren Citruscharakter als das destillierte Öl. Im Gegensatz zum destillierten Öl wurden α-Thujen, Neral, Geranial, Decanal, Geranylacetat, Nerylacetat sowie β-Elemen nachgewiesen (54).

Der charakteristische Geruch des Limetteöls wird neben den Terpenen und Sesquiterpenen wohl auch von den verschiedenen Cumarinderivaten (5,7-Dimethoxycumarin, 5-Geranoxy-7-methoxycumarin und 5,9-Dimethoxypsoralen) und ferner noch von 1,5-Dialkoxycumarin und 5-(2,3-Dihydroxy-3-methylbutoxy)-psoralen geprägt. Außerdem kann Dimethylanthranilat (N-Methylanthranilsäuremethylester) nachgewiesen werden (55, 56).

3.8 Mandarinenöl

Das geruchlich jedem Verbraucher bekannte Öl (italienisch, rot; brasilianisch, grün) wird aus den Mandarinenschalen *(Citrus reticulata)* in Italien, Spanien, Cypern usw. gepreßt.

Charakteristische Duftnoten sind:

> Dimethylanthranilat
> *trans*-2-Dodecenal
> Methoxythymol
> Aldehyd C_8
> Decylaldehyddimethylacetal

Das *Tangarinenöl* stammt von einem in Florida, Texas, Kalifornien und Westafrika wachsenden Baum *(Citrus reticulata)*, der als eine Varietät des ostasiatischen Mandarinenbäumchens angesehen wird. Es ist kein Ersatz für Mandarinenöl; seine Note erinnert mehr an Valencia-Orangenöl und Bitterorange *(Arctander)*. Kommt für Citrusnoten in Betracht.

3.9 Lavendel- und Lavandinöl

3.9.1 Lavendelöl
(Lavender oil, Essence de Lavande)

Das in der gesamten Parfümerie häufig verwendete Lavendelöl stammt von *Lavandula angustifolia* Mill. und wird in gebirgigen Gegenden Südfrankreichs, Bulgariens, Ungarns, Rußlands usw. durch Wasserdampfdestillation aus dem blühenden Kraut gewonnen.

In den Arzneibüchern wird der Gehalt an Estern (berechnet als Linalylacetat) als wertbestimmender Maßstab angesehen (DAB 8 mindestens 35%).
Darüberhinaus wird dünnschichtchromatographisch auf Linalool, Epoxydihydrocaryophyllen, 1,8-Cineol usw. geprüft (57).

Man wird davon ausgehen können, daß ein gutes Lavendelöl etwa folgende Stoffe als Gerüst enthält:

Linalylacetat	40 bis 50%	α- und β-Pinen	1%
Linalool	25%	Terpinolen	3%
Campher	4%	Geranylacetat	1%
Borneol	3%	Nerylacetat	1%
Cineol	5%	Lavandulol	1%
Z-E-Ocimen	5%	Lavandulylacetat	1%
Limonen	3%	Caryophyllen	1%

Spezifikationen:
d_{20}:	0,874 g/ml bis 0,891 g/ml
optische Drehung (20°C):	−5° bis −11°
Refraktions-Index:	1,4570 bis 1,4640
Löslichkeit:	1 Vol. Öl in 4 Vol. 70vol%igem Ethanol
Esterzahl:	100 bis 170
Säurezahl:	1

Neben Linalool kommen auch Photo-Oxidationsprodukte der Riechstoffe vor wie Linalooloxid oder Epoxide bzw. Oxide des Caryophyllens oder des Lavandulylacetats sowie Oxidationsprodukte des im Lavendelöl vorkommenden (−)-α-Santalen (58).
Nachbildungen des Lavendelöls sollten davon ausgehen, daß Lavendel mit Rosennoten, vor allem mit Geraniol und seinen Estern hervorragend harmoniert. Lavendel harmoniert auch mit Orange (»Lavendel-Orange«) sowie mit fruchtigen Aromen (Ananas).

Nachstehend ein Beispiel für eine parfümistische Nachbildung des Lavendelöls:

Linalylacetat	40,00%	Lavandulylacetat	1,00%
Linalool aus Rosenholzöl	30,00%	Nerylacetat	1,00%
Geraniol aus Palmarosaöl	8,00%	1-Octenyl-3-acetat	1,00%
Geranylacetat	2,00%	(Amylvinylcarbinyl-	
Rosmarinöl	2,00%	acetat, IFF)	
(Cineoltyp: Tunesien, Marokko)		Terpineol	1,00%
Hoblätteröl	2,00%	Octen-3-ol	0,10%
Linalooloxid L.G.	1,00%	Methyllavendelketon (IFF)	0,05%
Lavandulol	1,00%	Lavandinöl	9,85%

3.9.2 Lavandinöl
(Lavandin oil, Essence de Lavandin)

Lavandinöl wird durch Wasserdampfdestillation aus den blühenden Spitzen von *Lavandula hybrida* Reverchon [eine Kreuzung zwischem dem wilden Lavendel, *Lavandula angustifolia* Miller und »Spiklavendel« *Lavandula latifolia* (Linné)] gewonnen.

Spezifikationen:

d_{20}:	0,880 g/ml bis 0,895 g/ml
Refraktions-Index (20°C):	1,4581 bis 1,4661 (Brit. St. BS 2999/1)
Löslichkeit (20°C):	1 Vol. Öl in 4 Vol. 70vol.-%igem Ethanol
Esterzahl:	57 bis 80

Wegen seines höheren Kampfer-, Borneol- und Cineolgehaltes riecht es krautiger als Lavendelöl.

In billigen Kompositionen wird Linalylacetat durch Diheptylacetat (Nopylacetat) sowie durch Isononylacetat (=3,5,5-Trimethyl-n-hexylacetat (Vanoris®, IFF) mit fruchtig-holziger Note und Iriseffekt oder gar durch Terpinylacetat (neben Isononylalkohol und Diheptol) ersetzt. Lavandinöl wird in Duftwässern, Seifen und zur Parfümierung von Shampoos und Schaumbädern verwendet. Der Lavendelgeruch wird allgemein als erfrischend und sauber charakterisiert. In Höhenlagen von 400 bis 600 m wird Lavandin in den südfranzösischen Departments Alpes de Haute Provence, Drôme, Vaucluse und Var angebaut.

Man unterscheidet Öle, die aus verschiedenen Hybriden gewonnen werden:

»Ordinaire« mit ca. 20% Linalylacetat, »abrialis« und »grosso« mit ca. 30% Linalylacetat sowie »super« mit ca. 50% Linalylacetat.

Außerdem gibt es neue Hybriden, die Öle mit unterschiedlichen Linalylacetatgehalten ergeben, die bis jetzt aber noch keine kommerzielle Bedeutung erlangt haben.
Verschnitte des Lavandinöls können gaschromatographisch am jeweiligen Gehalt von etwa 1,5% 1,2-Dehydrolinalool, erkannt werden, die in synthetischem Linalool und Linalylacetat vorhanden sind *(K. Bruns)*.

Im Gaschromatogramm erkennt man im Lavandinöl (59):

(−)-Linalool	30%	Limonen	3%
(−)-Linalylacetat	25%	α- und β-Pinen	1%
(+)-Campher	9%	Geranylacetat	1%
Cineol	5%	Nerylacetat	1%
cis-trans-Ocimen	5%	Lavandulol	1%
Terpinolen	3%	Lavandulylacetat	1%
Borneol	3%	Caryophyllen	1%

3.9.3 Lavendel, concrète

Durch Extraktion mit flüchtigen Lösungsmitteln erhält man nach Entfernung des Lösemittels eine viskose, dunkelgrüne Masse, die heu- bzw. cumarinartig duftet. Lavendel concrète und Lavandin concrète werden vorwiegend zur Seifenparfümierung herangezogen. Für feinere Duftwässer wird durch Alkoholextraktion aus dem Concrète das Absolue gewonnen, das bessere Löslichkeit für Duftwässer (»Tabak«,»Fougère«, »Chypre« usw.) besitzt.

3.9.4 Hoblätteröl
(Ho leaf oil or Shiu oil)

Wegen seines hohen Linaloolgehaltes (Formosaware wird mit mindestens 85% gehandelt) besitzt das dampfdestillierte Öl aus *Cinnamon camphora* (auch in China und Japan) ausgezeichnete Geruchsqualitäten für Lavendel- und Bergamottenoten.

3.9.5 Rosmarinöl
(Rosemary oil, Essence de Romarin)

Rosmarinöl wird aus Blüten und Blättern (manchmal in Spanien einschl. der Zweige) des Lippenblütlers (Labiabae) *Rosmarinus officin* L. gewonnen.

Man unterscheidet aufgrund geruchlicher und chemischer Kriterien drei Typen:

a) Eucalyptol (1,8-Cineol): Tunesien, Marokko, Italien
b) Campher-Borneol: Spanien
c) α-Pinen-Verbenontyp: Korsika

Das tunesische Öl gilt als das beste; das spanische Öl hat eher einen krautigen Cineol-Borneol-Campher-Charakter.

Wichtige Inhaltsstoffe des Rosmarinöls [nach *H. Wagner* (60)]:

Borneol	10 bis 20%
1,8-Cineol	15 bis 30%
Camphen	5 bis 10%
Bornylacetat	
sowie α- und β-Pinen	

Tunesisches Rosmarinöl:

$n\frac{20}{D}$ 1,4689 $\quad d\frac{20}{4}$ 0,9089 $\quad \frac{20}{D}$ 0.79°

Nach DAB 8, DAB 7 – DDR:
35 bis 50% 1,8-Cineol und höchstens 15% Campher

Griechisches Rosmarinöl (61):

Cineol	51,2%	Camphen	4,0%
α-Pinen	10,3%	Linalylacetat	0,8%
Campher	5,5%	Linalool	0,4%
Borneol	4,7%	d-Limonen	0,4%

Hauptkomponenten des tunesischen Rosmarinöls (ca. 93%))
[nach *Lamparsky* und *Schenk* (62)]:

Eucalyptol (1,8-Cineol)	41,0%	Camphen	4,5%
α- und β-Pinen	19,2%	Limonen	2,9%
Campher	10,4%	p-Cymol	2,0%
α-Terpineol/Borneol	5,8%	Bornylacetat	1,3%
Caryophyllen	4,8%	Myrcen	1,2%

Ferner:

1,4-Cineol	0,40%
cis- und trans-Ocimen	0,05%

Linalool, Fenchylalkohol, Terpinen-4-ol und mit würziger Note:

α-Cubeben und Dehydrierungsprodukte Calamenen und Calacoren sowie Sabinenhydrat und p-Menth-2-en-1-ol; ferner Alkohole mit p-Menthangerüst (Phellandrol usw.) und Phenole sowie Phenolether (Carvacrol, Chavicol, Eugenol, Estragol usw.). Außerdem fand man (62 a): Fenchon, α- und β-Thujon, Verbenon, Octanon (Octan-3-on), Safrol usw.

3.9.6 Melissenöl
(Citronen-Melisse; Lemon Balm Mint oil)

Das aus *Melissa officinalis* L. durch Wasserdampfdestillation gewonnene krautig-citronig riechende Öl, ist im wesentlichen wie folgt zusammengesetzt (63):

Citronellal	39,0%		cis-Ocimen	0,9%
Geranial	15,0%	} 29,5% Citral	α-Cubeben	1,5%
Neral	14,5%		β-Bourbonen	1,9%
Copaen	4,8%		1-Octen-3-ol	2,0%
trans-Ocimen	2,2%		und Caryophyllen	

Nach anderen Literaturangaben (64) wird im Öl der in Canada wild wachsenden Melisse nachgewiesen:

Geranial	37,2%	Caryophyllenoxid	2,5%
Neral	24,1%	Geranylacetat	0,5%
Citronellal	(nur) 0,7%	δ-Cadinen	1,1%
1-Octen-3-ol	1,3%	γ-Cadinen	1,0%
Linalool	0,4%	β-Bourbonen	0,3%
Methylheptenon	0,6%	trans-Ocimen	0,2%
cis-3-Hexenol	0,1%	cis-Ocimen	0,1%
3-Octanol	0,1%	Copaen	4,0%
3-Octanon	0,6%	Caryophyllen	9,5%
Copaen	4,0%	α-Humulen	0,2%
Geraniol	0,1%	Germacren	4,2%
10-α-Cadinol	0,3%		

3.9.7 Spiköl

Das krautig-riechende Spik-Lavendelöl wird aus *Lavandula latifolia* Vill. gewonnen und kommt aus dem Mittelmeergebiet, überwiegend aus Spanien.

Das Spiköl (65–69) ist reich an:

1,8-Cineol (Eucalyptol)	ca. 22 bis 38,0%
Limonen und Linalool	ca. 25 bis 54,0%
cis- und trans-Linalooloxid	0,2 bis 9,0%
Campher	9 bis 24,0%
Borneol und α-Terpineol	1 bis 4,0%
p-Cymol (Cymen)	ca. 1,0%
α-Pinen	ca. 1,0%
β-Pinen und Sabinen	1,0 bis 2,0%
Terpinen-4-ol	ca. 0,3%
Geraniol	ca. 0,5%
Nerylacetat	ca. 0,2%
Geranylacetat	ca. 0,2%
Myrcen	ca. 0,3%

Ferner: Ocimen, Hexylacetat, β-Farnesen, Nerol, Longifolen, γ-Terpinen und Lavandulol sowie Linalylacetat, Caryophyllen, Cuminaldehyd, Methylheptenon, p-Methylacetophenon, Carvon, Cumarin, Crypton, Nopinon usw.

3.9.8 Orangenöl, süß
(Orange oil sweet, Essence d'Orange douce)

Das aus den Schalen von *Citrus aurantium*, varietas *dulcis* ausgepreßte Öl fällt bei der Gewinnung von Orangensaft in großen Mengen und preisgünstig an. Hauptlieferanten sind: Brasilien, Zypern, Kalifornien, Florida, Guinea, Süd-Afrika, Israel usw.
Das *destillierte* Öl hat eine geringere Bedeutung.
Süßes Orangenöl (Pomeranzenschalenöl) findet in Portugal-Haarwässern Verwendung und in zahlreichen Eau de Cologne-Kompositionen. Die Orangennote wird oft durch Methylnaphthylketon (Orangeol) verstärkt.
Die Hauptbestandteile sind mit 90% d-Limonen und eine Reihe von Aldehyden wie Hexanal, Hexenal, Octanal, Nonanal, Decanal sowie entsprechende Alkohole wie Heptanol und eine Reihe Fettsäuren (zur Hälfte die doppelt ungesättigte C_{18}-Säure).
Ferner: Ethylvinylketon, trans-2-Pentenal, 1,1-Ethoxymethoxyethan, *cis*-2,8-p-Menthadienol-1, *cis*-Carveol, Piperitenon, 4-Terpinenol usw. (70).
Durch Auswaschen von Orangenölen mit selektiven Lösungsmitteln geht die polare Fraktion des Öls (Linalool, Terpineol, Aldehyd C_8 bis C_{10}, entsprechende Alkohole wie Heptanol usw.) in das polare Lösemittel (80vol.-%iger Alkohol, Propylenglykol) über, während die Terpene und Sesquiterpene von unpolaren Lösern wie Kohlenwasserstoffen aufgenommen werden. Auf diese Art lassen sich gut lösliche Fraktionen des Orangenöls herstellen.
Von den acyclischen Sesquiterpenen besitzen α- und β-Sinensal einen starken Orangengeruch.
Aus dem Sesquiterpen Valencen des Orangenöls wird Nootkaton gewonnen, das im Grapefruchtschalenöl entdeckt wurde und wegen seines fruchtigen Citrusduftes an Bedeutung gewinnt. Nootkatone, die einen fruchtigen Geruch besitzen, haben einen bitteren Geschmack (71).

3.9.9 Orangenöl, bitter

Das stets nur durch Pressen aus *Citrus aurantium amara* erhaltene Öl hat eine herbere, fettige, aldehydische, indolartige Note im Vergleich zu Süßorangenöl. Daher eignet sich Bitterorangenöl auch für die Herstellung künstlicher Bergamotteöle (s. 3.1, S. 14). Nach Literaturangaben enthält es: 7-Methoxy-8-isopentenylcumarin (= Osthol) und 5-Methoxypsoralen (Bergapten) sowie 7-Methoxy-8-(2-Hydroxy-3-methyl-3-butenyl-cumarin (= Auraptenol).
Eine erhebliche Menge an nichtflüchtigen Substanzen enthält auch *Grapefruchtöl*, insbesondere 7-Geranoxycumarin und 5,7-Dimethoxycumarin (= Limettin) (72, 73).

3.9.10 Neroliöl, Orangenblütenöl
(Neroli oil, Orange Flower oil, Neroli bigarade pétales)

Das kostbare Öl wird durch Wasserdampfdestillation aus den Blüten des bitteren Orangenbaumes (*Citrus aurantium amara* = Citrus bigaradia Risso) gewonnen. Hauptorte sind Südfrankreich, Tunesien und Italien.
Neroliöl ist ein wichtiger Bestandteil klassischen Kölnisch-Wassers (neben Bergamotte und Citrone).

Künstliche Öle enthalten:

>Petitgrainöl bigarade, terpenfrei
>Methylanthranilat
>Bergamotteöl/Linalylacetat
>Linalool
>Indol
>Aurantiol [Auralva, Auriol (Schiff'sche Base
>   aus Hydroxycitronellal und Methylanthranilat)]
>Geraniol
>Nerol und Nerylacetat
>   und Neroloxid (Firmenich)
>Aldehyd C_{10}
>Pomeranzenöl, bitter
>Geranylphenylacetat
>β-Naphtholisobutylether (IFF)
>Phenylethylalkohol
>α-Terpineol
>Nerolidol
>Farnesol
>Dipenten
>β-Ocimen
>α-Pinen
>Camphen

Orangenblüten, absolue ist eines der kostbarsten Öle (hergestellt aus dem Orangenblüten concrête). Nachbildungen enthalten: Indol, Benzylcyanid, Petitgrainfraktion, Linalool, Methylanthranilat.

Wegen seiner Stabilität für Noten mit Citrus-Bergamottecharakter wird »Orange Flower Ether« (IFF) empfohlen.

3.9.11 Petitgrainöl
(Petitgrain oil, Essence de Petitgrain)

Wird aus den Blättern und Zweigen des Bitterorangenbaumes *(Citrus aurantium amara)* durch Wasserdampf vorwiegend in Paraguay destilliert, aber auch aus dem »Bigaradier«, dem südfranzösischen Bitterorangenbaum, gewonnen.
Austauschprodukte für Petitgrainöl enthalten vorwiegend Linalylacetat (50 bis 70%), daneben Limonen, α- und β-Pinen, Sabinen, Caren-(3), Myrcen, Ocimen, γ-Terpinen, Linalool, Caryophyllen, α-Terpineol, Nerylacetat, Geranylacetat, Nerol und Geraniol.
Charakteristisch für den herb-grünen, frischen Duft des Petitgrainöls sind Spurenkomponenten wie *cis*-Hexen-(3)-yl-acetat, Methylheptenon und 1,8-Cineol, die von *W. A. Schmidt* und Mitarb. im kubanischen Petitgrainöl nachgewiesen wurden (74). Daneben sind parfümistisch sicher kleine Mengen an Citronellal, Pyrrol, Furfural und Dimethylanthranilat von Bedeutung.
Fraktionen des Petitgrainöls (kombiniert mit Anthranilsäuremethylester, Linalool usw.) dienen als Verschnitt für Neroliöl und zur Modifizierung von Kölnisch-Wasserdüften. Der grün-herbe, citronige Blättercharakter des Petitgrainöls wird durch Nerone [Menthanylketon = 1 (p-Menthen-6 bzw. 2)-yl)-Propanon] ebenso verstärkt wie durch Agrunitril® (vgl. 7.10, S. 67).

3.9.12 Muskatellersalbeiöl
(Clary sage oil, Essence de sauge sclarée)

Das ziemlich teure, durch Wasserdampfdestillation gewonnene Öl aus *Salvia sclarea* kann durch einfache Mischungen der Hauptinhaltsstoffe nämlich Linalool und Linalylacetat (sowie einer Spur Mentha citrata) nicht wiedergegeben werden. Das echte Öl hat eine unnachahmliche Haftfestigkeit am Riechstreifen und hat eine würzige, tabakähnliche Beinote, die etwa an Citrusöl und marokkanische Kamille erinnert. In kleinen Mengen hat es eine hervorragende Wirkung in Kölnisch-Wasser-Kompositionen. In größeren Mengen ist es in »Pino silvestre«-Fertigprodukten enthalten und trägt zum charakteristischen Duft der Parfümkomposition bei.
Wichtiger Inhaltsstoff ist der Terpenalkohol Sclareol.

3.9.13 Salbeiöl
(Sage oil, Essence de sauge)

Das sogenannte dalmatinische Salbeiöl, destilliert aus *Salvia officinalis* Linné (in Jugoslawien, Bulgarien usw.) ist ein Öl, das reich an Thujon ist (im Handel mit 30 bis 50% Thujon), ferner sind Balkanqualitäten mit 30% Thujon im Handel.
Es enthält (75): 7 bis 15% 1,8-Cineol, 10 bis 35% Campher, 5% Borneol, Bornylacetat, Epoxydihydrocaryophyllen.
Geruchlich ähnelt es dem Cedernblätteröl, das ähnlich zusammengesetzt ist.

Salbeiöl, griechisch
(Greak Sage, de sauge grecque)

Das ätherische Öl des dreilappigen Salbeis (*Salvia triloba* L.), das in der Fethiyeprovinz in der Türkei destilliert wird, enthält lt. *Stahl* und *Schild:* 75% 1,8-Cineol, 5% Thujon, Campher, Borneol, Bornylacetat, Terpenkohlenwasserstoffe, Sesquiterpenkohlenwasserstoffe u. a. Caryophyllen und Epoxydihydrocaryophyllen. Es erinnert etwas an Eucalyptusöl.

Mit diesem Öl ist das *Salbeiöl, spanisch*, das aus den Blättern van *Salvia Lavandulae* gewonnen wird, und das mitunter auch Spiköl enthält, verwandt. Wichtiger Bestandteil von Salviaölen sind auch etwa 9% *cis*-Ocimen sowie 2-Isopropyl-1,4-Hexadien.

Salbeiarten (76)	α- und β-Thujon	ätherische Öle			Bitterstoff
		Cineol	Campher	Borneol	Carnosol
dalmatinischer Salbei	40–60%	12–15%	7–8%	5–7%	ca. 0,35%
spanischer Salbei	–	30–35%	30%	ca. 8%	–
griechischer Salbei	ca. 5%	60–70%	?	ca. 0,35%	ca. 0,20%

4. Fougèrekomplex

Der Phantasieduft »Fougère« (= Farnkraut, engl. fern) kann als ein Komplex aus mehreren Akkorden aufgefaßt werden:

Lavendelkomplex (evtl. + Rosenakkord) + Moosakkord
+ Cumarin- bzw. Heunote + Holzakkord (evtl. + Jonone)

Anstelle des Lavendelkomplexes eignet sich auch ein EdC-Akkord. Cumarin kann durch Tonkabohnenextrakt oder durch Bicyclolacton (BASF) ausgetauscht werden. Fougère hat einen frischen, moosigen Charakter und dient für Gesichtslotionen, Duftwässer verschiedener Art.

Beispiel

Lavendelöl Vaucluse	100 g	Patchouliöl Singapur	30 g
Eau de Brouts d'Oranger 10%ig	25 g	Vetiveröl	20 g
Neroliöl	10 g	Moschuskörneröl 10%ig	
Eichenmoosextrakt	25 g	(Ambrettesamenöl)	10 g
Bourbonal (Ethylvanillin)	20 g	Rhodinol	50 g
Cumarin	100 g	Geraniol	10 g
(alpha-Iso-)Methyljonon	50 g	Benzoe-Siamextrakt	100 g
Bergamotteöl Reggio Ia	280 g	Grisambrol (Firmenich)	1 g
Linalool (aus Rosenholzöl)	110 g	Benzylbenzoat	49 g
Zimtalkohol	10 g		1000 g

Fougère
(*H. R. Ansari* u. Mitarb., USP 4 100 110 v. 11. Juli 1978, BBA)

Ambrette-Moschus	100 g	β-Methyljonon	60 g
Keton-Moschus	50 g	Anisaldehyd	30 g
Cumarin	50 g	Methylanthranilat	5 g
Lavendelöl	100 g	Vanillin	55 g
Patchouliöl	30 g	Rose abs. synth.	20 g
Geraniumöl, Bourbon	40 g	Ylang-Ylang-Öl	10 g
Sandelholzöl, ostindisch	30 g	Hydroxycitronellal	100 g
Bergamotteöl, Reggio Ia	100 g	Isolongifolen-Derivat	50 g
Linalool	50 g	Isolongifolen-Formiat (gem. Pat.)	<u>150 g</u>
Linalylacetat	60 g		1090 g

5. Chypre*-Komplex

Dieser Phantasieduft, der auch zur Parfümierung kosmetischer Präparate verwendet wird, kann im Prinzip wie folgt aufgebaut sein:

> Eau de Cologne-Akkord
> (mit betonter Bergamotte-Lavendelnote)
> Blumen-Akkord
> (vorwiegend Jasmin + Rose)
> Holz-Akkord
> (+ Jonone + Cumarin + Amylsalicylat)
> Moos-Akkord
> Würz-Akkord
> (Macis-, Basilikum- und Nelkenöl usw.)
> Fixateur: Moschus-Zibet, Benzoe-Siam-Resinoid

In diesem Beispiel bildet die Kopfnote (Spitzennote, Topnote, note de tête) der Eau de Cologne-Akkord, den »Körper« (body note, »le corps coeur«, middle note) der Blumen-Akkord in Kombination mit Holz- und Moos-Akkord.
Als Nuanceur der »Würz«-Akkord und als »Fixateur« (fond, Nachgeruch, basic note) die festhaftenden Bestandteile wie künstlicher oder echter Moschus, Zibet (künstlich), (anstelle von Keton-Moschus Cyclo-Moschuskörper), und kristalline Riechstoffe wie Cumarin sowie Harze (Resinoide).

---

* Der Name stammt von der Insel Cypern, wo Labdanum als wichtiger Bestandteil des »Chypre« angebaut wurde.

Diese Chyprenote kann in Richtung »Mitsouko« modifiziert werden, in dem ein starker Moos-Akkord + Methyljonon als Basis dient, ferner: Holz-Akkord + Cumarin- und Nelkennote, Rose-Jasmin-Blumenkomplex und Aldehyd C_{14} (Pfirsich).

Die beliebte »Crêpe de Chine«-Note basiert auf einem blumigen Jasmin-Gardenia-Komplex mit einem Holz-Akkord (Sandel, Patchouli, Vetiverylacetat) sowie einer Würznote (Macis) und einer Spur eines Moos-Akkordes. Apart macht sich auch hier eine Aldehydnote, insbesondere mit dem sogenannten Pfirsichaldehyd.

Die Eigengerüche der in Kosmetika inkorporierten Fette und Öle werden durch die altbekannte »Rêve d'or«-Note gut abgedeckt, die wegen des Gehaltes an Olibanum (s. 9.2, S. 94) (Weihrauch) und Aldehyd C_{12}-MNA (Methylnonylacetaldehyd) einen kräftigen, balsamischen Duft entfaltet.

Beispiel:

Chypre
(*H. R. Ansari* u. Mitarb., USP 4 100 110 v. 11. Juli 1978, BBA)

Ambrette-Moschus	40 g	Sandelöl, ostindisch	40 g
Keton-Moschus	60 g	Osyrol (BBA)	60 g
Cumarin	50 g	Isoeugenol	20 g
Bergamotteöl	150 g	Benzylacetat	30 g
Citronenöl	100 g	Phenylethylalkohol	40 g
Methyljonon	50 g	Eichenmoos, absolue	30 g
α-Hexylzimtaldehyd	100 g	Vetiveröl	20 g
Hydroxycitronellal	100 g	Isolongifolen-Derivat (nach Patent)	50 g
Lavendelöl	50 g		990 g

6. Blumige Düfte

6.1 Rose

Man unterscheidet:

a) *Rosa damascena* Mill.,
   die vor allem in Bulgarien und in der Türkei angebaut wird
und
b) *Rosa centifolia* Linné
   »Rose de Mai«

Ein großer Teil der »Rose de Mai« wird durch Extraktion zum Concret verarbeitet, aus welchem durch Alkoholextraktion das Absolue gewonnen wird.

Im allgemeinen wird dem Öl aus *Rosa damascena* ein hoher Citronellolgehalt von etwa 40% zugeschrieben; »Rose de Mai« ist dagegen durch einen hohen Gehalt an Phenylethylalkohol gekennzeichnet (45 bis 48%).

Der typische Duft der Rose wird vor allem durch die sogenannten Rosen-Alkohole (und ihre Ester) bewirkt: Geraniol, Citronellol, Rhodinol (= l-Citronellol), Phenylethylalkohol.

Ester dieser Rosenalkohole mit Essigsäure (Acetate), Phenylessigsäure (Phenylacetate), Buttersäure (Butyrate), Propionsäure (Propionate), Baldriansäure (Valerianate), Tiglinsäure (Tiglate), Ameisensäure (Formiate), Caprylsäure (Caprylate oder Octanoate), Capronsäure (Caproate oder Capronate bzw. Hexanoate), Salicylsäure (Salicylate) usw. sind ebenfalls Bestandteile von Rosendüften.

Ein Rosen-*Absolue* aus Ägypten (Miltitzer-Berichte 1977, S. 45) soll an Rosenalkoholen

Phenylethylalkohol	37,9%
Geraniol	15,8%
Citronellol	12,6%

und außerdem noch Linalool, Citral und Stearopten sowie als Spurenstoff *cis*-Rosenoxid enthalten haben.

Die *Rosa damascena* (bulgarisches Rosenöl) enthält (77) Damascenon, p-Menth-1-al und Rose-Furan.

Bis 1959 wurden folgende Bestandteile des bulgarischen Rosenöls nachgewiesen [nach *Ohloff* (78) und *Teisseire*]:

l-Citronellol	38%	β-Phenylethylalkohol	3%
Paraffine	16%	Eugenolmethylether	3%
Geraniol	14%	Linalool	2%
Nerol	7%		

Zum charakteristischen Geruch des bulgarischen Rosenöls tragen besonders Spurenkomponenten bei:

(−)-Citronellol	38,00%	Linalool	1,40%
Paraffine	16,00%	(−)-Rosenoxid	0,46%
Geraniol	14,00%	(−)-Carvon	0,41%
Nerol	7,00%	Rose-Furan	0,16%
Phenylethylalkohol	2,80%	β-Damascenon	0,14%
Eugenolmethylether	2,40%	β-Jonon	0,03%
Eugenol	1,20%	Neroloxid	+
Farnesol	1,20%		

Bulgarische Rosenöle enthalten demnach folgende Komponenten (79):
Citronellol, Geraniol, Geranylacetat, Citronellylacetat, Phenylethylalkohol, Nerol, Nerylacetat, Linalylacetat, Linalool, Farnesol, Neral, Geranial, Carvon, Terpinen-4-ol, Phenylacetaldehyd, Hexylacetat, *trans*-Damascenon, Methylheptenon, Eugenol, Methyleugenol, Octanal, Pentanol, Nonanal, Decanal, Hexanol, Heptanol, Octanol, Nonanol, Salicylaldehyd, Zimtaldehyd, α-Pinen, β-Pinen, Camphen, Myrcen, Pro-Azulen, Essig-, Ameisen-, Propion-, Butter-, Baldrian- und Capronsäure.

In den letzten Jahren sind als Rosenbestandteile Rose-Furan, Neroloxid, β-Damascon und β-Damascenon in den Vordergrund getreten.

In kleinen Mengen wurde 3-Hexanal im türkischen und bulgarischen Rosenöl nachgewiesen, ebenso *cis*- und *trans*-Rosenoxide, die eine Kopfnote (tête) verleihen.

Ferner: Rosacetat, Rosatol, Rosacetol u. a. = Trichlor-Rosenkörper (Trichlormethylphenylcarbinylacetat; Dimethyloctanol (= Tetrahydrogeraniol) mit wachsiger Nuance, aber auch Phenylethylacetat, Guajakholzacetat, Nonadienal, Isobutylphenylacetat, Aldehyd C_8 bis C_{11}.

Für billige Rosenkompositionen wird Guajakholzöl und Diphenyloxid (= Diphenylether) verwendet.

Imitationen enthalten außer den genannten Ingredientien häufig Hydroxycitronellal, Benzylacetat, Phenylacetaldehyddimethylacetal, den Ester des Phenylethylalkohols und der Phenylessigsäure (Phenylethylphenylacetat) sowie (nach USP 3 729 503 v. 24. März 1973, Monsanto) auch Nopylphenylacetat.

Eine wichtige Entdeckung ist das β-Damascenon, das ein Abkömmling des Jonons ist, und das zu etwa 0,05% in bulgarischem Rosenöl enthalten ist.

Auf Spezialitäten, die Spurenkomponenten der Rose enthalten, sei auf die Produkte
Dorinia®
 (β-Damascon und Damascenon enthaltend)
Damascenia®-185
Alfania®-Base 38 228
 (α-Damascon enthaltend)
Cetylia®-Base B
 (α-Damascon enthaltend)
Dorinon® = Rosenketone
 (α- und β-Damascon)
der Firma Firmenich sowie auf 4-Damascol von IFF hingewiesen.

Die fettige Aldehydnote gibt Rosalva® (IFF) = 9-Decen-1-ol wieder sowie »Roseate« mit dem Charakter »Rose pétale« (= 9-Decen-1-yl-acetat).

Weitere Rosenriechstoffe sind vor allem:
Rhodinylacetat, Rhodinylbutyrat und Rhodinol-coeur (L.G.), sowie Citronellyllacton D (IFF) und schließlich Dimethyloctanylacetat sowie Petalone® (PFW).

Rose
(*P. A. Ochsner*, USP 4 066 710 v. 3. Jan. 1978, Givaudan)

2,7-Dimethyl-5,7-Octadien-2-ol	100 g
Aldehyd C_{10}, 10%ig	2 g
Aldehyd C_8, 10%ig	3 g
Aldehyd C_9, 10%ig	5 g
Guaylacetat	10 g
Phenylethylacetat	15 g
Benzylacetat	20 g
Methyljonon	20 g
Phenylacetaldehyd (10%ig in APV)	20 g
Dimethylbenzylcarbinylacetat	20 g
Rosacetol	25 g
Eugenol	30 g
Nerol	50 g
Geraniol	80 g
Citronellol	100 g
Rhodinol	120 g
Phenylethylalkohol	180 g
	800 g

Rosenöl, synthetisch
[*G. Ohloff*, (49) S. 61]

Nonanol	25 g	Citral	60 g
2-Phenylethanol	150 g	Rhodinylacetat	350 g
Citronellol	2030 g	Phenylessigsäuremethylester	20 g
Rhodinol	3400 g	Methyleugenol	116 g
Geraniol	1200 g	Eugenol	100 g
Nerol	600 g	Stearopten	1800 g
Linalool	40 g	Rosenoxid	12 g
Farnesol	20 g	Carvon	25 g
Nonanal	40 g		10000 g
Phenylacetaldehyd	12 g		

Rose
(DOS 2 900 395 v. 2. Aug. 1979, IFF)

Phenylethylalkohol	200 g	Vanillin, 10%ig	6 g
Geraniol	400 g	Eugenol	30 g
Trichlormethylphenyl-carbinylacetat	20 g	Citronellylformiat	30 g
		Geranylacetat	10 g
Phenylethylacetat	60 g	Linalool	40 g
Undecylenaldehyd, 10%ig	5 g	Geranylphenylacetat	50 g
Nonylaldehyd, 10%ig	2 g	cis β-, γ-Hexenylacetat	2 g
Keton-Moschus	10 g	3-Hydroxy-1-(2,6-Trimethyl-1,3-cyclohexadien-1yl)-1-butanon	5 g
Ambrette-Moschus	10 g		
Eugenolphenylacetat	20 g		1000 g
Citronellol	100 g		

6.1.1 Geraniumöl

Das wichtigste Öl für Rosenkompositionen ist das Geraniumöl, das durch Wasserdampfdestillation aus den Blättern und Zweigen von *Pelargonium graveolens* und anderen Pelargonienarten erhalten wird und reich an Rhodinol ist, das aus Geraniumöl gewonnen werden kann.

Die Hälfte der Weltproduktion kommt von der kleinen Insel Reunion (früher »Bourbon«) östlich von Madagaskar im Indischen Ozean.

Das afrikanische Geraniumöl (Algerien, Marokko, Kongo) hat nicht die minzige Topnote wie das Bourbonöl und besitzt auch nicht die Sulfid-Spitzennote.

Geraniumöl enthält grob:
l-Citronellol	45 bis 48%
Linalool	6 bis 10%
Geraniol	20%
Menthon und Isomenthon	6 bis 8%
Citral	2%

sowie ferner Formiate des Geraniols und Citronellols, Methylbutyrat, Geranyltiglat, 7-Hydroxydihydrocitronellol und 7-Hydroxy-6,7-dihydrogeraniol *(Gianotti)* sowie 11-Norbourbanon.

Der käsige Geruch ist auf Dimethylsulfid und auf das »grün« wirkende Dibutylsulfid zurückzuführen, evtl. auch auf Citronellyldiethylamin, das *Klein* und *Rojahn* (80) nachgewiesen haben.

Das Furanderivat »Desoxid« (Dragoco) kann den grünen Charakter des Geraniumöls verstärken (s. S. 70).

Wichtige Spurenstoffe sind auch *cis*- und *trans*-Rosenoxid, 3-Hexen-1-ol, Methylheptenon, Isopulegol, 2-Furfural und α- und β-Phellandren (81).

Geraniumöl ist ein wichtiger Bestandteil von Cremeparfümölen. Mit Lavendel, Moos-Cumarin, »Holz«-Akkord und Zimt gibt es interessante Komplexe u. a. auch in den bekannten Seifenparfümölen »Palmolive«.

Die Rose gilt mit Recht als »Königin der Blumen«. Das gleiche gilt auch für die Parfümierung von kosmetischen Mitteln. Kaum eine Parfümölkomposition für Cremes kann ohne »Rose« auskommen.

6.1.2 Zdravetzöl
(Zdravetz oil)

Das Öl wird aus der Rosettenstaude *Geranium makrorrhizum* L. (deutscher Name »Felsen-Storchschnabel«) in Bulgarien und Jugoslawien destilliert.

Zdravetzöl ist das eigentliche Geraniumöl. Schon in kleinen Mengen hat es in Rosenkompositionen eine vorzügliche Wirkung. Es ist relativ teuer.

Das Öl neigt bei Zimmertemperatur auszukristallisieren; es enthält ca. 50% Germacron (1,7-Dimethyl-4-iso-propylidencyclodecadien-6,10-n). Außerdem ist ein neues tricyclisches Sesquiterpenketon enthalten (82).

Zdravetzöl soll bis zu 30% freie Alkohole enthalten, die sich etwa in 8% Geraniol, 10% Citronellol und in 12% Linalool aufteilen.

Daneben sind 16% Sesquiterpenkohlenwasserstoffe, vor allem Selina-3,7(11)-dien und Selina-4-(14)-7-(11)-dien und 4% Monoterpen-Kohlenwasserstoffe enthalten, vor allem:

α-Santalen, β-Elemen, Caryophyllen, α- und γ-Muurolen, α-Caryophyllen = Humulen, δ-Cardinen, ar-Curcumen, Calamen, Limonen, γ-Terpinen, p-Cymen, Borneol, Terpinolen.

6.1.3 Palmarosaöl

Das aus *Cymbopogon Martini;* varietas *motia,* aus dem in Indien wachsenden Gras destillierte Öl, enthält einen hohen Anteil an Geraniol (Handelsware 92 bis 94%) begleitet von Nerol.

In kleineren Mengen wirkt es in Rosenkompositionen »auffrischend«.

Tabellarisch als Beispiele einige *Basiskompositionen* vom Typ *Rose* (in g):

Rose	1	2	3	4	5	6
Tetrahydrogeraniol	50		40		60	
Geraniol	100	150	160	200	150	210
Citronellol	200	220	200	220	250	300
Phenylethylalkohol	100	156	150	200	225	175
Geraniumöl Bourbon	60	50	30		40	40
Nerol	50	50	50	60		10
Eugenol		10		10		
Isoeugenol	20	10	20		20	20
Hydroxycitronellal	100	100	80	60	50	50
Geranylacetat	60	80	80	100		30
Phenylessigsäure	10			10	10	
Phenylessigsäureallylester	20	30	20	10	30	20
Nelkenblütenöl	10	10		10	10	
Aldehyd C$_9$	2					
Benzylacetat	20	10			20	20
l-Rhodinol	100	100	120	100	50	50
α-Jonon	20				20	20
Trichlor-Rosenkörper	20		20		20	
Zimtalkohol	20				10	
Octincarbonsäuremethylester 10%ig					5	5
Methyljonon						
Rosenöl bulgarisch	18	12	20			5
Palmarosaöl					5	
Rosenöl türkisch (anatolisch)	10			10	20	40
Kümmelöl oder Carvon		1				
Jasmin absolue Petrol	10	11	10	10	5	5
	1000	1000	1000	1000	1000	1000

6.2 Jasmin

Das Öl der Jasminblüten aus *Jasminum officinale* (var. *grandiflorum* L.) hat einen unnachahmlichen, einen tee-wachshonigartigen und gleichzeitig »brotigen«, tabakblätterartigen Geruch. Jasmin concret wird in Marokko, Italien, Ägypten und Südfrankreich produziert. Der beste Jasmin ist der Petroletherextrakt. Echte Jasminblütenöle sind kostspielig.

Hauptbestandteile:
(van der Gen)

1899 bis 1904 *(Hesse* und *Müller):*

Benzylacetat	ca. 65,0%
Linalool	15,0%
Benzylalkohol	5,0%
Indol	2,5%
Benzylbenzoat	2,5%
cis-Jasmon	3,0%
Methylanthranilat	0,5%

    1910 und 1926 *(Elze):*
    Para-Cresol und Geraniol, ca. 10% Farnesol

    1934 *(Pfeiffer):*
    cis-Hexenylbenzoat

    1939 *(Sabetay* und *Trabaud):*
    Eugenol

    1942 *(Naves* und *Grampoloff):*
    Nerol, Benzoesäure, Benzaldehyd,
    α-Terpineol 5%, Nerolidol, Lacton
    der 5'Hydroxyjasmonsäure

    1956 und 1958 *(Demole* und *Lederer):*
    Isophytol
    Phytol
    Tetramethylhexadecanol
    Geranyl-Linalool
    Phytylacetat
    Methyl-palmitat und -linoleat

    1962 *(Demole* u. Mitarb.):
    (−)-Methyljasmonat; *cis*-pent-2'-enyl-
    pentanolide (5,1); 0,3 bis 1,0% Vanillin,
    Methylheptenon

    1964 *(Demole* u. Mitarb.):
    Acetylmethylantranilat,
    6, 10, 14-Trimethylpentadecanon-2

1965 *(Calvarano):*
Dimethylanthranilat
Dihydrojasmon und Isojasmon (83)
Methyljasmonat (Firmenich)
Linalool
para-Cresol (und Ester wie
-Acetat und -Caprylat)
Methyl- und Dimethylanthranilat
Indol, Nerol, Farnesol, Phytol und Isophytol,
Benzylcyanid, Cyclo-hexyl-n-butyrat usw.

Spezialitäten:

Hedion® (Firmenich)
= Dihydro-Jasmonat
Jasmacyclat® (Henkel)
= Methylcyclooctylcarbonat
Fleuramon® (IFF)
= n-Heptylcyclopentanon
    (ähnlich wie *cis*-Jasmon)
Di-Jasmon (IFF)
Jessemal® (IFF)
= Nonandiol-1,3-acetat
Cetone B (Rhone Poulenc)
= Iso-Jasmon
Gelson® (IFF)
    (s. S. 73)

Andere Jasminkörper:

α-Hexylbenzalaceton
4-Acetoxy-3-pentyltetrahydropyran
α-Furfurylidenheptanal (84)

Ein Zusatz von Ylang-Ylang-Öl und Rosenöl bewirkt eine natürliche Abrundung des Duftes.
Die »brotige« Note des Jasmins kann durch Furfural und seine Derivate verstärkt werden.
Die Honignote wird durch Bienenwachsextrakte (Cire d'Abeille abs.) erreicht.

Jasmin
(künstlich)

α-Hexylzimtaldehyd	70 g	Jessemal® (IFF)	10 g
α-Amylzimtaldehyd	30 g	Linalool (aus Rosenholzöl)	50 g
Benzylacetat	100 g	Rose de Mai	40 g
Cire d'Abeille absolue BF	100 g	Furfural, dest., 10%ig	10 g
para-Methylbenzylacetat	40 g	Benzylbenzoat	30 g
Indol (30%ig in DPG)	20 g	Rhodinol	20 g
Citronellyllacton L.G.	10 g	Linalylacetat	20 g
Methylanthranilat	15 g	Rhodinolacetat	40 g
Phenylethylmethylcarbinolacetat	30 g	Jasmin (Châssis absolue)	35 g
para-Cresylphenylacetat	30 g	Cyclo-Hexyl-n-butyrat	10 g
Acetate sur Jasmin (Robertet)	20 g	Tolubalsam	10 g
Hedion®, 10%ig (Firmenich)	30 g	Siam-Benzoe	20 g
Dimethylbenzylcarbinylacetat	20 g	Perubalsam	10 g
Fleuramon® (IFF)	10 g	Ylang-Ylang extra	10 g
para-Cresylcaprylat	10 g	Phytol	10 g
Nerylacetat	20 g	Benzylalkohol	120 g
			1000 g

Tabellarisch einige *Basisvorschriften* für *Jasminkompositionen* (in g):

Jasmin	1	2	3	4	5	6
α-Amylzimtaldehyd	60	100	200	80	180	160
Benzylacetat	120	140	160	130	200	180
α-Hexylzimtaldehyd	60			70		
Linalool	80	60	100	100	80	60
l-Rhodinol	40	50	50	60	60	60
Linalylacetat	20	30	20	10		
Indol 10%	50	40	50	60	60	60
Anthranilsäuremethylester	30	20	30	20	20	10
Dihydrojasmon	10	5	5	5	10	5
para-Cresylacetat	30	20	20	30	40	30
Dimethylbenzylcarbinolacetat	40	50	50	80	50	40
Benzylalkohol	270	250	175	150	170	200
Benzylbenzoat	130	200	100	150	100	155
Rose de Mai absolue	10	15	20	15	10	10
Hydroxycitronellal	20	10	20			
Phenylethylalkohol				40		10
Siam-Benzöe					20	20
Phenylessigsäuregeranylester	30	10				
	1000	1000	1000	1000	1000	1000

6.3 Maiglöckchen
(Lily of the valley, Muguet)

Der Maiglöckchenduft ist neben dem Rosenduft ein mit Recht beliebter Duftkomplex für die Parfümierung kosmetischer Produkte, insbesondere für Cremes. Der Maiglöckchenduft kann aus natürlichen Blüten nur sehr unvollkommen gewonnen werden (»Isobutaflor«-Extrakte mittels Isobutan), so daß praktisch alle Maiglöckchendüfte Kompositionen aus ätherischen Ölen und einheitlichen (chemisch definierten) Riechstoffen bestehen.

Charakteristisch für Maiglöckchen sind folgende einheitliche Riechstoffe:

Hydroxycitronellal (z. B. Laurine, L.G.)
Cyclosia-Base (Firmenich)
    = 7-Hydroxy-6,7-dihydro-citronellal
Lyral (IFF)
    = 4- und 5-Formyl-1-(4-hydroxy-pentyl)-cyclohexen
Lilial (L.G.)
    = α-Methyl-β-(p-tert.-butylphenyl)-propionaldehyd
Muguet-Aldehyd-50 (IFF)
    = Citronellyl-oxi-Acetaldehyd
Muguol (IFF)
    = Allo-Ocimenol
Mayol (Firmenich)
    = *cis*-Dihydro-Shisool
Tetrahydromuguol (IFF)
    = Gemisch von Tetrahydrolinalool und
Tetrahydromyrcenol
    (DAS 1 118 190 v. 30. Nov. 1961, IFF)

Daneben spielen Rosen- und Jasmindüfte eine Rolle:
Neben Citronellol, Geraniol und Phenylethylalkohol besonders Rhodinol (Reuniol) aus Geraniumöl, aber auch echtes Rosenöl; anstelle Allo-Ocimenol auch Linalool.

An Jasminriechstoffen:
Neben α-Amylzimtaldehyd die etwas »grüner« riechenden
α-Hexylzimtaldehyd
und
α-Pentylzimtaldehyd
und der blumige Riechstoff Dimethylphenylethylcarbinol sowie Benzylacetat und in einigen Fällen auch Benzylsalicylat und Benzylbenzoat.
Die blumige Note wird durch kleine Mengen Indol sowie durch Ylang-Ylang-Öl verstärkt. Auch Spuren des ostindischen Sandelholzöls erhöhen den Reiz der Maiglöckchennote. Die »grüne«-Spitzennote des Maiglöckchens wird durch Spuren

von *cis*-Hexenol oder durch Phenylacetaldehyddinonylacetal sowie durch para-Tolylacetaldehyd (p-Methylphenylacetaldehyd) erreicht (s. S. 73).
Außerdem wird auch Cuminaldehyd in Spuren sowie Phenylacetaldehyd und Fettaldehyde z. B. Aldehyd C_{10} eingesetzt.
Die Grünnote des Maiglöckchens wird ferner in Spuren durch 5-Methyl-3-heptanon-oxim (Stemone® L.G.), das auch einen Duft wie *Tomatengrün* aufweist, betont.
Das Rosen- und Maiglöckchengrün wird ferner von Myraldylacetat L.G. [= 3 oder 4 (4-Methyl-3-pentenyl)-3-cyclohexen-1yl-methylacetat] hervorgehoben.
Für Maiglöckchen- und Fliederdüfte eignen sich auch Hydratropaaldehyd und Hydratopylacetat, sowie *cis*-4-Decenal und Trimethylundecylenaldehyd (Farenal®, H & R oder Oncidal®, H & R).

Ein Beispiel für ein *Muguet*, das erfindungsgemäß die Verwendung von Hexyloxyacetonitril (85) vorsieht, lautet folgendermaßen:

Benzylacetat	25 g
Linalool	30 g
Dimethylbenzylcarbinol	50 g
Linalylacetat	20 g
Citronellylacetat	20 g
Phenylethylalkohol	50 g
Citronellol	50 g
Heliotropin	40 g
Ylang-Ylang-Öl	10 g
Cinnamylacetat	100 g
Hydroxycitronellal	475 g
Cyclamal	75 g
Hexyloxyacetonitril (50%ig in Dipropylenglykol)	10 g
Hexyloxyacetaldehyddimethylacetal	40 g
Tetramethyl-ethyl-nitril-tetralin (33%ig in Dipropylenglykol)	5 g
	1000 g

Als Maiglöckchen-Spezialitäten sind Mischungen von Hydroxycitronellal und dessen Dimethylacetal mit Hydrozimtaldehyd (Phenylpropylaldehyd) und kleinen Mengen Cyclamal usw. im Handel.
Als Spezialität wird Mugoflor® (H & R) empfohlen.

Einige Rahmenrezepte für *Maiglöckchen* (in g):

Maiglöckchen, muguet, lilly of the valley	1	2
Para-Tolylacetaldehyd 50%	8	10
Cardamomenöl		1
Bittermandelöl, echt 10%	2	5
Hydroxycitronellal	300	320
Linalool	50	80
Rhodinol	15	20
Zimtalkohol	50	60
Benzylacetat	40	50
Methyljonon	40	50
α-Amylzimtaldehyd	40	60
Ylang-Ylang-Öl	5	10
Essence feuilles de Violette absolue 10%	5	5
Heliotropin	15	20
Indol 10%	20	20
Jasmin absolue Petrol	20	20
Phenylethylalkohol	30	50
Benzylalkohol	270	64
Citronellol	60	80
Terpineol		20
α-Jonon	10	20
Benzylpropionat		5
Dimethylbenzylcarbinol	10	
Geranylbutyrat		5
Citronellylformiat		5
Hydrozimtalkohol	10	20
	1000	1000

6.3.1 Ylang-Ylang-Öl

Eine wichtige Komponente für blumige Noten ist das durch Wasserdampfdestillation aus den am frühen Morgen gepflückten Blüten des Baumes *Cananga odorata* Hook f. et Thomson, Forma *genuina*, der auf den Comoren, in Nossi-Bé, im Nordwesten von Madagaskar und auf den Philippinen und in Indonesien kultiviert wird, gewonnene Ylang-Ylang-Öl.

Man unterscheidet »Ylang-Ylang extra« und Klasse I, II und III. Die blumigfruchtige Kopfnote nimmt von der Extraqualität bis zu »Third« erheblich ab. Das Öl nimmt aber durch den steigenden Gehalt an Sesquiterpenverbindungen bei den billigen Qualitäten an Fixierkraft zu, jedoch erhöht sich gleichzeitig der herbe, ledrige Charakter der Qualität III, die an Canangaöl erinnert.

Gute Ylang-Ylang-Öle (z. B. von Fringhian) vereinigen in sich die Geruchsnoten süßer Johannisblüten und Florentiner-Iriswurzeln mit denen von Mimosen und blühender Nelken. In allen blumigen Kompositionen von Maiglöckchen, Jasmin, Rose, Flieder, Gardenia usw. geben kleinere Mengen an Ylang-Ylang-Öl den natürlichen Touch.

Die Spitzenqualitäten des Ylang-Ylang-Öls zeichnen sich auch durch ein hohes spezifisches Gewicht bei hohem Estergehalt und niedrigem Alkoholgehalt sowie niedriger optischer Drehung bei sehr guter Löslichkeit in Ethanol aus.

Hauptbestandteile des Ylang-Ylang-Öls und auch des herber, härter duftenden und billigeren Canangaöls sind (86):

→ Methylsalicylat (im Wintergrünöl)	Nerolidol
Benzylbenzoat	(−)-Cadinol
Benzylalkohol	Caryophyllen
Methylbenzoat	Eugenol
Benzylacetat	Isoeugenol
Benzylsalicylat	Methylanthranilat
(+)-α- und β-Pinen	Isovaleraldehyd
para-Cresymethylether	cis-3-Hexenol
α-Terpineol	2-Methylbutan-(1)-acetat-(4) und
Phenylethylalkohol	-alkohol sowie ähnliche
Geraniol	Isoprenylacetat
Nerol	n-Hexylalkohol
Farnesol	Amylacetat
Cineol	Farnesen
Safrol	Humulen
Isosafrol	α- und β-Cubeben
Geranylacetat	Copaen
Linalool	Aceton
Phenole	Butyraldehyd
Sesquiterpene	Propionaldehyd
(Cadinen, Calamen)	

Man unterscheidet folgende Geruchsnoten des Ylang-Ylang-Öls (86a):

blumig	*medizinisch*	*fruchtig*
Benzylalkohol	p-Cresylmethylether	Benzylacetat
Linalool	para-Cresol	Linalylacetat
α-Terpineol	Methylsalicylat	Methylanthranilat
Geraniol		Geranylacetat
Farnesene	*würzig-balsamisch*	
Nerolidol	Methylbenzoat	*holzig*
Farnesol	Safrol	β-Caryophyllen
Benzylsalicylat	Eugenol	α-Caryophyllen
	Isoeugenol	Cadinen

6.4 Flieder (Lilac, Lilas)

Es ist zwar möglich, aus den Blüten von *Syringa vulgaris* L., einen Butanextrakt (»Butaflor«) herzustellen, jedoch wird man stets auf zusätzliche Riechstoffe zurückgreifen müssen.

Das Fliederbouquet ist auch für die Parfümierung von kosmetischen Präparaten eine beliebte Komponente.

Die geruchsbestimmende Substanz, die erst 1970 entdeckt wurde (87), ist der Fliederalkohol, der als *cis/trans*-Gemisch im Blütenextrakt vorkommt und seine Struktur vom Linalooloxid ableitet (83).

Die parfümistische Rekonstruktion des Fliederduftes gründet sich vornehmlich auf drei wichtige Komponenten:

α-Terpineol   Anisaldehyd (Aubépine)   Heliotropin

Beispiel für Flieder

α-Terpineol	200 g	Phenylacetaldehyd, 50%ig	10 g
Anisaldehyd (Aubépine)	100 g	Acétate sur Jasmin (Robertet)	10 g
Heliotropin	100 g	Keton-Moschus	20 g
Phenylethylalkohol	170 g	Hydratropaaldehyd, 10%ig	20 g
Benzylacetat	80 g	Rosenöl (Rose de Mai)	20 g
α-Amylzimtaldehyd	40 g	Phenylacetaldehyddimethylacetal	
Cananga öl	30 g	(= Vert de Lilas)	20 g
Rose, Typ Wardia®	20 g	Cinnamylacetat	20 g
Jasminblütenöl, italienisch	10 g	Rhodinol	20 g
Zimtalkohol (aus Storax)	30 g	Ethylenbrassylat	5 g
Storax	10 g	Hydroxycitronellal (Laurin, L.G.)	40 g
Isoeugenol	20 g		1000 g
Indol, krist.	5 g		

Durch Kombination von Gaschromatographie und Massenspektrometrie wurden in Fliederölen nachgewiesen (88):

α-Pinen
Ocimen
Methylbenzylether
Hydrochinondimethylether
Cresol
Cresylacetat

2,2,6-Trimethyl-6-hydroxy-cyclohexanon
Fliederalkohole
Hexen-3-ol (1)
Benzaldehyd
Anisaldehyd
3-Hexenylacetat

Einige Rahmenrezepturen für **Fliederkompositionen** (in g):

Flieder, Lilac, Lilas	1	2	3	4
Heliotropin	120	100	130	150
Anisalkohol		80	10	
Terpineol	220	200	240	230
Jonon		20		
Anisaldehyd	120		130	140
Canangaöl	40		50	60
Citronellol	80	20	100	80
α-Amylzimtaldehyd	50	50	50	60
Zimtalkohol	30		20	30
Phenylacetaldehyd (50%ig)	15	10	10	13
p-Cresylmethylether		1		1
Indol	5	5	5	6
Benzylacetat	80	70	60	100
Isoeugenol	30		20	30
Keton-Moschus	30			20
Phenylethylacetat	15		10	10
Jasmin absolue Petrol	10	30	10	10
Rose de Mai	20		10	10
Phenylethylalkohol	20	90		10
Phenylacetaldehyddimethylacetal	10		10	10
Benzylalkohol	105		100	
Storax		20	10	10
Hydroxycitronellal		200	15	10
Linalool		80	10	10
Ylang-Ylang-Öl		10		
Acetophenon		10		
Undecalacton 10%		4		
	1000	1000	1000	1000

6.5 Veilchen (Violet)

Man unterscheidet bei *Viola odorata*

a) das Viktoria-Veilchen
mit einer erdigen, humusartigen Note
und

b) das Parma-Veilchen
mit einer süß-weichen, leicht fruchtigen Note.

Sowohl aus den Blättern können mit Petrolether Concrete gewonnen werden (Concretes des feuilles de violette; Concretes of violet leaves) als auch aus den Blüten

(Concretes des fleurs de violet). Hieraus kann man in bekannter Weise mit Alkohol die »Absolues« ausziehen.

Das Destillat aus dem Concrete hat einen starken Grüngeruch, der auf einen hohen Gehalt (30 bis 50%) an *trans, cis*-Nonadien-2,6-al-1 zurückzuführen ist.

Ferner ist der entsprechende Alkohol, Nonadien-2,6-ol-1 enthalten sowie Hexenol, Heptenol, Benzylalkohol und Säuren sowie Ester der Propion- und Oenanthsäure.

86% des *Veilchenblütenöls* bestanden nach *Uhde* und *Ohloff* (89) aus:

(+)-α-Curcumen	17,74%	α-Jonol	1,14%
Dihydro-β-Jonon	10,.77%	β-Jonon	0,22%
(+)-α-Jonon	8,22%	Vanillin	0,23%
Diethylphthalat	26,16%	Undecanon-(2)	0,37%
Nonadien-2,6-al-(1)	1,91%	Isoborneol	0,07%
(−)-Zingiberen	17,39%	Dihydro-α-Jonon	1,92%

Hauptgeruchsträger sind überwiegend α- und kleinere Mengen β-Jonon sowie Dihydro-β-Jonon und Nonadienal. Als Spezialität (ähnlich wie Methyljonon) kommt Koavone® (IFF) mit holziger Ambranote in Frage.

In Kompositionen wird die Grünnote des Nonadienals durch kleine Mengen Methylheptincarbonat und -octincarbonat verstärkt, jedoch noch besser durch analoge Ethylverbindungen sowie durch den »Blätteralkohol« *cis*–3-Hexen-(1)-ol.

Eine Nuance nach feuchtem Waldboden verleiht dem Typ »Viktora«-Veilchen das Nonandiolacetat (= Hyxis®, de Laire).

Eine Grünnote besitzt auch Parmavert® = 2-Nonyn-1-al-dimethylacetal sowie der »Veilchenalkohol« Nonadienol = (2-*trans*, 6-*cis*-Nonadien-1-ol).

Das 2-*trans*-6-*cis*-Nonadienal, das auch als »Veilchenaldehyd« bezeichnet wurde, hat eine strenge Duftnote nach Gurke und Wassermelone.

Das »Blätteracetal« (»Leaf-Acetal«) = *cis*-3-Hexenylethylacetal des Acetaldehyds kann in kleinen Mengen den herb-grünen Duft des Veilchens verbessern. Ebenso dient als Grünkörper Trimethylcyclohexenylbutenon = Iritone® (IFF).

Dem Parma-Veilchen kommt auch eine fruchtige Note zu, die an Pflaume und Mirabelle erinnert.

An Naturprodukten kommen vor allem Iriswurzel (orris root)-Extrakte sowie α-Iron zum Einsatz.

Spezialitäten sind Parmantheme® und Iralia® von Firmenich.

Heptenol wurde als *cis*-Methyl-4-hexen-2-ol-1 und Octenol als Isopropyl-4-penten-2-ol-1 identifiziert.

Allyljonon (Ceton V) kann die fruchtige Veilchennote anheben.

Beispiel für *Parma-Veilchen*

(Verwendung von Keton-Acetalen, USP 4 092 331
v. 30. Mai 1978 und USP 4 144 249 v. 13. März
1979, Texaco/Belgien)

Benzylacetat	100 g	α-Jonon	150 g
»Bergamol«	100 g	Benzylisoeugenol	40 g
Methylheptincarbonat	5 g	Ylang-Ylang-Öl, extra	20 g
2,2,6,6-tetramethylbenzobisdioxol	5 g	Jasmin absolut	20 g
Iris concrete (orris)	20 g	Cassie absolut	20 g
Methyljonon	500 g		1000 g
Veilchenblätter-Absolue			
(Violet leaf absolut)	20 g		

Nachgewiesene Bestandteile von Veilchenblüten und -blätterölen (90)

Komposition von Veilchen*blütenöl*

Bestandteile	Autoren	Jahr der Veröffentlichung
2-*trans*-6-*cis*-nonadien-1-al	*Ruzicka* u. *Schinz*	1934
2-*trans*-6-*cis*-nonadien-1-ol	*Ruzicka* u. *Schinz*	1935
Parmone (+)-α-Jonon	*Ruzicka* u. *Schinz*	1935
	Uhde u. *Ohloff*	1972
n-Hexanol	*Ruzicka* u. *Schinz*	1942
Heptenol	*Ruzicka* u. *Schinz*	1942
Tertiär Octadienol	*Ruzicka* u. *Schinz*	1942
Benzylalkohol	*Ruzicka* u. *Schinz*	1942
Eugenol	*Sabetay* u. *Trabaud*	1939
Decanon-2	*Uhde* u. *Ohloff*	1972
Isoborneol	*Uhde* u. *Ohloff*	1972
Zingiberen	*Uhde* u. *Ohloff*	1972
β-Curcumen	*Uhde* u. *Ohloff*	1972
Dihydro-α-Jonon	*Uhde* u. *Ohloff*	1972
Dihydro-β-Jonon	*Uhde* u. *Ohloff*	1972
α-Jonon	*Uhde* u. *Ohloff*	1972
β-Jonon	*Uhde* u. *Ohloff*	1972
Vanillin	*Uhde* u. *Ohloff*	1972
Diethylphthalat	*Uhde* u. *Ohloff*	1972

Komposition von Veilchen*blätteröl*

Bestandteile	Autoren	Jahr der Veröffentlichung
2-*trans*-6-*cis*-nonadien-1-al	*Ruzicka* u. *Schinz*	1934
2-*trans*-6-*cis*-nonadien-1-ol	*Ruzicka* u. *Schinz*	1935
n-Hexanol	*Ruzicka* u. *Schinz*	1935
n-Octen-2-ol-1	*Ruzicka* u. *Schinz*	1935
Benzylalkohol	*Ruzicka* u. *Schinz*	1935
Tertiär Octenol	*Ruzicka* u. *Schinz*	1935
Hexenol	*Ruzicka* u. *Schinz*	1935
Heptenol (*cis*-4-methyl-2-hexen-1-ol)	*Ruzicka* u. *Schinz*	1935
Octenol (4-isopropyl-2-penten-1-ol)	*Tavel*	1945
Eugenol (Spuren)	*Sabetay* u. *Trabaud*	1939

Veilchen

Hexylbenzoat	10 g	Ylang-Ylang-Öl, extra	20 g
Irisextrakt	30 g	Lyral®	50 g
α-Jonon	200 g	Zimtalkohol aus Storax	20 g
β-Jonon	80 g	Benzylisoeugenol	10 g
Allyljonon (Ceton-V)	20 g	Hexylsalicylat	10 g
Methyloctincarbonat (1%)	40 g	Benzylsalicylat	60 g
Nonadienal (2-*trans*-6-*cis*-Nonadienal)	20 g	*cis*-3-Hexenylacetat (Verdural®, extra, IFF)	10 g
(+)-α-Curcumen	100 g	Vanillin	2 g
Cedernholzöl, Florida	80 g	Iron-α (10%)	10 g
Vetiveröl Ia	10 g	Iritone® (IFF)	10 g
Vetiverylacetat	20 g	Parmavert® (2-Nonyn-1-al-dimethylacetal)	20 g
Basilikumöl	10 g	Nonadienol	10 g
Anisylacetat	50 g	Zingiberen	78 g
Karottensamenöl	10 g		1000 g
Aldehyd C_{12}, MNA (10%)	10 g		

6.6 Hyazinthe
(Hyacinth, Jacinthe)

Der süß, blumig-grüne und ein wenig scharfe Duft der Hyazinthe (*Hyacinthus orientalis;* Liliacee) ist eine wertvolle Basis für den Aufbau von Parfümölen für Kosmetika. Die klassische Extraktion durch flüchtige Lösemittel oder auch Verfahren, welche die Absorption der Duftstoffe an Kieselgel (Silicagel) zum Ziele haben, führen zur Gewinnung von Hyazinthenextrakten.

Nachgewiesen wurden (91): Benzylbenzoat, Benzylalkohol, Zimtsäureester und »ein Produkt mit Vanilleduft«.

Im Wasserdampfdestillat wurden Benzylalkohol, β-Phenylethylalkohol, Zimtalkohol, Benzaldehyd, Zimtaldehyd, Eugenol und seine Methylether, Methyl- und Dimethylanthranilat, Heptylalkohol, Heptylaldehyd, Benzylacetat, Benzylbenzoat, Methyl- und Methoxybenzoat sowie Hydrochinondimethylether festgestellt (92).

Kaiser und *Lamparsky* (93) wiesen im Öl von *Hyacinthus orientalis* 62 Verbindungen nach.

Als wichtige Geruchsträger werden n-Heptanal, Phenylacetaldehyd und Phenylvinylcarbinol; ferner *trans*-Zimtalkohol (11%), Benzylalkohol (40%) und Benzylacetat (8%) angesehen.

Für die *Imitation des Hyazinthenduftes* kommen vor allem

Phenylacetaldehyd (Hyazinthamyl)
Phenylacetaldehyddiamylacetal (und in Ergänzung des
(Neo-Feuillal) Phenylacetaldehyds
Phenylpropylalkohol in kleinen Mengen Bromstyrol)
Phenoxyessigsäureamylester Dimethylanthranilat

in Betracht.

Für die Grünnote der Hyazinthe ist

Methyloctincarbonat, Galbanumderivate und n-Heptanal

maßgebend und zur Verstärkung der Galbanumnote *cis*-3-Hexenylisobutyrat.

Ferner generell:

Cinnamylacetat   Benzylcyanid
Phenylethylcinnamat   Tolubalsam
Hydroxycitronellal oder Lyral®   Reseda-Body (IFF)
Iso-Cyclo-Citral (IFF)   Benzylformiat
Phenylethylmethylethylcarbinylacetat   Benzylacetat
Zimtalkohol und Storax   Benzylsalicylat
Terpineol   Jacinthe (PFW)
Ylang-Ylang-Öl   Jacinthe 127 SA, rekonst. (Firmenich)
Heptylalkohol   Bigaflor® (Henkel)
Dimethylbenzylcarbinol und -acetat

Beispiel für *Hyazinthe*

Amylvinylcarbinol (IFF)	40 g
Phenylacetaldehyd (50%ig)	25 g
Phenylacetaldehyddiamylacetal	20 g
Indol 10%	3 g
Cyclamal	2 g
Zimtaldehyd	4 g
Phenylpropylalkohol (Hydrozimtalkohol)	15 g
Benzylpropionat	3 g
Methyljonon	8 g
Isoeugenol	8 g
Linalool	8 g
Benzylacetat	80 g
Phenylethylalkohol (white extra, IFF)	330 g
Benzylalkohol	100 g
Zimtalkohol	80 g
Benzylsalicylat	100 g
Amylsalicylat (Tréfol)	40 g
Benzylbenzoat	37 g
Hydroxycitronellal	50 g
Jasmin (halbsynth.)	25 g
Jacinthe absolut (PFW)	22 g
	1000 g

Hyazinthe

Galbanumöl, dest.	10 g
Hydratropaaldehyddimethylacetal	25 g
Phenylacetaldehyd (50%ig)	25 g
Rosatol (Trichlor-Rosenkörper)	10 g
Cyclamal (Cyclamenaldehyd)	10 g
Phenylacetaldehyddiamylacetal	10 g
Phenylethylalkohol (white extra, IFF)	380 g
Amylsalicylat (Tréfol)	100 g
Zimtalkohol	120 g
Eugenol	40 g
Hydrozimtalkohol	30 g
Phenylethylsalicylat	180 g
Phenylethylformiat	40 g
Jacinthe 127 SA rekonst. (Firmenich)	20 g
	1000 g

6.7 Tuberose
(Tuberose, Tubereuse)

Wegen ihrer interessanten an Kokos erinnernden Duftnuance sind die Absolues aus den Pommaden von *Polyanthes tuberosa* (Liliacee) beliebte Bausteine in der Parfümerie. Die Pflanze ist in Indien beheimatet und wird in Nossi-Bé und Comoren kultiviert. Ein wichtiger Geruchsträger ist das Tuberolacton (94), das synthetisiert wurde (95), wie nachstehende *Formel* zeigt.

Die genannten Autoren fanden neben dem (+)-δ-Decalacton auch Massoialacton und das (+)-δ-Lacton der 5-Hydroxy-*cis*-7-decensäure. Als Spurenkomponenten konnten in dem untersuchten Tuberosenabsolue ferner δ-Undecalacton, δ-Dodecalacton, δ-Tetradecalacton, γ-Octalacton, γ-Nonalacton, γ-Undecalacton, γ-Dodecalacton und Cumarin nachgewiesen werden.

Nachgewiesen wurden (außer Tuberolacton):

Methylbenzoat
Benzylalkohol
Methylsalicylat
Benzylacetat
Benzylbenzoat
Geraniol und -acetat
Nerol- und -acetat sowie -propionat
Farnesol
Eugenol (Spuren)
Methylanthranilat
   (besonders reich bei Gewinnung durch Enfleurage;
   wenig in Petroletherextrakten)
Dimethylanthranilat
Linalool (?)

Für die Nachbildung der Tuberose eignen sich ε-Dodecalacton, γ-Nonyllacton (= sog. C_{18}-Kokosaldehyd), Allylcapronat, Amylcaprylat und Citronellyllacton.
Neben Santalol, sogenanntem Aldehyd C_{14} (Pfirsich), Perubalsam, Orangenblütenöl, Ylang-Ylang-Öl usw. eignen sich besonders Extrakte aus der Spanisch-Nardo sowie das im Vergleich zum teuren Tuberosenabsolue viel billigere Longozaabsolue (s. S. 57).

Als Spezialität eignet sich in kleinen Mengen für Tuberose Cyclopiden® (Firmenich)
= Cyclopentylidenessigsäuremethylester, das auch die Ylangnote verstärkt.

Tuberose

ε-Dodecalacton	30 g	Benzylalkohol	120 g
γ-Nonyllacton	10 g	Perubalsam	20 g
(sog. C_{18}-Kokosaldehyd)		Cyclopiden, 10%ig (Firmenich)	30 g
Longoza, absolut	100 g	Methylbenzoat	10 g
Santalol	50 g	Geraniol	40 g
Methylsalicylat	10 g	Nerol	30 g
Ylang-Ylang-Öl, extra	80 g	Nerylacetat	30 g
Tuberanthia® (Firmenich)	200 g	Geranylacetat	30 g
Benzylacetat	50 g	Benzylbenzoat	100 g
Citronellyllacton	10 g	Methylanthranilat, 10%ig	20 g
Allylcapronat	10 g	Selleriesamenöl, 1%ig	10 g
Amylcaprylat	10 g		1000 g

6.8 Gardenia

Gardenia ist eine subtropische Zierpflanze *(Gardenia grandiflora)*, die in Indien beheimatet ist. Die Früchte werden in SO-China als »Wong-Shi« genossen und auch in Indonesien kultiviert.

Der grün-fruchtige Geruch ist die Basis für »Crêpe de Chine« (Millot), das auch den sogenannten Pfirsich-Aldehyd (C_{14}) enthalten dürfte (s. S. 70).

Der charakteristische Duft wird durch
        Methylphenylcarbinylacetat
        (= Styrolylacetat)
        und
        Benzylacetat
hervorgerufen.

Für Kompositionen in Richtung Gardenia sind neben diesen Stoffen Tiglinate, *cis*-Hexenol und Ester, Linalooloxid, Fliederalkohol, Linalool, Linalylacetat, Terpineol, Methylanthranilat, Aurantiol, Ylang-, Jasmin- und Tuberosennoten, Orangenblütenöl, Phenylethylalkohol, Nelkenriechstoffe, Hydroxycitronellal, Rose de Mai, Benzylsalicylat usw. wichtig.

Im USP 4 168 248 *(K. Kulka)* vom 18. Sept. 1979 (Fritzsche, Dodge & Olcott) werden Alkohole (Nonanole, Nonenole) und deren Monocarbonsäureester vom Typ 3-Methylnonan-3-ol und ähnliche beschrieben.

Gardenia

3-Methylnonan-3yl-acetat	2,0%	Isoeugenol	4,0%
Aldehyd C_{10}	0,2%	Parma-Veilchen, synthetisch	8,0%
Aldehyd C_{11}	0,3%	Bergamotteöl	8,0%
Sandelholzöl, ostindisch	1,5%	Rosenöl, synthetisch	12,5%
Styrolylacetat	1,5%	Flieder, synthetisch	16,4%
Labdanum Resinoid absolut	1,5%	3-Methyl-1-nonen-3-yl-isobutyrat	40,1%
Keton-Moschus	2,5%	Cumarin	1,5%

6.9 Narzisse

Narcissus poeticus (auch manchmal »Pinkster Lily« genannt) wächst einmal in gebirgigen Gegenden der Cevennen (»Mountain-oil«) und wird auch in Grasse kultiviert. Botanisch handelt es sich um *Narcissus tazetta* L. (= *Narcissus multiflorus* L.) = Amaryllidacee, die heute praktisch ausschließlich in der Region Tanneron-Peymenade-Auribeau-sur Siagne und in Hyêres kultiviert wird.
Narcissus poeticus wird auch in Holland angebaut.
In *Narcissus tazetta* L. wiesen *Shikiev* u. Mitarb. [C. A. 77, 23, 1 496 774 (1972); s. Miltitzer-Berichte 1973, S. 33]

a) im hochsiedenden Anteil folgende Alkohole und Ester nach:

Linalool	16,02%	Geraniol	1,25%
Benzylacetat	12,25%	Nerol	0,75%
Benzylalkohol	11,28%	Methylbenzoat	2,78%
Methylcinnamat	8,35%	α-Terpineol	0,95%
Zimtalkohol	5,78%	nicht identifizierte aromatische	
Methylanthranilat	15,10%	Alkohole (Phenylpropylalkohol?)	6,77%
Methylphenylacetat	1,17%		

b) in den 3,95% der niedrigsiedenden Anteile wurden gefunden:

Cineol	3,00%	para-Cymol	0,17%
Sabinen	0,20%	Terpinolen	0,15%
Limonen	0,15%	β-Pinen	0,02%
γ-Terpinen	0,16%		

Ferner fand man Nonadecylalkohol, β-Sitosterol, n-Heptanol und n-Nonanol.
Der charakteristische, etwas scharf-phenolige Geruch wird im wesentlichen durch para-Cresol, Methyl-para-Cresol und seine Acetate bzw. Phenylacetate sowie ferner durch Ethylheptat (Ethyloenanthat) und Octylacetat hervorgerufen.

Narcissenduft bildet eine Grundlage für viele Phantasieextraits wie »Que sais-je« (Patou), »Narcisse bleu« (Mury), »Narcisse noir« (Caron) usw.

Gemäß USP 4 094 824 vom 13. Juni 1978,
USP 4 097 396 vom 27. Juni 1978 und
USP 4 151 103 vom 24. April 1979

ergibt 3-Methylthio-4-heptanol eine grün-blumige, tabakähnliche, orientalische Note, die sich für Narcissendüfte eignet:

Narcisse

Benzylalkohol	50 T.	para-Cresyl-phenylacetat	10 T.
Benzylbenzoat	25 T.	Benzylacetat	6 T.
Terpineol	30 T.	Acetisoeugenol	20 T.
Nerol	15 T.	Ylang-Ylang-Öl, extra	30 T.
Phenylethylalkohol	50 T.	para-Cresol	1 T.
Geraniol	40 T.	3-Methyl-thio-4-heptanol	20 T.
Linalool	50 T.		347 T.

6.10 Longoza
(Fleur de Longoze)

Die Longoza, *Hedychium flavum* Roxb (Zingiberacee) stammt ursprünglich aus Indien und wurde auf Réunion, auf den Comoren und auf Madagaskar im 19. Jh. angebaut.

Die Longoza ist auch unter dem englischen Namen *Garland* oder »Butterfly Lilies« bekannt.

In Nossi-Bé, der kleinen Parfüminsel an der Nordwestküste von Madagaskar, werden die Blumen mit Petrolether extrahiert und ein Concret gewonnen.
Der Geruch erinnert an Orangenblüten (Fleurs d'Oranger), er besitzt aber auch eine brotige, vanilleartige, an Schokolade anklingende Beinote, die ihn für Tuberosennoten geeignet erscheinen läßt und dazu noch billiger ist als Tuberosenextrakte. Nachgewiesen wurden im Destillat (96) Benzoesäure und Eugenol sowie Linalool und Essigsäure, so daß das Vorkommen von Linalylacetat und Methylbenzoat wahrscheinlich ist. Das Concret enthält Benzylbenzoat und 0,3% eines Duftes vom Charakter des Acetophenons und von Cuminaldehyd.

6.11 Reseda
(Mignonette, Fleur de réséda)

In Grasse unterscheidet man drei Varianten der *Reseda odorata* L. (Resedacee) und zwar *gigantea, grandiflora* und *pyramidalis*. Die Reseda stammt ursprünglich aus Ägypten und wird auf der Ebene von Siagne, in der Nähe von Grasse, angebaut.
Charakteristischer Bestandteil des Extraktes ist Phenylethyl-Senevol (97).
Ferner wurden Phenole, Eugenol, Essigsäure und eine Fettsäure sowie Farnesol nachgewiesen.
Der Grüngeruch der Reseda wird durch Methylheptincarbonat und -octincarbonat nachgeahmt sowie mit Cyclamal und Methylnonylketon.
Spuren von Veilchenblätterabsolue sind für diesen Zweck dienlich. Weitere Kompositionsbasen sind Dimethylhydrochinon, Phenylpropylacetat, Maiglöckchen, Ylang-Ylang-Öl, Basilikumöl, Estragonöl sowie die Spezialität »Reseda Body« (IFF).

6.12 Cassie
(Fleurs de cassiers, cassies)

Man benutzt in der Parfümerie gewöhnlich die Extrakte der *Acacia farnesiana* willd. oder Produkte aus der Cassie romaine, *Acacia caveni* a Hook. et Arn.
Die Extraktion wird heute vor allem in Calabrien, Ägypten und auf den Comoren vorgenommen.
Die Produkte duften nach Veilchenketon und Farnesol.
Sie dürfen nicht mit der Zimtnote von Cassia und auch nicht mit Cassis (Bourgeons de cassissier, *Ribes nigrum* L., black currant, Schwarze Johannisbeere) verwechselt werden.

Außer Veilchenketonen und Farnesol findet man Derivate der Isobuttersäure, α-Jonon, Methylsalicylat, Anisalkohol, Geraniol, Methoxybenzoat und ähnliche Riechstoffe sowie n-Hexanal, n-Heptanal, n-Octanal, n-Nonanal, Benzylbenzoat, Benzylacetat, Caproate, Anisate, Vanillate, α-Terpineol, Nerolidol und vor allem *cis*-Methyl-3-decen-3-ol, das auch synthetisiert wurde (98) und den typischen Geruch aufweist.

Cassie romaine (Acacia cavenia Hook. et Arn. = A. *sempervirens)* wird in der Provence, in Ligurien und in Algier kultiviert. Geruchlich ist es weniger ansprechend als der Typ »Farnèse«.
Die Petroletherextrakte enthalten Phenole, vorwiegend Eugenol, ferner Methylsalicylat, Benzylalkohol, Benzaldehyd, Geraniol, Anisaldehyd, Methyleugenol, ein Veilchenketon, Linalool und n-Decanal.

Im ägyptischen Cassieblütenöl sind

	Benzylalkohol	20,5%
	Methylsalicylat	18,5%
	Farnesol	13,5%
	Geraniol	11,8%

Konservierungsmittel [handwritten]

enthalten.

6.13 Cassis
(Bourgeon de Cassissier; black currant)

Aus den Blättern der Schwarzen Johannisbeere (*Ribes nigrum* L.), werden durch Benzolextraktion duftende Essenzen hergestellt, die zur Aromatisierung von Lippenstiften sowie für Fruchtaromen eine bedeutende Rolle spielen (vgl. auch »Fruchtige Noten« in diesem Kapitel, s. 13.11, S. 126).
Man hat im Destillat große Mengen (85%) an Terpenen und Sesquiterpenen [Nopinen, Sabinen, Caryophyllen, (+)-Cadinen] gefunden sowie entsprechende Alkohole wie Sabinol, Terpineol und einen Sesquiterpenalkohol neben Phenolen (β-Napthol) und Essigsäureester.

6.13.1

Fruchtige Noten verstärkt auch das indische **Davanaöl** aus *artemisia pallens*.
Charakteristisch ist nach A. F. Thomas ein Davanonderivat $C_{15}H_{22}O_3$ = 2-(2-Methyl-2-vinyltetrahydrofuryl-5)-2,6,6-trimethyl-2,6-dihydro-pyron (3).

6.13.2

Buco [handwritten]

Zur Nachahmung des Aromas der *Schwarzen Johannisbeere* (und ihrer Blätter) dient das aus Süd-Afrika stammende **Buchublätteröl** *(Buchu Leaf oil)* Vgl. S. 126!
Es enthält als Geruchsträger vor allem α-Diosphenole, l-Pulegon und (+)-*trans*-8-Mercapto-p-Menthan-3-on (Menthonthiole).
Es riecht daher minzig (ähnlich *Mentha citrata*) mit Liebstocknote.
Das Öl aus der species *Barosma crenulata* ist wegen des hohen (–)-Pulegongehaltes geruchlich minderwertiger als Öle aus *Barosma betulina*.

Folgende *Tabelle* [*Kaiser und Lamparsky* (99)] zeigt die Zusammensetzung (in %) der wichtigsten Inhaltsstoffe verschiedenen Ursprungs.

Buchu- oder Buccoöl	Barosma betulina	Barosma crenulata	Hersteller A (alt)	B (neu)
Limonen usw.	17	9	14	9,5
Menthon	17	6	34	7,0
Isomenthon	43	22	25	20,0
Isopulegon	4	10	2	3,0
Pulegon	3	50	7	9,0
ψ-Diosphenol	8	1	8	22,0
8-Mercapto-p-menthan-3-on	+ +	+	+	+ +
8-Acetylthio-menthan-3-on	+	+ +	+	+

6.14 Boronia

Die »grün«-duftende Boronia erinnert geruchlich an Veilchenblätter, an Olibanum und Ambra. Es ist eine der ganz wenigen Pflanzen, die natürliches β-Jonon enthalten.
Die Stammpflanze, die in Australien gedeiht, ist *Boronia polygalifolia (Boronia megastigma)*.
Ein Boronia absolue wird von Plaimar/Australien bzw. Boehringer (Ingelheim, BRD) angeboten.
Hauptgeruchsträger sind Jonone, vor allem β-Jonon und weniger α-Jonon, dazu Hexylzimtaldehyd, Olibanum, Ambra, Muskatellersalbeiöl (Clary sage), Thymianöl, Benzylsalicylat, Ylang-Ylang-Öl, Rhodinol und/oder Rosenöl, Methyleugenol und eine Pfirsich-Aprikosennote.
Boronia absolut ist ein hervorragender Duftkomplex für Veilchen, Mimosa, Geißblatt (honeysuckle), »Sweet pea«, aber auch für Fruchtaromen (Erdbeere, Himbeere, Pfirsich, Pflaume).

6.15 Champaca

Aus den Blüten der in Indien wachsenden Pflanze aus der Familie der Magnoliaceen werden in Indien, auf Java und den Philippinen durch Digestion in Öl oder mittels Petrolether Extrakte gewonnen.
Die Michelia-Champaca hat gelbe und die species *Michelia longifolia* weiße Blüten.
Die Extrakte erinnern an Ylang-Ylang-Öl mit einer an Guajakholzöl erinnernden Rosennote und einen schwach nelkigen Einschlag.
Champacaextrakte sollen Isoeugenol, β-Phenylethylalkohol, Eugenolmethylether, Benzylalkohol und Duftstoffe, die geruchlich dem Bayöl nahekommen, enthalten.

6.16 Jonquille
(Narcissus Jonquil)

Narcissus jonquilla L. (Amaryllidacee) wächst in Zentraleuropa und wird in Südfrankreich angebaut.
Nachgewiesen sind Zimtsäureester, Methyl- und Benzylbenzoat, Linalool, Methylanthranilat und Indol (*von Soden*).
Auch sollen Jasmon und kleine Mengen Methylanthranilat und Dimethylanthranilat *(Vernin)* vorkommen.
Der Geruch des Jonquil absolut erinnert an Longoza und Tuberose.

6.17 Geißblatt
(Chevrefeuille, honeysuckle)

Durch Lösemittelextraktion wird aus den Blüten von *Lonicera caprifolium* L. (Caprifoliacee), die in Mittel- und Südeuropa gedeihen, ein Extrakt hergestellt, der einen schweren, jasminartigen Duft hat und etwas an Vanille erinnert sowie fruchtige Aprikosenbeinoten hat, und etwas an Orangenblüte denken läßt.
Ein wichtiger Riechstoff ist für Geißblattdüfte Styrolylalkohol und Amylvinylcarbinol (IFF).

Geißblatt
(Chèvrefeuille, honeysuckle)

Styrolylalkohol	50 g	Benzylalkohol	100 g
Amylvinylcarbinol (IFF)	30 g	Benzylacetat	10 g
Vanillin	2 g	l-Citronellol	100 g
Cumarin	2 g	Jasmin, halbsynthetisch	50 g
Methylbenzoat	3 g	Methylheptincarbonat, 10%ig	14 g
Methylanthranilat	5 g	Terpineol	30 g
Ylang-Ylang-Öl, extra	3 g	Anisaldehyd	40 g
Heliotropin	10 g	Linalool	50 g
Amylsalicylat (Tréfol)	100 g	Hydroxycitronellal	<u>51 g</u>
Phenylethylalkohol	100 g		1000 g
α- und β-Jonon	250 g		

7. Grünnoten
(Green notes, Notes vertes)

Grünnoten verleihen insbesondere den Blumendüften einen natürlichen »Touch«. Was wären Rosen-, Maiglöckchen-, Veilchen-, Hyazinthen-, Gardenia- und andere Blumenkompositionen ohne die grüne Knospen- oder Blattbeinote?
Der Trend bei Parfüms (Extraits) geht eindeutig in Richtung von grünen Hyazinthennoten sowie von grünen Düften nach Narcisse und »Bourgeons de Cassis« (Knospen der Schwarzen Johannisbeere).
Verwendung fanden in den klassischen Parfüms wie »Vent Vert«, »Ma Griffe«, »Miss Dior«, »Diorissimo«, »Fidji«, »Calandre« usw. grüne Duftstoffe wie Galbanum, Styrolylacetat, Phenylacetaldehyd, Hexenylester, Hexenylsalicylat, Rosenoxid usw. sowie grüne Blumenabsolues wie in »Chanel-19« oder ein grüner Agrumen-Kräuterkomplex in »Aliage-72« (100).
Auch in Shampoos überwiegen grün-kräutrige Noten in »Herbalessence« oder in »Pert« (grün-holzig-blumig), ferner eine Hyazinthen-Grünnote in »Elsevebalsam« oder die bekannte »Grüne-Apfel«-Note im »Respond«-Shampoo. Auch bei Badeprodukten trifft man Grünnoten an, z. B. in »Doppeldusch« mit einem Citrus-Gründuft oder in »Vika« mit einem Grün-Holz-Citronenkomplex.
Natürlich findet man den Grüngeruch auch in Deodorantien wie in »Rexona« mit einem grünen, citronigen und auch blumigen Komplex mit moschusartiger Beinote. In England hat das Kosmetikum »Sure« einen grün-blumig-holzigen Duft.
Bei den Grünnoten kann man mit fließenden Übergängen differenzieren:

7.1 Blattgrün
(leaf green) typisch:

a) Blattalkohol (leaf alcohol):
   cis-3-Hexenol (in japanischer Minze gefunden)
   und seine Ester, besonders *cis*-3-Hexenylacetat
   (z. B. »Verdural extra«, IFF)
b) Blattaldehyd (leaf aldehyde):
   cis-3-Hexenal
c) cis-Hexenylethylacetal des Acetaldehyds
   (leaf acetal extra, IFF)
d) para-Isopropyl-Hydratropaaldehyd
e) Iso-Cyclo-Citral
   (mit Anklängen an Citrusgrün)

»Blattgrün«-Düfte unterscheiden sich vom Komplex »grasig-grün«, und diese wiederum haben fließende Übergänge zum Grüngeruch des Veilchenblattes.

7.2 Grasig-grün
(nach frisch geschnittenem Gras; fresh cut gras)

a) Methylheptincarbonat
   Ethylheptincarbonat
   Methyloctincarbonat
   Ethyloctincarbonat
   und andere »Carbonate« dieser Gruppe, die auch Veilchenblattcharakter besitzen
b) 6-Methylhept-5-en-2-on
c) 2,4-Dimethyl-3-cyclo-hexencarbaldehyd
d) Homo-cuminaldehyd-50 (IFF)
e) 5-Isopropenyl-2-vinyltetrahydrofuran = Desoxid® (Dragoco)

7.3 Veilchenblattgrün
(violet leaf green)

a) 2-*trans*-6-*cis*-Nonadienal und der korrespondierende Alkohol
   2-*trans*-6-*cis*-Nonadienol (mit Duftimpressionen wie »grüne Gurkenschale«)
b) Iso-Amylheptincarbonat (»Vert de Violette«)
   cis-3-Hexenylmethylcarbonat
c) Acetaldehyd-*cis*-3-Hexenylethylacetal
d) Methyl-2-Nonenoat (mit grasiger Note)
e) 2-Nonyn-1-al-dimethylacetal
   (= Parmavert®, Bedoukian)

7.4 Gurkengrün
(Cucumber green)

Im Gurkenaroma nachgewiesen (101):

Nonanol-(1), *trans*-Nonen-2-ol-(1)
cis-Nonen-3-ol-(1), *cis*-Nonen-6-ol-(1)
trans, cis-Nonadien-2,6-ol-(1)
cis, cis-Nonadien-3,6,-ol-(1)
cis-Nonen-6-al, sowie C_{10}- bis
C_{15}-gesättigte, geradkettige Aldehyde
cis-Nonen-3-al und *cis, cis*-Nonadien-3,6-al

Zur Imitation:

(E,Z)-2,6-Nonadienal
(E)-2-Nonenal
cis-6-Nonen-1-ol
cis-6-Octen-1-al
sowie Grüngerüche des Veilchenblattes
besonders 2-*trans*-6-*cis*-Nonadien-1-ol und
ferner Nonadienaldiethylacetal

7.5 Tomatengrün

Im Aroma der Tomate wurden identifiziert (102):

11 Pyrazine	3 Thiophene
3 Thiazole	2 Pyrrole
9 Furane	2 Pyridine
2 Oxazole	und andere heterocyclische Komponenten

charakteristisch:

n-Hexanal
trans-Hex-2-enal
cis-Hex-3-en-1-ol
Valeronitril
6-Methylhept-5-en-2-on
β-Jonon
trans, trans-Deca-2,4-dienal
und besonders 2-Isobutylthiazol und *cis*-Hex-3-enal

Starker Grüngeruch nach Tomatenblättern:

Isobutylthiazol

(Isobutyl-2-thiazol)

Methyl-6-Hepten-5-on-2 bzw. 5-Methyl-3-heptanon-oxim (= Stemone, L.G.)
Unterstützend wirkt Blätteraldehyd wie cis-3-Hexenal, trans-2-Hexenal sowie cis-3-Hexenol, Hexanal und Pentanal-(1) = n-Valeraldehyd, Decadien-2-tr-4-tr-al, 6-Methyl-3,5-heptadien-2-on (103).
Ferner noch Geranylaceton (L.G.) (blätterartig, fruchtig), Farnesylaceton (BASF) = 6,10,14-Trimethyl-5,9,13-pentadecatrien-2-on und 2-Phenyl-4-pentenal.
Weniger »grün« als abrundend wirken Methylsalicylat und Eugenol.

7.6 pilzig-erdig-grün
Pilzaroma
(Miltitzer-Berichte 1973, S. 131, 1975, S. 194 und 1977, S. 231)

nach Champignon:

Octen-1-ol-(3)
cis-Octen-2-ol-(1)
Octanol-(3) und Octanon-(3)

Furfural
Benzaldehyd
Benzylalkohol und
1,3-Dimethoxybenzol

sowie in geringen Mengen:
3-Methylbutanol

Weitere Pilzgerüche

Pilzalkohol
(*mushroom*-Alcohol)

1-Octen-3-ol (= Amylvinylcarbinol) sowie 1-Octen-3-on und 2-Octenal.

Unterstützend wirken:
Hydratropaaldehyddimethylacetal
und das an Veilchengrün erinnernde
cis-3-Hexenyl-ethylacetal des Acetaldehyds

grün-erdig

para-tert.-Butylcyclohexylacetaldehyd
   (= Racinal®, Dragoco)
Nonandiolacetat
   (= Hyxis, de Laire) mit Geruch nach feuchtem Waldboden und Jasmin

7.7 Melonengrün

cis-6-Nonen-1-ol
cis-6-Octen-1-al
2,6 Dimethyl-5-Heptenal
(Melonal, Dragoco)

Wassermelone

2,6-Dimethyl-5-hepten-al-1
(Z,Z)-3,6-Nonadien-1-ol

7.8 Gemüsegrün

4,7-Dihydro-2 (3-pentyl)-
1,3-dioxepin ($C_{10}H_{18}O_2$) =
»Karotin« (L.G.)

7.9 Galbanumgrün

Das ätherische *Galbanumöl* wird aus dem Gummiharz von *Ferula galbaniflua* (Umbellifere) destilliert (s. »Balsamische Noten, Harze« 9.1, S. 93). Es besitzt einen grünen, fruchtig-blumigen Geruch, der etwas an »grünen Apfel« sowie an Baumrinde erinnert. Durch fraktionierte Destillation kann die unerwünschte Fichten-ähnliche Note beseitigt werden (s. S. 93).

Galbanumriechstoffe

a) 1,3,5-Undecatriene bzw. die *trans*-3, *cis*-5-Isomere der C_{11} ungesättigten Kohlenwasserstoffe
b) Cyclopentenester
   1-(5,5-Dimethyl-cyclohex-1-en-1-yl)-pent-4-en-1-on mit grüner, kräuterartiger Note (SchwP 586 551; vgl. DOS 2 917 450 v. 15. Nov. 1979, Firmenich)
c) 2-Methoxy-3-(methoxypropyl)-pyrazin bzw.
   2-Isobutyl-3-Methoxypyrazin (*Bramwell* u. Mitarb. 1969, *Burell* u. Mitarb. 1970)
d) Cyclohexoxyessigsäureallylester
   (= Cyclogalbanat, Dragoco)
e) ein Methyllacton, nämlich 15-Hexadecanolid in optisch aktiver Form (in Galbanum enthalten)
f) 2,4-Hexadienal (Wacker)
g) Allylamylglycolat (IFF)
   (mit leichter Ananasbeinote)

Die Galbanumnote wird vom klassischen Phenylacetaldehyd oder von para-Methyl- (bzw. -Ethyl)-Phenylacetaldehyd, sowie auch von Iso-Cyclocitral und der Spezialität »Vertocitral« (H & R) begleitet. Weitere Spezialitäten sind Galbex-183 (Firmenich), Galbanum Coeur (IFF), Vertinpropionat (H & R) (s. auch unter folgend »Citrusgrün« bei »Benzyl-propyl-carbinol«).

7.10 Citrusgrün

Fruchtiger Grüngeruch z. B. nach Citronenschalen, aber auch nach Petitgrain. Petitgrainöl bildet die Grundlage für »Sweet Pea«.
Petitgrainöl (evtl. verstärkt durch Menthenylpropanon (= Nerone®, L.G.), Iso-Cyclo-Citral, Methylnonylketon sowie in Richtung Neroli (Neroloxid).
Außer Petitgrain (s. 3.9.11, S. 30) werden auch als natürliches Citrusgrün Bergamotte, Lemongras, Limette (Lime) und Mandarine genannt (104).
Spezialitäten sind Agrumenaldehyd (H & R) und Cyclovertal (Henkel) = Dimethyltetrahydrobenzaldehyd sowie Aldehyd TMH = 2, 3, 5, 5-Tetramethylhexanal (Dragoco).

Benzyl-propyl-carbinol

Nach *A. F. Morris* spielt bei diesen alkoxysubstituierten Pyrazinen die Propylgruppe für die Art des Grüngeruchs eine Rolle:

R = Isobutyl (Neroligrün)
R = n-Propyl (grüne Erbsenschoten)
R = sek. Butyl (Galbanumgrün)

Citronellylethylether: »grüne Erbse«-Citrus
Als Spezialität für die scharfe Herbheit des Citronenschalenduftes gilt Triplal® (IFF).
2-Ethylhexanalcycloglycolacetal (= Syvertal, IFF) mit fruchtiger Note und an Radieschen erinnernd.
Cyclisches Keton (= Veloutone, Firmenich), erinnert an Aprikose und Pfirsich, grün-pilzig.
Tricyclo-(5,2,1,0^{2,6})-dec-3-en-8-(oder 9)-yl-acetat (= Verdylacetat, L.G.) fruchtig-grün, krautig.
Acetaldehyddihexylacetal; 1-Formyl-1-methyl-4-(4-methylpentyl)-3-cyclo-hexen (= Vernaldehyd, L.G., mit aldehydischer Beinote).
Hexadienylisobutyrat (fruchtig, an Birne, Galbanum, Apfel anklingend)
Hexaldehyddiethylacetal (Cognac-Birnennote)
Trimethylcyclohexanylmethylketon (= Methyl-cyclo-Citrone, IFF)
Methyl-Methylthiopropionat (mit zwiebelartiger Beinote)
2-Hexyl-1,3-dioxolan (Ylamon, Dragoco) mit Holundernote.

7.11 Apfelgrün
(Apple)

Apfelaroma enthält (105):

Acetaldehyd, n-Propionaldehyd, Aceton, n-Butyraldehyd, Butanon-(2), Isovaleraldehyd, Diacetyl, n-Valeraldehyd, n-Capronaldehyd, Ethylacetat, Butylacetat, Acetoin, Propylacetat und niedere Alkohole.
Ferner Isobutanol, Ethylpropionat, Methylbutyrat, 2-Methylbutanol, Ethylisobutyrat, *trans*-2-Hexenal, Ethyl-2-methylbutyrat, *cis*-Hexen-3-ol, Hexanol, *trans*-Hexen-2-ol, Butylbutyrat, Ethylcapronat, Hexylacetat, 2-Phenylethanol und 2-Phenylethylacetat.

Apfelsaftaroma enthält (106):

trans-2-Hexenal, *cis*-3-Hexenal, *trans*-2-Hexenol, *cis*-3-Hexenol, Ethylbutyrat, Ethyl-2-Methylbutyrat, Isobutylacetat, Isobutanol sowie evtl. 4-Methoxybenzol. Im Typ »Granny Smith« sollen zwei stereoisomere α-Farnesene eine Rolle spielen.
Parfümistisch unterstützend wirken Ortho-tert. Butylcyclohexanylacetat [= Verdox®, (IFF) oder Ortho-Ylanat (Dragoco)] sowie im Typ »Golden Delicious« 2-Methylbuttersäureethylester, Ethylisovalerat und -butyrat (Boehringer, Ingelheim/BRD), Diethylmalonat, Allylheptat sowie eine Reihe von Fruchtnoten (s. 7.12, S. 69).

Typische Grünnoten für den Typ

»Grüner-Apfel«:

(E)-2-Hexenal und *trans*-2-Hexenaldiethylacetal, *trans*-2-Hexenylacetat, Hexanal, Hexylacetat (»Cox-Orange«), Hexyl-2-Methylbutyrat (neben Ethyl-2-Methylbutyrat) im Typ »Golden Delicious«, Hexylethylacetylacetat (de Laire), Hexadienylisobutyrat und Hexaldehyddiethylacetal (IFF).
Nach einer Patentschrift (107) werden für einen *Apfelduft* etwa 5% von 2,3,5,5-Tetramethylhexanal zugesetzt und folgende Vorschrift angegeben:

Bergamotteöl	190 g	Aldehyd C_{10}, 1%	25 g
Octylaldehyddimethylacetal	150 g	Undecylenaldehyd, 10%	25 g
Hydroxycitronellaldimethylacetal	180 g	4-tert.-Butylcyclohexylacetat	20 g
α-Hexylzimtaldehyd	70 g	Patchouliöl	20 g
Nerol	60 g	Styrolylacetat	20 g
Phenylethylalkohol	50 g	Phenylethylacetat	15 g
Galbanumextrakt	50 g	Cedernblätteröl	5 g
Nerylacetat	40 g	erfindungsgemäße, obige	50 g
Phenylethylacetat	30 g	Verbindung	
			1000 g

7.12 Fruchtig-grün

Spezialitäten:

Veloutone® (Firmenich),
   ein cyclisches Keton mit Pfirsichnote, leicht pilzig
2-Ethylhexanalcycloglykolacetal
   (= Syvertal®, IFF)
Süße Anisbeinote mit holzigen Anklängen:
Tricyclodecenylacetat
   (= Dihydro-nor-dicyclopentadienylacetat = Cyclacet®, IFF) oder

Verdylacetat (L.G.) bzw. = Cyclofoliat (Naarden) = Jasmacyclene (PPF) = Greenylacetat (Dragoco) und ähnlich Herbafloral (H & R).

cis-Hexanylisobutyrat
   (= Verdural®-B, extra)
Phenoxyacetaldehyd
   (= Cortexaldehyd – 50 Benzylalkohol)
3,5-Dimethylcyclohexen-3-en-1-yl-carboxyaldehyd
   (= Cyclal®-C, L.G.)
   (»blattgrün«, harmoniert mit »Frucht«)
2-Acetyl-Pyrrol
   (weinartig, blumig)
Methyl-Methylthiopropionat
   (leicht nach Zwiebel)
Cyclohexylmethylpyrazin
β-γ-Hexenylacetat (de Laire)

Ferner Pamplenol (BBA) mit Grapefruchtcharakter und grüner Efeunote.

7.13 Rose
(grüner Blattgeruch)

Geranyloxyacetaldehyd
Phenylethyloxyacetaldehyd
Octyloxyacetaldehyd
Phenylacetaldehyddigeranylacetal
3-Phenylpropionaldehyd
   (mit Rosenblattnote)
Phenylethylmethylether
   (schwach grün, mit radieschenartiger Schärfe)
Rosenoxid

7.14 Brunnenkresseblätter
(water cress, Nasturtium)

Phenylethylisopropylether
Phenylethylformiat

7.15 Gardenia
(Grünnote)
(s. auch »Gardenia« 6.8, S. 55)

Styrolylacetat
Acetaldehyd-di-(*cis*-Hexen-3)-yl-acetal (ORIL)
Heptylaldehyddiethylacetal und ähnliche
Grüngerüche wie Tulipal® (H & R)
cis-Hexenyltiglinat
2,4,8-Trimethyl-7-nonen-3-ol (108)
Linalooloxid

7.16 Geranium
(Grünnote)

Dibutylsulfid
Dimethylsulfid (»käsig«)
Diallylsulfid
Dipropylsulfid
Menthenyl-propanon
   (= Neron®, L.G.)
5-Isopropenyl-2-methyl-2-Vinyltetrahydrofuran
   (= Desoxid®, Dragoco)
Phenylpropylacetat
Isomenthon

7.17 Fichtengrün
(pine needle green)

Die grüne Note des Latschenkiefernöls beruht z. T. auf dem im Öl enthaltenen Phellandren.

cis-3-Hexenal
Bornylvalerianat
Bornylisovalerianat
Bornylcaprylat

Styrolylacetat
Hexadienaldiethylacetal
2-Methyl-7-ethylundecanon-4 (Hüls)

7.18 Seegrün, Meeresbrise

»Outdoor odors« (»frisch-rein«)
»Ozon«

Spezialitäten:

Ozon-Cyclamenkomplex (IFF)
Coeur Marin (Robertet)
Vinyl-n-decylether
   (= Decave®, IFF)
2,4-Hexadien-1-ol
   (Sorbinalkohol)

2,4-Hexadienylacetat-
   (und -propionat sowie -isobutyrat)
2,4-Heptadien-1-ol
Phenoxyacetaldehyd
2,6,10-Trimethyl-9-undecen-1-al
   (= Adoxal®, L.G.)

7.19 Algengeruch
(Seaweed) (Algues marines)
(vgl. auch Bd. 1, S. 230)

Nachgewiesen: Geranylaceton, Jonon, Methylgeraniat, Methylheptenon, 1,2-Dihydro-1,1,6-trimethylnaphthalin, 1,8-Cineol, Terpineol, Geraniol, Acetaldehyd, Propionaldehyd, Isobutyraldehyd, Butyraldehyd, Isovaleraldehyd; ein acetylengruppenhaltiges Sesquiterpen, das den Namen Caulerpyn erhielt (Miltitzer-Berichte 1979, S. 78).
Capronaldehyd, Furfural, α- und β-Pinen, Limonen, Camphen, Caren, β-Phellandren, p-Cymol, α- und β-Caryophyllen, Phthalide, Farnesylacetonepoxid; 6,10,14-Trimethylpentadecadien-5,9-dion-(2,13) usw.
Die leichte schlammig-grüne Note ist ein Zusammenklang aus Valeraldehyd (BASF), Geranylaceton (BASF), Furfural, die grüne Dillnote des Phellandren (Boehringer/Ingelheim und Plaimar/Australien), »fischigen« Aminkörper sowie Undecatriene, wie sie auch im Galbanumöl vorkommen.

7.20 Syringa
(französisch Seringat)

Gartenpflanze (»Pfeifenstrauch« auch »falscher Jasmin« genannt) hat weiße Blüten. Wird im Englischen auch fälschlich als »Mock Orange« wegen seines Orangenblütenduftes bezeichnet.
In Frankreich wird gelegentlich ein Absolu aus Fleur de Seringat gewonnen.

Syringaaldehyd:

para-Methylphenylacetaldeyhd (= para-Tolylacetaldehyd)
para-Isopropylphenylacetaldehyd

7.21 Narcisse
(s. 6.9, S. 56)

Heptanol
Nonanol
3-Methyl-thio-4-heptanol

7.22 Reseda
(s. 6.11, S. 58)

Methylheptincarbonat
Methyloctincarbonat
Cyclamal
Methylnonylketon

7.23 Flieder

»Vert de Lilas«
= Phenylacetaldehyddimethylacetal
(= Viridine®, L.G.) usw.

7.24 Peony
(Pfingstrose)

»Peony«-Aldehyd
= Geranoxy-Acetaldehyd-50

7.25 Blumig-holzig-grün
(vgl. »Holzakkord«, 2., S. 4)

cis/trans-2-tert.-Butylcyclohexyl-
acetat (z. B. Verdox, IFF;
Agrumex, H & R; ortho-Ylanat,
Dragoco)

7.26 Hyazinthengrün
(Jacinthe)
(vgl. »Hyazinthe«, 6.6, S. 51)

Spezialitäten:

Weidengrün 6103 (H & R)
Vert de Lierre (Syn.)
AHH 60 (de Laire)

Grün-Riechstoffe:

Phenylacetaldehyd
Phenylacetaldehyddiamylacetal
Phenylacetaldehyddimethylacetal

n-Heptanal
cis-3-Hexenyloxy-Acetaldehyd
cis-Hexenylisobutyrat
Hydratropaaldehyd
Phenylpropylalkohol
    (= Hydrozimtalkohol)
Methyloctincarbonat
Galbanum-Resinoid

7.27 Maiglöckchen
(Muguet)
(vgl. auch unter »Blumige Düfte« bei Maiglöckchen 6.3, S. 43)

Spezialität: Mayciane-54 (de Laire)

Maiglöckchengrün
(Lily of the valley-Green)

cis-4-Decenal
Citronellyloxy-Acetaldehyd
   (= Muguet-Aldehyd 50, IFF
   und Mugenal 50, Dragoco)
Phenylacetaldehyddinonylacetal
cis-3-Hexenol
para-Tolylacetaldehyd
Phenylacetaldehydglycerylacetal
   (= Corps 98, de Laire)

7.28 Jasmin
(Grünnote)
(s. 6.2, S. 39)

Bedeutender Riechstoff:

Dihydrodicyclopentadienylacetat
   (= Jasmacyclene®) mit nelkiger Beinote usw.
   (vgl. unter »Fruchtig-Grün« 7.12, S. 69)
Jasmacyclat (Henkel)
   (= Methylcyclooctylcarbonat)
Isophytol

8. Würznoten
(Spices, Epices)

8.1 Muskatnußöl
(Nutmeg, Muscade)

Muskatnußöl (Nutweg, Muscade) und *Macisöl* (mace, macis) stammen von einem 8 bis 10 m hohen Baum, *Myristica fragrans* Heutt, (Muscadier), der in Indonesien, auf den Molukken, in Malaisia, auf den Antillen und in Brasilien kultiviert wird.

Die Muskatnüsse (Nutmeg) sind die getrockneten Kerne der Samen der pfirsichähnlichen Frucht.
Das Öl wird durch Dampf- oder Wasserdestillation der unreifen, meist beschädigten Muskatnüsse vom Typ Indonesia (sog. Padangnüsse) und Granada gewonnen (109).
Das ostindische Öl wird bevorzugt.
Das *Macisöl* wird aus der getrockneten fingerartigen Hülse (arrilode, arille) destilliert.
Auch Resinoide werden durch Extraktion erhalten.
Muskatnuß- und Macisöl werden in der Parfümerie oft verwendet. Das Öl enthält etwa 30% (und mehr) Sabinen und (+)-*cis*-Sabinenhydrat, ca. 20% α-Thujen und α-Pinen sowie 10% β-Pinen und ca. 10% Terpinen-4-ol.
Eugenol, Isoeugenol und Methyleugenol sind ferner nachgewiesen. Etwa 3% Myrcen und 0,7% Phellandren sind im Schnitt vorhanden sowie etwa 6% 1,4- und 1,8-Cineol. Ferner kleinere Mengen an Terpinen-1-yl-4-acetat, *cis*-Piperitol, Copaen, Methylisovalerat, Δ-3-Caren, *cis*-p-Menthen-2-ol, Safrol, Elemicin, Myristicin, Geraniol, Camphen, Terpineol usw. (109, 110).

Das Macisöl enthält somit etwa
Monoterpene	87,5%	aromatische Ester	6,5%
Monoterpenalkohole	5,5%	andere	0,5%

8.2 Cardamomenöl
(Cardamom oil, Essence de Cardamome)

Die Cardamomenfrüchte (bzw. die Samen) stammen von dem Strauch *Elleteria*, kultiviert in Indien, Indonesien, Thailand, Afrika und in Guatemala.
Das ätherische Öl enthält (109, S. 105 bis 155)

1,8-Cineol (Malabar)	ca. 30,0%
Sri-Lanka:	26,5%
Mysore:	41,0%
Ceylon:	36,0%
α-Terpinylacetat	30,0 bis 35,0%
Sabinen und β-Pinen	ca. 3,0 bis 4,5%
Linalool	ca. 0,5 bis 4,0%
α- und β-Terpineol	ca. 2,0 bis 3,0%
Linalylacetat	ca. 1,6 bis 7,7%

und eine große Reihe von Spurenstoffen, vor allem Myrcen, α-Pinen, Nerol, Nerolidol, Citronellol, Geraniol, ca. 1% Methylheptenon, Geranial, Farnesol, 2- und

3-Methylbutanal, Pentanal, Furfural, 8-Acetoxycarvotanaceton, ca. 1% Borneol, Cuminaldehyd, Carvon, Perillaalkohol, o- und p-Cresol, Carvacrol, Thymol, Limonen usw.
Nach anderen Berichten (111) wurden folgende weitere Stoffe ermittelt:
Camphen, α-Phellandren, Campher, Citronellal, Citral, Citronellol, Ascaridol, Geranylacetat, Bisabolen und Farnesol.
Cardamomenöl harmoniert gut mit Jononen, Corianderöl, Bergamotte, Olibanum, Labdanum usw. und hat einen frischen »aromatischen« (cineoligen) Duft.

8.3 Corianderöl
(Corianderoil, Essence de Coriandre)

Es wird durch Dampfdestillation aus den getrockneten, reifen Früchten (Samen) von *Coriandrum sativum L.* vornehmlich in Rußland, Polen, Jugoslawien, Rumänien, Tschechoslowakei, Marokko und Süd-Amerika gewonnen.
Hauptbestandteile sind 60 bis 70% Dextro-Linalool und Linalylacetat sowie etwa 20% Terpenkohlenwasserstoffe (α-Pinen, γ-Terpinen, Limonen), ferner Geraniol, Borneol (ca. 6%), 5 bis 6% p-Cymol, Citronellol sowie verschiedene Ester, Ketone und Aldehyde.
Für den cuminartigen, wanzenähnlichen Geruch ist das *trans*-Tridecen-(2)-al(1) verantwortlich neben einigen interessanten Aldehyden wie

    (E)-2-Dodecenal und
    (E)-2-Decenal.

Corianderöl eignet sich hervorragend für klassische bergamotteartige Kölnisch-Wasser-Düfte.

8.4 Corianderkrautöl
(Coriander herb oil)

Corianderkrautöl besitzt einen hohen Gehalt an Decylaldehyd und ist im Geruch unterschiedlich gegenüber dem Öl aus Samen. Wegen seines starken Geruchs findet es in der Parfümerie gelegentlich Verwendung.
Ein synthetisches Corianderöl (gemäß USP 3 637 859 v. 25. Jan. 1972, IFF) enthält erfindungsgemäß 3-Ethyl-3,7-dimethyl-6-octenal z. B:

γ-Terpinen	10%
Decanal	3%
Linalool	67%
3-Ethyl-3,7-dimethyl-6-octenal	20%

8.5 Zimtöl
(Cinnamon oil, Essence de Canelle)

Man unterscheidet

a) das teure Zimt*rinden*öl
 (Cinnamon bark oil, Essence d'
 écorce du canellier de Ceylon)
 von *Cinnamomum ceylanicum* Bl., einem baumartigen Busch, der in Ceylon gedeiht und von welchem die innere Rinde der Unterholztriebe in Ceylon, Seychellen, Indien, Indonesien, Europa und USA destilliert wird
 und

b) das preisgünstigere Zimt*blätter*öl
 (Cinnamon leaf oil, Essence de
 feuilles de Cannelier)
 von den Blättern und Zweigen derselben species.

Auch die Produktionsländer sind etwa dieselben wie beim Zimtrindenöl. Das Zimtrindenöl »Ceylon« enthält etwa 73% Zimtaldehyd und 3,5 bis 4,6% Eugenol sowie ca. 3% Linalool und 3,3% Caryophyllen, während das in letzter Zeit häufiger gehandelte *chinesische* Öl einen höheren Gehalt an Zimtaldehyd (ca. 80%) aufweist und kein Linalool enthalten soll.

Japanisches Extraktions-Resinoid aus Zimtrinde enthält Zimt- und Phenylalkohol, Zimt-, Palmitin- und Stearinsäure, Zimtaldehyd, Cinnamylacetat, Cumarin, Eugenol, Methyleugenol, β-Caryophyllen usw. (112).

Als stabiler Riechstoff mit zimtähnlichem Charakter kann Cinnamylnitril (= Cinnamalva, IFF) versucht werden.

Zimt*blätter*öl ist gekennzeichnet durch seinen hohen Eugenolgehalt (ca. 80%). Es wird daher wie Nelkenblätter- und Bayöl als Eugenolquelle verwendet. Es enthält ferner etwa die gleiche Menge Linalool wie das Öl aus der Rinde und bis zu 6% Caryophyllen, 2,3% Safrol, 2% Zimtaldehyd und 1% 3-Phenylpropylacetat *(Senanayake)*.

Zimtrindenöl verleiht den Kompositionen eine warme, orientalische Note. In Kombination mit dem Komplex »Nelke« und Geraniumöl (sowie Lavendel) ergeben sich Akkorde vom bekannten, klassischen Typ der »Palmolive«-Seife. Die Zimtnote eignet sich auch hervorragend für Kräuter-Parfümöle zur Parfümierung von Schaumbädern.

Die würzige Note kann durch einen Riechstoff verstärkt werden, der nach »Spekulatius« und Weihnachtskuchen duftet: 4-(p-Methoxyphenyl)-butanon-2-Methylether.

Auch kleine Mengen Guaiacol, rectif. (BBA) eignen sich für Modifizierungen in Richtung »Würz«, Tabak und Vanille. Mit nelkiger Note wird Carnothen® (Dragoco) = Guetholallylether verwendet.

8.6 Cassiaöl
(Cassia oil, Essence de Canelle de Chine)

Der zimtige Geruch des Cassiaöls, das viel billiger ist als Zimtrindenöl, verdankt seinen Geruch ebenfalls dem hohen Gehalt an Zimtaldehyd.

Das Öl wird durch Wasserdampfdestillation der Blätter, Zweige und Rinde von *Cinnamomum Cassia* erhalten, einem Baum, der im Südosten von China, aber auch in Vietnam und Indien vorkommt.

Das Öl wird nicht selten mit Zimtaldehyd, α-Amylzimtaldehyd, α-Methylfuranacrolein, Sumatra-Benzoe-Resinoid, Acaroidharz usw. verfälscht.

Das Öl aus China enthält als Hauptbestandteile *trans*-Zimtaldehyd, *trans*-2-Methoxy-Zimtaldehyd, Benzaldehyd, Salicylaldehyd, 2-Methoxy-benz-aldehyd, 2-Hydroxyacetophenon, Methylbenzoat, Phenylethylacetat, 3-Phenylpropylacetat, *trans*-Zimtacetat, *trans*-2-Methoxycinnamylacetat, Phenylethylalkohol, *trans*-Zimtalkohol, Cumarin, Phenol, o-Cresol, Guajakol, 2-Vinylphenol, Chavicol, 4-Ethyl-Guajacol und Eugenol sowie verschiedene Säuren wie Hexan-, Heptan-, Methylbuttersäure, *cis*- und *trans*-Zimtsäure und Methoxyzimtsäure.

Nach USP (4 089 986 v. 16. Mai 1978 und USP 4 107 094 v. 15. Aug. 1978, IFF) wird ein *Zimtaroma* durch Zusatz von 5% 3,3-Dimethyl-2(3-butenyl)norbornanol-2 wie folgt verstärkt:

Zimtaldehyd	70,0%	Furfural	0,5%
Eugenol	15,0%	Methylcinnamat	5,0%
Cuminaldehyd	1,0%	Cassiaöl	8,5%

8.7 Bayöl
(Bay oil, Essence de Bay)

Das Bayblätteröl wird aus den Blättern des mittelgroßen Baumes *Pimenta racemosa* (Myrcia acris) destilliert.

Die Bezeichnung »Bayöl« ist manchmal irreführend, da sie auch für *Umbellularia californica* und *Laurus nobilis* verwendet wird (109).

Der Baum gedeiht auf verschiedenen westindischen Inseln, vor allem in der Dominikanischen Republik sowie in Puerto Rico, Venezuela usw.

Eine citronig riechende Varietät soll von *Pimenta acris* var. *citriodora* stammen, während *Pimenta racemosa* einen Anisgeruch und einen relativ hohen Chavicolgehalt haben soll.

Hauptbestandteile sind ca. 38% Eugenol und Eugenolmethylether sowie ca. 30% Myrcen, 11% Chavicol, Dipenten, Limonen und kleine Mengen Citral bzw. Neral (40% des Öls sind Terpene bzw. Kohlenwasserstoffe).

Bayöl hat neben der würzigen Nelkennote (Eugenol und Derivate) eine frische, ci-

neolige, an Citrone (Citral, Limonen) erinnernde Note mit süß-balsamischem, festhaftenden Nachgeruch.
Früher war »Bayrum« als Haarwasser geschätzt, das im früheren dänischen Westindien durch Destillation von Rum und Bayblättern hergestellt wurde.
Terpenfreie Bayöle harmonieren vorzüglich mit Lavandin- bzw. Lavendelölen.

8.8 Nelkenblütenöl
(Clove bud oil, Essence de clous de girofle)

Das ätherische Öl wird aus den getrockneten Blütenknospen von *Eugenia caryophyllata* Thunb., einem schmächtigen Bäumchen, destilliert. Die Nelkenblüten werden in Madagaskar, Sansibar und auf den Comoren gesammelt.
Hauptbestandteile sind ca. 90% Eugenol (davon etwa 10 bis 15% Acetyleugenol, das in den Blüten überwiegt und bei der Destillation weitgehend zu Eugenol hydrolysiert).
Geruchlich ist besonders Methyl-n-amylketon sowie Caryophyllen charakteristisch.
Die Nelkennote ist ein wichtiger Bestandteil von blumigen Kompositionen, auch für den Typ »Rose«, sowie für Mischungen aus Nelke und Lavendel. Typische Nelkenriechstoffe sind Eugenol und Isoeugenol oder deren Methylether sowie Amylisoeugenol. Natürlich lassen sich auch Ester des Eugenols und Isoeugenols herstellen, wobei Eugenolbutyrat vorzügliche Dienste bei blumigen Kompositionen leistet.
Parfümistisch wird die Nelkennote durch Benzyl- und/oder Amylsalicylat sowie mit Spuren von Methylsalicylat unterstützt.
In durch Benzolextraktion gewonnenem Resinoid de »Bourgeon de girofle« fand man erhebliche Mengen (−)-Epoxidihydrocaryophyllen. Ein aus dem Rückstand destilliertes Öl enthielt 14,2% Eugenol, 75,2% (-β)-Caryophyllen und ca. 9% Benzylbenzoat (113).

8.9 Nelkenblätteröl
(Clove leaf oil, Essence de feuilles de girofle)

Das ätherische Öl wird überwiegend aus den Blättern und Zweigen des Nelkenbaumes destilliert.
Es hat einen etwas krautigeren Charakter als das Nelkenblütenöl. Dies ist wahrscheinlich durch den höheren Gehalt an Caryophyllen bedingt.
An Eugenol, dem wichtigsten Nelkenriechstoff, enthält es immerhin etwa 82 bis 88% *(Arctander)*.
Nelkenblätteröl als Caryophyllenquelle dient zur Reproduktion bestimmter ätherischer Öle wie Cubebenöl, Pfefferöl usw.

8.10 Nelkenstielöl
(Clove stem oil, Essence de tiges de girofle)

Auch der Stiel, an dem die Nelkenblüten sitzen, wird nach Trocknung zur destillativen Gewinnung (Dampf) des ätherischen Öls in Sansibar verwendet.
Das preiswerte, meist in gleichmäßiger Qualität gelieferte Nelkenstielöl enthält 90 bis 95% Eugenol, besitzt aber nicht die fruchtige, süß-blumige Note des wasserdestillierten Nelkenblütenöls.
Nach USP 4 132 677 v. 2. Jan. 1979 (Givaudan) wird eine Nelken (-Carnation oeillet)-Base wie folgt rezeptiert:

Aldehyd C_{11} (10%)	10 g
Amylsalicylat	100 g
Baccartol (Kondensat. Prod. v. Citronellaöl und Aceton)	50 g
Benzylisoeugenol	30 g
Zimtalkohol	75 g
Zimtblätteröl (Seychellen)	5 g
Copaivabalsamöl	40 g
Eugenol	50 g
p-Isopropylcyclohexanol	100 g
Isoeugenol	50 g
Methylisoeugenol	20 g
Methylundecylenat	10 g
2,6-Dinitro-3-methoxy-4-t-Butyltoluol	15 g
Muskatnußöl (Nutmeg)	10 g
Phenylethylalkohol	100 g
3,7-Dimethyl-7(6)-octen-1-ol	200 g
Trichlormethylphenylcarbinylacetat	30 g
7-Acetyl-1,1,4,4-tetramethyl-7-ethyl-1,2,3,4-tetralin	50 g
Ylang-Ylang-Öl III	50 g
2-(2-Cyanoethyliden)-3-Methylbicyclo(2,2,1)-Hept-5-en (gemäß Patent)	5 g
	1000 g

8.11 Boldoblätteröl
(Boldo leaf oil, Essence de feuilles de Boldo)

Das ätherische Öl wird aus den Blättern, das in Chile und anderen südamerikanischen Ländern wachsenden *Peumus Boldus* gewonnen, welches sich durch einen würzigen Duft ähnlich dem Wurmsamenöl (Chenopodium) auszeichnet und wegen seines Gehaltes an Ascaridol ebenfalls medizinisch verwendet wird.

Von *K. Bruns* und *M. Köhler* [105, S. 26 u. (14)] stammt folgende Analyse des ätherischen Öls:

p-Cymol	28,6%	α-Hexylzimtaldehyd	0,4%
1,8-Cineol	16,0%	Farnesol	0,4%
Ascaridol	16,1%	Camphen	0,6%
α-Terpineol	0,9%	β-Pinen	0,8%
Linalool	9,1%	Sabinen	0,8%
α-Pinen	4,0%	Caren(-3)	0,5%
Limonen (Dipenten)	1,6%	Terpinolen	0,4%
Terpinen-1-ol (4)	2,6%	γ-Terpinen	1,0%
Sesquiterpen-Kohlenwasserstoffe	2,5%	Nonanon (-2)	0,4%
Cuminaldehyd	0,3%	Fenchon	0,8%
Cumarin	0,5%	1-Methyl-4-isopropenylbenzol	0,3%
α-Methyljonon	0,4%	Benzylbenzoat	0,4%
Methyleugenol	0,5%	ferner Spurenstoffe	

8.12 Baldrianöl
(Valerian oil, Essence de Valériane d'Europe)

Ob man Baldrianöl zu den würzigen Noten zählt, ist eine Definitionsfrage. Sicher hat dieses Öl einen holzig-moschusartigen Duft, der gut mit Moos und Patchouly, also mit dem Moos- und dem Holzakkord harmoniert. Es wird aus den Rhizomen des europäischen Baldrians (*Valeriana officinalis* L.) destilliert.
Der würzige Charakter des Öls ist auf das Sesquiterpen β-Sabinen zurückzuführen, das auch im ätherischen Öl des frischen Sellerie vorhanden ist.
Charakteristisch sind ferner:
ca. 5 bis 10% Elemol, Bornyl-Isovalerianat, Bornylacetat (und -formiat sowie -butyrat), (–)-Camphen, α-Pinen, Caryophyllen, (–)-Limonen, p-Cymol (- und Ester) β-Bisabolen.
Alkohole: Valerol und Maaliol
Keton: Valeranon (Jatamanson)
sowie mit Wahrscheinlichkeit α-Kessylalkohol und sein Acetat.
In Wurzelextrakten: β-Jonon und Patchoulialkohol.

8.13 Dillsamenöl
(Dill seed oil, Essence de semences d'aneth)

Das frisch-grün-würzig riechende Öl, das zum Einlegen von Gurken – wie das Kraut – verwendet wird, verdankt seinen frischen Geruch dem Vorhandensein von Hexenol und seinen Estern, den würzigen Charakter dem Gehalt an Carvon (ca.

55%), Phellandren (0,3%), p-Cymen, Limonen (ca. 40%), ferner Carveol und Dihydrocarveol sowie Dihydrocarvon neben Anethol, Chavicol und Safrol.
Das Öl erinnert geruchlich an Kümmel- und Krauseminzöl (Spearmint) mit deutlicher Grünnote.
Es wird aus den Früchten von *Anethum graveolens* u. a. in England, Holland, Ungarn usw. destilliert.
Indisches Dillsamenöl enthält Dill-Apiol, das in europäischen Ölen nicht vorhanden ist.

8.14 Dillkrautöl
(Dill weed oil, Essence d'herbe d'aneth)

Ebenso wird das Öl aus dem Kraut in denselben Ländern destilliert, namentlich in den USA, wo Dill zum Einlegen von Gurken angebaut wird.

Ungarisches Dillöl enthielt:

α-Phellandren	40%
Carvon	40%
Limonen	10%

sowie ferner p-Cymol, α-Pinen, Dihydrocarvon, α-Thujen, β-Myrcen, β-Phellandren, 1-Methyl-4-isopropenylbenzol, Carvotanaceton usw.
Nach *P. Schreier* (115) besteht der größte Teil, nämlich 90% des Dillöls aus folgenden Komponenten:
α-Phellandren, 3,6-Dimethyl-2,3,3,A,4,5,7A-Hexahydrobenzofuran, Myristicin, *cis*-3-Hexenol, *cis*-3-Hexenylacetat, p-Cymen, Terpinen-4-ol, *trans*-2-Hexenol, α-Terpineol, Thymol, Carvacrol, Apiol, Limonen, β-Pinen, α-Pinen und β-Phellandren.
Als Hauptkomponenten werden von *Schreier* α- und β-Phellandren, 3,9-epoxi-p-menth-1-en, Apiol, Myristicin, Pinocarvon, *cis*-3-Hexenol, *trans*-2-Hexenol, Carvotanacetol, Myrcen, Limonen und Fenchon bezeichnet.
Dillöl wird zur Verstärkung von Gurkenduftnoten verwendet (Gurkenmilch, Gurkengesichtswasser usw.).

8.15 Guajakholzöl
(Guaiacwood oil, Essence de bois de gaiac)

Der Guajakbaum wächst in Argentinien und Paraguay. Aus dem Holz von *Bulnesia sarmienti* Lor. wird das recht preisgünstige, bei Zimmertemperatur feste Öl durch Destillation gewonnen. Es wirkt in Rosenkompositionen gut fixierend. Seine holzige und modrige (»woody and musty«) Duftnote ist auf die im Öl nachgewiesenen Guaioxide zurückzuführen (Hauptbestandteil ist Guajol).

8.16 Ingweröl
(Ginger oil, Essence de gingembre)

Das ätherische Öl (scharf schmeckend), wird aus den Rhizomen der in tropischen und subtropischen Zonen wachsenden Pflanze *Zingiber officinalis* Roscoe destilliert. 50 bis 70% des ätherischen Öls enthalten bis zu 30% (−)-Zingiberen, bis 12% Sesqui-Phellandren bis 19% ar-Curcumen und bis 12% (−)-β-Bisabolen (116). Charakteristisch für den Duft sind β-Sesqui-Phellandren und ar-Curcumen. Daneben sind »Gingerole«, Gingediol und Methylester sowie deren Diacetate neben α-Terpineol, Citral a und b, Nerolidol usw. enthalten. Außerdem wurde Sesquithujen und *cis*-Sesquisabinenhydrat gefunden (117).
Bei der Herstellung von Ingwer-Resinoiden entstehen Zingeron und Shogaol.
Vorsichtig angewendet gibt es vorzügliche würzige, orientalische Duftnoten in der Herrenkosmetik und in Kräuterbad-Parfümölen.

8.17 Lorbeeröl
(Laurel berry oil, Essence de baies de laurier)

Die Beeren des in den Mittelmeerländern wachsenden kleinen Baumes *(Laurus nobilis* L.) liefern nach Destillation das Lorbeer-(Beeren)-Öl, das erhebliche Mengen an (geruchlosen) Fettsäuren (Myristin- und Laurinsäure) enthält und einen würzigen und kampfrig-krautigen Duft hat, der an den Geruch von Myrten-, Basilikum-(Comoren), Wacholderbeer- und Cajeputöl sowie an ähnliche Öle erinnert.

8.18 Lorbeerblätteröl
(Laurel leaf oil, Essence de feuilles de laurier)

Das aus den allgemein bekannten Lorbeerblättern von *Laurus nobilis* destillierte Öl besitzt einen frischen, cineolig-kampfrigen Charakter mit würziger Note.
Es kann ebenso in Parfümölen mit würziger wie in solchen mit krautiger Note verwendet werden.
Es harmoniert gut mit Fichtennadel- und Citrusölen und Gewürznoten, sowie mit Labdanum, Olibanum und Lavendel.
Geruchlich ist 1,8-Cineol (50 bis 60%) verantwortlich. Ein Zusatz von Terpinylformiat und -acetat trägt zum charakteristischen Duft bei.
Chinesisches Lorbeerblätteröl soll 30% und mehr an Eugenol enthalten.

Kalifornisches Lorbeerblätteröl enthielt:

Umbellulon
(charakteristisch für *kalifornisches* Öl) 39,0%
1,8-Cineol
(nach *Lawrence:* 56%; Öl anderer Herkunft) 19,0%
α-Terpineol
(nach *Lawrence:* 2,09% und 9,33% α-Terpinylacetat) 7,6%
Terpinenol (-4)
(nach *Lawrence:* 3,61%) 6,2%
Sabinen
(nach *Lawrence:* 7,04%) 6,0%
α-Pinen
(nach *Lawrence:* 6,87%) 4,7%
3,4-Dimethoxyalkylbenzol 5,4%
sowie ferner Methyleugenol (ca. 1%)

Charakteristischer Bestandteil des *Beeren*öls ist Terpinen-4-ol. Als ungewöhnliche Komponenten sind Dehydro-Cineol und 8-Acetoxycarvotanaceton, das bisher nur in Cardamomenöl gefunden wurde *(Lawrence),* bekannt. Im Gegensatz zu *Pimenta racemosa* (westindisches Bayöl) enthält Loorbeeröl einen hohen Gehalt (über 50%), 1,8-Cineol sowie α- und β-Pinen, α-Terpineol und -acetat.

Nach der deutschen Kosmetikverordnung vom 16. Dez. 1977 ist *Laurus nobilis* L. (Oleum Lauri) – offenbar das aus Früchten gepreßte Öl – in Kosmetika nicht erlaubt.

8.19 Liebstocköl
(Lovage herb oil, Essence de livèche)

Das würzige Öl aus dem Liebstockkraut und der -wurzel *(Levisticum officinale)* ist dem Küchenbenutzer durch den Geruch der »Maggi«-Würze bekannt. Das Kraut gedeiht in Belgien, Holland, Deutschland, Ungarn, Jugoslawien usw.

Es enthält, die in letzter Zeit häufiger zur Anwendung gelangenden Phtalide, die einen Sellerie-artigen Geruch haben (ca. 70% Phtalide).

Speziell wurden im Liebstocköl Butylphtalide, n-Butylidenphtalid, Sedanonsäure, β-Phellandren *(Fehr)* und α-Terpinylacetat nachgewiesen (118).

Das starke, festhaftende ätherische Liebstocköl gibt in Spuren interessante Effekte in Kompositionen.

Liebstock*wurzel*öl (Lovage root oil) ist etwas erdiger, »würziger« im Geruch und auch ausgiebiger als das ätherische Öl aus dem Kraut.

Spezialität:
Gravenon (Dragoco)
= 3-Methyl-5-propyl-cyclohex-2-en-1-on.

8.20 Kümmelöl
(Caraway oil, Essence de carvi)

Es wird aus der trockenen, reifen Frucht von *Carum Carvi* L. durch Dampfdestillation vor allem in Holland, Polen, Ungarn, Rußland, Tunesien, Indien und Pakistan gewonnen.

Die Hauptbestandteile sind:

D-Carvon (nach DAB 8 mind. 50%)	48,00%	Dihydropinol	0,28%
Limonen	bis 50,00%	Dihydrocarvon	0,50%
Dihydrocarveol	1,10%	Carvacrol	
Perillaalkohol	0,08%		

Man verwendet es nur in Spuren in Kompositionen; es kann zur geschmacklichen Abrundung von Zahnpasten- und Mundwasseraromen dienen. Manchmal unterstützt es die Duftwirkung von Rosenkompositionen.

8.21 Karottensamenöl
(Carrot seed oil, Essence de graine de carotte)

Karottensamenöl wird aus den Samen der gewöhnlichen Karotte *(Daucus carota)* vor allem in Ungarn, Holland und in Frankreich destilliert.
Es besitzt einen würzigen, holzigen, leicht schimmeligen Ton und eignet sich für orientalische Noten, aber ebenso für Kamillen- und Kräuterduftöle.
Bestandteile sind vor allem 24 bis 63% Carotol und 2% Daucol, daneben β-Caryophyllen, Linalool, Acetaldehyd, p-Cymol, Camphen, β-Jonon, Nonen-2-al, Nonanal, α-Jonon, Borneol, Bornylacetat, Myrcen, α-Terpineol usw. Für die leicht stechende Geruchsnote scheint Cuminaldehyd verantwortlich zu sein. Geruchlich von Bedeutung ist Geranylacetat, sowie Epoxydihydrocaryophyllen neben α- und β-Pinen.
Einen an Karottensamenöl erinnernden Geruch besitzt 2-Ethylhexansäureethylester (Irotyl, Henkel).

8.22 Cascarillaöl

Die Gewinnung von Cascarillaöl erfolgt durch Dampfdestillation aus den getrockneten Rinden von *Croton Eluteria,* einem kleinen Baum, der in Westindien gedeiht. Die Rinde wird auf den Bahamas gewonnen.
An Bestandteilen wurden nachgewiesen: α-Thujen, α- und β-Pinen, Camphen, Myrcen, Limonen, p-Cymol, β-Elemen, Caryophyllen, α-Calacoren, Cuparen, Li-

nalool, Terpinenol-(4), Borneol, Cascarillsäure, Eugenol, Cyclosativen, α-Ylangen, α-Humulen, α-Selinen, 1,8-Cineol, β-Methylheptenon, Thymolmethylether, Carvacrolmethylether, Eugenolmethylether, α-Terpineol und ein Phenol. An Terpenderivaten sind Cascarilladien und -rillon enthalten (119).
Die würzig-holzige Note wird häufig für den Phantasieduft »Tabak« verwendet und soll auch die Schlüsselsubstanz in »L'Origan« sein *(Arctander)*.

8.23 Angelikawurzelöl
(Angelica root oil, Essence de racines d'Angélique)

Das teure, für Parfümeriezwecke in gleicher Weise wie für Benediktinerliköre nützliche Öl, wird aus *Radix Angelicae archangelica* L. durch Destillation aus den trokkenen Wurzeln vor allem in Belgien, Holland, Frankreich, Ungarn und Deutschland gewonnen.
Als Hauptbestandteil gilt Phellandren (= 1(7)-2-p-Menthadien).
Charakteristisch für das Öl sind macrocyclische Lactone wie 15-Pentadecanolid (Exaltolid).
1% des Öls bestehen aus:

      13-Tridecanolid
      17-Heptadecanolid
      und
      12-Methyl-13-Tridecanolid.

Als neue Phellandrenderivate wurden 2-Nitro-1,5-p-Menthadien; *trans*- und -*cis*-6-nitro-1(7)-2-p-Menthadien; *trans*-1(7)-5-p-menthadien-2-ylacetat und 7-Isopropyl-5-methyl-5-bicyclo (2.2.2)octen-2-on nachgewiesen (120).
Auch wurde ein neuer Sesquiterpenalkohol aus Angelikawurzelöl isoliert und als 8,*cis*-α-Copaen-8-ol identifiziert (121).
Nach RIFM wirkt Angelikaöl fototoxisch und soll mengenmäßig limitiert angewendet werden; gegebenenfalls kann es durch das Samenöl ersetzt werden.

8.24 Basilikumöl
(Basil oil, Essence de basilic)

Das europäische oder süße Basilikumöl wird aus den Blütenspitzen der kleinen Pflanze *Ocimum basilicum* L. (Labiate) in Frankreich, Italien, Bulgarien, Ägypten, Ungarn, Süd-Afrika und gelegentlich in den Vereinigten Staaten von Amerika destilliert.
Das Öl ist gekennzeichnet durch ein ausgewogenes Verhältnis im Linalool-Methylchavicol (Estragol)-Gehalt.

Das exotische oder Reunion-Basilikumöl (ebenfalls von *Ocimum basilicum* L.) das auf den Comoren, Thailand und gelegentlich auf den Seychellen destilliert wird, ist reich an Methylchavicol.

Ferner unterscheidet man das Methylcinnamat-Basilikumöl, das reich an diesem Riechstoff ist und in einigen tropischen (wie Indien, Guatemala, Haiti) und in wenigen afrikanischen Ländern gewonnen wird.

Schließlich kommt noch ein Basilikumöl auf den Markt, das durch seinen hohen Gehalt an Eugenol hervorsticht und in der UdSSR und und in einigen nordafrikanischen Ländern, besonders Marokko und Ägypten gewonnen wird. Dieser »Eugenol«-Typ stammt von *Ocimum gratissimum* L. Auch bei dem Öl dieser Varietät scheint es zwei unterschiedliche Phenoltypen zu geben, und zwar ein Öl mit vorwiegendem Eugenolgehalt und ein anderes, das vor allem Thymol enthält.

Das europäische Basilikumöl enthält als Hauptbestandteile in grober Annäherung:

Linalool	40%
Methylchavicol (bis 88%)	30%
Citronellol	
Geraniol (und -acetat)	
Nerol	
Myrcen	
trans-Ocimen	
Methylcinnamat	
Eugenol und Isoeugenol	
Caryophyllen und Terpinen-4-ol	

Myrcen und das stereoisomere Ocimen kommen in vielen ätherischen Ölen der Familien der Composition und Labiaten vor.

Schlechte Qualitäten enthalten Campher, insbesondere Basilikumöle aus dem Hunds-Basilikum [*Ocimum canum Sims* (122)], die sich durch Fehlen von Eugenol, Methyleugenol, (Methyl)-Chavicol usw. auszeichnen.

Basilikumöl gibt feinen Parfümölkreationen insbesondere Chypretypen eine unnachahmliche Note. Es wird z. B. für Extraits vom Typ »Origan« verwendet. Seine universelle Verwendbarkeit reicht bis zur Bereitung von »Chartreuse«-Likören.

Die folgende *Tabelle* (109, S. 19) enthält die Inhaltsstoffe von französischem, italienischem und marokkanischem Öl.

Tabelle Vergleichende Inhaltsstoffe von Basilikumöl (in %) nach *Zola* und *Garnero*

Verbindung	franz.	ital.	marokk.
α-Pinen	0,11	0,17	0,35
Camphen	0,07	0,02	0,09
β-Pinen	0,21	0,26	0,67
Δ-3-Caren	0,06	0,07	0,33
Myrcen	0,16	0,18	0,68
α-Terpinen	Spuren	Spuren	0,03
Limonen	0,12	0,20	0,26
1,8-Cineol und *cis*-Ocimen	2,70	3,40	8,10
α-Terpinen, 3-Octanon und *trans*-Ocimen	0,46	0,70	1,90
p-Cymol	Spuren	0,15	Spuren
Terpinolen	0,07	Spuren	0,22
cis-Allo-Ocimen	Spuren	Spuren	Spuren
cis-3-Hexenol	Spuren	0,05	0,40
Menthon	Spuren	Spuren	Spuren
Fenchylacetat	0,07	0,24	0,41
Copaen und β-Bourbonen (?)	0,54	0,83	1,00
Linalool	39,11	43,80	41,90
Fenchylalkohol, Bisabolen, Isocaryophyllen und β-Elemen	9,20	5,20	8,40
Caryophyllen und Terpinen-4-ol	1,00	0,98	0,80
Menthol	0,27	0,32	0,24
Methylchavicol	23,20	31,80	2,60
α-Terpineol (und unbekannt)	0,90	1,19	2,50
α-Terpinylacetat (und unbekannt)	6,30	2,18	3,80
Citronellol (und unbekannt)	2,80	1,63	1,90
Geraniol	0,05	0,39	0,28
Methyleugenol	0,80	0,49	0,07
Methylcinnamat	0,50	0,16	Spuren
Eugenol	6,60	3,40	19,20

8.25 Sellerieöl
(Cellery oil, Essence de céleri)

Das Öl kann aus den Früchten (Samen) gewonnen werden (Selleriesamenöl) oder aus dem ganzen Kraut.
Das außerordentlich ausgiebige und durchdringende Öl wird in Spuren, z. B. in Jasminkompositionen, mit Erfolg eingesetzt.
Verantwortlich für die strahlende Kraft des Selleriesamenöls sind die Phtalide, vor allem 3-Butylphtalid und 3-Butyl-hexahydro-phtalid, sowie Sedanolide neben d-Limonen und dem Sesquiterpen Selinen.

Zur Verstärkung der parfümistischen Note kann 3-Propylidenphtalid [= Celeriax®, IFF = das an »maple« und »Fenugrec« *(Trigonella foenum graecum)* erinnert] benutzt werden oder das als Cyclopentenon (»Cyclotene«) bekannte 2-Hydro-3-methyl-2-cyclopenten-1-on sowie ferner gegebenenfalls 2-Methyl-7-ethoxy-Cumarin.

8.26 Myrtenöl
(Myrtle oil, Essence de myrte)

Die Zweige, Blätter und auch manchmal die Blüten des ähnlich wie der Lorbeer im Mittelmeergebiet vorkommenden Baumes, werden vor allem auf Korsika, Marokko, Tunesien, Spanien, Italien und Jugoslawien destilliert.
Die frische und würzige Duftnote wird gerne als Spitzennote (Topnote) in Kräuterdüften für Schaumbäder und Shampoos sowie für Eau de Cologne benutzt und gibt auch gute Effekte in Kopfnoten aldehydischer Duftwässer.
Das ätherische Öl enthält (123) Cineol, d-Pinen, Myrtenol und Myrtenylacetat.

8.27 Majoranöl
[Marjoran oil (sweet), Essence de Marjolaine]

Das getrocknete Kraut von *Majorana hortensis* oder *Origanum Majorana* ist ein bekanntes Küchengewürz und der Verbraucher kennt es als das typische Leberwurstaroma. Majoran wird in Bulgarien, Nord-Afrika und in Ländern rings um das Mittelmeer angebaut und aus den Blättern und Blütenständen destilliert.
Es enthält (124) 40% *cis*-Sabinenhydrat und korrespondierende Alkohole sowie *cis*- und *trans*-4-Hydrothujan und 20% γ-Terpinen. Außerdem soll es noch 18% Terpinenol-(4) und 15% Terpinenylacetat-(4) enthalten.
Nicht zu verwechseln ist das Majoranöl mit dem sogenannten »wilden« spanischen Majoranöl, das aus *Thymus masticina* destilliert wird, das auch nicht mit Ölen aus *Origanum vulgare* identisch ist [s. eingehend bei *Arctander* (125)].

8.28 Petersilienöl
(Parsley oil, Essence de persil)

Das ätherische Öl wird aus den Blättern (Parsley herb oil) oder aus der reifen Frucht (Parsley seed oil) von *Petroselinum sativum* (kultiviert in Europa, USA und in einigen Gebieten Asiens) destilliert. Es wird in Frankreich, Holland, Ungarn, Bulgarien und Deutschland gewonnen.

Der typische Geruch wird durch p-Menthatrien-(1,3,8) neben Myrcen, β-Phellandren, *trans*-β-Ocimen, γ-Terpinen, 1-Methylisopropenylbenzol verursacht (126).

8.29 Rautenöl
(Rue oil, Essence de rue)

Das ätherische Öl wird aus den frisch geernteten, fruchttragenden oder blühenden Teilen von *Ruta graveolens*, die im Mittelmeerraum heimisch ist, destilliert.
Das Blätteröl enthält als Hauptbestandteile Geijeren, $C_{12}H_{18}$ (127) sowie 2-Nonylpropionat, 2-Nonyl-2-methylbutyrat, 2-Nonyl-3-methylbutyrat, Ester des Undecanols und die n-Paraffine C_{21} bis C_{27}.
Nach *Arctander* (128) soll der Hauptbestandteil Methylnonylketon sein, der hautreizend wirken soll. Neuere Ergebnisse können weder eine hautirritierende noch eine innerlich toxische Wirkung bestätigen.
Ein holländisches Öl enthielt vorwiegend 2-Nonanon, 2-Nonylacetat, 2-Undecylenacetat, 2-Undecanon, 2-Nonylpropionat, Nonyl- und Undecyl-2 (oder 3)-Methylbutyrat usw.
Das ätherische Öl riecht scharf krautig mit würziger Note und etwas fruchtig-orangenartig. Es wird selten verwendet.

8.30 Pfefferöl
(Black pepper oil, Essence de poivre)

Das ätherische Öl von *Fructus Piperis nigri* L., der in Indonesien, Indien, auf Madagaskar, den Comoren und Thailand angebaut wird, hat einen trocken-holzigen-warm-würzigen Duft, der in der Herrenkosmetik und bei orientalischen Duftnoten eine nicht unbedeutende Rolle spielt.
Die scharf stechenden »pfeffrigen« Geschmacksstoffe (4 bis 7% Piperin, ein kristallines Säureamid und die Isomeren, Chavicin, Isopiperin und Isochavicin) werden nicht mit überdestilliert.
Das ätherische Öl enthält als Hauptbestandteil Phellandren, Dipenten, Sesquiterpene wie Caryophyllen sowie Citral. Im Jahre 1977 wurden β-Cubeben, α-Guajen und γ-Cadinen nachgewiesen.

8.31 Pimentöl
(Pimenta berry oil, Essence de piment)

Das ätherische Öl wird aus den Früchten (Beeren) von *Pimenta officinalis* Lindley (Myrtacee) in Westindien (Jamaica) gewonnen.
Pimentbeeren sind als »Allspice« ein in der Küche beliebtes Gewürz.

Der Geruch des Öls ist süß-würzig und hat eine frische, reine Kopfnote. Diese sauer-frische Spitzennote hat einen teeartigen Unterton und erinnert etwas an Nelkenblütenöl.
Es gibt hervorragende Effekte in fruchtigen Noten z. B. Pflaume, Schwarze Johannisbeere, Kirsche, Ananas u. a.
Der Phenolgehalt des ätherischen Öls ist hoch und liegt bei 65 bis 90%.
Die Hauptbestandteile sind mit ca. 70% Eugenol und Eugenolmethylether sowie Chavicol; ferner α- und β-Pinen, Thujen, Caren-(3), 1,8-Cineol, l-α-Phellandren, Caryophyllen, α- und γ-Terpinen, Terpinolen usw.

8.32 Pimentblätteröl

Das Öl aus den Pimentblättern ist preiswerter als das Öl aus den Beeren. Es kann durch Nelkenblätteröl ersetzt werden.

8.33 Anisöl
(Anise oil, Essence d'Anis)

Das *Oleum anisi (Anisi fructus)* der Ph. Eur. III, Helv. VI, DAB 8, DAB 7 (DDR) wird aus der Apiacee *Pimpinella anisum* L., einer 30 bis 50 cm hoch wachsenden Pflanze mit etwa 2 mm langen, gerippten, gestielten Früchten, die in Spanien, Nord-Afrika und in der UdSSR angebaut wird, destilliert.
Die Hauptbestandteile sind 80 bis 90% *trans*-Anethol (p-Propenyl-anisol); ferner Methylchavicol, Anisaldehyd, Anisketon, Anissäure, p-Methoxy-acetophenon, Terpineol und d-Limonen sowie β-Farnesen, γ-Himachalen und ar-Curcumen.
Ähnlich zusammengesetzt ist das Sternanisöl.

8.34 Sternanisöl
(Star anise oil, Essence de Badiane)

Das Sternanisöl kommt aus Japan, von den Philippinen und von Jamaica. Das Öl ist im Pericarp der Samen (Anis seed oil) enthalten. Sternanisöl enthält im Gegensatz zu offizinellem Anisöl 1,4-Cineol und Terpenkohlenwasserstoffe. Beide ätherische Öle werden wegen ihres Lakritzen-ähnlichen Duftes und Geschmacks in Zahnpasten- und Mundwasseraromenölen sowie in süß-würzigen Parfümölen verwendet.
Ein Nachweis, daß echte Apiaceenöle vorliegen, beruht auf der Identifizierung von 2-Methylbuttersäureester des 2-Hydroxy-5-methoxy-*trans*-Propylenbenzols (128 a).

8.35 Fenchelöl
(Fennel oil, Essence de Fenouil)

Oleum fructus Foeniculi (Aetheroleum) ist im DAB, DAB 7 (DDR), Helv. VI und in anderen Arzneibüchern verzeichnet.
Die Apiacee *Foeniculum vulgare* Miller wird in den Balkanländern, in Mittel- und Osteuropa vor allem in Südfrankreich und in Südamerika sowie in Deutschland vor allem in der Nähe von Halle/Saale angebaut. Die etwa 5 bis 10 mm langen und $3^1/_2$ mm breiten Früchte der gelbblühenden, bis 1,5 m hohen Staude, werden destilliert.
Hauptbestandteile sind (vgl. 128a) 50 bis 60% *trans*-Anethol, ca. 20% (+)-Fenchon, $[\alpha] = +72°$; ferner: Methylchavicol = Estragol, Anisaldehyd, para-Cymen, Terpineol, Foeniculin und verschiedene Kohlenwasserstoffe besonders relativ große Mengen α-Pinen (30 bis 40%), Myrcen, Limonen, Phellandren, Ocimen usw. [*Kraus* und *Hammerschmidt* (128b)].
Charakteristisch ist der Fenchongehalt, ansonsten ist das Fenchelöl dem Anisöl ähnlich. Im Geruch ist es aber herber, kampfriger und im Geschmack bitterer als Anisöl.
Neben der Aromatisierung von Mundpflegemitteln wird es auch für Kräuterparfümöle und in Spuren für blumige Kompositionen verwendet.

8.36 Estragonöl
(Estragon oil)

Das süß-würzige, angenehm duftende ätherische Öl stammt aus dem Kraut der Küchengewürzpflanze *Artemisia dracunculus* (Composite), die in Frankreich, Holland, Ungarn und in den USA destilliert wird.
Hauptbestandteil ist das Estragol (= Methylchavicol = para-Methoxyallylbenzol). Der hohe Gehalt an Methylchavicol bedingt einen Duft des Estragonöls, der dem Basilikumöl ähnlich ist. Preislich liegt das Estragonöl meist höher als Basilikumöl (Comoren).

8.37 Bohnenkrautöl
(Savory oil, Essence de Sarriette)

Das Öl kann aus zwei Varietäten von *Satureja* destilliert werden, nämlich aus S. *hortensis* L. (Sommer- oder Garten-Satureja), die in Frankreich kultiviert wird und S. *montana* L. (Winter- oder Berg-Satureja), die in Spanien und Jugoslawien gezogen wird.
Das ätherische Öl hat einen frisch-krautigen und würzigen Charakter, erinnert an Origanum und Thymian. Marokkanisches Bohnenkrautöl hat einen hohen Thymolgehalt.

Die Hauptbestandteile in grober Annäherung für S. hortensis und S. montana sind 60% Carvacrol, 15% p-Cymol, 5% Linalool, 5% γ-Terpinen, 2% Thymol, 4% Caryophyllen sowie Myrcen, Pinen, 1,8-Cineol, α-Terpineol, Terpinen-4-ol, Cadinen usw.

8.38 Calmus
(Calmus oil, Essence de Calamus acore)

Das frisch-würzige, holzig duftende ätherische Öl aus den Rhizomen von *Acorus calamus* L., einer Aracee, die an Gewässern wächst, hat eine sehr intensive Duftnote, die sich in kleinen Mengen vorzüglich für Kamillenkräuter-Parfümöle eignet. Auch für Mundwässer wird Calmusöl verwendet.
In den USA heißt der Calmus auch »Sweet flag«. Calmus kommt vor allem aus Indien, Japan, aus der UdSSR und Polen.
Die Hauptbestandteile des Calmusöls sind der geruch- und geschmacklose Phenolether β-Asaron, und der den würzigen Charakter verleihenden Isoeugenolmethylether.
Die diploiden Chromosomenrassen des Calmus aus Nordamerika liefern asaronfreie Öle (129).
Der Gehalt des Calmusöls an Asaron kann je nach Herkunft zwischen 12 bis 80% β-Asaron (und Asaronaldehyd) liegen. Wichtige Stoffe sind bis 50% Shyobunon und Epishyobunon (130).

Strukturformeln beider Verbindungen:

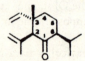

Neben dem schon erwähnten *cis*- und *trans*-Methylisoeugenol sind Isoeugenol, Calamen und Calamol, Spuren von Pinen, Camphen, Limonen, 1,8-Cineol, p-Cymen, Linalool, α-Ylangen, Terpinen-4-ol, β-Elemen, β-Gurjunen, α-Terpineol und δ-Cadinen vorhanden.

8.39 Vanilleschoten
[Vanilla »beans« (capsules), Gousse de vanille]

Aus den Schoten der Orchidee *Vanilla planifolia* Andrews [= V. fragrans (Salisb.)] Ames und anderen species werden die süß, schokoladenartigen Extrakte hergestellt. Etwa 75% der Vanilleschoten (Weltproduktion) stammen aus Madagaskar (= Bourbon-Vanille; *Vanilla mexicana* P. Mill.). Andere Sorten kommen aus Indonesien (früher Java), Mexiko, Tahiti und Uganda.

In Vanilleextrakten konnte man 169 Komponenten nachweisen, wovon nur 26 in Mengen größer als 1 ppm in der Schote vorhanden sind.

Die Hauptgeruchsträger der Vanilleschoten sind. ca. 2,5% Vanillin, ca. 0,2% p-Hydroxybenzaldehyd, 0,02% p-Hydroxybenzylmethylether und 0,02% Essigsäure sowie Spuren von Guajakol, p-Cresol, Furfural, Methylfurfural, Acetophenon, Salicylaldehyd, p-Methoxybenzaldehyd [gegebenenfalls 3,4-Dimethyloxybenzaldehyd (= Verataldehyd, BBA)], Methyl-, Ethyl-, Amyl-, Hexyl-, Propyl-, Butyl-, Benzyl-, Phenylethyl- und Zimtester der Essig-, Valerian-, Butter- und Methylbutter-, Capron-, Heptan-, Nonan-, Benzoe-, Salicyl-, Ameisen-, Zimt- und Protocatechusäure; ferner Pent-1-al, Hexan-2-on, Octan-2-on, Myrcen, Phellandren usw. [s. ausführlich (131)].

In den flüchtigen Bestandteilen des Vanilleextraktes wurden als wichtige Aromastoffe der Vanille die Diastereoisomere von Vitispiranen identifiziert (132). Sie lagen beim GC in der Region zwischen Acetophenon und 5-Methylfurfural.

Vitispirane wurden vor wenigen Jahren als Jonon-artige Spiroether und als flüchtige Inhaltsstoffe des Traubensaftes und des Weines entdeckt.

9. Balsamische Noten, Harze
(Resins, Resines et gommes résines)

Harze und Gummiharze sowie ähnliche Baumharze, die manchmal auch durch Extraktion gewonnen werden (Resinoide) sind hervorragende Fixateure, da sie z. T. schwerflüchtige Substanzen mit hohem Siedepunkt enthalten, wie z. B. Benzylcinnamat in Perubalsam, Benzoe-Resinoid, Tolubalsam usw.

Diese schwerflüchtigen Substanzen, zu denen auch kristalline Riechstoffe wie Vanillin und Nitro-Moschuskörper gehören, sind für die Haftfestigkeit, d. h. für den Nachgeruch am Riechstreifen, verantwortlich.

9.1 Galbanum Resinoid
(Galbanum resin, Resinoide de gomme-Résine de Galbanum)

Das Gummiharz wird durch Incision aus den Wurzeln eines 1 bis 2 m hohen Strauches gewonnen und zwar
a) im Iran aus *Ferula galbaniflua* Boissiert et Buhse
   sowie aus *Ferula rubricaulis* Boissier
   und
b) in Turkestan von *Ferula ceratophylla* Regel
   und Schmalhausen (Umbellifere)

Man exportiert Galbanum in zwei Sorten:

    a) Levante-Galbanum oder weicher Galbanum
    b) Persischen Galbanum oder harter Galbanum

Die hieraus gewonnenen Benzol- oder Petroletherextrakte (Resinoide) sind halbflüssig, die alkoholischen Resinoide sind von fester Konsistenz.

Die Resinoide des Galbanums spielen bei den heute begehrten »Grünnoten« (s. 7.9 S. 66) eine bedeutende Rolle in der Parfümerie. Sie verleihen den Parfümkompositionen nicht nur eine frische, natürliche Grünnote, sondern haben auch eine balsamische, leicht holzige und animalische Duftnote.

Diese moschusartige, animalische Duftnote im Galbanum-Resinoid wird vor allem auf das Vorhandensein von Methyl-15-Pentadecanolid-15,1 zurückgeführt (133).

Die den Grüngeruch des Galbanums verursachenden n-Undecatriene scheinen im Petroletherextrakt zu fehlen (Undecatriene wurden auch in Braunalgen nachgewiesen; s. Bd. 1, S. 230).

Das für grüne Kräuternoten und Herrenkosmetika beliebte und sehr in Mode gekommene Galbanumöl wird in Europa und in den USA aus dem Gummiharz destilliert.

Das ätherische Öl enthält neben erheblichen Mengen an β- und α-Pinen sowie an Δ-3-Caren noch schwefelhaltige Verbindungen wie *cis, trans*-Propenyl- und Isobutyldisulfid. Außerdem fand man im Öl 2-Methoxy-3-isobutylpyrazin und andere ähnliche schwefelhaltige Ester der 3-Methylbutanthiosäure (134).

Ferner enthält das Öl α-Fenchyl-, Linalyl-, Bornyl- und α-Terpinylacetat sowie α-Fenchylalkohol.

Auch Bulnesol, Guajol und β-Eudesmol wurden gefunden (135, 136). Untersuchungen eines Galbanums-Absolue führten zum Nachweis von vier Makroliden, die von den korrespondierenden hydroxylierten C_{13}- bis C_{16}-Fettsäuren durch Lactonisierung einer sekundären Alkoholgruppe mit der Carboxylgruppe herrühren. Der Moschusduft wird bei den Makrozyklen mit zunehmender Zahl der Glieder stärker, während die Holznote bei den kleineren Ringen vorherrscht. Shyobunol und Epishyobunol wurden neben 10-Epijunenylacetat identifiziert (137). Shyobunon (Strukturformel s. bei Calmusöl, s. 8.38, S. 92) wurde in beträchtlichen Mengen im Calmusöl nachgewiesen.

9.2 Olibanum
(Olibanum, Encens)

Seit dem Altertum spielt das milchartige »Oleo«-Gummiharz aus der Rinde von *Boswellia carterii* Bird und *Boswellia frereana* Bird bei kultischen Handlungen z. B. als »Weihrauch« (Incense, Frankincense) in der katholischen Kirche eine bedeutende Rolle. »Weihrauch und Myrrhe« sind Duftstoffe, die in der Bibel Erwähnung finden.

Der Balsam aus Boswellia wird in Westindien, Südarabien, Nord-Afrika (Somali) usw. gewonnen. Exporthäfen für Olibanum-Resinoid sind Mogadishu, Djibuti, Aden usw.

Olibanum hat eine balsamische, an Ambra erinnernde leicht pfeffrige und citrusartige Duftnote, die nach *Arctander* dem Duft unreifer Äpfel ähnelt.

Das von holzigen Bestandteilen befreite Olibanumharz enthält 4 bis 7% ätherisches Öl.

Das Olibanum-Resinoid wird manchmal mit linksdrehendem Dammarharz verfälscht.

Olibanum gibt eine eigenartige Duftnote, die z. B. mit dem Citruskomplex und Methylnonylacetaldehyd (MNA) den »Rêve d'or«-Duft ergibt, der eine gute abdeckende Wirkung gegen die Eigengerüche kosmetischer Grundstoffe besitzt. Auch für orientalische Komplexe wie »Shalimar« und »Opium« hat Olibanum reizvolle Effekte.

Olibanum enthält (134, 135):
l-α-Pinen und d-α-Pinen, Dipenten, Phellandren, Cadinen, Verbenol, Verbenon, d-Borneol (- und Ester), p-Cymol, Carvonhydrat, Olibanol usw.

9.3 Dammarharz

Das Harz von *Shorea Wiesneri* Schiffn. stammt von großen, in Indien große Wälder bildenden Bäumen und wird in der Hauptsache als Fixateur verwendet. Man destilliert aus dem Harz etwa 1% ätherisches Öl.

9.4 Elemi-Resinoid
(Elemi-Resin, Résinoide de gomme-résine d'elémi)

Das Gummiharz von Manila-Elemi wird meist durch Extraktion mit Benzol oder Alkohol, manchmal mit Aceton extrahiert und so das Resinoid gewonnen. Das Gummiharz kommt von einem 10 bis 15 m hohen, auf den Philippinen vorkommenden Baum [*Canarium luzonicum* (Miqu.)] A. Gray. Dieses Harz enthält etwa 20 bis 30% ätherisches Elemiöl, das einen citronig-harzigen Geruch besitzt, der u. a. auf den Gehalt von Limonen zurückzuführen ist. Es enthält außerdem d-α-Phellandren, Terpinolen, Dipenten, Pinen, Elemol, Elemicin, Carvon und Terpineol.

9.5 Myrrhe
(Myrrh-Myrrhe)
(vgl. Bd. 1, S. 254)

Das Gummiharz (gomme-résine de myrrhe) tritt nach Einschnitten in den Stamm des kleinen, buschartigen Baumes *Commiphora myrrha* C. *abyssinica* und *Commiphora schiniperi* (Burseracee) aus.
Vorkommen: Ost-Afrika, Arabien, Äthiopien, Somali und Sudan.
Man unterscheidet:
a) Die Bisabolol-Myrrhe
(oder süße Myrrhe) von C. *erythrea* Engl. var.
glabrescens Engl. (= C. kataf Engl.).
Das ist die Myrrhe des Altertums.
b) Die Heerabol-Myrrhe
(die bittere Myrrhe) von C. *myrrha* Holmes
und andere anfangs genannten Species.
Die Heerabol-Myrrhe soll sich in Etherlösung durch Brom violett färben und sich dadurch von der Bisabolol-Myrrhe unterscheiden. Sie kommt vorwiegend aus Äthiopien und Arabien.
Der Geruch ist frisch-harzig, balsamisch, etwas an Citrone und Rosmarin erinnernd.
Als Inhaltsstoffe kommen α-Pinen, Dipenten, Limonen, Eugenol, Commiferin, drei Furanogermacrene, Cumin- und Zimtaldehyd, m-Cresol usw. in Frage.
Verwendet werden die Myrrhentinktur, verschiedene Extrakte und das ätherische Myrrhenöl.

9.6 Opoponax

Nach *Arctander* liefert den heute als Opoponax gebräuchlichen Parfümrohstoff der Baum *Commiphora Erythrea* var. glabrescens (Harrar-Provinz von Äthiopien, Somaliland, Ost-Afrika), der mit der »Bisabolol-Myrrhe« identisch ist (s. 9.5, S. 96). Der Duft ist süß und wird auch als Geruch »nach Rotweinkorken« beschrieben.
Der echte Opoponax stammt nach *Y. R. Naves* von *Opoponax chironium* L. Koch = *Laserpitium chironium* L., einer Burseracee des Irans.
Der Geruch wird als aromatisch beschrieben, erinnernd an Liebstockwurzelöl und Sellerie mit einer an Costus anklingenden animalischen Note. Manche Autoren empfinden den Geruch als »foetid«.
Das Gummiharz von Opoponax (gomme résine d'opoponax) liefert durch Alkoholextraktion ca. 20 bis 42% Resinoid, aus welchem man 1% einer Ketonmischung mit einem starken Geruch an Jononen isolieren konnte *(Naves)*.

9.7 Mastix
(Mastic, Lentisque)

Zur Herstellung des Resinoids wird das Oleo-Resin (meist in Form von »Tränen«) verwendet, das nach Einschneiden der Rinde des kleinen Baumes *Pistacia lentiscus* L., der in Griechenland (z. B. auf der Insel Chios) und in Izmir (Türkei) gedeiht sowie in kleinerem Ausmaß in Algerien, Marokko und auf den kanarischen Inseln vorkommt, gewonnen wird.

Durch Alkohol- oder Benzolextraktion gewinnt man aus dem Gummiharz (gomme résine de mastic) das Mastix-Resinoide (Résinoide lentisque). Die Produkte (auch ätherisches Öl läßt sich destillieren) haben einen frisch »säuerlichen« Charakter, leicht terpentinig und an Wacholder (Juniper) und Sadebaum (Savin oil, Sabine) erinnernd. Mastix ergibt mit Bergamottenoten und Zibet den erwünschten »sauren«, frischen Charakter von Parfüms in Richtung »Chat noir« bzw. »Patra«, die als Grundlage Hydroxycitronellal (Laurine), Vetiverylacetat, Sandelöl, Eichenmoos, Melittis (L.G.) und Aldehyde sowie den sogenannten Aldehyd C_{14} (neben blumigen Noten) beinhalten.

9.8 Storaxbalsam
(Styrax balsam, Baume de styrax)

Der Storax ist ein pathologisches Sekret von honigartiger Konsistenz aus der Rinde einer im Südwesten von Kleinasien große Wälder bildenden Hamamelidacee, *Liquidambar orientalis* Pococke, eines 20 bis 30 m hohen Baumes.

Die Haupthandelsplätze sind vor allem Izmir (Smyrna) und andere Orte der Türkei.

Der Duft des braunen Resinoids ist süß nach Benzoe-Siam und Perubalsam, etwas vanilleartig mit einem Beigeruch »nach Gasschlauch«, hervorgerufen durch den Styrolgehalt.

Weitere Inhaltsstoffe sind: Zimtalkohol und Hydrozimtalkohol (Phenyl-propylalkohol) sowie deren Zimtsäureester als auch Ester des Benzylalkohols mit Zimtsäure sowie Vanillin.

Nach der Art der Inhaltsstoffe sowie geruchlich und nach dem Anwendungsgebiet beurteilt ähnelt Storax folgenden Harzen: Perubalsam, Tolu und Benzoe. Alle Harze zeichnen sich durch Ester der Zimtsäure, der Benzoesäure sowohl mit Zimtalkohol als auch mit Benzylalkohol aus; ferner durch Vanillin und harzartige Stoffe.

9.9 Perubalsam
(Perubalsam, Baume de Pérou)

Der braune Balsam ist ein pathologisches Sekretionsprodukt einer Leguminose, *Myroxylon balsamum* L. (Harms) var. *pereira* (Royle) Harms.

Der süß-schokoladenartige, leicht vanilleartige Duft des Perubalsams, der aus San Salvador kommt, enthält Benzylcinnamat, Benzylbenzoat, Nerolidol, Farnesol usw. Er ist ein guter Fixateur, besonders für Seifenparfümöle, aber auch für orientalische Düfte, Puderduftnoten mit staubigem Duftcharakter und für blumige Kreationen.

Nach *Stahl* und *Schild* (75) enthält *Balsamum peruvianum* (DAB 8) 50 bis 70% Cinnamein (= Gemisch aus $^2/_3$ Benzoesäurebenzylester und $^1/_3$ Zimtsäurebenzylester).

Neben dem genannten Benzylbenzoat und -cinnamat sind für den Geruch 20 bis 30 Harzsubstanzen, hauptsächlich Zimtsäureester der Peruresinotannolsäure und 10% freie Zimtsäure neben einem geringen Anteil von Benzoesäure verantwortlich.

Zum Balsamgeruch der Cinnamate und Benzoate tragen auch Nerolidol (= Peruviol) und Spuren von Vanillin bei.

9.10 Tolubalsam
(Tolubalsam, Baume de Tolu)

Der Name des Balsams rührt von der Provinz und der Stadt Tolu in Columbien her. Der 20 bis 25 m hohe Baum (Leguminose, Fabacee; Stammpflanze = *Myroxylon balsamum* L. Harms var. *germinum* Baill) wächst dort ebenso wie auf den Antillen und in Mittelamerika (Venezuela).

Der braune bis rötlich-braune Harz wird wie der Perubalsam durch V-förmige Einschnitte am Stamm gewonnen.

Das Resinoid (Résinoide de baume de tolu) wird durch Alkohol- oder durch Benzolextraktion hergestellt.

Es hat einen süß-balsamischen Duft nach Hyazinthe und Vanille und dient als ausgezeichneter Fixateur in Jasmin- und anderen Blütennoten sowie in schweren (»orientalischen«) Düften.

Die fixierenden Bestandteile des Tolubalsams sind vor allem 7 bis 8% Cinnamein (Benzylcinnamat und -benzoat) sowie Vanillin und Farnesol, aber auch Zimtaldehyd, freie Benzoe- und Zimtsäure, Benzylalkohol, Eugenol, Monoterpene, Sesquiterpene und Triterpene. Der Tolubalsam enthält 75 bis 80% Harz (Benzoe- und Zimtsäureester des Toluresinotannols).

9.11 Benzoeharz
(Benzoin Resinoid, Résinoide de Benjoin)

Der Harz tritt nach Verletzen von Rinde und Holz der sechs- bis zehnjährigen Bäume [*Styrax tonkinensis* (Pierre) Craib] aus. Der Baum wächst in Vietnam und Laos; ein Teil der Produktion erfolgt in Thailand.

Der bräunliche, dickflüssige Fixateur wird in der Parfümerie wegen seines günstigen Preises und seiner angenehm süß-balsamischen Duftentfaltung häufig verwendet.

Man unterscheidet:
a) Benzoe-Siam (Styrax tonkinensis)
   vom Baum in Vietnam, Laos und in Thailand (= Siam)
b) Benzoe-Sumatra (von Styrax benzoin Dryander)
   (Palembang und Tapanoeli)

Beim Siam-Benzoe überwiegt Benzylbenzoat gegenüber -cinnamat etwa im Verhältnis 5:1, während umgekehrt beim Sumatra-Benzoe Benzylcinnamat gegenüber -benzoat im Verhältnis 3:1 überwiegt. Außerdem sind 1,5% Vanillin und Hydrozimtalkohol vorhanden.

Nach *H. Wagner* (129) enthält das Benzoeharz als Droge 60 bis 70% Coniferylbenzoat (Lubanolbenzoat), 2 bis 10% Cinnamylbenzoat, 10 bis 20% freie Benzoesäure, 1 bis 2% Vanillin u. a. Nach *Stahl* und *Schild* (57, 75, 153) auch etwa 6% α-Siaresinolsäure (19-Hydroxyoleansäure) und Cinnamylcinnamat (Ester der Zimtsäure und des Zimtalkohols).

9.12 Iris (Orris)

Die Hauptmenge der Iris-Rhizome (aus *Iris pallida* L., daneben auch *Iris germanica* L. und *Iris florentina* L.) wird nach mehrjähriger Lagerung feinstgemahlen und dann mit Wasserdampf destilliert (*B. Streschnak*, persönl. Mitt.).

Mit zunehmender Lagerzeit der Rhizome vergrößert sich der Gehalt an ätherischem Öl und somit auch an Ironen.

Die Rhizome ergeben etwa 0,1 bis 0,2% ätherisches »Öl«, das zu etwa 10% Irone enthält, daneben noch Acetophenon, -vanillon und -veratron, Naphthalin u. a. *(Ch. Karl* in *E. Ziegler)*. Das ätherische Öl (bzw. die Butter) der Iris-Rhizome ist reich an paraffinischen Kohlenwasserstoffen der Kettenlänge C_{23} bis C_{29}, Fettsäuren, Methyl- und Ethylester sowie eine im Irisöl bisher unbekannte Verbindung, ein Tetrahydropyranether, der möglicherweise aus (E)-β-Iron entsteht *(J. Garnero)*.

Wegen der schmalzigen Konsistenz des Iriswurzeldestillats, die auf den hohen Gehalt an Myristinsäure zurückzuführen ist, bezeichnet man diese Produkte als Irisbutter oder als Iris-»Concrete«. Neben α- und γ-Iron als Hauptgeruchsträger dürften die Methyl- und Ethylester der Pelargonsäure, der Caprin- und Caprylsäure sowie der Laurin- und Myristinsäure eine Rolle spielen.

Iris Resinoid
(Orris Resinoid, Résinoide de racine d'Iris)

Diese Irisextrakte durch (meist alkoholische) Lösemittelextraktion aus der Iriswurzel (*Iris pallida*-Rhizome L.) erhaltenen Produkte, die vorwiegend in Marokko, China, Frankreich und Italien hergestellt werden, stellen wegen ihres Irongehaltes wertvolle Grundlagen in der Parfümerie dar. Der leicht fruchtige, an Himbeere erinnernde Duft, harmoniert vorzüglich mit β-Iso-Methyljonon und ist ein ausgezeichneter Fixateur für holzig-balsamische Duftnoten, aber auch für klassische Kölnisch-Wasser.

Das Iris-*Absolue* enthält 60 bis 80% Irone und ist ein kostspieliger Bestandteil teurer Parfümöle.

Iris-Absolue enthält zu 94% 25 Bestandteile vor allem:

cis-2,6-γ-Iron	38,20%
cis-2,6-α-Iron	22,10%
Ethyl-n-Tetradecanoat	16,21%

außerdem noch ca. 0,5% β-Iron und zahlreiche Methyl- und Ethylester von Fettsäuren (138). Ferner Nonen-(2)-al-1, Furfural, Eugenol, Aceto-veratron usw. (*Treibs*).

Für Irisnoten eignen sich Iron-α-(= 6-Methyl-α-Jonon), Methyljonon-δ; Irival® (IFF) und Vanoris (IFF) = Isononylacetat = 3,5,5-Trimethyl-n-Hexylacetat. Ferner Irisox-511-M (Gebr. Grau) und mit Veilchennote Trimethylcyclohexenylbutenon = Iritone (IFF). Außerdem noch mit starker holziger Irisnote: 2-Methyl-4 (2,6,6-trimethyl-2-(1)-cyclohexen-(1-yl)-butanal = (Cetonal L.G.) sowie die cyclischen Ketone Orivone (IFF) und Irivon (Dragoco) = 4-tert. Amylcyclohexanon.

Die drei folgenden Balsame sind relativ preiswert. Sie können als Quelle von Terpenen, Sesquiterpenen und anderen Bestandteilen von ätherischen Ölen dienen.
In Kompositionen, die vorwiegend aus einheitlichen chemischen Riechstoffen aufgebaut sind, können sie anstelle von Dipropylenglykol und anderen Lösemitteln vorteilhaft verwendet werden.

9.13 Copaivabalsam
(Copaiba balm, baume de Copahu)

Das Baumharz ist ein Exsudat aus den im Gebiet des Amazonas, in Venezuela und Kolumbien heimischen Bäumen von *Copaifera* verschiedener Varietäten.
Hauptbestandteil ist Caryophyllen, neben Cadinen und Copaen. Das von Payan & Bertrand destillierte Öl (Essence de baume de Copahu) besitzt eine grünholzige Note, die an Cedernholzöl mit leichter Grünnote erinnert. Es harmoniert gut mit holzigen Noten, Galbanum und Jononen.

9.14 Gurjunbalsam
(Gurjun balsam, baume de Gurjum)

Das natürliche Oleoresin aus dem Baum von *Dipterocarpus*, der in Indien und allgemein im Fernen Osten gedeiht, wird in Europa und in den USA destilliert.
Das Gurjunbalsamöl dient zum Verschneiden von Patchouli- und Palmarosaöl wegen seiner optischen Drehung und anderer physikalisch-chemischer Eigenschaften.
Das Öl riecht holzig-balsamisch mit einer an Fichte erinnernden Note und hat eine leicht pfeffrige Beinote mit einer Linalool-Nerolidolnuance.

9.15 Canadabalsam
(Canada balsam, baume de Canada)

Das Holzexudat von *Abies balsamea* L. Mill. eignet sich besonders als Fixtateur für Fichtennadelnoten, da es einen frischen, coniferenartigen Geruch besitzt.
Wegen der Eigenschaft einen transparenten, lackartigen Film zu bilden wird der Canadabalsam in der Mikroskopie verwendet.

Bestandteile (abgerundet aus dem Oleoresin (139):

21% der Monoterpen-Kohlenwasserstoffe

β-Pinen	40%		
α-Pinen	21%		
β-Phellandren	20%		
Limonen			
Δ-3-Caren	3%		
Myrcen	1%		
+ Spur Camphen			

0,4% oxyg. Monoterpenoide

4,4-Dimethyl-2-Cycloheptan-1-on	23,0%
Linalool	20,0%
Bornylacetat	13,0%
Thymolmethylether	10,0%
Citronellylacetat	9,5%
Terpineol	6,0%
Piperiton	5,0%
Citronellal	5,0%
Citronellol	3,0%
Borneol	3,0%
Geraniol	0,5%

1,1% des Oleoresins waren folgende Sesquiterpen-Kohlenwasserstoffe (abgerundet)

Longifolen	54%	Cyclosativen	2%
β-Bisabolen	21%	α-Himachalen	2%
Longipinen	7%	Longicyclen	1%
Sibiren	3%	Caryophyllen	1%
cis-α-Bisabolen	2%	β-Farnesen	1%
Sativen	3%		

sowie kleine Mengen β-Selinen, *trans*-β-Sesquicaren, α-Humulen, δ-Elemen, β-Copaen, γ-Cadinen usw.

9.16 Tonkabohnenextrakt
(Extract of tonka beans, Résinoide de fève de tonka)

Die Tonkabohnen sind die Samen von *Dipterix odorata* Willd., ein 20 bis 25 m hoher Baum aus der Gruppe der Leguminosen, der in Venezuela, auf den Guajanas, in Brasilien und Nigerien wächst.

Die Resinoide werden durch Lösemittelextraktion der »Bohnen« hergestellt, wobei Petrolether als Lösemittel ungeeignet ist, da sich Cumarin unvollständig löst. Die Resinoide enthalten etwa 15% *Cumarin*. Der Geruch der Tonkabohnenextrakte erinnert an Cumarin, an trockene Wiesen im Hochsommer (Heu) mit einer süßkräuterigen Note.

9.17 Colophonium

Die im DAB 7 (DDR), ÖAB 9 und Helv. VI beschriebene *Terebinthinae Resina* ist der Harzbalsam aus verschiedenen Pinusarten. Es besteht zu 90% aus Harzsäuren, die sich von Diterpenen ableiten, z. B. Abietin- und Pimarsäure.
Colophonium wird als Fixateur und zum Verdicken verwendet.
Der Harzbalsam der amerikanischen Tannenarten *Abies balsamea* L. ist unter Canadabalsam (s. 9.15, S. 101) beschrieben.

9.18 Labdanum-Resinoid
(Labdanum resin, Résinoide de gomme-résine de Labdanum)

Das vorwiegend in Spanien erzeugte Gummiharz von *Cistus-ladaniferus* L. ist ein unentbehrlicher Bestandteil von Moosnoten, Ledergerüchen und Ambradüften.
»Ciste labdanum« wird auch in der Provence aus dem 1 bis 2 m hohen Strauch, dessen Blätter an der Außenseite grün und an der inneren Seite weißlich sind, gewonnen. Die Blüten haben einen 5 bis 9 cm großen Durchmesser und eine weiß-gelbliche Farbe. Die Blätter sondern von Mai bis Juli das Gummiharz ab.
»Ciste d'Estérel« stammt aus dem Bergmassiv des gleichen Namens (»Esterel« in Südfrankreich).
Aus den Ende Juli und während des Monats August gesammelten Spitzen (sommités) werden die *Extrakte*, besonders die Concrete mittels Benzol hergestellt.
Die Extrakte enthalten Methylisodihydro-abietat und -dehydroabietat sowie Labdanol-8 (α)-15-diol und Labdan-8(α)-15,19-triol.
Proksch und *Gülz* haben in ihrem Vortrag (Kongreß ätherischer Öle, Okt. 1980) in Cannes als Inhaltsstoffe der Labdanumblätter α-Pinen, Camphen, β-Pinen, Sabinen, Myrcen, α-Phellandren, α-Terpinen, Limonen, β-Phellandren, γ-Terpinen, p-Cymol, 1,8-Cineol, 2,2,6-Trimethylcyclohexanon, Fenchon, α-Thujon, Isomen-

thon, Benzaldehyd, Bornylacetat, Acetophenon, *cis*-Citral, *trans*-Citral, Geranylacetat, Linalool, Terpinenol-(4), Borneol, α-Terpineol, Nerol, Geraniol, Eugenol, Ledol, Nerolidol, Bisabolol, Farnesol, Phenylpropansäureester des Phenylethylalkohols und des Phenylpropanols sowie des Geraniols und des Dehydrogeraniols bezeichnet. Ferner noch Benzylbenzoat, 2-Hydroxy-6-methylacetophenon, Pinocarvon, Campholenaldehyd und Tageton.

Außerdem enthält Labdanum Spuren von *cis*-3-Hexen-1-ol und *trans*-2-Hexen-1-ol.

Als Grundgeruch für Labdanum wird Ambrain® (IFF) vorgeschlagen, das den Vorteil hat, daß es farblich nicht so dunkel ist.

10. Coniferennoten

Nadeltragende Waldbäume wie Tannen *(Abies)*, Pinusarten (Fichten) und Latschenkiefern *(Pini pumilionis)* besitzen eine frische Duftwirkung nach Nadelbäumen, die auf Borneol, Isoborneol und seinen Estern (Acetate, Caprylate, Capronate usw.) beruht sowie auf dem Gehalt an Pinenen und ähnlichen Riechstoffen.

Künstlichen Coniferennoten auf der Basis Bornyl- und Isobornylacetat mangelt es an Natürlichkeit und Frische, so daß z. B. ein Zusatz von *Terpentinölen* infolge ihres Gehaltes von 80 bis 90% α- und β-Pinen, Limonen, Phellandren usw. die fehlende »Lebendigkeit« künstlicher Riechstoffmischungen ausgleichen kann.

10.1 Terpentinöl
(beschrieben im DAB 8 und DAB 7 (DDR))
(Rectified Turpentine oil, Huile essentielle de térébenthine purifiée)

Das Terpentinöl stammt aus Pinusarten, besonders *Pinus palustris* Mill.

Ein Terpentinöl aus Kiefern enthielt als Hauptbestandteile (−)-α-Pinen, große Mengen (−)-Limonen, bis zu 30% β-Pinen, Myrcen, β-Phellandren, (+)-α-Longipinen, (+)-Longifolen, (−)-β-Caryophyllen und α-Humulen.

Das bevorzugte Lärchenterpentinöl (aus *Larix decidua* Mill.) enthält vorwiegend α-Pinen, Δ-3-Caren und γ-Terpinen; ferner geringe Mengen Camphen, Myrcen, Phellandren usw.

Im Fichtenterpentinöl von *Picea excelsa* L.k. sind α-Pinen, Camphen, Limonen, Caren-(3), β-Pinen, 1,8-Cineol, α-Terpinen, α-Phellandren, Bornylacetat und α-Terpineol nachgewiesen (140).

Zur Klasse der Coniferen (Nadelhölzer) zählen die ätherischen Öle aus den Nadeln (und Spitzen) der Coniferen (Aiguilles de pins):

10.2 Fichtennadelöl, sibirisch

Das Fichtennadelöl, sibirisch aus *Abies sibirica* Ledebour (nordöstliches Rußland und Nordasien) ist gekennzeichnet durch den relativ hohen Gehalt an Bornylacetat (30 bis 40%), ferner Santen, l-α-Pinen, β-Pinen, l-Camphen, α-Phellandren, Dipenten, Bisabolen und Campher.

Das sibirische Fichtennadelöl zeichnet sich durch hohen Estergehalt bei niedrigerem Gehalt an Pinenen und Phellandrenen, geringem Myrcengehalt und hohem Camphenanteil aus.

10.3 Kiefernnadelöl

Das Kiefernnadelöl wird aus den Kiefernsprossen (Turiones pini) von *Pinus silvestris* L., das in Norwegen und Schweden auch »Norway pine« und in England »Scotch Pine« genannt wird, gewonnen.

Nach *Glasl* und *Wagner* (146) ist Kiefernnadelöl (Ol. pini silvestris) durch die Anwesenheit von Santen gekennzeichnet. Nach DAB 7 (DDR) soll es eine Esterzahl von 3 bis 30 aufweisen. 80 bis 85% des Öls bestehen aus 14,5 bis 35% α- und β-Pinen, 46 bis 65% Phellandren, 0,7 bis 4,0% Camphen, 1,5 bis 2,3% Myrcen und 0,4 bis 3,4% Bornylacetat.

10.4 Tannennadelöl

Das Tannennadelöl (Fir needle oil) wird aus der Weißtanne (*Abies alba* Mill. = A. pectinata D.C.; A. excelsa Lam., pinus picea L.) gewonnen.

Das Fir needle oil zeigte folgende Zusammensetzung (141):

Limonen	34,2%
α-Pinen	23,6%
Camphen	21,0%
β-Pinen	8,7%
α-Fenchen	2,0%

10.5 Edeltannenzapfenöl
(Templin oil, fir cone oil, Essence de sapin blanc)

10.6 Picea excelsa-Öle

Die Picea excelsa-Öle stammen von *Picea excelsa* und *Picea vulgaris* (»White Fir«) aus Österreich, Polen, Jugoslawien und Rumänien.
Die parfümistisch beachtenswerten Öle sind die »Fir needle« oils, vor allem das »Balsam Fir needle oil« (s. *Arctander*).
Das grünlich-braune »Fir balsam abs.« (Oliffac, IFF) hat eine lederartige, harzige, leicht animalische, süße Note, die diesen Duftstoff zusammen mit Labdanum, Spuren Buchholzteer, Vanillin usw. für »Juchten«-Kompositionen und Herrenduftnoten geeignet erscheinen lassen (s. folgende Vorschrift).

10.6.1 Ledernote, Juchten, Cuir

Fir balsam abs., Oliffac	40 g
Cuir (de Laire)	6 g
Birkenteeröl (5%ig)	5 g
Buchenholzteeröl (10%ig)	6 g
Tetrahydroparamethylchinolin (10%)	20 g
Labdanumextrakt	40 g
Ambrain (IFF)	30 g
Castoreumextrakt (10%)	30 g
Eichenmoosextrakt	50 g
Vanillin	40 g
Heliotropin	20 g
Jonon	40 g
Patchouliöl, Singapur	30 g
Canangaöl	40 g
Bergamotteöl, Reggio	50 g
Ambrette-Moschus	40 g
Linalylacetat	40 g
Citronenöl, Messina	60 g
Lavendel, absol.	20 g
sog. Aldehyd C_{14} (10%)	20 g
Aldehyd C_{11} (10%)	50 g
Lyral®	60 g
Sandelholzöl, ostindisch	13 g
Tolubalsam	10 g
Storax-Resinoid	10 g
Copaivabalsam	50 g
Jasmin, synthetisch	100 g
Benzoe-Siam-Resinoid	20 g
Dipropylenglykol	60 g
	1000 g

Balsam Fir needle oil
(*Abies balsamea* L.)
zeigte folgende Zusammensetzung:

	nach *Shaw* (142)	nach *Hunt* u. *Rudloff* (143)
β-Pinen	36,1%	21,4 bis 44,3%
Bornylacetat	14,6%	8,7 bis 23,0%
Δ-(3)-Caren	11,1%	7,3 bis 35,6%
Limonen	11,1%	2,7 bis 19,7%
α-Pinen	8,4%	4,7 bis 9,4%
Camphen	6,8%	3,9 bis 10,9%
Tricyclen	1,3%	0,4 bis 1,2%
Santen	1,3%	1,2 bis 4,0%
Myrcen	2,3%	1,0 bis 2,5%
Campher	0,2%	keine Angabe
Terpinolen	0,1%	0,3 bis 0,7%
Borneol	0,1%	0,1 bis 0,6%
Phellandren	keine Angabe	2,7 bis 5,8%
Terpinen-4-ol	keine Angabe	0,2%
α-Terpineol	keine Angabe	0,1 bis 0,4%
Piperiton	keine Angabe	bis 0,3%
Thymolmethylether	keine Angabe	Spuren
Thymol	keine Angabe	Spuren

10.7 Latschenkiefernöl
(Dwarf pine needle oil, »Mountain pine«, Oleum pini pumilionis)

Das *Oleum pini pumilionis* ist in folgenden Arzneibüchern beschrieben:
ÖAB 9, DAB 7 (DDR) und Helv. VI.
Die Stammpflanze ist *Pinus mugo* Turra var. *pumilio* (Haenke). Das Öl wird vor allem in Osttirol, in Schweden, Italien und auf dem Balkan gewonnen.
Mittels Dampf- oder Wasserdampfdestillation enthält man aus frischen Nadeln, Zweigspitzen und Ästen das frisch-riechende Latschenöl, das zu Badezwecken und zur Inhalation viel verwendet wird.
Das DAB 7 (DDR) verlangt 3 bis 10% Ester, berechnet als Bornylacetat. Latschenkiefernöl soll sich durch seinen hohen Gehalt an 60% α- und β-Phellandren auszeichnen (*H. Wagner*) sowie durch 10% Bornylester (auch -formiat, -propionat und -caprylat neben -acetat), und dann noch durch ca. 10% α- und β-Pinen, sowie durch ein Keton (»Pumilon«).
Nach anderen Autoren (144) besteht die Monoterpen-Kohlenwasserstoff-Fraktion des Latschenöls zu 70% aus folgenden Stoffen:

42,1% d-Limonen, 18,4% α-Pinen, 11,5% Δ-(3)-Caren, 8,1% β-Pinen, 8,0% β-Phellandren, 4,3% Camphen, 3,6% Myrcen und kleineren Mengen α- und γ-Terpinen, p-Cymol, Terpinolen und α-Phellandren.

Bei reinen Latschenölen wird gefordert, daß diese nicht mehr als 10% unterhalb 165°C destillierbare Substanzen enthalten.

Das Helv. VI-Arzneibuch fordert den Nachweis durch Dünnschichtchromatographie.

Nach *Glasl* und *Wagner* (146) soll das Verhältnis bei reinen Ölen zwischen α- und β-Pinen und Phellandren bei 1:3 liegen, nämlich 15 (−20%) Pinene und ca. 50 bis 60% Phellandren, darüber hinaus 3 bis 5% Myrcen, 2 bis 5% Bornylacetat und ca. 1% Camphen.

Santen kommt nur in Abies- und Piceaarten, aber nicht in Pinusarten vor. Neuere Untersuchungen (145) über Coniferenöle zeigten, daß das Destillationsverfahren entscheidenden Einfluß auf die Zusammensetzung der zu untersuchenden Öle aufweist, z. B. verursacht der Säuregrad des Destillationswassers Umlagerungen von labilen Komponenten (Sabinen).

Die Coniferenöle bilden die Grundlage für *Schaumbad-Parfümöle* und Badesalze mit dem typischen Tannennadelduft.

Besonders für *Schaumbadduftnoten* in der bekannten Art werden beträchtliche Mengen an Aldehyd C_{12} (Laurin) und/oder Methylnonylacetaldeyhd (MNA) zugesetzt.

Ein wichtiger Riechstoff für diesen Zweck ist auch der Anisaldehyd. Die frische Note erhält man durch Zusatz von Wacholderbeeröl und Lavandin, sowie durch Campher-haltige ätherische Öle neben α- und β-Pinen und Estern des Borneols (Acetate, Formiate, Valerianate, Caprylate). Cumarin gibt einen leichten Effekt nach Heu und Sommerwiese.

Nicht ohne Bedeutung für die Erzielung der Tannenspitzengrünnote sind *cis*-(3)-Hexenol und seine Ester sowie *trans*-2-Hexenal und ähnliche Grünkörper. Aber auch Styrolylacetat kann diese Note unterstützen.

Phellandren mit seiner Karottenduftnote verleiht dem Coniferengeruch einen natürlichen Charakter.

Wertvolle Riechstoffe für den Coniferengrüngeruch stellen *cis*-3-Hexenyl-iso--valerianat und *cis*-3-Hexenylisopropionat dar.

Weitere Riechstoffe mit Coniferennote sind:
Ortho-tert.-Amylcyclohexanylacetat (Coniferan, IFF), Dihydroterpineol (mit einer citronigen Fichtennote) und Cedrenepoxid (Dragoco).

Nachstehend Beispiele für *Coniferenduftnote* (in tabellarischer Form):

Conifere Fichtennadel, pine, pin	Fichte Ia	Edel- tanne	Lat- schen	Fichten- grün	Fichte	Fichte (f. Seife)
Phellandren	–	–	300	–	–	–
Methylacetophenon	10	–	–	5	20	10
Anisaldehyd	50	50	20	30	20	20
Wacholderbeeröl	30	40	20	40	30	20
Lavandinöl	20	10	–	10	10	20
Cumarin	30	10	–	10	–	30
Eucalyptusöl globulus	40	30	20	40	50	20
Cedernblätteröl	5	3	–	2	5	5
Styrolylacetat	10	–	–	20	10	10
Aldehyd C_{12}, Laurin	5	10	6	8	10	5
Lärchenterpentin	50	–	–	100	100	100
Diheptylacetat (Nopylacetat)	–	20	–	–	–	–
Fenchylacetat	–	–	20	–	20	–
Bornylcaprylat	10	–	30	–	–	–
Amylsalicylat (Tréfol)	–	–	10	10	10	–
Benzylacetat	–	–	–	10	10	–
Xylol-Moschus	–	20	–	–	–	30
Cyclamal	10	20	–	30	–	–
Cyclamaldiethylacetal	–	10	–	–	–	10
Cuminöl	1	–	1	1	–	–
cis-3-Hexenylacetat	5	10	5	10	–	1
Fichtennadelöl, echt	200	–	–	300	200	200
Edeltannenöl, echt	–	300	–	–	–	–
Latschenkiefernöl	–	–	300	–	–	–
Isobornylacetat	400	366	100	300	300	200
Bornylacetat	124	100	160	70	205	119
Cedernholzöl	–	–	–	–	–	200
p-Tolylacetaldehyd (50%)	–	–	–	4	–	–
Camphen	–	–	8	–	–	–
Cuminaldehyd (20%)	–	1	–	–	–	–
	1000	1000	1000	1000	1000	1000

11. Krautige (kräuterige) Noten (Herbal)

Die krautige Note (herbaceous, herbacé) hat mehrere Teilkomponenten; sie ist im Grunde ein Komplex aus:

a) *Cineolgeruch*
   (z. B. Eucalyptus- und Rosmarinöl (s. »Eau de Cologne (klassisch)-Akkord«, Abschn. 3. S. 14 sowie im gleichen Abschn. Spiköl (mit ca. 25% 1,8-Cineol),

aber auch das tunesische Rosmarinöl mit ca. 40% 1,8-Cineol (Eucalyptol), das griechische Salbeiöl (60 bis 70% Cineol) und das Cardamomenöl haben eine Kräuternote.

b) *Borneol-Camphergeruch*
(s. Beschreibung der »Coniferennoten«, Abschn. 10., S. 103), Beispiele sind das Campher- und das spanische Rosmarinöl (s. 3.9.5, S. 25) usw.

c) *Safrolgeruch*
der z. Z. in der Kosmetik wegen möglicher Bildung von Leberkarzinomen (bei Ratten) verpönt ist.
Träger des Safrols ist das aus der Wurzelrinde von *Sassafras albidum* (Nut.) Nees destillierte nordamerikanische *Sassafrasöl*, das 80% Safrol (neben 5-Methoxyeugenol, Asaron, Piperonylacrolein, Coniferaldehyd, Campher usw.) enthält.

d) *Thujongeruch*
Thujon ist reichlich in ätherischen Ölen vorhanden, z. B. im Thujaöl (Gebr. Unterweger) oder im *Wermutöl* (Wormwood oil, Artemisia), das vor allem aus Bulgarien kommt und 70% Thujon enthält. Auch das ebenfalls in Bulgarien gewonnene *Rainfarnöl* (Tansy oil, Tanacetum vulgare) enthält hohe Mengen an Thujon. 80% an Thujon kann auch das Cedernblätteröl (s. »Holz«-Akkord, Abschn. 2. S. 4) vorweisen. Außerdem noch das *Beifußöl (Armoise)* aus *Artemisia vulgaris* L. – dessen beste Qualität des ätherischen Öls aus Marrakesch kommt – mit 35% Thujon und 40% Campher, während man im Öl aus Süd-Marokko nur ca. 10% Thujon nachweisen kann (147).
Es enthält darüberhinaus α- und β-Pinen, Camphen, Sabinen, 1,8-Cineol, Bornylacetat, 1-Terpinen-4-ol, Borneol, Myrtenal, Myrtenol, Cuminaldehyd usw.
Das *Lanayaöl* aus *Artemisia afra* ist für krautige Noten ebenfalls sehr beliebt.
Auch *dalmatinisches Salbeiöl* enthält 30 bis 50% Thujon neben Cineol und Campher.
Als Spezialität für die Thujonnote steht Herbac® (IFF) zur Verfügung.

e) Eine »Herbal«-Note hat infolge des *Thymol*gehaltes das *Thymianöl* (Quendelöl, *Thymus serpyllum* L.).
Es enthält 30 bis 35% an Thymol, Carvacrol, Eugenol und Isoeugenol, ferner: (Z)-2-Methyl-6-methylen-2,7-octadienol und sein Acetat, Zingiberen, γ-Terpinen, α-Pinen, β-Pinen, Linalylacetat, Camphen, Limonen, d-Borneol, Geraniol, Linalool, sowie p-Cymol.
Außerdem (148): Tricyclen, Myrcen und -acetat, 1,8-Cineol, *trans*-Sabinenhydrat, Fenchylalkohol, Pinocarvon, Terpinen-1-ol(4), Carvacrolmethylether, Caryophyllen usw.

Thymianöl ist ein Beispiel dafür, wie durch einen Komplex aus Thymol, Nelkenriechstoffen und dem medizinischen, »nach Desinfektionsmittel« riechenden *Carvacrol* (neben Camphen, Pinen, Terpinen usw.) ein »Kräuter«-Komplex geruchlich zustandekommt.

Größere Mengen Carvacrol enthält auch Bohnenkrautöl (Savory oil, s. 8.37, S. 91). Natürlich sind Mischungen mit »Würz«-Noten (z. B. Calmusöl, Baldrianöl usw.) mit »Coniferen«-Noten und mit den nachfolgend beschriebenen »minzigen« Noten in beliebiger Variation möglich, um für Schaumbäder, Shampoos, Badesalze usw. eine Kräuternote zu kreieren.

Beliebt sind Mischungen von Rosmarinöl (tunesisch) mit Beifußöl (Armoise), die an Lanyana *(Artemisia afra)* erinnern.

Die krautige Note wird generell durch Ocimen (z. B. Ocimen-8, BBA) sowie durch Riechstoffe vom Typ Ambersage L.G. = 4,7-Dihydro-2-isopentyl-2-methyl-1,3-dioxepin betont.

Eine leicht würzig-krautige (an Basilikum erinnernde) Note besitzt Tricyclodecylacetat (IFF) sowie mit einer Kräuter-Heu-Honignote Ethynylcyclohexanylacetat (Herbacet No. 1, IFF). »Krautig-frisch« wird der Duft von 2,6-Dimethylheptan-2-ol (= Dimetol, L.G.) bezeichnet.

11.1 Schafgarbenöl
(Yarrow oil, Milfoil oil, Essence d'achillee millefeuille)

Das wegen seines Azulengehaltes blaugefärbte ätherische Öl wird vor allem in Ungarn, Jugoslawien, Deutschland und Belgien erzeugt. Das Schafgarbenkraut wächst wild in ganz Europa. Wegen seiner krautigen-frischen Duftnote wird es trotz des hohen Preises geschätzt.

An Inhaltsstoffen wurden nachgewiesen (149):

17,79% Campher, 12,35% Sabinen, 9,59% 1,8-Cineol, 9,41% α-Pinen, 8,60% Iso-Artemisiaketon, 6,02% Camphen, 4,31% Terpinen-4-ol, 3,71% γ-Terpinen, 3,69% p-Cymol, 2,55% Borneol, 2,10% Bornylacetat, 1,71% Limonen, 1,59% Caryophyllen, 1,41% Allo-Ocimen, 1,31% α-Terpinen, 0,59% Copaen, 0,48% γ-Terpinen, 0,22% Humulen, 0,11% Cuminaldehyd und 0,08% α-Cadinen.

11.2 Cypressenöl
(Cypress oil, Essence de Cyprès)

Aus den beblätterten Zweigen des bis zu 25 m hoch werdenden immergrünen Baumes, der im Iran, Kleinasien, Algerien und im Mittelmeergebiet (in der Provence der Region von Salon) gedeiht, wird das frisch duftende ätherische Öl gewonnen, das einen feinen Ambra-Labdanumgeruch entfaltet, besonders die deterpenisierten Qualitäten. Auch die Extrakte (Benzol-Concret) besitzen einen süß-balsamischen, Ambra-artigen Duft.

Das normale ätherische Öl enthält relativ große Mengen an ca. 20% α-Pinen und

also wenig giftig

21% Δ-(3)-Caren, ferner 8,7% d-α-Terpinylacetat und Borneol, 6,3% Terpinolen, 6,0% Limonen, 5,3% Cedrol, 3,6% Camphen + Tricyclen, 2,9% β-Pinen, 2,8% Sabinen, 2,1% Terpinenyl-4-acetat, 1,7% δ-Cadinen, 1,3% Sandaracopimaradien, 1,3% Myrcen und α-Terpinen, 1,1% γ-Terpinen, 1,2% p-Cymol, 0,6% Terpinenol-(4), 0,4% α-Cedren, 0,03% β-Cedren, 0,3% Thujopsen, 0,3% Bornylacetat, 0,3% Dehydroabietan, 0,5% Manoyloxid, Spur Isovaleriansäureester des *trans*-2-, *cis*-4-Decadienols.

11.3 Wacholderbeeröl
(Juniperberry oil, Essence de Genièvre)

Das ätherische Öl wird aus den Beeren des Wacholderstrauches *(Juniperus communis)*, der in Europa, Asien, Nord-Afrika und Nord-Amerika verbreitet ist, destilliert. Das Öl wird für die »Steinhäger«-Herstellung bzw. für andere »Genever«-Alkoholika benutzt.

Das frisch-krautig riechende Öl erinnert an Latschenkiefernöl. In der Tat wird das in den letzten Jahren im Preis angestiegene Öl nur noch selten für die Pinusduftnoten verwendet. Es fand aber schon mit Erfolg in der feineren Parfümerie Verwendung (»Twen Set«).

Die Hauptbestandteile sind α-Pinen, Myrcen, Sabinen und Limonen, 10 Sesquiterpene, 6 Monoterpenalkohole, 8 Ethylether von Monoterpenalkoholen und 4 Ethylester langkettiger Fettsäuren.

Ferner noch (150) Citronellal, Myrtenal, Myrtenylacetat, Menthol, Terpineol, p-Cymol und p-Menthantriol-(1,2,4) sowie α-Copaen, γ-Elemen, α-Muurolen, β-Selinen, *cis*-Calamen, *trans*-Calamen, Caryophyllenoxid, Humulenoxid und Aromadendren.

Das Geijeron ist wahrscheinlich ein Metabolit des Elemen. Ferner Junionon, 1,4-Dimethylcyclohex-3-enylmethylketon, Campholenalkohol.

11.4 Cuminöl
(Cumin oil, Essence de Cumin)

Man könnte dieses Öl ebenso unter die »Würz«-Noten einordnen, jedoch hat es keinerlei scharfe oder stechende Duftnoten, sondern ist eher weich und aldehydisch mit dem von Cuminaldehydgeruch bekannten Geruch nach »zertretenen Wanzen«.

Das Öl stammt von den reifen Früchten (Samen) eines Krautes, das im Mittleren Osten, im Libanon, in Marokko, in der Türkei, in Spanien, Rußland, China usw. wächst.

Der leichte Grüngeruch harmoniert mit Galbanum und wird wegen seiner speziellen aldehydischen Note in modernen Parfüms verwendet.

Die charakteristischen Bestandteile sind:
20 bis 28% Cuminaldehyd, 11 bis 15% 1,4-p-Menthadienal-(7) und 1,3-p-Menthadienal-(7), 14 bis 20% β-Pinen, 4 bis 50% Cuminalkohol, 10 bis 40% p-Cymol, 5% Benzylcinnamat, 3% Anisaldehyd, 3% Farnesol, ca. 1% Perillaaldehyd und etwa 20% γ-Terpinen.

Für kosmetische Mittel soll die Komposition nicht mehr als 0,1% Cuminöl enthalten, insbesondere wegen der Möglichkeit der Fototoxizität bei Sonnenschutzmitteln.

11.5 Kamillenöl
(Chamomile oil, Essence de Camomille)

Das Kamillenöl besitzt eigentlich keine besonders ausgeprägte kräuterige Note, sondern eine aromatische, honigartige Duftwirkung, die von den Kamillenblüten her bekannt ist.

Man unterscheidet

a) das *tiefblaue* (azulenhaltige) »deutsche« oder »ungarische Kamillenöl« aus »*Matricaria Chamomilla*

und

b) das schwach bläuliche, hellfarbige Kamillenöl aus der römischen Kamille, *Anthemis nobilis (Römisches Kamillenöl),* das besonders in England destilliert wird und im Duft unterschiedlich ist vom Matricaria-Kamillenöl.

sowie

c) »Marokkanische« Kamillenöl von *Ormenis multicaulis;* es hat eine schwachgelbe Farbe und einen frisch-krautigen Geruch mit sehr angenehm, haftfesten, balsamischen Unterton.

Das blaue *Deutsch-Ungarische Matricaria-Kamillenöl* ist ein wertvoller Kosmetikrohstoff, worauf in Bd. 1 (3. Aufl., 1982, S. 249 bis 252) bereits hingewiesen wurde.

Parfümistisch ergibt es ausgezeichnete Effekte in Extraits, z. B. in »Carnet de Bal«, aber auch in Kamillen-Kräuterduftnoten kann es – wenn der hohe Preis nicht stört – verwendet werden.

Die Extrakte (Resinoide), die mittels Alkohol erhalten werden, haben anfangs eine blaue, später mehr eine braune Farbe. Sie duften Tabak-artig, süß – nach Cumarin – etwas kräuterig.

Neue analytische Methoden zur Trennung der Inhaltsstoffe sind von *H. Schilcher* (151) ausgearbeitet worden.

Bei Extraktionen mit Dichlormethan fand er höhere Werte im Gesamtgehalt an ätherischem Öl. Im einzelnen lagen jedoch die Werte bei den Spiroethern im Durchschnitt um 68%, beim Bisabololoxid A um 42%, beim Bisabololoxid B um

20%, beim Bisabolol um 12% und beim Spathulenol um 10% höher als nach der Wasserdampfdestillation.
Dünnschichtchromatographisch eignen sich Kieselgelplatten (GF$_{254}$) mit verschiedenen Fließmitteln wie folgende *Tabelle* zeigt.

Inhaltsstoffe des Kamillenöls	Benzol (bzw. Toluol) 95 Ethylacetat 5 (v/v)	Dichlormethan 98 Ethylacetat 2 (v/v)	Chloroform 75 Benzol 25 (v/v)
		xR$_F$-Werte bei 12 cm	
trans-β-Farnesen	0,72	0,81	0,72
Chamazulen	0,68	0,78	0,69
cis-En-In-Dicycloether	0,46	0,71	0,46
trans-En-In-Dicycloether	0,42	0,68	0,42
Bisabolonoxid	0,38	0,64	0,39
Bisabolol	0,30	0,51	0,33
Spathulenol	0,21	0,42	0,24
Herniarin	0,19	0,32	0,21
Bisabololoxid A	0,18	0,30	0,19
Bisabololoxid B	0,13	0,27	0,16
Umbelliferon	0,02	0,04	0,02
Matricin	—	0,06	0,03

In alkoholischen Extrakten lassen sich die Flavonoide mittels Dünnschichtchromatographie gut nachweisen, vor allem Luteolin im Apigenin, Apigenin-7-glucosid, Quercetin-3-galactosid, Luteolin-7-glucosid, Quercetin-7-glucosid, Quercetin-3-rutinosid, Trihydroethylrutin.
Parfümistisch ist es nicht leicht, die honigartige Note des Matricaria-Blauöls aus Matricariablüten zu imitieren.
Am besten gelingt noch die **Honignote** durch Phenoxiessigsäureallylester (Allylphenoxiacetat, der an freiem Allylalkohol nach IFRA nicht mehr als 0,1% enthalten darf, um mögliche Hautreizungen vom verzögerten Typ zu vermeiden).
Weitere Honigriechstoffe sind: Phenoxyethylalkohol, Eugenolphenylacetat, Phenylethylcinnamat, Phenylethylphenylacetat, Absolue Cire d'Abeille, Citronellol, Geraniol, Nerol, Linalool usw.
Das geruchlich ganz unterschiedliche Römische Kamillenöl aus *Anthemis nobilis* Lour. (eine Composite) enthält praktisch kein Chamazulen.

Geruchlich spielen fruchtige Ester eine Rolle wie:

Isobutylbutyrat, Isoamylpropionat, Isobutylisovalerianat, 2-Methyl-isobutyrat, 2-Methyl-2-methylbutyrat, ferner Propyl-, n-Butyl-, Isoamyl-, 3-Methylamylester der Angelicasäure.
Außerdem noch: Pinocarvon, Myrtenal, Pinocamphon, Pinocarveol, Myrtenol,

Borneol, und natürlich α- und β-Pinen, β-Myrcen, Limonen, Camphen, γ-Terpinen, p-Cymol, p-Isopropenyltoluol, α-Copaen, β-Caryophyllen, β-Copaen, Δ-Cadinen usw. [vgl. (152)].
Petrols etherextrakte, die in Marokko als »Concrete« hergestellt werden, haben einen scharfen, stechenden Geruch, der auf die verschiedenen Butyrate, Propionate, Acetate und Angelate von Butyl- und Amyl- sowie Methyl- und -amylalkoholen zurückzuführen ist, die einen Geruch nach Apfel und Coniferen entfalten.
»Angelate-400« = n-Butylangelat (Dr. Vogt GmbH, D-5000 Köln 80) erinnert an »römische Kamille«.

11.6 Eucalyptusöl
(Eucalyptus oil, Huile essentielle d'eucalyptus)

Das Eucalyptusöl wird aus den Blättern und Zweigen des in Australien und Tasmanien wachsenden großen Baumes, *Eucalyptus globulus* Labill, einer Myrtacee, gewonnen. Nach dem europäischen Arzneibuch Ph. Eur. III werden mindestens 70% 1,8-Cineol im ätherischen Öl von *Eucalyptus globulus* verlangt. Begleitstoffe sind neben dem Hauptbestandteil 1,8-Cineol (= Eucalyptol) das pfefferminzartig riechende Piperiton sowie α-Phellandren (max. 5%), α-Pinen und Butyl-, Valeryl- und Caprylaldehyd.
Neben 400 verschiedenen Varietäten des Eucalyptusbaumes kommt auch das *Citriodoraöl aus Eucalyptus citriodora* aus Australien, das einen besonderen Handelswert hat, weil es u. a. als Quelle für Citronellal dient.
Die Abwesenheit von Citronellal gilt als Identitätsnachweis für Oleum aetheroleum aus Eucalyptus globulus [Prüfung s. (153)].
Aus Brasilien kommt seit einigen Jahren das ätherische Öl von *Eucalyptus staigeriana*, das neben Citral und Limonen ca. 15% Geranylacetat enthält.

12. Minzige Noten
(Mint-Notes, notes menthées)

»Minzige«-Noten, insbesondere Pfefferminz-, Mint-, (Arvensisöl), Krauseminz- (Spearmintoil), Mentha citrata- und Poleiöl haben eine Bedeutung bei der Aromatisierung von Zahnpasten und Mundwässern.
Aromaöle für Mundpflegemittel enthalten

a) Pfefferminzöle
besonders Mintöl (Arvensisöl),
gekennzeichnet durch Menthofuran, das einen scharfen Geschmack aufweist.
b) Wintergrünöl (Methylsalicylat)
besonders in amerikanischen Mundpflegepräparaten enthalten.

c) Anisöl und Anethol
d) Krauseminzöl (Spearmint oil)
mit der in den Vereinigten Staaten von Amerika beliebten Kaugumminote.

Natürlich können die genannten Aromanoten miteinander kombiniert werden. Auch Zusätze von Nelkenöl und manchmal auch eine fruchtige Note nach Art der Veilchenpastillen (mit α- und β-Jonon) werden praktiziert.
Der Zusatz von Menthol erhöht die kühlende Wirkung.
Durch Kümmelöl oder durch Carvon können auch das eine oder andere Mal interessante Geschmacksnuancen erzielt werden.
Nicht selten wird die »Frischewirkung« der Mundpflegeerzeugnisse durch Zusatz von Lavendelöl erhöht.

12.1 Pfefferminzöl
(Peppermint oil, Huile essentielle de menthe poivrée)

Das ätherische Öl aus den Blättern der allgemein bekannten Laminacee *Mentha piperita* L. soll nach der Ph. Eur. III 4,5 bis max. 10 g-% an Estern (berechnet als Menthylacetat) mindestens 44 g-% freie Alkohole und 15 bis maximal 32 g-% Ketone (als Menthon) enthalten.

Nach *H. Wagner* (76, S. 44) enthalten gute Qualitäten des **Piperitaöls**

d-(–)-Menthol	50,0 bis 78,0%	Menthofuran	2,5 bis 5,0%
(–)-Menthon	10,0 bis 20,0%	Jasmon	0,1%

Allgemein wird man von folgenden Durchschnittswerten ausgehen können:

Menthol	50%	Menthylester (als Acetat)	5 bis 15%
Menthon	10 bis 30%	Menthofuran	5 bis 10%

sowie kleine Mengen Piperiton usw.

Die ätherischen Öle von *Mentha piperita* und *Mentha arvensis* unterscheiden sich im Geruch und im Geschmack.
Piperitaöle zeichnen sich durch einen angenehmen, minzigen, abgerundeten Geschmack mit einer an Kamille erinnernden Note aus.
Das Arvensisöl unterscheidet sich vom Piperitaöl durch einen sehr niedrigen oder fehlenden Gehalt an Menthofuran. Piperitaöle enthalten ferner schwefelhaltige Sesquiterpene vom Typ der Thio-oxide der Germacrene D, sogenannte Mintsulfide (154).
Außerdem wurden »Mintlactone« und eine Reihe von Spurenstoffen (Methylbutylmethylbutyrat, Methylbutylphenylacetat und ähnliche Propionate, Valerate usw.)

nachgewiesen (155), die möglicherweise den »Kamillenduft« des Piperitaöls mitbedingen.
Auch ist der 1,8-Cineolgehalt des Piperitaöls höher und liegt im Mittel bei 6,5%.

12.2 Minzöl
(Arvensis Mintoil, Essence de menthe arvensis)

Dieses ätherische Öl aus der *Mentha arvensis* L. var. *piperascens* Holmes ex Christy unterscheidet sich vom Pfefferminzöl *(Mentha piperita)* durch die Abwesenheit von Menthofuran.
Die Prüfung auf Identität geschieht nach *Stahl* und *Schild* durch Dünnschichtchromatographie auf Menthol, Menthylacetat und Menthon und auf Abwesenheit von Carvon (Krauseminzöl) und Menthofuran (Pfefferminzöl).
W. Schmidt u. Mitarb. (156) prüften einige Piperitaöle (»Multimentha« der DDR und solche aus der UdSSR, Rumänien und Bulgarien). Interessant ist nachfolgende *Tabelle*, die einen Vergleich mit Arvensisöl erlaubt (156).

Inhaltsstoffe in %	*M.piperita* nach *Hefendehl* u. *Ziegler*	*M.piperita* nach *W. Schmidt* u. Mitarb.		*M.arvensis* nach *Hefendehl* u. *Ziegler*
		1. Schnitt	2. Schnitt	
trans-Sabinenhydrat	0,2 bis 1,0	1,30 bis 3,3	0,3 bis 1,5	–
Viridiflorol	0,2 bis 1,0	–	–	–
Iso-Pulegol	–	–	–	0,2 bis 1,0
Menthofuran	1,0 bis 10,0	0,70 bis 3,0	0,9 bis 6,5	unter 0,2
1,8-Cineol	4,0 bis 10,0	3,10 bis 5,2	1,1 bis 1,9	unter 0,2
Octan-3-ol	unter 0,2	0,15 bis 0,4	ca. 0,1	über 0,2
Piperiton	0,2 bis 1,0	–	–	1,0 bis 4,0
Menthon	–	13,10 bis 28,3	3,8 bis 14,1	–
Menthylacetat	–	3,50 bis 12,7	18,6 bis 31,1	–
Germacren D	–	0,70 bis 3,4	0,7 bis 1,5	–

12.3 Krauseminzöl
(Spearmint oil, Huile essentielle de menthe crêpue)

Aus den krausen Blättern von *Mentha crispae (Mentha spicata* Huds. var. *crispata),* einer Laminacee, wird vor allem in Nord-Amerika und in England das ätherische Öl destilliert, das den bekannten Kaugummigeschmack ergibt.
Krauseminze enthält etwa 50% (–) Carvon.

Neben diesem Kümmelgeruch hat es aber noch einen spritzigen, angenehmen Duft, der vom Dihydrocuminacetat und dem Acetat des Dihydrocarveols herrührt.
Es sind noch Terpenkohlenwasserstoffe enthalten, aber kein Menthol. Krauseminzöl belebt in kleinen Mengen Kräuterduftnoten.

12.4 Poleyöl
(Penny royal oil, Essence de Pouliot)

Das Poleiminzkraut aus Spanien, Marokko, Tunesien, Jugoslawien (*Mentha pulegii* L.) ergibt nach Dampfdestillation ein ätherisches Öl mit hohem *Pulegon*gehalt. Nach *Stahl* und *Schild* (153) 80 bis 95%, nach *Hefendehl* (157) 52 bis 63,5% und nach *Lawrence* (158) – im spanischen Poleyöl – 67,6%.
Aus diesem Pulegon kann synthetisches Menthol erzeugt werden.
Weitere wichtige Inhaltsstoffe (über 1%):

	nach *Hefendehl*	nach *Lawrence*
3-Octanol	1,5 bis 2,1%	0,6%
Menthon	0,5 bis 30,8%	16,5%
Iso-Menthon	5,2 bis 19,8%	4,2%
Neo-Menthol	Spur bis 3,0%	–
Neo-iso-Menthylacetat	0,3 bis 1,4%	–
Neo-iso-Menthol	0,7 bis 5,8%	–

Nordamerikanische Poleyöle (Penny royal oils) von *Hedeoma pulegoides* L. haben einen relativ hohen Pulegongehalt (über 60 bis 85%).

13. Fruchtige Noten
(Fruity notes, notes fruitées)

Unter »Eau de Cologne« (klassich)-Akkord wurden schon citronige Noten sowie Bergamotte- und Melissenduftrichtungen beschrieben. Darüberhinaus gibt es echte Fruchtnoten wie Himbeere, Erdbeere, Banane, Apfel usw., die für Kosmetika von Bedeutung sind.
Insbesondere werden Aromakompositionen wie Himbeere und Erdbeere in Lippenstiften verwendet und jedermann kennt die Duftnote nach »Grüner Apfel« in Shampoos und nach »Kokos« in Sonnenschutzmilchen. Himbeere harmoniert gut mit »Rose« und wird auch in diesen Mischungen zur *Parfümierung von Lippenstiften* herangezogen.
Auch die klassische Veilchenrichtung bietet sich durch ihren Gehalt an α- und β-Jonon zur fruchtigen Modifizierung an.

Lippenstiftparfümöle dürfen nicht zu hohe Mengen an kristallinen Riechstoffen enthalten, da insbesondere Vanillin zum »Ausblühen« neigt und nach längerem Lagern sich feine kristalline Nadeln an der Oberfläche der Stifte zeigen.
In neuerer Zeit werden für die Parfümierung von Shampoos und Hautcremes verstärkt exotische, tropische Fruchtaromen wie z. B. Maracuja, Mango, Kiwi, Guave, Cherymoya usw. ausgewählt.
Von der Riechstoffindustrie wird eine Anzahl von Spezialitäten angeboten. Aus dieser großen Reihe sei nur an das pflaumenartige duftende Nectarine (10877 E, H & R) und an das mehr nach tropischen Früchten, ein wenig an Ananas erinnernde Guave (10875, H & R) gedacht.
Zu den fruchtigen Gerüchen (an Pfirsich und Aprikose anklingend) zählt die mehr pilzige Note des cyclischen Ketons, das unter dem Namen Veloutone (Firmenich) im Handel ist. Etwas nach Apfel und Erdbeere duftet Fructone (IFF) = Ethylmethyldioxolanacetat. Eine fruchtige Note mit holzigem Einschlag stellt o-Butylcyclohexylacetat (Verdox, IFF und Agrumex, H & R) dar. Ein allgemein die fruchtige Duftnote verstärkender Riechstoff ist *Piperonylaceton*.

13.1 Davanaöl

Eine fein-fruchtige Note mit feiner Holznote besitzt das ätherische Öl aus *Artemisia-pallens,* Wall., das *Davanaöl,* das sich für Erdbeere und Himbeere eignet.
Für den Geruch sind die Davanaether, *cis, trans-*Isomere des nor-Sesquiterpen-Davanan-furan und ein niederes Homologes des Davanon wichtig. Das Davanonderivat, $C_{15}H_{22}O_3$, ist ein Isomeres des Artemon und stellt chemisch 2,(2-Methyl-2-vinyltetrahydrofuryl-5)-2,6,6-trimethyl-2-6-dihydropyron (3) dar.

Ein für **Himbeere** und **Erdbeere** recht nützlicher Aromstoff ist das *Maltol* (Veltol, Pfizer; »Corps praline«, Firmenich) = 3-Hydroxy-2-2-methyl-4-pyron sowie das »Ethyl-Maltol« (= Veltol plus), ein kristalliner Körper, der stets verdünnt verwendet wird.
Für billige Erdbeerfruchtdüfte werden auch *β-Naphthol-Ether,* insbesondere der Isobutylether herangezogen; ähnliche sind dem Parfümeur unter *Nerolin-Yara-Yara* und *Nerolin-Bromelia* (Yara-Yara = Methylether; Bromelia = Ethylether des β-Naphthols) bekannt. Natürlich sind Vanillin- und Ethylvanillin unentbehrliche Komponenten fruchtiger Aromen, geschmacklich verstärkt durch sehr kleine Mengen Propenylguethol sowie durch einen Hauch nach Schokolade: Amylphenylacetat.
In fast allen fruchtigen Aromakompositionen, z. B. in »Himbeere«, verstärken Spuren von echtem bulgarischen Rosenöl das Aroma; ebenso wirken kleine Mengen α-Damascon oder die »Alfania«-Base (Firmenich).
Eine fruchtig-frische, lang haftende Duftnote entwickelt Isohexenyltetrahydrobenzaldehyd (Myrac-Aldehyd). Fruchtig mit leicht holzigem Beigeruch ist das neue »Dihydro-Floriffon« T.D. (IFF).

13.2 Himbeere
(Raspberry, Framboise)

Die Früchte *(fructus rubi idaei* L.) sind ein bekannter Ausgangsstoff für Himbeersirup, aber auch als Aromastoff in der Kosmetikindustrie gefragt. Wichtigster Geschmacks- und Geruchsträger ist das Raspberryketon (Himbeerketon) = 4-(p-Hydroxyphenyl)-butanon (»Oxyphenylon«, »Rastone«, »Oxanon«, »Frambinon crist.« (Dragoco) usw.

Der Himbeerduft wird ferner unterstützt von Ethylmethylphenylglycidat, etwas γ-Nonalacton (»C_{14}«) und α-Jonon sowie auch δ-Lacton.

Weitere wichtige Himbeernuanceure sind:
Maltol (= 3-Hydroxy-2-methyl-4-pyron) sowie 2-Hexensäure(-*trans*) und 3-Hexensäure *(trans),* ferner α-Damascon und -cenon oder echtes bulgarisches Rosenöl sowie Davanaöl (s. 13.1, S. 118).

Als Modifikateure dienen Piperonylaceton (Dulcinyl) und Irisbutter. Zu den wichtigsten Fruchtestern zählen Ethylacetat, Isobutylacetat, Ethylbutyrat, Iso-Amylbutyrat, Isoamylacetat, Cyclohexylethylacetat usw.

Eine leichte Grünnote wird durch Spuren von *cis*-3-Hexenol und *cis*-3-Hexenal erreicht. Daneben kommen Acetaldehyd und Isoamylalkohol in Betracht.

Ferner (wie nachgewiesen): α- und β-Jonon, Terpinenol-4, Geraniol, Methyl-3-butanol-1 und das oben erwähnte *cis*-Hexenol-1.

Himbeeraroma
(DOS 2 900 395 v. 2. Aug. 1979, IFF)

Vanillin	2 g-%
Maltol	5 g-%
p-Hydroxybenzylaceton	5 g-%
α-Jonon (10%ig)	2 g-%
Ethylbutyrat	6 g-%
Ethylacetat	16 g-%
Dimethylsulfid	1 g-%
Isobutylacetat	13 g-%
Essigsäure	10 g-%
Acetaldehyd	10 g-%
Propylenglykol	13 g-%
+ 3-Hydroxy-1 (2,6,6-Trimethyl-1,3-cyclohexadien-1-yl)-1 butanon)	0,2 g-%

Himbeeraroma
[nach *J. Merory* (159)]

cis-3-Hexen-1-ol	1,25 g
Dimethylanthranilat	1,25 g
Maltol	1,25 g
Dimethylsulfid	1,50 g
Cascarillaöl	2,00 g
Citral	12,00 g
Diethylsuccinat	13,50 g
Aldehyd C_{14} (γ-Undecalacton)	15,50 g
Veilchen	16,00 g

   (62% β-Jonon, 15% Bergamotteöl, 2,5% bulgar. Rosenöl,
   1,25% Methylheptincarbonat, Sandelöl, Cassiaöl,
   Ylang-Ylang-Öl, Heliotropin und Guajakholzöl usw.)

Sellerieöl	16,00 g
Anethol	21,50 g
Ethylvalerianat	21,50 g
Aldehyd C_{16} (Ethylphenylglycidat)	30,00 g
Vanillin	40,00 g
Ethylacetat	58,00 g
Jasmin	180,00 g

   (23% n-Indol, 21% Zimtalkohol, 14,25% Nerolin
   Yara-Yara, 12,5% Methylanthranilat, 3,1% Amylzimtaldehyd,
   para-Cresylacetat, Jasmin- u. Rosenöl usw.)

β-Jonon	568,75 g

In der neutralen Fraktion mittlerer Flüchtigkeit des Himbeeröls wurden Dihydro-β-Jonon, Epoxy-β-Jonon, Damascenon, Theaspiran und 2-Hexen-4-olid nachgewiesen (160).

13.3 Erdbeere
(Strawberry, Fraise)

Die fruchtige Note der Erdbeere spielt in Parfümölen für Lippenstifte und Hautcremes eine beachtliche Rolle.

Wichtige Geruchskomponenten sind:
a) sogenannter Aldehyd C_{16}
    (Ethylphenylglycidat) und
    Ethylmethylphenylglycidat

b) Strawberry-Furanon
   (Erdbeer-Furanon) =
   4-Hydro-2,5-Dimethyl-3 (2H) Furanon
c) γ-Deca- und γ-Dodecalacton
d) Flüchtige aliphatische Säuren und deren Ester sind insbesondere iso-Butter-, Methylbutter- und Capronsäure sowie Methyl-2-Methylbutyrat, n-Butyl-2--Methylbutyrat, Ethyl-2-Methylbutyrat und in Spuren Ethylcapronat, Ethylisovalerianat (BASF) und Isobutyl-furylpropionat (IFF).
   Die Spezialität Strawberriff (IFF) enthält die »Säure«-Note, die in Erdbeeren nachgewiesen wurde.
e) Leichtflüchtige Schwefelverbindungen wie Dimethylsulfid und ähnliche.
f) *trans*-Zimtsäuremethylester- und -ethylester und Handelsprodukte wie Methylphenylphenylethylcinnamat
g) Unterstützend wirkt Maltol und Ethyl-Maltol, Vanillin, α- und β-Jonon, Heliotropylacetat (IFF) und *cis*-3-Hexenol.

Erdbeerduft
(DAS 2 530 227 v. 20. Sept. 1979, IFF)

Ethylpelargonat	5 T.
Ethyllaurat	20 T.
Cinnamylisobutyrat	10 T.
Diacetyl (10%)	5 T.
Cuminacetat	10 T.
Pfirsichaldehyd-Coeur (»C_{14}«)	50 T.
Ethylisobutyrat	100 T.
Ethylisovalerianat	50 T.
Ethylheptoat	10 T.
p-Hydroxyphenylbutanon	3 T.
Ethylacetat	2 T.
β-Jonon	10 T.
Palaton®	2 T.
Vanillin	5 T.
Ethylvanillin	2 T.
Ethylmethylphenylglycidat	75 T.
Isobutyl-2-methylpentensäure*)	10 T.
Ethyl-2-methylpentensäure*)	3 T.

*) = Estergemisch gemäß Patentanspruch

Erdbeere
(DAS 2 530 227)

p-Hydroxybenzylaceton	2 g	α-Jonon	1 g
Vanillin	15 g	γ-Undecalacton (»C_{14}«)	2 g
Maltol	20 g	Diacetyl	2 g
Ethylmethylphenylglycidat	15 g	Anethol	1 g
Benzylbutyrat	20 g	cis-3-Hexenol	17 g
Ethylbutyrat	10 g	Ethylalkohol (96 Vol.-%)	385 g
Methylcinnamat	5 g	Propylenglykol	500 g
Methylanthranilat	5 g		1000 g

13.4 Kokosnuß (Coconut)

Die Basis dieses bekannten Geruchs sind:

a) sogenannter Aldehyd C_{18} (Kokos) =
γ-Nonalacton = γ-Amylbutyrolacton
sowie
ε-Nonalacton
δ-Lacton (δ-Nonalacton)
und
γ-Decalacton (= Lacton HB, IFF)
sowie
α-Butyl-γ-Butyrolacton
α-Decyl-γ-Butyrolacton
α-Dodecyl-γ-Butyrolacton
(Isomer mit Hexadecanolid)

b) Fettig-buttrige Note durch 3,4-Hexandion und 2,3-Hexandion (BASF), Ethylundecanat, Ethyllaurinat, Isobutylphenylacetat, Ethyloenanthat, Butylbutyryllactat (mit Sahne-Milcheffekt), cis-4-Hepten-1-al (Butteraroma), Methoxyphenylpentanon, cis-3-Hexenylpyruvat, cis-3-Hexenyllactat (Karamel-Butterkeksnoten) sowie ebenfalls Karamelcharakter: Oxy-Methyl-Furfurol. Evtl. Vanillin + Propenylguethol sowie Cumarin. Spuren Diacetyl und Acetoin; evtl. feine Brotnote durch Longoza absolue.

c) Methylnonylketon und ähnliche Ketone

Die Vanillin- oder Ethylvanillinnote kann auch durch *Veratraldehyd* (3,4-Dimethoxybenzaldehyd = Vanillinmethylether) modifiziert werden.

13.5 Ananas
(pine apple, ananas)

Die parfümistisch maßgeblichen Aromastoffe für den Typ »Dosen-Ananas« sind:

        Allylcyclohexylpropionat
        Ethylcapronat (= -hexanoat)
        Allylcapronat (= -hexanoat)
        Isobutylfurylpropionat
        Sorbinsäureisopropylester

Außerdem findet man die in Fruchtaromen üblichen Bestandteile wie Ethylacetat, Methylbutyrat, Ethylisovalerianat, Allyljonon, Iso-Amylbutyrat sowie Vanillin, Maltol, β-Jonon, Orangen- und Citronenöl, ferner γ-Nonalacton und ähnliche.
Die »Cognac«-Note kann durch kleine Mengen Weinhefenöl und Ethylcaprinat erzeugt werden. Gebräuchlich ist auch bis zu 2% Methylhexylketon (Octanon-2) und n-Hexyl-iso-Valerianat.
Charakteristisch für das Ananasaroma sind auch sehr kleine Mengen schwefelhaltiger Verbindungen wie Ethyl- und Methyl-3-methylmercaptopropionat und Furfurylthiopropionat *(Bedoukian)*.
Natürlich wird die fruchtige Note auch durch das in Ananas nachgewiesene »Furaneol« (anscheinend ein Δ-2-Furenidon) hervorgehoben. Auch scheinen – ähnlich wie beim Himbeeraroma – die (E)-2-Hexen- und die (Z)-4-Decen- sowie die (Z)-4-Octensäure mit deren entsprechenden Methyl- und Ethylestern geruchlich von Bedeutung zu sein, ebenso entsprechende β-Hydroxycapron- und β- Δ-Acetoxyoctansäureester (161).
Selbst die Gruppe der Pyrazine, die ein Aroma nach Röstprodukten oder geräuchertem Fleisch aufweisen, können wie das 2-Methyl-3,5 (oder 6-)ethoxypyrazin zur Verbesserung des Ananasaromas beitragen. Generell als Aromaverstärker wurde am Beispiel des Ananasaromas p-Menthadien-1,8-ol-2-on-(6) vorgeschlagen (160).

13.6 Apfel
(Apple, Pomme)

Speziell der Geruchstyp »Grüner Apfel« wurde bereits in diesem Kapitel (s. »Grün«-Noten 7.11, S. 68) beschrieben.
Als charakteristisch gelten *trans*-2-Hexenaldiethylacetal und *cis*-Hexenaldimethylacetal, Fructone (IFF), α-Damascon, n-Valeraldehyd und Hexylethylacetylacetat sowie Ethyl-2-Methylbutyrat.
Als Spezialität wird »Apple Oliffac« (IFF) empfohlen sowie der Apfelriechstoff 3,3,5-Trimethylhexansäureethylester (Melusat®, Henkel).

Apfelduft

Rosenöl, bulgarisch, 10%	10 g
Citronenöl, Messina	10 g
Hexanol	10 g
iso-Amylalkohol	20 g
n-Butanol	20 g
Cinalkex (IFF)	50 g
Storax	20 g
Benzylacetat	20 g
Citronellylformiat	20 g
Acetaldehyd (1%)	10 g
Ethyl-2-Methylbutyrat	10 g
Makrocyclischer Moschus	10 g
Amylacetat	20 g
n-Hexylacetat	40 g
trans-2-Hexenaldiethylacetal	40 g
cis-3-Hexenol-isoacetat	50 g
cis-3-Hexenol-isopropionat	30 g
Vanillin	2 g
Maltol	2 g
Orangenöl, süß	200 g
Benzylalkohol	206 g
Dipropylenglykol	400 g
	1200 g

Selten werden in der Kosmetik das Bananen-, das Birnen- und ab und zu das Pfirsicharoma verlangt. Es sei daher auf die Literatur (163, 164 und 159) und auf die nachstehenden Stichwörter verwiesen.

13.7 Banane
(Banana)

Hauptkomponenten sind: Amylacetat, iso-Amylacetat, iso-Amylvalerianat, iso-Butylacetat, Prenylacetat (IFF) = 3-Methyl-2-butenylacetat u. a. sowie ferner: Vanillin, Heliotropin, Maltol, Hexylacetat in kleineren Mengen und in Spuren: Acetaldehyd, Diacetyl, Buttersäure, Butanol, Methylamylketon, Ethylvalerianat, Amylbutyrat, Ethyl- und Amylalkohol, 5-Methoxyeugenol, Eugenolmethylether, 1-Butanol, 1-Pentylpropionat, 3-Methyl-butyl-butyrat [s. *Baldry* »Fruits«, Vol. 37, S. 699–704 (1982)].

13.8 Birne
(pear, poire)

Charakteristische Komponente sind Ethyl-2-*trans*-4-*trans*-Decadienoat und Methyl-2-*trans*-4-Decadienoat.
Als verstärkend gelten iso-Amylacetat, Amylpropionat und Hexaldehyddiethylacetal (IFF, mit Cognacnote).

Birnenaroma
(DAS 2 530 227 v. 20. Sept. 1979, IFF)

Vanillin	2,0 T.	Hexylacetat	25,0 T.
Ethylhexanoat	0,5 T.	Citronenöl, kaltgepreßt	5,0 T.
Ethyldecanoat	1,0 T.	Ethylbutyrat	40,0 T.
Benzylacetat	0,5 T.	Butylacetat	20,0 T.
Ethyloctanoat	2,0 T.	Amylvalerat	65,0 T.
γ-Undecalacton (10%ig)	2,0 T.	Amylacetat	640,0 T.
α-Jonon (0,1%ig)	5,0 T.	Ethylalkohol	185,0 T.

Als neuerer fruchtiger Riechstoff werden Methylpamplemousse (Roure Bertrand) und Pamplenol (BBA) vorgeschlagen.

13.9 Pfirsich
(peach, pêche)

Die Hauptkomponente ist der sogenannte Aldehyd C_{14} = γ-Undecalacton.
Daneben sind γ-Octalacton, γ-Decalacton und γ-Dodecalacton nachgewiesen (165). Zur Abrundung dienen Benzaldehyd und Benzylalkohol, Vanillin, Maltol, α-Jonon, Ethylacetat, Ethylisovalerianat, iso-Amylisovalerianat und in Spuren Hexylacetat, 2-*trans*-Hexenylacetat, Linalool, α-Terpineol, Phenylethylalkohol, Davanaöl, Piperonylalkohol, Piperonylaceton, Piperonylacetat sowie ferner α-Hexyl- und α-Heptyl-γ-Butyrolacton und eine Spur Veloutone (Firmenich).

13.10 Aprikose
(Apricot)

Charakteristisch ist eine Mischung aus γ-Decalacton, aus sogenanntem Aldehyd C_{14} und C_{18} neben größeren Mengen Linalool, α-Terpineol, Geraniol, Nerol und wie üblich Vanillin, Maltol, Benzaldehyd, Ethylbutyrat- und -pelargonat, Davanaöl usw.

13.11 Schwarze Johannisbeere
(Black currant, Cassis)

Als Grundlage dient das als Betulinatyp oder als »Crenulata« im Handel befindliche Buccoblätteröl (s. 6.13.2, S. 59) und das analoge synthetische Produkt, das p-Menthan-8-thiol-3-on.
Daneben größere Mengen Pulegon und iso-Pulegylacetat, Ethylheptylat, -acetat, -butyrat und -nonanoat, iso-Butylacetat, α-Jonon, Citronellol, Geranylacetat, Vanillin, Maltol, Nerol, Nerylacetat, β-Caryophyllen, Methylanthranilat und zur Abrundung ein Gemisch ätherischer Öle in kleinen Mengen (Rosmarin-, Lorbeer-, Nelken-, Lavendel- und Zimtöl).
Charakteristischer Geruchsträger in der gewünschten Cassisrichtung ist im Buccoblätteröl (s. 6.13.2, S. 59) ein Gemisch diastereomerer Menthan-8-thiole in Mengen von etwa 4%; die stark fruchtig duften mit einem minzigen und brenzligen Unterton (166).
Als Spezialität ist Ribenol-100 (Synarome) bekannt.

13.12 Pflaume
(Plum, Prune)

Neben den bekannten Fruchtestern enthält das Pflaumenaroma vor allem *trans*-Decahydro-β-Naphthylisobutyrat (IFF) und Spezialitäten wie Nectarine 10877 E (H & R).

13.13 Mandel
(Almond, Amandes amêres)

Das Bittermandelöl enthält bis zu 90% Benzaldehyd.
Ähnliche Mandelgerüche weisen 3,4-Methylendioxybenzaldehyd (= Heliotropin) und 4-Methylbenzaldehyd auf. Hinzu kommen noch Erdbeer-Furanon und verschiedene Pyrazine z. B. 2,5 (oder 6)-Methoxy-3-methylpyrazin.

13.14 Nuß
(Nut, Noix)

Den *Haselnuß*charakter (noisette, *Corylus avellana*) repräsentiert am deutlichsten *Resorcindimethylether*. Daneben Spuren von »Maple-Lacton« = Methylcyclopentenolon (= MCP) sowie Ethylcyclopentenolon (= ECP) und deren -propionate, -butyrate und -isovalerianate. Ferner Pyrazine wie 2,3-Diethyl-5-methylpyrazin.
MCP und ECP haben in starker Verdünung den Walnußschalengeruch, etwas an Ahorn und Tabak erinnernd.

Neben diesen beiden letztgenannten Aromastoffen werden für *Walnuß-* (*Juglans regia* L.-)Duft Hexanol, Pentenal (vor allem 4-Phenyl-4-pentenal), 2,4-Octadienal, n-Valeraldehyd, γ-Heptalacton, Δ-Nonalacton und Menthonlacton (Glidden) verwendet.

Als Nuanceur in kleinen Mengen Celeriax® (IFF) = 3-Propylidenphthalid, Methylangelat (Caro, Tokyo) und ortho-Nitrobenzoesäuremethylester. Daneben setzt man 6-Methylcumarin, Dihydrocumarin, Anisalkohol, Benzaldehyd und Spuren von »Butter«-Aromen ein wie Diacetyl-, 2,3-Pentandion und Acetoin sowie Mischungen von Pyrazinen.

Ein weiterer Riechstoff mit ausgesprochener Walnußnote ist das 4,6,6(4,6,6)-Trimethyltetrahydropyran-2-on (Trivalon®, Henkel).

13.15 Tropische Fruchtdüfte
13.15.1 Guave oder Guajave

Der 4 bis 5 m hohe Strauch *(Psidium Guajava)* trägt gelbschalige, birnengroße Früchte.

Das Aroma der reifen Frucht ist quittenartig, erinnert etwas an das Pflaumenaroma und Ananas und hat darüberhinaus eine sauerfruchtige Grünnote.

Diese Grünnote wird durch *cis*-3-Hexenol, Hexanol und Hexanal erreicht. Ansonsten wird das ganze »fruchtige« Register gezogen: Maltol, Vanillin, β-Jonon, Citral, α-Terpineol, Dihydromyrcenol, Iso-Cyclocitral, *cis*-3-Hexenylethylacetal des Acetaldehyds, Bitter-Orangenöl, Methylbenzoat, Phenylethylacetat, Methylcinnamat, *trans*-2-Dodecenal, Davanaöl usw.

Weitere Bestandteile sind: Furfural, Methylheptenon, Hexylacetat, γ-Hexalacton, Linalool, Benzylacetat, Perillaaldehyd, Benzothiazol, Methyl-non-3-enoat, 3-Phenylpropanol, Zimtalkohol, Pentenylbenzoat, 3-Phenylpropylacetat, Borneol *(Shiota).*

Spezialität: Guave 10875 (H & R).

13.15.2 Mango

Der immergrüne Obstbaum *(Mangifera indica)* erinnert an Roßkastanie.

Geruchsträger sind das Erdbeer-Furanon (s. Erdbeere, 13.3, S. 120), *cis-* und *trans*-Ocimen, γ-Butyrolacton, γ-Hexalacton, γ-Octalacton, Furfural und Acetylfuran.

Besonders *cis*-Ocimen und β-Myrcen sollen das Aroma des ätherischen Öls der Mangofrucht ausmachen (167).

Im Mangoaroma wurden 9 Kohlenwasserstoffe, 8 Ester, 8 Lactone und 6 Alkohole nachgewiesen.

Neben Ethylacetat sind vor allem die Ester und Alkohole von Propyl-, Butyl-, Amyl-, Isobutyl- und Isoamylderivaten vorhanden, daneben Limonen und Fenchen. Cognac- und Weinnoten kommen als Nuanceure in Betracht.

Bei grünen Früchten wurden als Inhaltsstoffe Car-3-en, Hexadecanol, Phytan, 9-Heptadecanon und 2,6,10,16-Tetramethylheptadecan nachgewiesen *(Diaz).*

13.15.3 Passionsfrucht
(Maracuja, *Passiflora edulis*)

Die etwa hühnereigroße, im gereiften Zustand gelb-violette Frucht liefert den Fruchtsaft, der z. B. in Kenya (Ost-Afrika) gewonnen wird.
Hauptbestandteile des Aromas sind mit 22,5% 1-Hexanol neben schwefelhaltigen Komponenten wie 3-Methylthiohexanol und *cis/trans*-2-Methyl-4-propyl-1,3-oxathian (168), ferner 2-Methylbutanolid, Δ-Lactone, Geranylaceton, γ-Butyrolacton und β-Jonon.
Eine Grünnote ist mit etwa 1,7% durch *cis*-3-Hexenol vertreten. Ebenso findet man nach *Murray* ca. 18,5% Benzaldehyd, 6% Ethylbutyrat, ca. 15% Ethylcapronat, ca. 1,3% Hexylbutyrat usw.
In der gelben Passionsfrucht (purple, fruit, P. *edulis* sims) wurde auch Edulan isoliert (169). Auch wurden die Spiroether der Jononserie, die das Aroma von Schwarzem Tee bedingen, nachgewiesen, vor allem Theaspiron und -spiran.
Sensorisch sollen Ethyl-4,7-octadienat und 3,5-Hexadienyl-*cis-cis*-butyrat wertvoll sein *(M. Winter)*.

13.15.4 Kiwi
(*Actinidia chinensis* Planck)

Die Kiwifrucht stammt von einer wilden Rebenpflanze aus China, die in Neuseeland kultiviert wurde.
Das Aroma der Frucht erinnert an Stachelbeeren und sollte daher reinstes α-Jonon enthalten, daneben sind Gerüche nach Wassermelone (Hexylbenzoat »Melonat«), nach Apfel (Hexylacetat), nach Birne und Aprikose wahrnehmbar.

14. Animalische Duftnoten

Unter den Duftstoffen, die tierischen Ursprungs sind, muß man geruchlich zwischen folgenden Abstufungen differenzieren:

a) Ambraduft
   parfümistischer Duft ohne fäkalische Nebennote

b) Fäkalischer Geruch, intensiv –
   Charakteristisch sind die Absonderungen der Geschlechtsdrüse der Zibetkatze und des chemischen Riechstoffs Skatol

c) Schweißig-bocksartiger Geruch
   (Fettsäuren wie Caprin- und Caprylsäure, ungereinigtes Wollfett; Geruch nach Ziege)

d) Fischig-aminiger Geruch
   Charakteristisch: Trimethylamin; evtl. andere stickstoffhaltige Komponenten, z. B. »Castoramin« in Castoreum, wobei der Castoreumduft eher lederartig und angenehm ist
e) Moschusduft
   (balsamisch-fruchtig-holzig)

14.1 Ambra
(Amber, Ambre)

Ambra grisea, graue Ambra (Ambergris, l'ambre gris) ist eine vom Pottwal (*Physeter macrocephalus* L.) stammende Masse, die aus beulenartigen Anschwellungen des Unterleibs des Tieres abgesondert wird oder in Klumpen an der Meeresoberfläche schwimmt, an Land gespült und gesammelt wird.

Ambra ist eine schwarzbraune Masse, die von weißen, hellgelben oder grauen Streifen oder Flecken durchzogen wird. Die grauen Stücke gelten als die besten. Ambra ist ein guter Fixateur und hat nach Reifung eine feine, süße, sehr angenehme Note, die den Parfüms »Wärme« und »Abrundung« verleiht. Der Duft selbst ist nicht besonders intensiv.

Die Ambra entsteht nach herrschender Theorie durch Verletzung der Darmwand des Pottwals (Blauwal, blue sperm whale) durch die sogenannten Sepiaschnäbel; das sind dünne, schnabelartige Horngebilde, die Hornkiefer des Tintenfisches *[Eledone (Sepia) moschata]*, die als unverdauliche Reste der vom Pottwal verzehrten Nahrung gelten.

Verbürgt sind Funde von 25 kg schweren Ambraklumpen. Bei dem hohen Preis der Ambra macht ein einziger Fund dieser Art den glücklichen Besitzer bereits zum reichen Mann. 1956 wurde ein Ambraklumpen mit einem Gewicht von 151 pounds 8 Unzen in New York für 20 000 $ angeboten (170).

Man unterscheidet die bessere Qualität der Ambra, die im Meer treibt oder angespült wurde und durch Licht und Meer eine hellere Farbe hat und bessere Dufteigenschaften (Ambre »flotté«) von der beim Walfang erbeuteten (»de Chasse«), besonders in Boston (USA) gehandelten billigeren und meist schwarzen Ambraqualität, die mindestens drei Jahre trocken gelagert werden muß, um daraus gute alkoholische Ambratinkturen herstellen zu können.

Als Hauptinhaltsstoff gilt Ambrein (25 bis 45%), ferner 30 bis 40% Epicoprosterol, 2 bis 4% Nor-Phytan, 3 bis 4% Coprostanon-3, 1 bis 5% Coprosterol, 0,1% Cholesterin, 4% andere Ketone und Aldehyde, darunter ein Hydroxyaldehyd $C_{17}H_{30}O_2$, 5% freie Säuren insbesondere Arachidonsäure, 5 bis 8% veresterte Säuren.

Mit der Reife der Ambra verringert sich der Gehalt an epi-Coprosterol. So wurden
in der *grauen Ambra* (171)   in der *schwarzbraunen Ambra*
Ambrein   65,6 bis 74,0%   Ambrein   42,5 bis 46,0%
und   und
epi-Coprosterol   3,5 bis 16,8%   epi-Coprosterol   19,8 bis 33,2%
gefunden.

Die teure und parfümistisch interessante Duftnote der Ambra hat zu Synthesen der Ambrageruchsstoffe animiert.

Aus den Diterpenen Sclareol und Manool wurde Ambrein zugänglich. Von der bicyclischen Struktur dieses Triterpens leiten sich andere Ambrariechstoffe wie Ambrox, Bicyclohomofarnesal und das innere C_{18}-Ketal ab; ferner γ-Cyclohomogeraniol, Tetrahydrofuran, und das wichtige γ-Dihydrojonon, das sich wie α-Ambrinol und Bicyclo-(3,3,1)-Nonan-Derivate vom monocyclischen Teil des genannten Triterpens ableiten (172).

Der Einfluß von Licht auf γ-Dihydrojonon führte zur Untersuchung von photochemischen Reaktionen von 15,16-Dinorlabd-8 (20)-en-13-on und zu neuen Ambrariechstoffen.

Es ist möglich, daß die Reifung der Ambra unter UV-Licht-Einwirkung erfolgt, wobei der in der Ambra enthaltene Fotosensibilisator, das Porphyrin, mitwirkt. Das nur zu 0,3% in der rohen Ambra vorhandene Geruchsprinzip (der tricyclische Terpenalkohol Ambrein, α-Ambrinol, Dihydro-γ-Jonon und der vor wenigen Jahren entdeckte Ambraaldehyd) führt durch Oxidierung zu neuen Ambrariechstoffen (174).

Durch Kaliumpermanganat-Oxidation des Ambrein erhielt man (+)-Ambreinolid, (+)-Dihydro-γ-Jonon und andere Stoffe mit S-Konfiguration (175).

Parfümistisch versucht man die Ambranote durch Kombination folgender Stoffe nachzuahmen:

    α-Iso-Amyl-γ-Butyrolacton
    α-Hexyl-γ-Butyrolacton
    Cedrylmethylether
       (= Cedramber, IFF – sehr intensiver Riechstoff
       mit staubig-holziger Note)
    1-Acetoxy-2-sek.-butyl-1-vinyl-cyclohexan
       (= Dihydro-Ambrate, L.G.)
    Boisambrene forte
       (= Formaldehydethylcyclododecylacetal, Henkel)
    Vanillin
    Labdanumextrakt
    Tetrahydro-4-Methylchinolin

sowie zahlreiche Spezialitäten wie:
Ambrain-Labdanum-Herzkörper (IFF)
Ambergris T Oliffac (IFF)
Ambroxan (Henkel)
Fixateur-404 (Firmenich)
Ambre-150 B (Firmenich)
Ambrinol (Firmenich)
Grisambrol (Firmenich)
Grisalva (IFF)
Ambropur (Dragoco)
Ambrarome absolue (Synarome) usw.

Die Ambranote dient nicht zur Erzielung von animalischer »Wärme« in Extrait-Parfümölen wie z. B. in der Ambra-Labdanum-Cistusnote »L'air du Temps«, sondern es rundet die synthetischen Kompositionen vorzüglich ab und wird auch in Creme-Parfümölen vom sehr bekannten Sportcremetyp verwendet.

Ohloff hat schon 1969 darauf hingewiesen, daß sich der Ambraduft aus sechs verschiedenen Grundgerüchen zusammensetzt, hauptsächlich »erdig-schimmelig«, »See-Wasser-Algennote«, »Tabak«- und »Sandel«-Note.

Verantwortlich für den Geruch sei ein Decalinringsystem mit bestimmter Stereochemie.

Nach dem USP 4 146 505 vom 27. März 1979 (Ruhrchemie und Gebr. Grau) wird ein Moschusriechstoff beschrieben, der in folgender

Ambrakomposition
benutzt wird:

Labdanum, absolue	100 g	Tuberose, absolue	20 g
Vetiveröl	50 g	Eichenmoos, entfärbt	30 g
Patchouliöl	10 g	graue Ambratinktur (3% in Ethanol)	150 g
Bergamotteöl	50 g	Iris-concret	30 g
Rose absolue	30 g	Orangenöl, süß	50 g
Ambrette-Moschus	50 g	Tricyclo $(5,2,1,0^{2,6})$-decan-3-	
Keton-Moschus	50 g	(4,5), 8(9)-dimethylol	
Vanillin	40 g	(Isomerenmischung)	23 g
γ-Methyljonon	100 g	Hydroxymethylformyltricyclo-	
Muskateller-Salbeiöl	40 g	$(5,2,1,0^{2,6})$-decan	2 g
Sandelholzöl, ostindisch	80 g	Ethanol	75 g
Cypressenöl	20 g		1000 g

14.2 Zibet
(Civet)

Unter Zibet versteht man das penetrant riechende Sekret aus den in der Nähe des Afters liegenden Drüsen der Zibetkatze. Das Sekret der männlichen Tiere wird geruchlich bevorzugt. Zibet ist eine salbenartige dunkelbraune Masse, die vor allem in Äthiopien aus den in Käfigen gehaltenen Zibetkatzen erhalten und in Büffel- oder Zebuhörnern oder in Aluminiumdosen gefüllt wird. Jede Katze liefert pro Monat etwa 20 bis 30 g Zibet, wodurch der hohe Preis verständlich wird. Die afrikanische Zibetkatze (*Viverra Civetta* L.) lebt in einem Bereich, der im Norden von der Mittelmeerküste, im Süden vom 22. südlichen Breitengrad in der Gegend des Limpopo-Flusses und im Westen von der Sahara begrenzt wird. Die asiatische Zibetkatze in Indien und China ist etwa 70 cm lang mit einer Schwanzlänge von 35 bis 40 cm und hat ein bräunlich-rotes Fell mit schwarzer Längsstreifung auf dem Rücken. Die afrikanische Zibetkatze soll sich von der asiatischen durch eine schwarzbraune, längs der Rückenmitte verlaufenden, aufrichtbaren Mähne unterscheiden.

In Äthiopien (vor allem in der Provinz Kaffa und in der kleinen Stadt Nazareth – 100 km südöstlich von Addis Abeba) wird das Sekret aus den »Taschen« der Zibetkatze ein- bis zweimal wöchentlich mittels eines Hornlöffels herausgeschabt.

Dieser Duftbeutel der Zibetkatze ist von dichtem Fell überzogen und äußerlich kaum sichtbar; lediglich eine Spalte ist zu erkennen, aus der der Zibet entnommen wird.

Die Zebuhörner enthalten etwa 500 bis 1200 g Zibet, entsprechend vier Jahresproduktionen einer Katze mit etwa vier- bis achthundert Auskratzungen.

Hauptgeruchsträger sind ein makrocyclischer, dem Muscon ähnlicher Riechstoff, das *cis*-Zibeton (Civeton) und der korrespondierende Alkohol sowie Skatol und andere indol-artige Riechstoffe, insbesondere

> Schiffsche Base von Indol und Hydroxycitronellal
> (= Indolene 50)
> ferner
> 4-Methylchinolin (»Lepidone«) und
> 1,2,3,4-Tetrahydro-4-methylchinolin
> (»Tetrahydrolepidine«)
> sowie
> Butylphenylester der Phenylessigsäure
> (= Butylphenylphenylacetat).

Auch gewisse Extrakte und Produkte der Gerberei wie Gerberlohe werden für künstliche Zibetnoten herangezogen.

Nachbildungen enthalten ca. 10% Civeton und 0,5% Skatol sowie 1% Tetrahydromethylchinolin und Ester der Phenylessigsäure neben Fettsäuren, Fettalkoholen und Kohlenwasserstoffen.

In jüngerer Zeit wurde als Inhaltsstoff des Zibet die (*cis*-6-Methylhydropyran-2yl)essigsäure erkannt (176).
Trotz des durchdringenden Geruchs des Zibet ist seine Note in der feinen Parfümerie unentbehrlich und ergibt vortreffliche Nuancen.
Spezialität: Animalide, extra (H & R).

14.3 Bibergeil, Castoreum
(Castoreum)

Unter Castoreum versteht man die, ein duftendes Sekret enthaltenden, Drüsenbeutel, die von einer äußeren Haut und von inneren Häuten, die das in trockenem Zustand braune, harte, glänzende Sekret teilweise durchsetzen, bedeckt sind.
Es handelt sich um die paarweise zwischen After und Geschlechtsteilen des Biber (*Castor fiber* L.) liegenden Drüsensäcke, die nach Tötung der Tiere herausgeschnitten und in Rauch getrocknet werden.
Die übliche Handelsware stammt von canadischen Bibern und wird von der nordamerikanischen Hudson-Bay-Gesellschaft auf den Markt gebracht.
Das Canada-Castoreum bildet keulenförmige, 8 bis 10 cm lange und bis 3 cm breite, 25 bis 100 g schwere Beutel, die von einer braun-schwarzen, runzligen, äußeren, nicht spaltbaren Hülle umgeben sind.
Der Inhalt ist harzartig glänzend, von rot- oder schwarzbrauner Farbe.
Der Geruch ist balsamisch mit einer Rauchnote (durch die Räucherung) und einer fruchtigen, an Feigen und Baldrian erinnernden Note.
Der Biber, der die ungefähre Größe und die plumpe Gestalt eines Dachses besitzt, ist ein etwa ein Meter langes, possierliches Nagetier, das durch seine hervorstehenden Nagezähne auffällt.
Früher war er auch in Deutschland (an der Elbe und Donau), aber auch in kleineren Bächen heimisch, woran zahlreiche Ortsnamen (z. B. Bevern am Bevernbach bei Holzminden, aber auch Bieberach und zahlreiche andere) erinnern.
Neben dem canadischen Biber Nord-Amerikas (Hudson Bay-Corporation) gibt es noch den sibirischen Biber, der an den Flüssen Jenissei und Lena haust und eine weniger teerartige Castoreumnote liefert als der canadische.
Möglicherweise wird die teerartige Räuchernote durch das Trocknen der Castoreumbeutel über Holzfeuer verstärkt.
Inhaltsstoffe sind neben Cholesterin und Wachsestern vor allem Riechstoffe, die den Lederduft des Castoreums bedingen:
Derivate des Cresols, Phenols, Guajakols, Katechols und Chavicols sowie Jononderivate, Ester der Salicyl-, Benzoe-, Zimt- und Anissäure; ferner Methoxyacetophenon, Methylsalicylat, Salicylaldehyd und 0,2% *cis*-Hexan-diol-1,2 usw.
Auch die basischen Anteile der luftgetrockneten Biberdrüsen (etwa 0,2%) besitzen eine intensive, an Nikotin erinnernde Geruchsnote (177). Neben dem bis heute einzigen aus Biberdrüsen isolierten Alkaloid (–)-Castoramin, $C_{15}H_{25}O_2N_1$ identifizier-

ten *Maurer* und *Ohloff:* (−)-Isocastoramin, (−)-Desoxynupharidin und verwandte Verbindungen sowie ein Isochinolinderivat und Pyrazine. Das Isochinolinderivat wurde auch im Burleytabak aufgefunden; die Pyrazine sind als Aromastoffe in gerösteten Nahrungsmitteln weit verbreitet.

Imitationen des Castoreumduftes basieren auf para-Cresol, para-Cresylacetat, para-Cresolmethylether und para-tert.-Butylchinolin (IFF) neben Juchtenriechstoffen (s. Juchten 10.6.1, S. 105) und Spezialitäten wie »Cuir de Russie« (Synarome) und »Animalys« (Synarome) mit einer Moschus- und Zibetnote.

14.3.1 Costusöl (Costuswurzelöl)
(Costus oil, Essence de racine de costus)

Auch die animalische Note des Costusöls, aus der Wurzel der 2 bis 3 m hohen, in Indien wachsenden Pflanze *Saussurea lappa* Clark, destilliert, die in Indien den Namen »Kashimirja« trägt, wird genutzt.

Wichtige Inhaltsstoffe sind Dihydro- und Dehydrocostuslacton sowie Costunolid und Costol.

Die schwach an »fruchtige« Veilchen erinnernden α- und β-Jonone sind ebenfalls im Costusöl nachgewiesen.

Als Spezialität gilt Costaulon (PFW) = 4-Ethyl-4-butyl-Δ-Valerolacton.

Bestimmte Sesquiterpenlactone mit α-Methylbutyrolacton-Struktur, die in Costuswurzeln vorkommen, sollen ein Sensibilisierungsvermögen aufweisen (RIFM).

Castoreum fixiert besonders gut alkoholische Duftwässer und ist unentbehrlich in Ledernoten (»Russisch Leder«), natürlich auch in Herrenduftwässern. Castoreum ist preislich wesentlich günstiger als Ambra, Zibet und Moschus.

Interessant ist die Verstärkung von Vanilleduftnoten durch Castoreumextrakte.

Als *Castoreum-Replacement* dienen nach USP 4 147 671 vom 3. April 1979 (Naarden) zwei Riechstoffe, die wie folgt eingesetzt werden:

Benzoesäure	738 g	Methylbenzoat	10 g
Farnesol	50 g	Methylphenylcarbinol	6 g
Farnesylacetat	20 g	Acetophenon	4 g
Farnesylisobutyrat	10 g	Pentasäure	2 g
o-Cresol	15 g	Butansäure	2 g
p-Cresol	5 g	obige Mischung	900 g
m-Cresol	4 g	o-Hydroxybenzylethylether	85 g
Salicylsäure	6 g	8-allyl-8-Hydroxitricyclo	
Borneol	2 g	$(5,2,1,0^{2,6})$decan	15 g
Eugenylphenylacetat	1 g		1000 g
Ethylbenzoat	25 g		

14.4 Moschus
(Musk, Musc)

Moschus ist ein in frischem Zustand salbenartiges Sekret aus einem drüsigen Beutel, der sich zwischen Nabel und Rute des Moschustieres (*Moschus moschiferus* L.) befindet.

Dieses fälschlich als »Moschus-Ochse« bezeichnete Tier ist in den Alpenregionen der nördlichen Provinzen Chinas, in Tibet, in Sibirien bis zum Baikalsee wie in den südlicheren Grenzländern Chinas zu Hause.

Das den Hirschen verwandte, jedoch ungehörnte, einem kümmerlichen Reh ähnliche Tier tummelt sich in Herden in 1000 bis 2000 m Höhe und wird auch in China schon gezüchtet. Als bester Moschus gilt der Tonkin-Moschus aus Tibet.

Moschus ist wahrscheinlich ein Sexuallockstoff, da nur das männliche Tier über dieses Sekret verfügt.

Das Männchen, das etwa 50 cm groß ist und bei einem Gewicht von 8 kg knapp einen Meter lang wird, besitzt obere Eckzähne, die in Gestalt zweier langer gekrümmter Dolchklingen aus dem Maul hervorragen. Die getrockneten Moschusbeutel, deren Gewicht zwischen 15 und 45 g schwankt, sind etwa 4 bis 5 cm lang, 8 cm breit und bis zu 2 cm dick. Die eine Seite der Beutel ist flach und unbehaart, die andere hingegen konvex und behaart.

Die getrocknete, krümelige Masse wird in alkoholischer Lösung verwendet und gewinnt an Duft durch längere Lagerung.

Hauptgeruchsträger des Moschus ist das *Muscon* ($C_{16}H_{30}O$) = 3-Methylcyclopentadecanon (*Ruzicka*, 1926), das über das zugängliche und preiswert verfügbare Cyclodecanon synthetisiert werden kann. Ebenso kann das als Spurenkomponente im Moschus vorkommende, einen schwach aminigen Geruch aufweisende, Muscopyridin ($C_{16}H_{25}N$) aus Cyclododecanon synthetisiert werden.

Letzteres erlaubt auch Synthesen von Cyclopentadecanon, das in den Duftdrüsen der Moschusratte *(Ondrata zibethica rivalicus)* nachgewiesen wurde.

Auf verschiedenen Synthesewegen werden *makrocyclische Moschuskörper* gewonnen, wie z. B.: Exaltolide® (Firmenich), ein Großring-Lacton, Pentadecanol-(15)-säurelacton ($C_{15}H_{28}O_2$), 12-oxa-Hexadecanolid (Musc 781, IFF), 7-Hexadecenolid (Ambrettolid, L.G.) usw.

An Bedeutung haben besonders folgende *Moschusriechstoffe* gewonnen:

Ethylenbrassylat
 [Astrotone®, Tibetogen®, Emeressence®-1150 (Emery) usw.]
Isochroman-Moschus
 (Typ Galaxolide®-50 (IFF)
4-Acetyl-6-tert.-butyl-1,1-dimethylindan =
 (»Indan-Moschus«) = Celestolide® (IFF)
6-Acetyl-1,1,2,3,5-Hexa-methyl-Indan
 (Phantolid PFW)

sowie »Tonalid« (PFW) und Versalide® (= 7-Acetyl-1,1,4,4-tetra-methyl-6-ethyl-1,2,3,5-tetrahydronaphthalin), 7-Acetyl-1,1,3,4,4,6-Hexamethyltetralin = Fixolide NP (L.G.), 6-Acetyl-6-tert.-butyl-1,1-dimethylindan = Crysolide (L.G.).

Die IFRA empfiehlt Acetylethyltetramethyltetralin (AETT) = 1,1,4,4-tetramethyl-6-ethyl-7-acetyl-1,2,3,4-tetrahydronaphthalin *nicht* als Riechstoff zu verwenden (neurotoxische Effekte bei Tieren). 5-Acetyl-1,1,2,3,3.6-Hexamethyl-Indan soll aufgrund von Tierversuchen fototoxisch wirken und laut IFRA soll es in der Komposition auf 5% beschränkt werden.

Anstelle von AETT wird Nepalva® (IFF) vorgeschlagen.
Nach dem DBP 2 209 372 (v. 27. Sept. 1973, *E. Klein* und *A. Roth*, Dragoco) wird unter Muscogen® der Moschuskörper 3-Oxa-bicyclo (10.3.0)-pentadec-2-en auf den Markt gebracht.

Das klassische Beispiel für die makrocyclischen Moschuskörper ist das im Angelikawurzelöl nachgewiesene Pentadecanolid.

Die nachstehende *Tabelle* über natürlich vorkommende makrocyclische Moschuskörper wurde von *Bauer* und *Körber* (178) zusammengestellt:

Ketones		*Lactones*	
a) straight chain		a) straight chain	
$C_{15}H_{28}O$	cyclopentadecanone	$C_{15}H_{28}O_2$	15-pentadecanolide
$C_{15}H_{26}O$	cis-cyclopentadec-5-en-1-one	$C_{16}H_{30}O_2$	16-hexadecanolide
$C_{15}H_{24}O$	cyclopentadec-5-yn-1-one	$C_{16}H_{28}O_2$	16-hexadec-7-enolide =
$C_{16}H_{30}O$	cyclohexadecanone		ambrettolide
$C_{17}H_{32}O$	cycloheptadecanone		
$C_{17}H_{30}O$	cis-cycloheptadec-5-en-1-one	b) branched chain	
$C_{17}H_{30}O$	cis-cycloheptadec-6-en-1-one	$C_{15}H_{28}O_2$	14-pentadecanoloide
$C_{17}H_{30}O$	cis-cycloheptadec-7-en-1-one	$C_{16}H_{30}O_2$	15-hexadecanolide
$C_{17}H_{30}O$	cis-cycloheptadec-9-en-1-one		
$C_{17}H_{28}O$	cis,cis-cycloheptadeca-5,11-dien-1-one		
$C_{17}H_{28}O$	cycloheptadec-5-yn-1-one		
$C_{17}H_{26}O$	cis-cycloheptadec-7-en-5-yn-1-one		
b) branched chain			
$C_{16}H_{30}O$	3-methylcyclopentadecanone = muscone		

Sie weisen darauf hin, daß Ethylenbrassylat preisgünstig aus Erucasäure zugänglich ist und ebenso aus entsprechenden Säuren verwandte Produkte wie 12-oxa-16-Hexadecanolid und Ethylen-1,12-Dodecandioat.
Als ungesättigtes Homo-Muscon, in den Eigenschaften eine »Kreuzung« seiner Eltern Muscon und Civetton, kann das makrocyclische Keton 3-Methylcyclohexadec-5-en-1-on angesprochen werden.

Unter den von *A. K. Körber* (178) getesteten makrocyclischen Ketonen wurden folgende als parfümistisch besonders geeignet ausgewählt:

Cyclopentadecanon (Exalton) = $C_{15}H_{28}O$:
  intensive, eindeutige Moschusnote
Civeton:
etwas schwächer, aber große
  Haftfestigkeit (= 9-Cycloheptadecenon, $C_{17}H_{30}O$)
Muscon ($C_{16}H_{30}O$) = (3-Methylcyclopentadecanon):
  intensiv mit frischen und fruchtigen Nuancen
Cyclohexadec-4-en-1-on:
  starke und natürliche Moschusnote mit
  »erogener« Komponente
3-Methylcyclohexadec-5en-1-on:
  stark und haftfest, typisch für Muscon
  oder Homo-Muscon

Makrocyclische *Lactone* haben ebenfalls einen feinen Moschusgeruch wie das im *Moschuskörneröl* (Ambrette seed oil) vorkommende Hexadecen-(7)-ol-(16)-säure-(1)-lacton, $C_{16}H_{28}O_2$ = Ambrettolid und das oben erwähnte Exaltolid®, ferner die Spezialität Shangralide® (IFF).

Neben den polycyclischen Indan- oder Tetralin-Moschustypen und den makrocyclischen (C_{15} bis C_{17} vorwiegend)-Moschuskörpern werden seit vielen Jahren die

Nitro-Moschuskörper
in der Parfümerie

verwendet.

Der erste künstliche Moschus war das von *A. Baur* gefundene Trinitrobutyltoluol, darauf folgten mit großer Anwendungsbreite:

Xylol-Moschus
  (5-tert.-Butyl-1,3-dimethyl-2,4,6-trinitrobenzol)
  einer der billigsten Moschus-Riechstoffe)

Keton-Moschus
  (4-tert.-Butyl-2,6-dimethyl-3,5-dinitroacetophenon)

Ambrette-Moschus
  (4-tert.-Butyl-2,6-dinitro-3-methoxytoluol)

Hinzu kommt noch das in der UdSSR unter dem Namen »Musteron« hergestellte Isobornyl-2-methyl-cyclohexanon.

Ambrette-Moschus soll in Kompositionen wegen fototoxischer Bedenken mit maximal 4% dosiert werden.

Für Moschus-Imitationen eignen sich natürlich in erster Linie Muscon sowie andere Großring-Moschuskörper u. a. Pentadecanolid aber auch

ω-Pentadecalacton (intensiver Moschusduft)
      (= Dihydro-Ambrettolid)
ω-Hexadecalacton
α-Dodecyl-γ-Butyrolacton
 (= Isomer mit Hexadecanolid)
α-Heptyl-γ-Butyrolacton
α-Amyl-γ-Butyrolacton

Unterstützend wirken Acetylcedren, Ethyltetrahydrogeranioloxalat, Di-tert.--Butylacetophenon, Cyclododecylformiat (Lautier), sowie mit schweißiger Bocknote para-Cresylcaprylat.

Schließlich können kleine Mengen Costusöl den animalisch-schweißigen Ton und auch den Duft nach »altem Holz« in Kompositionen hineintragen, wozu manchmal auch Geraniumöl-Kongo dienlich ist.

15. Kompositionen

Die Mischungen werden nach ästhetischen Gesichtspunkten vorgenommen, wobei technische Gesichtspunkte berücksichtigt werden müssen, z. B. verfärben in weißen Seifen am Licht: Vanillin, Nitro-Moschuskörper, Indol, Citral usw., aber auch Eugenol und Derivate neigen – besonders bei Anwesenheit von Eisen- oder anderen Metallspuren – zum Verfärben. Über das Verhalten von Riechstoffen in praktischen Anwendungsformen wurde bereits in der Literatur berichtet (179).

Sowenig wie man einen Maler das Anfertigen eines Gemäldes lehren kann, sowenig läßt sich das parfümistische Komponieren erlernen, wenigstens soweit es künstlerische Intuition erfordert.

Der Möglichkeit des parfümistischen Kombinierens sind kaum Grenzen gesetzt.

Für maskuline Duftnoten läßt sich beispielsweise der klassische Eau-de-Cologneakkord mit dem Moos- und dem Holzakkord kombinieren. Auch bei Cremeparfümölen, bei denen blumige Noten bevorzugt werden, gibt es kein Limit an kreativen Ideen. Zum Beispiel stellt ein sehr bekanntes Sportcreme-Parfümöl eine Mischung aus dem klassischen Eau-de-Colognekomplex mit betonter Bergamottenote dar, sowie einem Rosen- und einem Fliederkomplex mit Hydroxycitronellalnote, Lavendel, Jonon, Benzylacetat, Heliotropin und Ambranote, z. T. auch mit Ambrette-Moschus.

Dosierung der Parfümöle im Kosmetikum

Die Menge an Parfümöl in kosmetischen Präparaten
hängt von folgenden Faktoren ab:

a) von der Intensität des Parfümöls selbst
b) vom Eigengeruch und den sonstigen Eigenschaften des zu parfümierenden Präparates
c) vom Verwendungszweck des Kosmetikums
  [z. B. Babyprodukte werden allgemein schwächer parfümiert als Produkte, bei denen (wie bei Desodorantien) die Duftwirkung im Vordergrund steht].

Als allgemeine **Richtwerte** gelten folgende Konzentrationen des Parfümöls im Fertigprodukt:

Extrait
  (alkoholisches Parfüm ca. 90 bis 95 vol.-%iger
  Ethylalkohol): 15,0 bis 25,0%
Klassisches Kölnisch Wasser
  (75 bis 85 vol.-%iger Ethylalkohol): 3,0 bis 6,0%
»Colognes« (Eaux de Toilette)
  (80 bis 90 vol.-%iger Ethylalkohol): 4,0 bis 7,0%
»Eau de Parfum«
  (90 bis 95 vol.-%iger Ethylalkohol): 7,0 bis 15,0%
Lavendelwasser
  (70 bis 75 vol.-%iger Ethylalkohol): 2,5 bis 4,0%
Cremes 0,2 bis 0,8%
Gesichtsmilch 0,2 bis 0,4%
Gesichtswasser
  (0 bis 30 vol.-%iger Ethylalkohol
  + Lösungsvermittler): 0,2 bis 0,5%
Rasierwasser (pre shave)
  (70 bis 90 vol.-%iger Ethylalkohol): 0,5 bis 2,5%
Rasierwasser (after shave)
  (40 bis 60 vol.-%iger Ethylalkohol
  + Lösungsvermittler): 0,8 bis 5,0%
Haarwasser
  (40 bis 70 vol.-%iger Ethanol): 0,2 bis 0,8%
Haarfestiger
  (30 bis 60 vol.-%iger Ethanol
  oder Isopropanol + Lösungsvermittler): 0,2 bis 0,4%
Haarlack (Aerosol)
  (Parfümölgehalt berechnet auf Wirkstofflösung)
  bei Ethanol: 0,1 bis 0,3%
  bei Isopropanol: 0,2 bis 0,6%

Haarshampoo 0,3 bis 1,0%	Toiletteseife	0,8 bis 1,5%
Schaumbad 1,0 bis 5,0%	Luxusseife	2,0 bis 4,0%
Badesalz 1,5 bis 3,0%	Kernseife	0,3 bis 0,8%
Badetabletten 1,0 bis 2,5%		

Literatur

(1) *Horn, A.* u. Mitarb.: Miltitzer Berichte 37 (1975)
(2) *Arctander, St.:* Perfume and Flavor Materials of Natural Origin, Elizabeth N.J. (USA), S. 446–456 u. 628–629 (1960)
(3) *Naves, Y.-R.:* »Technologie et Chimie des Parfums Naturels«, S. 262–266, Masson, Paris (1974)
(4) *Brunke, E.-J.:* Parfuem. Kosmet. 62, S. 73–78 (1981)
(5) *Hail, G.:* »Riechstoffe« in Ullmanns Enzyklopädie der techn. Chemie, 3. Aufl., 14. Bd., S. 691–776 (1963)
(6) *Demole, E., Demole, C.* u. *Enggist, P.:* Helv. Chim. Acta Vol. 59, Fasc. 3, S. 737–747 (1976)
(7) *Buckbauer* u. *Wiedenhorn:* Monatsh. Chem. 111 (6), 1299 (1980)
(8) *Bauer* u. *Lange:* DEP 2 917 360 v. 6. 11. 1980
(9) *Bauer* u. *Lange:* H & R-Symposium 1979
(10) *Hall, J. B.* u. *Wiegers, W. J.:* USP 4 104 203 v. 1. 8. 1978, USP 4 131 555 u. USP 4 131 557 v. 26. 12. 1978 (IFF)
(11) *Hoffmann, W.* u. *v. Fraunberg, K.:* USP 4 069 258 v. 17. 1. 1978 (BASF)
(12) *Kamath, U., Mookherje* u. *Schmitt, F. L.:* USP 414 920 v. 10. 4. 1979 u. USP 4 170 577 v. 9. 10. 1979 (IFF)
(13) *Harder, U.:* Chem. Ztg. 99, 54, 1975
(14) *Demole, E.:* SZP 47 319 (1964), GBP 1 084 235 (1967) Firmenich
(14 a) *Brunke, E.-J.* u. *Rojahn, W.:* dragoco-report, S. 127 – 135 (1980); Parfuem. Kosmet. 64, 470–476 (1983)
(15) *Demole, E.:* Miltitzer Berichte, S. 9 (1978)
(16) *Nowak, G. A.:* Parfuem. Kosmet. 57, S. 347–349 (1976)
(17) *Bruns, K.:* Parfuem. Kosmet. 59, S. 109–115 (1978)
(18) *Demole, E., Demole, C.* u. *Enggist, P.:* Helv. Chim. Acta, Vol. 59, Fasc. 3 (1976)
(19) *Naef, F., Decorzant, R.* u. *Thommen, W.:* Helv. Chim. Acta, Vol. 59, Fasc. 4 (1977)
(20) *Jentsch, J.* u. *Treibs, W.:* Parfuem. Kosmet. 49, S. 29–33 u. S. 143–148 (1968)
(21) *Horn, A.* u. Mitarb.: Miltitzer Berichte 47 (1973)
(22) *Büchi, G. H.* u. *Hauser, A.:* USP 4 124 642 v. 7. 11. 1978 (Firmenich)
(23) *Walker, G. T.:* Parf. & Ess. Oil Record 59, S. 347–350 (1968)
(24) *Runeberg:* Acta Chem. Scand. 14, S. 1288–1294 (1960)
(25) *Wenninger* u. Mitarb.: J. Assoc. Off. Analyt. Chem. 50, S. 1304–1313 (1967)
(26) *Kishens, G. C.* u. Mitarb.: Givaudanian 1, S. 3–9 (1971)
(27) *Adams, D. R.* u. Mitarb.: Tetrahedron Letters 1974, 3903
(28) *Shrinivas, Acharya* u. *Brown:* Chem. Comm. 6, S. 305–306 (1968)
(29) *Blumenthal, Stork* u. *Theimer:* USP 3 281 432
(30) *Schenk, H. P.* u. *Lamparsky, D.:* Seifen Öle Fette Wachse 107, S. 363–368 (1981)
(31) *Horn, A.* u. Mitarb.: Miltitzer Berichte, S. 205 (1975)
(32) *Gundt, E. B.* u. Mitarb.: Helv. Chim. Acta 47, 408 (1964)
(33) *Bernhard, R. A.:* Analysis and Composition of Oil of Lemon by Gas-liquid Chromatography; J. Chromatog., 3, S. 471–476 (1960)
(34) *Mac Leod, W. D.* u. Mitarb.: Lemon Oil Analysis; 11. Gas-liquid Chromatography on a Temperature-programmed Long, Open Tubular Column; J. Food Sci., 30, S. 591–594 (1965)
(35) *Loori, J. J.* u. *Cover, A. R.:* The Mechanism of Formation of p-α-dimethylstyrene in the Essential Oil of Distilled Lime (citrus aurantifolia); J. Food Sci., 29, S. 576–582 (1964)
(36) *Mac Leod, W. D.* u. Mitarb.: The Detection of Benzylether Added to Lemon Oil; J. Food Sci., 29, S. 802–803 (1964)

(37) *Kefford, F.* u. *Chandler, B. V.:* The Chemical Constituents of Citrus Fruits, Academic Press, New York (1970)
(38) *Ziegler, E.:* The Examiniation of Citrus Oils, Flavour Indust., 2, S. 647–653 (1971)
(39) *Wolford, R. W.* u. Mitarb.: Physico-chemical Properties of Citrus Essential Oil from Florida; J. Agric. Food Chem., 19, S. 1097–1105 (1971)
(40) *Stanley, W. L.* u. *Jurd, L.:* Citrus Coumarins; J. Agric. Food Chem., 19, S. 1106–1110 (1971)
(41) *Straus, D. A.* u. *Wolstromer, R. J.:* The Examination of Various Essential Oils; Paper No. 94, Sixth International Congress of Essential Oils, Sept. 1974
(42) Firmenschrift: G. C. Analysis of Citrus Oils: Bull No. 776, Supelco Inc., Bellefonte, PA (1978)
(43) *Shaw, P. E.:* Essential Oils in Citrus Science and Technology, Vol. 1, *S. Nagy, P. E. Shaw* and *M. K. Veldhuis*, eds. AVI Wesport, CT (1977)
(44) *Glandin, R.* u. Mitarb.: Plant. Medizin. Phytotherapie 12, S. 112–122 (1978)
(45) *Latz, H. W.* u. *Ernes, D. A.:* J. Chromatography 166, S. 189–199 (1978)
(46) *Shaw, P. E.:* J. Agric. Food Chem., 27, S. 246–257 (1979)
(47) *Vernin, G.* u. Mitarb.: Parf. Cosm. Aromes 30, 49–55 (1979)
(48) Patente: DAS 1 213 942 v. 7. 4. 1966 u. US Prior, 3. 5. 1963 u. 26. 3. 1964
(49) *Aebi, H.* u. Mitarb.: Kosmetika, Riechstoffe u. Lebensmittel-Zusatzstoffe; G. Thieme Verlag, Stuttgart (1978)
(50) *Bruns, K.:* »Ätherische Öle« von *K.-H. Kubeczka*, S. 127–135, G. Thieme Verlag, Stuttgart (1982)
(51) *Kaiser, R.* u. *Lamparsky, D.:* Helv. Chim. Acta, Vol. 59, Fasc. 5, S. 1797–1802 u. 1803–1808 (1976), (Miltitzer Berichte 1977, S. 54)
(52) Patentschriften: DOS 2 335 046 vom 31. 1. 1974; Schweiz. Prior. 19. 7. 1972; Givaudan, *Kaiser* u. *Lamparsky*
(53) *Bail, P., Garnero, J.* u. Mitarb.: Rivista italiana, Essenze, Profumi 57, S. 455 (1975) u. 58, S. 486 (1976); Parfums, Cosmetiques, Arômes 13, S. 29 (1977); Miltitzer Berichte 1977, S. 55
(54) *Azzouz, M. A.* u. Mitarb.: J. Food Sci. 41, S. 324 (1976)
(55) Miltitzer Berichte 1973, S. 27–28
(56) *Mc Hale, D.:* VIII. Internat. Congress of Essent. Oils, Cannes (1980)
(57) *Stahl, E.* u. *Schild, W.:* Pharmazeut. Biologie, S. 262–263, Bd. 4/II, G. Fischer Verlag, Stuttgart (1981)
(58) *Kaiser, R.* u. *Lamparsky, D.:* Tetrahedron Letters Nr. 7, S. 665–668 (1977)
(59) *Hoffmann, W.:* Sepawa-Vortrag 1978
(60) *Wagner, H.:* Pharmazeut. Biologie, Bd. 2, S. 52, G. Fischer Verlag, Stuttgart (1980)
(61) Miltitzer Berichte 1973, S. 42
(62) *Lamparsky, D.* u. *Schenk, H. P.:* »Ätherische Öle« von *K.-H. Kubeczka*, S. 136–148, G. Thieme Verlag, Stuttgart (1982)
(62a) *Scheffer, J. J. C.* u. Mitarb.: Rivista italiana, Essenze, Profumi 60, S. 591–600 (1978); zit. in Miltitzer Berichte 1979, S. 68
(63) *Hefendehl, F. W.:* Arch. Pharm. 303, 345–357 (1970)
(64) *Lawrence, B. M.:* Canad. Inst. Food Techn. J. 4, A 44-A 48 (1970); zit. in *B. M. Lawrence* »Essential Oils 1978«, S. 16–17, Allured Publish. Corp., Wheaton, Illinois
(65) *Wobben, H. J.* u. Mitarb.: Soap, Perfum. Cosmet. 42, 739–740 (1969)
(66) *Mizrahi, J.* u. *Rojo, H.:* Soap, Perfum. Cosmet. 43, 379–382 (1970)
(67) *Herisset, A., Jolivet, J.* u. *Rey, R.:* Planta Med. Phytother. 5, 305–314 (1971)
(68) *Franchi, G.:* Rivista italiana Essenze, Profumi 53, S. 245–248 (1971)
(69) *Kubelka, V., Mitera, J.* u. *Zachar, P.:* J. Chromatogr. 74, S. 195–199 (1972)

(70) *Moshanas, M. G.* u. *Shaw, P. E.:* J. Food Sci. 38, S. 360 (1973) nach Miltitzer Berichte 1974, S. 36–37
(71) *Ohloff, G.* u. *Giersch, W.:* »Gustation and Olfaction«, herausgeg. von *G. Ohloff* u. *A. E. Thomas;* Academic Press, S. 184–186, London (1971)
(72) *Trama:* J. Agric. Food Chem. 27, S. 1334–1337 (1979)
(73) *Tatum, J. H.* u. *Berry, R. E.:* Phytochem. 18, S. 500–502 (1979)
(74) *Schmidt, W.:* »Über die Inhaltsstoffe kubanischer Petitgrainöle« Miltitzer Berichte 1975, S. 7–17
(75) *Stahl, E.* u. *Schild, W.:* »Pharmazeut. Biologie«, S. 226, Bd. 4 Drogenhandbuch, G. Fischer Verlag, Stuttgart (1981)
(76) *Wagner, H.:* »Pharmazeut. Biologie«, S. 47, Bd. 2 Drogen, G. Fischer Verlag, Stuttgart (1980)
(77) *Demole, E.:* Helv. Chim. Acta 53, S. 541–551 (1970)
(78) *Ohloff, G.:* Perfumer & Flavorist, Vol. 3, S. 12–16, Febr./März (1978)
(79) *Nicolov, N.* u. Mitarb.: Rivista italiana Essenze, Profumi 58, S. 349–365 (1976)
(80) *Klein, E.* u. *Rojahn:* dragoco report 6, S. 150–152 (1977)
(81) *Lawrence, B. M.* u. Mitarb.: Int. Flavours Food Addit. 6, S. 42–44 (1975)
(82) *Tsankova, E.* u. *Ognyanov:* Compt. Rend. Acad. Bulg. Sci. 11, S. 379–385 (1976)
(83) *Klein, E.:* Chem. Ztg. 97, S. 15–22 (1973)
(84) *Van der Gen:* Perf. Cosm. Savons (France) 2, S. 356 (1972)
(85) *Kulka, K.* u. Mitarb.: USP 4 077 916 v. 7. 3. 1978 (Fritzsche, Dodge & Olcott)
(86) *Klein, E.:* dragoco report 5/6 (1975) und 9/10 (1975), S. 166–177 (hier auch Literatur über Ylang-Ylang und Cananga)
(86 a) *Buccelato, F.:* Perfumer & Flavorist, Vol. 7, S. 9–12 (1982)
(87) *Wakayama, S., Namba, S.* u. *Ohno, M.:* Bull. Chem. Soc. Japan 43, S. 3319 (1970) u. 44, S. 875 (1971)
(88) *Mack, H.* u. *Köpsel, M.:* Parfuem. Kosmet. 54, S. 233 (1973)
(89) *Uhde* u. *Ohloff:* zit. nach Miltitzer Berichte 1973, S. 128
(90) *Bedoukian, P. Z.:* Perfumer & Flavorist, Vol. 3, S. 29–32, Febr./März (1978)
(91) *Spalteholtz* u. *Enclaar,* C. J.: Chem. Weekbl. 7, 1 (1940)
(92) *Hoejenbos, L.* u. *Coppens, A.:* Revue marques parfums savons 9, S. 588 (1931)
(93) *Kaiser, R.* u. *Lamparsky, D.:* Parfums, Cosmet. Arômes, Nr. 17, S. 71–79 (1977); siehe Miltitzer Berichte 1978, S. 32
(94) *Kaiser, K.* u. *Lamparsky, D.:* Tetrahedron Letters, S. 1659 (1976)
(95) *Dubs, P.* u. *Stüssi, R.:* Helv. Chim. Acta 61, S. 998–1003 (1978)
(96) *Naves, Y. R.* u. *Ardizio, P.:* Perf. Essent. Oil Record 43, S. 231 (1952)
(97) *Walbaum, H.* u. *Rosenthal, A.:* Schimmel-Berichte, Jubiläums-Ausg., S. 221 (1929)
(98) *Naves, Y. R.:* »Technologie e chimie des parfums naturels«, S. 135, Masson & Cie., Paris (1974)
(99) *Kaiser, R.* u. *Lamparsky, D.:* »Analysis of Buchu Leaf Oil«; J. Agric. and Food Chem., Vol. 23, S. 943 (1975)
(100) *Wörner, P.:* Kosmetikjahrbuch 1980, S. 146–166; Verlag für chem. Industrie, H. Ziolkowsky KG, Augsburg
(101) Miltitzer Berichte 1975, S. 188
(102) *Colemann* u. *Ho:* J. Agric. Food Chem. 28 (1), 66 (1980) u. 45 (4), 1094 (1980)
(103) *Viani, R.* u. Mitarb.: Helv. Chim. Acta 52, S. 887 (1969)
(104) *Morris, A. F.:* Perfumer & Flavorist 6, Nr. 1, S. 1–7 (1981)
(105) Miltitzer Berichte 1975, S. 184 u. 1977, S. 211
(106) *Schreier, P.:* Flavour-81, S. 191, W. de Gruyter, Berlin (1981)
(107) Deutsche Offenlegungsschrift, DOS Nr. 2 723 636 (dragoco)
(108) Deutsche Offenlegungsschrift, DOS Nr. 2 510 861 v. 18. 9. 1975 (Ochsner)

(109) *Lawrence, B. M.:* »Essential Oils«, 1978, S. 51–90 (dort zit. *Zola* u. *Garnero*), Allured Publ. Corp., Wheaton, Illinois
(110) Miltitzer Berichte 1975, S. 51
(111) *Bernhard, R. A.* u. Mitarb.: Phytochemistry 10, 177 (1971)
(112) *Naves, Y. R.:* Technologie et chimie des parfums naturels, S. 246, Masson, Paris (1974)
(113) *Naves, Y. R.:* Helv. Chim. Acta 31, S. 378 (1948)
(114) *Bruns, K.* u. *Köhler, N.:* Parfuem. Kosmet. 55, S. 225 (1974)
(115) *Schreier, P.:* Flavour-81, S. 373 u. 660–661, W. de Gruyter, Berlin (1981)
(116) *Conwell, W. D.:* Flavour Ind. 677(1970)
(117) *Ohloff, G.:* »Recents Developments in the Field of Naturally-occuring Aroma Components«, S. 476–477, Springer-Verlag, Wien (1978)
(118) *Gijbels, J. M.* u. *Baerheim-Svendsen, A.:* »Ätherische Öle« von *K.-H. Kubeczka*, S. 149–157, G. Thieme Verlag, Stuttgart (1982)
(119) Miltitzer Berichte 1977, S. 13
(120) *Escher, S., Keller, U.* u. *Willhalm, B.:* Helv. Chim. Acta 62, S. 2061–2072 (1979)
(121) *Taskinen, J.:* Acta Chemica Scandin. B 49, S. 999–1001 (1975)
(122) *Schmid, J. P.:* J. Nat. Products, Vol. 44, Nr. 6, S. 752–753 (1981)
(123) Miltitzer Berichte 1973, S. 33
(124) *Oberdiek, St.:* Riechstoffe Aromen Kosmetica 23, 3 (1973)
(125) *Arctander, St.:* Selbstverlag Elizabeth, N.J. (1960)
(126) Miltitzer Berichte 1973, S. 36
(127) Miltitzer Berichte 1973, S. 40
(128) *Opdyke, D. L. J.:* Monographs on Fragrance Raw Materials, Pergamon Press, Oxford (1979), S. 667
(128a) *Kubeczka, K.-H.:* Deutsche Apotheker-Zeitung 122, S. 2309–2316 (1982)
(128b) *Kraus* u. *Hammerschmidt:* dragoco report 1/2, S. 3–12 (1980)
(129) *Wagner, H.:* Pharmazeut. Biologie, S. 81, 2. Drogen- und Inhaltsstoffe, G. Fischer Verlag, Stuttgart (1980)
(130) *Yamamura, S.* u. Mitarb.: Tetrahedron Letters Nr. 27, S. 5419 (1971)
(131) *Klimes, I.* u. *Lamparsky, D.:* IFFA, S. 272–273; 291, Nov./Dez. 1976
(132) *Schulte-Elte, K. H.* u. Mitarb.: Helv. Chim. Acta 61, S. 1125–1133 (1978)
(133) *Naves, Y. R.:* Parfum, cosmét, savons 12, S. 588 (1969)
(134) *Burrel, W. K.* u. Mitarb.: Tetrahedron Letters Nr. 30, S. 2837–2838 (1971)
(135) *Teisseire, P.:* Recherches Nr. 14, S. 81–88 (1964)
(136) *Pesnelle, P.* u. Mitarb.: Planta Med. 12, S. 403–405 (1964)
(137) *Kaiser, R.* u. *Lamparsky, D.:* Helv. Chim. Acta, Vol. 61, S. 2671–2680 (1978)
(138) *Garnero, J., Joulain, D.* u. *Bouil, P.:* Rivista italiana Essenze, Profumi 60, Nr. 10, S. 568–590 (1978)
(139) *Lee, C. J., Snajberk, K.* u. *Zavarin, E.:* Phytochem. 13, S. 179–183 (1974)
(140) *Rothbächer, H.* u. Mitarb.: Farmacia (Bucuresti) 23, S. 179 (1975)
(141) *Scheffer, J. C., Koedam, A.* u. Mitarb.: Pharm. Weekbl. 111, S. 1309–1315 (1976)
(142) *Shaw, A. C.:* Can. J. Chem. 31, S. 193–199 (1953)
(143) *Hunt, R. S.* u. *E. von Rudloff:* Can. J. Botan, 52, S. 447–487 (1974)
(144) *Ikeda, R. A.* u. Mitarb.: J. Food Sci. 27, S. 455 (1962)
(145) *Koedam, A.:* »Ätherische Öle« von *K.-H. Kubeczka*, S. 188–197, G. Thieme Verlag, Stuttgart (1982)
(146) *Glasl, H.* u. *Wagner, H.:* GC-Untersuchungen an Pinaceen-Ölen (Teil I), Deutsche Apotheker-Zeitung 120, S. 64–67 (1980)
(147) *Lemberg, S.:* Perfumer & Flavorist, Vol. 7, S. 58–63 (1982)
(148) Miltitzer Berichte 1973, S. 46
(149) *Falk, A. J.* u. Mitarb.: Lloydia 37, S. 598–602 (1974)

(150) Miltitzer Berichte 1977, S. 57
(151) *Schilcher, H.:* »Zur Analytik der Inhaltsstoffe von Matricaria chamomilla L.« in »Ätherische Öle« von *K.-H. Kubeczka,* S: 104–115, G. Thieme Verlag, Stuttgart (1982)
(152) Miltitzer Berichte 1973, S. 41
(153) *Stahl, E.* u. *Schild, W.:* Pharmazeut. Biologie, 4. Drogenanalyse, II. Inhaltsstoffe und Isolierungen, G. Fischer Verlag, Stuttgart, S. 273 (1981)
(154) *Uyehara, T.* u. Mitarb.: Tennen Yuki Kagobutsu, Teronkai Koen Yoshidu; 22nd, S. 235–243 (1979)
(155) *Takahashi, K.:* Agric. Biol. Chem. 44, S. 1535–1543 (1980) (vgl. Perfumer & Flavorist 6, S. 61–62, 1981)
(156) *Schmidt, W.* u. Mitarb.: Miltitzer Berichte 1979, S. 20–25
(157) *Hefendehl, F. W.:* Phytochem. 9, S. 1985–1995 (1970)
(158) *Lawrence, B. M.:* Ph. D. thesis, State University, Groningen/Ndl. (1978)
(159) *Merory, J.:* »Food Flavorings«, 2. Ed., AVI Publ. Comp. Inc., Wesport, CT (1978)
(160) *Winter, M.* u. *Enggist, P.:* Helv. Chim. Acta 54, S. 1890–1898 (1971)
(161) *Naef-Müller, R.* u. *Willhalm, B.:* »Über die flüchtigen Inhaltsstoffe der Ananas«, Helv. Chim. Acta 54, S. 1880–1890 (1971)
(162) Japan. Pat., Japan Kokai 7 425 142 (1972)
(163) *Ziegler, E.:* »Die natürlichen und künstlichen Aromen«, Dr. A. Hüthig Verlag, Heidelberg (1982)
(164) *Fenaroli, G.:* Fenaroli's Handbook of Flavor Ingredients, 2. Ed., CRC-Press, Cleveland (1975)
(165) Miltitzer Berichte 1975, S. 60
(166) *Sundt, E.* u. Mitarb.: Helv. Chim. Acta 54, S. 1801–1812 (1971)
(167) *Gholap, H. S.* u. Mitarb.: J. Sci. Food Agric. 28, S. 885–888 (1977)
(168) *Winter, M.* u. Mitarb.: Helv. Chim. Acta 59 (5), S. 1613–1620 (1976)
(169) *Flament:* Proc. int. Symp. Aroma Research, Zeist (1975)
(170) *Stoller, L.:* Givaudanian Nr. 3 (1974)
(171) *Korzl, L. N.* u. *Strigina, L. I.:* Masl. zhir. prom. 10, 25 (1972)
(172) *Ohloff, G.:* »Anniversary Volume« (Firmenich, 1971)
(173) *Ohloff, G.* u. *Vial, Chr.:* Helv. Chim. Acta 59 (1), S. 75–81 (1976)
(174) *Ohloff, G., Schulte-Elte* u. *Müller, B. L.:* Helv. Chim. Acta 60 (8), S. 2763–2766 (1977)
(175) *Ohloff, G.* u. *Vial, Chr.:* Helv. Chim. Acta 60 (8), S. 2767–2769 (1977) vgl. *G. Ohloff:* »Fortschritte der chem. Forschung«, Bd. 12, Heft 2, S. 185–198 (1969)
(176) *Maurer, B., Grieder, A.* u. *Thommen, W.:* Helv. Chim. Acta 62, S. 44–47 (1979)
(177) *Maurer, B.* u. *Ohloff, G.:* »Zur Kenntnis der stickstoffhaltigen Inhaltsstoffe von Castoreum«; Helv. Chim. Acta 50 (4), S. 1169–1185 (1976)
(178) *Bauer, K. A.* u. *Körber, A. K.:* »Fragrance and Flavor Substances«, ed. by R. Croteau, H & R-Symposium (1979)
(179) *Holzner, G.:* in *Aebi/Baumgarnter, Fiedler, Ohloff* »Kosmetika, Riechstoffe und Lebensmittelzusatzstoffe«, S. 63–83, G. Thieme Verlag, Stuttgart (1978)

Während der Bearbeitung erschienen:
»Flavor Research«, Recent Advances ed. *R. Teranishi, R. A. Flath, H. Sugisawa;* M. Dekker Inc., New York u. Basel (1981)

Kapitel II

Emulsionen

1. Definition und neuere Hypothesen

Emulsionen sind innige Verteilungen zweier nicht mischbarer Flüssigkeiten, die ein kohärentes System bilden.
Eine Emulsion ist demnach ein disperses Zweiphasensystem.
Die in der Kosmetik üblichen Emulsionen bestehen im Prinzip aus einer *Ölphase* (fette und mineralische Öle, Wachse, Fettalkohole, Fettsäuren, Fettsäureester usw.) und einer *Wasserphase* (Wasser, Glycerin, Sorbit, Glykole usw.), deren Verteilung ineinander durch Zusatz eines Emulgators erreicht wird.
Die Internationale Union of Pure and Applied Chemistry (IUPAC) definiert:
Emulsionen sind mehrphasige Systeme, in denen Flüssigkeitstropfen und/oder Flüssigkristalle in einer Flüssigkeit dispergiert sind.
Unter »Phase« versteht man nach der ursprünglichen Definition von *Gibbs* die Gesamtheit aller Volumenelemente eines Systems, die in sich homogen sind und untereinander den gleichen Aufbau haben (1).
Für die Eigenschaften und die Anwendung der Cremes ist die Zweiteilung in O/W- und W/O-Emulsionstypen von großer praktischer Bedeutung. Die Eigenschaften einer Emulsion werden stark davon geprägt, ob Wasser oder Öl »außen« ist, d. h. die kontinuierliche Phase bilden.
Nach neueren Anschauungen wird das als Emulgator dienende Tensid, das sich an der Grenzfläche beider Phasen anreichert, als »dritte Phase« angesehen.
O/W-Cremes sind in der Tat praktisch nur als ternäre Systeme stabil, d. h. neben der Öl- und der Wasserphase ist eine *flüssigkristalline* Phase erforderlich (2, 3, 4).
Zur Ausbildung lyotroper flüssigkristalliner Strukturen sind ein amphiphiler Stoff (Tensid) und ein Lösungsmittel (meist Wasser) erforderlich. Je nach dem Anteil hydrophiler Gruppen im Tensidmolekül, je nach Konzentration und Temperatur bilden sich Ordnungsprinzipien beim Auflösen von Tensiden bzw. Emulgatoren in Wasser aus, die sich als *lamellare* oder *hexagonale* Phase darstellen und im Polarisationsmikroskop erkannt werden können.
Untersuchungen haben ergeben, daß z. B. bei den Fettalkoholen lediglich die α-Form zusammen mit dem Emulgator und Wasser eine lamellare Struktur bilden kann.
Cremes sind dann als stabil zu betrachten, wenn z. B. Cetylstearylalkohol die α-Form während üblicher Lagertemperatur beibehält (5, 6).
Es kann daher nicht überraschen, daß eine Reihe von Emulsionen bei 40°C wesentlich stabiler ist als bei 20°C oder gar bei 5°C, da sich hier bereits die γ-Form gebildet haben kann (7).

Mit Fettalkoholsulfaten, wahrscheinlich auch mit anderen ähnlich gebauten Tensiden, vermögen die Fettalkohole Mischkristallisate auszubilden, d. h. sie bauen diese Tenside in ihr eigenes Gitter mit ein. Dadurch wird das gesamte Gelgerüst zu einem Kristallisat, das im Inneren über polare Schichten verfügt mit mehr oder minder statistisch verteilten stark polaren Gruppen (8).

Eine O/W-Emulsion auf Basis von Fettalkoholen, Fettalkoholsulfaten und Paraffinkohlenwasserstoffen nimmt – so zeigen neuere Untersuchungen – relativ große Wassermengen als Polyhydratwasser in den polaren Schichten des Gelgerüsts auf, wobei das Gelgerüst quillt und in einen gallertartigen Zustand übergeht (9, 10).

Nach Meinung der Untersuchungsgruppe *Junginger, Führer* und *Friberg*, kann in diesen Fällen nicht von einer O/W-Emulsion gesprochen werden, da dieses System das Wasser nicht als äußere Phase besitzt. Derartig strukturierte Cremes bauen ein dreidimensionales Netzwerk auf; wenn von einer kohärenten Phase gesprochen werden kann, so ist diese ausschließlich das gequollene Gelgerüst (11).

2. Emulsionstypen und Bestimmungsmethoden

Man unterscheidet folgende Emulsionstypen:

a) O/W-Emulsion, Öl-in-Wasser-Emulsion
(Oleum in aqua,
O/W-Emulsion, oil-in-water oder »obverse« emulsion,
O/A-Emulsion, olio in aqua,
H/E-Emulsion, huile dans eau)

Hier handelt es sich um eine Dispersion von Öltröpfchen in Wasser. *Wasser* stellt bei diesem Emulsionstyp die *äußere, geschlossene* und *zusammenhängende* (kontinuierliche) Phase (= continous phase or outer phase, phase continue, fase esterna oder fase continua), *Öl* dagegen die *innere, disperse* Phase (dispersed or inner phase, phase dispersée, fase interna) dar.

b) W/O-Emulsion, Wasser-in-Öl-Emulsion
(aqua in oleum,
W/O-Emulsion, water-in-oil-emulsion or »invert« emulsion,
A/O-Emulsion, aqua in olio,
E/H-Emulsion, eau dans huile)

Hierbei ist Wasser die disperse oder interne und Öl die externe, kontinuierliche Phase.

c) Mischemulsionen
(mixed, dual, multiple or polyphase emulsion)
doppelte Emulsionssysteme

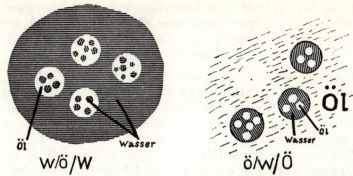

Abb. 1 Mischemulsionen (mixed, dual, multiple or polyphase emulsion) doppelte Emulsionssysteme.

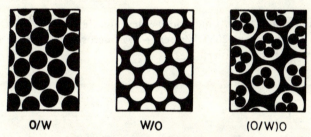

Abb. 2 Schematische Darstellung einer O/W- und W/O-Emulsion und einer (O/W)O-Polyphasenemulsion
o = Wasser, ● = Öl

Bei den *O/W-Emulsionen* schließt das Wasser die Öltröpfchen ein. Sie wirken daher, da die äußere Phase Wasser ist, nicht fettend, sondern eher mattierend.

O/W-Emulsionen werden daher für Cremes und Toilettemilchen verwendet, die keinen sichtbaren Fettglanz auf der Haut hinterlassen sollen, insbesondere für *Tagescremes, Vanishing, Creams, Crèmes sèches,* Matt-Cremes (diese Bezeichnung der Firma »4711« ist gesetzlich geschützt).

Öl-in-Wasser-Emulsionen sind leicht aus dem Haar auszuwaschen. Sie neigen zum »Weisseln« (soap up) und geben dem Haar nicht den Glanz wie W/O-Emulsionen. Ihre Hautschutzwirkung ist im allgemeinen nicht so gut wie die der W/O-Emulsionen. Da Wasser »außen« ist, trocknen Cremes dieses Typs leicht ein und bilden eine feste Schicht an der Oberfläche. Sie eignen sich besonders zum Abfüllen in Tuben, jedoch nicht für Blechverpackung wegen der Gefahr des Rostens.

Die *W/O-Emulsionen* dagegen wirken fettend, da hier die Wasserkügelchen im Öl verteilt sind und von der äußeren Ölphase umschlossen werden. Diese Cremes trocknen auch in undichter Verpackung nicht aus. Sie bewirken einen Fettglanz auf dem Haar und überziehen die Haut mit einem sichtbaren Fettfilm.

Sie dienen als Nacht-, Sport- bzw. Fettcremes (night creams, emollient creams, sport creams, skin foods, crèmes emollientes, Crèmes grasses). Auch Babycremes sind fast immer W/O-Emulsionen. In den meisten Fällen stellen auch die »Cold-Creams« (s. Kap. III) W/O-Emulsionen dar.

Bei den *Misch-Emulsionen* lassen sich nach *Hölken* (12) »W/O-Emulsionen in Wasser« feststellen. Dieser Typ wird als WO/W- oder Sekundär-Emulsion bezeichnet. Auch Emulsionen des Typs (WO/W)/O lassen sich herstellen. Die Cold-Cremes (s. Kap. III) stellen gelegentlich Misch-Emulsionen dar.
Multiple Emulsionen (Misch-Emulsionen) vom Typ (Wasser-in-Öl) in Wasser, (W/O)W, lassen sich nach dem USP 4 254 105 (v. 3. März 1981, *H. Fukud*, The Lion Co., Japan) herstellen, indem zuerst eine W/O-Emulsion vorbereitet wird, die Lanolin, Sorbitanmonooleat, Sorbitanmonostearat, Bienenwachs, Ceresin, Vaseline und 1,5% Sucrose, gelöst in 23,5% Wasser (berechnet auf die fertige W/O-Emulsion), enthält.
Zur Herstellung einer Misch-Emulsion werden nun 78% dieser W/O-Creme bei 70°C in eine Mischung aus 20% Wasser + 2% Sucrosefettsäureester (HLB-Wert 12) eingerührt und homogenisiert.

3. Feststellung (testing) des Emulsionstyps
(distinction des deux sortes d'émulsions)

3.1 Vorproben

3.1.1

Läßt sich das Aufbewahrungsgefäß der Creme leicht mit Wasser säubern, dann spricht das für das Vorliegen einer O/W-Emulsion.

3.1.2

Zeigt eine Emulsion eine reinigende Wirkung beim Händewaschen oder Schäumen unter einem kräftigen Wasserstrahl, dann spricht das ebenfalls für das Vorhandensein einer O/W-Emulsion.

3.1.3

Sehr praktisch ist die Verdünnungsmethode (auch »Verreibungstest« genannt): Einige Gramm der zu prüfenden Creme werden in ein Becherglas gegeben und ca.

50 cm³ Wasser dazugegeben. Nach kräftigem Rühren mit einem Glasstab entsteht bei O/W eine milchige Trübung der gesamten Flüssigkeit und leichtes Schäumen. W/O-Emulsionen lassen sich nicht verdünnen und stoßen das Wasser förmlich ab.

3.1.4 Tropfenverdünnungsmethode

Man läßt einen Tropfen der Emulsion auf Wasser fallen. Zerstäubt der Tropfen schnell in kleinste Tröpfchen, die sich auf der Oberfläche des Wassers ausbreiten, so ist Wasser die geschlossene Phase der Emulsion, also liegt eine O/W-Emulsion vor. Bleibt der Tropfen geschlossen, so handelt es sich um eine W/O-Emulsion.
Ausnahmen: Ist das Öl in einer sehr kleinen Wassermenge verteilt, so hängt der Tropfen bisweilen im Wasser zähe zusammen und es kommt zu keiner Ausbreitung. Bei Emulgatoren, die relativ leicht in Wasser löslich sind, zerstäuben die ersten auf die Wasseroberfläche gesetzten Tropfen einer W/O-Emulsion auch, jedoch nur solange bis die Oberfläche mit dem Emulgator gesättigt ist, d. h. bis sich ein feinstes, grauweißes Häutchen zeigt. Nunmehr bleiben weitere Tröpfchen einer W/O-Emulsion in ihrer Form erhalten.
Diese Dispergiermethode kann modifiziert werden, indem man prüft, ob sich die zu testende Emulsion in Öl dispergieren läßt. Nur die W/O-Typen lassen sich leicht in Öl dispergieren.

3.2 Farbproben (Indikatormethode)

Mit *öllöslichen* Farbstoffen wird die *äußere* Phase einer Emulsion dann stark gefärbt, wenn diese die Ölphase ist (W/O); umgekehrt läßt sich die äußere Phase mit einem *wasserlöslichen* Farbstoff dann anfärben, wenn eine O/W-Emulsion vorhanden ist.

Die Probe wird durchgeführt, indem ein Tropfen einer 1%igen Lösung von Sudan III oder Scharlachrot in Öl in etwa 1 g der zu prüfenden Emulsion verrieben wird. Färbt sich die ganze Masse schnell und kräftig rot, dann liegt eine W/O-Emulsion vor. Eine Rosafärbung ist nicht typisch, da sie auch bei O/W-Emulsionen eintreten kann.

Der öllösliche Farbstoff kann auch in kleiner Menge auf die zu prüfende Creme aufgestäubt werden. Wenn Öl die externe Phase ist, stellt man eine Diffusion des roten Farbstoffes fest, die mit Hilfe einer 10fach vergrößernden Lupe beobachtet wird. Die Gegenprobe mit Methylenblau (oder Methylorange), 1%ig in Wasser, führt bei einer O/W-Emulsion zu einer schnellen tiefblauen Färbung der Creme. Misch-Emulsionen können mit Hilfe dieser Methode unter dem Mikroskop erkannt werden.

3.3 Filterpapiermethode

Etwa 1 g der zu prüfenden Emulsion wird auf Filtrierpapier locker aufgestrichen. O/W-Emulsionen zeigen nach einigen Stunden um die aufgetragene Creme herum einen breiten, nassen Rand; W/O-Emulsionen ergeben keinen oder nur einen ganz schmalen Rand. Dagegen zeigen sie einen Fettfleck.

Man kann auch nach *Tronnier* und *Bussius* (13), geeignetes Filterpapier* in eine 20%ige Cobaltchloridlösung tauchen und das im Exsikkator getrocknete Testpapier zur Prüfung verwenden, da eine Blaufärbung der Rückseite des Testpapiers durch das Wasser der äußeren Phase einer Emulsion nach etwa 20 Minuten erfolgt (O/W).

3.4 Mikroskopisch

Das Mikroskop stellt man scharf auf den Rand des Tröpfchens ein. O/W-Emulsionen zeigen beim Heben des Objektives einen hellen Rand um die einzelnen Tröpfchen und im Mittelpunkt einen Lichtfleck; beim Senken hingegen entsteht ein trübes, unscharfes Bild.

Bei W/O-Emulsionen ergibt sich ein entgegengesetzter Vorgang.

Nach *Banck* (14) kann man Emulsionen dadurch identifizieren, daß man sie mit Fluorochromen (Akridin Orange und Fluorescein) anfärbt und unter dem Fluoreszenzmikroskop betrachtet.

3.5 Prüfung der elektrischen Leitfähigkeit
(eléctrical conductivity, conductibilité électrique)

O/W-Emulsionen leiten den elektrischen Strom besser als Emulsionstypen, bei denen Öl die äußere Phase bildet.

Es genügt oft schon die Verwendung von salzreichem, hartem Wasser oder von Salzen als Konservierungsmittel, um eine gewisse Leitfähigkeit zu erhalten.

Zwischen zwei miteinander nicht mischbaren Phasen treten Oberflächenladungen auf. Die Phase mit der höheren *Dielektrizitätskonstante* ladet sich positiv, die mit der tieferen dagegen negativ auf. Für den Fall einer W/O-Emulsion ergibt das positiv geladene Wassertröpfchen in einer negativ geladenen Ölphase. Beim Anlegen eines elektrischen Gleichfeldes wandern die Wassertröpfchen somit zur Anode, während die Ölphase als Ganzes zur Kathode verschoben wird (vgl. 8.3, S. 173).

---

* Filterblätter Nr. 595 der Fa. Schleicher & Schüll, D-3354 Dassel Krs. Einbeck sowie »Wator«-Streifen (fertig präpariert) der Fa. Macherey-Nagel, D-5160 Düren

H. v. Czetsch-Lindenwald stellte folgende Versager bei der Prüfung von semisoliden Emulsionen fest (15):

Tropfenverdünnung	5%
Farbproben (Indikator)	25%
Leitfähigkeit	2%
Filterpapiermethode	7%
Mikroskopmethode	15%
Methode nach Wahl	10%

(vgl. Literatur 16 und 17)

4. Theorie der Emulsionen

4.1 Polare und nichtpolare Lösungsmittel

»Polare« und »nichtpolare« Lösungsmittel mischen sich nicht miteinander.
Die Affinität zweier Lösungsmittel hängt von der Stärke der Anziehung zwischen ihren Molekülen ab und daher von der Verteilung der elektrischen Ladung innerhalb der Moleküle. Infolgedessen zeigen »polare« und »nichtpolare« Lösungsmittel keine Tendenz sich miteinander zu vermischen.
Wasser als polare Substanz zeigt ein negatives Zentrum am Sauerstoffatom; die Wasserstoffatome sind (schwach) positiv geladen.
Demgegenüber zeigt der nichtpolare Typ eine gleichmäßige Verteilung der elektrischen Ladung über das gesamte Molekül oder über die Atomgruppe. Die nichtpolaren Substanzen bestehen im wesentlichen aus gesättigten oder ungesättigten, geraden oder verzweigten Kohlenwasserstoffketten, aus gesättigten oder aromatischen Kohlenstoffringen oder aus einer Kombination dieser Atomgruppen.
Der Gegensatz im chemischen Aufbau zwischen polaren und nichtpolaren Verbindungen äußert sich auch in einem unterschiedlichen physikalischen Verhalten, insbesondere in der verschiedenen Oberflächenspannung.

4.2 Oberflächen- und Grenzflächenspannung

Im Inneren einer Flüssigkeit sind die Moleküle von allen Seiten von anderen Molekülen umgeben. Die zwischenmolekularen Kohäsionskräfte wirken in alle Richtungen. Lediglich an der Oberfläche der Flüssigkeit zur Luft hin, wirken die Kräfte nach dem Inneren der Flüssigkeit zu. Sie bewirken infolgedessen eine nach dem Inneren gerichtete Zugkraft, welche die Oberfläche auf die kleinste Ausdehnung zu verringern strebt. Diese Kraft äußert sich als Oberflächenspannung einer Flüssigkeit. Sie ist Ausdruck einer bestimmten chemischen Struktur einer Flüssigkeit. Chemisch gleichartig strukturierte Flüssigkeiten, z. B. polare Lösungsmittel wie Wasser und Glycerin sind vollständig miteinander mischbar. Chemisch verschiedenartige Flüssigkeiten, z. B. polare und nichtpolare Flüssigkeiten wie Öl und Wasser sind nicht miteinander mischbar, da die Grenzflächenspannung, die zwischen beiden besteht, eine dauernde Vermischung verhindert.

Die Kraft, die zwischen zwei nicht mischbaren Flüssigkeiten eine Mischung oder beständige Emulgierung verhindert, bezeichnet man als Grenzflächenspannung (interfacial tension).

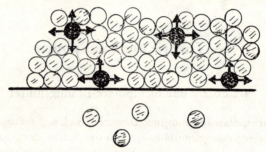

Abb. 3 Grenzflächenspannung in Emulsionen

5. Das Wesen der Emulgatoren

Die aus *polaren* Lösungsmitteln bestehende Wasserphase und die *nichtpolar* orientierte Fett- bzw. Ölphase einer Emulsion sind ohne Hilfsmittel nicht miteinander mischbar.

Zwischen »Öl« und »Wasser« besteht eine *Grenzflächenspannung*, die als diejenige Kraft definiert wird, die an einer in der Grenzfläche gedachten Linie von 1 cm angreift und in dyn/cm gemessen wird*. Bei der Herstellung einer Emulsion muß daher Grenzflächenarbeit geleistet werden, um die Kraft zu verringern, die zwischen »Öl« und »Wasser« wirksam ist und die eine stabile Verteilung der einen Substanz in der anderen verhindert.

Die Grenzflächenspannung sucht die Grenzfläche auf die kleinstmögliche Größe zu verringern; die Tröpfchen der Emulsion haben daher eine kugelförmige Gestalt.

Um eine Verteilung von Öl in Wasser oder Wasser in Öl (bzw. Fett) – also eine stabile Emulsion – zu erreichen, ist der Zusatz eines Emulgators erforderlich.

Emulgatoren sind grenzflächenaktive Stoffe, die in der Lage sind, die Grenzflächen-

---

* nach den SI-Einheiten ist 1 dyn = 10^{-5} N

spannung zwischen polaren und nichtpolaren Lösungsmitteln herabzusetzen und einen stabilen Film um die dispergierten Tröpfchen zu bilden.

Ihrer chemischen Natur nach sind diese als Emulgatoren wirksamen Tenside (des tensioactifs) *amphipatisch,* d. h. ihr Molekül ist gewissermaßen ein »Zwitter« zwischen polaren und nichtpolaren Gruppen. Die polaren Gruppen verleihen den Emulgatoren hydrophile Eigenschaften und die nichtpolaren Gruppen statten die Emulgatoren gleichzeitig mit lipophilen Eigenschaften aus. Dank dieser vermittelnden Eigenschaften sind diese grenzflächenaktive Stoffe in der Lage, eine Art »Vernetzung« zwischen »Öl« und »Wasser« herbeizuführen, indem sie sich in der Grenzfläche zwischen Öl und Wasser anreichern und die Oberflächenspannung desjenigen Lösungsmittels herabsetzen, in welchem sie sich besser lösen *(Abb. 4* u. *5).*

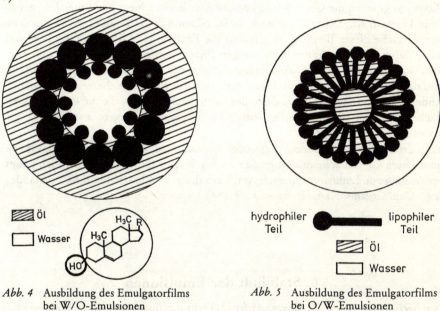

Abb. 4 Ausbildung des Emulgatorfilms bei W/O-Emulsionen (Emulgator: Cholesterin)

Abb. 5 Ausbildung des Emulgatorfilms bei O/W-Emulsionen (Emulgator: Alkaliseifen)

Dieser Dualismus der Emulgatormoleküle hat zur Folge, daß sie *grenzflächenaktiv* sind; sie reichern sich deshalb mit Vorzug an der Grenzfläche zwischen W und Ö an, aber auch zwischen Öl (bzw. Fett) einerseits und Luft andererseits. Sie orientieren sich dort derart, daß die lipophile Gruppe in das Öl oder Fett, die hydrophile in das Wasser ragt; an der Oberfläche gegen die Luft hin (Grenzfläche = Luft) richten sich die lipophilen Gruppen. Zeigen die Emulgatoren in der Balance zwischen hydrophilen und lipophilen Gruppen eine stärkere Tendenz zu Hydrophobie bzw. Lipophilie, dann eignen sie sich vorwiegend als W/O-Emulgatoren und umgekehrt.

Emulgator und Emulsionstyp

Welcher Emulsionstyp entsteht, ist von der chemischen Natur des Emulgators abhängig. Von zwei nicht miteinander mischbaren Phasen bildet diejenige die äußere bzw. kontinuierliche Phase, in der sich der Emulgator relativ besser löst [*Bancroft* (18) rule, bestätigt durch *McBain* (19)]. Natron-, Kali-, Triethanolamin- und ähnliche Seifen, Fettalkoholsulfate, manche Polyethylenglykolester der Fettsäuren und andere in Wasser lösliche oder dispergierbare Emulgatoren, vorwiegend solche mit stärkerer Ethoxylierung, bilden daher O/W-Emulsionen. Der tiefere Grund hierfür ist der, daß die Attraktionskräfte der lypophilen Wasserphase zum Emulgator größer sind als zur lypophoben, und es wird eine Kraft auf die Grenzfläche ausgeübt, die sie zu verbiegen sucht. Je nach der Richtung der »Biegung«, ob sie von einer Phase aus gesehen die Grenzfläche konkav oder konvex biegt und unter Dispersion einer Phase in Kügelchen diese umschließt, bilden sich O/W- oder W/O-Emulsionen. Ursache dieser Biegung ist offenbar die Erniedrigung der Grenzflächenspannung durch den Emulgator in derjenigen Phase, in welcher er sich relativ besser löst, während die andere keine Herabsetzung der Oberflächenspannung erfährt und daher tendiert, die kleinste Oberfläche in Form von Kügelchen einzunehmen.

Anders ausgedrückt: Diejenige Seite des Grenzflächenfilmes, die die größere Oberflächenspannung aufweist, neigt zur Bildung einer konvexen, nach außen gekrümmten Fläche (Kugel).

Auch der Randwinkel (Benetzungs- oder Grenzwinkel, engl.: contact angle) ist an einer festen Grenzfläche mit Öl größer als mit Wasser (20). In einigen Fällen hängt der entstehende Emulsionstyp auch vom Verhältnis der Phasenvolumina zueinander ab (s. Cold Creams, Kap. III, unter 3., S. 194).

6. Stabilität der Emulsionen

Nach *H. Lange* und *C. P. Kurzendörfer* (21) tritt die Instabilität einer Emulsion dadurch ein, daß sich die dispergierten Tröpfchen zu Aggregaten zusammenballen, so daß die sich berührenden Tröpfchen zusammenfließen. Die Koaleszenz erfolgt also über die zunächst traubenförmige Aggregation der Tröpfchen. Dies führt bei O/W-Emulsionen schließlich zu einer auf der wäßrigen Phase schwimmenden Ölschicht, bei W/O-Emulsionen zu einer am Boden abgesetzten wäßrigen Schicht.

Aus dem *Stokes*schen-Gesetz $v = \dfrac{2 r^2 (d_1 - d_2) g}{9 \eta}$

v = konstante Sink- und Steigegeschwindigkeit der Tröpfchen

r = Radius der Tröpfchen
d_1 = Dichte der Tröpfchen

d_2 = Dichte des Mediums
g = Erdbeschleunigung = 981 cm/sek
η = innere Reibung = Viskosität

ergibt sich, daß die Sedimentationsgeschwindigkeit bei sehr kleinem Tröpfchendurchmesser gering, aber erheblich größer bei Tröpfchenaggregaten ist, woraus zu schließen ist, daß zur Verhinderung der Instabilität einer Emulsion vor allem die traubenförmige Zusammenballung der Tröpfchen vermieden werden muß.

Anionische Emulgatoren vergrößern bei O/W-Emulsionen durch die Absorption der langkettigen Anionen an den Öltröpfchen das negative elektrische Grenzflächenpotential. Dadurch wird die elektrische Doppelschicht verstärkt und das Potentialmaximum, das vor der Koaleszenz der Tröpfchen überschritten werden muß, erhöht. Die Abstoßung der Tröpfchen vermeidet eine Annäherung, so daß Zusammenballung und -fließen vermieden werden. Salze und Elektrolyte vermindern die elektrische Abstoßung der Tröpfchen, indem sie die Dicke der Doppelschicht herabsetzen.

Bei den wasserlöslichen, nichtionogenen Emulgatoren kommt noch die Schutzwirkung der Hydrathülle hinzu. Bei Tensiden, deren hydrophile Gruppen aus langen Ketten bestehen, beispielsweise aus Ethylenoxidketten, ist möglicherweise noch ein als »sterische« oder auch »entropische« Schutzwirkung bezeichneter Effekt zu berücksichtigen (*Lange* u. *Kurzendörfer*).

Bei W/O-Emulsionen fällt die Wirkung der elektrischen Abstoßung für die Stabilisierung der Wassertröpfchen in Öl weitgehend aus. Dagegen sind die Solvatation der lipophilen Gruppen in Öl und die sterische Schutzwirkung in diesem Fall als koaleszenzhemmende Einflüsse anzusehen *(Abb. 6)*.

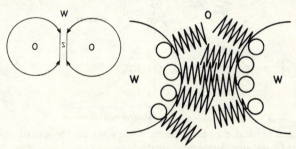

Abb. 6 Links: Stabilisierung zweier Öltröpfchen durch den Marangonieffekt (nach *Dobias*)
Rechts: Sterische Schutzwirkung der hydrophoben Ketten von zwei sich auf kleinen Abstand angenäherten Wassertröpfchen

Elektrolyte haben auf die Beständigkeit der W/O-Emulsionen einen großen Einfluß, indem sie die Struktur und die Eigenschaften der grenzflächenaktiven Adsorptionsschichten verändern (22).

6.1 Faktoren der Stabilität von Emulsionen

Die Stabilität der Emulsionen hängt von folgenden Faktoren ab:

a) feinste Verteilung der Tröpfchen (Kügelchen)
b) möglichst kleiner Unterschied im spezifischen Gewicht zwischen beiden Phasen
c) eine *viskose*, speziell bei W/O-Emulsionen, externe Phase (viscous coherent phase)
d) ein stabiler visko-elastischer Film um die dispergierten Tröpfchen herum

6.2 O/W-Emulsionen

Bei nichtionischen Emulsionen diesen Typs entspricht in vielen Fällen ein Maximum der Emulsionsstabilität einem Minimum der Grenzflächenspannung (23). Bei iono-

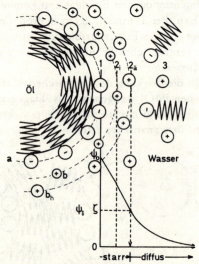

Abb. 7 Struktur der elektrischen Doppelschicht von wäßriger Phase der Phasengrenze Wasser–Öl mit adsorbiertem Emulgator
    1 = Schicht von aufladenden Ionen (ohne Berücksichtigung der ursprünglichen elektrischen Ladung und Adsorption der Wasserdipole)
    2_i und 2_a = innere und äußere *Helmholtz*schicht (Sternschicht)
    3 = diffuser Teil der elektrischen Doppelschicht:
        a) = negativ geladenes Emulgatormolekül
        b) = adsorbiertes Gegenion (hydratisiert b_h)
    ψ_o = Phasenpotential
    ψ_δ = Sternpotential
    ζ = Zetapotential

genen Emulgatoren nimmt die Stabilität der O/W-Emulsionen mit Zunahme der Emulgator-Konzentration bis zur kritischen Micellkonzentration zu (24). Der Grenzflächenfilm (interfacial film) muß stabil und in kondensiertem Zustand sich befinden, d. h., möglichst viele elektrisch geladene Moleküle gehäuft enthalten; ferner muß er eine gewisse viskoelastische Steifigkeit (rigidity) aufweisen. Zweckmäßig soll ein stabiler Interfacialfilm einen wasserlöslichen, ionisierbaren Emulgator und eine öllösliche Substanz enthalten, die befähigt sind, einen Molekularkomplex zu bilden. Die elektrische Stabilisierung von O/W-Emulsionen erfolgt durch die Bildung einer elektrisch geladenen Doppelschicht *(Abb. 7)* (nach *B. Dobias,* Tenside Nr. 5/1978, S. 225–232).

6.3 W/O-Emulsionen

Bei Emulsionen diesen Typs hängt die Wirkung des Emulgators und die Stabilität der Emulsionen nicht so sehr vom Grad der Erniedrigung der Grenzflächenspannung ab, sondern in erster Linie von der Art des Grenzflächenfilms, den der Emulgator erzeugt. Der Interfacialfilm muß elektrisch neutral sein und muß eine gewisse Starrheit besitzen. W/O-Emulsionen werden am besten mit Hilfe nichtionogener Emulgatoren erzeugt.
Ein idealer W/O-Emulgator sollte eine »viscoelastic, semi ordered interfacial phase« ergeben (25). Der »viskoelastische« Emulgatorfilm, der die Wasserglobuli umhüllt, soll demnach elastisch wie ein Gummihäutchen wirken und zudem genügend viskose Eigenschaften besitzen, also möglichst fest und unzerreißbar sein. Ebenso äußerte sich *K. Münzel* (26), daß bei W/O-Emulgatoren die Bildung membranartiger, u. U. sogar mikroskopisch sichtbarer Filme oder flockiger Ausfällungen an der Grenzfläche, die als sogenannte feste Emulgatoren wirken, für die Stabilität der Emulsionen wichtiger sei als die Grenzflächenaktivität der Emulgatoren.
Die Viskosität spielt für die Wärmestabilität von W/O-Emulsionen eine größere Rolle als bei O/W-Emulsionen. Wärmestabile flüssige W/O-Emulsionen sind daher schwierig zu erzeugen.
Offenbar besitzen mikrokristalline Wachse und auch Vaseline die Eigenschaft, bienenwabenartige Strukturen zu bilden, die das Wasser umschließen. So wurde von *C. Führer* (Vortrag vor der Deutschen Gesellschaft für Fettforschung Oktober 1973 in Berlin) die Hypothese aufgestellt, daß auch *atypische* Emulsionen denkbar sind, bei welchen der klassische Phasenbegriff nicht anwendbar ist. An Modellversuchen mit Cetylalkohol und -stearylalkohol konnte gezeigt werden, daß mit Paraffinöl ein Festkörpergerüst unter Ausbildung von Kristalliten entsteht.
Auch eine Wechselwirkung zwischen Vaselin und Fettalkoholen erscheint möglich. Die entstehenden Gerüststrukturen aus Sphärolithen und Fransenmizellen bilden ein quellfähiges Gitterwerk, das die flüssigen Bestandteile umschließt, aber beim Er-

wärmen teilweise seine Festigkeit verliert. Die Art und Weise der Verknüpfung des Festkörpergerüstes ist maßgeblich für die Rheologie des Gesamtsystems.

Es muß das Bestreben sein, die Lipophase der Cremes so aufzubauen, daß die einzelnen Kristallite möglichst klein sind und ihre Vernetzung untereinander so eng wie möglich ist, so daß ein feinmaschiges Netzwerk entsteht. Dies schlägt sich im Schmelzverhalten dadurch nieder, daß die Energieniveaus der Fettstoffbindungen breit gestreut sind, so daß beim allmählichen Aufheizen einer Probe eine kontinuierlich fortschreitende Auflösung der Mizellen erfolgt. Schmelzdiagramme zeigen bei zeitlich konstanter Wärmezufuhr zunächst linearen Temperaturanstieg, der jedoch allmählich etwas abflacht, um nach längerer Zeit wieder in den linearen Verlauf überzugehen (27).

6.4 Instabilität der Emulsionen

Vom physikalischen Standpunkt (thermodynamisch) sind alle Emulsionen nicht stabil. Es gelingt jedoch, für kosmetische Zwecke geeignete Emulsionen herzustellen, die jahrelang stabil bleiben.

Instabilität einer Emulsion äußert sich durch das »Brechen« der Emulsion (breakage, breaking, break down). Das zeigt sich durch Trennung der Emulsion in zwei Schichten (emulsion separate in distinct layers = »Cracking«; rupture d'emulsion en deux couches = »Demulsification«).

Das erste Zeichen einer Unstabilität ist das sogenannte »Aufrahmen« der Emulsion (creaming, or »creaming off« or »clearing«, crémage). Dies tritt besonders häufig bei O/W-Emulsionen ein, da das spezifische Gewicht der dispergierten Ölphase in der Regel kleiner ist als das der umgebenden Phase.

Das »Aufrahmen« ist reversibel; durch Schütteln wird der alte Zustand wieder hergestellt, während bei einer »gebrochenen« Emulsion auch durch Schütteln eine längerdauernde Vereinigung beider Phasen nicht mehr möglich ist. Schon nach kurzer Zeit tritt wieder ein Absetzen der beiden Phasen in zwei Schichten ein.

Bei W/O-Emulsionen spricht man von *Sedimentation*, wenn sich als Zeichen der Instabilität Wasser am Boden absetzt.

Bekannt ist, daß Riechstoffe die Stabilität von Emulsionen negativ beeinflussen können. Insbesondere Terpineol kann eine Trennung von W/O-Emulsionen bewirken. Man kann daher Terpineol als auch Testmaterial zur Stabilitätsprüfung verwenden. – Das Aufrahmen von W/O-Emulsionen (bzw. die Abscheidung von Öl) kann durch Zufügen einer Spur eines öllöslichen Farbstoffes zur Emulsion leichter erkannt werden.

6.5 Erfordernisse für die Herstellung stabiler Emulsionen

Für den Zerteilungsgrad einer Phase in der anderen ist die maschinelle Homogenisierung verantwortlich (s. Bd. 1, Kap. I, S. 53–57).
Es gibt keine Methode, um die Stabilität von Emulsionen vorauszuberechnen. Der HLB-Wert (Hydrophile Lipophile Balance) sagt lediglich aus, ob ein Emulgator sich für O/W- oder W/O-Systeme eignet. Ein niedriger HLB-Wert (3 bis 5) weist auf die Öllöslichkeit des Emulgators und auf seine Eignung für W/O-Emulsionen hin.
Höhere HLB-Werte kennzeichnen eher wasserlösliche Emulgatoren (O/W-Emulgatoren). Welcher Emulsionstyp entsteht, hängt vor allem vom Emulgator ab (HLB-Wert bzw. Hydro- oder Oleophilie).

Die Stabilität von Emulsionen hängt ab (vgl. Kap. V, unter 4., S. 305):

a) von der Tröpfchengröße
   Je feiner eine Phase in der anderen maschinell homogenisiert ist und je kleiner die Partikel sind, desto stabiler ist die Emulsion.
   Dies gilt sowohl für O/W- als auch für W/O-Systeme.
b) von der Viskosität der äußeren Phase
   Dies gilt besonders für W/O-Emulsionen. *Flüssige,* stabile W/O-Emulsionen sind schwierig herzustellen.
c) vom Unterschied im spezifischen Gewicht zwischen beiden Phasen
   Das spezifische Gewicht der Öl- und der Wasserphase sollen möglichst wenig differieren.

Bei W/O-Emulsionen ist daher der Zusatz von *größeren* Mengen Glycerin, Propylenglykol, Sorbitol usw. zur Wasserphase eher nachteilig, da sie das spezifische Gewicht der Wasserphase erhöhen und die Differenz zur Ölphase zu groß wird. Das kann sich negativ auswirken.
Bei O/W-Emulsionen spielt die elektrische Aufladung an der Phasengrenzfläche eine Rolle. Diese Emulsionen werden am besten durch anionaktive Emulgatoren in Kombination mit nichtionogenen Emulgatoren stabilisiert.
Ständiges, nicht zu starkes Kaltrühren der Emulsion ist erforderlich. Durch plötzliches oder zu schnelles Abkühlen »erschrickt« die Emulsion und leidet hierdurch an Stabilität. Außerdem wird die Crememasse inhomogen, da sich am Rand des Behälters, der stark gekühlt wurde, feste Schichten bilden, die als Klumpen in die Creme gerührt werden.
Bisweilen fördert bei flüssigen Emulsionen mit hohem Wachsgehalt ein schnelleres Abkühlen die feine Dispergierung der Tröpfchen.
Schnelles Rühren mit Propellerrührern oder schnellaufenden Planetenrührwerken ist zu vermeiden, da insbesondere bei O/W-Emulsionen *Luft* eingerührt werden kann, die als Schaum störend wirkt, da die Creme nach einiger Zeit Luftbläschen an

der Oberfläche zeigt und einsinkt. Außerdem wirkt sich eingerührte Luft bei O/W-Emulsionen nachteilig auf die Stabilität aus. Inkorporierte *Luft kann als dritte Phase wirken.*
Hierdurch tendiert der Emulgator an die Grenzfläche Luft/Emulsion zu wandern, anstatt an der O/W-Grenzfläche zu bleiben. Es kann eine *Umorientierung der Emulgatormoleküle* stattfinden, deren hydrophiler Kopf in O/W-Emulsionen in die Wasserphase ragt, während der lipophile Fettsäureleib der Emulgatormoleküle in das Innere der Fett-Tröpfchen gerichtet ist.
Gute Emulsionen ergibt die Verseifung »in situ« bei O/W-Emulsionen, indem das Alkali in der Wasserphase gelöst ist und sich als Emulgator wirksame Seife durch das Zugeben der Alkali-Wasser-Phase zu der fettsäurehaltigen Ölphase in situ bildet.
Die *Tröpfchengröße* (particle size) der dispergierten Phase ist für einen attraktiven Aspekt und für die Stabilität der Emulsion wichtig. Die Sink- und Steiggeschwindigkeit ist nach dem *Stokes*schen Gesetz dem Dichteunterschied und dem Quadrat des Kugelradius direkt, der Viskosität der kontinuierlichen Phase umgekehrt proportional. Das heißt, das »Aufrahmen« von Tröpfchen und auch das Zusammenfließen (coalescence) der Tröpfchen wird um ein Vielfaches langsamer erfolgen, wenn die dispergierten Tröpfchen möglichst klein sind. Auffällig ist, daß die Emulsionen *nach* dem *Homogenisieren* erheblich weißer aussehen. Wenn demnach die Teilchengröße einer Emulsion stufenweise verkleinert wird, ändert sich Farbe und Aussehen der Emulsion.
Das Homogenisieren darf nicht übertrieben werden, da kleinere Teilchen als solche mit einem Durchmesser von 0,1 µ eine starke *Brown*sche Bewegung aufweisen, wodurch die Koaleszenz beschleunigt werden kann.
Die Auswahl geeigneter Emulgatoren ist für die Stabilität erforderlich. Kombinationen mehrerer Emulgatoren sind in aller Regel wirksamer als nur ein einzelner Emulgator. Insbesondere sind Mischungen von gegensinnig wirkenden Emulgatoren (Antagonistic Emulsifiers) in ihrem Emulgiereffekt wirksamer als ein hydrophiler bzw. lipophiler Emulgator für sich allein.
Besonders günstig wirkt sich für die Herstellung von O/W-Emulsionen eine Kombination zwischen anionaktiven und nichtionogenen Emulgatoren aus. Weiterhin ist die Dosierung des Emulgators wichtig. Sie muß so gewählt werden, daß bei anionaktiver O/W-Emulgatoren die kritische Mizellkonzentration, die eine Assoziation der Molekeln (Bildung kondensierter Filme, »Bürsten«- oder »Palisaden«-Strukturen der Emulgator-Moleküle) erlaubt, erreicht wird. Der HLB-Wert des Emulgators muß auf den gewünschten Emulsionstyp abgestimmt sein. Schließlich muß die Art und Menge des zugesetzten Emulgators auch auf die sonstigen Bestandteile der Emulsion eingestellt sein.
Besonders werden O/W-Emulsionen, die mit Triethanolaminstearat oder selbstemulgierendem Glycerinmonostearat bereitet wurden, durch kleinere Zugaben von lipophilen Stoffen wie Cetylalkohol oder kleine Mengen Lanolin stabilisiert.

Erfahrungsgemäß fördert ein Zusatz von Sorbitlösung, Glycerin oder von Glykolen zu der Wasserphase die Stabilität von O/W-Emulsionen und verhindert infolge ihrer hygroskopischen Eigenschaften deren Austrocknung (Wasser außen). Dagegen ist ein Zusatz von Feuchthaltern (Humectants) in W/O-Emulsionen entbehrlich, ja er kann sogar hinsichtlich der Emulsionsstabilität schädlich sein.

Schließlich muß das Volumenverhältnis zwischen »Wasser« und »Öl-Fett« in einem vernünftigen Verhältnis stehen. Theoretisch kann das *Maximalvolumen der dispergierten Phase 74% des Totalvolumens* bei gleicher Größe und runder Form der Tröpfchen einnehmen. Praktisch ist aber auch eine stabile Emulsion mit einem höheren Anteil der dispersen Phase als 74% möglich, nämlich dann, wenn die ungleiche Größe der Kügelchen ein dichteres Aneinanderrücken erlaubt oder die Tröpfchen z. T. verzerrt sind und ihre Kugelform eingebüßt haben. Generell kann die innere Phase sehr gering sein (z. B. 1% des Totalvolumens), aber die äußere Phase sollte stets mindestens 26% des Totalvolumens einnehmen.

6.6 Einsatz der Mikrofotografie zur Beurteilung von Emulsionen*

6.6.1 Allgemeines und Methodisches

Das Fotomikroskop hat sich in den letzten Jahren bei der Beurteilung von Emulsionen sowohl bei Entwicklungsarbeiten als auch zur Überwachung der Produktion in der Kosmetikindustrie sehr gut eingeführt (28, 29, 30). Wie im Abschn. 6.5, S. 159 erwähnt, spielt die Tröpfchengröße bei Emulsionen eine wesentliche Rolle. In Anlehnung an den englischen Sprachgebrauch (particle size) kann man auch von Korngrößen sprechen und dann die aus der Pulvertechnik bekannten Fachausdrücke wie Kornfeinheit, -größenverteilung, -form usw. verwenden.

Cremes sind einer Betrachtung im hängenden Tropfen nicht zugänglich und zeigen auch auf dem Objektträger mit einer eingeschliffenen Mulde keine ausreichende Lichtdurchlässigkeit. Demgegenüber hat sich die Betrachtung von Emulsionen im zwischen Glas gequetschten Tropfen als hervorragend brauchbar erwiesen.

Um zu vergleichbaren Mikroaufnahmen zu gelangen, müssen selbstverständlich die Bedingungen für die Musterbereitung genormt sein. In der täglichen Praxis hat sich die folgende Methode bewährt:

1. Probenahme

Mit dem geraden Ende eines Metallspatels, der am anderen Ende abgerundet ist, wird die Oberfläche einer z. B. cremigen Emulsion etwas zur Seite geschoben und ein maximal kirschkerngroßes Muster genommen. Je nach Konsistenz ist dieses Muster dann kegelig spitz ausgezogen. Bei sehr flüssigen Emulsionen wird man, um nicht das Muster direkt von der Oberfläche zu erhalten, am besten etwas abgießen und dann mit dem Spatel in den Ausgießstrahl gehen. Befindet sich das Präparat in der Tube, so sollte man die ersten 1 bis 2 cm des Stranges

---

* Dr. *Kurt Kuczera*, Im güldenen Wingert 9, D-6101 Seeheim

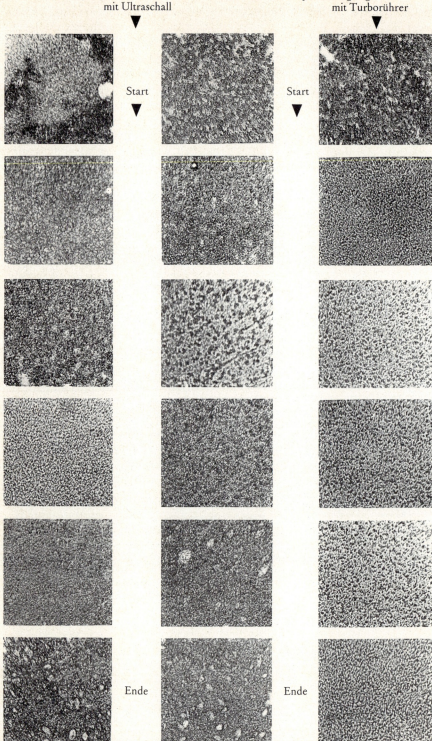

Tafel 1: Optimierung von Herstellungsprozessen (W/O-Creme ca. 70% H_2O).
H₂O vorgelegt — mit Ultraschall — wie üblich die Fettphase vorgelegt mit Turborührer

Tafel 2: Strukturen und Gebrauchswertprüfungen).

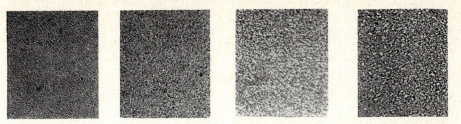

Sehr gute Strukturen, ganz links zum Vergleich die einer Kondensmilch. Die 2. und 4. Creme von links waren im Test hervorragend beurteilt worden. Lediglich die 3. hatte schlecht abgeschnitten. Da es sich bei ihr jedoch um eine W/O-Milch handelte, die mit Tüchern abgenommen werden sollte, sie im Test aber mit Wasser abgewaschen worden war, erschien das Fehlurteil verständlich. (Nach Gebrauchsanweisung verwandt, ist diese Milch kosmetisch als ausgezeichnet zu beurteilen.)

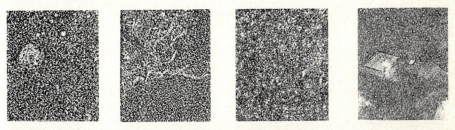

Die beiden rechts stehenden Cremes schnitten im Test schlecht ab, die beiden linken waren als zufriedenstellend eingestuft worden. In der Milch ganz rechts sind rhombische Kristalle erkennbar.

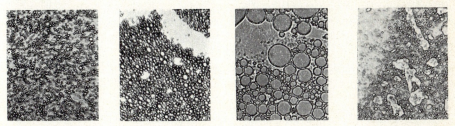

Außer der dritten Milch in der 3. Reihe waren alle übrigen als schlecht bis sehr schlecht im Test eingestuft worden. Grobe und inhomogene Strukturen entsprechen diesem Urteil.

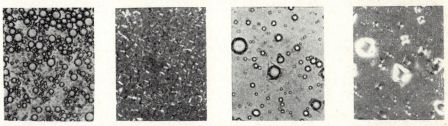

In dieser Reihe schlecht beurteilter »leerer« Emulsionen steht jeweils eine Aufnahme im polarisierten Licht neben der normalen (alle Aufnahmen etwa 500fach).

Erläuterungen zu den Bildtafeln 1 und 2

Tafel 1 Optimierung von Herstellungsprozessen

Für die W/O-Creme mit ca. 70% H_2O waren in Laborversuchen ausreichende Stabilitäten nach den üblichen Verfahren nachgewiesen. Von den Betriebs-chargen wurde ein mikroskopisches Gefüge der Creme gefordert, wie es das Bild rechts unten zeigt. Es standen zwei Rührwerke zur Auswahl, ein Langsamläufer mit Ultraschallzusatzgerät (linke und mittlere Bildreihe) und ein kombiniertes Rührwerk mit Turborührer. Es wurden Chargen von je 100 kg gefahren. Proben zur Herstellung von Mikrofotos wurden während der Wasserzugabe (bzw. Ölzugabe) alle 5 Minuten entnommen. Da es sich zeigte, daß die Emulgierwirkung des Ultraschallgerätes nach Zugabe von etwa der Hälfte des Wassers nachließ (mittlere Reihe, ab 3. Bild von oben), wurde in einem weiteren Versuch das gesamte Wasser vorgelegt (linke Reihe). Der anfangs schlechte Emulgierzustand (links oben) verbesserte sich rasch und erreichte nach Zugabe von etwa $2/3$ der Ölphase ein Optimum (links 4. Bild von oben). Nach dem Kaltrühren war die Struktur jedoch nicht zufriedenstellend (links unten). Mit Zugabe des restlichen Öles war eine sogenannte »Überstruktur« entstanden, die auch am Ende der mittleren Reihe zu beobachten ist. Die Wärmestabilität, aber auch die gegen mechanische Belastung (Rüttelversuch) war nicht ausreichend. Im dritten Versuch (rechte Bildreihe) gelang es ohne Schwierigkeiten, den gewünschten Endzustand zu erreichen (Bild rechts unten). Die Creme ging nach diesem Verfahren in Produktion und hat sich jahrelang auf dem Markt bewährt (Fa. Scherk, Berlin).

Tafel. 2 Strukturen und Gebrauchswertprüfungen

Verschiedene 1966 auf dem deutschen Markt befindlichen Milche zur Gesichtsreinigung waren von einer Verbraucherzeitschrift auf ihren Gebrauchswert hin untersucht worden. In einem Labor der Kosmetik-Industrie wurde dieser teilweise anfechtbaren Beurteilung nachgegangen. Von den gleichen Cremes wurden Muster über den Handel besorgt und von diesen Fotos ihrer Mikrostruktur hergestellt. In *Tafel 2* sind diese Fotos nach der mikroskopischen Beurteilung der Struktur angeordnet, und zwar so, daß in der obersten Reihe optimale Strukturen und in der dritten und untersten als nicht mehr hervorragend anzusprechende Strukturen stehen. Überraschenderweise ergab sich zwischen dem Testergebnis und der mikroskopischen Beurteilung eine gewisse Übereinstimmung.

Fortsetzung von Seite 161

verwerfen und erst dann die Probe nehmen. Sollen Großchargen beurteilt werden, so muß sichergestellt sein, daß die zu ziehende Vorprobe dem Chargendurchschnitt entspricht.

2. Probenahmen in besonderen Fällen
Sollen besondere Erscheinungen wie aufgerahmte Schichten oder Sedimente beurteilt werden, so werden die Muster der jeweiligen Lage entsprechend genommen, doch sollte immer auch ein Muster wie unter 1. zum Vergleich herangezogen werden.

3. Präparatherstellung
Auf einen Objektträger (möglichst mit geschliffenem Rand, um nicht Glasstaub in das Präparat zu bekommen) können bis zu drei Teilmengen von Mustern mit dem Spatel aufgesetzt werden. Auf sie werden sofort Deckgläser (geschliffener Rand) gelegt und diese mit dem runden Ende des Spatels sanft angedrückt.

4. Probemenge
Die Größe der auf den Objektträgern gesetzten Stückchen bzw. Tropfen des Musters soll so groß sein, daß beim späteren Andrücken des Deckglases der sich ausbildende Kreis der Probe die Kanten des Deckglases gerade tangiert oder geringfügig überschreitet, jedoch auf keinen Fall die Ecken des Deckglases erreicht. Die Größe dieses Kreises wird natürlich auch von dem mit dem Spatel ausgeübten Druck bestimmt.

5. Verteilungsdruck
Um eine Schichtdicke herzustellen, die bei konsistenten Emulsionen die Herstellung von Mikroaufnahmen in kurzen Belichtungszeiten zuläßt, muß auf die Mitte des Deckglases mit dem runden Ende des Spatels Druck durch vorsichtiges Reiben ausgeübt werden. Der Druck darf bzw. kann nicht stärker sein, als dies die Zerbrechlichkeit des Deckglases zuläßt, muß aber dann dazu führen, daß zumindest die Mitte der kreisförmig ausgearbeiteten Probe genügend lichtdurchlässig wird.

6. Schichtdicke
Die bei normaler Beleuchtung erforderlichen Belichtungszeiten sollten je nach Filmmaterial ein bis wenige Zehntel Sekunden möglichst nicht überschreiten. Feinkörnige Filme mit 14 bis 15 DIN erweisen sich als vorteilhaft. Nur bei besonderer Beleuchtungstechnik, z. B. Herstellung von Aufnahmen in polarisiertem Licht, Auflichtaufnahmen oder solche mit Phasenkontrast werden diese Belichtungszeiten überschritten. Aus Gründen der Zeitersparnis – man sollte in kurzer Zeit eine größere Anzahl Aufnahmen herstellen können – sollte die Belichtung automatisch erfolgen.

7. Scharfeinstellung und Ausleuchtung
Sie erfolgt vor allem bei stärkerer Vergrößerung auf eine mittlere Schicht der unter dem Deckglas befindlichen Probe. Man sollte, um zu genügend dichten Bildern zu kommen, immer mit mittlerer und nie mit ganz offener Blende fotografieren. Gearbeitet wird vorzüglich im Durchlicht, doch kann in manchen Fällen die Hinzunahme von Auflicht Vorteile erbringen.

Bildausschnitt und Vergrößerung
Es wird das typische Bild gewählt, nachdem visuell die Probe über den ganzen Kreisquerschnitt durchgemustert wurde. Besondere Erscheinungen, die vereinzelt oder am Rand der Probe auftreten, können je nach ihrem Aussagewert zusätzlich fotografiert werden, doch muß protokolliert werden, daß sie nicht das typische Emulsionsbild wiedergeben. Man kann sie auch an den Rand des Bildausschnitts rücken, um ihre geringe Bedeutung zu bezeichnen. Es werden 2 bis 3 Aufnahmen bei fortschreitender Vergrößerung mit verschiedenen Objektiven gemacht. Man beginnt zweckmäßig mit der schwächsten Vergrößerung und verschiebt anschließend den Bildausschnitt nicht mehr oder nur so geringfügig, daß die folgenden Ausschnitte immer im Rahmen der ersten Aufnahme liegen. Als Vergrößerungen kommen (einschl. fotogr. Vergr.) etwa $100 \times$ und $1000 \times$ in Betracht.

6.6.2 Bildaussagen bei Überwachung der Produktion

Es geht dabei fast ausschließlich darum, daß die von einer Charge der laufenden Produktion gemachten Aufnahmen den anfänglich erstellten Mikrobildern vollkommen zu gleichen haben. Dies ist vor allem dann wichtig, wenn an verschiedenen Produktionsorten nicht die gleichen Maschinen eingesetzt werden. Jede Abweichung in der Korngröße, der -verteilung oder der -form deutet auf Fabrikationsfehler hin, die Veränderungen in anderen charakteristischen Eigenschaften der betreffenden Emulsion zur Folge haben können. Bei O/W-Emulsionen, die mit Verdikkungsmitteln stabilisiert sind, kann man zusätzliche Aufnahmen im polarisierten Licht vorschreiben. Damit läßt sich die gute oder schlechte Verteilung dieser Mittel in der äußeren Phase meist recht gut feststellen. Im allgemeinen wird man aber bei der Produktionsüberwachung das Hauptaugenmerk auf den Homogenisierungsgrad, auf das Vorhandensein von Luft in der Emulsion, auf ausreichende Dispergierung evtl. vorhandener Pigmente, kurz und gut, auf Übereinstimmung mit den Standardfotos legen. In der Produktionsüberwachung bewähren sich Polaroidaufnahmen, die sofort zur Verfügung stehen, besonders.

6.6.3 Beurteilung von Reihenversuchen

Innerhalb einer Versuchsreihe läßt sich mit dem Mikroskop unmittelbar nach Herstellung einer Emulsion, auch wenn dies äußerlich nicht erkennbar ist, die Probe mit der besten Dispergierung, der höchsten Kornfeinheit und ausgeprägtesten Homogenität herausfinden. Je mehr die Versuche in einem optimalen Bereich zu liegen beginnen, desto schwieriger lassen sich Unterschiede rein visuell feststellen. Erst das Mikrofoto liefert dann bei verstärkter Vergrößerung brauchbare Aussagen. Eine homogene Emulsion muß nicht höchste Kornfeinheit aufweisen. Besonders die traditionsreichen Cremes wie Bienenwachs-Borax-Emulsionen und Stearat-Cremes zeigen oft ein verhältnismäßig grobes Korn (5 bis 20 µm). Hohe Kornfeinheit (und in manchen Fällen auch ein befriedigender Homogenisierungsgrad) müssen nicht hohe *Stabilität* bedeuten. Das Mikrofoto kann dazu keine letzte Aussage liefern, wenn es auch innerhalb von Versuchsreihen relative Hinweise gibt. Wird z. B. während der Herstellung erhebliche Emulgier- bzw. Homogenisierarbeit geleistet, so kann sich auch dann eine optimale Struktur ergeben, wenn der Emulgator selbst nicht ausreichend eingesetzt wurde, oder für die betreffende Rezeptur nicht geeignet ist. Entweder besetzt er die dann stark vergrößerte Grenzfläche nicht ausreichend oder auf Grund sterischer Faktoren in irgendeiner Weise schlecht, so daß ein ursprünglich optimales Bild sich rasch ins Schlechte verwandeln kann. In solchen Fällen kann man mikrofotografisch nach einiger Zeit die Neigung zu *Agglomeration* und zu *Koaleszenz* sehr viel rascher feststellen als mit den üblichen Wärmetests allein. Erfolg versprechen vor allem Kombinationen der verschiedenen Prüfmethoden. Man kann Lagertests bei verschiedenen Temperaturen oder auch Zentrifugenbelastungen auch mikroskopisch auswerten. Auf keinen Fall kann man sich aber, dies sei wiederholt, bei Urteilen zur Stabilität auf das Mikroskop allein verlassen. Bevor eine Emulsion in Produktion gehen kann, sind die üblichen Langzeitprüfungen durch nichts zu ersetzen.

Die Verteilung von *Verdickern*, das Vorhandensein gelbildender Gerüste, die Bildung mizellarer Phasen in der äußeren kontinuierlichen Phase läßt sich im polarisierten Licht sehr oft hervorragend zeigen. Dazu müssen diese Systeme allerdings optisch anisotrop sein. Verdicker geben übrigens beim Austrocknen in einer Probe auf dem Objektträger charakteristische Antrocknungsfiguren. Man kann sie am besten an den Stellen beobachten, an denen die kreisförmig ausgedrückte Probe unter dem Deckglas an den Seiten hervordringt.

Die *Brown*sche Bewegung macht sich bei Emulsionen optimaler Kornfeinheit (1 bis 2 µm und darunter) deutlich bemerkbar. Auch wenn die feineren Anteile selbst nicht zu erkennen sind, so ist bei starker Vergrößerung diese Bewegung besonders bei flüssigen Emulsionen unübersehbar. Ist die Emulsion dichter, die äußere Phase geringer vertreten oder stärker verdickt – beides müßte eine höhere Viskosität zur Folge haben – so wird die *Brown*sche Bewegung gebremst, bzw. verschwindet vollkommen.

Die *Fotografie* kann bei der Beurteilung von *Make ups* und anderen Präparaten der dekorativen Kosmetik gut eingesetzt werden. Allerdings wird auch hier bei einer wirklich vollkommenen Verteilung optimal feiner (mikronisierter) Pigmente nicht mehr viel an Farbunterschieden zu finden sein. Jede Störung aber, wie sie vor allem beim Mahlen von Emulsionsdispersionen auftreten kann, macht sich sofort bemerkbar. Zwischen Primär- und Sekundär-Agglomerationen von Pigmenten kann man sehr leicht unterscheiden. Primär-Agglomerate haben die ursprünglichen Pigmentfarben, während sekundäre Agglomerationen nur die Mischfarbe, meist ins Schwarze gehend, aufweisen. Pigmente können in einer Emulsion an den Grenzen der Öltröpfchen der inneren Phase sitzen oder, was sehr viel seltener ist, in diesen Öltröpfchen selbst.

Auch die Verteilung von Pigmenten in Lippenstiften oder anderen nicht emulgierten Zubereitungen wie Cakes oder Pudern läßt sich mikrofotografisch dokumentieren. Man kann dazu die Probe vor Aufbringen auf den Objektträger erwärmen oder bei Pudern auch mit Wasser vorsichtig anteigen.

Das Verhalten gelöster *Wirkstoffe* in Emulsionen kann ebenfalls mit dem Mikroskop gut geprüft werden. Sehr oft liegen Stoffe, die eigentlich gelöst sein sollten, in Kristallen vor, z. B. bei Sonnenschutzcremes oder bei Haarfärbemitteln.

7. Viskosität der Emulsion

Die Stabilität ist auch von der Viskosität der Emulsion und insbesondere von der Viskosität der äußeren Phase abhängig. Je viskoser die externe Phase ist, desto schwerer können die dispergierten Partikel koaleszieren. Dies gilt besonders für W/O-Emulsionen.

Die Viskosität einer Emulsion wird von ihrer äußeren Phase geprägt, wenn diese im Überschuß vorhanden ist.

Wenn das Volumen der internen Phase das Volumen der externen Phase übersteigt, werden die dispergierten Teilchen zusammengedrängt (crowded). Die Viskosität der fertigen Emulsionen nimmt also zu, wenn das Volumen der internen Phase mehr als 50% der Gesamtemulsion einnimmt. Praktisch kommt das für die W/O-Emulsion in Betracht. Darüber hinaus spielt bis zu einem gewissen Grad der Schmelzpunkt der Ingredienzien sowie auch die Tröpfchengröße der dispersen Phase eine Rolle. Natürlich wird die Viskosität auch von der Menge und dem Typ des verwendeten Emulgators beeinflußt.

Zu den am meisten eingesetzten Verdickungsmitteln vor allem für Öl-in-Wasser-Präparate gehören die Polyacrylsäurederivate; die Viskosität wird hierbei durch Neutralisation »in situ« mit Alkalien aufgebaut, wodurch vor allem die interessante Möglichkeit der »Kaltemulgierung« gegeben ist. Ein Nachteil der mit dieser Substanzklasse hergestellten Präparate ist ihre starke Elektrolytempfindlichkeit. Sie erklärt sich durch die bei Elektrolytzugabe erfolgende Knäuelung der normalerweise infolge der Abstoßung der negativen Ladungen linearen Strukturen der Hochpolymeren (*Debye-Hückel*-Theorie).

Diese organischen Verdickungsmittel eignen sich in erster Linie zur Herstellung von Öl-in-Wasser-Formulierungen. In Einzelfällen ist es auch möglich, mit diesen Verdickungsmitteln stabile Wasser-in-Öl-Präparate zu formulieren *(Abb. 8)*.

Besser jedoch zur Viskositätserhöhung und damit zur Stabilisierung von Wasser-in-Öl-Emulsionen eignen sich öllösliche oder in Öl quellbare Substanzen.

Bewährt haben sich in erster Linie mikrokristalline Wachse, Bienenwachs, Polyethy-

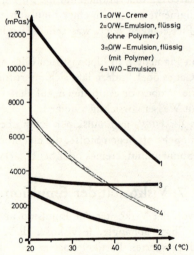

Abb. 8 Abhängigkeit der Viskosität von der Temperatur $D = 10_s^{-1}$ (nach *Reng* u. *Skrypzak*)

len sowie Magnesium-Aluminium-Silikate und zwei- bzw. mehrbasische Metallseifen.
Optimale Lagerstabilitäten ergaben Kombinationen aus Magnesium- und Aluminiumstearat im Verhältnis 2:1 (30 a).

8. Stabilitätsprüfung von Emulsionen

Nach dem Willen des Gesetzgebers müssen Kosmetika drei Jahre haltbar sein oder der Hersteller muß ein Verfalldatum auf der Packung angeben.
Die Marketingabteilung und nicht zuletzt der Markt erfordert aber ein schnelles Reagieren auf neue Situationen, so daß sich in der Praxis selten ein Hersteller drei Jahre für den Lagertest Zeit lassen kann.
Die Entwicklung von sogenannten Schnelltests zur Beurteilung der Emulsionsstabilität, die vergleichbar, genormt und reproduzierbar sein sollten, ist daher eine vordringliche Aufgabe.
Grundsätzlich gilt aber nach wie vor der vor Jahren aufgestellte Leitsatz:
Der beste und sicherste Test ist die Prüfung der Emulsion in der *vorgesehenen Verpackung* über einen längeren Zeitraum unter wechselnden praxisnahen klimatischen Verhältnissen.
Schon die Tests während der Entwicklung einer Emulsion sollten in der Verpackung vorgenommen werden, in welcher das Produkt auf den Markt kommt. Emulsionen können sich wegen des Glasalkalis in Weithalsflaschen anders verhalten als in Polyethylen- oder Polystyroltiegeln. Offenbar spielt auch die Schwerkraft oder der Gewichtsdruck bei der Lagerung eine Rolle. Das Verhalten von Emulsionen in größeren $^1/_2$- oder 1-kg-Glasbehältern kann sich von den Proben, die in kleinen Plastikbehältern geprüft wurden, unterscheiden.
Kohlenwasserstoffe können die Wandung von Polyethylenpackungen durchdringen und Fettsäureester vom Typ Isopropylmyristat sind in der Lage bei höheren Konzentrationen (etwa ab 8%), Polystyroldosen rissig zu machen.

8.1 Wärme-Kälte-Belastung der Emulsion

W/O-Emulsionen sondern in der Wärme (ab +42 bis 45°C) Öl ab, das man beim Test gut erkennen kann, wenn man mit dem Spatel in der Mitte der Oberfläche eine trichterförmige Vertiefung anbringt. Dort sammelt sich zuerst das sich abscheidende Öl. Wegen des höheren spezifischen Gewichtes sinkt mit fortschreitender Instabilität das Wasser zu Boden und sammelt sich an der Bodenfläche des Gefäßes.
Bei W/O-Emulsionen ist eine viskose äußere Phase ein bedeutender Stabilitätsfaktor. Mit Abnahme der Viskosität der äußeren Phase in der Wärme neigt die W/O-Emulsion zur Koaleszenz. Außerdem beruht der Wärmetest auf der Vorstellung, daß das viskoelastische Häutchen, das die kugelförmigen Tröpfchen der dis-

pergierten Phase wie ein Gummiballon umgibt, in der Wärme seine Festigkeit verliert. Schließlich kommt bei allen Emulsionen hinzu, daß speziell die nichtionogenen Emulgatoren bei bestimmten Temperaturen (s. »Phasen-Inversions-Temperatur«, 9.1, S. 185) ihre Emulgatoreigenschaften ändern. Ab einer kritischen Temperatur neigen plötzlich O/W-Emulgatoren dazu, den umgekehrten Emulsionstyp zu bilden, während W/O-Emulgatoren zur Bildung von O/W-Emulsionen tendieren.
Da Emulsionen Wasser enthalten, ist Frost eine große Belastung für sie, da sich Eiskristalle bilden, die bei W/O-Emulsionen die runde Tröpfchenform sprengen und generell das Emulsionsgefüge negativ beeinflussen.
Sonnenschutzmittel und Emulsionen, die in heißen Ländern auf den Markt kommen, sollten bei +45°C auf Stabilität der Emulsion geprüft werden. Sonst werden im allgemeinen +40°C als ausreichend angesehen.

        Als *Lagertest* werden vorgeschlagen (31):
          +40°C für 3 Monate
          − 5°C für 1 Woche

        Wechselnde Temperaturbelastung:
          +40°C/−5°C für 6 Wochen
          Zeittakt 24 Stunden

Im allgemeinen neigen W/O-Emulsionen in der Wärme eher zur Abscheidung von Öl an der Oberfläche und zur Instabilität bei Kälte als der umgekehrte Emulsionstyp. Jedoch wird eine je nach Emulsionstyp unterschiedliche Prüfung der Lagerstabilität nicht für erforderlich gehalten (32).
Der in diesem Buch schon vor Jahren in älteren Auflagen beschriebene *Schaukeltest* (Wechsel der Emulsion zwischen Kälte und Wärme) wird von einigen Autoren (32) entschärft, da man den krassen Wechsel zwischen −5°C und +40°C als nicht praxisgerecht ansieht, da solche plötzlichen Temperaturschwankungen in der Natur nicht vorkommen. Es wird daher für zweckmäßiger gehalten, die Emulsion nicht dem plötzlichen, krassen Temperaturstreß zu unterwerfen, sondern die Emulsion von niederen Temperaturen schrittweise auf Raumtemperatur zu erwärmen und dann erst die höhere thermische Belastung durchzuführen.
Es ist also zweckmäßig, die Emulsionen nach Lagerung bei Zimmertemperatur (20°C) für 24 Stunden einer Temperatur von +40°C auszusetzen, dann 24 Stunden Verweilzeit bei Zimmertemperatur dazwischen zu schalten und dann 24 Stunden bei −5°C zu lagern. In diesem Turnus folgt wieder Lagerung bei +20°C, dann wieder Erwärmung auf +40°C usw. Im allgemeinen ist ein 1- bis 2wöchiger Schaukeltest in diesem Turnus ausreichend. Hierdurch wird eine gewisse Auslese von instabilen Emulsionen möglich, insbesondere, wenn eine vergleichbare Emulsion (desselben Typs) von bekannter, erprobter Stabilität gleichzeitig mitgeprüft wird.
Die bekannte Erfahrung, daß angefärbte Phasen eine Instabilität schneller erkennen

lassen, nutzt man beim thermischen Stabilitätstest. Die innere Phase wird jeweils angefärbt, z. B. bei W/O-Emulsionen wird die innere Wasserphase mit Patentblau VF (Hoechst), bei O/W wird das Öl mit Sudan III (BASF) angefärbt.

8.2 Prüfung der Emulsionsstabilität durch Zentrifugieren

Eine Auslese von instabilen Emulsionen ist durch Prüfung mit Hilfe des Zentrifugierens möglich, das bei flüssigen O/W-Emulsionen Ergebnisse bringt, während cremeförmige Emulsionen auch bei 20 000 U/min nach 10 Minuten oft keine Separation zeigen, so daß ein Zentrifugieren in der Wärme bei 40 °C vorgeschlagen wurde (33). Bei reproduzierbaren Methoden sollte immer der G-Wert angegeben werden.
Zum Selektieren instabiler Formulierungen besonders vom O/W-Typ eignet sich die Ultrazentrifuge, wobei die abgetrennten Mengen Wasser bzw. Öl quantitativ bestimmt werden können. Allerdings versagt diese Methode bei sehr hochviskosen Emulsionen. Die durch die Separation mit Hilfe der Ultrazentrifuge erzielten Ergebnisse erfassen nur die bereits koaleszierten Teilchen (34).

8.3 Elektrische Leitfähigkeit zur Prüfung von Emulsionen

Die äußere Ölphase von W/O-Emulsionen leitet nur gering den elektrischen Strom, während O/W-Emulsionen dem Stromfluß geringen Widerstand entgegensetzen und gute Leitfähigkeit aufweisen. Diese Messung kann zur Feststellung des Emulsionstyps dienen (s. 3.5, S. 150).
Um die Veränderung der Leitfähigkeit einer Emulsion beim Durchlaufen vorwählbarer Temperaturprogramme zu prüfen, wurde ein Kompaktgerät, der Emulsions-Controller EM-490 (WTW) entwickelt, der die Meßwerte automatisch mit einem Linienschreiber festhält.
Es leuchtet ein, daß eine Emulsion gleicher Zusammensetzung und besonders gleichen Wassergehaltes stets die gleiche Leitfähigkeit aufweisen muß. Die Leitfähigkeit kann daher der Qualitätssicherung bei der Produktion dienen. Auch die oft mehrfache Phasenumwandlung während der Produktion kann durch die Messung der Leitfähigkeit erkannt werden (35). Durch Aufzeichnung der Leitfähigkeitskurve innerhalb eines Temperaturprogrammes können die Qualitäten und Identität verschiedener Chargen des gleichen Produktes anhand einer »Sollkurve« geprüft werden (36).
Auch Vorhersagen über die Langzeitstabilität sollen möglich sein, dann nämlich, wenn die Kurve nur geringfügige Veränderungen aufweist. Es leuchtet ein, daß die einsetzende Koaleszenz dispergierter Tröpfchen bei W/O-Emulsionen eine bessere Leitfähigkeit bewirkt; kleinere, gleichmäßige Tröpfchen leiten dagegen den Strom schlechter.

Von Interesse ist bei W/O-Emulsionen das sogenannte Durchschlagpotential, d. h. die Spannung, bei der das nicht leitende Fettgerüst durchschlagen wird und ein Stromfluß zustande kommt.

8.4 Plattentest zur Stabilitätsprüfung

Von *Quack, Reng* und *Skrypzak* (32) wurde ein Test zur Beurteilung der Emulsionsstabilität beschrieben, der wie folgt ausgeführt wird:
Hier werden 2 bis 3 g der zu prüfenden Emulsionen (vorwiegend Creme) auf einer Glasplatte unter geringer Druckanwendung verstrichen, wobei zum Vergleich eine Emulsion bekannter Stabilität nebenher aufgetragen werden kann.
Nun wird je nach Emulsionstyp entweder ein öl- oder ein wasserlöslicher Farbstoff (aus einem Gewürzstreuer) auf die Emulsion gestreut. Beim O/W-Typ nimmt man z. B. Sudan III oder beim W/O-Typ Patentblau VF. Die auf der Glasplatte verstrichene Emulsion wird mit einem Uhrglas bedeckt und ca. zwei Stunden im Wärmeschrank bei +40°C gelagert. Bei instabilen Emulsionen zeigt sich bereits nach dieser Zeit ein deutliches »Auslaufen« des entsprechenden Farbstoffes.

Mikroskopische Beurteilung
(s. 6.6, S. 161)

8.5 Tröpfchengröße und -verteilung

Die Zunahme der Größe der Tröpfchen weist auf ein Zusammenfließen der dispergierten Teilchen hin und ist ein Maß für die Stabilität. Der Dispersitätsgrad D wird durch Messung des mittleren Tröpfchendurchmessers d und Berechnung der Gesamtoberfläche aller Tröpfchen in 1 ml der Emulsion nach folgender Formel errechnet:

$$D = \frac{6}{d} \cdot 10^4 \, cm^2/cm^3$$

Der Dispersitätsgrad scheint keine so entscheidende Rolle zu spielen wie die Zunahme der mittleren Tröpfchengröße in der Zeiteinheit.
Das Messen und Auszählen der Tröpfchendurchmesser, das im allgemeinen mit einem Okularmikrometer oder mit einem Hämocytometer vorgenommen werden kann, ist sehr zeitaufwendig und erfordert Erfahrung.
Deshalb hat die *automatische Registrierung* der Teilchengröße in dispersen Systemen an Bedeutung gewonnen.

Das automatische Zählgerät Coulter-Counter (Coulter-Electronics) mißt die Leitfähigkeitsänderung, die die in einer Elektrolytlösung emulgierten Teilchen beim Durchgang durch eine Öffnung erzeugen. Je nach Durchmesser der Tröpfchen, die diese Mikroöffnung passieren, erfolgt eine proportionale Änderung des elektrischen Widerstands. Die Ablesung kann in Prozent erfolgen, wobei Teilchengrößen zwischen 0,5 bis 250 µm meßbar sind.

8.6 Reflektionsverfahren

Im Prinzip wird zur Tröpfchengrößenbestimmung die disperse Phase mit einer exakt definierten Menge eines löslichen Farbstoffes angefärbt und die Emulsion durch colorimetrische Bestimmung der Farbstoffkonzentration mit einem photoelektrischen Colorimeter untersucht (37, 38, 39).

8.7 Messung der Dielektrizitätskonstante
(vgl. 3.5, S. 150)

Die Messung der Dielektrizitätskonstante gibt Hinweise über den Verteilungsgrad der Tröpfchen und erlaubt Aussagen über die Zusammensetzung der Emulsion sowie über deren strukturelle Veränderung während der Alterung (40, 41, 42).

8.8 Messung des Zeta-Potentials

Gleichsinnig geladene Tröpfchen stoßen sich ab und tragen zur Stabilität der Emulsion bei. Der Grad der Abstoßung wird durch das Oberflächenpotential bestimmt. Dieses ist jedoch schwierig zu messen, so daß man das Zeta-Potential durch Geschwindigkeitsmessung der Tröpfchen im Gleichstromfeld ermittelt (43).
Prüfungen der Emulsionsstabilität durch *Impedanzmessungen* sind vorgeschlagen worden (44).

8.9 Mikrowellenbestrahlung

Mikrowellen erzeugen beim Passieren einer Emulsion Wärme, die proportional der Dielektrizitätskonstanten der Emulsion ist. Durch den Vergleich der Temperaturdifferenz zwischen Oberfläche und Boden der Emulsion können Aussagen über das Stabilitätsverhalten der Emulsionen gemacht werden (45).

9. HLB (Hydrophile-Lipophile Balance)

Es ist ein charakteristisches Merkmal der als Emulgatoren dienenden oberflächenaktiven Substanzen, daß ihr Molekül sowohl aus einem hydrophilen als auch aus einem lipophilen Teil besteht. Jeder Emulgator ist vergleichbar einer Waage, deren einer Waagebalken hydrophil und der andere lipophil ist. Beide Teile können sich im Gleichgewicht befinden. Jedoch kann diese Balance zwischen Hydrophilie und Lipophilie im Emulgatormolekül einmal zugunsten des hydrophilen Teils überwiegen und ein anderes Mal kann das Schwergewicht auf dem lipophilen Teil lasten. Schon *W. D. Bancroft* (46) fand, daß Emulgatoren mit überwiegendem hydrophilen Molekülteil, die sich in Wasser lösen oder in Wasser dispergieren und sich in der Wasserphase relativ besser lösen als in der Fettphase, in der Lage sind, sich in der Grenzfläche Wasser/Öl anzureichern und die Oberflächenspannung des Lösungsmittels Wasser herabzusetzen. Hierbei entstehen O/W-Emulsionen, während relativ besser öllösliche Emulgatoren, welche die Oberflächenspannung der Fettschmelze herabsetzen, im wesentlichen W/O-Emulsionen bilden.

Bei der Herstellung nichtspritzender Margarine fand man (*Harris*, USP 1 917 249 – 60, 1933), daß das entscheidende Merkmal der Emulgatoren eine wohl ausgewogene hydrophile-lipophile Balance sei. Zum Beispiel wird im Cetylalkohol die hydrophile Hydroxylgruppe durch die hydrophobe Kohlenwasserstoffkette kompensiert, während im Cetylsulfat die stärker hydrophile – $O \cdot SO_3H$ – Gruppe überwiegt und diesem Stoff die gewünschten grenzflächenaktiven Eigenschaften, die ihn auch als hydrophilen Emulgator kennzeichnen, verleihen.

Voraussetzung, daß ein Emulgator an der Grenzfläche beider Phasen einer Emulsion einen stabilen Film bildet, ist seine ausbalancierte Verteilung sowohl in der Öl- als auch in der Wasserphase. Ist der Emulgator im Rahmen einer bestimmten Formel zu öl- oder zu wasserlöslich, dann wird er in die Phase, in der er sich am leichtesten löst, hineingezogen, ohne daß er sich an der Grenzfläche in ausreichender Menge ansammeln kann.

Die Wirkung eines Emulgators ist auch »milieubedingt«, denn seine Löslichkeit ist in Paraffin-Kohlenwasserstoffen eine andere als in Acylglyceriden oder Wachsen. *Griffin* (47, 48) hat für jeden Emulgator einen Zahlenwert festgelegt und für zahlreiche Rohstoffe, die für Emulsionen in Frage kommen, deren »required HLB«, da derselbe Emulgator je nach Löslichkeit in dem Rohstoff und je nach Oberflächenspannung des verwendeten Rohstoffes unterschiedliche Wirkungen zeigt.

Der HLB-Wert, dessen Skala von 1 bis 20 reicht, zeigt an, ob ein Emulgator überwiegend hydrophile oder mehr lipophile Eigenschaften besitzt. Der Wendepunkt liegt etwa bei 10. Oberflächenaktive Substanzen mit einem HLB-Wert unter 10 werden vorwiegend lipophil sein und W/O-Emulsionen bilden und solche über 10 neigen mehr zur Wasserlöslichkeit [vgl. *Heusch* in: »Tensid-Taschenbuch« v. *Stache*, 2. Ausg. (1981), Hanser-Verlag, München).

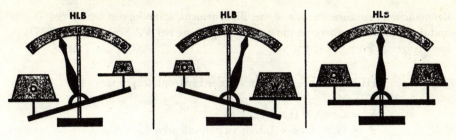

Abb. 9 HLB-Schema

HLB-Werte und ihre Anwendung

HLB

Anti-Schaummittel (anti-foam agents)	1,5 bis 3
W/O-Emulgatoren	3,0 bis 6
Netzmittel (wetting agents)	7,0 bis 9
O/W-Emulgatoren	8,0 bis 18
Lösungsvermittler (solubilizing agents)	15,0 bis 18

Eine ungefähre Bestimmung der HLB-Werte ist nach *Griffin* anhand folgender *Tabelle* möglich:

in Wasser nicht dispergierbar	1 bis 4
sehr schlechte Dispergierung	3 bis 6
milchige Dispersion nach heftigem Schütteln	6 bis 8
stabile milchige Emulsion (an der Oberfläche durchscheinend)	8 bis 10
durchscheinende (transparente) bis klare Dispersion	10 bis 13
klare kolloide Lösung	13 und höher

Berechnung der HLB-Werte

Für die meisten Fettsäureester polyvalenter Alkohole (nichtionogene Tenside) kann der HLB-Wert nach folgender Gleichung berechnet werden:

$$\text{HLB} = 20 \left(1 - \frac{\text{VZ}}{\text{SZ}}\right) \quad \begin{array}{l} \text{s. } Petkov \\ \text{(SÖFW Nr. 8/1980, S. 213)} \end{array}$$

VZ = Verseifungszahl des Esters
SZ = Säurezahl der Fettsäure

So ergibt z. B. Polyoxyethylensorbitanmonolaurat (Tween® 20) mit einer VZ = 45,5 und einer SZ der isolierten Fettsäure = 276 einen HLB-Wert von 16,7.

Bei manchen Fettsäureestern, z. B. bei Bienenwachs, Lanolin, den Estern des Tallöls und der Harzsäuren, bereitet die exakte Ermittlung der VZ Schwierigkeiten. Dann kann folgende Formel dienen:

$$HLB = \frac{E + P}{5} \quad (= \text{Mol.-\% der Hydrophilengruppe})$$

E = Gew.-% (Ethylenoxid)
P = Gew.-% des Anteils an polyvalenten Alkoholen
    (Sorbit, Glycerin usw.) = Polyol

Bei Estern, deren hydrophiler Teil nur aus Polyethylenglykol besteht und für Polyglykolether von Fettalkoholen lautet die vereinfachte Gleichung wie folgt:

$$HLB = \frac{E}{5}$$

Ist der Polyglykolanteil z. B. 58% wie bei Polyglykol-400-monostearat, so ergibt sich ein HLB-Wert von 11,6.

Die *Wassertitration* (modifiziert) nach *Greenwald* (48b) wird ausgeführt, indem 0,2 g Tenside in 20 ml Dioxan/Benzol (96 Vol.-%/4 Vol.-%) gelöst und anschließend mit destilliertem Wasser bis zur deutlich sichtbaren Trübung titriert wird (= sog. »Wasserzahl«).

Berechnung der HLB-Werte von Emulgatormischungen

Werden zwei oder mehrere Emulgatoren bekannten HLB-Wertes miteinander gemischt, so errechnet sich der HLB-Wert der Mischung nach folgenden Beispielen:

1. Mischung aus 70% Tween® 80 (HLB-Wert = 15)
   und 30% Arlacel® 80 (HLB-Wert = 4,3)
   Arlacel® 80   30% · 4,3   = 1,3
   Tween® 80   70% · 15,0 = 10,5
   HLB-Wert der Mischung   = 11,8

2. Mischung aus 40% Span® 60 (HLB-Wert = 4,7)
   und 60% Tween® 60 (HLB-Wert = 14,9)
   Span®   60   40% · 4,7   = 1,9
   Tween® 60   60% · 14,9 = 8,9
   HLB-Wert der Mischung   = 10,8

Allgemein:

$$HLB = a \cdot HLB\,1 + b \cdot HLB\,2$$
a und b = Gew.-% der eingesetzten Tenside.

Es muß auf neuere Ergebnisse (1982) von *G. Dahms* und *K.-G. Ludwig* (48a) hingewiesen werden, die mit Hilfe der Titrationsmethode von *Greenwald* (48b) die HLB-Theorie überprüft haben: Die HLB-Werte nichtionischer Tenside sind nur auf der Basis von Mol-, nicht aber von Gewichtsprozenten additiv.

Erforderlicher HLB-Wert von gewöhnlichen Bestandteilmischungen

Da die Wirkung eines Emulgators »milieubedingt« ist, erfordern unterschiedliche Bestandteile der Emulsionen jeweils verschiedene Emulgatoren mit einem bestimmten HLB-Wert. Jeder zu emulgierenden Substanz entspricht daher ein Emulgator mit einem bestimmten HLB-Wert; man spricht auch von einem *erforderlichen* (»required«) HLB-Wert, den die Rohstoffe besitzen.

Bestimmung des »erforderlichen« HLB-Wertes durch Versuche

Wenn der erforderliche HLB-Wert der Ölphase unbekannt ist, kann er in verhältnismäßig einfacher Weise unter Verwendung eines Emulgatorenpaares, dessen HLB-Werte bekannt sind, ermittelt werden. Hierzu werden zwei Emulgatoren, von denen der eine einen niedrigen und der andere einen hohen HLB-Wert haben sollte (wie Span® 20 – Tween® 20 oder Span® 60 – Tween® 60, Arlacel® 20 – Tween® 20 usw.) verwendet. Es wird einmal jeder Emulgator 100%ig für sich allein verwendet, und zwar zunächst im Überschuß von etwa 10 bis 20% der Ölphase. Dann werden die beiden Emulgatoren in verschiedenen Verhältnissen (gewöhnlich 80:20, 60:40, 40:60, 20:80) kombiniert (und auch wieder jeweils 10 bis 20% berechnet auf die Ölphase) in der zu testenden Emulsion verwendet. Die so hergestellten Emulsionen werden nach ihrer Stabilität beurteilt. Die stabilste Emulsion enthält den Emulgator (oder das Emulgatorgemisch) mit dem erforderlichen HLB-Wert.
Sind alle sechs Emulsionen gut, dann werden die Versuche mit einer geringeren Zusatzmenge an Emulgator wiederholt. Sollte in allen sechs Fällen keine stabile Emulsion entstehen, so muß der Emulgatoranteil erhöht werden.

Experimentelle Methode zur Bestimmung des HLB-Wertes eines Emulgators

Die Methoden zur Berechnung des Emulgator-HLB *versagen bei allen ionisierbaren Emulgatoren* sowie auch bei manchen nichtionogenen Emulgatoren, die Propylenoxid, Butylenoxid, Stickstoff oder Schwefel enthalten.
Die experimentelle Methode der HLB-Bestimmung besteht in der Kombination des »unbekannten« Emulgators in verschiedenen Verhältnissen mit einem Emulgator

Tabelle **HLB-Werte gebräuchlicher Emulgatoren**

Handelsname	chem. Bezeichnung	HLB	nicht-ionogen anionaktiv kationaktiv	Lieferant
Glykoldistearat-90	Ethylenglykoldistearat	0,5	n	12
Span 85	Sorbitantrioleat	1,8	n	1
Arlacel 85	Sorbitantrioleat	1,8	n	1
Arlacel 65	Sorbitantristearat	2,1	n	1
Span 65	Sorbitantristearat	2,1	n	1
TS-33-F	Sorbitantristearat	2,0	n	13
Tegomuls P-411	1,2-Propylenglykolmono-distearat	2,8	n	12
Emulgator S	Pentaerythritmonostearat	3,1	n	8
Emulgator 2G	Pentaerythritsesquioleat	3,1	n	8
Tegin O	Glycerinmonooleat	3,3	n	12
Monomuls 90-O-18	Glycerinmonooleat	3,3	n	8
	Propylenglykolmonostearat	3,4	n	1, 2, 4, 12
Emulgator G	Pentaerythritmonooleat	3,5	n	8
Emcol EL-50	Ethylenglykolfettsäureester	3,6	n	4
Nikkol CO-3	POE (3) Ricinusöl	3,0	n	14
Tegin-Iso	Glycerol-iso-distearat	3,4	n	12
Arlacel C (83)	Sorbitansesquioleat	3,7	n	1, 2
Imwitor 910	Glycerinmono/diester der Palmitin- u. Stearinsäure	3,8	n	15
Imwitor 780	Glycerinmono/diester der Isostearin- u. Succinsäure	3,7	n	15
Imwitor 940	Glycerinmono/diester der Palmitin- u. Stearinsäure	3,8	n	15
Imwitor 945	Glycerinmono/diester der Palmitin- u. Stearinsäure	3,8	n	15
Atmul 84	Glycerinmonostearat	3,8	n	1
Monomuls 60-25 (und 90-25)	Glycerinmonostearat	3,8	n	12
Tegin M	Glycerinmonodistearat	3,8	n	12
Tegin 515	Glycerinmonodistearat	3,8	n	12
Monomuls 90-35	Glycerinmonodistearat	3,8	n	8
Argobase EU	Sterole u. Sterolester (Lanolinextrakt)	4,0	n	16
Argobase LI	Sterole u. Sterolester (Lanolinextrakt)	4,0	n	16
Argobase SI	Sterole u. Sterolester (Lanolinextrakt)	4,0	n	16
GMO-33	Glycerinmonooleat mit 40% Monoester	4,0	n	13
QO-33-F	Sorbitansesquioleat	4,0	n	13
Arlacel 987	Sorbitanmonoisostearat	4,3	n	1, 2

Handelsname	chem. Bezeichnung	HLB	nicht-ionogen anionaktiv kationaktiv	Lieferant
Hoe-S 2721	Isostearinpolyglycerinester	3–4	n	9
Hostacerin DGO	Ölsäurepolyglycerinester	3–4	n	9
Hostaphat KO-300 N	Oleyl-o-Phosphorsäureester	4–5	n	9
Hostacerin WO	Mischung (Fettsäure-Glycerinester)	4–5	n	9
Dehymuls F	Mischung	4–5	n	10
Span 80	Sorbitanmonooleat	4,3	n	1, 2
Arlacel 80	Sorbitanmonooleat	4,3	n	1, 2
G-1727	Polyoxyethylensorbit-Bienenwachsderivat	4,0	n	1, 2
Emcol PM-50	Propylenglykolfettsäureester	4,1	n	4
Tegin P	Propylenglykolmonostearat selbstemulgierend	4,1	a	12
Arlacel 481	Ungesätt. Glycerin-Sorbitanfettsäureester	4,5	n	1, 2
Arlacel 986	Ungesätt. Glycerin-Sorbitanfettsäureester	4,5	n	1, 2
MO-33-F	Sorbate 80	4,5	n	13
Teginacid	Glycerinmonodistearat säurestabil	4,6	n	12
Nikkol SO-15	Sorbitansesquioleat	4,5	n	14
Tegomuls 90	Glycerinmonostearatpalmitat (molekular destill.)	4,5	n	12
Span 60	Sorbitanmonostearat	4,7	n	1, 2
Arlacel 60	Sorbitanmonoisostearat	4,7	n	1, 2
Crill 6	Sorbitanmonoisostearat	4,7	n	11
Teginacid R	Glycerinmonodistearat mit kationakt. Co-Emulgator	4,8	k	12
Arlacel 989	POE-Fettsäurrester (gesätt.)	4,9	n	1, 2
Brij 72	POE-(2)-Stearylalkohol	4,9	n	1, 2
Brij 92	POE-(2)-Oleylalkohol	4,9	n	12
Emulgator E-2209	Mischung Nichtionogener	4,9	n	12
Ameroxol OE-2	POE-(2)-Oleylalkohol	5,0	n	17
MS-33-F	Sorbate-60	5,0	n	13
Generol 122-E5	PEG-5-Soya-Sterol	5,0	n	10
Generol 122-E10	PEG-10-Soya-Sterol	5,0	n	10
G-1702	POE-Sorbitan-Bienenwachsderivat	5,0	n	1, 2
Emcol DP-50	Diethylenglykolfettsäureester	5,1	n	4
Brij-52	POE-(2)-Cetylalkohol	5,3	n	1, 2
Tegin	Glycerinmonodistearat selbstemulgierend	5,5	a	12
Aldo-28	Glycerinmonodistearat selbstemulgierend	5,5	a	5

Handelsname	chem. Bezeichnung	HLB	nicht-ionogen anionaktiv kationaktiv	Lieferant
Emcol DM-50	Diethylenglykolfettsäureester	5,6	n	4
G-1725	POE-Sorbit-Bienenwachsderivat	6,0	n	1, 2
Amerchol L-500	Sterolextrakt aus Wollwachs	6,0	n	17
Glucate SS	Methylglucosid-Sesquistearat	6,0	n	17
Croduret-10	POE-(10)-hydriertes Ricinusöl	6,3	n	11
Span 40	Sorbitanmonopalmitat	6,7	n	1, 2
Arlacel 40	Sorbitanmonopalmitat	6,7	n	1, 2
Elfacos ST-37	Polyoxyalkylenglykol	7,0	n	18
Elfacos ST-9	Polyoxyalkylenglykol	7,0	n	18
Emulgator-157	Propylenglykolmonodistearat selbstemulgierend	7,5	a	12
LA-55-3	POE-(3)-Laurylether	7,5	n	13
Hostacerin DGS	Stearinpolyglycerinester-oxethylat	6–8	n	9
Hostacerin T-3	Talgfettalkoholpolyglykolether	7–8	n	9
Emulgator E-2155	Mischung von Nichtionogenen	7,7	n	12
Amerchol BL	Sterol- (u. -Ester)extrakt aus Lanolin	8,0	n	17
Amerchol L-101	Sterol- (u. Ester)extrakt aus Lanolin	8,0	n	17
Emulsogen LP	Oleylalkoholpolyglykolether	8–9	n	9
Hostacerin O-5	Oleylalkoholpolyglykolether	8–9	n	9
Span-20	Sorbitanmonolaurat	8,6	n	1
Arlacel-20	Sorbitanmonolaurat	8,6	n	1
G-2125	Tetraethylenglykolmonolaurat	9,4	n	1
Brij-30	POE-Laurylether	9,5	n	1
Nikkol BPS-5	POE-(95)-Phytosterol	9,5	n	14
Tween-61	POE-Sorbitanmonostearat	9,6	n	1
Tween-81	POE-Sorbitanmonooleat	10	n	1
Tween-65	POE-Sorbitantristearat	10,5	n	1
MO-55-F	POE-(5)-Sorbitanmonooleat	10,5	n	1
Cremophor S-9	Polyethylenglykol-400-monostearat	11–13	n	6
Arlacel 165	Glycerinmonodistearat selbstemulgierend	11	a	1, 2
Mulsifan RT-37	Alkylphenolpolyglykolether	11	n	19
TO-55-F	POE-(20)-Sorbitantrioleat	11	n	13
Tween-85	POE-(20)-Sorbitantrioleat	11	n	1, 2
Ameroxol OE-10	Ethoxyl- (10 Mol) Oleylalkohol	12	n	17
Hostaphat KW-340 N	Cetyl-Stearyltetraglykolether-o-phosphorsäureester	10–11	n+a	9
Hostacerin CG-9	Fettalkoholderivat	10–12	n+a	9
Hostaphat KL-340-N	Lauryltetraglykolether-o-phosphorsäure	11–12	n+a	9

Handelsname	chem. Bezeichnung	HLB	nicht-ionen anionaktiv kationaktiv	Liefe-rant
Myrj 85	POE-(8)-Stearat	11,1	n	1, 2
Tagat TO	POE-Glyceroltrioleat	11,3	n	12
Ameroxol OE-10	Ethoxyl. (10 Mol)-Oleylalkohol	12	n	17
Mulsifan RT-231	Kombination von Polyglykolethern	12	n	19
Mulsifan RT-248	Fettsäure-Polyglykolether	12	n	19
Brij-76	POE-10-Stearylalkohol	12,4	n	1, 2
Brij-96	POE-10-Oleylalkohol	12,4	n	1, 2
Brij-56	POE-10-Cetylalkohol	12,9	n	1, 2
Mulsifan RT-69	Ethoxyl. Triglyceride	13	n	19
Cremophor EL	POE-Glycerin-Ricinoleat	12–14	n	6
Glyco	PEG-400-Monooleat	13,1	n	5
Hostaphat KO-380	Oleyloctaglykolether-o-phosphorsäureester	13–14	n	9
G-1441	POE-Sorbit-Lanolinderivat	14	n	1, 2
Tagat R-1	POE-Glycerolmonoricinoleat	14	n	12
Tagat I-2	POE-Glycerolmonoisostearat	14,2	n	12
Tween-60	POE-(60)-Sorbitanmonostearat	14,9	n	1, 2
Cremophor RH-40	POE-(45)-hydr. Ricinusglycerid	14–16	n	6
Cremophor RH-60	POE-(60)-hydr. Ricinusglycerid	15–17	n	6
Cremophor A-25	POE-(25)-Fettalkoholether	15–17	n	6
Solulan C-24	POE-(24)-Cholesterol	14	n	17
Generol 122 E-16	(PEG)-16-Soja-Sterol	15	n	10
Tagat O-2	POE-Glycerolmonooleat	15	n	12
Mulsifan RT-146	POE-Sorbitanmonooleat	15	n	19
Glucamat SSE-20	Ethoxyl-(20)-methylglycosid-sesquistearat	15	n	17
Tagat I	Polyoxyethylenglycerol-monoisostearat	15,6	n	12
Tagat L-2	Polyethylenglycerolmonolaurat	15,7	n	12
Brij-58	POE-(20)-Cetylalkohol	15,7	n	1, 2
Cetomacrogol-1000	PEG-1000-Monocetylether	16,1	n	7
Tagat S	POE-Glycerol-Monostearat	16,4	n	12
Tween 20	POE-Sorbitanmonolaurat	16,7	n	1, 2
Brij 35	POE-(23)-Laurylether	16,9	n	1, 2
Myrj 52	POE-(40)-Stearat	16,9	n	1, 2
Tagat L	POE-Glycerolmonolaurat	17	n	12

Erläuterung: n = nichtionogen; a = anionaktiv; k = kationaktiv

Lieferanten:

(1) Atlas (ICI) Everslaan 45, B-3078 Everberg
(2) Atlas GmbH, Goldschmidtstr. 100, D-4300 Essen 1
(3) Kessler Chem. Comp. Inc., Philadelphia (USA)
(4) Emulsol Corp., Chicago (USA)
(5) Glyko-Products, Inc., New York
(6) BASF, D-6700 Ludwigshafen/Rh.
(7) Cyclo Chem. Ltd., London
(8) Chem. Fabrik Grünau GmbH, D-7918 Illertissen
(9) Hoechst AG, D-6000 Frankfurt/M.-Hoechst
(10) Henkel & Cie, D-4000 Düsseldorf
(11) Croda, Snaith Goole (GB) oder Croda GmbH, D-4054 Nettetal 2
(12) Th. Goldschmidt AG., D-4300 Essen 1
(13) Hefti AG., Zürich/Schweiz
(14) Nikko-Chemicals Co., Ltd., 1-4-8 Nihonbashi-Bakurocho, Chuo-ku, Tokyo 103/Japan
(15) Dynamit Nobel AG, Haberstr. 2, D-5210 Troisdorf-Oberlar
(16) Westbrook Lanolin Comp., Argonaut Works, Laisterdyke, Bradford BD48N (GB)
(17) American Cholesterol, Amerchol Europe, Div. of Les Industries Du Mais S.F., Havenstraat 84, B-1800 Vilvoorde
(18) Akzo Chemie GmbH, Postfach 641, D-5160 Düren
(19) Zschimmer & Schwarz GmbH & Co., D-5420 Lahnstein/Rh.

von bekanntem HLB-Wert in einer Ölmischung, deren erforderlicher HLB-Wert ebenfalls bekannt ist.
Zum Beispiel wird der Emulgator, dessen HLB-Wert gesucht wird, mit Tween 80 (HLB-Wert = 15) in sechs verschiedenen Verhältnissen gemischt, also 1:1, 1:2, 1:3, 1:4, 1:5 und 1:6. Dann versucht man eine O/W-Emulsion mit Baumwollsamenöl zu machen, dessen »erforderlicher« HLB-Wert 12 ist.
Eine der Emulgatorkombinationen wird etwa einen HLB-Wert von 12 aufweisen. Welche das ist, zeigt der nun folgende Versuch:
In 100-ml-Meßzylinder werden 10 g des Baumwollsamenöls gegeben und 1 g der jeweiligen Emulgatormischung zugesetzt. Darauf wird in allen Fällen eine stets gleiche Menge Wasser, z. B. jeweils 80 cm^3, zugesetzt. Man schüttelt jedes Glas gleichmäßig etwa 10mal. Eine der sechs entstehenden Emulsionen wird sich voraussichtlich weniger schnell trennen als die anderen Proben. Ist es z. B. die Probe mit der Emulgatormischung 1:2, dann ist diese am nächsten dem HLB-Wert von 12. Weitere Versuche mit Kombinationen 1:1,8, 1:2,2, 1,2:2 usw. können angeschlossen werden, um die beste Emulgatorkombination herauszufinden. Die Berechnung erfolgt im Falle, daß die Kombination 1:2 die besten Resultate ergab, wie folgt:

$1/3$ Emulgator mit unbekanntem HLB-Wert $+ \ ^2/_3 \cdot 15 = 12$
x = unbekannter HLB-Wert
$1/3 x + ^2/_3 \cdot 15 = 12$ $x = 3 \cdot (12-10)$
$1/3 x + 10 = 12$ $x = 6$

Der gesuchte HLB-Wert des Emulgators ist 6.

Führt keiner der sechs Versuche zu einem besseren Resultat, müssen die Proben mit anderen Emulgatormischungen z. B. mit solchen, die einen niedrigeren HLB-Wert besitzen (wie die Span®-Typen) wiederholt werden.

H. Scheller (49) schlägt zur Feststellung des HLB-Wertes eines unbekannten Emulgators die geschilderte Emulsionsvergleichsmethode vor und empfiehlt:
»Von dem oberflächenaktiven Stoff, dessen HLB-Wert festgestellt werden soll, wird der ungefähre Wert zunächst durch Schätzung festgelegt. Ist die Substanz z. B. hydrophil, wird als zweiter Emulgator zur Durchführung der Testserie ein lipophiler Emulgator mit bekanntem HLB-Wert ausgewählt und umgekehrt.«

Wenn durch Emulsionsserien das optimale Verhältnis beider Emulgatoren bestimmt worden ist, dann errechnet sich der unbekannte HLB-Wert nach folgender Gleichung:

$$HLB = \frac{R - (H \times S)}{N}$$

R = erforderlicher HLB-Wert des Öls, der bekannt sein muß
H = bekannter HLB-Wert des zweiten Emulgators
S = Gew.-% des zweiten Emulgators –
    ausgedrückt als Dezimalzahlen (z. B. 45% = 0,45)
N = Gew.-% des Emulgators, dessen HLB-Wert ermittelt werden soll,
    ausgedrückt als Dezimalzahl

Zur Bestimmung des HLB-Wertes der Polyoxyethylenderivate liefert auch die Papierchromatographie verläßliche Ergebnisse (50).

Im Gegensatz zur Papierchromatographie scheint das Verfahren der Gaschromatographie für eine größere Klasse von Emulgatoren einsetzbar zu sein. *O. Harva, P. Kavalo* und *A. Keltakallio* (51) fanden, daß die Verteilungskoeffizienten von Diisobutylen in Emulgatoren unabhängig von deren molekularem Aufbau in linearer Beziehung zum HLB-Wert stehen.

Auch zwischen den HLB-Werten von Span®- und Tween®-Emulgatoren im Bereich 4,3 bis 15 und ihrem Spreiteffekt wurde eine lineare Beziehung gefunden (52). *P. Becher* (53) weist auf die Bedeutung des Spreitwertes für die Stabilität von Emulsionen hin und auf die Beziehungen zum HLB-Wert. Der Umstand, daß eine Flüssigkeit A auf der Flüssigkeit B spreitet, ist durch den *Spreitwert* gegeben, der wie folgt definiert wird:

$$S = \varphi_B - \varphi_A - \varphi_{AB}$$

(wobei φ_A und φ_B die Oberflächenspannungen von A und B sind und φ_{AB} die Grenzflächenspannung) und der größer als Null sein muß. Ist S positiv, spreitet die Flüssigkeit, ist er negativ, spreitet sie nicht.

Hieraus folgt, daß ein negativer Spreitwert die Stabilität der Emulsion verbürgt. Bei stabilen O/W-Emulsionen muß der Spreitkoeffizient knapp unter Null betragen, während er bei W/O-Typen so negativ wie möglich liegen soll.

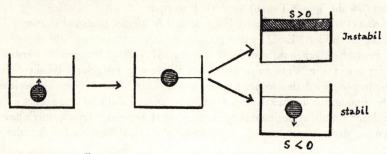

Abb. 10 Schema eines Öltropfens, der an der Luft-Emulsions-Grenzfläche spreitet, wenn der Spreitwert S größer als O ist (ergibt unstabile Emulsion)

Der Tropfen bleibt kugelförmig und spreitet nicht an der Oberfläche, wenn S kleiner als O ist (ergibt stabile Emulsion).

J. T. Davies (54) legt die Struktur der Emulgatormoleküle zugrunde und teilt sie in Komponentengruppen nach folgender Liste auf:

Hydrophilic Group Numbers:		*Lipophilic Group Numbers:*	
$-SO_4Na$	38.7	$-CH-$	
$-COOK$	21.1	$-CH_2-$	-0.475
$-COONa$	19.1	$-CH_3$	
$-N$ (tertiary amine)	9.4	$=CH-$	
Ester (sorbitan ring)	6.8		
Ester (free)	2.4	*Derived Group Numbers:*	
$-COOH$	2.1		
$-OH$ (free)	1.9	$-(CH_2-CH_2-O)-$	0.33
$-O-$ (ether group)	1.3	$-(CH_2-CH_2-CH_2-O)-$	0.15
$-OH$ (sorbitan ring)	0.5		

The HLB is calculated by substituting the group numbers of our Table into the relation
HLB = + Σ (hydrophilic group numbers)
      − Σ (lipophilic group numbers)
where the last term on the right hand side is in general 0.475 n, where n is the number of CH_2-groups in the lipophile. It should be noted that the CH_2-groups of the polyoxyethylene chain are not included in this total, since each ethylene oxide group is included in the count as a unit.

Ross (55) zeigte, daß eine Beziehung zwischen dem Logarithmus der kritischen Mizellkonzentration und dem HLB-Wert innerhalb chemischer Gruppen besteht. Auf neue Arbeiten (56, 57) sei hingewiesen.
Eine Zusammenfassung der drei HLB-Konzepte nach *Griffin, Davies* und *Rimlinger* wird in einer ausführlichen Arbeit (58) gegeben.

**Verwendung von Dielektrizitätskonstanten (DK)
zur Charakterisierung von oberflächenaktiven Stoffen**

Zwischen dem HLB-Wert und dem dekadischen Logarithmus der DK der oberflächenaktiven Substanz besteht eine lineare Beziehung. *W. Wachs* und *S. Hayano* (59) fanden, daß der Logarithmus der CMC-Werte direkt proportional der Kohlenstoffzahl im Fettsäurerest ist und daß die CMC-Werte zur Berechnung des HLB-Wertes herangezogen werden können.

Marszall (58 a) kommt zu dem Ergebnis, daß die klassische Berechnungsformel für nichtionogene Tenside nicht für strukturell modifizierte Verbindungen geeignet sei. Einen höheren effektiven HLB-Wert besitzen Surfactants mit ungesättigten Bindungen, verzweigten, aromatischen Gruppen, *cis*-Konfiguration im Vergleich zu vergleichbaren Tensiden ähnlichen Molekulargewichtes, die aber gesättigt, geradkettig, aliphatischer Natur und *trans*-Konfiguration aufweisen.

9.1 Phaseninversionstemperatur (PIT)

Eine Erweiterung des *Griffin*schen HLB-Modells stellt die Phaseninversionstemperatur dar (60). Bekanntlich kann durch Temperaturerhöhung eine Emulsion zur Phasenumkehr gebracht werden. Bei einer kritischen Temperatur (PIT) halten sich die hydrophilen und lipophilen Eigenschaften des Emulgators die Balance.
Es existieren zwischen Öl- und Wasserphase praktisch keine Grenzflächen mehr. Die Grenzflächenspannung sinkt gegen Null. Innerhalb homologer Reihen steigt die Phaseninversionstemperatur mit zunehmender Hydrophilie des Emulgators.
Nach *Stache* soll bei O/W-Emulsionen die PIT um 10 bis 40°C höher liegen als die Gebrauchstemperatur, für W/O-Emulsionen 10 bis 40°C tiefer. Besonders feindisperse und somit stabile Emulsionen soll man erhalten, wenn man diese in der Nähe der PIT herstellt und dann auf die Gebrauchs- oder Lagertemperatur bringt.

10. Liposome

Gewisse amphiphile Tenside können kugelförmige Aggregate (Vesikel, Liposome) bilden, die klare Lösungen ergeben, welche in der Lage sind, hydrophobe Verbindungen zu lösen. Man schreibt diesen Liposomen auch eine große, zukünftige Bedeutung für die Kosmetik zu (61). So können Ammonium-Amphiphile mit zwei geladenen Endgruppen, die durch 20 bis 30 Kohlenstoffatome voneinander getrennt sind, Liposome mit einem Durchmesser von 10 bis 60 nm bilden. Man erhält sie durch Behandlung einer wäßrigen Suspension einer solchen Verbindung mit Ultraschall. Ebenso können amphiphile Verbindungen vom Lecithintyp ausgedehnte bimolekulare Schichten bilden, bei denen die hydrophilen Gruppen vom Wasser solvatisiert werden und die hydrophoben Ketten im Innern der entstehenden Membran liegen (sog. Bilayer Lipid Membrane, BLM). Unter geeigneten Bedingungen können die »BLM« Liposome bilden (62).

Hadjani-Vila und Mitarb. beschreiben eine Dispersion von nichtionogenen Lipiden einer bestimmten Struktur, die mit Cholesterin und Dicetylphosphat Liposome bilden (63). Sie inkorporierten Natrium-Pyrrolidoncarbonat als Hautfeuchtehaltefaktor. Eine eingehende Darstellung »Liposome und ihre Verwendung« stammt von *M. M. Rieger* (64) (vgl. Bd. 1, S. 211).

11. Klassifizierung der Emulgatoren

Ein schon vorhergehend beschriebenes Mittel zur Klassifizierung der Emulgatoren ist der HLB-Wert (s. 9., S. 171).

W/O-Emulgatoren haben im allgemeinen einen HLB-Wert zwischen 3 bis 6, O/W-Emulgatoren einen solchen zwischen 8 und 18 (7 bis 15).

Eine weitere Einteilung der Emulgatoren geschieht nach ihrer Eigenschaft, in wäßriger Lösung Ionen zu bilden. Die meisten der als Emulgatoren dienenden Tenside verhalten sich in wäßriger Lösung wie Salze, d. h. sie zerfallen, »dissoziieren« in elektrisch geladenen Teilchen, die *Ionen.*

Anionaktive Emulgatoren bilden in Lösung negativ geladene oberflächenaktive Ionen. Der effektive Teil des Moleküls ist hier ein Anion, z. B. ionisiert eine Natron-Laurinseife wie folgt:

$$C-C-C-C-C-C-C-C-C-C-C-COO^- + Na^+$$

Es zählen hierzu insbesondere

1. die Seifen der Stearin-, Laurin- und Ölsäure, vor allem Kali- und Natriumstearat, Triethanolaminstearat, 2-Methyl-2-amino-1,3-Propandiolstearat
2. sulfatierte Alkohole, Schwefelsäureester (Na-Salze) wie Na-Laurylsulfat, Na-Cetylsulfat, Na-Stearylsulfat u. ä.
3. Glycerinmonostearat, selbstemulgierend
   Propylenglykolmonostearat, selbstemulgierend
   Diethylenglykolmonostearat, selbstemulgierend u. ä.
   (Polyol-Fettsäureester, die anionaktive Emulgatoren wie Kali- oder Natronseife oder Fettalkoholsulfate enthalten)
4. Cetyl-Stearylalkoholgemische, die anionaktive Emulgatoren (wie Na-Cetylsulfat) enthalten wie Lanette® N, Cerawax®, Cyclonet® Wax oder Cera emulsificans BP

Die vorgenannten Gruppen 2, 3 und 4 bezeichnet *de Navarre* als »mixed emulsifiers«.

Nichtionogene Emulgatoren bilden in wäßriger Lösung *keine* Ionen, z. B. ionisiert Laurinsäurepolyglykolester nicht:

$$C-C-C-C-C-C-C-C-C-C-C-COO(C_2H_4O)_xH$$

oder das (nicht selbstemulgierende) Glycerinmonostearat.
Kationaktive Emulgatoren bilden in Lösung positiv geladene, oberflächenaktivwirksame Ionen, z. B. das Laurylammoniumchlorid:

$$C-C-C-C-C-C-C-C-C-C-C-NH_3^+ + Cl^-$$

Hierzu zählen z. B. Cetyltrimethylammoniumchlorid (Dehyquart A), Diisobutylphenoxyethoxyethyldimethylbenzylammoniumchlorid (Hyamine® 1622), Alkyl (C_{10} bis C_{14})-dimethylbenzylammoniumchlorid USP, N-(Stearylcolaminoformylmethyl)-pyridiniumchlorid (E-607) und modifiziertes Alkylammoniumphosphat (Dehyquart SP).
Ampholytische (amphotere) Emulgatoren enthalten sowohl *saure* als auch *basische Gruppen* und können daher entweder Anionen oder Kationen bilden (s. Kap. X, S. 462)
Anionaktive Emulgatoren bilden Emulsionen, die fast immer gegenüber Elektrolyten und Säuren *nicht* stabil sind, dagegen sind kationaktive Emulsionen im allgemeinen gegenüber Alkali empfindlich. Kationaktive Emulgatoren haben meistens eine baktericide Wirkung und ziehen wegen ihrer positiven elektrischen Ladung auf das negativ geladene Keratin der Haare und der Haut auf. Ebenso haben sie eine Affinität zur Hornhaut (Cornea) des Auges und können dadurch zu Irritationen Anlaß geben. Anionaktive Emulgatoren vertragen sich nicht mit kationaktiven.
Analog stabilisieren reine *Cetyl-Stearylalkoholgemische* eher W/O-Emulsionen. Durch Zusatz hydrophiler Stoffe wie Natrium-Cetyl- oder Natrium-Laurylsulfat entstehen anionaktive O/W-Emulgatoren wie Lanette® N, Collone® SF, Cire de Lanol® SX (Montagne Noir, Castres, France), Cerawax®, Cyclonet Wax® BP (= Cera emulsificans BP) usw. Durch Zusatz von *nichtionogenen* Emulgatoren erhält man *säurestabile* O/W-Emulgatoren vom Typ Crodawax® GP-200, Cyclogol-Wax®, Cire de Lanol® CT, Emulcire 61 (Gattefossé), Cowax-3 (Hefti) usw.
Bei den nichtionogenen Polyethylenglykol-(PEG-)Emulgatoren hängt der entstehende Emulsionstyp einmal von dem Polyolanteil am Molekül ab und zum anderen von der Art der veresterten Fettsäure.
Auch kationaktive Emulgatoren wie Dodecyl-, Tetradecyl-, Hexadecyl- und Trimethylammoniumbromid können dem Cetyl-Stearylalkohol zugefügt werden; man erhält Emulgatoren vom Typ »Cycloton Wax®, BPC«, das dem »Cationic Emulsifying Wax« des »British Pharmaceutical Codex« entspricht.
Generell liegt die Tendenz, von W/O-Emulsionen zum O/W-Typ umzukehren, in folgender Reihenfolge:

Oleate, Stearate und Laurate.

PEG-400-distearat kann sowohl W/O- als auch O/W-Emulsionen bilden (HLB-Wert = 8). Jedoch ist das Distearat infolge seiner zwei lipophilen Gruppen im Molekül etwas mehr öllöslich als das Monostearat. Das Distearat neigt daher eher zur Bildung von W/O-Emulsionen als das Monostearat. PEG-400-Monostearat* bildet im Verhältnis 1:2 mit reinem Glycerinmonostearat (Myverol®) kombiniert O/W-Emulsionen. Säurestabile Cremes und saure Antiperspirantlotionen können durch Kombinationen von PEG-Stearaten mit Glycerinmonostearat, Cetylalkohol usw. hergestellt werden. Polyethylenglykol-400-Monostearat eignet sich besonders für die Emulgierung von Fettalkoholen, Ricinusöl, Bienenwachs und Lanolin.

Während die gut wasserlöslichen Triethanolaminseifen der Stearin- und der Laurinsäure O/W-Emulgatoren bilden, eignet sich Triethanolaminoleat für beide Typen.

Die Polyalkoholester der Ölsäure wie Sorbitansesquioleat (Arlacel® C, Arlacel® 83, Emulsynth® 1048 und 1049, Crill® 16 usw.) Hostacerin DGO (= Diglycerinsesquioleat) bilden vorzugsweise W/O-Emulsionen, sogar wenn das Öl-Wasser-Verhältnis sehr niedrig ist.

Dagegen hängt der gebildete Emulsionstyp bei den entsprechenden Estern der Laurin- und Stearinsäure mehr vom Öl-Wasser-Verhältnis der Formel ab.

Die Pflanzenschleime und ähnliche Gelbildner besitzen keine oberflächenaktiven Eigenschaften, sie wirken als körpergebende Substanzen (bodying agents) und als Schutzkolloide (protective colloids). Sie unterstützen vielfach die Wirkung der O/W-Emulgatoren.

Die gelierende Wirkung der Metallseifen der Fettsäuren erhöht die Stabilität der W/O-Emulsionen in ähnlicher Weise durch Erhöhung deren Viskosität. Aber auch grenzflächenaktive Eigenschaften scheinen eine Rolle zu spielen. Insbesondere W/O-Emulsionen werden durch Zink- oder Magnesiumricinoleat und durch Lanolate der Erdalkalimetalle thermostabilisiert. Auch Seifen mehrwertiger Metalle als Stearate und 12-Hydroxystearate zeigten in Mischungen mit Ölen ein beachtliches Wasseraufnahmevermögen (65).

---

* z. B. Cremophor® S-9 (BASF, D-6700 Ludwigshafen/Rh.) oder Monestriol® 104 bzw. Stearat-PEG-400 (Gattefossé) und PEG-400-MS (Hefti)

Literatur

(1) *Findley, A.:* »Die Phasenregel und ihre Anwendung«, Verlag Chemie Weinheim (1958)
(2) *Sucker, H., Fuchs, P.* u. *Speiser, P.:* »Pharmazeutische Technologie«, Thieme-Verlag, Stuttgart (1978)
(3) *Fukushima, S. M.* u. Mitarb: J. Colloid Interface Sci. 59, 159 (1977)
(4) *Friberg, S.:* Soc. Cosmet. Chem. 30, 309 (1979)
(5) *Wilton, J.* u. *Friberg, S.:* J. Amer. Oil Chem. Soc. 48, 711 (1971)
(6) *Skrypzak, W., Reng, A.* u. *Quack, J.:* Parfuem. Kosmet. 60, 317 (1979)
(7) *Brandau, R.:* »Scaling up und Optimierung flüssiger und halbfester Arzneiformen«, Acta Pharmac. Technologica 27 (2), 77–84 (1981)

(8) *Junginger, H., Führer, C.* u. *Fischer, G.:* 2nd. Intern. Conference on Pharmaceutical Technology, Paris, Juni 1980
(9) *Junginger, H., Führer, C., Ziegenmeyer, J.* u. *Friberg, S.:* J. Soc. Cosmet. Chem. 30, 9 (1979)
(10) *Junginger, H., Heering, W.* u. *Führer, C.:* Intern. Symp. on Dermal and Transdermal Resorption München, Januar 1981
(11) *Führer, C.:* »Systematik der Dermatika«, Acta Pharmac. Technologica 27 (2) 67–75 (1981)
(12) *Hölken, Th.:* Z. ges. Textilindustrie 64, Nr. 7 (1962)
(13) *Tronnier, H.* u. *Bussius:* Seifen, Öle, Fette, Wachse Nr. 23, 747–748 (1960)
(14) *Banck:* Inaugural Dissertation, Kiel, 1954, S. *H. E. Kleine-Natrop,* Parfuem. Kosmet. 37, 547 (1956)
(15) *Czetsch-Lindenwald, H. von:* Seifen, Öle, Fette, Wachse Nr. 1, 9–10 (1963)
(16) *Nowak, G. A.:* Seifen, Öle, Fette, Wachse Nr. 3 (1966)
(17) *Nowak, G. A.:* Fette, Seifen, Anstrichmittel 68, Nr. 5 (1966)
(18) *Bancroft, W. D.:* J. Phys. Chem. 17, 518 (1913)
(19) *Mc Bain, J. W.:* J. Colloid Sci. (Boston) 1950
(20) *Stache, H.:* Tenside, Detergents 18, 4–6 (1981)
(21) *Lange, H.* u. *Kurzendörfer:* Riechstoffe, Kosmetika, Seifen 76, Nr. 2, 120–126 (1974)
(22) *Sonntag, H.* u. *Klare, H. jun.:* Tenside 2, Nr. 2, 33–35 (1965)
(23) *Wachs, W.* u. *Reusche, W.:* Fette, Seifen, Anstrichmittel 62, Nr. 9, 803–810 (1960)
(24) *Miura, M.* u. *Uno, C.:* J. Sci. Hiroshima Univ. Soc. A. 20, 171 (1957)
(25) *Truter, E. V.:* J. Soc. Cosmet. Chemists 8, Nr. 4, 173–185 (1962)
(26) *Münzel, K.* u. *Zwicky, R.:* Pharm. Ztg. 106, 693–697 (1961)
(27) *Führer, C.:* J. Soc. Cosmet. Chemists 24, 747–745 (1973)
(28) *Lin, T. J., Kurikara, H.* u. *Ohta, A. H.:* J. Soc. Cosmet. Chemists 24, 797–814 (1973)
(29) *Lachampt, L.:* Rev. Franc. Corps Gras XXX, 16, 87–111 (1969)
(30) *Kuczera, K.:* J. Soc. Cosmet. Chemists 17, 257–273 (1969)
(30 a) *Reng, A. K.* u. *Skrypzak, W.:* Seifen, Öle, Fette, Wachse 104, 67–70, 101–105 u. 185–187 (1978)
(31) *Hüttinger, R.* u. Mitarb.: Parfuem. Kosmet. 61, 41–47 (1980)
(32) *Quack, J. M., Reng, A. K.* u. *Skrypzak, W.:* Parfuem. Kosmet. 56, 309–323 (1975)
(33) *Nowak, G. A.:* Seifen, Öle, Fette, Wachse 92, 65 (1966)
(34) *Vold, R. D.* u. *Grott, R. C.:* J. Soc. Cosmet. Chemists 14, 233–244 (1963)
(35) *Schuler, P.:* Kosmetikjahrbuch 1981, S. 225–227, Verlag für chem. Industrie H. Ziolkowsky KG, Augsburg
(36) *Brandau, R.* u. *Bold, K. W.:* Pharm. Ind. 40, 78–80 (1978) u. 39, 627–630 (1977)
(37) *Menzel, E., Rabinovitz, M.* u. *Madjor, A.:* Amer. J. Pharmacy Sci. support publ. Health 132, 315 (1960)
(38) *Lloyd, N. E.:* J. Colloid Sci. 8, 440 (1953)
(39) *Akers, M. J.* u. *Lach, J. L.:* J. Pharm. Sci. 65, 216–222 (1976)
(40) *Piekara, A.:* in F. Oehme »Die elektrischen Meßmethoden«, 2. Aufl., Verlag Chemie, Weinheim (1962)
(41) *Cyganska, J.:* Parfuem. Kosmet. 49, 149 (1968)
(42) *Lüdde, K. H.:* Parfuem. Kosmet. 50, 261 (1969)
(43) *Riddick, T. M.:* Verlag Soc. Cosmet. Chemists St. Louis, Missouri 1969 [s. auch Lit.-Zit. 32 und *B. R. Reddy* u. Mitarb. Cosmet. Toiletries 96, 45–49 (1981)]
(44) *Birrenbach, G.:* Pharm. Ind. 38, 478–483 (1976)
(45) *Petrowski, G. E.:* J. Amer. Oil Chemists Soc. 51, 110 (1974)
(46) *Bancroft, W. D.:* J. Phys. Chem. 17, 515–518 (1913)
(47) *Griffin, W. C.:* J. Soc. Cosmet. Chemists 1, 311 (1949)

(48) *Griffin, W. C.:* J. Soc. Cosmet. Chemists 5, 249 (1954)
(48a) *Dahms, G.* u. *Ludwig, K.-G.:* Vortrag auf dem 12. IFSCC-Kongreß, Sept. 1982 in Paris (Parfum, Kosmet. 1983, in Druck)
(48b) *Greenwald, H. L.* u. Mitarb.: Annal. Chem. 28, 1693–1697 (1956)
(49) *Scheller, H.:* Parfuem. Kosmet. Nr. 3, 85–92 (1960)
(50) *Nakagawa, T.* u. *Nakata, J.:* J. Chem. Soc. Japan, Ind. Chem. Sect. 59, 1145–1156 (1956)
(51) *Harva, O., Kivalo, P.* u. *Keltakallio, A.:* Suomen, Kemistilekti B, 32, 52 (1959)
(52) *Ross, S., Chen, E. S., Becher, P.* u. *Ranauto, H. J.:* J. Phys. Chem. 63, 1681 (1959)
(53) *Becher, P.:* Amer. Perfumer, 33–38 (Sept. 1961)
(54) *Davies, J. T.:* Proc. 2nd. Intern. Congr. Surface Acitivity I, 426 (1957)
(55) *Ross, S., Little, E. C.:* 139th Meeting, Amer. Chem. Soc., St. Louis, März 1961
(56) *Lin, T. J.:* J. Soc. Cosmet. Chemists 28, 457 (1977)
(57) *List, P. H.:* Arzneiformenlehre, S. 161–164, 2. Aufl., Wiss. Verlagsges. Stuttgart (1980)
(58) *Müller, B. W. M.:* »Die Charakterisierung amphiphiler Substanzen«, Dtsch. Apotheker-Ztg. 118, 404–409 (1978)
(58a) *Marszall, L.:* Acta Pharmac. Technologica 27, 137–144 (1981)
(59) *Wachs, W.* u. *Hayano, S.:* Kolloid. Z. 181, 139–144 (1962)
(60) *Shinoda, K.:* Comte rendus du Vme Congrès International de la Detergence, Barcelona, 2, 275 (1968)
(61) *Lapinet, E.-G.:* Parfums, Cosmétiques, Arômes Nr. 36, 73–79 (1980)
(62) *Tien, Ti, H.:* Bilayer Lipid Membranes; Dekker, New York (1974)
(63) *Handjani-Vila, R. M.* u. Mitarb.: Intern. J. Cosmetic Sci. 1, 303–314 (1979)
(64) *Rieger, M. M.:* Cosmet. Toiletries 96, 35–38 (1981)
(65) *Büsch, G.* u. *Neuwald, F.:* J. Soc. Cosmet. Chemists 24, 763–769 (1973)

Kapitel III
Cold-Creams

1. Die klassische, historische Cold-Cream

Die ältesten Cremes sind Vorgänger der heutigen »Cold-Creams«, die als »*unguentum refrigerans*« oder »*unguentum leniens*«, »*Ceratum Galeni*«, »*Unguentum Aquae Rosae*«, »*Cerat de Galien*«, »*ointment of Rose Water*« usw. Eingang in die Pharmakopöen der meisten Länder gefunden haben (1).

Dem Arzt *Claudius Galenus* (131 bis 201 nach Chr.) am Hofe *Marcus Aurelius* in Rom wird die Erfindung der klassischen Cold-Cream zugeschrieben, deren Herstellung wie folgt angegeben wird:

Man schmelze 1 T. gereinigtes Bienenwachs vorsichtig zusammen mit 3 bis 4 T. Olivenöl, in welchem Rosenkronblätter maceriert worden sind. Sobald das Fettgemisch abgekühlt ist, rührt man so viel Wasser ein wie das Fett zu binden imstande ist.

Zuerst war diese klassische Cold-Cream-Formel in der Londoner Pharmacopoeia 1618 und später in der British Pharmacopöe als »*Unguentum Rosae*« zu finden. Im Mittelalter (Pharmacopoeia Regia des *Johannes Zwelfer* 1675 und Dispensatorum Pharmacorum des *Valerus Cordus* 1612) finden sich einfache Cremes auf Basis *Cera alba* und *Aqua Rosati site parati*. Später wurde neben Bienenwachs und Destillationswasser aus Rosen auch noch Walrat (Cetaceum) mitverwendet und man ersetzte bisweilen das Olivenöl durch Mandelöl.

Folgende Formel ist für die klassische Cold-Cream typisch:

Mandelöl, süß, *ol. amygdal. amarum*	
(Almond oil, huile d'amandes douce, olio di mandorle)	500 g
Walrat, *Cetaceum*	
(Spermaceti, blanc de balleine)	60 bis 80 g
Bienenwachs, weiß, *Cera alba*	
(Beeswax, Cire d'abeille, Cera d'api)	60 bis 80 g
Rosenwasser, *Aqua Rosae*	
(Rose water, eau de Rose, acqua di rose)	500 g

Die Herstellung aller klassischen Cold-Creams erfolgt, indem Bienenwachs und Walrat im erhitzten Mandelöl geschmolzen werden. Dann rührt man die Fettschmelze bis zum Dickwerden. Sobald die Masse anfängt, sich zu verdicken, gibt man das heiße Rosenwasser allmählich unter Umrühren hinzu und rührt bis zum völligen Erkalten.

2. Kühleffekt

Der *Kühleffekt* dieser klassischen Creme (daher der Name »Cold-Cream« bzw. *unguentum refrigerans*) beruht darauf, daß die labile und instabile W/O-Emulsion auf der Haut bricht und das sich abscheidende und verdunstende Wasser infolge Verdunstungskälte eine Kühlwirkung hervorruft. Wegen ihrer Unstabilität hat man diese ursprünglichen Formen der Cold-Cream auch als *Pseudo-* oder *Quasi*emulsionen bezeichnet. Dem *Claudius Galenus* war die Kühlwirkung seines »*Ceratum humidum*« schon bekannt. Die Kühlwirkung einer Cold-Cream hängt nicht von der absoluten Wassermenge ab, sondern von der Art der Emulgierung und der Möglichkeit der Wasserverdunstung. Instabile Emulsionen, wie sie das DAB 8 als *unguentum leniens* vorschreibt, sind z. B. der stabilen Kühlsalbe des holländischen Arzneibuches, das Wollwachs als Emulgator und Stabilisator verwendet, an Kühlwirkung überlegen.

L. Maggesi (2) beschreibt den Kühleffekt in einer umfassenden Arbeit: »Azione rinfrescante, Il termine »cold cream« o crema fredda deriva dal fatto che emulsione sulla pelle si rompe facilmente e l'acqua separata, per la ben nota legge fisica, evapora assorbende calore dalla pelle che si raffredda«.

Die nach den alten Vorschriften hergestellten Cremes waren wenig stabil und als lagerfähige Handelsprodukte nicht geeignet. Sie mußten stets frisch zubereitet werden und waren nur bei kalter Lagerung einigermaßen haltbar. Durch *Zusatz von Borax* konnte die Stabilität der Cold-Cream wesentlich verbessert werden. Untersuchungen (3) ergaben, daß die stabile Cold-Cream der USP XVIII eine geringe Kühlwirkung hat.

3. Bienenwachs-Borax-Emulsionen

Borax als mildes Alkali bildet mit den Fettsäuren des Bienenwachses Natronseifen, die als Emulgatoren nach folgender allgemeiner Formel wirken:

$$2\ RCOOH + Na_2B_4O_7 + 5\ H_2O \rightarrow 2\ RCOONa + 4\ H_3BO_3$$

Die Verseifung erfolgt, indem sich aus Borax durch Hydrolyse Natriumhydroxid (kaustische Soda, Natronlauge) entwickelt und dieses mit den freien Fettsäuren des Bienenwachses die entsprechenden Seifen bildet.

Zur Vollverseifung von 1000 g Bienenwachs mit einer Säurezahl (acid value) von 20 sind 68 g Borax ($Na_2B_4O_7 \cdot 10\ H_2O$) erforderlich. Praktisch bedeutet das, daß man im allgemeinen 10 g Borax zur Verseifung von 150 g Bienenwachs benötigt.

Die Löslichkeit von Borax in Wasser ist 1:16.

3.1 Bienenwachs

Bienenwachs wird als klassischer Bestandteil der Cold-Creams aus gereinigten Bienenwaben (honey comb) gewonnen. Es besteht zu 70 bis 75% aus einem Gemisch verschiedener Ester von C_{26}- bis C_{32}-Alkoholen in der Hauptsache mit Palmitin-, Hydroxypalmitin-, α- und β-Dehydropalmitin- und Cerotinsäure. Außerdem enthält es freie Wachssäuren (ca. 14%), Kohlenwasserstoffe (ca. 12%) sowie je ca. 1% fettsaure Sterinester und freie Wachsalkohole.

Als Bienenwachssubstitute werden in neuerer Zeit empfohlen:

>   Cutina®-BW (Henkel)
>   Elfacos-C-26 (Akzo)
>   = Stearinsäure-2-hydroxy-$C_{24}/_{28}$-Alkylester
>   (Monocarbonsäure-2-hydroxyalkylester,
>   gemäß DE 3 026 071 A 1 v. 4. Aug. 1982)
>   Syncrowax BB-Serie (Croda)

Arzneibuchanforderungen für *Cera flava* (4)

	D	F	n_D	SZ	EZ	VZ
Italien	0,948–0,960 15°	62–66,5°	–	16,7–22,1	66–85	88–106
Deutschland (DAB 8)	0,951–0,968	61–66,0°	–	17,0–22,0	66–82	83–104
Frankreich	0,960–0,966 20°	62–66,0°	1,440 75°	16,8–22,4	72–80	92–102
USA	ca. 0,95	62–65,0°	–	18,0–24,0	72–77	–
Großbritannien	–	62–64,0°	–	17,0–23,0	70–80	–
Schweiz	0,964–0,970 15°	62–64,0°	–	18,0–21,0	72–77	90–98

Der Schmelzpunkt (melting point, F) liegt im allgemeinen zwischen 62 und 65°C. Bienenwachs mit niedrigerem Schmelzpunkt ergibt im allgemeinen Cremes von weicher Konsistenz.

Je nach Säurezahl des zu verwendenden Bienenwachses benötigt man zur Verseifung von 1000 g zwischen 58 und 74,8 g Borax (Alkalifaktor = 3,4). Praktisch sind demnach 5,8 bis 6,5% der Bienenwachsmenge an Borax zur Verseifung zu empfehlen. Cold-Creams, die Borax enthalten, zeigen ein weißeres Aussehen als solche ohne Borax.

Der Emulgiereffekt des Bienenwachses ist nicht nur auf die Bildung einer grenzflächenaktiven, anionaktiven Boraxseife zurückzuführen, sondern auch die hochmolekularen Alkohole des Bienenwachses und die freien Hydroxylgruppen fördern die Stabilität der Emulsionen.

Werden die freien Hydroxylgruppen des Bienenwachses durch Acetylierung geblockt, dann verändern sich die emulgierenden Eigenschaften wie *Pickthall* (5) an folgenden Versuchen zeigen konnte:

Cold-Cream

	A	B
Bienenwachs, weiß	14	–
Bienenwachs, acetyliert	–	14
Mineralöl (niedriger Viskosität)	50	50
Wasser	35	35
Borax	1	1

Creme A zeigte eine glänzende Oberfläche und feinere Textur, während Creme B (mit acetyliertem Bienenwachs) nach einiger Lagerung matt und durchscheinend aussah und an den Seiten der Dose einschrumpfte.

Bienenwachs-Borax-Emulsionen sind im allgemeinen W/O-Emulsionen, wenn ihre Wasserphase weniger als 45% beträgt.

Infolge ihres Gehaltes an Bienenwachs-Borax-Seifen (Natriumcerotat usw.) neigen sie nach der *Bancroft*regel als relativ besser wasserlösliche Emulgatoren zur Bildung von O/W-Emulsionen. Diese bilden sich auch bei höherem Wassergehalt der Emulsion, wobei 45% Wasser als Grenze angesehen wird. Je nach Menge der Wasserphase, der Menge gebildeter Seife und nach der Art der Herstellung sowie der sonstigen Bestandteile werden sich W/O- oder O/W-Emulsionen bilden. Sicherlich bilden Bienenwachs-Borax-Systeme bisweilen *Misch-*Emulsionen (dual or multiple, polyphase-emulsions) – (s. Kap. II, 2 c, S. 146).

Cold-Creams nehmen daher eine gewisse Sonderstellung ein, weshalb sie hier weder bei den O/W-Emulsionen (wozu sie als Fettsäurealkali- bzw. Seifensysteme eigentlich gehören) noch bei den W/O-Cremes (wohl die Mehrzahl der üblichen Mineralöl-Bienenwachs-Borax-Cremes) abgehandelt werden.

Der Zusatz von Emulgatoren und Hilfsemulgatoren zum Bienenwachs-Borax-System, z. B. das Zufügen von Cholesterin, Triethanolaminstearat, Lanolin, Cetylalkohol usw. kann alle Regeln durchbrechen und die Bildung von O/W- oder auch W/O-Emulsionen begünstigen.

Der Einfluß des Verhältnisses zwischen den Phasenvolumina auf den Emulsionstyp wurde von *Salisbury* und Mitarb. (6) untersucht.

Sie verwendeten bei ihren Reihenuntersuchungen ein sonnengebleichtes, weißes Bienenwachs mit einem Schmelzpunkt (m.p.) von 62,5 bis 66,5°C, einer Säurezahl von 17,2, einer Esterzahl von 72,6 und mit 5,8% Borax berechnet auf die Bienenwachsmenge. Ferner wurde Vaselinöl (liquid petrolatum extra heavy) mit einer Viskosität von 340 und destilliertes Wasser verwendet. Es wurde festgestellt, daß bei diesen Cold-Creams-Systemen, bestehend aus Bienenwachs-Borax-Mineralöl, der entstehende Emulsionstyp vom Verhältnis der Volumina der Phasen abhängt.

W/O-Emulsionen bildeten sich, wenn die Wasserphase weniger als 45% der Emulsion ausmachte, und eine O/W-Emulsion entstand bei mehr als 45% Wasser.

Bei der Stabilität der sich meist bildenden W/O-Emulsionen spielt das Bienenwachs selbst eine große Rolle, da es zur Bildung steifer, viskoseelastischer Filme um die dispergierten Wassertröpfchen herum befähigt ist. Schon *Münzel* (7) konnte fotografisch einen festen Schutzfilm festhalten, der sich bei W/O-Emulsionen an der Grenzfläche der Wasserglobuli bildet.

Diese Ansicht wurde von *W. D. Harkins* (8) bestätigt und andere (s. »Stabilität der Emulsionen«, Kap. II, unter 2. u. 6., S. 146 u. 154) stellten fest, daß ein elektrisch nicht geladener, viskoelastischer Emulgatorfilm von einer gewissen Steifigkeit (rigidity) für die Bildung stabiler W/O-Emulsionen erforderlich ist. *Münzels* Untersuchungen zeigten auch, daß in einer Emulsion aus 0,1 T. Bienenwachs, 9,9 T. Erdnußöl und 10 T. Wasser ein deutlich sichtbarer Film um die Wassertröpfchen herum entsteht, welcher aus Bienenwachs besteht.

Bei dem Meeting der »Oils and Fats Group of the Society of Chemical Industry« in London im Januar 1960 kam man zu der Ansicht, daß die emulgierende Substanz, die aus Bienenwachs und Borax gebildet wird, im Charakter unterschiedlich von einer gewöhnlichen Seife sei. Man nimmt einen kristallinen Emulgatorfilm mit der Dicke von acht Moleküllängen an, der sich bei W/O-Emulsionen (bestehend aus Weißöl, Bienenwachs und Borax) bilden soll.

Pickthall (9) hat im Gegensatz zur Literatur gefunden, daß Borax als einwertiges Salz reagiert und nur ein Molekül Ätznatron bildet, das mit den vorhandenen freien Fettsäuren unter Emulsionsbildung reagiert.

Es soll hierbei Natriumhydrogenborat $NaHB_4O_7$ frei werden, das an die Grenzfläche wandert und einen Komplex mit den sauren Seifen (freie Fettsäuren + Neutralseifen) und den langkettigen Alkoholen des Bienenwachses bildet, der emulgierend wirkt.

Hinsichtlich des Aussehens, der Stabilität und der Konsistenz werden die besten Cold-Creams erzielt, wenn nur die Hälfte der freien Fettsäuren des Bienenwachses (Cerotin-, Neocerotin-, Melissin- und Montansäure) verseift bzw. neutralisiert werden.

Die erforderliche Menge Borax errechnet sich aus folgender Gleichung:

$$\frac{\% \text{ Bienenwachs in der Creme} \times \text{Säurezahl des Wachses} \times 381}{2 \times 56 \times 1000}$$

Die optimale Menge Bienenwachs beträgt in Cold-Creams etwa 14 bis 15%.

Die Herstellungstemperatur beeinflußt den Emulsionstyp. Bei 72°C und darunter entstehen O/W-Emulsionen, bei Temperaturen über 72°C sollen sich W/O-Emulsionen bilden.

Auch hierdurch unterscheidet sich das Bienenwachs-Borax-System deutlich von Natronseifenemulsionen.

Das Phänomen bei einer bestimmten Temperatur von der ursprünglichen O/W-Form in den anderen Emulsionstyp (W/O) umzuschlagen, erinnert an das Verhalten von nichtionogenen Emulgatoren, die beim Erhitzen durch Abnahme der Hydratationsfähigkeit der hydrophilen Gruppen eine schlechtere Wasserlöslichkeit erfahren, so daß damit der Einfluß der lipophilen Gruppen relativ stärker wird. Besonders nichtionogene Emulgatoren mit Ethylenoxidgruppen zeigen dies Verhalten in Emulsionen, deren Typ bei einer bestimmten Temperatur umschlägt (Phasenumwandlungstemperatur/Phasen-Inversions-Temperatur = PIT).

Die Boraxverseifung der bienenwachshaltigen Cremes wurde wohl 1890 in den USA zum erstenmal praktiziert:

Unguentum aquae Rosae USP

	anno 1890	anno 1820
Bienenwachs	12,1%	3,0%
Walrat (Cetaceum)	12,6%	11,8%
Mandelöl, süß	55,0%	40,2%
Borax	0,5%	–
Rosenwasser	19,8%	45,0%

Die Formel von 1890 hat sich im USP fast unverändert bis heute erhalten. Lediglich das Mandelöl wurde durch Paraffinöl (light mineral oil) ersetzt.

Wird das Mineralöl teilweise durch fettes Öl ersetzt, so erhält man besser penetrierende Cremes:

A)	Bienenwachs (beeswax)	10,0%
	Walrat (Spermaceti)	5,0%
	Paraffinöl (perliquidum) (light mineral oil)	30,0%
	Aprikosen- oder Pfirsichkernöl	26,0%
	(apricot or peach kernel oil)	
B)	Borax	0,5%
	Wasser	28,4%
C)	Parfümöl	0,1%

Die Emulgierung von Bienenwachs-Borax-Emulsionen erfolgt zweckmäßig bei 70°C. Bienenwachs soll nicht über 70°C erhitzt werden, da es sonst nachdunkelt. Am besten löst man das Bienenwachs in den erhitzten mineralischen oder fetten Ölen auf.

Man kann durch Hinzufügen von Kalkwasser (lime water) die Stabilität von Bienenwachsemulsionen erhöhen. Derartige Cremes dienen als Haarfrisiercremes oder auch als Cleansing-Creams. Allgemein stabilisieren wasserlösliche, divalente Ionen, wie z. B. die des Calciums, die Bienenwachs-W/O-Emulsionen, indem sie mit den freien Fettsäureradikalen eine Bindung eingehen (10).

Der Einfluß der Emulgiertemperatur auf die Konsistenz und das Aussehen der Creme ist erheblich (11). Wird z. B. die Fettschmelze auf 70°C erhitzt und in die ebenso heiße Wasserphase eingerührt, entsteht eine mittelschwere Creme, die sich bei der Anwendung leicht verflüssigt. Erhitzt man die Fettbestandteile auf 90°C und fügt die 55°C heiße Wasserphase hinzu, so entsteht eine Creme, die ein stark glänzendes Äußeres und eine mittelschwere Konsistenz zeigt, die sich bei der Anwendung leicht verflüssigt.

Wird bei nur 55°C emulgiert, so erhält man eine leicht grießige (grainy) und weiche Creme. Cold-Creams, die unter 55°C abgefüllt werden, zeigten mehr Oberflächenglanz als solche bei 55°C oder darüber.

Die beste Konsistenz wurde nach Abfüllung bei 42°C erzielt. Wird der Boraxanteil reduziert, erhält man bei der Anwendung ein mehr öliges Gefühl.

Einzelne Pharmakopöen schreiben das Sesamöl
(anstelle von Oliven- oder Mandelöl) vor:

Cold-Cream	Codex Austria	Codex Finnland	Codex Ungarn	Codex Rumänien	Codex Spanien	Codex Mexico
Bienenwachs *(Cera alba)*	8,0	12,00	20,00	8	10,0	–
Walrat *(Cetaceum)*	15,0	10,00	40,00	15	15,0	60
Mandelöl *(o. amygdalarum)*	–	–	–	240	–	60
Sesamöl	62,0	60,00	160,00	62	60,0	440
Wasser, dest.	15,0	18,00	–	15	15,0	100
Rosenöl	0,1	0,06	0,06	–	0,1	–
Stearin	–	–	–	–	–	60

Die Formel des Schweizer Arzneibuches (Ph. Helv. V) ergibt eine haltbare »Cold-Cream« von gutem Aussehen:

Cetylalkohol *(alcohol cetylicus)*	20 g
Lanolin *(lanolinum anhydricum)*	50 g
Vaseline *(vaselina alba)*	430 g
Olivenöl *(oleum olivarum)*	60 g
Wasser, dest. *(aqua destillata)*	440 g

Der Nachteil dieser stabilen Creme ist ihre mangelnde Kühlwirkung. Demgegenüber hat die Cold-Cream des DAB 8 eine stärkere Kühlwirkung. Im Exsikkator konnte gezeigt werden, daß die DAB-8-Creme, die nur 25% Wasser enthält, dreimal mehr Wasser verdunstet als die 46% Wasser enthaltende Creme der Ph. Helv. V.

Der Nachtrag zum Schweizer Arzneibuch von 1950 enthält folgende Cold-Cream-Formel:

Bienenwachs *(cera alba)*	8,0 g
Walrat *(Cetaceum)*	10,0 g
Erdnußöl *(Ol, Arachidis)*	57,0 g
Wasser	20,0 g
Ricinusöl	5,0 g

Nach dem französischen Arzneibuch (Codex français) wird Cold-Cream (Cérat de Galien, Cérat blanc ou amygdalin) hergestellt, indem man

534 g Mandelöl   333 g Bienenwachs
    (huile d'amande douce) erhitzt und darin   (cire blanche d'abeille)

schmilzt.
Kurz vor dem Erstarren der Fettschmelze werden 133 g Rosenwasser (eau distillée de rose) in kleinen Portionen zugefügt.

Die Formel des Codex français von 1908 ist dagegen einfacher herzustellen, sie ist auch relativ stabiler. Sie hält sich etwa 3 bis 4 Wochen und zeigt in frisch bereitetem Zustand ein schönes cremiges Aussehen:

566 g	Mandelöl
158 g	Walrat
79 g	Bienenwachs
157 g	Rosendestillationswasser
	(eau distillée de rose)
XXVI	Tropfen Rosenöl
	(gouttes huile volatile de rose)
40 g	Benzoetinktur
	(teinture de benjoin à $1/5^e$)

3.2 Walrat
(Cetaceum, Spermaceti)

Walrat ist der gereinigte, durch Abscheiden in der Kälte erhaltene feste Anteil des aus dem Pottwal gewonnenen Wachsgemisches – nach DAB 8:

Tropfpunkt	43 bis 48°C
	(Pharmac. Franc. 45 bis 49°)
Brechungsindex (75°C)	1,430 bis 1,435
Säurezahl	max. 1,0
	(Pharmac. Franc. 0,2)
Jodzahl	max. 5,0
	(Pharmac. Franc. max. 9)

Verseifungszahl	118 bis 129
	(Pharmac. Franc. 125 bis 130)
Unverseifbares	45 bis 52%

Wegen des Verbots, den Pottwal zu erlegen, haben folgende Walrataustauschprodukte an Bedeutung gewonnen:

Wachsester CEP-33 (Cetylpalmitat, Hefti AG, Zürich/Schweiz)
Cutina CP (Henkel & Cie., D-4000 Düsseldorf)
Kessco-653 und Kessco-654 (Akzo, D-5160 Düren)
Für Spermöl: Wachsester SPW-33 (Hefti AG, Zürich/Schweiz)

4. Rezeptteil

Typische Cold-Creams

A)	Bienenwachs (SZ 18 bis 20)	150 g
	Paraffinöl	500 g
B)	Wasser	340 g
	Borax	10 g
	Konservierungsmittel	q.s.
	oder	
A)	Mandelöl, süß	670 g
	Bienenwachs	120 g
B)	Leitungswasser	203 g
	Borax	7 g
	Konservierungsmittel	q s.

Bei 75°C wird emulgiert.

Eine *moderne Cold-Cream* mit hohem Steringehalt vorwiegend Cholesterin (Amerchol® L-101), von schneeweißem Aussehen, sahniger Konsistenz, leichter Kühlwirkung und mattierender Wirkung auf der Haut, gibt folgende Vorschrift:

A)	Acetoglycerid S/C/2	18 g
	Bienenwachs	280 g
	Paraffinöl	70 g
	Amerchol® L-101 (Nordmann, Raßmann & Co., D-2000 Hamburg)	50 g
B)	Wasser	560 g
	Borax	16 g
	Methylparaben-Natrium	3 g
c)	Parfümöl	3 g
		1000 g

Cold-Cream nach *Janistyn* (11):

A)	Bienenwachs, weiß	150 g
	Paraffinöl	170 g
	Mandelöl	80 g
	Lanelgine (Givaudan)	15 g
	Cetylalkohol	10 g
	Deltyl® (Givaudan)	141 g
	Glycerinmonostearat	50 g
	Amphisol® (Givaudan)	5 g
B)	Borax	9 g
	Wasser, destilliert (konserviert)	370 g
		1000 g

Cold-Cream

A)	Walrat	20 g
	Lanolin, acetyliert (Acetulan®)	10 g
	Bienenwachs	170 g
	Mineralöl	385 g
	Amerchol® L-101	30 g
	Isopropylpalmitat	50 g
B)	Wasser	320 g
	Borax	10 g
	Konservierungsmittel	2 g
C)	Parfümöl	3 g
		1000 g

Cold-Cream

A)	Bienenwachs, weiß	80 g
	Walrat	50 g
	Vaseline, weiß, viskos	100 g
	Weißöl	484 g
B)	Wasser, destilliert	275 g
	Borax	4 g
	Nipagin® M	2 g
C)	Parfümöl Rose	5 g
		1000 g

Herstellung: Die Fettphase A wird zum Schmelzen erwärmt. Bei etwa 65°C wird die ebenso warme wäßrige Phase B in die Fettphase A eingerührt und kaltgerührt. Bei etwa 45°C wird C zugegeben.

Eine *geschmeidige Cold-Cream* von sahniger Konsistenz und gutem Aussehen kann nach folgender Vorschrift hergestellt werden:

A)	Bienenwachs (SZ 20)	150,0 g
	Walrat	150,0 g
	Paraffinöl	480,0 g
	Nipagin M	2,0 g
B	Wasser	215,0 g
	Borax	2,5 g
C)	Rosenöl	0,5 g
		1000,0 g

Ein Zusatz von Rizinusöl verbessert das Aussehen, insbesondere den Glanz der *klassischen Cold-Cream*, z. B. nach folgender Vorschrift:

A)	Bienenwachs, weiß	48 g
	Walrat	70 g
	Mandelöl	630 g
	Rizinusöl	8 g
B)	Wasser (+ Konservierungsmittel)	240 g
	Borax	2 g
C)	Parfümöl	2 g
		1000 g

Durch Einschmelzen (Lösen in der heißen Fettschmelze) von Cholesterin läßt sich das Wasseraufnahmevermögen von (unverseiften, nicht boraxhaltigen) *Cold-Creams* erhöhen, z. B. nach folgender Vorschrift:

A)	Cholesterin	0,7%
	Bienenwachs	4,4%
	Walrat	4,5%
	Paraffinöl	28,0%
	Vaseline	34,0%
	Methylparaben	0,1%
B)	Wasser	28,0%
C)	Parfümöl	0,3%
		100,0%

Eine *weiche, weiße* und *sahnige Creme* kann nach folgender Vorschrift hergestellt werden:

Cholesterin	8 g	Vaseline	32 g
Bienenwachs	36 g	Erdnußöl	270 g
Walrat	44 g	Wasser (+ Konservierungsmittel)	610 g
			1000 g

Als *Hilfsemulgatoren* können Cetylalkohol oder durch Borax oder Triethanolamin teilverseiftes Stearin z. B. wie folgt eingesetzt werden:

A)	Bienenwachs	126 g
	Walrat	95 g
	Stearin	34 g
	Paraffinöl	442 g
B)	Wasser	290 g
	Borax	8 g
	Natriumbenzoat	2 g
C)	Parfümöl	3 g
		1000 g

Herstellung: Die heiße Lösung der Salze = B (90°C) wird in die ca. 80°C heiße Fettschmelze = A eingerührt.

Nach folgender Formel entsteht eine fettend wirkende Creme von weicher Konsistenz (Tubenverpackung), die als *Cleansing-Cream* gut geeignet ist:

A)	Bienenwachs	140 g
	Stearin	40 g
	Walrat	40 g
	Paraffinöl	480 g
B)	Triethanolamin	3 g
	Wasser	300 g
	Parfümöl u. Konservierungsmittel	q.s.
		1003 g

Cold-Cream mit Silicon (O/W)
(geeignet als Handcreme)

A)	Paraffinöl	30,0 g
	Bienenwachs	12,0 g
	Atlas® G-1704	3,5 g
	(Polyoxyethylensorbitan-Bienenwachsderivat)	
	Atlas® G-1725	1,5 g
	(Polyoxyethylensorbitan-Bienenwachsderivat)	
	Siliconöl 1000 c St.	10,0 g
B)	Borax	1,0 g
	Wasser	42,0 g
		100,0 g

Cold-Cream mit Silicon
(geeignet als Hand- oder Barrierecreme)

A)	Bienenwachs	10,0 g
	Walrat	10,0 g
	Span® 80	3,8 g
	(Sorbitanmonooleat)	
	Siliconöl DC 200, 100 c St.	25,0 g
	Siliconöl DC 200, 200 000 c St.	25,0 g
B)	Borax	0,5 g
	Wasser	14,5 g
	Glycerin	5,0 g
	Polysorbate 20	6,2 g
		100,0 g

Herstellung: Walrat und Bienenwachs schmelzen, dann Siliconöle und Span® 80 zugeben und auf 75 °C erwärmen. B auf 75 °C erhitzen und in die ebenso heiße Fettschmelze einrühren. Anschließend Konservierungsmittel und Parfümöl hinzufügen.

Cold-Cream mit Silicon
auf Bienenwachs-Borax- und Stearin-Triethanolaminbasis (O/W)

A)	Walrat	65 g
	Stearinsäure	65 g
	Bienenwachs	4 g
	Siliconöl 400 c St.	50 g
B)	Glycerin	20 g
	Borax	8 g
	Konservierungsmittel	2 g
	Triethanolamin	8 g
	Wasser	780 g
C)	Parfümöl	2 g
		1004 g

oder

A)	Bienenwachs	150 g
	Mineralöl	450 g
	Siliconöl 400 c St.	50 g
	Eutanol® G	50 g
B)	Wasser	285 g
	Borax	10 g
	Konservierungsmittel	2 g
C)	Parfümöl	3 g
		1000 g

Eine vorzügliche *Cold-Cream* (O/W) von leicht fettender Wirkung und guter Hautverträglichkeit, bei welcher eine gute Konservierung beobachtet werden muß, ergibt folgende Vorschrift (Tubenfüllung):

A)	Arlacel® 60 (Sorbitanmonostearat)	30 g
	Tween® 60 (Polyoxyethylensorbitanmonostearat)	30 g
	Cetylalkohol	40 g
	Bienenwachs	40 g
	Erdnußöl, hydriert	100 g
	Luvitol® EHO (BASF)	50 g
	PCL, solid oder Dub solide oder Ceraphil (Merck)	25 g
	Eutanol® G	50 g
	Paraffinöl	50 g
	Isopropylmyristat	30 g
	Methylparaben	2 g
	Propylparaben®	1 g
B)	1,2-Propylenglykol	50 g
	Germall®-115	2 g
	Wasser	500 g
		1000 g

Sehr stabil, bildet aber bei Abfüllung in Cremetöpfchen eine wachsartige Schicht an der Oberfläche

Moderne O/W-Cold-Cream

A)	Bienenwachs, weiß	70 g
	Paraffinöl	400 g
	Mandelöl, süß	100 g
	Tween® 40	20 g
	Atlas-Emulgator® G-1726	80 g
B)	Nipasol M-Natrium®	2 g
	Wasser	325 g
C)	Parfümöl	3 g
		1000 g

O/W-Cold-Cream

A)	Bienenwachs	120 g	B)	Wasser	515 g
	Mineralöl	300 g		Borax	10 g
	Atlas® G-1704	35 g		Konservierungsmittel	3 g
	Atlas® G-1725	15 g	C)	Parfümöl	2 g
					1000 g

O/W-Cold-Cream

A)	Bienenwachs, weiß	80 g
	Wachsester CEP-33 (Hefti) Cetylpalmitat	50 g
	PGE-400-MI (Hefti)	180 g
	(Polyethylenglykol-400-Monoisostearat)	
	Paraffinum subliq. (DAB 8)	180 g
	Sorbate-83 (CTFA) = (QO-33-F, Hefti)	20 g
B)	Borax	2 g
	Methylparaben	2 g
	Germall®-115	3 g
	Wasser	480 g
C)	Parfümöl	3 g
		1000 g

W/O-Cold-Cream

A)	Olivenöl	280 g
	Placentaextrakt, öllöslich	30 g
	Perhydrosqualen	80 g
	Bienenwachs	70 g
	Walrat	80 g
	Lanolin, anhydr.	80 g
	Protegin®	40 g
	E-Grandelat®	30 g
	Vitamin-F-Glycerinester	6 g
	Antioxidans (Oxynex 2004)	1 g
B)	Wasser	300 g
	Borax	2 g
	Konservierungsmittel	2 g
C)	Parfümöl	3 g
		1004 g

W/O-Cold-Cream

A)	Bienenwachs	90 g		Cholesterin	3 g
	Eutanol® G	120 g		Walrat	25 g
	Cetiol® V	100 g	B)	Sorbitlösung	40 g
	Sesamöl	125 g		Borax	3 g
	Vaseline, weiß	100 g		Konservierungsmittel	2 g
	Isopropylpalmitat	20 g		Wasser	360 g
	Cetylalkohol	8 g	C)	Parfümöl	4 g
					1000 g

W/O-Cold-Cream

A)	Avocadoöl	200 g
	Cetiol® V	100 g
	Lanolin	180 g
	Walrat	85 g
	Bienenwachs	65 g
	Weizenkeimöl	90 g
	Cetylalkohol	15 g
B)	Karion® F oder Sorbex®S bzw. Sionit® K	40 g
	Borax	3 g
	Konservierungsmittel	2 g
	Wasser	217 g
C)	Parfümöl	3 g
		1000 g

W/O-Cold-Cream

A)	Bienenwachs	120 g
	Walrat	20 g
	Cetylalkohol	100 g
	Paraffinöl	395 g
	Mandelöl	50 g
B)	Wasser	300 g
	Borax	10 g
	Konservierungsmittel	2 g
C)	Parfümöl	3 g
		1000 g

W/O-Cold-Cream

A)	Bienenwachs, weiß	60 g
	Walrat	20 g
	Protegin®	250 g
	Paraffinöl	200 g
	Mandelöl, süß	50 g
B)	Wasser	410 g
	Konservierungsmittel	2 g
	Borax	2 g
C)	Parfümöl	6 g
		1000 g

W/O-Cold-Cream

A)	Isolan (Atlas)	50 g
	Paraffinöl 30° E	450 g
	Bienenwachs, weiß	200 g
	p-Hydroxybenzoesäurepropylester	1 g
B)	Borax	5 g
	Magnesiumsulfat	5 g
	Wasser	282 g
	p-Hydroxybenzoesäuremethylester	2 g
C)	Parfümöl	5 g
		1000 g

W/O-Cold-Cream

A)	Paraffinöl mittlerer Viskosität (100 cp)	460 g
	Bienenwachs, weiß	80 g
	Bienenwachs, gelb	10 g
	Ozokerit 56° C	50 g
	Walrat	7 g
B)	Wasser	360 g
	Gelatine (Typ B)	6 g
	Borax	5 g
C)	Lösungsmittel APV® (Hüls)	20 g
	Parfümöl	2 g
		1000 g

Die Creme wird bei 42°C in Töpfe gegossen.

W/O-Cold-Cream

A)	Elfacos ST (Akzo)	30 g
	Armotan MO (Sorbitanmonooleat)	30 g
	Amerchol® L-101	50 g
	Bienenwachs, weiß	50 g
	Paraffinum perliquidum (DAB 8)	140 g
B)	Karion® F (Sorbitlösung)	50 g
	Magnesiumsulfatheptahydrat	5 g
	Borax	2 g
	Methylparaben	2 g
	Imidazolidinyl-Urea	3 g
	Wasser	633 g
C)	Parfümöl	5 g
		1000 g

W/O-Cold-Cream

A) Bienenwachs, weiß	65 g
Walrat	80 g
Super-Hartolan (Croda)	32 g
Vitaminöl »Biocorno« (Keimdiät)	180 g
Wollwachs (Adeps lanae anhydr.)	145 g
Cetiol V (Henkel)	90 g
Isopropylmyristat	65 g
Arlacel-481 (Atlas)	10 g
B) Methylparaben	2 g
Germall®-115	3 g
Epigran (Keimdiät)	20 g
Borax (Natriumtetraborat)	1 g
Magnesiumsulfat	2 g
Wasser	300 g
C) Parfümöl	5 g
	1000 g

W/O-Creme (Cold-Cream modern)

A) Isopropylpalmitat	120,0 g
Vaselin	80,0 g
Arlacel® C	50,0 g
Bienenwachs	40,0 g
Lanolin	10,0 g
Phenonip®	10,0 g
Ölsäure	7,0 g
Aluminiumstearat	2,0 g
B) Triethanolamin	4,4 g
$MgSO_4 \cdot 7\, H_2O$ (Magnesiumsulfat)	3,6 g
Wasser	668,0 g
C) Parfümöl	5,0 g
	1000,0 g

Cold-Cream, amerikanischer Typ

A) Paraffinöl	410 g	B) Wasser	250 g
Eutanol®	50 g	Phenonip®	10 g
Isopropylpalmitat	20 g	Sorbitol, 70%ig	50 g
PCL, solid oder Ceraphil®	30 g	C) Parfümöl	2 g
Bienenwachs	80 g		1002 g
Tween® 60	20 g		
Emulgator® G-1726 (Atlas)	80 g		

O/W-Cold-Cream, amerikanischer Typ

A)	Mineralöl	450 g
	Miglyol® 812	40 g
	Bienenwachsderivat, lipophil (Atlas® G-1704)	120 g
	Bienenwachsderivat, hydrophil (Atlas® G-1726)	30 g
B)	Wasser	320 g
	Germall®-115	3 g
	Nipasol® M-Natrium	1 g
	1,2-Propylenglykol	30 g
C)	Parfümöl	6 g
		1000 g

O/W-Cold-Cream, amerikanischer Typ

A)	Bienenwachs	170 g
	Mineralöl	340 g
	Lanolin	100 g
	Glycerinmonostearat, rein (Arlacel® 161, Tegin® 90)	20 g
	Tween® 60	80 g
	Phenonip®	10 g
B)	Wasser	275 g
C)	Parfümöl	5 g
		1000 g

Bei 70°C wird emulgiert.

O/W-Cold-Cream, amerikanischer Typ

A)	Bienenwachs, weiß	90 g
	Walrat	30 g
	Mineralöl	550 g
	Span® 60	40 g
	Tween® 60	20 g
	Phenonip®	10 g
B)	Karion® F, Sorbex® S, Sionit® K, Arlex®, Sionon®	10 g
	Wasser	247 g
C)	Parfümöl	3 g
		1000 g

Cold-Cream mit »Veegum®«

A)	Bienenwachs, weiß	100 g	B) Veegum®	10 g
	Hartparaffin (paraffinum durum)	50 g	Borax	5 g
	Mineralöl, leicht (perliquidum)	380 g	Wasser	451 g
	p-Hydroxybenzoesäure-Methylester	2 g	C) Parfümöl	2 g
				1000 g

Eine drei Jahre stabile, *bienenwachshaltige W/O-Creme* wird wie folgt rezeptiert:

A)	Emulgator Hoe S-2621 (Hoechst)	180 g
	Walrat	8 g
	Bienenwachs, weiß	10 g
	Adeps lanae anhydr. (Wollwachs)	120 g
	Miglyol®-812 (Dynamit Nobel)	40 g
	Isopropylmyristat	80 g
	Cetiol V	10 g
	Methylparaben	2 g
B)	Feuchthaltefaktor Aquaderm® (Novarom)	20 g
	Propylparaben-Natrium	2 g
	Germall®-115	5 g
	Karion® F	10 g
	Wasser	590 g
C)	Parfümöl	3 g
		1080 g

W/O-Bienenwachs-Borax-Creme

A)	Paraffinum subliquidum (DAB 8)	50 g
	Alugel DF-30 (Bärlocher)	20 g
	Hartparaffin	70 g
B)	Miglyol-812 Neutralöl (Dynamit Nobel)	300 g
	Emulgator-780 K (Isostearinsäure-Partialglycerid/Dynamit-Nobel)	50 g
	Bienenwachs, weiß	70 g
C)	Borax	7 g
	Glycerin	30 g
	Imidazolidinyl-Harnstoff	4 g
	Methylparaben	2 g
	Wasser	392 g
D)	Parfümöl	5 g
		1000 g

Herstellung: A auf 80°C erhitzen und mischen, dann mit B bei 70°C vereinigen und emulgieren.

Versuche mit Bienenwachs- und Walrat-Substituten
[nach *Proserpio* und *Sutti* (12)]

Viskosität mPa·s	30000	18000	22000	25000
Aussehen	grob	fein	fein	fein homogen
	A	B	C	D
Sorbitansesquioleat	50	50	50	50
Bienenwachs, weiß	50	–	–	–
Cutina BW	–	50	–	–
Walrat	–	–	50	–
Cutina CP	–	–	–	50
Squalan	300	300	300	300
Cutina HR	10	10	10	10
Bentone 38[1]	10	10	10	10
Generol 122[2]	30	30	30	30
Glycerin	45	45	45	45
Wasser, konserviert	500	500	500	500
MgSO$_4$	5	5	5	5
	1000	1000	1000	1000
Viskosität mPa·s	45000	30000	40000	35000

[1] Stearylammonium-Hektorit
[2] Phytosterin auf Sojabasis

	A	B	C	D
Glycerinmonooleat	25	25	25	25
Glycerin	175	175	175	175
Bienenwachs, weiß	25	–	–	–
Cutina BW	–	25	–	–
Walrat	–	–	25	–
Cutina CP	–	–	–	25
Vaseline	50	50	50	50
Mineralöl	200	200	200	200
Cutina HR	20	20	20	20
Wasser, konserviert	500	500	500	500
MgSO$_4$	5	5	5	5
	1000	1000	1000	1000
Viskosität mPa·s	35000	27000	50000	30000
Aussehen	grob	fein glänzend	grob	fein glänzend

W/O/W-Emulsionen *(moderne Cold-Creams ohne Borax)*

	A	B	C	D
Bienenwachs, weiß	25	–	–	–
Cutina BW	–	25	–	–
Walrat	–	–	25	–
Cutina CP	–	–	–	25
Cutina GMS[1]	25	25	25	25
Lanette O[2]	50	50	50	50
Wollwachsalkohol, hydriert	50	50	50	50
Generol 122	10	10	10	10
Generol 122 E 25[3]	10	10	10	10
Silicone	5	5	5	5
Myritol 318[4]	100	100	100	100
Cetiol SN	125	125	125	125
Wasser, konserviert	550	550	550	550
Bentone LT[5]	5	5	5	5
Glycerine	40	40	40	40
MgSO$_4$	5	5	5	5
	1000	1000	1000	1000
Viskosität mPs · s	22000	19000	20000	21000
pH-Wert	5,7	6	6,4	6,6

[1] Cutina GMS = Glycerinstearat
[2] Lanette O = Cetyl-Stearylalkohol
[3] Generol 122 E 25 = Sojasterin 25 EO
[4] Myritol 318 = C_8- bis C_{10}-Triglycerid
[5] Bentone LT = Mg-Al-Silikat + Hydroxyethylcellulose

5. Cold-Creams der Pharmakopöen (Arzneibücher)

Pharmakopöe	USP XV	Ph. Nederl. 1926	Ph. Brit. 1932	Ph. Italia 1940	Erg.-Bd. DAB 6 1930
Unguenta	Unguent. aqua Rosae petrolatum	Unguent. leniens	Unguent. aquosum	Unguent. cetacei	Unguent. refrigerans »Unna«
Cera alba	120,0	5	125	10	–
Cetaceum	125,0	10	–	10	–
Adeps lanae	–	10	–	–	300
Unguentum cetylicum	–	–	–	–	–
Oleum Amygdalarum	–	–	–	80	–
Oleum Arachidis	–	–	–	–	–

Pharmakopöe	USP XV	Ph. Nederl. 1926	Ph. Brit. 1932	Ph. Italia 1940	Erg.-Bd. DAB 6 1930
Unguenta	Unguent. aqua Rosae petrolatum	Unguent. leniens	Unguent. aquosum	Unguent. cetacei	Unguent. refrigerans »Unna«
Oleum Olivae	–	–	500	–	–
Oleum Sesami	–	50	–	–	–
Oleum Ricini	–	–	–	–	–
Vaselina alba	–	–	125	–	100
Aqua dest.	140,0	20	240	–	–
Aqua Rosae	50,0	–	–	–	300
Aqua Aurantii	–	–	–	–	300
Oleum Rosae	0,2	–	–	–	–
Tinctura Benzoes	–	5	–	–	–
Natrium biboricum	–	–	10	–	–
Natrium boricum	5,0	–	–	–	–
Sonnenblumenöl (oleum Helianthi)	–	–	–	–	–
Oleum Paraffini	560,0	–	–	–	–
Oleum Geranii	–	–	–	–	–
Konservierungsmittel	–	–	–	–	–

Pharmakopöe	Ph. Brit. Codex 34	Ph. Norw. 39	Ph. Svenska 25	Ph. Finnisch 37 (suomi)	DAB 6 1926	DAB 8
Unguenta	Unguent. Aqua Rosae	Unguent. Cetacei	Unguent. Cetacei	Unguent. leniens	Unguent. leniens	
Cera alba	18	70	70	60	7	7*
Cetaceum	–	100	100	120	8	8
Adeps lanae	–	–	–	–	–	–
Unguentum cetylicum	–	–	–	–	–	–
Oleum Amygdalarum	61	600	600	620	60	–
Vaselina alba	–	–	–	–	–	–
Aqua dest.	–	230	229,5	199,5	25	25
Aqua Rosae	20	–	–	–	–	–
Aqua Aurantii	–	–	–	–	–	–
Oleum Rosae	0,1	guttae X	0,5	0,5	0,1	–
Tinctura Benzoes	–	–	–	–	–	–
Natrium biboricum	1	–	–	–	–	–
Oleum Arachidis	–	–	–	–	–	60
Glycerinmonostearat	–	–	–	–	–	–

* Cera *flava*

Pharmakopöe	Helv. IV	Helv. V 33	Cod. med. Gall. 37	Pharm. Gall. 49	Pharm. Gall. 49
Unguenta	Unguent. refrigerans	Unguent. refrigerans	Unguent. leniens	Ceratum Galeni	Unguent. leniens Cérat cosm.
Cera alba	8	–	30	130	8
Cetaceum	10	–	60	–	16
Adeps lanae	–	–	–	–	–
Unguentum cetylicum	–	50	–	–	–
Oleum Amygdalarum	–	–	215	535	55
Oleum Arachidis	57	–	–	–	–
Oleum Olivae	–	4	–	–	–
Oleum Sesami	–	–	–	–	–
Oleum Ricini	5	–	–	–	–
Vaselina alba	–	–	–	–	–
Aqua dest.	–	–	–	–	–
Aqua Rosae	20	46	60	330	16
Aqua Aurantii	–	–	–	–	–
Oleum Rosae	guttae I	guttae II	guttae X	–	guttae II
Tinctura Benzoes	–	–	15	–	4
Natrium biboricum	–	–	1,5	5	0,5

Pharmakopöe	Ph. Dan. 1933	Ph. Dan. 1948	Ph. Dan. 1948	Ph. Jugosl. II	Pharm. C.L 2
Unguenta	Unguent. Cetacei	Unguent. Cetacei	Unguent. dermotheli simplex	Unguent. emolliens Mast za hladenje	Unguent. leniens
Cera alba	50	50	80	7	8
Cetaceum	100	100	360	8	15
Adeps lanae	–	–	–	–	–
Unguentum cetylicum	–	–	–	–	–
Oleum Amygdalarum	–	–	–	–	–
Oleum Arachidis	600	600	360	55	–
Oleum Olivae	–	–	–	–	–
Oleum Sesami	–	–	–	–	–
Oleum Ricini	–	–	–	–	10
Vaselina alba	–	–	–	–	–

Pharmakopöe	Ph. Dan. 1933	Ph. Dan. 1948	Ph. Dan. 1948	Ph. Jugosl. II	Pharm. C.L 2
Unguenta	Unguent. Cetacei	Unguent. Cetacei	Unguent. dermotheli simplex	Unguent. emolliens Mast za hladenje	Unguent. leniens
Aqua dest.	249,8	249,6	200	30	16,5
Aqua Rosae	–	–	–	–	–
Aqua Aurantii	–	–	–	–	–
Oleum Rosae	0,2	–	–	–	–
Tintura Benzoes	–	–	–	–	–
Natrium biboricum	–	–	–	–	0,5
Natrium boricum	–	–	–	–	–
Sonnenblumenöl (oleum Helianthi)	–	–	–	–	50
Oleum Paraffini	–	–	–	–	–
Oleum Geranii	–	0,4	–	–	guttae V
Konservierungsmittel	–	–	–	0,1	–

Literatur

(1) *Nowak, G. A.:* Seifen, Öle, Fette, Wachse 45, 59–64 (1972)
(2) *Maggesi, L.:* Rivista ital. Essenze Profumi 43, 556–566 (1961)
(3) *Schneider, M. J.* u. *Ritschel:* J. Soc. Cosmet. Chemists 23, 347–358 (1972)
(4) *Peter, E.:* Seifen, Öle, Fette, Wachse Nr. 22, 683 (1959)
(5) *Pickthall, J.:* J. Soc. Cosmet. Chemists 6, 263–275 (1955)
(6) *Salisbury* u. Mitarb.: J. Amer. Pharmac. Assoc. Vol. 43, 117 (1954)
(7) *Münzel:* Pharm. Act. Helv. 21, 301 (1946)
(8) *Harkins, W. D.:* The physical chemistry of surface films, Reinhold Publ. (1952)
(9) *Pickthall, J.:* Soap, Perfumery, Cosmet. 46, 408 u. 419–420 (1973)
(10) *Pickthall, J.* u. *M. G. de Navarre:* The Chemistry and Manufacture of Cosmetics Vol. I, sec. Ed., S. 123 (1962)
(11) *Janistyn, H.:* Parfuem. Kosmet. 55, 31–34 (1974)
(12) *Proserpio, G.* u. *Sutti, M.:* Parfuem. Kosmet. 62, S. 133–138 (1981)

Kapitel IV

Öl-in-Wasser-Cremes, O/W

O/W, oil in water, H/E huile dans eau, oleum in aqua (O/A)

1. Schema der Eigenschaften von W/O- und O/W-Emulsionen

Die charakteristischen Gebrauchseigenschaften einer Emulsion werden von der *äußeren* (geschlossenen) Phase geprägt.

W/O-Emulsionen
(Öl außen, Wasser innen)

Die Emulsionen wirken mehr »cremig«, sahnig und glatt und zeigen oft einen Oberflächenglanz. Bei stabilen Emulsionen besteht praktisch keine Gefahr der mikrobiellen Zersetzung (Schimmelbildung), allenfalls die Möglichkeit der Ranzidität. Es besteht auch keine Austrocknungsgefahr, daher sind sie auch für Cremetiegel geeignet. Da Öl die äußere Phase bildet, ist die Gefahr, daß Blechdosen rosten, gering.
Ausreichend stabil sind die Emulsionen bei Temperaturen um 0°C, jedoch weniger stabil bei Temperaturen über 45°C. Große Wahrscheinlichkeit, daß die äußere Ölphase durch Polyethylenbehälter penetriert, ist gegeben. Mit Wasser sind die Emulsionen relativ schwer von der Haut oder dem Haar abwaschbar. Sie wirken gut hautschützend und eignen sich besonders für trockene Haut als Nacht-»Nähr«- oder Sportcreme. Auch Baby- und Cold-Creams sind meist vom W/O-Typ.
Die Emulsionen verleihen dem Haar Glanz, deshalb eignen sie sich besonders gut für Herrenfrisiercremes. Bei allgemeiner Verarbeitung braucht nicht damit gerechnet zu werden, daß bei starkem Rühren die Masse schäumt.

O/W-Emulsionen
(Wasser außen, Öl innen)

O/W-Emulsionen wirken weniger fettend, eher mattierend und »ziehen« schnell in die Haut ein. – Da Wasser die äußere Phase bildet, stellt diese in der Regel einen guten Nährboden für Bakterien, Hefen und zugleich Gefahr der Schimmelbildung dar. – Es besteht die Gefahr der Austrocknung der obersten Schicht bei Lagerung in Cremetiegeln und schlecht verschlossenen Behältern. Bei Einrühren von Luft tritt nach Lagerung »Absacken« der Cremeoberfläche ein.
O/W-Emulsionen sind bei Temperaturen über 40°C stabil. Da die äußere Wasserphase bei strengem Frost ausfriert, besteht die Gefahr, daß die Emulsion bricht. Die O/W-Cremes sind meist zwischen −10°C und +50°C stabil.
Die O/W-Emulsionen sind leicht abwaschbar und eignen sich besonders für Da-

menfrisiercremes. Gut geeignet sind sie auch für Tagescremes, Puderunterlagen und nichtfettende *Handcremes*. Bei starkem Rühren besteht die Gefahr des Schäumens und des Einrührens von Luft.

Der Kontakt mit Eisen, Kupfer und anderen Schwermetallen soll möglichst vermieden werden, da Gefahr des Verfärbens der Emulsion dadurch besteht.

Bevorzugte Verpackung für diese Art von Emulsionen sind Aluminiumtuben. Nicht geeignet sind sie jedoch für Blechdosen. Sie penetrieren relativ wenig durch Plastikbehälter.

2. »Seifen«-Cremes

2.1 Stearat-Cremes

Stearat-Cremes dienen – wie auch die anderen O/W-Cremes – als Tagescremes, mattierende Cremes, Vanishing-Creams, Crèmes sèches, Crème de jour, Crema de dia, »snow« usw.

Nach Meinung einiger Autoren handelt es sich bei den Stearat-Cremes um einen Sonderfall von O/W-Emulsionen; es soll sich nämlich um »Gel«-Strukturen handeln, wobei die Tröpfchen – wie sich mikroskopisch zeigen läßt – zwischen den Stearinlamellen eingebettet sind (1). »Lamellar-Stearat-Emulsoide« und ähnlich (2) (s. auch Kap. II, Abschn. 1, S. 145).

Da Stearat-Cremes nicht sichtlich fetten, dienen sie als Tagescremes und als Pudergrundlage (fond de teint, foundation cream). Stearat-Cremes eignen sich nicht für Blechpackungen, da wie bei allen O/W-Typen die Gefahr der Rostbildung besteht. Der Gefahr der Austrockung in Dosenverpackung begegnet man durch relativ hohen Gehalt an Feuchthaltemitteln (Humectants), die infolge ihrer Hygroskopizität das Wasser zurückhalten; insbesondere dienen hierzu Glycerin, Sorbitlösung und Glykole. Die Stearat-Cremes dürfen nicht in Eisenkesseln verarbeitet werden, da die Möglichkeit der Bildung von Metallstearaten besteht.

Kessel aus V2-A-Stahl oder mit einer guten Emaillierung werden bevorzugt.

Die Seifen oder auch andere Emulgatoren, die in O/W-Emulsionen enthalten sind, bewirken beim Verreiben auf der Haut ein »Weißeln« (soap up), das durch schaumverhütende Zusätze (hoher Ölgehalt, kleine Mengen Siliconöl, Butylstearat) vermindert werden kann.

Stearat-Cremes wirken auf der Haut wie »Streusand auf glatter Straße«. Sie vermitteln ein eigenartiges Bremsgefühl, wenn man über die eingecremte Haut streicht.

Tronnier (3) beschreibt die dermatologischen Eigenschaften einer Stearat-Creme, bestehend aus

| Stearinsäure | 24,0 g | Glycerin | 13,5 g |
| Triethanolamin | 1,2 g | Wasser, dest. | 61,3 g |

wie folgt:

»Teilweise das typische Verhalten einer O/W-Emulsion zeigend weicht die Stearat-Creme nicht nur in den bekannten Eigenschaften – Erhöhung des Hautwiderstandes und Erzeugung eines Mattierungseffektes – von diesem Emulsionstyp ab, sondern zeigt auch eine rasche Wasserabgabe an die Haut.«

Je nach Gehalt der Creme an freier, unverseifter Stearinsäure zeigt diese nach längerer Lagerung einen Perlmuttglanz (s. S. 240).

2.1.1 Stearin

Der häufigste Bestandteil von Tagescremes ist die Stearinsäure. Die handelsübliche Form der Stearinsäure ist ein Gemisch zwischen Stearin- und Palmitinsäure, wobei oft der Gehalt an Palmitinsäure überwiegt. Das gewöhnlich im Handel anzutreffende, kristalline Standardstearin ist ein Gemisch von Palmitin- und Stearinsäure im Verhältnis 55:45. Je nach Anzahl der hydraulischen Pressung, der es unterworfen wurde, wird es als ein-, zwei- oder dreifach-gepreßt (single, double und tripple-pressed) bezeichnet. Für kosmetische Zwecke eignet sich nur die dreifach-(oder vierfach-) gepreßte Qualität, da bei mehrfacher Pressung die unerwünschte Ölsäure aus dem festen Material abgeschieden wird. Gutes kosmetisches Stearin sollte keine höhere Jodzahl als 2 aufweisen.

Im Gegensatz zur kristallinen, langnadeligen Standardqualität sind die Stearintypen, die mehr als 50% Stearinsäure enthalten, nicht kristallin. Bei diesen hochgradigen Stearintypen kann das Verhältnis Palmitin-: Stearinsäure zwischen 50:50 und 10:90 schwanken. Diese Stearintypen sind hart, sehr zäh (tough) und amorph. Steigt der Stearinsäuregehalt etwa bis 90%, so zeigt das Material wieder kristalline Struktur, jedoch ist das Stearin jetzt viel feiner als das vom 55:45-Typ; es läßt sich leicht zu Pulver verreiben und hat eine weichere Konsistenz.

Jodzahl (jodine value)

Je niedriger die Jodzahl (JZ) ist, desto höher ist der Gehalt an gesättigten Fettsäuren und desto größer ist daher die Stabilität gegen Oxidation.

Die Jodzahl (4) gibt die Menge an ungesättigten Säuren an, die im Stearin enthalten sind. Da diese Säuren vorwiegend aus Ölsäure bestehen, die eine JZ von 90 hat, kann der Prozentsatz an freier Ölsäure im Stearin leicht durch Multiplizieren der JZ des Stearins mit 100/90 = 1,11 berechnet werden (5).

Verseifungszahl [saponification value (6)]

Die Verseifungszahl (VZ) ist ein Maßstab für den Gesamtgehalt an freien und gebundenen Fettsäuren und wird stets durch die Anzahl an Milligramm von Kaliumhydroxid (KOH) ausgedrückt, die erforderlich sind um 1 g Untersuchungsmaterial zu verseifen. Die Verseifungszahl kann auch benutzt werden, um das mittlere Molekulargewicht zu berechnen:

$$\text{Molekulargewicht} = 56\,100 : VZ$$

Man wiege 2,84 g Stearin genau ab, löse es in 30 cm^3 Ether und 30 cm^3 neutralisiertem Alkohol und setze 1 cm^3 Phenolphthaleinlösung hinzu und titriere mit ½-n-alkoholischer Kalilauge auf roten Farbumschlag. 1 cm^3 der verbrauchten Kalilauge entspricht 0,142 Stearinsäure.
Für 2,84 g reiner Stearinsäure sollen theoretisch 20 cm^3 ½-n-alkoholische Kalilauge verbraucht werden. Nach dem tatsächlichen Verbrauch an Kalilauge wird die erforderliche Menge an Triethanolamin berechnet. Werden z. B. bei der Titration nur 18 cm^3 Lauge verbraucht, so entspricht die Einwaage von 2,84 g nur einer Menge von 2,556 g reiner Stearinsäure.

Triethanolamin $N(CH_2-CH_2OH)_3$

ist eine organische Base und bildet mit freien Fettsäuren in direkten molekularen Proportionen Seifen.
Die Triethanolaminseifen sind im allgemeinen neutraler und daher für kosmetische Produkte besser geeignet als entsprechende Natron- oder Kaliseifen.
Die Triethanolaminseifen mit Stearin-, Olein- oder Laurinsäure sollen den stärksten Emulgiereffekt aufweisen.

2.1.2 Triethanolaminstearat

Triethanolaminstearat hat eine wachsartige Konsistenz. Dieses und das Oleat werden in der Praxis meist so hergestellt, indem man auf eine Menge von 220 kg Stearin (VZ 210) 100 kg Triethanolamin verwendet. Das Stearin wird geschmolzen und bei 70°C wird langsam unter Rühren die entsprechende Menge Triethanolamin zugesetzt. Triethanolaminoleat wird entsprechend wie folgt hergestellt:
100 kg Triethanolamin werden langsam in 220 kg Ölsäure (Oleic acid) eingerührt. Die dabei entstehende Hitze reicht aus, um die Masse flüssig zu halten. Es ist hierfür praktisch wasserfreies Triethanolamin erforderlich, da ein Wassergehalt stark verdickend wirkt.
Da Triethanolamin leicht Feuchtigkeit aus der Luft absorbiert und ebenso Kohlendioxid, sollte es stets luftdicht verschlossen aufbewahrt werden, um Veränderungen des Äquivalentgewichtes zu vermeiden.
Eine genaue Verseifung der Stearinsäure (bzw. die Herstellung einer neutralen Aminseife) erfordert die Bestimmung der Totalakalität des Triethanolamins (bzw. ensprechender Amine). Für stets gleichbleibende Chargen sind diese Kontrollen für die exakte Produktion von Stearat-Cremes und Rasiercremes erforderlich.
Die Totalakalität wird durch Wiegen eines Musters des Amins, durch Verdünnen mit Wasser und durch Titrieren mit standardisierter Säure sowie mit Methylorange als Indikator bestimmt. Man geht in der Praxis wie folgt vor:
2 bis 5 g Amine werden mit ca. 150 cm^3 Wasser verdünnt, mehrere Tropfen einer 0,1%igen Lösung Methylorange werden zugesetzt und die Lösung mit Salzsäure bis zum ersten Farbumschlag titriert.

Das Äquivalentgewicht wird nach folgender Formel berechnet:

$$\text{Äquivalentgewicht} = \frac{\text{Gewicht des Musters (Einwaage)} \cdot 1000}{\text{verbrauchte cm}^3 \text{ HCl} \cdot \text{Normallösung}}$$

Ein anderer Weg ist der, daß man 1,5 g des Triethanolamins genau (auf der analytischen Waage) abwiegt und in 20 cm³ Wasser löst, 1 cm³ Phenolphthaleinlösung zugibt und mit Normalsäure auf farblos titriert. Die Zahl der verbrauchten cm³ Säure mal 0,284 gibt die Einheiten des Triethanolamins an, die zur Verseifung von Stearinsäure erforderlich sind.

Das Handelstriethanolamin hat ein mittleres Äquivalentgewicht von 140 bis 142. Indessen geben die üblichen Tabellen über die Äquivalentgewichte nur die Werte für die chemisch reinen Produkte an, so daß die Äquivalentgewichte von

        142 g Triethanolamin
bzw.   40 g reinem Ätznatron (pure caustic soda)
oder 56 g reinem Ätzkali (pure caustic potash)

nur für reine Stearinsäure mit einem Molekulargewicht von 284 gelten.

In der Praxis werden die erforderlichen äquimolekularen Mengen der Handelsprodukte nach folgender Gleichung berechnet:

Äquivalentgewicht des Handelsproduktes

$$= \frac{\text{Äquivalentgewicht des reinen Produktes} \cdot 100}{\text{prozentuale Stärke des Handelsproduktes}}$$

z. B. bei der Kalilauge (caustic potash lye), die normalerweise als 50%ige KOH-Lösung verkauft wird:

Wirkliches Äquivalentgewicht

$$= \frac{\text{theoretisches Äquivalentgewicht} \cdot 100}{\text{\%-Stärke}} = \frac{56 \cdot 100}{500} = 112$$

Für den praktischen Bedarf kann folgende *Tabelle* als Wegweiser für die Äquivalentgewichte dienen:

	Äquivalentgewicht
Stearinsäure, Säurezahl etwa 208	270
Kaliumhydroxid 90/94% KOH	60
Kaliumhydroxid 80/84% KOH	68
Kaliumhydroxid 50% KOH	112
Natriumhydroxid 97/99% NaOH	40
Kaliumcarbonat 97/99% NaOH	70
Triethanolamin (u. Isopropanolamin), 1. Qualität	140–142
Monoethanolamin	62

	Äquivalentgewicht
Natriumcarbonat, kristallin	143
Natriumcarbonat, Monohydrat	62
Ammoniak, flüssig, 0,880	56
Borax	190

Neben reinen Fettsäurequalitäten (s. folgende *Tabelle* »Physikalische Eigenschaften von reinen festen Fettsäuren«) werden Stearinsäuretypen verschiedenster Reinheit angeboten.

Physikalische Eigenschaften von reinen festen Fettsäuren

Fettsäure	Formel	Molekulargewicht	Schmelzpunkt °C	Siedepunkt 16 mm, °C	Refrakt.-Index 60°C	Neutralis. Zahl
Stearin	$CH_3(CH_2)_{16}COOH$	284,47	69,6	240	1,4375	197,2
Palmitin	$CH_3(CH_2)_{14}COOH$	256,42	62,9	222	1,4347	218,8
Myristin	$CH_3(CH_2)_{12}COOH$	228,36	54,4	202	1,4310	245,7

Als Faustregel zur *Vollverseifung von Stearin mittels Triethanolamin* kann gelten:

Triethanolaminstearat = 100 T. Stearin und 48 T. Triethanolamin

Jedoch wird in der Praxis bei der Herstellung von Stearat-Cremes diese Relation selten erreicht, da man sich mit einer Teilverseifung begnügt. Man verwendet für Stearat-Cremes im allgemeinen 10 bis 25% Stearinsäure und 1 bis 3% Triethanolamin, berechnet auf die fertige Creme.

Stearat-Cremes müssen sorgfältig konserviert werden, da sie leicht dem Befall durch Schimmelpilze unterliegen.

Sie sind trotz scheinbar einfachen Aufbaus komplizierte Komplexe, da das handelsübliche Stearin schon ein Gemisch verschiedener Fettsäuren enthält, die z. T. auch als Seifen in der Creme vorliegen.

Die Teilverseifung bewirkt, daß folgende Komplexe entstehen:

a) freie Fettsäuren
b) »neutrale« Salze
c) »saure« Salze,
 d. h. Komplexe von Salzen und freier Säure

Die Salze der Myristinsäure wirken wie Schutzkolloide und entfalten eine stabilisierende Wirkung.

Stearat-Cremes zeigen im Gegensatz zu der weitverbreiteten Meinung, daß die »Seifen«-Cremes alkalisch reagieren, eine praktisch *neutrale* Reaktion.

Über die Konservierung der Emulsionen informiert Bd. 1, unter 5., S. 144–187.

Es muß darauf geachtet werden, daß Borax mit Glycerin oder mit Sorbitlösung einen sauer reagierenden Komplex bildet und daher Glycerin (oder Sorbit)-Borax-Mischungen in der Wasserphase als Alkali in aller Regel untauglich sind. Geeignet sind 1,2-Propylenglykol und Polyglykol-200 oder -400.

3. Triethanolaminstearatcremes

Charakteristisch ist folgende, auch als »Snow« bezeichnete anionaktive *O/W-Creme*, die Silberglanz entwickelt:

A)	Stearinsäure	140 g
	Cetyl-Stearylalkohol	20 g
	Eutanol® G	10 g
B)	Triethanolamin	10 g
	Germall®-115	4 g
	(Imidazolidinyl-Urea)	
	Methylparaben	2 g
	Wasser	810 g
C)	Parfümöl	4 g
		1000 g

Da es sich bei diesem emulgierenden Prinzip um eine Seife aus einer Fettsäure und einem Alkali handelt, wird die »Verseifung« zweckmäßig bei Temperaturen von 80 bis 85°C vorgenommen (Einrühren von B in A).

Als Hand- oder Allzweckcremes werden Triethanolaminstearatcremes modifiziert, indem der Fettphase Lanolin oder Paraffinöl sowie fette Öle oder Fettsäureester zugefügt werden; speziell Handcremes enthalten auch einen höheren Anteil an Sorbitollösung oder an Glycerin bzw. Mischungen beider.

Triethanolaminstearat wird oft vorteilhaft mit nichtionogenen Emulgatoren kombiniert oder – wie in folgendem Beispiel – mit selbstemulgierendem Glycerinmonostearat:

A)	Stearinsäure	120 g		Triethanolamin	15 g
	Cetylalkohol	30 g		Methylparaben	2 g
	Glycerinmonostearat	20 g		Imidazolidinyl-Harnstoff	4 g
	(selbstemulgierend)			(Germall®-115)	
B)	Wasser	780 g	C)	Parfümöl	4 g
	Glycerin	25 g			1000

Allzweck- und auch *Handcremes* können wie folgt aufgebaut sein:

A)	Stearinsäure Ia	190 g	Borax	2 g
	Adeps lanae anhydricus	20 g	Kathon® CG (Röhm & Haas)	1 g
	Cetylalkohol	20 g	Wasser	658 g
B)	Glycerin	90 g	C) Parfümöl	4 g
	Triethanolamin	15 g		1000 g

A)	Stearinsäure Ia	120 g
	Bienenwachs, weiß	25 g
	Cetiol® V	46 g
	Paraffinum perliquidum (DAB 8)	90 g
	Kakaobutter	10 g
	Wollwachs	10 g
	Sorbitanmonostearat	20 g
	Cetylalkohol	10 g
B)	Imidazolidinyl-Harnstoff (Germall®-115)	4 g
	Wasser	548 g
	Methylparaben	2 g
	Sorbitollösung (Karion® F)	100 g
	Triethanolamin	10 g
	Borax	1 g
C)	Parfümöl	4 g
		1000 g

O/W-Handcreme

A)	Stearin L2SM (Siegert/Henkel)	70,0 g
	Glycerylstearate SE (CTFA), anionaktiv (Imwitor 960 K, Dynamit Nobel)	80,0 g
	Neutralöl Miglyol®-810 oder Myritol®-318 (Dynamit Nobel bzw. Henkel)	50,0 g
	Cetylalkohol	15,0 g
	Walrat	5,0 g
	Ricinol acid glyceride (CTFA), (Softigen®-701, Dynamit Nobel)	90,0 g
B)	Kathon-CG (Rohm and Haas)	0,8 g
	Glycerin	40,0 g
	Imidazolidinyl-Harnstoff (Germall®-115)	2,0 g
	Triethanolamin	10,0 g
	Wasser	634,0 g
C)	Parfümöl	3,2 g
		1000,0 g

Triethanolaminstearatcreme (O/W)

A)	Stearinsäure L2SM (Siegert/Henkel)	80 g
	Cetiol B (Henkel)	100 g
	Eutanol G (Henkel) = 2-Octyldodecanol	50 g
	Eumulgin B-1 (Henkel) = Cetylstearylalkohol mit 12 Mol EO	10 g
	Eumulgin B-2 (Henkel)	10 g
	Cutina MD (Mono- u. Diglyceride der Palmitin- u. Stearinsäure)	60 g
B)	Glycerin	60 g
	Triethanolamin	5 g
	Germall®-115	4 g
	Methylparaben	2 g
	Wasser	614 g
C)	Parfümöl	5 g
		1000 g

Triethanolaminstearatcreme (O/W)

A)	Stearinsäure L2SM (Siegert/Henkel)	80 g	B)	Propylenglykol	50 g
	Mono- und Diglyceride der Palmitin- u. Stearinsäure, selbstemulgierend (Cutina KD-16)	60 g		Methylparaben	2 g
				Germall®-115	4 g
				Wasser	684 g
	Eutanol G (Henkel)	50 g		Triethanolamin	5 g
	Miglyol-812 (Dynamit Nobel)	30 g	C)	Parfümöl	5 g
	Paraffinum subliquidum (DAB 8)	30 g			1000 g

Triethanolaminstearatcreme (O/W)
anionaktiver + nichtionogener Emulgator

A)	Stearinsäure Ia, L2SM (Siegert/Henkel)	100 g
	Eumulgin ST-8 (Stearinsäurepolyglykolester)	30 g
	Cutina MD	50 g
	(Mono- u. Diglyceride der Palmitin- und Stearinsäure)	
	Eutanol G	30 g
	Paraffinöl	10 g
B)	Glycerin, 86%ig	50 g
	Triethanolamin	5 g
	Methylparaben	2 g
	Germall®-115 oder Germall® II	4 g
	Wasser	715 g
C)	Parfümöl	4 g
		1000 g

Triethanolaminstearatcreme (O/W)
anionaktiver + nichtionogener Emulgator, fettend auch als O/W-Nachtcreme

A)	Stearinsäure Ia, L2SM (Siegert/Henkel)	80 g
	Cutina MD (Henkel)	40 g
	Eumulgin B-1	15 g
	Eumulgin B-2	15 g
	Eutanol G	150 g
	Paraffinöl subliquidum (DAB 8)	200 g
	Bienenwachs, weiß	20 g
B)	Triethanolamin	2 g
	Methylparaben	2 g
	Germall®-115 oder Germall®-II	4 g
	Wasser	468 g
C)	Parfümöl	4 g
		1000 g

Triethanolaminstearatcreme (O/W)
anionaktiv, fettend, gut verreibbar

A)	Stearinsäure L2SM (Siegert/Henkel)	120 g	B)	Glycerin, 86%ig	60 g
	Eutanol G (Henkel)	120 g		Triethanolamin	15 g
	Miglyol 812 (Dynamit Nobel)	60 g		Germall®-115	4 g
	Wollwachs, anhydr.	30 g		oder Germall® II	
	Paraffinum subliquidum (DAB 8)	50 g		Methylparaben	2 g
	Bienenwachs, weiß	20 g		Wasser	500 g
	Cetyl-Stearylalkohol	14 g	C)	Parfümöl	5 g
					1000 g

Placentacreme

A)	Stearinsäure L2SM (Siegert/Henkel)	70 g
	Glycerylstearat SE (CTFA), anionaktiv (Imwitor® 960 K, Dynamit Nobel)	70 g
	Isopropylmyristat	50 g
	Miglyol®-810 oder Myritol®-318	15 g
B)	Glycerin	20 g
	Wasser	704 g
	Triethanolamin	9 g
	Germall®-115 (Imidazolidinyl-Harnstoff)	5 g
	Methylparaben	2 g
C)	Placenta, wasserlöslich	50 g
D)	Parfümöl	5 g
		1000 g

O/W-Fußcreme

A) Stearinsäure Ia, L2SM (Siegert/Henkel)	50 g
Glycerylstearate SE (CTFA), anionaktiv	
(Imwitor® 960 K, Dynamit Nobel)	70 g
Cetylalkohol	10 g
B) Sorbitollösung (Sorbex®, Hefti oder Karion® F, Merck)	50 g
Triethanolamin	9 g
Imidazolidinyl-Harnstoff (Germall®-115)	3 g
Arnikaextrakt	10 g
Methylparaben	2 g
para-Chlor-meta-Cresol-Natrium	2 g
Wasser	767 g
C) Coniferenöl	20 g
Menthol	5 g
Campfer	2 g
	1000 g

Allzweckcreme (O/W), anionaktiv

A) Arlacel® 165 (Atlas) (Glycerinmono-di-stearat)	60 g
Cetylalkohol	30 g
Stearinsäure L2SM (Siegert/Henkel)	30 g
Amerchol® H-9	40 g
Amerlate®-P	15 g
Bienenwachs, weiß	25 g
Paraffinum perliquidum (DAB 8)	36 g
B) Propylenglykol	25 g
Triethanolamin	10 g
Imidazolidinyl-Harnstoff (Germall®-115)	4 g
Methylparaben	2 g
Wasser	720 g
C) Parfümöl	3 g
	1000 g

O/W-Creme-Parfümöl (Atlas)

A) Parfümöl	100 g		Tylose® CB-4000	4 g
Paraffinöl 5° E	22 g	B)	Triethanolamin	4 g
Stearylalkohol	102 g		Germall®-115	2 g
Stearinsäure L2SM (Siegert/Henkel)	18 g		Methylparaben	2 g
Myrj®-52	26 g		Wasser	696 g
Span® 60	24 g			1000 g

Herstellung: A ohne Parfümöl aufschmelzen und B auf 50°C erhitzen. Kurz vor dem Emulgieren (von zunächst 200 g B) zu A gibt man das Parfümöl zu A. Die Emulsion wird intensiv gerührt und auf 50°C gehalten, dabei wird der Rest in B in zwei gleichgroße Portionen unter Rühren hinzugegeben. Anschließend wird homogenisiert.

O/W-Creme, anionaktiv
(auch als *Sonnenschutzgrundlage* nach Grünau)

A) Lameform® AOM (Grünau) nichtionogen (Kombination von Glycerinmonostearaten mit deren Polyglykolethern)	50 g
Lamecreme SA-7 (Grünau)	20 g
Paraffinum perliquidum (DAB 8)	200 g
Adeps lanae anhydricus	25 g
Glycerin	25 g
Stearinsäure	40 g
B) 1,2-Propylenglykol	25 g
Triethanolamin	10 g
Methylparaben	2 g
Imidazolidinyl-Harnstoff	4 g
Wasser	595 g
C) Parfümöl	4 g
	1000 g

O/W-Creme, anionaktiv

A) Lantrol® (Liquidfraktion von Lanolin, Malmstroem/Rewo)	100 g
Arlacel®-165 (Atlas)	30 g
Stearin L2SM (Siegert/Henkel)	20 g
Cetylalkohol	20 g
Isopropylmyristat	20 g
B) Veegum (Vanderbilt)	15 g
Imidazolidinyl-Harnstoff	4 g
Methylparaben	2 g
Wasser	735 g
Glycerin	40 g
Triethanolamin	10 g
C) Parfümöl	4 g
	1000 g

O/W-Creme, anionaktiv

A)	Stearinsäure XXX- dreifach gepreßt	20 g
	Lanolinfraktion, flüssig (Lantrol, Malmstroem/Rewo)	100 g
	Glycerylstearat (Atmul-124, Atlas/ICI)	30 g
	Cetylalkohol	20 g
	Isopropylmyristat	20 g
B)	Glycerin	40 g
	Triethanolamin	10 g
C)	Veegum (Vanderbilt) (Magnesium-Aluminiumsilikat)	15 g
	Imidazolidinyl-Harnstoff	4 g
	Methylparaben	2 g
	Wasser	735 g
D)	Parfümöl	4 g
		1000 g

Herstellung: Zuerst Konservierungsmittel in Wasser lösen (= C), Veegum unter intensivem Rühren einstreuen, dann B zufügen und auf 70°C erhitzen. A auf 70°C erhitzen und bei dieser Temperatur B und C in A einrühren; bei 40°C D zumischen.

O/W-Creme
anionaktiver und nichtionogener Emulgator

A)	Stearinsäure L2SM (Siegert/Henkel)	100 g
	Glycerinmonostearat	30 g
	PEG-400-Stearat	30 g
	(1 Mol Stearinsäure + 9 Mol EO)	
	= Cremophor® S-9 (BASF)	
	Cremophor® A-6 (BASF)	10 g
	(1 Mol gesättigter Fettalkohol + 6 Mol EO + freier Fettalkohol)	
	Cremophor® A-25 (BASF)	10 g
	= 1 Mol gesättigter Fettalkohol + 25 Mol EO	
	Isopropylmyristat	30 g
	Paraffinum perliquidum (DAB 8)	100 g
	Bienenwachs, weiß	20 g
	Miglyol-810 oder Myritol-318 (Dynamit Nobel oder Henkel)	50 g
	Wollwachs (Adeps lanae anhydr.)	10 g
B)	Triethanolamin	10 g
	Sorbitollösung (Sorbex®, Sionit®, Karion® F)	80 g
	Imidazolidinyl-Harnstoff	4 g
	Methylparaben	2 g
	Wasser	510 g
C)	Parfümöl	4 g
		1000 g

O/W-Softcreme anionaktiver und nichtionogener Emulgator

A)	Cremophor® A-6 (BASF)	12,0 g
	Cremophor® A-25 (BASF)	12,0 g
	Stearinsäure L2SM (Siegert/Henkel)	20,0 g
	Glycerinmonostearat (Monomuls® 60-20, Grünau)	30,0 g
	Bienenwachs, weiß	10,0 g
	Paraffinum subliquidum (DAB 8)	50,0 g
	Mandelöl, süß	20,0 g
	Erdnußöl	30,0 g
	Oxynex®-2004 (Merck)	0,2 g
	Wollwachs (Adeps lanae anhydr.)	10,0 g
B)	Sorbitollösung (Karion® F, Sorbex®)	30,0 g
	Triethanolamin	6,0 g
	Wasser	765,0 g
C)	Kathon®-CG (Rohm and Haas) bei 40°C	0,8 g
	Parfümöl	4,0 g
		1000,0 g

Vanishing-Cream weiche, perlglänzende Creme (nach *K. Schrader*)

A)	Amerchol® CAB	50,0 g	B)	Triethanolamin	12,0 g
	(Nordmann, Raßmann & Co.)			Karion® F	30,0 g
	Modulan®	20,0 g		Dowicil®-200	1,5 g
	(Nordmann, Raßmann & Co.)			Wasser	656,5 g
	Stearinsäure	228,0 g	C)	Parfümöl	2,0 g
					1000,0 g

O/W-Vanishing-Cream, perlglänzend
anionaktives Triethanolaminstearat und nichtionogener Emulgator

A)	Stearinsäure L2SM (Siegert/Henkel)	160,0 g
	Monodiglyceridgemisch von gesättigten Fettsäuren (Cutina® MD)	40,0 g
	Cetylstearylalkohol mit ca. 12 Mol EO (Eumulgin® B-1)	30,0 g
	2-Octyldodecanol = (Eutanol®-G)	30,0 g
	Paraffinum subliquidum (DAB 8)	30,0 g
B)	Triethanolamin	5,0 g
	Methylparaben	1,8 g
	Propylparaben	0,2 g
	Imidazolidinyl-Harnstoff	3,0 g
	Wasser	697,0 g
C)	Parfümöl	3,0 g
		1000 g

Faltencreme
(DBP 972 443, Ciba)

A) Pregnenolon*	0,5 T.
Stearin	20,0 T.
Mandelöl	2,5 T.
Cetylalkohol	0,8 T.
p-Hydroxybenzoesäuremethylester	0,2 T.
B) Triethanolamin	1,8 T.
Glycerin	5,0 T.
Wasser, destilliert	69,2 T.
	100,0 T.

Bei 80°C wird emulgiert.

* Pregnenolon (= ^{5,6,3}Oxy-20-oxo-pregnen, s. Bd. 1, S. 304)

4. Aminohydroxystearatcremes

Da Tagescremes auf Basis Triethanolaminstearat auch einige Nachteile haben, wie z. B. ihre Neigung zum Vergilben und zum Ändern ihrer Konsistenz, hat man in der kosmetischen Praxis bestimmte Aminohydroxyverbindungen mit Erfolg probiert.

Triethanolaminstearat neigt zum Gelbwerden infolge starker Erhitzung während der Herstellung oder durch Lichteinwirkung, insbesondere in Gegenwart von Eisen-(Fe-)Spuren; (es gibt im Handel durch Zusatz von SO_2 auch stabilisierte, sogenannte »nichtgilbende« Triethanolaminqualitäten). Außerdem wird die Konsistenz der Triethanolaminstearatcremes bei längerer Lagerung dünner, »suppig« (soupy).

Diese Nachteile besitzen nicht

  2-Amino-2-methyl-1,3-propandiol (AMPD)
  Mol-Gew. 105,14
  wachsartige Masse mit einem Schmelzpunkt (m.p.)
  von 109 bis 111°C

und

  2-Amino-2-methyl-1-propanol (AMP)
  Mol-Gew. 89,14
  mit einem Schmelzpunkt (m.p.)
  von 30 bis 31°C.

Aminomethylpropanol (AMP) hat einen leicht ammoniakalischen Geruch. Daher wird im allgemeinen das weiße, kristalline, wachsartige *AMPD* für weiße Vanishing-Creams bevorzugt.

Tagescremes
Vanishing-Cream (mit AMP)

A) Stearin	250 g	Konservierungsmittel	2 g
Walrat	50 g	Wasser	600 g
B) Glycerin	80 g	C) Parfümöl	3 g
Aminomethylpropanol (AMP)	15 g		1000 g

Herstellung: A wird in einem Behälter aus V2-A-Stahl (stainless steel) oder einem sonstigen gut emaillierten Gefäß auf 75°C (= 165°F) erhitzt. B wird gemischt und ebenfalls auf 75°C erhitzt. Bei dieser Temperatur wird A langsam in B gerührt. Während dieses Prozesses muß die Temperatur auf 75°C gehalten werden. Nach dem Verseifen wird kalt gerührt und bei 40°C das Parfümöl zugegeben. Es ist zweckmäßig – wie bei allen Stearatcremes – am nächsten Tag nochmals gründlich zu rühren.

Rahmenrezepturen für Tages- und Reinigungscremes
(Vanishing- und Cleansing-Cream) mit AMPD

	1	2
A) Stearinsäure	80 g	80 g
Paraffin solid. (wax)	70 g	–
Mineralöl	300 g	350 g
Vaseline	–	100 g
Ceresin	20 g	–
B) Aminoglykol (AMPD)	30 g	30 g
Glycerin	–	50 g
Wasser	500 g	390 g
	1000 g	1000 g

Tagescreme, sehr gut (mit AMPD)

A) Stearinsäure Ia, L2SM (Siegert/Henkel)	170 g
PCL, solid. (Stearylheptanoat, CTFA)	50 g
Walrat (Cetaceum)	20 g
Cetylalkohol	20 g
PCL liquid oder »Dub liquid«	10 g
oder 2-Ethylhexylstearyl/palmitylester (Luvitol® EHO, BASF)	
Nipagin® M	2 g
B) Wasser	638 g
Aminoglykol (2-Amino-2-Methyl-1,3-Propandiol)	15 g
Glycerin	50 g
Karion® F oder Sorbex® S usw.	20 g
C) Parfümöl	5 g
	1000 g

AMPD-Stearat
anionaktiv und nichtionogener Emulgator (O/W)

A)	Stearinsäure	80 g
	Eutanol-G (Henkel)	50 g
	Bienenwachs, weiß	30 g
	Eumulgin B-2 (Henkel)	20 g
	Paraffinöl subliquidum (DAB 8)	100 g
B)	Glycerin, 86%ig	50 g
	Germall®-115	4 g
	Methylparaben	2 g
	Aminomethylpropandiol (AMPD)	4 g
	Wasser	656 g
C)	Parfümöl	4 g
		1000 g

5. KOH-, NaOH-, NH_4OH-Stearatcremes

Hier bildet die *in situ* entstehende Kalium-(Potassium-), Natrium-(Sodium-) oder Ammoniumseife den O/W-Emulgator. Früher stellte man sehr oft Tagescremes mit Hilfe von Kali- oder Natronlauge (oder einer Mischung beider) her. Die entstehenden Cremes sind durchaus gut verwendbar. Eine Wirkung des freien Alkalis auf die Haut ist kaum zu befürchten, da das Alkali an die Fettsäuren gebunden ist. Richtig ist, daß die Kali- und Natronseifen einen etwas alkalischeren pH-Wert aufweisen als die entsprechenden Triethanolaminseifen.

Mit *Natronlauge hergestellte Cremes* sind fester als die mit Kalilauge.

A)	Stearinsäure Ia, L2SM, (JZ 1,38) (Siegert/Henkel)	150,0 g
	Cetylalkohol	5,0 g
	Isopropylmyristat	30,0 g
	Methylparaben	1,0 g
B)	Sorbitlösung (oder Glycerin)	50,0 g
	Kaliumhydroxid	5,0 g
	Natriumhydroxid	1,8 g
	Wasser, dest.	753,0 g
	Nipasol® M-Natrium	1,2 g
C)	Parfümöl	3,0 g
		1000 g

Es entsteht eine ausgezeichnete Creme, die besonders für fette Haut geeignet ist.

A) Stearinsäure Ia, L2SM (Siegert/Henkel)	160 g
Mineralöl	40 g
Polyethylenglykol-600-Monostearat	32 g
Lanolin	35 g
B) 1,2-Propylenglykol	40 g
Nipasol®-Natrium	2 g
Wasser	680 g
Kaliumhydroxid	8 g
C) Parfümöl	3 g
	1000 g

A) Stearinsäure Ia, L2SM	160 g	Kaliumhydroxid	6 g
Sorbitanmonostearat	20 g	Konservierungsmittel	2 g
Cetylalkohol	10 g	Wasser	730 g
Paraffinöl	10 g	C) Parfümöl	2 g
B) Glycerin	60 g		1000 g

Die Creme ergibt nach einiger Zeit leichten Perlmuttglanz.

A) Stearinsäure	160 g
Glycerinmonostearat	20 g
Walrat	7 g
Mandelöl, süß	20 g
Paraffinöl	10 g
B) 1,2-Propylenglykol	100 g
Kaliumhydroxid	4 g
Konservierungsmittel	2 g
Wasser	675 g
C) Parfümöl	2 g
	1000 g

Die Creme zeigt nach einiger Zeit geringen Perlglanz.

A) Stearinsäure	180 g	B) 1,2-Propylenglykol	140 g
Lanolin, acetyliert	30 g	Natriumhydroxid	8 g
Cetylalkohol	5 g	Konservierungsmittel	2 g
Amerchol® L-101	5 g	Wasser	630 g
			1000 g

B wird auf 82°C erhitzt und in die 80°C heiße Fettschmelze (A) eingerührt. Bei 85°C wird emulgiert.

A) Stearin XXX	100 g
Crodawax® GP-200	10 g
Absorptionsbase	30 g
Diglycollaurat	10 g
Glycerinmonostearat SE	20 g
Mineralöl	10 g
Nipagin® M	2 g
B) Glycerin	20 g
Kaliumhydroxid	10 g
Wasser	783 g
C) Parfümöl	5 g
	1000 g

A) Stearinsäure Ia, L2SM (Siegert/Henkel)	180 g
Perhydrosqualen	14 g
Cetylalkohol	5 g
Konservierungsmittel	2 g
B) Kaliumhydroxid	5 g
Borax	7 g
Glycerin	35 g
Wasser	750 g
C) Parfümöl	2 g
	1000 g

A) Stearinsäure Ia, L2SM (Siegert/Henkel)	180 g
Propylenglykolmonostearat, selbstemulgierend	50 g
p-Hydroxybenzoesäure-Methylester (Nipagin® M)	1 g
B) Wasser	693 g
Karion® F oder Sorbex® RS	10 g
Triethanolamin	8 g
Kaliumhydroxid	3 g
Nipasol®-M-Natrium	2 g
1,2-Propylenglykol	50 g
C) Parfümöl	3 g
	1000 g

Es entsteht eine schöne, sahnige Creme, die mit der Zeit einen Perlmuttglanz aufweist.

Ähnlich wird eine *Siliconhandcreme* erzeugt; eine weiße, weiche und glatte Creme, die nicht fettet und nach einiger Lagerung Perlglanz zeigt:

A)	Stearinsäure Ia, L2SM (Siegert/Henkel)	150 g
	Isopropylmyristat	20 g
	Siliconöl 400 cSt	100 g
	Methylparaben	2 g
B)	Glycerin oder Sorbitollösung	180 g
	Natriumhydroxid	10 g
	Wasser	530 g
	Germall® II	3 g
C)	Parfümöl	5 g
		1000 g

V. Vasic (7) gibt folgende Vorschrift an:

Stearic acid, triple pressed (Stearinsäure, 3fach gepreßt)	13,0%
Spermaceti (Walrat)	1,0%
Almond or Olive Oil (Mandel- oder Olivenöl)	1,0%
Stearylalcohol	0,9%
Glycerylmonostearate	1,0%
Mineral Oil (Mineralöl)	0,5%
Propyl-p-Hydroxybenzoate	0,2%
Glycerin	4,0%
Water, distilled (dest. Wasser)	78,0%
Potassium Hydroxide (Kaliumhydroxid/KOH)	0,4%
Perfume (Parfümöl)	q.s.
	100,0%

Working Instruction: In a steam jacketed pan stearic acid is melted with all other fatty ingredients, preservative and humectant. The temperature should not exceed 75–80°C. In a second steam jacketed pan water is heated and temperature is raised to 75–80°C. After that, one third of the water should be transferred to a cooling vessel equipped with a mixer. The fatty phase is now added to the cooling vessel. After this potassium hydroxide is dissolved in the remainder of the water. After starting the stirring mechanism, water with dissolved potassium hydroxide is added to the fatty phase. The mixture is stirred until the temperature falls to 55–60°C than the perfume is added. The stirring is continued until the temperature falls to 50°C. After that the cream is transferred to suitable vessels and stored for five to six days before it is filled into its final receptacle.

Stearatcreme mit Ammoniak

700 g Wasser und 100 g Glycerin mischen und erhitzen und langsam bei 75°C mit 10 g ebenso heißem geschmolzenen Stearin vermischen und 30 g Ammoniak 0,960 (handelsüblicher Salmiakgeist = Liquor Ammonii caustici) unter Rühren zusetzen. Kräftig rühren und 5 g Borax hinzugeben und dann langsam kaltrühren.

Stearatcreme mit Tylose und Ammoniak

A)	Stearin	110,0 g	C)	Tylose® MH-300	8,0 g
	Walrat	20,0 g		Wasser	372,0 g
	Paraffinöl	30,0 g	D)	Parfümöl	5,0 g
B)	Borax	5,0 g		(+ Kathon® CG, 0,1 g	
	Glycerin	40,0 g		erst bei 40°C zusetzen)	
	Ammoniak (0,910)	10,0 g			
	Wasser	400,0 g			

Herstellung: A schmelzen und B mischen und dann auf 85°C erwärmen. Tylose® durch einstreuen in Wasser und Rühren zu einem homogenen Schleim verarbeiten. B wird in A schnell eingerührt und etwas 15 Min. erhitzt (evtl. verdunstetes Wasser ersetzen). Ist die Emulsion etwa 55°C warm, dann rührt man den etwa 50°C warmen Tylose®-Schleim langsam ein und parfümiert bei 40°C.

Um eine gleichmäßige Emulgierung der Ammoniumstearatcremes zu erreichen, kann man auch die Wasserphase zusammen mit dem geschmolzenen Stearin erhitzen, z. B.:

720 g destilliertes und konserviertes Wasser sowie 110 g Glycerin werden mit 120 g Stearin Ia bis 80°C erhitzt, dann werden 40 g Ammoniak (0,960) unter kräftigem Rühren zugemischt sowie 5 g Borax. Nach dem Erkalten rührt man noch 5 g Parfümöl ein.

A)	Stearin	100 g
	Tegin®	50 g
B)	Glycerin	150 g
	Ammoniak (0,910)	10 g
	Wasser	680 g
	Konservierungsmittel	3 g
C)	Parfümöl	7 g
		1000 g

6. Carbonatverseifung

Eine Besonderheit unter den Seifencremes stellen die Stearat-Cremes dar, die durch Verseifung der Fettsäuren mit

Kaliumcarbonat (Pottasche)
K_2CO_3 (potassium carbonate)

Natriumcarbonat (Soda)
Na_2CO_3 ($\cdot 10\ H_2O$) (sodium carbonate)

Ammoniumcarbonat
$(NH_4)_2 \cdot CO_3$

entstehen.

Infolge Hydrolyse bilden die Carbonate alkalische wäßrige Lösungen, wobei Kohlendioxid ($CO_2 \nearrow$) frei wird. Ammoniumcarbonat zerfällt beim Erhitzen auf 58°C in H_2O, CO_2 und NH_3. Das die Verseifung bewirkende Alkali ist in diesem Falle Ammoniak, während Pottasche zur Bildung von Kalilauge führt.

Folgende Mengen an Kaliumcarbonat sind zur Vollverseifung nachstehender Fette erforderlich:

(1 g Stearin – mit einer Verseifungszahl (VZ) von 207 – erfordert 0,207 g chemisch reines Kaliumhydroxid oder entsprechend 0,256 g chemisch reines Kaliumcarbonat)

Stearinsäure, VZ (saponification number) 207   256 g K_2CO_3 (je 1000 g)
Bienenwachs, VZ (saponification number) 93   160 g K_2CO_3 (je 1000 g)
Japanwachs, VZ (saponification number) 218   269 g K_2CO_3 (je 1000 g)

Früher wurden sehr viele Stearat-Cremes mit Carbonaten, vor allem mit Pottasche (Kaliumcarbonat), hergestellt, denn damit entstanden ausgezeichnete Cremes. Wegen der Bildung von Kohlendioxid und des damit verbundenen Steigens der Masse muß man einen geräumigen Kessel zur Verseifung verwenden, der etwa viermal so groß sein soll wie die herzustellende Crememenge.
Die Prozedur ist im allgemeinen so, daß Stearin (und meistens auch die anderen Fette) zusammen mit der Hälfte der Wassermenge erhitzt werden. Die Carbonate werden in der anderen Hälfte der Wassermenge so lange gelöst, bis die CO_2-Bildung nachläßt und dann wird verseift, am besten indem die Fettschmelze in die heiße Carbonatwasserphase eingerührt wird. Dieses Verfahren hilft Knötchenbildung vermeiden.

Allgemeine Formel

Stearinsäure	100 g
Kaliumcarbonat	15 bis 20 g
oder	
Natriumcarbonat, krist.	35 bis 50 g
oder	
Ätzkali (KOH)	10 bis 20 g
Glycerin	0 bis 200 g
Wasser und Konservierungsmittel	ad 1000 g
Parfümöl	5 bis 10 g

Stearat-Creme mit Natriumcarbonat

Stearin	100 g
Kakaobutter	10 g
Natriumcarbonat	50 g
Borax	30 g
Glycerin	80 g
Wasser u. Konservierungsmittel	725 g
Parfümöl	5 g
	1000 g

Herstellung: Stearin und Kakaobutter werden mit der Hälfte des Wassers zusammengeschmolzen. In der restlichen Wasserhälfte werden dann Borax und Soda gelöst. Gerührt wird bis die CO_2-Entwicklung beendet ist. Glycerin und das Parfümöl werden nach dem Kaltrühren der Creme zugefügt. Die Creme muß konserviert werden.

Stearat-Creme mit Kaliumcarbonat und Pigmenten

A)	Stearin	55,0 g
	Kaliumcarbonat	5,5 g
	Glycerin	250,0 g
	Wasser oder Rosenwasser u. Konservierungsmittel	429,0 g
B)	Weißpigmente (Titandioxid u. Zinkoxid)	180,0 g
	Paraffinöl	80,0 g
	Parfümöl	0,5 g
		100,0 g

Die *Herstellung* erfolgt wie bei Stearatcreme mit Natriumcarbonat, jedoch werden die Bestandteile unter B einzeln sukzessive unter Rühren eingearbeitet.

Stearat-Creme, besonders mattierend

Stearin	115 g
Kaliumcarbonat	12 g
Glycerin	190 g
Wollwachs (Adeps lanae)	25 g
Bienenwachs, weiß	8 g
Wasser (+ 4 g Phenonip)	640 g
Parfümöl	10 g
	1000 g

Herstellung: Stearin in einem 3 bis 4 Liter fassenden Behälter mit 300 g Wasser schmelzen. Kaliumcarbonat in 340 g Wasser langsam lösen und längere Zeit rühren. Dann auf 85°C erhitzen und der Fettschmelze zusetzen. Gerührt wird bis die Kohlensäureentwicklung aufhört, dann wird Woll- und Bienenwachs sowie Glycerin hinzugegeben und nochmals nahe an 100°C erhitzt. Kalt rühren, parfümieren und nach 24 Stunden nochmals rühren.

Stearat-Creme besonders durchscheinend
»Hautschnee« (snow)

Stearinsäure	100 g
Rizinusöl	25 g
Kaliumcarbonat (Pottasche)	20 g
Glycerin	75 g
Wasser (+ 4 g Phenonip)	775 g
Parfümöl	5 g
	1000 g

Stearat-Creme mit Kaliumcarbonat

A) 90 g Stearin werden mit 150 g Wasser erhitzt bis das Stearin geschmolzen ist.
B) Separat löst man 9 g Pottasche, rein (K_2CO_3) in 200 g Wasser bei 75°C.

A wird dann bei 75°C langsam in B eingerührt.

Nach Beendigung der Gasentwicklung werden 20 g Lanolin und 10 g Bienenwachs geschmolzen und eingerührt. Anschließend werden 400 g Wasser und 130 g Glycerin auf 90°C erhitzt. Diese Mischung wird unter Rühren der 60°C warmen Creme hinzugegeben. Bei 40°C mischt man das Parfümöl zu, dann wird kaltgerührt. Am nächsten Tag nochmals durchrühren und Konservierungsmittel zusetzen.

7. Cremes mit Perlmuttglanz
(Crème nacré, mother of pearl effect)

Freie, unverseifte Stearinsäure kristallisiert unter geeigneten Bedingungen in lichtbrechenden Lamellen von 0,1 bis 3,0 µm Durchmesser aus, die der *Brownschen* Bewegung unterliegen, wie man unter dem Mikroskop feststellen kann. O/W-Cremes, in denen die Stearinsäure nur teilverseift ist, bilden nach einiger Zeit der Lagerung den »Perlsilber«-Glanz, der durch Lichtreflexion der Stearinkristalle hervorgerufen wird.

Auch das System Cetylalkohol und ethoxylierter Cetylalkohol bewirkt in Emulsionen häufig Perlmuttglanz.

O/W-Creme mit Perlmuttglanz
(Grundformel)

A)	Stearinsäure, handelsüblich	180 g
	Ölsäure, weiß	10 g
	Behensäure	10 g
	Nipagin® M (Konservierungsmittel)	2 g
B)	Ätzkali (KOH)	8 g
	Wasser	785 g
C)	Parfümöl	5 g
		1000 g

Herstellung: B bei 90°C in die ebenso heiße Fettschmelze (A) kräftig einrühren. Bis zu 45°C kaltrühren, dann das Parfümöl zumischen. Über Nacht bei etwa 30°C stehen lassen. Einmal kurz durchrühren, nochmals in der Wärme stehen lassen und dann wieder durchrühren. Nach völligem Erkalten und nach etwa 10 Tagen der Lagerung entwickelt sich der Perlglanz.

Perlmuttcreme
(nach folgender Vorschrift entsteht eine gute Creme von sahniger Konsistenz)

A)	Stearin Ia, L2SM (Siegert/Henkel)	180 g
	Propylenglykolmonostearat, selbstemulgierend	50 g
	Nipagin® M	1 g
B)	1,2-Propylenglykol	50 g
	Triethanolamin	7 g
	Kaliumhydroxid	3 g
	Karion® F, Sorbex® oder Sionit® K	10 g
	Nipasol®-Natrium	2 g
	Wasser	694 g
C)	Parfümöl	3 g
		1000 g

Perlsilber-Cremegrundlage

A)	Stearin	140 g
B)	Glycerin oder Propylenglykol	60 g
	Triethanolamin	15 g
	Wasser	750 g
C)	Alkohol, 96%ig	25 g
	Wasser u. Konservierungsmittel	10 g
		1000 g

Stearin-Creme schneeweiß, sahnig,
entwickelt Perlglanz

A)	Stearinsäure Ia, L2SM (Siegert/Henkel)	180 g
	Tegin®	30 g
	Natriumdioctylsulfosuccinat	25 g
	Phenova®	9 g
B)	1,2-Propylenglykol	80 g
	Wasser	672 g
C)	Parfümöl	4 g
		1000 g

Perlglanzcreme

100 g Stearin und
200 g Glycerin werden in einem zu ¹/₁₀ gefüllten, emaillierten oder V2-A-Stahl-Kessel im Wasserbad erhitzt.
 20 g K_2CO_3 (Kaliumcarbonat, Pottasche) werden langsam unter ständigem Rühren zugegeben, wobei heftiges Schäumen der Masse unter Bildung von Kohlensäure (CO_2 ↗) erfolgt.
Inzwischen hat man in einem anderen Behälter
680 g destilliertes Wasser auf 90 bis 95°C erwärmt und fügt dieses portionsweise unter ständigem Rühren hinzu. Ist alles Wasser aufgebraucht, wird noch kurz erhitzt und die Creme kalt gerührt.

Perlglanzcreme

A)	Stearin	230 g
	Methylparaben	2 g
B)	Wasser	650 g
	1,2-Propylenglykol	100 g
	Triethanolamin	12 g
C)	Parfümöl	6 g
		1000 g

Herstellung: B wird bei 85°C in die 83°C heiße Fettschmelze (A) eingerührt. Die Creme wird anfangs kräftig gerührt, dann rührt man aber nicht weiter bis die Creme völlig erkaltet, sondern setzt des öfteren mit dem Rühren aus. Zweckmäßigerweise setzt man der Creme während des Rührens am Anfang etwa 40 g Alkohol zu. Die Creme zeigt beim Erkalten den erstrebten Seidenglanz.

Perlglanzcreme

A)	Stearinsäure, Ia, Luxus	170,00 g
B)	Kokosnußfettsäure	10,00 g
C)	Wasser, destilliert (konserviert)	800,00 g
	Borax	0,50 g
	KOH, 100%	6,52 g
	NaOH, 100%	2,30 g
	Wasser (zum Lösen von KOH u. NaOH)	10,68 g
		1000,00 g

Herstellung: Wasserphase (C) auf 70°C erhitzen, Kokosnußfettsäure schmelzen und ebenfalls auf 70°C erhitzen, dann in C einrühren. Auch Stearinsäure auf 70°C erhitzen und bei dieser Temperatur in B und C langsam einrühren.

8. O/W-Cremes auf Basis von Polyolfettsäureestern

8.1 Glycerinmonostearat, selbstemulgierend (anionaktiv)

Reines, destilliertes Glycerinmonostearat eignet sich infolge seiner molekularen Struktur (s. Kap. II. »Emulsionen«, S. 145) eher für W/O-Emulsionen. Setzt man hydrophile Emulgatoren, insbesondere ca. 10% Kaliumstearat zu, so ergibt Glycerinmonostearat einen guten O/W-Emulgator (z. B. Lamecreme KSM/Grünau). Diese Form des Glycerinmonostearats nennt man *selbstemulgierend.* Das emulgierende Prinzip ist normalerweise eine anionaktive Seife oder ein Fettalkoholsulfat. In ähnlicher Weise läßt sich ein handelsübliches Mono- und Diglyceridgemisch (Cutina® MD) mit 10% eines Emulgators versehen (z. B. mit Natrium-Cetylstearylsulfat = Lanette® E oder Lamecreme CSM/Grünau).

Glycerinmonostearat, selbstemulgierend, ergibt nach der Faustregel »GMST SE und sechsfache Wassermenge« eine Basis für eine O/W-Creme.

Das bekannteste Glycerinmonostearat SE ist das Tegin®, das nach folgender allgemeiner Formel verarbeitet wird:

Tegin	120 g
und Wasser als Grundemulsion	720 g

Hinzu kommen bis zu 1000 g: 10 bis 50 g Cetylalkohol oder andere Fettalkohole (z. B. Cetyl-Stearylalkoholgemische vom Typ Lanette® O), evtl. fette oder mineralische Öle (etwa 20 bis 30 g) oder Fettsäureester sowie 20 bis 30 g Lanolin oder polyethoxylierte Wollwachse oder -wachsalkohole. Der Wasserphase können 3 bis 10% (oder ggf. auch mehr) Polyalkohole wie Glycerin und Sorbit oder auch Glykole zugesetzt werden. Emulgiert wird im allgemeinen zwischen 75 und 80°C.

Allgemeine Vorschrift

Glycerinmonostearat, selbstemulgierend	12,0%
Cetylalkohol	3,3%
Mineralöl	2,0%
Lanolin oder ethoxyliertes Lanolin	2,0%
Bienenwachs, weiß	2,0%
Wasser	72,0%
Glycerin oder Sorbitlösung oder Propylenglykol	6,0%
Konservierungsmittel	0,2%
Parfümöl	0,5%
	100,0%

Tagescreme

A)	Tegin®	120 g
	Cetylalkohol	10 g
	Lanolin	20 g
	Olivenöl, stabilisiert	30 g
B)	Glycerin	50 g
	Wasser	760 g
	Germall®-115	5 g
	Methylparaben	2 g
C)	Parfümöl	3 g
		1000 g

Tages- und Handcreme

A)	Glycerinmonostearat, SE	120 g
	Lanolin, anhydr.	30 g
	Mineralöl	30 g
	Walrat	30 g
	Konservierungsmittel	2 g
B)	Sorbitlösung	50 g
	Wasser	734 g
C)	Parfümöl	4 g
		1000 g

Foundation-Cream

A) Tegin®	150 g
Mineralöl	150 g
Walrat	50 g
Cetylalkohol	20 g
Isorpropylmyristat	20 g
B) Glycerin	50 g
Wasser	554 g
Nipasol® M oder Tegosept® P	1 g
C) Parfümöl	5 g
	1000 g

Nichtfettende, mattierende Creme

A) Glycerinmonostearat, SE (z. B. Aldo® 28)	120 g
Walrat	50 g
Glycerin	50 g
B) Wasser	755 g
Konservierungsmittel	2 g
C) Titandioxid	20 g
D) Parfümöl	3 g
	1000 g

Herstellung: B in A bei 80°C einrühren. Titandioxid mit einer kleinen Menge der Emulsion verreiben und das so benetzte Titandioxid mit der Hauptmenge der Emulsion verarbeiten.

Tagescreme

A) Glycerinmonostearat, SE	100 g
Stearin	20 g
Mineralöl	22 g
Nipasteril® K-30	1 g
B) Glycerin	50 g
Triethanolamin	8 g
Wasser	795 g
C) Parfümöl	4 g
	1000 g

[evtl. 0,7 g Kathon® CG (Rohm and Haas) bei 40°C zusetzen].

Foundation-Cream als Make-up-Basis

A) Glycerinmonostearat, SE	200 g	Nipasol®-M-Natrium	2 g
Walrat	50 g	Wasser	694 g
B) Glycerin	50 g	C) Parfümöl	4 g
			1000 g

Gute *halbfette Tagescreme*

A)	Tegin®	170 g
	Walrat	40 g
	Lanolin	17 g
	Bienenwachs	10 g
	Hartparaffin	20 g
	Paraffin. liquidum	20 g
	Cetiol® A	20 g
	Methylparaben	2 g
B)	Triethanolamin	5 g
	Glycerin	10 g
	Borax	1 g
	Nipasol®-Natrium	1 g
	Wasser	680 g
C)	Parfümöl	4 g
		1000 g

Nichtfettende Variation

A)	Tegin®	160 g		Methylparaben	2 g
	Walrat	30 g	B)	Glycerin	20 g
	Lanolin	6 g		Wasser	715 g
	Bienenwachs	4 g		Borax	1 g
	Cetiol® A	20 g		Germall® II	2 g
	Mineralöl	20 g	C)	Parfümöl	5 g
	Hartparaffin	15 g			1000 g

Nachstehende Vorschrift gibt eine *ausgezeichnete, stabile* und *lagerfähige Tagescreme* in billiger Qualität (für Tubenabfüllung):

A)	Tegin®	168 g	B)	Wasser	608 g
	Cetylalkohol	50 g		Glycerin	40 g
	Walrat	10 g		Sorbitlösung	40 g
	Kakaobutter	5 g		Triethanolamin	6 g
	Lanolin, anhydr.	5 g		Borax	1 g
	Bienenwachs (Cera alba)	4 g		Propylparaben	2 g
	Paraffinöl	40 g	C)	Parfümöl	4 g
	Hartparaffin	15 g			1000 g
	Methylparaben	2 g			

Gute *stabile, leicht fettende Tages-* und *Allzweckcremes* werden nach folgenden Vorschriften hergestellt:

A)	Tegin®	150 g
	Vaseline, weiß	80 g
	Lanolin, anhydr.	45 g
	Paraffinöl	60 g
	Walrat	15 g
	Mandelöl	20 g
	Kakaobutter	10 g
	Isolinolsäureester	5 g
	Cetiol® A	25 g
	Nipagin® M	2 g
B)	Kathon® CG	1 g
	Triethanolamin	8 g
	Wasser	574 g
C)	Parfümöl	5 g
		1000 g

A)	Tegin®	120 g		Methylparaben	2 g
	Vaseline, weiß	60 g	B)	Glycerin	30 g
	Paraffinöl	40 g		Germall®-115	3 g
	Mandelöl	60 g		Wasser, destilliert	620 g
	Miglyol® 812	20 g	C)	Parfümöl	5 g
	Kakaobutter	15 g			1000 g
	Lanolin, anhydr.	25 g			

Mit einem Rosenparfümöl und 0,5 g einer 2,5%igen Eosinlösung, rosa angefärbt, werden derartige Cremes auch als »Rosencreme« in den Handel gebracht.

Handcreme, mattierend

A)	Glycerinmonostearat, SE (Aldo® 28, Tegin® usw.)	120 g
	Stearinsäure Luxus L2SM (Edenor)	50 g
	Cetylalkohol	10 g
B)	Glycerin	125 g
	Wasser	680 g
	Nipasol®-Natrium	2 g
C)	Titandioxid	10 g
D)	Parfümöl	3 g
		1000 g

[evtl. 0,8 g Kathon® CG (Rohm and Haas) bei 40°C zusetzen]

Kamillen-Glycerin-Handcreme

A)	Tegin®	125 g
	Paraffin perliquidum	60 g
	Cetiol® V	50 g
	Wollwachs	20 g
	Bisabolol	3 g
	Oleum infus. Chamomillae	10 g
	Sorbitlösung	240 g
	Glycerin	50 g
B)	Wasser, destilliert	435 g
	4-Hydroxybenzoesäurepropylester-Natrium	1 g
	Germall®-115	2 g
C)	Parfümöl	4 g
		1000 g

Handcreme

A)	Tegin®	120 g
	PCL, solid (Dragoco)	20 g
	Paraffinöl	30 g
B)	Propylenglykol	60 g
	Hamamelis	20 g
	Phenova® oder Phenonip®	10 g
	Wasser	740 g
C)	Parfümöl	5 g
		1005 g

Statt Tegin können auch die O/W-Cremegrundlagen vom Typ Sedetol® (Gattefossé), Cremoline® (Gignoux), Lamecreme® LPM (Grünau) und andere verwendet werden.

8.2 Weitere anionogene O/W-Emulsionen

O/W-Creme, mattierend

A)	Walrat (Spermaceti) oder Cetylpalmitat	50 g
	Glycerinmonostearat, nichtselbstemulgierend, z. B. Arlacel® 161 oder 169	120 g
	Natriumlaurylsulfat	10 g
B)	Glycerin	50 g
	Kathon® CG	1 g
	Wasser	744 g
C)	Titandioxid	20 g
D)	Parfümöl	5 g
		1000 g

O/W-Creme, anionaktiv
(ergibt schneeweiße, attraktive Creme)

A)	PCL, liquid oder 2-Ethylhexylpalmitat (Wickhen)	80 g
	PCL, solid oder Ceraphil (Merck)	20 g
	Kosmetikstearin	75 g
	Natriumdioctylsulfosuccinat (Aerosol® OT, Manoxol® OT)	30 g
	Cetylalkohol	60 g
	Phenonip®	10 g
B)	Wasser	720 g
C)	Parfümöl	5 g
		1000 g

O/W-Feuchtigkeitscreme

A)	Tegin®	100,0 g
	Novata® AB	10,0 g
	(Mono-, Di- u. Triglyceride gesättigter Fettsäuren/Henkel)	
	Neutralöl Miglyol®-810	80,0 g
	(Dynamit Nobel) oder Myritol®-318 (Henkel)	
	Ölsäureoleylester (Cetiol)	50,0 g
	2-Octyldodecanol (Eutanol)	20,0 g
B)	Feuchthaltefaktor Lactil® (Th. Goldschmidt)	20,0 g
	1,2-Propylenglykol	30,0 g
	Imidazolidinyl-Harnstoff (Germall® II)	4,0 g
	Methylparaben	1,8 g
	Propylparaben	0,2 g
	Wasser	680,0 g
C)	Parfümöl	4,0 g
		1000,0 g

O/W-Feuchtigkeitscreme

A)	Tegin® G (Th. Goldschmidt) =	80,0 g
	Ethylenglykol-mono-distearat, SE	
	Isopropylmyristat	80,0 g
	Isopropylstearat	50,0 g
	Paraffinum subliquidum	30,0 g
	Stearinsäure L2SM (Siegert/Henkel)	20,0 g
B)	Lactil® (Th. Goldschmidt)	30,0 g
	Germall® II	4,0 g
	Methylparaben	1,8 g
	Propylparaben	0,2 g
	Wasser	700,0 g
C)	Parfümöl	4,0 g
		1000,0 g

O/W-Glycerinhandcreme

A)	Tegin®	100 g
	Isopropylmyristat	40 g
	PCL liquid oder »Dub liquid«	40 g
	(Stearinerie Dubois) bzw. Luvitol® EHO (BASF)	
	Tegiloxan® 100 (Th. Goldschmidt)	30 g
B)	Sorbitol, 70%ig	120 g
	Glycerin	126 g
	Methylparaben	2 g
	Imidazolidinyl-Harnstoff	3 g
	Wasser	536 g
C)	Parfümöl	3 g
		1000 g

(B) hoher Alkoholanteil

O/W-Tagescreme, Softcreme

A)	Cutina®-KD-16 (selbstemulgierende	160,0 g
	Fettsäure-Monoglyceride u. Kaliumstearat, anionaktiv)	
	Eumulgin®-B-1 (Henkel) =	10,0 g
	Cetylstearylalkohol mit ca. 12 Mol EO, nichtionogen	
	2-Octyldodecanol (Eutanol® G/Henkel)	60,0 g
	Isopropylmyristat	40,0 g
B)	Glycerin, 86%ig	60,0 g
	Methylparaben	1,8 g
	Propylparaben	0,2 g
	Germall®-115	2,0 g
	Wasser	663,0 g
C)	Parfümöl	3,0 g
		1000,0 g

O/W-Nacht- bzw. *Nährcreme*
mit 40% Fett (Grünau)

A)	Lamecreme® LPM (Grünau)	133,0 g		Paraffinum perliquidum	60,0 g
	Lamacit® GML-20 (Glycerin-	7,0 g		Oxynex® 2004 (Merck)	0,5 g
	monolaurat 20 Mol EO)		B)	Glycerin	50,0 g
	Wollwachs	33,0 g		Imidazolidinyl-Harnstoff	3,0 g
	(Lanae cera DAB 8)			Methylparaben	1,5 g
	Walrat oder Cetylpalmitat	67,0 g		Wasser, demineralisiert	540,0 g
	Weizenkeimöl	40,0 g	C)	Parfümöl	5,0 g
→	Luvitol® EHO (BASF)	53,0 g			1000,0 g
	oder Norasoft® C-24				
	Siliconöl AK-350	7,0 g			

Vitaminhautcreme mit *Amphisol®* (Givaudan)

Amphisol® ist ein Komplex eines Alkylphosphats des Diethanolamins und zählt zu den *anionaktiven* Emulgatoren.

A)	Miglyol®-812 (Dynamit Nobel)	90,0 g
	Oleylalkohol (Satol®/Givaudan)	20,0 g
	Isopropylmyristat	50,0 g
	Cetylalkohol	50,0 g
	Diethylenglykolmonostearat	40,0 g
	Butylhydroxyanisol (BHA)	1,0 g
B)	Amphisol® (Givaudan)	35,0 g
C)	Vitamin E (dl-α-Tocopherol)	5,0 g
	Vitamin A-Palmitat (1 Mio IE/g)	7,0 g
	Ascorbylpalmitat	1,0 g
D)	Wasser	632,6 g
	Sorbitollösung, 70%ig	50,0 g
	Ascorbinsäure (Vitamin C)	0,5 g
	Panthenol	5,0 g
	Pyridoxinhydrochlorid (Vitamin B$_6$)	2,0 g
	Dinatriumsalz (EDTA)	0,5 g
	Imidazolidinyl-Harnstoff	4,0 g
	Methylparaben	2,0 g
E)	Parfümöl	4,0 g
	Kathon®-CG	0,4 g
		1000,0 g

Herstellung A bei 75 bis 80°C schmelzen, Amphisol® darin lösen und bei 70°C die Vitamine (C) unter Stickstoff einrühren. D bei 72°C und E bei 35 bis 40°C einarbeiten.

O/W-Vitamincreme
nach *R. A. Kaeser*, Givaudan

A)	Erdnußöl, hydriert	70,0 g
	Cetylalkohol, extra	80,0 g
	Deltyl, extra (IPM rein)	90,0 g
	Butylhydroxyanisol	1,0 g
	Konservierungsmittel	2,5 g
B)	Amphisol®	30,0 g
C)	Vitamin E (dl-α-Tocopherol)	5,5 g
	Ascorbylpalmitat	1,0 g
	Vitamin A-Palmitat	7,5 g

D) Panthenol 5,5 g
   Pyridoxin-HCl (Vitamin B$_6$) 2,2 g
   Vitamin C 0,5 g
   Propylenglykol 30,0 g
   Dinatriumsalz (EDTA) 0,5 g
   Wasser, destilliert 673,8 g
   Parfümöl q.s.
   1000,0 g

9. Saccharoseester

Als Handelsprodukte sind Sucrodet®-D-600 = Saccharosedipalmitat, Sucrodet®-D-600 = 70% Mono- und 30% Diester der Palmitinsäure und der Saccharose, sowie Crodesta® F-160 (Croda) mit einem HLB-Wert von 14,5 (für O/W-Emulsionen) auf dem Markt.
Die W/O-Emulgatoren Crodesta® F-20 (HLB-Wert 3) und Crodesta® F-70 (HLB-Wert 7,5) finden in kosmetischen Emulsionen Verwendung und sind für innerlich einzunehmende pharmazeutische Emulsionen von Bedeutung, da sie genießbar sind. Unter dem Namen Triton® CG (Rohm and Haas) sind Alkylglucoside im Handel.
Saccharoseester sollen nicht zu stark erhitzt werden, da die Gefahr der Karamelisierung besteht.

Rahmenvorschriften:

A) Saccharosedistearat	30 g	B) Sorbitlösung	50 g
Cetylalkohol	10 g	Konservierungsmittel	2 g
Stearinsäure Ia	100 g	Wasser	700 g
Saccharosemonostearat	30 g	C) Parfümöl	8 g
Öl, fettes	70 g		1000 g

oder

Saccharosedistearat	4,0 g	Maiskeimöl (maize germ oil)	5,0 g
Ester LM 34	4,0 g	Vitamin A-Acetat	0,1 g
Stearinsäure	4,0 g	Sorbitol	10,0 g
Saccharosemonolaurat	2,0 g	Konservierungsmittel u. Parfümöl	q.s.
Cetiol® V	5,0 g	Wasser	ad 100,0 g

10. O/W-Cremes auf Basis emulgierbarer Fettalkoholgemische

O/W-Cremegrundlagen auf Fettalkoholbasis sind meist Mischungen aus Cetyl- und Stearylalkohol (z. B. Lanette® O) und 10% Emulgator (z. B. Natrium-Cetylstearylsulfat = Lanette® E; CTFA: Sodium-Cetearylsulfate).
Die fertigen emulgierenden Handelsprodukte sind z. B. Lanette® N, Cyclonet Wax® (BP), Ceramol®, Collone® SE (Glovers) usw.
Cetylalkohol ist in »National Formulary« verzeichnet sowie als *Cetanolum* im österreichischen und als *Alcohol cetylicus* im Schweizer Arzneibuch.
Cetylstearylalkohol ist als *Alcohol cetylstearylicus* im DAB 8 offizinell, als *Stearolum* im österreichischen Arzneibuch und als *Cetostearylalcohol* in der britischen Pharmakopoe enthalten.
Lanette® N wurde als *Alcohol cetylicus et stearylicus emulsificans* in das DAB 8, als *Emulsifying Wax* im britischen Arzneibuch (ebenso Lanette® W und Lanette® SX) und als *Stearolum emulsificans* im österreichischen Arzneibuch aufgenommen.

Die British Pharmacopeia definiert *Cera emulsificans* BP (Emulsifying Wax) wie folgt:

»contains cetostearyl alcohol and sodium laurylsulfate or similar sodium salts of higher primary aliphatic alcohol«.

Fettalkohole können auch mit Hilfe von nichtionogenen oder kationaktiven Tensiden »*selbstemulgierend*« gemacht werden, z. B.:

Cyclogol® Wax BPC und Collone® N-1 (Glovers) = Cetylstearylalkohol und Kondensationsprodukte von Cetylstearylalkohol und Ethylenoxid; entsprechen dem »Cetomacrogol Emulsifying Wax« der britischen Pharmakopoe (nichtionogen).
Eumulgin® B-2 = Polyethylenglykol-1000-monocetylether; entspricht dem »Cetomacrogol 1000« des British Pharmaceutical Codex 1959 (s. auch Rezeptteil O/W-Emulsionen mit Cetomacrogol 1000 = Texofor® A-1-P, S. 270). Emulgade® A (nichtionogen) besteht vorwiegend aus Cetylalkohol und Fettalkoholpolyglykolether.
Crodawax® GP 200 (Polawax) ist ein nichtionogener, selbstemulgierender Stearylalkohol, der Ethylenoxidkondensate des Stearylalkohols als emulgierendes Prinzip enthält (s. auch dieses Kap. »O/W-Cremes mit nichtionogenen Emulgatoren,« S. 259).

Durch Zusatz kationaktiver Emulgatoren vom Typ Dodecyl-, Tetradecyl- und Hexadecyltrimethylammoniumbromid zu Cetylstearylalkohol erhält man das »*Cycloton Wax BPC*«, das dem »Cationic Emulsifying Wax« der britischen Pharmakopoe sowie auch »Collone® QA«, das dem *Emulsifying Wax BPC* entspricht.

Allgemeine Formel

A)	Lanette® N u. a. (Cera emulsificans)	10 bis 18,0% (mittel 15%)
	fette oder mineralische Öle bzw. Fettsäureester	3 bis 10,0% (mittel 5%)
	Wachse (Bienenwachs, Walrat usw.)	3 bis 10,0% (mittel 5%)
B)	Glycerin oder Sorbitlösung	3 bis 10,0% (mittel 5%)
	Wasser	65 bis 75,0% (mittel 70%)
	Konservierungsmittel (Methyl- oder Propylester der p-Hydroxybenzoesäure)	etwa 0,2%
	Parfümöl	etwa 0,5%

Unguentum emulsificans des DAB 8 (1978)

Vaseline, weiß	35 T.
Paraffinöl, dickflüssig	35 T.
Cetylstearylalkohol, emulgierend	30 T.
	100 T.

30 T. dieser Salbenbasis werden mit 70 T. Wasser zum Unguentum emulsificans aquosum verarbeitet und konserviert.

Unguentum emulsificans der BP (1953)

Cera emulsificans	300 g
Vaseline	500 g
Paraffinöl	200 g
	1000 g

Unguentum emulsificans aquosum der BP (1953)

Unguentum emulsificans (wie oben)	300 g
Chlorkresol	1 g
Wasser, destilliert	699 g
	1000 g

Unguentum Hydrophilicum der USP XV

Stearylalkohol	250,0 g
Paraffinum liquidum	250,0 g
Propylenglykol	120,0 g
Polyoxethylen-40-monostearat	50,0 g
Methyl- u. Propylparabene	0,4 g
Wasser, destilliert	330,0 g
	1000,4 g

Tagescreme

A)	Cetylalkohol ⎱ Lanette® O	64 g
	Stearylalkohol ⎰	64 g
	Natriumlaurylsulfat	15 g
	Vaseline, weiß	143 g
	Mineralöl	214 g
B)	Wasser (u. 0,8 g Kathon® CG)	500 g
		1000 g

Herstellung: Fettalkohole auf 65°C erhitzen und Na-Laurylsulfat einrühren, dann Mineralöl und Vaseline zufügen, auf Raumtemperatur abkühlen und langsam das Wasser zusetzen.

Lanette®-Creme, mittelfett

A)	Lanette® N	150 g
	Cetiol® V	100 g
	Mandelöl	100 g
B)	Glycerin	50 g
	Wasser	600 g
	Konservierungsmittel u. Parfümöl	q. s.
		1000 g

Eine sehr gute, erprobte, etwas *fettende Tagescreme* für trockene Haut wird wie folgt hergestellt:

A)	Lanette® N	120 g
	Cetiol® V	80 g
	Bienenwachs, weiß	60 g
	Vaseline, weiß	10 g
	Paraffinöl	100 g
	Linolsäureester	5 g
	Vitamin E (Tocopherolacetat)	2 g
	Epidermin® (CLR)	2 g
	Nipasol® M	2 g
B)	Wasser, destilliert	487 g
	Germall® II	2 g
	Glycerin	120 g
C)	Parfümöl	10 g
		1000 g

Ein *mattierender* Effekt wird durch Kombination mit Stearin (bzw. Triethanolaminstearat) erzielt.

A) Cera emulsificans	80 g
Lanette® O (Cetyl-Stearylalkohol)	50 g
Stearinsäure, dreifach gepreßt	80 g
Konservierungsmittel	2 g
B) Glycerin	70 g
Wasser	713 g
C) Parfümöl	5 g
	1000 g

Tagescreme, matt

A) Cera emulsificans	50 g
Cetylalkohol	80 g
Stearin XXX	55 g
Walrat	25 g
Konservierungsmittel	2 g
B) Glycerin	75 g
Wasser	700 g
C) Titandioxid	10 g
D) Parfümöl	3 g
	1000 g

A) Cera emulsificans	120 g
Cetylalkohol	50 g
Mineralöl	40 g
Lanolin, anhydr.	30 g
Konservierungsmittel	2 g
B) Wasser	734 g
C) Titandioxid	20 g
D) Parfümöl	4 g
	1000 g

Cleansing-Cream
von attraktivem Äußeren (nach *F. V. Wells*)

A) Mineralöl	520 g	B) Wasser	225 g
Vaseline, weiß	80 g	Nipakombin®	2 g
Paraffinwachs	50 g	Sodiumcetylsulfat (= Natrium cetylsulfat) oder Lanette® E	30 g
Cetylalkohol	34 g		
Bienenwachs, weiß	56 g	C) Parfümöl	3 g
			1000 g

Cleansing-Cream

A)	Cera emulsificans	120 g
	Vaseline	90 g
	Paraffinwachs	20 g
	Mineralöl	50 g
	Isopropylmyristat	30 g
	Konservierungsmittel	2 g
B)	Glycerin	40 g
	Wasser	645 g
C)	Parfümöl	3 g
		1000 g

Saure, gepufferte (buffered) *Lanettecreme* für die Hände

A)	Lanette® W	200 g
	Mineralöl	50 g
B)	Natriumphosphatlösung, 7%ig	126 g
	Citronensäurelösung, 2%ig	20 g
	Nipakombin®	2 g
	Wasser	600 g
C)	Parfümöl	2 g
		1000 g

Lanette® N *Cera emulsificans* verträgt auch einen Zusatz von organischen Säuren wie folgt:

Lemon-Cream, Citronencreme
(für die Hände)

A)	Cera emulsificans, z. B. Cyclonet® Wax BP	120 g
	Lanette® O	50 g
	Methyl-p-hydroxybenzoat	2 g
B)	Glycerin	60 g
	Citronensäurelösung, 10% in Wasser (Citric acid solution)	12 g
	Fruitex® Citrone (Givaudan)	5 g
	Wasser (u. 0,7 g Kathon® CG)	746 g
C)	Citronenparfümöl	5 g
		1000 g

Lanette® W mit Milchsäure (für die Hände)

A)	Lanette® W	100 g
	Cetylalkohol	40 g
	Mineralöl	40 g
B)	Glycerin	60 g
	Nipakombin®	2 g
	Milchsäure, 80% (Lactic acid)	10 g
	Wasser	745 g
C)	Parfümöl (u. 0,7 g Kathon® CG)	3 g
		1000 g

Handcreme (Hand jelly cream) (nach *F. V. Wells*)

Nachstehende Vorschrift ergibt ein Präparat mit dem Äußeren einer Creme und den Eigenschaften eines Gelees (jelly):

A)	Natriumalginat	10 g
	Calciumcitrat	2 g
B)	Mineralöl	30 g
	Cera emulsificans	30 g
	Glycerin	100 g
	Nipakombin®	2 g
	Wasser	821 g
C)	Parfümöl	5 g
		1000 g

Herstellung: Das Wachs sowie das Öl (B) werden im Wasserbad bis zum Flüssigwerden (65°C) erhitzt und dann unter ständigem Rühren zu einer Lösung aus Natriumalginat in 500 g heißem Wasser (65°C), welches das Glycerin enthält, gefügt. Man emulgiert und homogenisiert. Schließlich wird das Calciumcitrat pulverisiert und mit dem Rest des Wassers angeteigt, zu der Mischung gegeben und schnell gerührt, damit eine gute Verteilung des Citrats gewährleistet ist.

O/W-Creme als Make-up-Base

A)	Cera emulsificans	38 g		
	Wollwachsalkohol	4 g		
	Methylparaben	2 g		
B)	Karion® F	50 g	Base (wie links)	850 g
	Wasser	903 g	Titandioxid	100 g
C)	Parfümöl	3 g	Pigmentmixtur	50 g
		1000 g		1000 g

Akne-Schwefelcreme

A)	Sulfuris praecipitatis	50 g
	Miglyol® 812	50 g
	Cetiol® A	200 g
B)	Lanette® N	150 g
	Methyl-p-Hydroxybenzoat	2 g
	Irgasan® DP-300	2 g
C)	Aluminiumchlorhydroxyallantoinat (oder Allantoin)	2 g
	Wasser	543 g
D)	Parfümöl	1 g
		1000 g

Herstellung: Mit Cetiol und Miglyol wird der Schwefel im Wasserbad auf 95°C und in einem Glycerinbad auf 105°C erhitzt, wobei ständig gerührt werden muß. Heiß in die Fettschmelze (B) filtrieren und bei 80°C mit (C) emulgieren.

Ähnlich dem Lanette® N sind die Emulgatoren »Emulgade® F« und »Emulgade® F spezial«. Emulgade F basiert auf einer Kombination zwischen Cetyl-Stearylalkohol mit Fettalkoholsulfaten und nichtionogenen Emulgatoren. Emulgade F spezial enthält als emulgierendes Prinzip nichtionogene Emulgatoren.
Beide Typen werden vorzugsweise für milchige (flüssige) Emulsionen eingesetzt. Mitunter lassen sich auch gute cremeförmige Emulsionen damit erzeugen, z. B. nach folgendem Rahmenrezept einer *Reinigungscreme:*

A)	Emulgade® F	100 g
	Eutanol® G	100 g
	Cetiol® V	50 g
	Miglyol® 812	50 g
	Stearin XXX	100 g
	Paraffinöl	200 g
B)	Wasser	390 g
	Nipakombin®	2 g
C)	Parfümöl	8 g
		1000 g

oder

A)	Emulgade® F	95 g	Methylparaben	2 g
	Vaseline, weiß	85 g	B) Wasser	340 g
	Cetiol® V	85 g	Propylparaben	1 g
	Paraffinöl	292 g	C) Parfümöl	5 g
	Paraffinum solidum	95 g		1000 g

11. O/W-Cremes mit nichtionogenen Emulgatoren

Nichtionogene Emulgatoren erzeugen Emulsionen, die gegenüber Elektrolyten (Zusätze von Salzen, Säuren oder Basen) unempfindlich sind. Da keine Ionen gebildet werden, kann es nicht zu chemischen Reaktionen kommen, die gewöhnlich Ionen-Reaktionen sind. Die Stabilität der Emulsionen ist daher auch bei Anwesenheit von Salzen, die mit Ionen-bildenden, anionaktiven Emulgatoren reagieren, gegeben. Insbesondere Antiperspirantcremes (s. Kap. XVI, S. 657), die adstringierende Aluminiumsalze enthalten, werden mit nichtionogenen Emulgatoren hergestellt. Auch bei saurem pH-Wert der Emulsionen ist die Verwendung von nichtionogenen Emulgatoren angezeigt, da Wasserstoffionen katalytisch chemische Reaktionen beeinflussen können und möglicherweise auch die komplizierten Verhältnisse an den Grenzflächen der Emulsion stören. Bei stark sauren Emulsionen ist eine Kombination von nichtionogenen Emulgatoren mit anionaktiven vom Typ der Salze von Fettalkoholsulfaten zu empfehlen. Stark alkalische Emulsionen und solche mit einem sehr niedrigen pH-Wert (2 bis 4) werden zweckmäßigerweise mit den nicht verseifbaren und schwer hydrolisierbaren nichtionogenen Emulgatoren vom Ethertyp (z. B. Brij® u. a.) hergestellt.

Durch weitgehende Beständigkeit gegen verschiedene Elektrolyte zeichnen sich nach dem DAB 8

Polyethylenglykol-400-Stearat = Cremophor S-9 (BASF), HLB 11-13,

ein nichtionogener Monoester des Polyethylenglykol-400 mit Stearinsäure (1 Mol Stearinsäure mit 9 Mol Ethylenoxid), aus.

Ferner:

Myrj®-45 = PEG-(8)-Stearat, HLB 11,1
Myrj®-49 = PEG-(20)-Stearat, HLB 15,0
Myrj®-51 = PEG-(30)-Stearat, HLB 16,0
Myrj®-53 = PEG-(50)-Stearat, HLB 17,9
Myrj®-59 = PEG-(100)-Stearat, HLB 18,8

Für die Herstellung von nichtionischen Emulsionen werden meist Kombinationen von Emulgatoren gewählt, z. B. wird Tween® häufig mit Span® oder Arlacel® der gleichen Nummer kombiniert, also Tween 40 mit Span oder Arlacel 40.
Ferner kann man ein Myrj®-Produkt oder Cremophor S-9 (BASF) mit einem Span- oder Arlaceltyp kombinieren.
Schließlich bewähren sich Mischungen von zwei Myrjprodukten, davon eines mit relativ niedrigem und eines mit einem hohen HLB-Wert. Die HLB-Werte der Emulgatoren für O/W-Emulsionen liegen zwischen 8 und 15.

Es wurde bereits darauf hingewiesen, daß Stearat-Cremes nach den Arbeiten von *Mahler* (1) lamellare Strukturen bilden.

Die Arbeitsgruppe *Junginger/Führer* hat Gelgerüste beschrieben, die von Cetylstearylalkohol gebildet werden.

Nürnberg und Mitarb. (2) beschreiben »gerüstbildende« Emulgatoren in der Wasserphase einer O/W-Creme (s. *Abb.*) und dehnen die Untersuchungen auf nichtio-

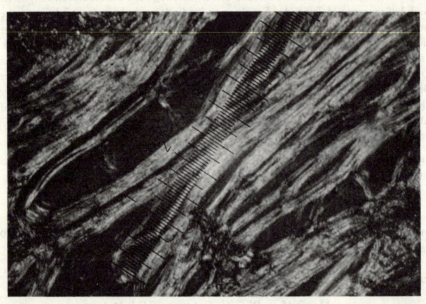

Die Abb. zeigt im Polarisationsmikroskop ein Gelgerüst, das Tegin-90 (Monoglyceridgehalt über 90%) mit Wasser zu bilden vermag und das lamellaren Aufbau besitzt.

nische O/W-Cremes aus, z. B. nach der Monographie des DAC (Unguentum hydrophilicum nonionicum aquosum):

Glycerolmonostearat, polyoxyethyliert (Tagat S-2, Th. Goldschmidt)	5,0 T.
Paraffinum perliquidum	7,5 T.
Cetylstearylalkohol (Lanette® O)	10,0 T.
Glycerol, 85%ig	10,0 T.
Vaseline, weiß	17,5 T.
Wasser	50,0 T.
	100,0 T.

Von anderen Autoren (11) wurde darauf hingewiesen, daß o-Phosphorsäureester wie Cetylstearyltetraglykolether-o-phosphorsäureester praktisch nicht »weißeln«, eine Ähnlichkeit zu dem auf der Haut vorhandenen Lecithin aufweisen, ein gutes Wasserrückhaltevermögen auf der Haut besitzen und schließlich keine inaktivierende Wirkung auf die Parabene ausüben, wie das andere nichtionogene Emulgatoren bewirken.

Als Rahmenvorschrift für eine *nichtionogene O/W-Emulsion* auf Basis eines o-Phosphorsäureesters wird vorgeschlagen:

A)	Hostaphat KW-340-N (Hoechst)	50 g
	Stearinsäure Ia	60 g
	Cetylalkohol	20 g
	Paraffinöl	70 g
	Isopropylmyristat	50 g
B)	Glycerin	30 g
	Germall®-115 oder ähnliches	3 g
	Methylparaben	2 g
	Wasser	711 g
C)	Parfümöl	4 g
		1000 g

Allgemeine Formel

A)	Fettsäure oder -alkohole	12,5%
	(z. B. Stearin handelsüblich evtl. u. Cetylalkohol)	
	Sorbitanmonostearat (Span®-60)	10,0%
	POE-Sorbitanmonostearat (Tween®-60)	6,0%
B)	Natriumdehydroacetat	0,1%
	Wasser	65,0%
	p-Hydroxybenzoesäurepropylester	0,1%
	p-Hydroxybenzoesäuremethyl-(oder -benzyl-)ester	0,1%
	1,2-Propylenglykol	6,0%
	Imidazolidinyl-Harnstoff	0,4%
C)	Parfümöl	0,2%
		100,4%

Allgemeine (nichtionogene) Cremes O/W (Atlas)   *Mengen*

		1	2	3
A)	Span®-60	2,0%	3,0%	5,0%
	Tween®-60	3,0%	3,0%	3,0%
	Cetylalkohol	1,0%	1,0%	1,0%
	Stearinsäure	8,0%	7,0%	5,0%
	Paraffinöl (perliquidum)	4,0%	10,0%	16,0%
	Miglyol 812 (Dynamit Nobel)	1,0%	3,0%	5,0%
	Isopropylmyristat	1,0%	3,0%	5,0%
B)	Propylenglykol	2,0%	2,0%	2,0%
	Glycerin	1,8%	1,8%	1,8%
	Konservierungsmittel	q.s.	q.s.	q.s. (ca. 0,2%)
	Wasser	76,0%	66,0%	56,0%

O/W-Cremes, nichtionogen

A)	Mineralöl	320 g
	Bienenwachs	170 g
	Lanolin	100 g
	Cetylalkohol	30 g
	Sorbitanmonostearat (Arlacel® 60; SM-33/Hefti)	20 g
	POE-Sorbitanmonostearat (Tween®-60, Sorbithom® TE)	30 g
B)	Wasser	320 g
	p-Hydroxybenzoesäuremethylester	2 g
	Imidazolidinyl-Harnstoff (Germall®-115)	5 g
C)	Parfümöl	3 g
		1000 g

Herstellung: B wird auf 72°C erhitzt. Fettschmelze (A) auf 70°C erwärmen und bei dieser Temperatur B in A einrühren.

Unguentum hydrophilicum IPM

A)	Tween® 60	50 g
	Alcohol cetylicus	100 g
	Oleum arachidis hydrogenatum	300 g
B)	Glycerinum	100 g
	Aqua dest. sterilisata (u. 0,27% Kaliumsorbat)	450 g
		1000 g

Zur Verwendung von hydriertem Erdnußöl sei am Rande vermerkt, daß dieses nach Literaturangaben (9) niemals geschmolzen, sondern nur mechanisch mit Salbenmühlen oder Pistill bearbeitet werden soll. Es scheint eine hohe Wasseraufnahmefähigkeit zu besitzen. (Die *Praescriptiones magistrales* 1956 führen als wasseraufnahmefähige Salbengrundlage das *Unguentum pingue PM* an, das 88% *Ol. arachidis hydrog.*, 10% *Cetaceum* und 2% *Cetylalkohol* enthält).

Unguentum hydrophilicum Kalz & Scott (10)

A) Cetylalkohol	147 g
Myrj®-52 (POE-Monostearat)	50 g
Glycerinmonostearat	50 g
Sesamöl	198 g
B) Glycerin	240 g
Wasser (darin 0,15% Kaliumsorbat gelöst)	310 g
C) Parfümöl	5 g
	1000 g

Rahmenvorschrift für *nichtionogene O/W-Creme*

A) Cetylstearylalkohol	125 g
Vaseline, weiß	195 g
B) Sorbitlösung, 70%ig	125 g
POE-Sorbitanmonooleat	50 g
Wasser	500 g
C) Parfümöl	5 g
	1000 g

Tages- und Handcreme ✗

A) Stearinsäure Ia, XXX	180 g
Cetylalkohol	20 g
Glycerinmonostearat, nicht selbstemulgierend (Arlacel® 161 oder 169, Tegin® M, Empilan® GMS, NSE 32 oder 40)	20 g
Isopropylmyristat	10 g
POE-Sorbitanmonostearat (MS-55/Hefti, Sorbithom® TE, Cithrol® 8B, Tween® 60 usw.)	80 g
B) Sorbex® S, Karion® F oder Sionit® K	180 g
Wasser	500 g
Germall®-115	2 g
Phenonip	4 g
C) Parfümöl	4 g
	1000 g

Bei 70°C wird emulgiert.

A) Stearinsäure Ia	140 g
Cetylalkohol	40 g
Vaseline, weiß	40 g
Polyoxy-40-Stearat USP (= Myrj®-52)	90 g
B) Sorbo®, Sorbex® usw.	95 g
Phenonip®	5 g
Imidazolindinyl-Harnstoff (Germall®-115)	5 g
Wasser	580 g
C) Parfümöl	5 g
	1000 g

Eine hervorragende, *sahnige* und *schneeweiße O/W-Creme* ergibt folgende Vorschrift:

A) Walrat (Cetaceum) oder Cetylpalmitat	100 g
PCL, solid/Dragoco oder Dub solid	25 g
(Stearylheptanoat, CTFA)	
Sorbitanmonostearat MS-33/Hefti	100 g
POE-Sorbitanmonostearat	60 g
(MS-55-F/Hefti oder Tween® 60)	
B) Phenonip®	5 g
Germall®-115	5 g
Wasser	700 g
C) Parfümöl	5 g
	1000 g

Herstellung: A wird auf 80°C und B auf 82°C erhitzt, dann wird B in A eingerührt, kaltgerührt und bei 35°C parfümiert.

Tagescreme, überfettet

A) Lanette® O (Cetyl-Stearylalkohol)	175 g
Sorbitanmonolaurat	25 g
(Sorbithom® SE, ML-33-F/Hefti, Arlacel® 20)	
POE-Sorbitanmonolaurat®	60 g
(ML-55-F/Hefti, Tween® 20)	
POE-Sorbitol-Lanolin (Atlas® G-1471)	40 g
B) Sorbitlösung	75 g
Phenonip® bzw. Phenova®	10 g
Wasser	610 g
C) Parfümöl	5 g
	1000 g

Bei 70°C wird emulgiert.

O/W-Allzweckcreme (allpurpose cream)

A)	Stearinsäure	150 g
	Lanolin	20 g
	Bienenwachs	20 g
	Mineralöl	220 g
	Atlas® G-1425 (modifiziertes Lanolin)	50 g
	Atlas® G-1441 (modifiziertes Lanolin)	10 g
B)	Sorbitlösung	100 g
	Wasser	420 g
	Germall®-115	4 g
	Phenonip®	3 g
C)	Parfümöl	3 g
		1000 g

A)	Hystrene® T-70 (Stearinsäure Ia) oder Emersol® 150	140 g
	Cetylalkohol	10 g
	Isopropylpalmitat	10 g
	Arlacel® 60 oder MS-33	20 g
	Tween® 60 oder MS-55-F	15 g
B)	Sorbitlösung	40 g
	Wasser	753 g
	Germall®-115	4 g
	Phenonip®	4 g
C)	Parfümöl	3 g
		999 g

Eine gute *O/W-Stearat-Creme* mit nichtionogenen Emulgatoren und in situ bereitetem anionaktiven Triethanolaminstearat ergibt folgende Vorschrift:

A)	Stearinsäure Ia, L2SM, Luxus (JZ 1,38)	150 g
	Cetylalkohol	20 g
	Glycerinmonostearat	10 g
	Tween® 61	15 g
	Arlacel® 60	20 g
	Weizenkeimöl	10 g
B)	Wasser	703 g
	Triethanolamin	2 g
	Germall®-115	4 g
	Phenonip®	3 g
	1,2-Propylenglykol	60 g
C)	Parfümöl	3 g
		1000 g

O/W-Stearat-Tagescreme, nichtionogen
(gute, stabile Qualität von attraktivem Aussehen)

A)	Stearinsäure, Ia, Luxus	140 g
	Bienenwachs	20 g
	Myrj®-52	50 g
	Atlas®-G-3816	50 g
	Isopropylmyristat	10 g
B)	Wasser	700 g
	Phenonip® oder Phenova®	10 g
	Sorbitlösung	15 g
C)	Parfümöl	5 g
		1000 g

A)	Stearinsäure Ia	150 g
	Paraffinöl	10 g
	Arlacel® 60	20 g
	Atlas-G-1425	15 g
B)	Sorbitlösung	30 g
	Wasser	765 g
	Phenonip®	5 g
C)	Parfümöl	5 g
		1000 g

Tagescreme, halbfett, gute sahnige Qualität
(anionaktive und nichtionogene Emulgatoren)

A)	PCL, solid (Dragoco) = Stearylheptanoat (CTFA) oder Ceraphil (Merck)	30,0 g
	Kosmetikstearin	30,0 g
	Tegin®	20,0 g
	Sorbitanmonostearat (Arlacel® 60, SM-33/Hefti)	60,0 g
	Tween® 60	50,0 g
	Walrat	90,0 g
B)	Glycerin	50,0 g
	Triethanolamin	1,5 g
	Phenonip®	5,5 g
	Germall®-115	5,0 g
	Wasser	653,0 g
C)	Parfümöl	5,0 g
		1000,0 g

Siliconcreme

A)	Stearinsäure, 3fach gepreßt	200 g
	Arlacel® 60	15 g
	Tween® 60	35 g
	Silicon, flüssig	10–100 g
B)	Sorbo (70%ige Sorbitollösung)	200 g
	Wasser	450–540 g
	Konservierungsmittel	q.s.
C)	Parfümöl	q.s.

O/W-Siliconcreme

A)	Stearin	12,5%
	Arlacel® 60	10,0%
	Tween® 60	6,0%
	Silicon, flüssig (1000 cSt)	10,0%
B)	Wasser	61,5%
	Konservierungsmittel	q.s.

Cremes mit nichtionogenem »Emulgierwachs« = Crodawax® GP 200 bzw. Cowax-3 (Hefti) (Stearylalkohol und Polyethylenglykolstearylether):
Dieser Emulgator eignet sich besonders für Emulsionen, die folgende Stoffe enthalten:
Aluminiumchlorhydratkomplex (s. »Antiperspirantcremes«)
quaternäre Ammoniumverbindungen
kationische Wirkstoffe wie Acriflavin
Salze mehrwertiger Metalle wie Aluminium, Zink und Strontium
Fruchtsäfte (Citronensaft) usw.
Cremes mit Crodawax® GP-200 werden emulgiert, indem die 75°C heiße Fettschmelze in die 78°C heiße Wasserphase in dünnem Strahl eingerührt wird, dann wird wie üblich kalt gerührt und bei etwa 35°C parfümiert.
Glycerinmonodistearate, deren Polyglykolether und Fettalkohole sind als Lamecreme® AOM (Grünau) im Handel. Lamecreme® SA-7 ist ein Fettalkoholpolyglykolether.

Tagescreme

A)	Crodawax® GP-200	150 g
B)	Glycerin	70 g
	Nipasol®-Natrium oder Solbrol M/Na	2 g
	Germall®-115	5 g
	Wasser	768 g
C)	Parfümöl	5 g
		1000 g

Akne-Schwefelcreme

A)	Crodawax®-GP-200	150 g
	Paraffinöl	100 g
	Phenonip®	5 g
B)	Wasser	640 g
	Germall® II	3 g
C)	Parfümöl	2 g
D)	Schwefel (Sulfur praecip. oder colloid.)	100 g
		1000 g

Foundation Cream Basis

A)	Crodawax® GP-200	130 g		Germall®-115	3 g
	Paraffinöl	330 g		Phenonip	3 g
B)	Glycerin	90 g	C)	Parfümöl	4 g
	Wasser	440 g			1000 g

Pudercreme

A)	Crodawax® GP-200	70 g		Wasser	628 g
	Stearin XXX	70 g		Germall®-115	5 g
B)	Glycerin	80 g	C)	Puderpigmente	80 g
	Nipasteril®	2 g	D)	Parfümöl	5 g
	Sorbitlösung	60 g			1000 g

Fruchtsaftcreme (Fruit juice Cream)
»Citronencreme«

A)	Crodawax® GP-200	160 g
	Mineralöl	50 g
	Dragocid forte	10 g
B)	Fruitex® Citrone (Givaudan)	20 g
	Wasser	700 g
C)	Citronensaft, naturell	50 g
	Ascorbinsäure (Vitamin C)	2 g
	Nipasol®-Natrium	1 g
D)	Citraldiethylacetal	5 g
	Citronenöl, tsqfr.	2 g
		1000 g

Herstellung: C wird nach erfolgter Emulgierung bei etwa 40°C zugerührt, danach gibt man unter Rühren das Parfümöl hinzu.

Tagescreme mit nichtionogenem Emulgierwachs Cowax-3

A)	Cowax-3 (Hefti)	120,0 g
	Cetyl-Stearylalkohol (Cowax-7)	30,0 g
	Paraffinöl	50,0 g
B)	Methylparaben	1,8 g
	Propylparaben	0,2 g
	Imidazolidinyl-Harnstoff	4,0 g
	Sorbitollösung, 70%ig	70,0 g
	Wasser	720,0 g
C)	Parfümöl	4,0 g
		1000,0 g

Siliconemulsion mit Cowax-3

A)	Cowax-3	50 g
	MS-55-F (Hefti)	18 g
	Siliconöl AK-350	100 g
B)	Wasser	830 g
	Chloracetamid	2 g
		1000 g

O/W-Emulsionen mit Cetomacrogol-1000 (B. Vet. C. 1953, BPC 1954) =
Cetostearylalkoholpolyethylenglykolether,
$CH_2(CH_2)_{16}\text{-}CH_2O\text{-}CH_2CH_2\text{-}(O\text{-}C_2H_4)_nOH$.

Diese Stoffe sind im Verhältnis 20:80 mit Cetylalkohol gute Emulgatoren, die als Träger für medikamentöse Zusätze wie Antiseptica und Antihistaminica Verwendung finden. Die niedrigen Glieder (n = 2 bis 4) sind als Emulgatoren für Paraffinöl oder Erdnußöl besser geeignet als die höheren, die in Wasser löslich sind (n = 10 bis 30) und besser mit Cetylalkohol verarbeitet werden.
Ein Handelsprodukt entsprechend dem Cetomacrogol® 1000 ist z. B. Texofor® A 1 P, das nach folgender Rahmenvorschrift verarbeitet wird:

A)	Texofor® A 1	20 g
	Cetylalkohol	80 g
B)	Wasser	890 g
	Germall-115	4 g
	Phenonip	4 g
C)	Parfümöl	2 g
		1000 g

Herstellung: Bei 75°C wird emulgiert (B zu A einrühren), dann kalt gerührt und bei 35°C das Parfümöl hinzugegeben.
Emulsionen mit Cetomacrogol® 1000 sind in einem weiten pH-Bereich gegenüber Salzen (Elektrolyten) und hydrolytisch wirkenden Substanzen (Alkalien) stabil.

Die Handelsprodukte der Texofor®-A-Serie sind besonders für alkaline Emulsionen, z. B. für Kaltwell-Emulsionen (s. Kap. XII, S. 562) und Depiliercremes geeignet, da die Etherverbindung im Gegensatz zu den Estertypen (Texofor® E-Serie), welche durch Alkali verseifbar sind, im pH-Bereich 10 bis 12 beständig ist.

11.1 Phosphorsäureester

O/W-Cremes können auch mit den *Hostaphat*®-Typen KL-340, KW-340, KW-200, KL-240 und KO-280, insbesondere mit Hostaphat® KL-340 (= tertiärer Ester aus o-Phosphorsäure und Lauryltetraglykolether, mit 4 Mol EO) und Hostaphat KL-240 (= sekundärer Ester aus o-Phosphorsäure und Lauryltetraglykolether; mit 4 Mol EO) sowie mit Hostaphat KO-280, einem sekundären Ester des Oleylalkohols und der o-Phosphorsäure (mit 8 Mol EO) hergestellt werden.

Nomenklatur (der Hostaphate®):

    K = Kosmetik   W = Wachsalkohol   S = Stearin
    L = Laurylalkohol   O = Oleylalkohol

1. Ziffer 2 oder 3 (wie 200, 240, 340) bedeuten den Veresterungsgrad:
   1 = primär, 2 = sekundär und 3 = tertiär.
2. Ziffer (340, 240 usw.) bedeutet etwa die Anzahl der Mole an Ethylenoxid, die an Alkyl- oder Acylreste gebunden sind.

Letzte Ziffer der dreistelligen Zahl: Ungefähre Anzahl der Mole Ethylenoxid, die als Polyglykole gebunden enthalten sind.

12. Rezeptteil

O/W-Creme

A)	Cetyl-Stearyltetraglykolether-o-Phosphorsäureester, Hostaphat® KW-340 N	30 g
	Stearinsäurepolyglycerinester-oxethylat, Hostacerin® DGS, nichtionogen	80 g
	Paraffinum subliquidum (DAB 8)	120 g
	Isopropylpalmitat	80 g
	Stearylheptanoat (CTFA)	20 g
B)	Methylparaben	2 g
	1,2-Propylenglykol	20 g
	Imidazolidinyl-Harnstoff	3 g
	Wasser	642 g
C)	Parfümöl	3 g
		1000 g

O/W-Creme

A)	Stearinsäurepolyglycerinester-oxethylat	40,0 g
	Lauryltetraglykolether-o-Phosphorsäureester,	30,0 g
	Hostaphat KL 340 N	
	Isopropylmyristat	100,0 g
	Paraffinum subliquidum (DAB 8)	100,0 g
B)	Glycerin	30,0 g
	Methylparaben	2,0 g
C)	Carbopol-934	5,1 g
	Wasser	682,0 g
D)	Triethanolamin	6,3 g
	Parfümöl	4,0 g
	Kathon® CG (Rohm and Haas)	0,6 g
		1000,0 g

Herstellung: Carbopol unter kräftigem Rühren in das Wasser einarbeiten (C), dann Glycerin und Methylparaben (B) zusetzen und auf 50°C erwärmen und dann einrühren. Bei 40°C nacheinander die Bestandteile von D zugeben.

O/W-Creme

A)	Stearinsäurepolyglycerinesteroxethylat,	80,0 g
	Hostacerin® DGS, nichtionogen	
	Genamin DSAC (Hoechst)	20,0 g
	Cetylalkohol	20,0 g
	Stearyloctanoat (CTFA)	10,0 g
	Isopropylmyristat	100,0 g
	Paraffinum subliquidum (DAB 8)	100,0 g
B)	Glycerin	30,0 g
	Methylparaben	1,4 g
	Wasser	634,0 g
C)	Parfümöl	4,0 g
	Kathon® CG	0,6 g
		1000,0 g

O/W-Creme-Parfüm, alkoholhaltig (Atlas)

A)	Parfümöl	100 g
	Stearylalkohol	120 g
	Atlas G-1441 (POE-(20)-Sorbitol-Lanolinderivat)	80 g
	Atlas G-1702 (POE-(6)-Sorbitol-Bienenwachsderivat	40 g
B)	Ethanol	250 g
C)	Tylose MH-4000 (Hoechst)	10 g
	Wasser (u. Konservierungsmittel)	400 g
		1000 g

Herstellung: Erst C herstellen, indem Tylose in Wasser dispergiert wird. A ohne Parfümöl schmelzen, auf 50°C halten und dann Parfümöl zugeben. B und C auf 45°C erhitzen und diese Mischung in A einarbeiten.

O/W-Creme, *nichtionogen* auf Pflanzenölbasis

A)	Arlatone-983 (POE-Fettsäureester/Atlas-ICI)	50 g
	Arlamol E (POP-(15)-Stearylakohol/Atlas-ICI)	60 g
	Erdnußöl	100 g
	Oxynex®-2004 (Merck)	1 g
	Stearinsäure L2SM (Siegert/Henkel)	80 g
	Cetylalkohol	10 g
B)	Glycerin	20 g
	1,2-Propylenglykol	20 g
	Germall®-115	3 g
	Wasser	656 g
		1000 g

O/W-Creme, *fettend* (auch als Nachtcreme)

A)	Lameform® AOM (Grünau)	150 g
	Lamecreme® SA-7 (Grünau)	30 g
	Eutanol G (Henkel)	120 g
	Myritol®-318 (Henkel)	50 g
	Adeps lanae anhydr.	30 g
B)	Glycerin	50 g
	Methylparaben	2 g
	Germall®-115	3 g
	Wasser, demineralisiert	562 g
C)	Parfümöl	3 g
		1000 g

O/W-*Tagescreme, nichtionogen* (Feuchtigkeitscreme)

A)	Fettsäure-Mono-Diglyceride Cutina® MD (Henkel)	140,0 g
	2-Octyldodecanol, Eutanol® G (Henkel)	60,0 g
	Di-n-Butyladipat (Cetiol® B)	60,0 g
	Eumulgin® B-1 (Cetylstearylalkohol mit ca. 12 Mol EO)	15,0 g
	Eumulgin® B-2 (Cetylstearylalkohol mit ca. 20 Mol EO)	15,0 g
B)	Glycerin	40,0 g
	Aquaderm® Hautfeuchthaltefaktor	40,0 g
	Allantoin	2,0 g
	Methylparaben	1,8 g
	Propylparaben	0,2 g
	Imidazolidinyl-Harnstoff	3,0 g
	Wasser	620,0 g
C)	Parfümöl	3,0 g
		1000,0 g

O/W-Feuchtigkeitscreme, nichtionogen

A) Isopropylmyristat	70 g
Stearinsäure L2SM (Siegert/Henkel) »Edenor«	80 g
Cetearyl Octanoat (CTFA), Luvitol EHO (BASF)	50 g
Adeps lanae anhydricus (Wollwachs)	20 g
Vitaminkonzentrat A, E, F	20 g
Cetylalkohol	10 g
Arlatone 983 (POE-Fettsäureester/Atlas)	50 g
Oxynex-2004 (Merck)	1 g
B) Hygroderm® (Novarom)	30 g
1,2-Propylenglykol	20 g
Glycerin	15 g
Methylparaben	2 g
Imidazolidinyl-Harnstoff	4 g
Wasser	624 g
C) Parfümöl	4 g
	1000 g

O/W-Feuchtigkeitscreme, nichtionogen

A) Arlaton-983 (Atlas)	60 g	1,2-Propylenglykol	20 g
Stearinsäure L2SM	40 g	Glycerin	15 g
Perhydrosqualen	20 g	Germall®-115	3 g
Cetylalkohol	10 g	Methylparaben	2 g
Isopropylmyristat	10 g	Wasser	776 g
Bisabolol-Pantothenat	10 g	C) Parfümöl	4 g
B) Hygroderm® (Novarom)	30 g		1000 g

O/W-Creme, überfettet, nichtionogen (Nachtcreme)

A) Tocopherol	1 g
Paraffinum perliquidum (DAB 8)	160 g
Stearinsäure L2SM (Siegert/Henkel)	60 g
Olivenöl	50 g
Isopropylisostearat (Unem 4335)	50 g
Cetylalkohol	10 g
Arlacel-165 (Glycerinmonodistearat)	70 g
B) 1,2-Propylenglykol	38 g
Imidazolidinyl-Harnstoff	3 g
Methylparaben	2 g
Allantoin	2 g
Wasser	550 g
C) Parfümöl	4 g
	1000 g

O/W-Collagencreme, nichtionogen

A)	Miglyol-810 (Dynamit Nobel)	60 g
	POE-Stearylester (Myrj®-51/Atlas)	30 g
	POE-Fettsäureester (Arlatone®-983)	20 g
	Stearinsäure L2SM (Siegert/Henkel)	40 g
	Cetylalkohol	30 g
B)	Methylparaben	2 g
	Germall®-115	4 g
	1,2-Propylenglykol	30 g
	Wasser	730 g
C)	Parfümöl	4 g
D)	Collagen (nativ, ca. 0,7 bis 1,0%)	50 g
		1000 g

Collagen wird bei 35°C eingerührt.

O/W-Feuchtigkeitscreme, nichtionogen

A)	Cetylalkohol	60 g
	Sorbate-40 (MP-33-F/Hefti, usw.)	40 g
	Polysorbate-60, CTFA (MS-55-/F/Hefti, usw.)	40 g
	Cetylpalmitat	40 g
	PGE-400-MI (Hefti) = Polyethylenglykol-(400)-Monoisostearat	80 g
	SPW-33 (Spermölersatz/Hefti)	40 g
	Tocopherolacetat	1 g
B)	Sorbitollösung	20 g
	Feuchthaltefaktor Aquaderm® (Novarom)	50 g
	Methylparaben	2 g
	Germall®-115	4 g
	Wasser	620 g
C)	Parfümöl	3 g
		1000 g

O/W-Feuchtigkeits-Softcreme, nichtionogen

A)	Glycerinmonostearat	70 g
	PEG-400 MI (Polyethylenglykol-400-Monoisostearat)	40 g
	SPW-33 (Spermölersatz/Hefti)	40 g
	Erdnußöl	20 g
	Polysorbat 60 (CTFA)	25 g
	Sorbat-20 (CTFA)	23 g
B)	Sorbitollösung	40 g
	Feuchthaltefaktor Aquaderm® (Novarom)	20 g
	Methylparaben	2 g
	Germall®-115	3 g

	Wasser	460 g
	Triethanolamin	3 g
C)	Wasser	250 g ⎫ zuerst
	Carbopol®-940	3 g ⎭ ansetzen
D)	Parfümöl	4 g
		1003 g

O/W-Feuchtigkeitscreme, nichtionogen

A)	Cetylalkohol	60 g
	Span-60 (Atlas)	40 g
	Tween-60 (Atlas) oder MS-55-F (Hefti)	40 g
	Avocadin® (Novarom)	10 g
	Isopropylmyristat	50 g
	Erdnußöl	50 g
	Nova-Myristenol	60 g
	Paraffinum perliquidum (DAB 8)	20 g
	Tocopherol	10 g
B)	Glycerin, 86%ig	20 g
	Aquaderm® (Novarom)	50 g
	Methylparaben	2 g
	Germall®-115	4 g
	Wasser	580 g
C)	Parfümöl	4 g
		1000 g

O/W-Softcreme (mit Carbopolgel)

A)	Cetylpalmitat (Kessco-Akzo)	40 g	B)	Carbopol®-940 (Goodrich)		5 g
	Fettsäure-mono-Diglycerid	40 g		Methylparaben		1 g
	(Cutina MD/Henkel)			Karion® F (Merck)		30 g
	Cocosfettsäure-Isopropylester	50 g		oder Sorbex®		
	(Cetiol® IP-48/Henkel)			Wasser (u. 0,6 g Kathon® CG)		804 g
	Eumulgin® B-1 (Henkel)	10 g	C)	Triethanolamin		5 g
	Eumulgin® B-2 (Henkel)	10 g	D)	Parfümöl		4 g
	Oxynex®-2004 (Merck)	1 g				1000 g

Herstellung: B herstellen, indem Carbopol in die Wasser-Glycerin-Konservierungsmittelmischung kräftig eingerührt wird. A und B auf 70°C erhitzen, dann in B Triethanolamin einrühren. B in A emulgieren und bei 40°C mit D parfümieren.

13. O/W-Cremes mit kationaktiven Emulgatoren

Kationaktive Emulgatoren bilden in wäßriger Lösung *positiv* geladene Ionen (Kationen). Sie sind daher *nicht* verträglich mit anionaktiven Emulgatoren, bzw. reagieren mit diesen unter Bildung von Elektroneutralsalzen. Mit nichtionogenen Emulgatoren sind sie verträglich.

Emulsionen mit kationaktiven Emulgatoren brechen auf der Haut auseinander. Das hydrophobe Kation wird von den negativ geladenen Proteinen der Hautoberfläche angezogen. Der unsichtbare Film des kationaktiven Materials macht die Haut weicher und geschmeidiger. Solche Präparate wirken auch antistatisch und halten Feuchtigkeit in der Haut zurück. Außerdem wirken sie baktericid.

Die Parfümierung von kationaktiven Emulsionen ist schwierig, da die kationaktiven Emulgatoren mit manchen Duftstoffen (Phenolen, Kresol-Derivaten usw.) reagieren.

O/W-Emollient Cream

A)	Bienenwachs	150 g
	Vaseline	70 g
	Isopropylpalmitat	130 g
	Erdnußöl	90 g
	Mineralöl, leicht	100 g
	Nipagin® M	2 g
B)	Glycerin	50 g
	Hyamine® 1622	12 g
	Wasser	392 g
C)	Parfümöl	4 g
		1000 g

Hand Cream (Cationic) *sauer*

A)	Glycerinmonostearat, rein	100 g
	Lanolin, anhydr.	20 g
	Emcol® E-607 (Witco)	15 g
B)	Glycerin	130 g
	Methylparaben	2 g
	Wasser	730 g
C)	Parfümöl	3 g
		1000 g

Eine 1%ige wäßrige Lösung von Emcol® E-607 hat einen pH-Wert von 3,4 und eignet sich deshalb auch für saure Cremes.

Allzweckcreme, kationaktiv

A)	Amerchol® L-101 (Amerchol)	50 g
	Modulan® (Amerchol)	20 g
	Glycerinmonostearat, neutral	70 g
	Myristylmyristat (Mym-33/Hefti)	20 g
	Paraffinum subliquidum	40 g
	Silikonöl (350 cSt)	5 g
	Oxynex®-2004 (Merck)	1 g
B)	Sorbitollösung, 70%ig, Karion® F oder Sorbex®	30 g
	Glucam® E-20 (Alkoxyl-Methylglucoside mit ca. 20 Mol EO)	20 g
	Triton X-400 (Rohm and Haas)	10 g
	Albagel (Whittaker, Clark & Daniels Inc.)	15 g
	Methylparaben	2 g
	Imidazolidinyl-Harnstoff	3 g
	Wasser	710 g
C)	Parfümöl	4 g
		1000 g

Herstellung: Albagel in 80°C heißes Wasser intensiv einrühren, dann vor dem Emulgieren die übrigen Bestandteile zusetzen und B bei 80°C in die ebenso heiße Fettschmelze (A) einbringen. Bei 40°C wird parfümiert.
Als kationaktiver Emulgator kann auch Avitex® ML (am besten mit nichtionogenen kombiniert) eingesetzt werden.

14. Saure Cremes (Acid Creams)

Sauer reagierende Cremes werden im allgemeinen entweder mit sauer reagierenden *kationaktiven* Emulgatoren (s. Abschn. 14.1) oder mit Hilfe *nichtionogener* Emulgatoren unter Zusatz von organischen Säuren erzeugt.
Emulgatoren auf Seifenbasis sind nicht geeignet.
Im allgemeinen soll mit einer sauren Einstellung der Cremes (etwa zwischen pH-Wert 4 bis 6) eine Anpassung an den sogenannten »Säuremantel« der Haut (vgl. Bd. 1, Kap. »Die Haut«, S. 202) erreicht werden. Auch will man eine schnellere Wiederherstellung des Säuregrades der Haut nach alkalischen Seifenwaschungen bezwecken. Da das Festigkeitsoptimum des Hautkeratins bei einem pH-Wert von 4,8 liegt, verändert eine Behandlung in diesem pH-Bereich das biologische Geschehen auf der Haut nur wenig.

14.1 Kationaktiv

Im vorhergehenden Abschnitt wurde bereits die Möglichkeit erläutert, saure Cremes mit Hilfe kationaktiver Emulgatoren herzustellen. Verschiedene kationaktive

Emulgatoren können bei zu hoher Dosierung hautreizend wirken. Bestimmte »Quats« vom Typ N-(Stearylcolaminoformylmethyl)-pyridiniumchlorid sind relativ hautverträglich und ergeben ohne Zusatz von organischen Säuren sauer reagierende Cremes. Ein Emulgator dieser Gruppe, der mit reinem (nichtselbstemulgierendem) Glycerinmonostearat verarbeitet werden kann, ist z. B. Emcol® E-607 (vgl. oben). In gleicher Weise wird Teginacid®-R verwendet.

Zum Beispiel kann eine saure Creme, die als *Nachrasurcreme* oder *Herrencreme* geeignet ist, wie folgt rezeptiert werden:

A)	Glycerinmonostearat, rein, nichtselbstemulgierend	100 g
	(z. B. Arlacel® 161, Tegin® 90)	
	Lanette® O	40 g
	Nipagin® M	2 g
B)	Sorbitlösung	50 g
	Emcol® E-607-S	10 g
	Emcol® E-607	3 g
	Dehydracetsaures Natrium	2 g
	Allantoin	2 g
	Wasser	700 g
	Hamamelisdestillat	88 g
C)	Parfümöl	3 g
		1000 g

14.2 Säurestabilisierte Glycerinmonostearate

Nach einem Patent eignen sich für saure Cremes kationaktive Salze vom Typ des N-Soja-N-Ethylmorpholiniumethosulfats (= Atlas® G-271). Letzteres ist eine 35%ige Lösung des Salzes. Dieser Emulgator wird vorzugsweise mit Glycerinmonostearat kombiniert.

Der bekannteste säurestabilisierte Emulgator ist das Teginacid, das früher einen Sapamintyp als emulgierendes Prinzip enthielt.

Einige weitere, säurestabile, selbstemulgierende Glycerinmonostearate sind als Arlacel® 165, Cerasynt® 1000 D und Kessco®-636 (Akzo) im Handel.

Reine Glycerinmonostearate (Empilan GMS, NSE 32 und 40, Tegin® 90, Aldo® 33 und 72 usw.) werden durch Zuschmelzen von Polyethylenglykol-42 säurestabil und unempfindlich gegen Elektrolyte. 35% Polyethylenglykol-42 und 65% Glycerinmonostearat, rein, werden bevorzugt verwendet.

In ähnlicher Weise werden Mono- und Diglyceride der Palmitin- und Stearinsäure mit Polyethylenglykol-(40)-stearat (Teginacid®-ML) verwendet. Stabil im sauren und alkalischen Bereich verhält sich auch Promulgen® (Amerchol) = Cetearylalkohol und Ceteareth-20 (CTFA).

Handcreme, sauer (pH-Wert 3 bis 4)

A)	Cetylalkohol	10 g
	Glycerinmonostearat, säurestabil (z. B. Teginacid®)	80 g
	Isopropylpalmitat	20 g
B)	p-Hydroxybenzoesäuremethylester	2 g
	Atlas® G-271 (N-Soja-N-Ethyl-Morpholiniumethosulfat)	10 g
	1,2-Propylenglykol	70 g
	Wasser	805 g
C)	Parfümöl	3 g
		1000 g

O/W-Creme, sauer

A)	Teginacid® oder Kessco®-636 (Akzo)	150 g
	Vaseline, weiß	100 g
	Paraffinöl	80 g
	Cetylalkohol (oder Lanette® O)	40 g
	Methylparaben	2 g
B)	Wasser	600 g
	Säure, organisch (Citronen-, Milch-, Wein- oder Adipinsäure)	25 g
C)	Parfümöl	3 g
		1000 g

O/W-Creme, sauer

A)	Glycerinmonostearat, säurestabilisiert (Teginacid®)	120 g
	Walrat	30 g
	Cetylalkohol	20 g
	Mineralöl	30 g
	Lanolin, anhydr.	20 g
	Methylparaben	2 g
B)	Glycerin	50 g
	Salicylsäure	5 g
	Citronensäure	2 g
	Milchsäure, 80%ig	10 g
	Wasser	705 g
	Germall® II	4 g
C)	Parfümöl	2 g
		1000 g

Creme, adstringierend

A)	Teginacid® oder Kessco®-636 (Akzo)	150 g
	Vaseline, weiß	60 g
	Lanolin, anhydr.	25 g
	Cetiol® V	40 g
	Paraffinöl	60 g
	Walrat oder Cetylpalmitat	20 g
	Methylparaben	2 g
	Nipasol (Propylparaben)	1 g
B)	Citronensaft, naturell	35 g
	Glycerin	20 g
	Alaun	10 g
	Milchsäure, 80%ig	10 g
	Wasser	562 g
C)	Parfümöl	5 g
		1000 g

Bei sogenannten *Bleichcremes* (Bleach Creams) können der Wasserphase 3% Wasserstoffperoxid (H_2O_2) – berechnet auf die fertige Creme – zugefügt werden. Das mit Phenacetin stabilisierte Wasserstoffperoxid (s. Kap. XII »Permanente Verformung des Haares«, Abschn. »Oxidationsmittel für Kaltwelle«, S. 569) wird der Emulsion bei 40°C zugerührt.

Bleichcreme

(die gesetzlichen Vorschriften über die Verwendung von Hydrochinon sind dabei zu beachten)

A)	Teginacid® (Th. Goldschmidt)	150,0 g
	Paraffinum subliquidum	30,0 g
	Ascorbylpalmitat	30,0 g
	Uvinul D-50 (GAF)	5,0 g
	Tegiloxan®-100 (Th. Goldschmidt)	30,0 g
	Cetylalkohol	5,0 g
B)	Sorbitollösung, 70%ig	50,0 g
	Hydrochinon	50,0 g
	Tagat®-I (Th. Goldschmidt)	20,0 g
	Ascorbinsäure	1,5 g
	Methylparaben	2,0 g
	Imidazolidinyl-Harnstoff	3,0 g
	Wasser	621,5 g
C)	Parfümöl	2,0 g
		1000,0 g

O/W-Citronencreme

A)	Teginacid®	140 g
	Paraffinöl	30 g
	Cetylalkohol	10 g
	Lanolin, anhydriert	5 g
	Nipagin® M oder Solbrol® M	2 g
B)	Citronensaft, konserviert	100 g
	Hamamelisdestillat	50 g
	Glycerin	50 g
	Citronensäure	2 g
	Dehydracetsäure	2 g
	Wasser	605 g
C)	Citropal®	2 g
	Citronenöl, terpenfrei (u. Citronengelbfarblösung)	2 g
		1000 g

Zur Herstellung von Cremes mit einem sauren pH-Wert um 3 bis 5 eignen sich auch nichtionogene Emulgatoren. Auch die Fettsäureester des Polyethylenglykols, die gegen Alkalien nicht stabil sind, sind für saure Emulsionen in dem genannten Bereich geeignet. Aber auch die alkalibeständigen Polyglykolether vom Typ Brij® 30 und Brij® 35 sowie Promulgen® werden zur Herstellung sauer reagierender Emulsionen herangezogen.

Citronencreme

A)	Kosmetikstearin	100 g
	Cetylalkohol	10 g
	Span® 60	50 g
	Tween® 60	28 g
	Span® 80	10 g
	Dragocid forte®	10 g
B)	Wasser	730 g
	Citronensäure	12 g
	Citronensaft	40 g
	Ascorbinsäure	2 g
	Dehydratsaures Natrium	2 g
C)	Citraldiethylacetal	3 g
	Citronenöl, terpenfrei	3 g
		1000 g

Creme, sauer

A)	Cetylalkohol	30 g
	Glycerinmonostearat, säurestabil (Arlacel 165, Teginacid)	130 g
	Lanolin	20 g
	Mineralöl	30 g
	Nipagin® M	2 g
B)	Glycerin	50 g
	Milchsäure, 80%ig	10 g
	Dehydracetsäure	2 g
	Wasser	720 g
C)	Parfümöl	6 g
		1000 g

O/W-Citronencreme (Atlas)

A)	Arlatone® 983	6,0%
	Cetylalkohol	1,0%
	Stearinsäure	3,0%
	Paraffinöl 5°E	2,0%
	Adeps lanae anhydr. (Wollwachs)	1,0%
	Miglyol® 812	2,0%
B)	Citronensäure, 1%ig	4,0%
	Propylenglykol	2,0%
	Glycerin	1,5%
	Konservierungsmittel	q.s.
	Wasser (u. Ascorbinsäure)	76,8%
C)	Parfüm, Citrone	q.s.

Da die Zugabe der Säuren hinsichtlich der Stabilität der Emulsionen ein Risiko bedeutet, verwendet *Ling Wei* gemäß seinem Patent(12) eine Glucon-δ-Lactonlösung mit einem kleinen Zusatz von Natriumhydroxid. Das Lacton läßt infolge Hydrolyse langsam Gluconsäure frei werden.

O/W-Creme mit Borsäure

A)	Kosmetikstearin	100 g	B)	Borsäure	50 g
	Mineralöl	230 g		Dehydracetsaures Natrium	2 g
	Cetylalkohol	70 g		Sorbitlösung	50 g
	Myrj®-52 (Polyoxyl-40-Stearat, USP)	50 g		Wasser	444 g
	Methylparaben	2 g	C)	Parfümöl	2 g
					1000 g

O/W-Cremebasis für Zusatz von Säuren oder sauren Salzen (bis 15% Aluminiumchlorhydroxidkomplex kann für Antiperspirantcremes zugefügt werden, s. Kap. XVI »Deodorantien und Antiperspirantien«, S. 657)

A)	Stearinsäure, Luxus	170 g
	Bienenwachs, weiß	26 g
	Cetylalkohol	10 g
	Mineralöl	12 g
	Myrj®-52	63 g
	Atlas®-G-2162 (POE-Oxipropylenstearat)	62 g
	Methylparaben	2 g
B)	Dehydracetsaures Natrium	2 g
	Wasser	650 g
C)	Parfümöl	3 g
		1000 g

Kombinationen der Emulgatoren vom Myrjtyp und Span-Myrj-Kombinationen sind besonders für Emulsionen von Antiperspirantsalzen (Aluminiumsalzen usw.) geeignet. Myrj-Emulgatoren können auch mit Atlas-Emulgatoren vom Typ G-2162 (s. Vorschrift oben) oder mit G-2079 kombiniert werden. Zweckmäßigerweise werden die Säuren bzw. die Lösungen saurer Salze erst nach erfolgter Emulgierung bei 35 bis 40°C eingerührt.

Weitere Cremes mit saurem pH-Wert oder enthaltend saure Salze und Elektrolyte können auf Basis von Crodawax® GP-200, Lanette® SK, Lanbritol® und anderen Emulgatoren hergestellt werden (vgl. die Vorschriften für »Frucht«- und »Citronen«-Cremes, Abschn. 11. »Cremes mit nichtionogenen Emulgatoren«, S. 259).

15. Abwaschbare Cremegrundlagen (Polyethylenglykolsalben)

Die meisten O/W-Emulsionen sind mit Wasser relativ leicht abwaschbar. Polyethylenglykolsalben sind in Wasser jedoch völlig löslich und sind fettfrei. Fettfreie Cremegrundlagen sind auch die Hydrogele (s. Kap. VIII »Gele«, S. 391). Polyethylenglykole (PEG) oder -oxide haben die allgemeine Formel:

$$HO-CH_2-(CH_2-O-CH_2)_n-CH_2-OH$$
(s. Firmenschrift »Polyglykole« von Hoechst)

Man kann die Polyethylenglykole chemisch als Polymerisationsprodukte des Ethylenoxids oder als Polykondensationsprodukte des Ethylenglykols auffassen.

Kalottenmodell Zickzack-Struktur

Kalottenmodell Mäander-Struktur

Die Konsistenz hängt von der Größe der Makromoleküle ab. Die Produkte werden meist durch Angabe des mittleren Molekulargewichtes gekennzeichnet. Bis zum Polyethylenglykol-600 sind sie flüssig. Bei einem Molekulargewicht von ca. 1000 sind sie wachsartig und bei einem solchen von 4000 und höher zeigen sie eine hartwachsähnliche Konsistenz und erinnern in ihrem Äußeren an Hartparaffin. Durch Verschneiden wachsartiger Polyethylenglykole mit flüssigen Polyethylenglykolen kann man eine Salbenkonsistenz erzielen.

PEG-Salbengrundlagen der Pharmakopoen

Polyethylene Glycol Ointment USP XV:

Polyethylenglykol-4000	40 T.
Polyethylenglykol- 400	60 T.

Unguentum Polyethylenglykol
(Praescriptiones magistrales)

Polyethylenglykol-4000	47,5 T.
Polyethylenglykol- 400	47,5 T.
Alcohol cetylicus	5,0 T.

Diese Salbenbasis nimmt 15% Wasser auf und erhält hierdurch eine angenehme, weiche Konsistenz. Durch den Wassergehalt wirkt die Creme weniger feuchtigkeitsentziehend auf die Haut.

DAB 7 (13):

Polyethylenglykol-1500	50 T.
Polyethylenglykol- 300	50 T.

Salbengrundlage nach *W. Horsch* (14):

Polyethylenglykol-4000	41 T.
Ethylenglykol, reinst	30 T.
Wasser	24 T.
Lanettewachs® AH	5 T.

Eine *sahnige Creme* entsteht nach folgender Vorschrift:

A)	Polyethylenglykol-4000	45%
	Polyethylenglykol- 400	35%
	Lanette® N	6%
B)	Wasser	14%
		100%

Herstellung: Die Wachse (A) werden geschmolzen und nach dem Erkalten homogenisiert. Das Wasser wird *kalt* in die Salbenbasis eingearbeitet.
Die vaselineartigen bis hartwachsartigen Polyethylenglykole sind u. a. unter der Bezeichnung Polywachse® (Hüls) und die flüssigen Produkte als »Polydiole®« im Handel.
Die »Cremolane« sind die entsprechenden Produkte der BASF. Auch Hoechst stellt Polyethylenglykole (Polyglykolmarken) verschiedener Molekülgröße her (»Lanogen«). Carbide & Carbon (USA) ist der Hersteller von »Carbowax«.
Ferner sind die Polyethylenglykole je nach Molekulargewicht E 200, E 300, E 400, E 600, E 1000 usw. benannten »Gafanole« der Antara Chem. 1435 Hudson Street, New York 14, zu erwähnen.

Praktische Eigenschaften der Polyethylenglykolsalben

Haut

Mit PEG-Salben ist ein günstiger Acanthosetest möglich, jedoch sind sie hygroskopisch und zeigen osmotische Saugwirkung.
Die PEG eignen sich für jugendliche Fetthaut und *Akne* sowie für Seborrhoiker und Ekzematiker, die kein Fett auf der Haut vertragen.
Nicht geeignet sind sie jedoch zur Behandlung der Altershaut und trockener, feuchtigkeitsarmer Haut.

Am Auge

Wegen ihrer starken Hygroskopizität und osmotischen Aktivität sind die PEG-Salben am Auge contraindiziert.

Allgemeines

Die Etherbindung (Sauerstoffbrücke) ist verantwortlich für die in Wasser erfolgende Hydratisierung.

Sie sind sehr beständig gegenüber dem Luftsauerstoff, werden nicht ranzig und unterliegen nur bei Anwesenheit von Wasser und stickstoffhaltigen organischen Substanzen dem Schimmelbefall. Die Polyethylenglykole mit einem Molekulargewicht unter 400 sind toxischer als die höhermolekularen Glieder.

Die Etherbindung ist verantwortlich für ein charakteristisches Verhalten gegenüber Säuren: Es tritt Bildung von Oxoniumsalzen ein, wobei das eine der einsamen Elektronenpaare am Brückensauerstoff ein Proton einfängt und so die Verbindung zum salzbildenden Kation wird (15).

Diese Salzbildung spielt bei der Verarbeitung von phenolischen Substanzen mit Polyethylenglykolen eine Rolle. Die Salbe wird weicher und die Phenole werden durch chemische Bindung weitgehend inaktiviert.

PEG-Salbenmischungen nach:

	DAB 8	USP XIX	PM
PEG 300	50%	–	–
PEG 400	–	60%	47,5%
PEG 1500	50%	–	–
PEG 3000 (~ 4000 USP)	–	40%	47,5%
Cetylalkohol	–	–	5,0%

Wasserzusätze über 5% wirken sich stark erweichend aus. Die Salbengrundlage nach PM (Praescriptiones Magistrales, Schweiz) kann dagegen bis zu 15% Wasser aufnehmen.

Vorschriften für Polyethylenglykolcremes

	1	2	3	4
Polyethylenglykol-4000	45,0%	50,0%	–	–
Polyethylenglykol-1500	–	–	13,5%	4,5%
Stearinsäure	–	–	11,5%	4,5%
Lanolin	–	–	4,0%	1,5%
Terpineol	–	–	0,1%	–

	1	2	3	4
Triethanolamin	–	–	1,0%	–
Kaliumhydroxid	–	–	0,5%	0,2%
1,2-Propylenglykol	10,0%	30,0%	10,0%	7,4%
Hydroxyethylcellulose	–	–	0,7%	0,5%
Zinkstearat	22,0%	20,0%	5,0%	1,4%
Parfümöl	–	–	0,2%	–
Wasser	23,0%	–	53,5%	80,0%

Herstellung von Nr. 1 und 2:
Polyethylenglykol-4000 schmelzen und Propylenglykol zumischen, dann das Zinkstearat einarbeiten. Bei Nr. 1 den Wasseranteil langsam einrühren, bis eine weiche Creme entsteht.

Herstellung von Nr. 3 und 4:
Polyethylenglykol-1500, Stearin und Lanolin zusammen schmelzen, gegebenenfalls Terpineol zusetzen und das Ganze auf 60°C erhitzen, dann Triethanolamin zufügen und rühren. In 15 T. Wasser Kaliumhydroxid lösen und auf 60°C erhitzen. Diese Kalilauge schnell der Fettschmelze auf einmal zugießen, dann Propylenglykol zufügen. Mit der Cellulose und 15 T. Wasser wird ein Schleim angerührt. Dieses und das Zinkstearat einarbeiten.

Cremegrundlage, abwaschbar (washable ointment base)
nach *Landon* und *Zopf* (16)

A) Carbowax®-4000 (PEG-4000)	200 g	B) Wasser	120 g
Lanette® O (Cetyl-Stearylalkohol)	370 g	Duponol® C	10 g
Glycerin	300 g		1000 g

Herstellung: A wird auf 65°C und B ebenfalls separat auf 65°C erhitzt. Dann wird A langsam in B eingerührt.

Tronnier (3) beschreibt die dermatologischen Eigenschaften seiner Polyethylenglykolgrundlage

Polyethylenglykol- 400	60 T.
Polyethylenglykol-4000	40 T.

wie folgt:

»Teils verhält sie sich wie ein Lipogel, teils wie eine W/O-Emulsion. Entscheidend für ihre Eigenschaften ist aber die Austrocknung der Haut und der »Einschleußeffekt« in die Haut, der im Methylenblautest und in der Alkalineutralisation sichtbar wurde.«

16. Reinigungscremes, Cleansing Cream

Die sogenannten *»Abschminken* oder *»quickliquefying Creams«* sind meist wasserfreie, nicht emulgierte Produkte. Es handelt sich meist um Mischungen (in einfachster Form 20% Vaseline und 80% Paraffinöl oder entsprechende Mischungen von Hartparaffin oder Ceresin und Isopropylmyristat) von Ölen und Wachsen, die ein thixotropes Verhalten aufweisen, d. h. sich beim Auftragen auf der Haut verflüssigen.

Die wasserfreien, nicht emulgierten Reinigungscremes eignen sich besonders für die Entfernung von Fettschminken (Theater- oder Karnevalsschminken, Rouge, Make-up). Auch ist vielfach bei empfindlicher Haut die Gesichtsreinigung mit Cleansing Cream der Gesichtswaschung mit Seife und Wasser vorzuziehen.

Als Reinigungscremes werden oft auch die Cold Creams vom amerikanischen Typ (mit viel Paraffinöl) verwendet.

16.1 Nicht-emulgierte Reinigungscremes

Quickliquefying Cream

Cetylalkohol	65 g
Bienenwachs	60 g
Ceresin 54–56°C	75 g
Polywachs 620 MG (Hüls)	45 g
Stearin	40 g
Paraffinöl	300 g
Polyethylenglykol-400	300 g
Isopropylmyristat	112 g
Parfümöl mit fruchtiger Note	3 g
	1000 g

Liquefying Cleansing Cream

Hexadecylalkohol	25,0%	Hartparaffin	19,7%
Paraffinöl, perliquidum	25,0%	Parfümöl	0,3%
Vaseline	30,0%		100,0%

Cleansing Creme, wasserfrei, leicht abwaschbar
(Glyco Products)

Paraffinöl	100 g
Vaseline	100 g
Glycowax S-932	100 g
Polyethylenglykol-400-Distearat	100 g
Polyethylenglykol-400-Dilaurat	600 g
	1000 g

Reinigungscreme

Carbowax® 1540	87 g
Stearylalkohol	647 g
Carbowax®-1000 Monostearat	130 g
Cetylalkohol	86 g
Lanolin	50 g
	1000 g

Reinigungscreme

Hyvaline® (Vaseline)	400 g
Paraffinöl	492 g
Paraff. durum	100 g
Parfümöl	8 g
	1000 g

Reinigungscreme

Vaseline	200 g
Mineralöl	400 g
Hartparaffin	85 g
PCL, solid (Stearylheptanoat/CTFA)	90 g
Butylstearat	37 g
Polyethylenglykol-400-Monostearat	48 g
Glycerinmonostearat	130 g
Isopropylmyristat	10 g
	1000 g

Reinigungscreme

Vaseline	300 g	Lanolin	5 g	
Paraffinöl	600 g	Parfümöl, fruchtig	2 g	
Cetylalkohol	93 g		1000 g	

Reinigungscreme, thixotrop

Paraffinöl	220 g
Vaseline	280 g
Paraffin	230 g
Aluminium-tri-stearat	5 g
(Alu-Gel 34 TH/Bärlocher)	
Isopropylmyristat	265 g
	1000 g

Herstellung: Alu-tri-stearat wird bei 60°C in die Kohlenwasserstoffe eingerührt und gelöst. Dann mischt man Isopropylmyristat dazu und rührt auf 50°C kalt. Ein kleiner Zusatz (1 g pro 1 kg) an Magnesiumstearat erleichtert den Lösungsvorgang.

Liquefying Cream

Cetylalkohol	60 g	Paraffinöl	760 g
Bienenwachs	50 g	Vaseline	30 g
Paraffin. durum	70 g	Parfümöl	5 g
Stearin	25 g		1000 g

Liquefying Cream, wasserfrei (washable)
nach USP 2 617 754 von *J. S. Neely*
(Aussehen wie eine emulgierte Creme)

A)	Paraffinöl, perliquidum	403 g
	Vaseline	250 g
	Stearylalkohol	250 g
	Lanolin, anhydr.	20 g
	Polyoxethylenpropylenglykol-Monostearat (Atlas G-2162)	50 g
B)	Ethylenglykol	15 g
	Wasser	5 g
	Titandioxid	5 g
C)	Parfümöl	2 g
		1000 g

Herstellung: A schmelzen, B zu einem Brei anreiben, B in A unter kräftigem Rühren einbringen und schnell abkühlen.

16.2 Emulgierte Reinigungscremes

A)	Paraffinöl	200 g	A)	Mineralöl	500 g
	Miglyol® 812	200 g		Stearin	100 g
	Emulgade® F	100 g		Lanolin	70 g
	Stearin XXX	100 g		Methylparaben	2 g
	Dragocid forte®	10 g	B)	Triethanolamin	10 g
B)	Wasser	385 g		Carbitol® oder APV®	50 g
C)	Parfümöl	5 g		Wasser	263 g
		1000 g	C)	Parfümöl	5 g
					1000 g

Ähnlich mit PEG-300-Monostearat:

A) PEG-300-Monostearat	200 g
Bienenwachs	100 g
Mineralöl	200 g
Butylstearat	10 g
Cetylalkohol	10 g
Isopropylmyristat	20 g
Methylparaben	2 g
B) Triethanolamin	10 g
Wasser	445 g
C) Parfümöl	3 g
	1000 g

Auf Basis von Cetylalkohol und einer größeren Menge einer oberflächenaktiven Substanz als Emulgator (z. B. Natriumcetylsulfat) können leicht abwaschbare Cremes hergestellt werden (vgl. Abschn. 10. »Lanettecremes«, S. 252).

Auch mit selbstemulgierendem Glycerinmonostearat können *Cleansing Creams* hergestellt werden, z. B. nach folgender Vorschrift:

A) Glycerinmonostearat, SE	120 g
Paraffinöl	300 g
Bienenwachs	30 g
Walrat (Cetylpalmitat)	30 g
Methylparaben	2 g
B) Glycerin	80 g
Wasser	432 g
Germall®-115	3 g
C) Parfümöl	3 g
	1000 g

Folgende Vorschrift gibt eine *attraktive Creme*:

A) Mineralöl (mittlerer Viskosität)	500 g
Vaseline	85 g
Lanette® N (Cera emulsificans)	15 g
Paraff. durum	50 g
Cetylalkohol	30 g
Bienenwachs	55 g
Methylparaben	2 g
B) Natrium-Cetylsulfat	30 g
Wasser	228 g
C) Parfümöl	5 g
	1000 g

16.3 Waschcremes
(Washable cleansing creams, detergent cleansing creams, wash-off-creams)

Bei den sogenannten »Waschcremes« handelt es sich um cremeförmige Öl-in-Wasser-Emulsionen, die sich mit Wasser verdünnen lassen. Meist wird der Gehalt an anionaktivem oder nichtionogenem Emulgator erhöht, um diesen Effekt zu verstärken. In vielen Fällen werden oberflächenaktive Substanzen (Tenside) zugesetzt, die die Waschwirkung steigern. Die reinigende Wirkung wird auch durch Zusatz von Mineralölen verbessert.

		1	2	3
A)	Lanette® N	80 g	–	–
	Lanette® C	–	–	50 g
	Eumulsan LE	–	150 g	100 g
	Eutanol G	80 g	80 g	100 g
	Paraffinöl	40 g	50 g	50 g
	Comperlan® KM	50 g	–	–
	Texapon® CS-Paste	50 g	–	–
	Texapon® N-40	–	50 g	50 g
B)	Glycerin	–	60 g	120 g
	Citronensäure	1 g	1 g	–
	Germall®-115	2 g	2 g	2 g
	PHB-Ester-Natrium	2 g	2 g	2 g
	Wasser	690 g	600 g	521 g
C)	Parfümöl	5 g	5 g	5 g
		1000 g	1000 g	1000 g

Waschcreme

A)	Tegin®	100 g
	Cetylstearylalkohol	50 g
	Isopropylmyristat	60 g
	Eutanol® G	40 g
	Texapon® N-40	50 g
	Paraffinöl	50 g
B)	1,2-Propylenglykol	120 g
	Germall®-115	2 g
	PHB-Ester-Natrium	2 g
	Wasser	521 g
C)	Parfümöl	5 g
		1000 g

Waschcreme

A)	Hostaphat® KW-340	100 g	Tego-Betain L-7	20 g
	Paraffinöl	270 g	Nipasol-M-Natrium	2 g
	Tween® 60	20 g	Sorbinsäure	1 g
	Nipagin® M	1 g	C) Parfümöl	6 g
B)	Wasser	540 g		1000 g
	1,2-Propylenglykol	40 g		

Waschcreme

	1	2
A) Glycerinmonostearat, säurestabil selbstemulgierend (Arlacel® 165, Teginacid® usw.)	100,0 g	100,0 g
Cetylalkohol	20,0 g	40,0 g
Paraffinöl	250,0 g	160,0 g
Wollfett, wasserfrei	20,0 g	20,0 g
Tween® 60	10,0 g	10,0 g
PHB-Methylester	1,8 g	1,8 g
PHB-Propylester	0,2 g	0,2 g
B) Glycerin	60,0 g	60,0 g
Wasser	534,0 g	604,0 g
C) Parfümöl	4,0 g	4,0 g
	1000,0 g	1000,0 g

O/W-Waschcreme
anionaktives Triethanolaminstearat und nichtionogener Emulgator

A) Arlatone® 983 S (Atlas), POE-Fettsäureester	70 g
Stearinsäure L2SM (Siegert/Henkel) »Edenor L2SM«	60 g
Paraffinum perliquidum (DAB 8)	90 g
Isopropylmyristat	30 g
B) 1,2-Propylenglykol	34 g
Texapon® N-25 (Henkel)	20 g
Triethanolamin	6 g
Methylparaben	2 g
Imidazolidinyl-Harnstoff	4 g
Wasser, enthärtet	682 g
C) Parfümöl	2 g
	1000 g

17. Parfümcremes (Creme Sachets)

Bei diesen Erzeugnissen handelt es sich um Öl-in-Wasser-Emulsionen, die 5 bis 10% an Parfümöl enthalten. Die Stabilität dieser Emulsionen wird durch den hohen Parfümölanteil besonders belastet. Zweckmäßigerweise wählt man farblose oder schwach färbende Parfümöle aus, die konzentriert sein müssen.

Parfümcreme

A)	Tegin®	150 g
	Tagat® S	10 g
	Cetylstearylalkohol	20 g
	Isopropylmyristat	20 g
B)	Glycerin	50 g
	Germall®-115	1 g
	PHB-Estergemisch-Natrium	2 g
	Wasser	687 g
C)	Parfümöl	60 g
		1000 g

Parfümcreme

A)	Bienenwachs, weiß	120 g
	Tween® 60	50 g
	Arlacel® 60	50 g
B)	1,2-Propylenglykol	60 g
	Borax	10 g
	Germall®-115	2 g
	Wasser, destilliert	658 g
C)	Parfümöl	50 g
		1000 g

Parfümcreme

A)	Crodawax® GP-200	150 g
	Paraffinum perliquidum (DAB 7)	80 g
	Cremophor®-S-9 (BASF)	10 g
	Cetylalkohol	10 g
B)	1,2-Propylenglykol	40 g
	Germall®-115	2 g
	Wasser, destilliert	660 g
C)	Parfümöl	48 g
		1000 g

Parfümcreme

A)	Stearinsäure Ia, Luxus	26 g
	Glycerinmonostearat, selbstemulgierend	12 g
	Amerchol L-101	10 g
B)	1,2-Propylenglykol	40 g
	Triethanolamin	1 g
	Veegumschleim, 5%ig	100 g
	Germall®-115	2 g
	PHB-Ester-Natrium	2 g
	Wasser, destilliert	737 g
C)	Parfümöl	70 g
		1000 g

O/W-Parfümcreme

A)	Teginacid®, spezial (Th. Goldschmidt)	195 g
	Stearylalkohol	40 g
	Vaseline, weiß	25 g
B)	Glycerin	65 g
	Wasser	610 g
	Methylparaben	2 g
	Imidazolidinyl-Harnstoff	3 g
C)	Parfümöl	60 g
		1000 g

18. Verschiedene Cremes

Auf der Grundlage der »Lactobase®-N« werden im allgemeinen flüssige Emulsionen (s. Kap. VI »Flüssige Emulsionen«, S. 337) erzeugt.
Aber auch *Cremes* können hiermit hergestellt werden:

A)	Lactobase®-N (Givaudan)	110 g
	Stearin XXX	73 g
	Walrat	30 g
	Diethylenglykolmonostearat (Kessco/Akzo)	30 g
	Methylparaben	2 g
B)	Wasser	550 g
	Propylenglykol	100 g
	Glycerin	100 g
C)	Parfümöl	5 g
		1000 g

Neuere Emulgatoren sind die *Natrium-Stearyl-2-Lactylate* für O/W-Emulsionen (und entsprechende Calciumsalze für den W/O-Typ). Vgl. Literatur (17).

O/W-Creme

A)	Na-Stearyl-2-Lactylat	20 g
	(= Pationic® SSL, Patco, Patterson Comp.)	
	Cetyl-Stearylalkohol	50 g
	Siliconöl	10 g
	Isopropylmyristat	20 g
B)	Propylenglykol	50 g
	Methylparaben	2 g
	Germall®-115	2 g
	Natriumcitrat	2 g
	Wasser	841 g
C)	Parfümöl	3 g
		1000 g

O/W-Creme

A)	Na-Stearyl-1-Lactylat (= Pationic® 145 A)	20 g
	Na-Isostearyl-2-Lactylat (= Pationic® ISL)	20 g
	Stearylalkohol	50 g
	Isopropylmyristat	20 g
B)	Wasser	833 g
	1,2-Propylenglykol	50 g
	Methylparaben	2 g
	Natriumcitrat	2 g
C)	Parfümöl	3 g
		1000 g

O/W-Nachtcreme (17)

A)	Isopropylmyristat	170,0 g
	Na-Stearyl-2-Lactylat	90,0 g
	Glykolfettsäureester	60,0 g
	Stearylalkohol	30,0 g
	Cetylalkohol	20,0 g
	Na-Isostearyl-2-Lactylat	20,0 g
	Wollwachsalkohol	10,0 g
	Chloreth-24 (Ethoxychol-24), Lanaetex	10,0 g
	Glycerinmonostearat	10,0 g
	Propylparaben	1,0 g

B) Wasser 523,5 g
Propylenglykol 50,0 g
Methylparaben 1,5 g
DMDM-Hydantoin (Glydant 40-700/Glyco) 2,0 g
C) Parfümöl 2,0 g
1000,0 g

Literatur

(1) *Mahler, E.:* »Structure des Emulsions« (Gattefossé) Paris (1946)
(2) *Nürnberg, E.* u. *Muckenschnabel, R.:* Deutsche Apotheker Ztg. 122, S. 2093–2106 (1982)
(3) *Tronnier, H.:* »Über die Wirkungsweise indifferenter Salben und Emulsionssysteme an der Haut in Abhängigkeit von ihrer Zusammensetzung«, Editio Cantor, Aulendorf (1964)
(4) DGF: Einheitsmethoden der Deutschen Gesellschaft für Fettforschung
(5) A.E.C.S., L8A-55: Official Tentative Methods of the American Oil Chemists Society 35 E Wacker Drive, Chicago, Ill.
(6) DGF: Einheitsmethoden der Deutschen Gesellschaft für Fettforschung
(7) Americ. Perfumer and Essential Oil Rev., S. 23–24, Sept. 1955
(8) *Mannheim, P.:* Soap Perfumery, Cosmetics, Vol. XXXI, S. 861–862 u. S. 866 (1958)
(9) *Gstirner, F.* u. *Tjiook:* Pharmaz. Ztg. 106, S. 1312–1322 (1961)
(10) *Merz, W.:* Fette, Seifen, Anstrichmittel 64, Nr. 9 (1962)
(11) *Skrypzak, W., Reng, A. K.* u. *Quack, J. M.:* Parfuem. Kosmet. 60, S. 317–326 (1979)
(12) *Ling Wei:* USP 3 060 096, Colgate Palmolive & Co., Okt. 1962
(13) *Kern* u. *Salzmann:* Deutsche Apotheker Ztg. 96, S. 87 (1956)
(14) *Horsch, W.* u. Mitarb.: Pharmaz. Praxis 54 (1958)
(15) *Horsch, W.:* Pharmaz. Zentralhalle 99, S. 99–107 (1960)
(16) *Landon, F. W.* u. *Zopf, L. C.:* J. Am. Pharm. Assoc. IV, 8, S. 151 (1943)
(17) *Murphy, L. J.* u. *Baiocchi, F.:* »Use of fatty acid lactylates in emulsification«, Cosmetics & Toiletries 95, S. 43–45 (1980)

Kapitel V

W/O-Cremes (Wasser-in-Öl)
Water-in-oil (W/O)
Eau dans huile (E/H)
Acqua in olio (A/O)

Das Kriterium für die Eignung von W/O-Emulgatoren ist nicht allein ihre Oberflächenaktivität. Ein guter W/O-Emulgator erniedrigt die Grenzflächenspannung (interfacial tension) von Benzol/Wasser nur bis zu 10 bis 30 dyn/cm. Wichtig ist die Eigenschaft der W/O-Emulgatoren, einen viskoelastischen Film zu bilden.
Geeignete W/O-Emulgatoren besitzen einen HLB-Wert zwischen 2 bis 5 (s. »HLB« im Kap. II »Emulsionen«, S. 174). In der Praxis erweist sich die Eignung eines W/O-Emulgators zur Bildung stabiler Emulsionen, wenn man diese der Wärme (40 bis 45°C) aussetzt, da dann die Viskosität des stabilisierenden Gerüstes, das z. B. Vaselin bildet, nachläßt.

1. Wollwachs und -alkohole

Der älteste und bekannteste W/O-Emulgator ist Lanae cera (Adeps lanae). Das emulgierende Prinzip des Wollwachses sind die Wollwachsalkohole. Unterstützt werden die emulgierenden Wollwachsalkohole durch die Wollwachsfettsäuren, deren Hydrophilie durch die freien Hydroxylgruppen bedingt sind. Werden die freien Hydroxylgruppen verestert (wie z. B. beim acetylierten Lanolin), verliert es seine hydrophilen Eigenschaften und nimmt kein Wasser auf. Die aliphatischen Säureester des Lanolins haben für sich allein kein Wasserbindevermögen, jedoch kombiniert mit Cholesterin potenzieren sie den Emulgiereffekt, wobei die Stärke des Effekts mit der Anzahl der C-Atome in der Säurekette der Ester zunimmt [*Powers* u. Mitarb. (1)].
Auch *Tiedt* und *Truter* (2) zeigten, daß die Ester des Wollwachses nicht fähig sind, allein Emulsionen zu bilden (... »that the esters of wool wax are incapable of forming emulsions by themselves«).

Das Wollwachs des DAB 8 *(Lanae cera)* heißt im angelsächsischen Sprachgebrauch »Lanolin«.

Das »Lanolin« des DAB 8 besteht aus

	Wollwachs	65 T.
	Wasser	20 T.
und	Paraffin, dickflüssig	15 T.

Wollwachs besteht zu etwa aus 1 bis 2% Kohlenwasserstoffen und freien Säuren, ca. 3% freien Alkoholen und 95% Estern höherer Fettsäuren. Die Fraktion der veresterten Alkohole enthält etwa 20% aliphatische Alkohole (C_{18}- bis C_{30}-n-Alkohole,

C_{16}- bis C_{26}-iso-Alkohole, C_{18}-n-Alkan-1,2-diole, C_{18}- bis C_{24}-iso-Alkan-1,2-diole), ca. 30% Cholestanderivate (Cholesterin, 7-Ketocholesterin, Cholesten-3,5,6,triol), ca. 27% Lanostanderivate (Lanosterin, Dihydrolanosterin, Agnosterin, Dihydroagnosterin) sowie einen Rest noch nicht näher identifizierter Anteile. In der Säurefraktion (Gesamtzahl 30) findet man geradzahlige C_{10}- bis C_{26}-n-Fettsäuren, C_{14}- und C_{16}-Hydroxyfettsäuren, C_{10}- bis C_{28}-Isopropylfettsäuren (iso-Fettsäuren) und ungeradzahlige C_9- bis C_{29}-Isobutylfettsäuren (ante-iso-Säuren).

E. V. *Truter* (1962) schlüsselte die Lanolinfettsäuren *(Tab. 1)* und die Lanolinalkohole *(Tab. 2)* wie folgt auf:

Tab. 1 Gehalt an Lanolinfettsäuren

Fettsäuregehalt	Zahl der C-Atome	Gehalt (%)
normale Fettsäuren	$C_{10}-C_{32}$ gerade Zahlen	7,0
normale Fettsäuren	$C_{13}-C_{17}$ ungerade Zahlen	
Iso-Fettsäuren	$C_{10}-C_{32}$ gerade Zahlen	23,0
ante-Isofettsäuren	C_9-C_{31} ungerade Zahlen	30,0
α-Hydroxy-normale Fettsäuren	$C_{12}-C_{24}$ gerade Zahlen	15,0
α-Hydroxy-normale Fettsäuren	$C_{11}-C_{23}$ ungerade Zahlen	
α-Hydroxy-isofettsäuren	$C_{14}-C_{24}$ gerade Zahlen	11,0
α-Hydroxy-ante-isofettsäuren	$C_{13}-C_{25}$ ungerade Zahlen	4,0
ω-Hydroxy-normale Fettsäuren	$C_{26}-C_{34}$ gerade Zahlen	3,0
ω-Hydroxy-isofettsäuren	$C_{30}-C_{32}$ gerade Zahlen	0,5
ω-Hydroxy-ante-isofettsäuren	$C_{27}-C_{33}$ ungerade Zahlen	1,0
Gesamtmenge an aufgeklärten Fettsäuren		94,5
Gehalt an nicht aufgeklärten Verbindungen		5,5

Tab. 2 Gehalt an Lanolinalkohol

unverseifbare Substanzen	Zahl der C-Atome	Gehalt (%)
normale Kohlenwasserstoffe	$C_{13}-C_{33}$ ungerade Zahlen	1
Isokohlenwasserstoffe	$C_{14}-C_{32}$ gerade Zahlen	
ante-Isokohlenwasserstoffe	$C_{15}-C_{29}$ ungerade Zahlen	
normale aliphatische Alkohole	$C_{16}-C_{30}$ gerade Zahlen	4
normale aliphatische Alkohole	$C_{17} C_{33}$ ungerade Zahlen	
isoaliphatische Alkohole	$C_{16}-C_{24}$ gerade Zahlen	6
ante-isoaliphatische Alkohole	$C_{17}-C_{33}$ ungerade Zahlen	7
normale aliphatische 1-2 Diole	$C_{14}-C_{24}$ gerade Zahlen	4
normale aliphatische 1-2 Diole	$C_{17}-C_{23}$ ungerade Zahlen	
isoaliphatische 1-2 Diole	$C_{14}-C_{24}$ gerade Zahlen	
ante-isoaliphatische 1-2 Diole	$C_{15}-C_{25}$ ungerade Zahlen	

Fortsetzung von *Tab. 2* Gehalt an Lanolinalkohol

unverseifbare Substanzen	Zahl der C-Atome	Gehalt (%)
C27 Sterine	Gesamtsumme 37%	
Cholesterin		30
7-Oxo-cholesterin		3
Cholestan-3,5,6-triol		2
Cholestenol		1
Cholestan-3,5-dien-7-on		1
C30 Triterpenalkohole	Gesamtsumme 39%	
Lanostadienol		16
Lanostanol		16
Agnostadienol		1
Agnostenol		3
7-Oxo-lanostenol		2
7,11-Dioxy-lanostenol		1
Gesamtzahl an nachgewiesenen nicht verseiften Substanzen		98
Gehalt an nicht nachgewiesenen Substanzen		2

Wegen einiger, wohl übertriebener Bedenken, daß Wollwachs zu Allergien der Haut führe (3, 4), wurden Wollwachssubstitute entwickelt. *Hermsdorf* (5) der folgende *Abbildung* über die Zusammensetzung des Wollwachses veröffentlichte, nennt als Wollwachsaustausch das Softisan-649 (Dynamit Nobel), ein Ester des oligomeren Glycerins mit einer statistischen Fettsäureverteilung (Capryl-, Caprin-, Stearin-, Isostearin- und 12-Hydroxystearinsäure) und mit Adipinsäure.

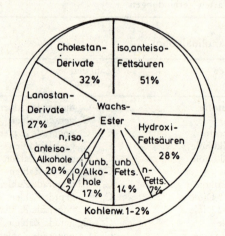

Abb. Zusammensetzung des Wollwachses nach *Hermsdorf* (5)

Die Wollwachsalkoholsalbe *(Lanae alcoholum unguentum)* des DAB 8 enthält:

	Wollwachsalkohole *(Lanae alcoholes)*	6,0 T.
	Cetylstearylalkohole	0,5 T.
und	Vaselin, weiß	93,5 T.

Bei der Kaltemulgierung mit Wasser ist eine problemlose Einarbeitung nur bis zu einem Wassergehalt von 66% möglich (6). Sonst wird nach DAB 8 bei 60°C die Salbenbase 1:1 mit Wasser emulgiert.

Das Vorkommen von möglicherweise allergisierenden, freien Wollwachsalkoholen *(Sulzberger)* hat einige Hersteller veranlaßt, besonders gereinigte Wollwachse herzustellen, indem man Wollwachs in polare und unpolare Komponenten an ein absorbierendes Medium fraktionierte. Die unpolare Fraktion des Wollwachses soll allergenfrei sein (7).

Wollwachsalkohole werden mit 0,05% Butylhydroxyanisol (BHA) gegen Ranzidität stabilisiert (s. »Antioxidantien«, Bd. 1, S. 187).

2. Wasserzahl als Kriterium für die Eignung von W/O-Emulgatoren

Die älteste und bekannteste quantitative Methode zur Bestimmung der Emulgierfähigkeit eines W/O-Emulgators (bzw. cholesterinhaltiger Vaselinen und Wollwachsabsorptionsbasen usw.) ist die Wasserzahl (water number), die von *P. Casparis* und *E. W. Meyer* (8) als die maximale Gewichtsmenge Wasser definiert wird, die man in einer hydrophoben Base – enthaltend eine bestimmte Menge eines Emulgators – emulgieren kann. Spätere Bearbeiter fanden, daß es einfacher ist, die Wasserzahl in Volumeneinheiten (ml/100 g) anzugeben.

Es wird im allgemeinen nach folgender Methode gearbeitet:
Man fügt eine kleine Menge an Wasser mit Hilfe einer Bürette zu einer bekannten Gewichtsmenge an Öl und Emulgator, die in einem Becherglas vorgelegt wurden. Während des Zufügens wird die Emulsion kräftig von Hand gerührt bis kein Wasser mehr emulgiert wird, d. h. bis die Anwesenheit von nicht-emulgiertem Wasser unverkennbar ist.

Nach Literaturangaben wird Wasser langsam der Fettbase bei Zimmertemperatur zugerührt, bis nichts mehr aufgenommen wird. Dann wird die Mischung auf 0°C gekühlt und wieder auf Raumtemperatur gebracht. Abgeschiedenes Wasser wird mit einem Löschpapier abgesaugt und das festgehaltene Wasser wird gewogen.

Zwischen dem HLB-Wert (Kap. II, S. 174) der Spans® und Tweens® und der Wasserzahl besteht eine Beziehung in dem Sinne, daß beide umgekehrt proportional sind. Je niedriger nämlich der HLB-Wert ist, desto größer ist die Wasserzahl.

Beispiel: Span®85   HLB-Wert =   1,8 – Wasserzahl = 411
            Myrj®59   HLB-Wert = 18,8 – Wasserzahl = 10

Vélon und *Picot* (9) weisen darauf hin, daß man zwar bei Lanolin das überschüssige Wasser mit Filterpapier aufsaugen kann, dies ist aber bei Vaselinen nicht möglich, da Vaselin am Papier kleben würde. Sie haben daher die »Kugelmethode« entwickelt, die wie folgt ausgeführt wird:

Die Messung erfolgt durch 1/2-ml-weises Zugeben von destilliertem Wasser zur Absorptionsbase, die sich in einem V2-A-Gefäß befindet. Das unter energischem und gleichmäßigem Rühren langsam zugefügte Wasser wird anfangs rasch, später langsam aufgenommen. Sobald das Wasser nach 3 bis 4 Minuten langem Rühren nicht mehr aufgenommen wird, die Emulsion an den Wänden gleitet, sich vom Gefäß trennt und als Kugel um den Hornspatel zusammenzieht, ist die Messung beendet. Man liest das Wasservolumen an der Bürette ab. Die Temperatur soll während des Versuches konstant bei 20°C gehalten werden.

Tabelle der Wasserzahlen*
(Werte 1 bis 5 nach *Fetting* (10) – Werte der Lanolinderivate nach *Truter*

	Wasserzahl	Wassergehalt
Vaselin	11,0	9,9%
Ol. arachidis hydrog. (Witten)	7,2	6,6%
Adeps suillus DAB 7	8,5	7,8%
Salbengrundlage Witten 378	19,8	16,5%
Ol. arachidis hydrog. (Astra)	74,6	42,9%
100%iges handelsübliches Wollwachs	355,0	nicht geprüft
100%ige Wollwachsester	16,0	nicht geprüft
5%iges handelsübliches Wollwachs (in Paraffinöl)	145,0	nicht geprüft
5%ige Wollwachsester (in Paraffinöl)	5,0	nicht geprüft
5%ige Wollwachsalkohole (in Paraffinöl)	710,0	nicht geprüft
5%ige Wollwachssäuren (in Paraffinöl)	235,0	nicht geprüft
2,5%ige Wollwachsalkohole (in Paraffinöl)	255,0	nicht geprüft
2,5%ige Wollwachsalkohole und 2,5%ige Wollwachsester (in Paraffinöl)	650,0	nicht geprüft

* Gemessen wurde nach der Methode von *Casparis* und *Meyer*, wobei die Höchstmenge Wasser, welche 100 g einer wasserfreien Grundlage bei 20°C mindestens 6 Wochen festzuhalten vermag, bestimmt wurde.

3. W/O-Emulgatoren

Neben den Wollwachsfraktionen (insbesondere Cholesterin, Alkandiole) sind die Ester der Ölsäure mit mehrwertigen Alkoholen oder deren Anhydriden gute W/O-Emulgatoren. *Fetting* faßt wie folgt zusammen: »Seifen mit zwei- und mehrwertigen Kationen, höhermolekulare aliphatische Alkohole, Partialester mehrwertiger Alkohole mit höhermolekularen Fettsäuren, Sterin.«
Besondere Bedeutung kommt den Oleaten, Ricinoleaten und Lanolaten des Sorbi-

tans, Pentaerythrits und des Glycerins zu. Hervorragende W/O-Emulgatoren klassischer Art sind z. B.:

Sorbitansesquioleat (Arlacel® C oder 83 usw.)
Diglycerinsesquioleat (Hostacerin® DGO)
Polyethylenglykol-300-dioleat (= Emulsif M 1263/Gattefossé)
o-Phosphorsäure-Oleylester (Typ Hostaphat KO-300 N)
Fettalkohole-Glycerinether (= Cremophor W/O-A/BASF)
POE-(2)-Oleylether (Brij®-93)
POE-(2)-Oleylalkohol (Simulsol-92/Montagne Noire)
Decaglycerindecaoleat- und -linoleat (PVO)
Decaglycerintetraoleat (Drewpole 10-4-0/PVO)
Decaglycerinoctaoleat (PVO)
Oxyalkylharnstoff-Ölsäureester (Akzo)
Sorbitantrioleat und -monooleat

Dehymuls E (Henkel) soll ein Citronensäuredistearylester und Pentaerythrit-dicocos-fettsäureester, im Molverhältnis 1:1 kondensiert, (11) sein. Nach dem »CTFA-Cosmetic-Ingredient-Dictionary« ist es ein Komplex aus »Sorbitansesquioleate (and) Beeswax (and) Aluminiumstearate (and) other Ingredients«.
Dehymuls F (Henkel) ist nach Literaturangaben (12) ein Gemisch: Ester der Citronensäure, Fettsäure, Fettalkohole, Pentaerythrit, Aluminiumstearat, Partialglycerid der Ölsäure, Antioxidans BHA und feste Kohlenwasserstoffe.
Nach der DOS 2 023 786 vom 20. April 1972 (Beiersdorf AG) eignen sich als W/O-Emulgatoren die Partialglyceride der Wollwachssäuren. Hinzu kamen in den letzten Jahren Ester der Isostearinsäure mit verbesserter Oxidationsstabilität und guten, geruchlich verbesserten Eigenschaften als W/O-Emulgatoren:

Sorbitanisostearat

(Crill-6/Croda; Arlacel-987/Atlas; Montane-70/Seppic usw.)
mit einem HLB-Wert von 4,3

Glycerolmonoisostearat

(Partialglycerid) = Imwitor 780 K (Dynamit Nobel)
mit einem HLB-Wert von 3,7

Isostearinsäure-Polyglycerinester

= Hoe S-2721 (Hoechst)
mit einem HLB-Wert zwischen 3 und 4

Ferner kommen gering ethoxylierte Sojasterole vom Typ Generol 122 E5 (Henkel) = PEG-5-Sojasterol (CTFA) in Betracht.
In einer Patentanmeldung (13) werden als W/O-Emulgatoren Gemische aus Einfach- und Mehrfachestern der Ölsäure und/oder Ricinolsäure mit Polyhydroxyver-

bindungen mit wenigstens drei alkoholischen Hydroxygruppen im Molekül und pflanzlichen Sterinen beschrieben. Genannt werden auch Saccharoseoleate.
Andere Erfindungen haben Magnesiumsalze von Copolymeren des N-Stearylacrylamids und ähnliche Verbindungen in Kombination mit Magnesiumisostearat zum Ziel (14).
Vorgeschlagen wurden auch Copolymerisate bzw. Terpolymerisate von N-Vinylimidazol, Alkyl(meth)-acrylaten und ggf. Vinylacetat als W/O-Emulgatoren (15).
W/O-Emulgatoren, gekennzeichnet durch einen Gehalt an Halbestern, vorzugsweise deren Magnesiumsalze aus Bernsteinsäure mit einem polyoxalkylierten Fettalkohol bestimmter Strukturformel, werden beschrieben (16).
Als Emulgator für W/O-Emulsionen soll auch ein Gemisch aus Wollwachsfettsäuren mit einer basischen α-Aminosäure etwa im Verhältnis 90:10 geeignet sein (17).
Die Calciumsalze von Reaktionsproduktion der Milchsäure und der Fettsäuren (18) stellen ebenfalls brauchbare W/O-Emulgatoren dar. Eine praktische Bedeutung hat das Calcium-Stearoyl-2-lactylat (Pationic CSL, C. J. Patterson Comp., Kansas City, MO). Im allgemeinen sind aber noch weitere W/O-Emulgatoren wie PEG-8-dioleat oder Oleth-3 (CTFA) = PEG-3-Oleylether für stabile W/O-Emulsionen erforderlich (19).
Als flüssige W/O-Emulgatoren verdienen die Isostearatester und -stearylether Beachtung (20):

>Sorbitansesquiisostearat
>Triglyceryldiisostearat
>Sorbitantriisostearat
>Polyethylenglykol-(2)-isostearylether usw.

Diese Emulgatoren werden etwa 4%ig einem Mineralölgel (mit 5% Polyethylen = Plastibase 50 W-Squibb) bei ca. 76% Wasser zugesetzt.
Vorgeschlagen wurden auch Verbindungen vom Typ Weinsäure (= Tartaric acid) – di-hydroxy-C_{16}- bis -C_{18}-Alkylester und Aluminiumstearat (21), ferner
Ester des Cholesterols und verzweigter Fettsäuren [z. B. der methylverzweigten Isostearinsäure oder der 5,7,7-Trimethyl-2-(1,3,3-trimethylbutyl)-octansäure; letztere von Nissan Chem. Ltd. Co., Ltd. sowie der 2-Heptylundecansäure; Mitsubishi Chem. Ind. Ltd.] sind bei Zimmertemperatur flüssig und können zusammen mit geeigneten Emulgatoren, W/O-Emulsionen stabilisieren (22).
Als neue W/O-Emulgatoren wurden N-(3-Alkyloxyhydroxypropyl)-alkanolamide und N-(3-Alkyloyloxy-2-hydroxypropylalkanolamide beschrieben (23). Insbesondere sollen Ölsäure- und Sojabohnenöl-Diethanolamine gute W/O-Emulgatoren darstellen.
Eine gut abdeckende, Feuchtigkeitsverlust der Haut ausgleichende Wirkung soll eine W/O-Emulsion mit einem Gehalt von über 60% Wasser und ca. 10% Pigmenten besitzen (24):

Paraffinöl 50 cps	5,55%
Vaselin (45°C Schmelzpunkt)	2,25%
Polyglyceryl-6-dioleat	4,50%
Propylparaben	0,10%
Perhydrosqualen	5,85%
Robane (Squalan, Robeco)	3,00%
Ozokerit	3,60%
Imidazolidinyl-Harnstoff	0,15%
Methylparaben	0,15%
Magnesiumstearat	0,50%
Eisenoxid-Pigmente	10,00%
Wasser-dejonisiert	64,35%

Mischungen von oleophilen Emulgatoren mit Aminosäuren sind in einem Patent (25) als W/O-Emulgatoren vorgesehen, und zwar vor allem Diglycerol-di-9-methylheptadecanoat, Glycerol-mono-9-methylheptadecanoat, Trimethylolpropan-monooleat, Diglyceroldiricinoleat, Sorbitansesquioleat usw.

Folgende Mischung dient z. B. als W/O-Emulgator:

Diglyceroldi-9-methylheptadecanoat	5 T.	L-Serin	5 T.
Natrium-L-Glutamatmonohydrat	10 T.	Wasser	35 T.

4. Stabilisierung von W/O-Emulsionen

In der Wärme neigen W/O-Emulsionen zur Abscheidung von Öl an der Oberfläche.
Die Methoden, um eine Stabilisierung gegen klimatische Einflüsse zu erreichen, beruhen im wesentlichen auf der Fähigkeit einiger Stoffe mit Ölen ein Gel zu bilden (Lipojelling Effect).

4.1 Aluminium-, Magnesium- und Calciumstearate

Bekannt ist die Verwendung von Aluminium-, Magnesium- und Calciumstearaten (oder anderen Fettsäuren), die bei ca. 130°C in die Öle (oft Mineralöle) eingerührt werden und ein Gel bilden. Sie wirken fettgelierend.

4.2 Betone-(Montmorillonit-Gele)

Lipophile, quellbare Tone bilden die Grundlage für Ölgele, z. B. Quaternium-18-Hectorite (CTFA), eine Verbindung des Na-Fluorsilikat-(Trioctaaeder)-Montmorillonit-Tons mit einem quartären Ammoniumsalz (= Handelsname *Bentone-38*, National Leads) und fertige Gele:

Bentone-Gel M/O
= 10% Bentone-38 in Mineralöl (National Leads)
Bentone-Gel OMS 25
= Bentone in Isopar H (= C_{11}- bis C_{12}-Isoparaffin)

Ferner: Stearalalkonium-Hectorite (CTFA) = Reaktionsprodukt von Hektorit mit Stearalalkoniumchlorid = Handelsprodukt: Bentone-27.

Als fertiges Gel:

Miglyol®- Gel (Dynamit Nobel)
= Bentone-27 in Miglyol-812 (Capryl/Caprin-Triglycerid)

oder

Miglyol® 840-Gel
= Bentone in Propylenglykol-Dicaprylat/Dicaprat (CTFA)

sowie

Bentone-Gel IPM
= 10% Bentone-27 in Isopropylmyristat

und

Bentone-Gel Lan I
= 10% Bentone-27 in einer Mischung aus Isopropylpalmitat und Lanolin

Rezeptbeispiel (W/O)

A)	Miglyol®-Gel	200 g
	Paraffinöl	100 g
	Miglyol®-812 Neutralöl	100 g
	Isostearinsäure-Partialglycerid (Imwitor-780-K, Dynamit Nobel)	50 g
B)	Imidazolidinyl-Harnstoff	3 g
	Methylparaben	1 g
	Wasser	541 g
C)	Parfümöl	5 g
		1000 g

oder

A)	Miglyol®-840-Gel	200 g	C)	Magnesiumsulfat	20 g
B)	Paraffinöl	80 g		Germall®-115	3 g
	Imwitor-780-K	50 g		Methylparaben	1 g
	Softisan-649	50 g		Wasser	562 g
	Wachs, mikrokristallin	30 g	D)	Parfümöl	4 g

Herstellung: B auf 70°C erwärmen, dann A zurühren, C bei 65°C emulgieren und bei 40°C parfümieren.

4.3 Stabilisierung durch Aufbau von Gelgerüsten

Ähnlich den Erdalkaliseifen der Fettsäuren und der Ölgele mittels Tonerden wirken auch die durch Fransenmizellen aufgebauten Gelstrukturen des Vaselins. Die Zügigkeit und Duktilität des Vaselins (s. S. 309) beruht auf seinem Gehalt an mikrokristallinen Anteilen.

Aus Erfahrung weiß man, daß mikrokristalline Wachse imstande sind, Öl in ihr Gefüge einzubauen. Aus diesem Grunde verwendet man zur Stabilisierung mikrokristalline Wachse (z. B. Lunacera M von L. W. Fuller, Lüneburg oder von der Fa. Schliemann, Hamburg sowie Esma-P von Edelfettwerke W. Schlüter, Hamburg).

Ein weiterer Weg die Zügigkeit des Vaselins zu erhöhen und die Ölaufnahme mikrokristalliner Wachse zu steigern, ist der Zusatz von Polyethylen oder -isobutylen (Oppanol, BASF).

Selbst 95% dickflüssiges Paraffinöl können mit 5% Polyethylen (Mol-Gew. ca. 20000) bei 130°C und anschließendem, plötzlichen Abkühlen zu einem Gel verarbeitet werden [Plastibase®, Squibb, s. S. 304 und Literatur (20)].

Ein solches Gel wird ca. 4- bis 5%ig für W/O-Cremes eingesetzt. Man verwendet etwa 20% dieses Gels und einen flüssigen W/O-Emulgator wie Sorbitanisostearat (Arlacel-987 oder Crill-6) sowie ähnliche (wie Imwitor-780-K) in Mengen von 4 bis 5%, sowie mikrokristalline Wachse, evtl. Aluminiumstearat und 65 bis 75% Wasser.

Gute Gelgerüste werden durch 10 bis 12% AC-Polyethylen-MG 1500 (Allied Chem.; Nordmann, Raßmann & Co., Hamburg) und 88 bis 90% Paraffinöl hergestellt.

Die Polyethylene bilden eine schwammartige, dreidimensionale Gitterstruktur. Vorteilhaft ist die Verwendung von Mischpolymerisaten (A-C-Polyethylen G-201 und 400), die allerdings – wie auch die oxidierten Polymere (A-C-Polyethylen 629, 655, 656 und 680) weniger steife Gele als Homopolymere ergeben.

4.4 Magnesium- und Calciumionen

Erfahrungsgemäß stabilisieren Ca- und Mg-Ionen W/O-Emulsionen, evtl. infolge der Bildung von Ca- oder Mg-Seifen bei Vorhandensein von kleinen Mengen an freien Fettsäuren.

Magnesiumsulfat-(heptahydrat) wird oft in Mengen von 0,3 bis 2% (berechnet auf die fertige W/O-Emulsion) der Wasserphase zugesetzt. Insbesondere stabilisiert $MgSO_4$ W/O-Emulsionen, die freie Fettsäuren des Bienenwachses enthalten.

Besonders effektiv sind Magnesium- und Aluminiumseifen von 12-Hydroxyfettsäuren, z. B. der 12-Hydroxystearinsäure, wobei auch die Glyceride stabilisierend wirken.

In einigen Patentanmeldungen (26) zur Herstellung von W/O-Emulsionen mit hohem Wassergehalt (über 75%) werden alle Register der W/O-Stabilisierung gezogen:

a) Emulgatoren:
   Arlacel-987 (Atlas)
   Crill-6 (Croda)
   Montane-70 (Seppic)
   Imwitor-780-K (Witco)
   Brij-92 (Atlas)

   Triglycerolmonooleat (PVO)
   Arlacel-80
   Arlacel-83 usw.
b) Montmorillonitton (Bentone-38)
c) Magnesiumsalz, wasserlöslich
d) Polyisobutylen (Parleam, Nichiyu Ltd.)

Beispiel für eine Moisturizing Cream:

A) Carnation oil (light paraff. oil, Witco)	5,0%
Ölsäuredecylester (Cetiol V)	5,0%
Arlacel-987	2,5%
Bentone-38	0,5%
B) Magnesiumsulfatheptahydrat	0,3%
Wasser, entmineralisiert (u. Konservierungsmittel)	77,2%
Moisturizers, Parfümöl usw.	9,5%
	100,0%

Bei 23°C wird emulgiert.

4.5 Stabilisierung durch Blockpolymere

Unter Blockpolymeren versteht man Verbindungen, in denen jeweils Ketten (Blökke) aus einem Monomer mit einem Block aus einem anderen Monomer abwechselnd chemisch verknüpft sind.
In der Emulgatortechnik spielen sich wiederholende Strukturen von Polyoxethylen- und Polyoxypropyleneinheiten eine bedeutende Rolle, da derartige Polymere sowohl Wasser- wie auch Öllöslichkeit in sich vereinigen können.
Insbesondere sind nichtionogene, hochmolekulare Polyalkylenglykole in der Lage, ein Gelgerüst aus Öl und Wasser aufzubauen.

Hierzu dienen:
Das flüssige Elfacos® ST-37 (Akzo)   = PEG-22/Dodecylglykol-Copolymer
                                       (CTFA)
                                     (= PEG-1000)
und
das schmalzartige Elfacos® ST-9 (Akzo) = PEG-45/Dodecylglykol-Copolymer
                                         (CTFA)
                                       (= PEG-2000)

Verwendung zur Stabilisierung von W/O-Emulsionen: 3 bis 5%.
Die Wirkung ist bei Wollwachs- und Derivaten gut.

Blockpolymere mit lipophilen und hydrophilen Sequenzen werden in einem Patent (27) als Emulgatoren vorgeschlagen, insbesondere die Herstellung von 2-Vinyl-Pyridin-Laurylmethacrylat-Polymer mit einer doppelten Sequenz. Die zwei Sequenzen umfassen Lauryl-Polymethacrylat und Polyvinyl-2-Pyridin.
Durch Kondensation von Propylenoxid und nachfolgender Kondensation der entstehenden hydrophoben Verbindungen mit Ethylenoxid entstehen Poly(oxethylen)-poly (oxpropylen)-Polymere (Typ »Pluronic F-68«, ein nichtionogener Emulgator von Wyandotte, Michigan/USA und »Emkalyx«, Kuhlmann, Paris).
Daneben verdienen als Co-Emulgatoren für W/O-Emulsionen Cholesterol und Phytosterole Beachtung sowie Wollwachsalkohole (raffiniert) vom Typ Hartolan® und Super-Hartolan® (Croda).

5. Wichtige Rohstoffe für W/O-Emulsionen

Neben Wollwachs und Wollwachsalkoholen sind Kohlenwasserstoffe häufige Bestandteile von W/O-Emulsionen.
Wegen ihres guten Ölaufnahmevermögens werden besonders Vaselin und mikrokristallines Wachs als Cremegrundlage verwendet.
Zahlreiche Absorptionsbasen enthalten Vaselin: Abracol V.P.X. (Bush Boake Allen); Alcolan, Amerchol C, CAB, H-9 (Amerchol); Dehymuls-K (Henkel); Isocreme (Croda); Protegin-W, WX, X (Goldschmidt) usw.

5.1 Vaselin (Petrolatum)

Weißes Vaselin *(Vaselinum album)* DAB 8, White Petrolatum (USP 1980), White Soft Paraffin (Brit. 1980).
Nach dem CTFA »Cosmetic Ingredient Dictionary« (3. Ausg. 1982) ist *Petrolatum* eine halbfeste Mischung von Kohlenwasserstoffen, gewonnen aus Petroleum.
Die Bezeichnung »Die Vaseline« ist ein als Warenzeichen geschützter Markenname für Chesebrough-Vaseline.
Vaselin ist ein Gemisch von Paraffinen, verzweigten und cyclischen Kohlenwasserstoffen sowie geringen Anteilen (0,3 bis max. 15%) ungesättigter (aber nicht aromatischer) Kohlenwasserstoffe. Vaselin enthält etwa 5 bis 20% n-Paraffine und in der Hauptmenge verzweigte und zyklische Kohlenwasserstoffe. Gute Naturvaselinen sollen 13 bis 18% Hartparaffine enthalten.
Die festen Kohlenwasserstoffe bilden ein dreidimensionales Netzwerk aus Fransenmizellen mit eingeschlossener flüssiger Ölphase.
Die Zügigkeit (Duktilität) gilt als Qualitätsmerkmal für gutes Vaselin; die apparative Bestimmung ist schwierig (28, 28a, 29, 30). Die »Zügigkeit« ist schwer physikalisch zu definieren und wird durch die verzweigten Isoparaffine gefördert, durch feste Paraffine vermindert.
»Langziehendes« (long fibred) Vaselin ist imstande, ein Gitternetz aufzubauen und

zeigt ein gutes Ölaufnahmevermögen. Die Messung des Fadenziehens ist von kosmetischen Praktikern eingehend beschrieben worden (31).
Die Fädigkeit (Zügigkeit) wird durch Zusatz von Hochpolymeren, z. B. durch 0,05 bis 0,5% Polyisobutylen (z. B. Oppanol B-15, BASF) verbessert.
Ein weiteres Qualitätskriterium für gutes Vaselin ist das Ölhaltevermögen, ausgedrückt als Ölzahl, die im Zusammenhang mit der Zügigkeit steht.
Ungeschertes Vaselin hat eine Ölzahl von ca. 4 bis 34%, geschert ca. 10 bis 64%.
Die Viskosität wird zweckmäßig mit dem Brookfield-Rotations-Viskosimeter bestimmt, die Penetration nach *Mahler* oder gemäß Ph. Helv. VI (100 bis 300 für ungeschertes Vaselin).
Der Feststoffgehalt wird durch Dilatationsmessungen abgeschätzt, der bei Vaselin von 25°C ca. 30 bis 45% und bei 40°C ca. 1 bis 25% beträgt.
Gute Vaselinqualitäten sollen eine Gerüstfestigkeit von 30% besitzen (29).
Gegen wiederholte Einwirkung von Scherkräften und andere mechanische Bearbeitung soll die Gelstruktur guter Vaselinen stabil sein.

Steigschmelzpunkt:	40 bis 60°C *(Ubbelohde)*
	36 bis 54°C (DGF-Einheitsmethode)
Tropfpunkt:	38 bis 56°C *(Ubbelohde)*
	43 bis 55°C (Mettler-Tropfpunktgerät)
Erstarrungspunkt:	38 bis 56°C (rotierendes Thermometer)
Einige Hersteller:	Hansen & Rosenthal, D-2000 Hamburg
	Vaselinewerk C. Hellfrisch & Co., D-2000 Hamburg 11
	E. Schliemann, D-2000 Hamburg
	Parafluid Mineralölgesellschaft mbH, D-2000 Hamburg 1
	Witco-Sonneborn, 277 Park Ave., New York
	Penreco, 106 South Main Str., Butler, Pennsylvania
	Amoco-Oil Comp., 200 East Randolph Drive, Chicago, Illinois
ferner:	Texaco, Shell und Esso

5.2 Mikrokristallines Wachs

Während grobkristalline Paraffine im Gemisch ein kurzziehendes Vaselin ergeben, das keine längeren Fäden und Bänder zieht, zeigt eine Mischung mit mikrokristallinem Wachs gutes Fadenziehen und vor allem – worauf es in der Praxis ankommt – ein gutes Öladsorptionsvermögen.
Das CTFA-Dictionary (1982) definiert »Microcrystalline Wax«: »... stellt ein Wachs dar, das aus Petroleum gewonnen wird und charakterisiert ist durch die Feinheit seiner Kristalle im Gegensatz zu den größeren Kristallen des Paraffin-Wachses. Es besteht aus hochmolekularen, gesättigten aliphatischen Kohlenwasserstoffen«. Es enthält ein Gemisch fester, geradkettiger Paraffine und verzweigtkettiger Isoparaffine mit einem Mol-Gew. von 450 bis 1000.

Mikrokristallines Wachs stellt wegen seines guten Ölbindevermögens eine gute W/O-Grundlage dar mit dem Ziel, das Ausölen an der Oberfläche in der Wärme zu verhüten.

Lieferanten sind die gleichen wie bei Vaselin und außerdem noch:

»Lunacera M«, L. W. Fuller, D-3140 Lüneburg
Bareco Corp., 6910 East 14th Str., Tulsa, Oklahoma
Strahl & Pitsch, Inc., 230 Great East Neck Road, West Babylon, New York 11704
Dura Corp., 111 Calvert Str., Harrison, New York 10528

»Esma-P« entspricht weitgehend dem mikrokristallinen Wachs
(Edelfettwerke Werner Schlüter GmbH & Co., D-2000 Hamburg 54)

5.3 Hartparaffin

Nach dem DAB 7 ist *Paraffinum durum* ein gereinigtes Gemisch fester, gesättigter Kohlenwasserstoffe. Es stellt eine farblose oder weiße, mehr oder weniger durchscheinende Masse mit kristalliner Struktur dar. Der Erstarrungspunkt am rotierenden Thermometer liegt bei 50 bis 62°C.
Nach der British Pharmacopoeia 1963: Hard Paraffin, Paraffinum durum: »Hard paraffin is a mixture of solid hydrocarbons obtained from petroleum, or from shale oil. Solidifying point 50 bis 57°C«.
Das CTFA-Dictionary (1982): »Paraffin ist eine harte Mischung von Kohlenwasserstoffen, die aus Petroleum gewonnen werden, charakterisiert durch relativ große Kristalle«.

Gekauft wird Paraffin nach zwei Gesichtspunkten:
a) Grädigkeit (Erstarrungspunkt)
b) Ölgehalt (z. B. vollraffiniert, Ölgehalt 0,5%)
Verschnitte mit Isoparaffinen können erkannt werden (32, 33). Hartparaffin besteht aus einem Gemisch fester, gesättigter Kohlenwasserstoffe mit vorwiegend n-Paraffinen und einem Mol-Gew. von 225 bis 450 (34).

Hersteller:
Union Oil, 1 California Str., San Francisco, California
Strahl & Pitsch
Exxon Comp., P. O. Box 2180, Houston, Texas
L. W. Fuller GmbH, D-3140 Lüneburg

5.4 Ceresin

Ceresin stellt einen gereinigten Ozokerit dar, der als Erdwachs bergmännisch gewonnen wird.

Nach dem CTFA-Dictionary (1982) ist Ceresin eine weiße bis gelbe Wachsmischung von Kohlenwasserstoffen, die man durch Reinigung von Ozokerit gewinnt. Ceresin wird in einigen W/O-Grundlagen wie z. B. Dehymuls-K (Henkel) verwendet.

Lieferanten:
E. Schliemann, Billbrookdeich 183, D-2000 Hamburg 48
Georg Schütz, Ceresinfabrik, D-6370 Oberursel 5
Emil Struve & Co., Ottensenerstr. 59, D-2000 Hamburg-Eidelstedt
Strahl & Pitsch

»Esma-M« entspricht weitgehend dem gereinigten, mineralischen Ozokerit
(Edelfettwerke Werner Schlüter, D-2000 Hamburg 54)

5.5 Ozokerit

Nach dem CTFA-Dictionary (1982) ist »Ozokerite« ein Kohlenwasserstoffwachs, das aus Mineralöl und Petroleum-Ausgangsprodukten gewonnen wird.
Ozokerit (Erdwachs) wird in Galizien, Utah (USA), Argentinien, Texas usw. bergmännisch abgebaut. Es wird manchmal mit Hartparaffin verschnitten und als Ceresin gehandelt.
In einigen W/O-Grundlagen wie z. B. Protegin, Protegin W, WX und X (Goldschmidt) ist Ozokerit enthalten.

Lieferanten sind die gleichen wie bei Ceresin und außerdem noch:
  Dura, 111 Calvert Str., P. O. Box 618, Harrison, New York.

5.6 Paraffinöl (Mineraloil)

Das CTFA-Dictionary (1982) beschreibt unter »Mineraloil« eine flüssige Mischung von Kohlenwasserstoffen, die aus Petroleum gewonnen werden.

Das DAB 8 unterscheidet:
a) dickflüssiges Paraffinöl *(Paraffinum subliquidum)*
    als gereinigte Mischung flüssiger, gesättigter Kohlenwasserstoffe aus Erdöl
    Viskosität: mindestens 100 m Pa · s
    relative Dichte: 0,866 bis 0,892
b) dünnflüssiges Paraffinöl *(Paraffinum perliquidum)*
    Viskosität: max. 70 m Pa · s
    relative Dichte: 0,832 bis 0,892

Beide Paraffinöle sollen laut DAB 8 unter der UV-Lampe nicht fluoreszieren.

Paraffinöle und Vaselinen sind gegen Sauerstoff beständig und somit stabil gegen oxidative Einflüsse. Trotzdem werden α-Tocopherol oder Butylhydroxytoluol als Antioxidantien zugesetzt.
Paraffin-Kohlenwasserstoffe gelten generell als inerte, reaktionsträge und mit anderen Chemikalien gut verträgliche Rohstoffe.

6. Absorptionsbasen

Vaselin hat eine Wasserzahl zwischen 9 und 12. Schmilzt man etwa 3% Cholesterin oder bestimmte Isolate des Wollwachses ein, erhöht sich die Wasseraufnahmefähigkeit des Vaselins erheblich. Ein derartiges »hydrophiles Vaselin« ist die Grundlage von sogenannten Absorptionsbasen, die einer Menge von 20 bis 40% (berechnet auf die fertige W/O-Creme) eingesetzt werden. Ein besseres Ergebnis erhält man, wenn anstelle des Vaselins ein Gemisch von Kohlenwasserstoffen (Isoparaffine, mikrokristalline Wachse, Ceresin usw.) verwendet wird und wenn man Cholesterin mit Wollwachsalkoholen und Sorbitan-Oleaten kombiniert.

Nach *Fetting* hat das Dihydroderivat des Cholesterins, das Cholestanol, dieselben emulgierenden Eigenschaften, hat aber gegenüber dem Cholesterin den Vorteil, daß es in Emulsionen geringer oxidationsanfällig ist.

Cholesterin erhöht die Wasseraufnahmefähigkeit von Vaselin bei einem optimalen Zusatz von 3% (höhere Zusätze sind nicht wesentlich wirksamer) wie die *Tabelle* von *Fetting* zeigt:

Cholesterin	1%	2%	3%	5%
Wasserzahl	98,5	135,3	162,6	168,3
Wassergehalt*	49,6	57,6	61,8	62,7

*) Wassergehalt = max. Wasseraufnahmefähigkeit in %

Die Grundlage der Absorptionsbasen bilden im allgemeinen Gemische von Kohlenwasserstoffen, insbesondere Vaselin, Hartparaffin, Ceresin und mikrokristalline Wachse sowie mineralische Öle.

Vaselin und die reaktionsträgen Paraffine gehören zu der großen Gruppe der (Paraffin)-Kohlenwasserstoffe. In der Definition von Vaselin, Mineralöl, Weißöl, Paraffinöl, Vaselinöl usw., besteht leider keine eindeutige Klarheit.

Absorptionsbasen einiger Pharmakopöen

	1. *Unguentum alcohol. lanae* 3. Nachtr. DAB 6 u. BP, 6th Addendum	2.**	3.**	4.**	5. *Hydrophilic petrolatum* USP XV	6. *Unguentum cetylicum,* Schweiz.	7. DAB 8
Wollwachsalkohole	6,0	6,0	6,0	6,0	–	–	6,0
Vaselin (43/48)	10,0 (gelbe Vas.)	10,0	50,0	40,0	86,0	86,0	93,5
Hartparaffin	24,0	–	6,0	–	–	–	–
Paraffinöl, dickflüssig	60,0	60,0	32,0	39,0	–	–	–
Ceresin	–	24,0	6,0	–	–	–	–
Wachs, mikrokristallin 74/76 °C	–	–	–	15,0	–	–	–
Cholesterin	–	–	–	–	3,0	–	–
Bienenwachs, weiß	–	–	–	–	8,0	–	–
Stearylalkohol	–	–	–	–	3,0	–	–
Cetylalkohol	–	–	–	–	–	4,0	0,5
Lanolin, anhydr.	–	–	–	–	–	10,0	–

* Wird mit gleichen Teilen *(aña partes aequales)* Wasser zu *Unguentum aquosum* verarbeitet.
** Die Absorptionsbasen 2, 3. und 4. sind Verbesserungen des *Unguentum alcobol. lanae* (3. Nachtrag zum DAB 6 und BP), da sie keine Abscheidung des Paraffinöls beim Lagern aufweisen.

Einige handelsübliche Absorptionsbasen heißen:
Protegin®, Amerchol® H-9, Hydrocerin®, Eucerin®, Amphocerin®, Dehymuls® K, Abracol®, VPC, Boerocerin® Cremba (Croda), Isocreme (Croda), Liquid Base CB, Cowax-7 (Hefti), Hostacerin W/O, Alcolan® (Wollfettfraktion), Nimco®- und Nimco®-Cholesterin-Base (Malmstroem & Co., N. J., 147 Lombardy Str, Brooklyn 22, New York) usw.

7. Rezeptteil

7.1 Absorptionsbasen

allgemeines *Rezeptschema* (in %):	1	2	3	4	5
Wollwachsalkohole	8	6	2	–	4
Lanolin, anhydr.	10	10	8	20	–
Cetyl- oder Stearylalkohol	–	3	–	–	1
Vaselin, weiß	40	60	40	30	30
Paraffinöl	35	9	30	30	30
Wachs, mikrokristallin	7	10	10	10	20
Cholesterin	–	2	–	1	–
Sorbitansesquioleat	–	–	10	6	–
Glycerinmonooleat	–	–	–	3	–
Polyglycerylisostearat	–	–	–	–	15

Bienenwachs, weiß	50 g	Vaselin, weiß	240 g
Vaselin, weiß	500 g	Bienenwachs	100 g
Wachs, mikrokristallin	100 g	Wachs, mikrokristallin	50 g
Mineralöl	220 g	Paraffinöl	450 g
Cetylalkohol	30 g	Lanolin	100 g
Sorbitansesquioleat	100 g	Sorbitansesquioleat	60 g
	1000 g		1000 g
Ceresin	150 g	Ceresin	50 g
Vaselin, weiß	250 g	Hartparaffin	50 g
Mineralöl	450 g	Vaselin, weiß	550 g
Lanolin, anhydr.	100 g	Paraffinöl	250 g
Sorbitansesquioleat	50 g	Sorbitansesquioleat	100 g
	1000 g		1000 g

Sorbitanmonooleat	60 g
Ceresin	150 g
Vaselin, weiß	240 g
Mineralöl	450 g
Lanolin, anhydr.	100 g
	1000 g

Sorbitansesquioleat	150 g
Hartparaffin	250 g
Wachs, mikrokristallin	50 g
Vaselin, weiß	400 g
Paraffinöl	150 g
	1000 g
Hostacerin DGO oder Hoe-S-2721	100 g
Vaselin, weiß	350 g
Wachs, mikrokristallin	40 g
Lanolinöl	70 g
Bienenwachs	165 g
Isopropylpalmitat	20 g
Paraffinöl	255 g
	1000 g

Anstelle des Ölsäurepolyglycerinesters (Hostacerin® DGO) wird wegen besserer Stabilität nunmehr Isostearinpolyglycerinester (Hoe-S-2721) bevorzugt.

Hydrophilic petrolatum USP XV

Cholesterin	30 g
Stearylalkohol	30 g
Bienenwachs	80 g
Vaselin, weiß	860 g
	1000 g

W/O-Cremes mit Absorptionsbasen
(Wasser-in-Öl-Cremes)

	1	2	3	4
Protegin®	300	–	–	–
Protegin® X	–	200	–	–
Almecerin®	–	–	400	–
Hydrocerin®	–	–	–	35
Lanolin, wasserfrei	30	–	–	50
Paraffinöl, DAB 8	50	300	–	20
Bienenwachs, weiß	–	50	–	15
Walrat (Cetylpalmitat)	–	–	–	15
Vaselin, weiß	–	–	–	220
Glycerin	50	–	100	–
Wasser	570	450	500	645
	1000	1000	1000	1000

Sportcreme

A)	Amerchol® H-9	250 g
	Amerchol® CAB	50 g
	Vaselin	45 g
	Mineralöl	40 g
	Wachs, mikrokristallin	30 g
	Luvitol® EHO (BASF)	20 g
	Methylparaben	2 g
B)	Wasser	552 g
	Magnesiumsulfat	3 g
C)	Parfümöl	8 g
		1000 g

Sportcreme ✗

A)	Eucerin®, anhydr.	400 g
	Lanolin	60 g
	Cetylalkohol	30 g
	Vaselin, weiß	20 g
	Paraffinöl	30 g
	Sorbitanmonostearat	5 g
	Methylparaben	2 g
B)	Wasser	445 g
C)	Parfümöl	8 g
		1000 g

Sportcreme

A)	Protegin®	220 g
	Hostacerin® DGO	20 g
	Vaselin, weiß	100 g
	Bienenwachs	20 g
	Isopropylpalmitat	20 g
	Stearylheptanoat	30 g
	Paraffinöl, perliquidum	20 g
	Dragocid®, forte	10 g
B)	Magnesiumsulfat	2 g
	Wasser	550 g
C)	Parfümöl	8 g
		1000 g

Sportcreme

A)	Protegin®	200 g
	Lanolin	50 g
	Wachs, mikrokristallin	25 g
	Vaselin, weiß	22 g
	Paraffinöl	25 g
	Methylparaben	2 g
B)	Wasser	646 g
	Magnesiumsulfat	4 g
	Germall®-115	3 g
	Glycerin	20 g
C)	Parfümöl	3 g
		1000 g

Sportcreme

A)	Protegin®	240 g
	Isopropylmyristat	50 g
	Paraffinöl	50 g
	Cetylalkohol	15 g
	Methylparaben	2 g
B)	Magnesiumsulfat	2 g
	Glycerin	50 g
	Wasser	580 g
	Germall®-115	3 g
C)	Parfümöl	8 g
		1000 g

Sportcreme

A)	Amphocerin® K	250 g
	Erdnußöl	50 g
	Methylparaben	2 g
B)	Wasser	685 g
	Germall®-115	3 g
C)	Parfümöl	10 g
		1000 g

Sportcreme

A)	Hostacerin®-WO	100,00 g
	Wachs, mikrokristallin	50,00 g
	Amerchol® CAB	50,00 g
	Vaselin, weiß	40,00 g
	Paraffinum subliquidum (DAB 8)	80,00 g
	Isopropylpalmitat	50,00 g
B)	Glycerin	30,00 g
	Kathon® CG (40 bis 50°C)	0,67 g
	Methylparaben	1,33 g
	Wasser	593,00 g
C)	Parfümöl	5,00 g
		1000,00 g

Sportcreme, einfach
(für Exportzwecke)

A)	Vaselin	540 g
	Sorbitansesquioleat	60 g
	Methylparaben	1 g
B)	Wasser	394 g
C)	Parfümöl	5 g
		1000 g

W/O-Sportcreme

A)	Amphocerin® K	300 g
	Paraffinöl	150 g
	Vaselin, weiß	50 g
	Methylparaben	2 g
B)	Wasser	485 g
	Germall®-115	5 g
C)	Parfümöl	8 g
		1000 g

Lanolincreme

A)	Protegin®	130 g
	Lanolin, anhydr.	130 g
	Vaselin, weiß	170 g
	Paraffinöl	100 g
	Methylparaben	2 g
	Terpineol	2 g
B)	Magnesiumsulfat	3 g
	Wasser	460 g
C)	Parfümöl	3 g
		1000 g

Emollient Cream

A)	Amerchol® L-101	100 g
	Lanolin (+ 0,05 g BHA)	100 g
	Mineralöl	250 g
	Wachs, mikrokristallin	50 g
	Methylparaben	2 g
B)	Wasser	495 g
C)	Parfümöl	3 g
		1000 g

Fettcreme, Nachtcreme

A)	Protegin®	50 g
	Lanolin, anhydr.	60 g
	Bienenwachs, weiß	60 g
	Isopropylpalmitat	50 g
	Paraffinöl	90 g
	Stearylheptanoat (CTFA) oder Ceraphil® (Merck)	40 g
	Luvitol® EHO (BASF)	20 g
	Hostacerin® DGO	80 g
	Phenonip®	10 g
B)	Wasser	530 g
	Magnesiumsulfat	5 g
C)	Parfümöl	5 g
		1000 g

Nachtcreme

A)	Protegin®	180 g
	Lanolin	80 g
	Bienenwachs	35 g
	Wachs, mikrokristallin	40 g
	Perhydrosqualen	80 g
	Paraffinöl	150 g
	Cetiol® V	100 g
	Methylparaben	2 g
B)	Magnesiumsulfat	2 g
	Wasser	328 g
C)	Parfümöl	3 g
		1000 g

Sogenannte »Nährcreme«

A)	Dehymuls® K	200 g
	Cetiol® V	50 g
	Cetearyloctanoat (CTFA), Luvitol® EHO (BASF)	50 g
	Isopropylmyristat	50 g
	Vaselin, weiß	50 g
	Dragocid®, forte	10 g
B)	Wasser	584 g
C)	Parfümöl	6 g
		1000 g

A)	Dehymuls® K	200 g
	Mandelöl, süß	100 g
	Phenonip®	10 g
B)	Glycerin	50 g
	Wasser	632 g
C)	Parfümöl	8 g
		1000 g

Allzweckcreme

A)	Protegin®	193,0 g
	Bienenwachs	50,0 g
	Vaselin	25,0 g
	Lanolin	25,0 g
	Isopropylpalmitat	10,0 g
	Placenta-Extrakt	1,0 g
	Lecithin	2,0 g
	Methylparaben	2,5 g
B)	Glycerin	80,0 g
	Wasser	595,0 g
	Magnesiumsulfat	4,0 g
	Germall®-115	5,0 g
	Borax	2,5 g
C)	Parfümöl	5,0 g
		1000,0 g

All-purpose-Cream

A)	Abracol® V.P.X.	200 g	Methylparaben	2 g
	Vaselin, weiß	40 g	B) Glycerin	20 g
	Lanolin, anhydr.	30 g	Magnesiumsulfat	1 g
	Bienenwachs	40 g	Wasser	480 g
	Ceresin	80 g	C) Parfümöl	7 g
	Paraffinöl	100 g		1000 g

W/O-Fettcreme

		1	2
A)	Protegin®-X	280 g	300 g
	Isopropylmyristat	60 g	70 g
	Paraffinum subliquidum (DAB 8)	30 g	40 g
	Mikrowachs HP-67 (G. Schütz)	80 g	–
	Lunacera-M (L. W. Fuller)	–	55 g
	Lunacera W-80 (L. W. Fuller)	–	35 g
B)	Glycerin	50 g	50 g
	Magnesiumsulfat · 7 H$_2$O	5 g	5 g
	Methylparaben	2 g	2 g
	Germall®-115	3 g	3 g
	Wasser	484 g	434 g
C)	Parfümöl	6 g	6 g
		1000 g	1000 g

W/O-Moisturizingcreme

A)	Protegin®-X	240 g
	Isopropylmyristat	30 g
	Cetearyloctanoat (CTFA) z. B. Luvitol® EHO (BASF)	20 g
B)	Lactil® (Goldschmidt)	30 g
	Glycerin	50 g
	Magnesiumsulfat-7-hydrat	5 g
	Methylparaben	2 g
	Germall®-115 oder Biopure®-100	3 g
	Wasser	614 g
C)	Parfümöl	6 g
		1000 g

W/O-Creme (moisturizing)

A)	Hostacerin® WO	100 g
	Paraffinum subliquidum (DAB 8)	150 g
	Isopropylmyristat	50 g
B)	Aquaderm® (Feuchthaltefaktor)	50 g
	Methylparaben	2 g
	Imidazolidinyl-Harnstoff (Germall®-115)	3 g
	Wasser	639 g
C)	Parfümöl	6 g
		1000 g

W/O-Nährcreme (nach Goldschmidt)

A)	Protegin®-WX	200 g
	Tegin-ISO (Isostearinsäureester)	10 g
	Laurinsäurehexylester (Cetiol®-A)	40 g
	Paraffinum subliquidum (DAB 8)	45 g
	Placenta, öllöslich	10 g
	Novata® AB (Henkel)	40 g
	Cetylalkohol	5 g
B)	Glycerin	30 g
	Magnesiumsulfat-7-hydrat	5 g
	Germall®-115 oder Biopure®-100	3 g
	Methylparaben	2 g
	Wasser	605 g
C)	Parfümöl	5 g
		1000 g

W/O-Softcreme

A)	Protegin®-W	280,0 g
	Perhydrosqualen oder hydriertes Polyisobutylen (Luvitol® HP)	40,0 g
B)	Glycerin	50,0 g
	Magnesiumsulfat-7-hydrat	5,0 g
	Methylparaben	1,8 g
	Propylparaben	0,2 g
	Germall®-115 oder Biopure®-100	2,0 g
	Wasser	616,0 g
C)	Parfümöl	5,0 g
		1000,0 g

W/O-Feuchtigkeitscreme

A)	Dehymuls®-K (Henkel)	200,0 g
	Cetiol® V (Henkel)	100,0 g
	Cutina® BW	30,0 g
	Pflanzenöl	100,0 g
	Oxynex®-2004 (Merck)	0,5 g
B)	Aquaderm®	50,0 g
	Magnesiumsulfat-7-hydrat	2,0 g
	Methylparaben	1,5 g
	Germall®-115	2,0 g
	oder Biopure®-100	
	Wasser	509,0 g
C)	Parfümöl	5,0 g
		1000,0 g

W/O-Creme (gute Qualität)

A)	Hostacerin®-WO	100,0 g
	Bienenwachs, weiß	10,0 g
	Wachs, mikrokristallin	10,0 g
	Paraffinum subliquidum (DAB 8)	30,0 g
	Isopropylmyristat	100,0 g
	Cetiol® SN (Henkel)	80,0 g
B)	Glycerin	40,0 g
	Methylparaben	1,8 g
	Propylparaben	0,2 g
	Imidazolidinyl-Harnstoff	3,0 g
	Wasser	620,0 g
C)	Parfümöl	5,0 g
		1000,0 g

Fettcreme

A)	Lanolin, acetyliert (Modulan®)	90 g
	Amerchol® L-101	120 g
	Paraffinöl heavy, Paraffinum subliquidum	200 g
	Wachs, mikrokristallin	120 g
	Sorbitlösung (Sorbo®, Karion® F, Sorbex®, Sionit® K)	20 g
	Dragocid®, forte	8 g
B)	Wasser	434 g
	Germall®-115	3 g
C)	Parfümöl	5 g
		1000 g

7.2 W/O-Cremes mit definierten Emulgatoren

Obwohl die Verwendung von Absorptionsbasen eine wesentliche Vereinfachung und Arbeitserleichterung mit sich bringt, ziehen viele Hersteller einen *linearen Aufbau von W/O-Cremes* vor. Das bewährte Sorbitansesquioleat wurde in letzter Zeit von einem Glycerin-Sorbitanfettsäureester (Arlacel®-481/HLB-Wert 4,5) zurückgedrängt. Für die in Mode kommenden »Softcremes« wird auch der nichtionogene gesättigte Glycerin-Sorbitanfettsäureester vom Typ Arlacel®-986 (HLB-Wert 4,5) verwendet.

W/O-Vitamincreme

A) Arlacel®-481 (Atlas-ICI)   100,0 g   B) Methylparaben   1,7 g
    Cetiol-V (Henkel)   120,0 g   Propylparaben   0,2 g
    Isopropylpalmitat   80,0 g   Germall®-115   3,0 g
    Isopropylmyristat   60,0 g   Magnesiumsulfatheptahydrat   8,0 g
    Wollwachs (Cera lanae)   20,0 g   1,2-Propylenglykol   32,0 g
    Vitamin-A-Palmitat   10,0 g   Wasser   550,0 g
    α-Tocopherol   10,0 g   C) Parfümöl   5,0 g
    Oxynex-2004 (Merck)   0,1 g   1000,0 g

W/O-Collagencreme

A) Arlacel®-481   80,0 g
    Cetearyloctanoat (CTFA),   120,0 g
    Luvitol® EHO (BASF) = (2-Ethylhexansäurecetylstearylester)
    Decyloleat (Cetiol®-V)   100,0 g
    2-Octyl-dodecanol (Eutanol®-G)   40,0 g
    Magnesiumstearat (Mg-Siel Pharma, Bärlocher)   10,0 g
B) Magnesiumsulfatheptahydrat   2,0 g
    1,2-Propylenglykol   35,0 g
    Methylparaben   1,8 g
    Propylparaben   0,2 g
    Germall®-115 oder Biopure®-100   4,0 g
    Triethanolamin   2,0 g
    Wasser   550,0 g
C) Parfümöl   5,0 g
D) Collagenlösung, handelsübliche (ca. 1%)   50,0 g
         1000,0 g

Die Collagenlösung (D) wird erst nach erfolgter Emulgierung bei 35°C der Creme beigemischt.

W/O-Collagencreme

A)	Arlacel®-481	80,0 g
	Wollwachsalkohole, raffiniert Super Hartolan, Croda)	20,0 g
	Paraffinum perliquidum (DAB 8)	120,0 g
	Myritol-318 oder Miglyol-810 (Henkel oder Dynamit Nobel)	50,0 g
	Isopropylisostearat	50,0 g
B)	1,2-Propylenglykol	30,0 g
	Methylparaben	1,8 g
	Propylparaben	0,2 g
	Germall®-115 oder Biopure®-100	4,0 g
	Magnesiumsulfatheptahydrat	7,0 g
	Wasser	582,0 g
C)	Parfümöl	5,0 g
D)	Collagenlösung, handelsübliche (ca. 0,8 bis 1,0%)	50,0 g
		1000,0 g

Die Collagenlösung (D) wird erst nach erfolgter Emulgierung bei 35°C der Creme beigemischt.

W/O-Zinkoxid-Babycreme

A)	Atmos-150 (Atlas-ICI), Glycerinmonodistearat	30,0 g
	Arlacel®-481	100,0 g
	Paraffinum subliquidum (DAB 8)	350,0 g
	Vaselin, weiß	100,0 g
	Isopropylmyristat	50,0 g
	Super-Hartolan (Wollfettalkohole, raffiniert)	20,0 g
	Zinkoxid (Pharma)	100,0 g
	Aerosil®-R-972 (Degussa)	40,0 g
B)	Panthenol	10,0 g
	Bisabolol	15,0 g
	Milchsäure	1,0 g
	Methylparaben	1,0 g
	Propylparaben	0,2 g
	Germall®-115	2,8 g
	Wasser	178,0 g
C)	Parfümöl	2,0 g
		1000,0 g

W/O-Feuchtigkeitscreme

A)	Isopropylmyristat	90,0 g	Hygroderm®	50,0 g
	Arlacel®-481	90,0 g	Methylparaben	1,7 g
	Decyloleat (Cetiol®-V)	140,0 g	Propylparaben	0,2 g
	Erdnußöl	60,0 g	Germall®-II	3,1 g
	Wollwachs (Cera lanae)	20,0 g	Wasser	511,0 g
	Oxynex®-2004 (Merck)	0,1 g	C) Parfümöl	4,0 g
B)	Glycerin	30,0 g		1000,1 g

W/O-Creme
(auf Basis Arlacel-986 als Emulgator)

A)	Arlacel®-986	100,0 g
	Isopropylmyristat	50,0 g
	Decyloleat (Cetiol®-V)	240,0 g
	Magnesiumstearat (Mg-Siel Pharma)	10,0 g
B)	1,2-Propylenglykol	35,0 g
	Propylparaben	0,3 g
	Magnesiumsulfatheptahydrat	7,0 g
	Triethanolamin	3,0 g
	Wasser	550,0 g
C)	Kathon®-CG (bei 40°C zufügen)	0,7 g
D)	Parfümöl	4,0 g
		1000,0 g

W/O-Sonnenschutzcreme

A)	Arlacel®-986	100 g
	Cetearyloctanoat (CTFA), Luvitol® EHO (BASF) = α-Ethylhexansäure-Stearylester	120 g
	Isopropylmyristat	100 g
	Paraffinum perliquidum (DAB 8)	200 g
	Parsol-MCX (Givaudan)	50 g
	Magnesiumstearat (Mg-Siel Pharma)	20 g
B)	1,2-Propylenglykol	35 g
	Magnesiumsulfatheptahydrat	7 g
	Triethanolamin	3 g
	Methylparaben	2 g
	Imidazolidinyl-Harnstoff (Germall®-115)	3 g
	Wasser	357 g
C)	Parfümöl	3 g
		1000 g

W/O-Creme

A)	Polyglycerylisostearat (Hoe-S-2721)	40 g
	Magnesiumstearat	12 g
	Aluminiumstearat	6 g
	Wachs, mikrokristallin	20 g
	Bienenwachs, weiß bzw. »Lunacera alba«	20 g
	Paraffinum subliquidum (DAB 8)	50 g
	Cetiol-SN (Henkel)	80 g
	Isopropylpalmitat	100 g
B)	Glycerin	35 g
	Imidazolidinyl-Harnstoff (Germall®-115)	3 g
	Methylparaben	1 g
	Wasser	629 g
C)	Parfümöl	4 g
		1000 g

Herstellung: Magnesium- und Aluminiumstearat werden bei ca. 100°C in Isopropylpalmitat, Cetiol-SN, Paraffinöl und Wachs gelöst, dann auf 70°C abgekühlt, der Emulgator (Hoe-S-2721) hinzugegeben und bei dieser Temperatur emulgiert.

W/O-Gesichtspflegecreme
mit Jojobaöl

A)	Hostacerin® DGS	50,0 g
	Hostaphat® KL-340 N	40,0 g
	Emulgator Hoe-2793	38,0 g
	Jojobaester (Novarom)	80,0 g
	Jojobaöl	20,0 g
	Shea-Butter	30,0 g
	Isopropylmyristat	40,0 g
B)	1,3-Butylenglykol	50,0 g
	Kathon® CG	0,7 g
	Germall®-115 oder Germall®-II	4,0 g
	Panthenol	5,0 g
	Aquaderm® (Hautfeuchthaltefaktor)	20,0 g
	Allantoin	2,0 g
	Wasser	616,3 g
C)	Parfümöl	4,0 g
		1000,0 g

W/O-Nachtcreme

A) Vaselin, weiß	170 g
Hartparaffin	50 g
Glycerylisostearat (CTFA), Imwitor®-780-K	50 g
Miglyol-840 (Propylenglykoldiester gesättigter Fettsäuren mittlerer Kettenlänge/Dynamit Nobel)	30 g
Aluminiumstearat, Alugel DF-30 (Bärlocher)	10 g
Weizenkeimöl (+ 0,05 BHA)	30 g
Bisabolol-Pantothenat	10 g
B) Imidazolidinyl-Harnstoff	3 g
Methylparaben	1 g
Wasser	643 g
C) Parfümöl	3 g
	1000 g

W/O-Spezialcremes mit Dehymuls® F
(nach Henkel)

	Typ	Kräutercreme	Vitamincreme	Vitamincreme	Regenerationscreme
A) Fettphase	Dehymuls F	7,0	7,0	7,0	10,0
	Novata AB	5,0	–	–	–
	Cetiol V	5,0	10,0	7,0	10,0
	Eutanol G	5,0	6,0	–	6,0
	Myritol 318	–	–	6,0	–
	Pflanzenöl	–	8,0	–	–
	Vaseline, weiß	10,0	12,0	10,0	16,0
	Mikrowachs HP 67 (G. Schütz)	–	–	–	3,0
	Calendulaöl	3,0	–	–	–
	Johanniskrautöl	3,0	–	–	–
	Vitamin E-Grandelat B (Keimdiät)	–	2,5	–	–
	Vitaminöl Biocorno (Keimdiät)	–	–	6,0	–
	Tocopherol	–	–	–	0,5
	Epidermin in Öl (CLR)	–	–	–	0,5
B) Wasserphase	Henkel Glycerin	3,0	3,0	3,0	3,0
	Magnesiumsulfat · 7 H₂O	0,3	0,3	0,3	0,3
	Wasser	58,0%	50,4%	60,0%	50,0%
	Germall	0,3	0,3	0,3	0,3
	Methylparaben	0,2	0,2	0,2	0,2
C) Parfümöl		0,2	0,3	0,2	0,2

W/O-Nachtcreme

A) Dehymuls® E (Henkel) — 80,0 g
Decyloleat (Cetiol®-V) — 50,0 g
Bienenwachssubstitut (Cutina® BW/Henkel) — 20,0 g
Vaselin, weiß, langziehend — 100,0 g
Erdnußöl (+ 0,05 BHA) — 200,0 g
Oxynex®-2004 (Merck) — 0,1 g
B) Glycerin — 30,0 g
Methylparaben — 1,7 g
Propylparaben — 0,2 g
Imidazolidinyl-Harnstoff — 3,0 g
Wasser — 512,0 g
C) Parfümöl — 3,0 g
— 1000,0 g

W/O-Cremes
(nach *Proserpio* und *Sutti*)

	Massage-creme	Make-up Remover creme	Kinder-creme	Gesichts-creme	Feuchtig-keits-creme	Spezial Gesichts-creme	Sonnen-schutz-creme	Sport-creme
Dehymuls F	12,500	10,000	10,000	10,000	7,500	7,500	7,500	5,000
Pentamethylerythren	7,500	5,000	10,000	5,000	7,500	5,000	5,000	5,000
Squalan/Cetiol V	45,000	35,000	20,000	30,000	15,000	20,000	10,000	15,000
Bienenwachs	–	–	–	5,000	5,000	–	5,000	–
Silikon	–	–	2,500	–	–	–	2,500	–
Zinkoxid	–	–	7,500	–	–	–	2,500	–
Sojaphytosterine	–	–	–	–	–	2,500	–	–
UV-Filter	–	–	–	–	–	–	2,500	–
Antioxidantien	0,025	0,025	0,025	0,025	0,025	0,025	0,025	0,025
Glycerin	3,500	3,750	3,500	3,250	3,250	3,500	3,500	3,500
Imidazolidinyl-Harnstoff	0,300	0,300	0,300	0,300	0,300	0,300	0,300	0,300
Parabenemischung	0,200	0,200	0,200	0,200	0,200	0,200	0,200	0,200
H$_2$O	30,000	45,000	45,000	45,000	55,000	60,000	60,000	70,000
MgSO$_4$	0,500	0,500	0,500	0,500	0,500	0,500	0,500	0,500
Feuchtigkeitsfaktor	–	–	–	–	5,000	–	–	–
Allantoin	–	–	0,250	0,250	0,250	–	–	–
Parfümöl	0,475	0,225	0,225	0,475	0,475	0,475	0,475	0,475

W/O-Creme

A)	Amerchol® L-101	163,0 g
	Paraffinum subliquidum (DAB 8)	180,0 g
	Acetulan® (acetylierte Wollwachsalkohole®)	37,0 g
	Wachs, mikrokristallin	140,0 g
	Cetylalkohol	23,0 g
B)	Glucam P-20 (alkoxyliertes Methylglucosid)	20,0 g
	Methylparaben	1,5 g
	Propylparaben	0,2 g
	Germall®-115	3,0 g
	Wasser	429,0 g
C)	Parfümöl	3,3 g
		1000,0 g

W/O-Creme

A)	Crill®-6 (Croda) = Sorbitanmonoisostearat	20 g
	Wachs, mikrokristallin	40 g
	Bienenwachs-Substitut (Syncrowax BB 4/Croda)	20 g
	Paraffinum subliquidum (DAB 8)	200 g
B)	Sorbitlösung (70%)	50 g
	Methylparaben	1 g
	Germall®-115	3 g
	Wasser	661 g
C)	Parfümöl	5 g
		1000 g

W/O-Creme

A)	Crill®-6 (Croda)	25,0 g
	Vaselin, weiß	70,0 g
	Wachs, mikrokristallin	75,0 g
	Paraffinum subliquidum (DAB 8)	160,0 g
	Butylhydroxyanisol	0,5 g
	Cetearylalkohol	30,0 g
B)	Croderol G-7000	14,0 g
	Magnesiumsulfatheptahydrat	7,0 g
	Methylparaben	1,0 g
	Germall®-115	3,0 g
	Wasser	610,0 g
C)	Parfümöl	4,5 g
		1000,0 g

W/O-Creme (Placentacreme)

A)	Isopropylpalmitat	110,0 g
	Vaselin, weiß Ia	40,0 g
	Arlacel® C	50,0 g
	Bienenwachs	50,0 g
	Weizenkeimöl	10,0 g
	Triethanolaminoleat	12,4 g
	Crestalane® (Croda)	12,0 g
	Phenonip	5,0 g
	Epidermin® CLR	5,0 g
B)	Magnesiumsulfat · 7 H$_2$O	3,6 g
	Placentaextrakt, wasserlöslich	20,0 g
	Germall®-115	5,0 g
	Wasser	674,0 g
C)	Parfümöl	3,0 g
		1000,0 g

Bei dieser Creme ist homogenisieren erforderlich.

Reinigungscreme
(Typ Cold Cream, s. Kap. III, S. 191)

A)	Amerlate®-P, Isopropyllanolat (Amerchol)	20,0 g
	Ohlan® (Wollwachs, hydroxyliert)	30,0 g
	Bienenwachs, weiß	80,0 g
	Paraffinum subliquidum (DAB 8)	400,0 g
	Wachs, mikrokristallin	50,0 g
	Glycerinmonostearat, neutral	20,0 g
	Cetylalkohol	20,0 g
	Acetulan® (Amerchol)	40,0 g
B)	Borax	6,0 g
	Methylparaben	2,0 g
	Wasser	329,0 g
C)	Parfümöl	2,4 g
D)	Kathon®-CG (bei 40°C zufügen)	0,6 g
		1000,0 g

W/O-Reinigungscreme

A)	Amerchol® L-500	20 g
	Amerchol®-C	50 g
	Paraffinum subliquidum (DAB 8)	250 g
	Sorbitansesquioleat	20 g
	Acetulan®	40 g
	Wachs, mikrokristallin	90 g
	Cetylalkohol	10 g
B)	Glucam® P-10	20 g
	Methylparaben	1 g
	Germall®-115	3 g
	Wasser	494 g
C)	Parfümöl	2 g
		1000 g

W/O-Hautcreme (nach Hoechst)

A)	Hostaphat® KO-300	21,0 g
	Wollfettalkohole, raffiniert	8,3 g
	Rizinusöl, hydriert	10,0 g
	Salbenwachs 2364 (Schliemann)	80,0 g
	Cosbiol® (Perhydrosqualen)	50,0 g
	Isopropylpalmitat	137,0 g
B)	Triethanolamin NG (Anorgana-Hoechst)	4,4 g
	Magnesiumsulfat · 7 H_2O	3,6 g
	Glycerin (DAB 6)	34,0 g
	Wasser	632,7 g
C)	Cremeparfümöl	2,0 g
		983,0 g

Hautpflegecreme (nach Croda)

A)	Crill®-6, Sorbitanmonoisostearat	25,0 g
	Liquid-Base CB 3929	50,0 g
	Aluminiumstearat G (Durham Raw Materials Ltd.)	1,0 g
	»Foliated«, weißes mikrokristallines Wachs, 65°C (Meade King Robinson & Co. Ltd.)	90,0 g
	Weißöl SG, 0,851 (Meade King Robinson & Co. Ltd.)	165,0 g
	Butylhydroxyanisol (ICI)	0,5 g
B)	Croderol G-7000	15,0 g
	Nipasol-T (Nipa Laboratories Ltd.)	1,0 g
	Magnesiumsulfatheptahydrat	7,0 g
	Wasser, deionisiert	645,5 g
		1000,0 g

W/O-Creme, stabil

A)	Arlacel® C	50 g
	Aluminiumstearat 34 TN	6 g
	Vaselin, weiß	250 g
	Salbenwachs 2364 (Schliemann)	80 g
	Bienenwachs, weiß	10 g
	Lanolin, anhydr.	30 g
	Phenova oder Phenonip	7 g
	Paraffinöl	100 g
B)	Borax	2 g
	Wasser	664 g
	Germall®-115	3 g
	Magnesiumsulfat, kristallisiert	3 g
C)	Parfümöl	5 g
		1210 g

Nachtcreme
(gute, sahnige Konsistenz)

A)	Hoe-S-2721 oder Hostacerin® DGO	30,0 g
	Vaselin, weiß	100,0 g
	Lanolin	80,0 g
	Mandelöl, süß	20,0 g
	Bienenwachs	65,0 g
	Cetearyloctanoat (CTFA)	20,0 g
	Stearyloctanoat (CTFA)	60,0 g
	Paraffinöl	50,0 g
	Wachs, mikrokristallin	20,0 g
	Vitamin A und E	10,0 g
B)	Wasser	536,0 g
	Methylparaben	1,5 g
	Borax	0,5 g
	Germall®-115	5,0 g
C)	Parfümöl	2,0 g
		1000,0 g

Nachtcreme (gute Qualität)

A)	Bienenwachs, weiß	40 g
	Walrat (Cetylpalmitat)	20 g
	Wachs, mikrokristallin	40 g
	Lanolin	30 g
	Vaselin, weiß	110 g
	Arlacel® 83	15 g
	Hostacerin® DGO	10 g
	Hostaphat® KO-300	15 g
	Eutanol® G	30 g
	Isopropylpalmitat	40 g
	Cetearyloctanoat (CTFA)	30 g
	Stearyloctanoat (CTFA)	22 g
	Dragocid®	10 g
B)	Wasser	580 g
	Germall®-115	3 g
C)	Parfümöl	5 g
		1000 g

W/O-Allzweckcreme
(vorzügliche sahnige Konsistenz)

A)	Hoe-S-2721 oder Hostacerin® DGO	40 g
	Isopropylpalmitat	20 g
	Wachs, mikrokristallin	30 g
	Lanolin	30 g
	Bienenwachs, weiß	60 g
	Paraffinöl	80 g
	Cetearyloctanoat (CTFA)	20 g
	Stearylheptanoat (CTFA)	10 g
	Vaselin, weiß	120 g
	p-Hydroxymethylbenzoat	2 g
B)	Wasser	580 g
	Borax	1 g
C)	Parfümöl	7 g
		1000 g

Allzweckcreme

A)	Vaselin	280 g		Tween® 80, Polysorbate 80	10 g
	Paraffinöl	20 g	B)	Wasser	640 g
	Ceresin	20 g		Germall®-115	2 g
	Arlacel® 83	20 g	C)	Parfümöl	6 g
	Methylparaben	2 g			1000 g

Sportcreme (moderner Typ) / *Allzweckcreme*
(attraktives Aussehen, stabile Emulsion)

A)	Isopropylpalmitat	80 g
	Vaselin, weiß	60 g
	Arlacel® 83	50 g
	Bienenwachs, weiß	50 g
	Ölsäure (Emersol® 233 LL)	8 g
	Crestalan® A	12 g
	Paraffinöl	30 g
	Wachs, mikrokristallin	30 g
	p-Hydroxybenzoesäuremethylester	2 g
B)	Triethanolamin	4 g
	Magnesiumsulfat · 7 H$_2$O	4 g
	Wasser	661 g
	Germall®-115	4 g
C)	Parfümöl	5 g
		1000 g

Sport- und Allzweckcreme

A)	Bienenwachs	50 g
	Arlacel® 83	40 g
	Vaselin, weiß	160 g
	Walrat	40 g
	Lanolin	30 g
	Cetearyloctanoat (CTFA)	40 g
	Paraffinöl	30 g
	Wachs, mikrokristallin	40 g
	p-Hydroxymethylbenzoat	2 g
B)	Wasser	558 g
	Borax	2 g
C)	Parfümöl	8 g
		1000 g

Sport-/Allzweckcreme

A)	Vaselin, weiß	340 g
	Paraffinöl	150 g
	Bienenwachs	40 g
	Lanolin, anhydr.	30 g
	Wachs, mikrokristallin	40 g
	Arlacel® 83	50 g
	Methylparaben	2 g
B)	Wasser	340 g
C)	Parfümöl	8 g
		1000 g

Sportcreme

A)	Bienenwachs	20 g
	Vaselin, weiß	280 g
	Lanolin, anhydr.	40 g
	Paraffinöl	50 g
	Arlacel® C (Sorbitansesquioleat)	40 g
	Stearylheptanoat (CTFA)	20 g
	Wachs, mikrokristallin	60 g
	Phenova®	10 g
B)	Wasser	470 g
	Magnesiumsulfat	2 g
C)	Parfümöl	8 g
		1000 g

Sportcreme N

A)	Hostaphat® KO-300	30 g
	Vaselin, weiß	176 g
	Wachs, mikrokristallin	60 g
	Isopropylpalmitat	50 g
	Ölsäure, hell	6 g
	Cetylalkohol	20 g
	PCL, solid	10 g
	PCL, liquid	20 g
	Dragocid®	10 g
	Super-Hartolan®	5 g
B)	Wasser	580 g
	Germall®-115	4 g
	Glycerin	20 g
	Triethanolamin	3 g
	Magnesiumsulfat	3 g
C)	Parfümöl	3 g
		1000 g

W/O-Fettcreme
(weiche, sahnige Konsistenz)

A)	Vaselin, weiß	150 g
	Lanolin, anhydr.	50 g
	Hostacerin® DGO oder Hoe-S-2721	40 g
	Arlacel®-C	20 g
	Eutanol®-G	40 g
	Isopropylpalmitat	30 g
	Stearylheptanoat (CTFA) oder Ceraphil® (Merck)	50 g
	Luvitol®-EHO (BASF)	10 g
	Bienenwachs	30 g
	Phenonip®	10 g
B)	Wasser	540 g
	Hamamelisdestillat	20 g
	Germall®-115	3 g
	Magnesiumsulfat	4 g
C)	Parfümöl	6 g
		1003

Literatur

(1) *Powers, J. J., Leask, H. B.* u. *Warner, R. S.:* J. Amer. Pharm. Assoc. Sci. Ed. 29, 14 (1940)
(2) *Tiedt, J.* u. *Truter, E. V.:* J. Appl. Chem. 2, S. 633 (1952)
(3) *Jarisch, R.* u. *Sandor, J.:* Z. Hautkr. 53, S. 462 (1978)
(4) *Brehm, K.:* Seifen, Öle, Fette, Wachse 99, S. 129 (1973)
(5) *Hermsdorf, H.:* Fette, Seifen, Anstrichmittel 84, S. 126–129 (1982) und DE 3 041 073 A 1 vom 19. 5. 1982
(6) *Böhme, H.* u. *Hartke, K.:* Kommentar zum DAB 8, Wissensch. Verlagsgesellschaft mbH, Stuttgart (1981)
(7) Dai-Ichi-Croda Chem. (Osaka): DOS 2 743 674 vom 30. 3. 1978
(8) *Casparis, P.* u. *Meyer, E. W.:* Pharm. Act. Helv. 10, S. 163 (1935)
(9) *Vélon, P.* u. *Picot, J.:* Vortrag vor der Gesellschaft der Kosmetik-Chemiker, München, 31. 8.–3. 9. 1960
(10) *Fetting, K. E.:* Mathem.-naturwiss. Dissertation bei Prof. *E. Neuwald,* Hamburg 1963
(11) *Henning, Lietz* u. *Meinhard:* DBP 1 165 574
(12) *Proserpio, G.* u. *Sutti, M.:* Parfuem. Kosmet. 61, S. 135–141 (1980)
(13) *Wendler, J.* u. *Malaszkiewiez, J.:* DOS 2 242 016 vom 28. 2. 1974 (Henkel & Cie.)
(14) *Lachampt, Viout* u. *Vanlerberghe:* Österr. Pat. 288 597 vom 10. 3. 1971 (L'Oréal)
(15) *Hase, B., Hase, Chr., Galinke* u. *Wegemund:* DOS 2 514 101 vom 14. 10. 1976 (Henkel); 2 514 000 vom 7. 10. 1976; 2 514 099 u. 2 514 098
(16) *Lachampt, Vanlerberghe* u. *Viout:* DOS 1 667 906 vom 30. 3. 1972 (L'Oréal)
(17) *Ser, Zabotto, Zaffran* u. *Koulbanis:* DOS 2 807 607 vom 24. 8. 1978 (L'Oréal)
(18) Patterson Co.: USP 2 733 252
(19) *Murphy, L. J.* u. *Baiocchi, F.:* Cosmet. Toiletries 95, S. 43–45 (1980)
(20) *Chen, J. L.:* USP 4 164 654 vom 14. 8. 1979 (Squibb & Sons)
(21) *Zeidler, U.* u. *Scheuermann, F.:* USP 4 236 022 vom 25. 10. 1980 (Henkel)
(22) Kao Soap Comp. Ltd.: Euro Pat.-Appl. 0 028 456 Nr. 80 303 436.2 vom 30. 9. 1980
(23) *Honda, K., Isugita, A., Yoneya, T.* u. *Nishijima:* J. Soc. Cosmet. Chemists 32, S. 255–273 (1981)
(24) *Calvo, L. C.:* USP 4 216 201 vom 5. 8. 1980 (Germaine Monteil Cosm. Corp.)
(25) *Kumano, Y.:* USP 4 035 513 vom 12. 7. 1977 (Shiseido Co., Ltd.)
(26) *Berthold* u. *Feret, S.:* Euro Pat.-Appl. 80 303 230.9 vom 15. 9. 1980 u. 81 304 196.9 vom 14. 9. 1981 (Unilever N.V.)
(27) *Papantoniou, C.* u. *Handjani, R.-M.:* USP 4 032 628 vom 28. 6. 1977 (L'Oréal)
(28) *Rincker, R., Schmidt, H.* u. *Sucker, H.:* Fette, Seifen, Anstrichm. 74, S. 10–13, 21, 181, 304, 416, 537 u 575 (1972); *Sucker:* S. 642–648 (1972)
(28a) *Sucker, H.:* »Petrolatums properties«, Cosmet. Perfumery 89, S. 37–43 (1974)
(29) *Gstirner, F.* u. *Meisenberg, R.:* Archiv der Pharmazie 303, Nr. 11, S. 872 (1970)
(30) *Eckert, Th.* u. *Gössling, W.:* »Untersuchungen zur Fädigkeit plastischer Massen«, Deutsche Apotheker Ztg. 119, S. 1897–1899 (1979)
(31) *Mahler, E.:* »Les Dispersions«, Editions Camugli, Lyon (1968), durch Erbslöh, D-4000 Düsseldorf 1
(32) *Werner, H.:* »Mehr Klarheit über Paraffin«, Seifen, Öle, Fette, Wachse 19, S. 641 (1964)
(33) *Werner, H.:* »Ozokerit und andere Mikrowachse«, Seifen, Öle, Fette, Wachse Nr. 20 (1963)
(34) Katalog pharmazeutischer Hilfsstoffe, verfaßt von einer Arbeitsgruppe der Firmen Ciba-Geigy, Hoffmann La Roche, Sandoz (Basel, 1974)

Kapitel VI

Flüssige Emulsionen, »Lotionen«

Emulsionen von flüssiger Konsistenz, die in der Kosmetik Verwendung finden, werden je nach Verwendungszweck als »Schönheits«-, Reinigungs-, Gesichts-, Hand- und bei bestimmten Zusätzen als »Gurken«- und »Mandel«-Milch usw. bezeichnet. (Die Bezeichnung »Hautmilch« der Firma »4711« ist geschützt.)
Auch die flüssigen Emulsionen können als O/W- oder als W/O-Emulsionen vorliegen. Sie können sowohl anionaktiv, als auch nichtionogen oder kationaktiv sein.
Die Instabilität von flüssigen Emulsionen fällt sofort ins Auge, da sich die Emulsion in zwei Phasen trennt, wobei Wasser in der Regel etwa $3/4$ des unteren Teils der Flasche und die Ölphase ca. $1/4$ bis $1/6$ des oberen Flascheninhaltes einnehmen.
Es gilt generell das, was in Kapitel II unter 6.5, S. 159 über die Stabilität von Emulsionen bereits gesagt wurde.

1. Flüssige O/W-Emulsionen

Prinzipiell kann die *Stabilität von flüssigen O/W-Emulsionen* durch folgende Rezepturhinweise verbessert werden:

a) Allgemein bewährt sich die Kombination nichtionogener und anionaktiver Emulgatoren, z. B. Polyethylenglykol-400-Monostearat und Triethanolaminstearat.
  In den meisten Fällen wird das O/W-System durch kleine Mengen Stearinsäure in der Fettphase (ca. 3% berechnet auf die fertige Milch) und durch die entsprechende Menge Triethanolamin (ca. 1,4%) stabilisiert. Eine zu hohe Menge des sich bildenden Alkalistearats führt zu einer cremigen Konsistenz.

b) Eine bessere Stabilität flüssiger (und auch cremiger) O/W-Emulsionen erreicht man durch neutralisierte Acrylsäureprodukte vom schon »klassischen« Typ des Carbopol®.
  Derartige Gele verdicken nicht nur, sondern vermindern auch das »Weißeln« (soap up) von O/W-Emulsionen beim Verreiben auf der Haut.

Für flüssige Emulsionen darf der Anteil an Polyacrylaten nicht zu hoch sein, da sonst eine cremige Konsistenz resultiert.
Im allgemeinen wird für sie ein Polymeres vom Typ Carbopol®-941 verwendet, das keine zu starke Verdickung bewirkt. Durch Neutralisation mit zwei Basen erhält dies oberflächenaktive Eigenschaften, da die mit langkettigen Aminen neutralisierten Carboxylgruppen öllösliche Eigenschaften erhalten, während die mit Alkalihydroxiden neutralisierten Gruppen wasserlösliche Tendenzen aufweisen, so daß Emulgatoreigenschaften resultieren (s. S. 416 ff.).
Im allgemeinen wird mit einer 10%igen Natriumhydroxidlösung neutralisiert (0,3 g NaOH, trocken, auf 1 g Carbopol).

Zusätzlich können geringe Mengen langkettiger Amine (z. B. 0,1 g Ethomeen C-25 (Armak) = PEG-15-Cocamine, CTFA) eingesetzt werden, um den neutralisierten Polymeren oleophile Tendenzen zu verleihen.

Beispiel:

A)	Cremophor S-9 (BASF)	40,0 g	Natriumhydroxid, 10%ig	3,0 g
	Paraffinum perliquidum (DAB 8)	100,0 g	Ethomeen C-25	1,0 g
	Isopropylmyristat	100,0 g	Triethanolamin	1,0 g
	Stearinsäure Edenor L2SM	4,0 g	Kathon®-CG	0,6 g
B)	Carbopol-941	1,0 g	Methylparaben	0,2 g
	Wasser	745,0 g	C) Parfümöl	4,2 g
				1000,0 g

Die langwierige Verarbeitung der Carbopolpulver in Wasser [s. Kap. VIII »Transparente, elastische Gele« (Gallerten), unter 4., S. 416] und die Prozedur des Neutralisierens schreckt viele Hersteller davon ab, dieses an sich probate Verfahren zu praktizieren.

Der Vorgang des Neutralisierens wird durch Verwendung von bereits neutralisierten Copolymerisaten auf Basis Acrylsäure vereinfacht, z. B. durch Verwendung von fertigen Natriumsalzen der Polyacrylate, z. B. durch das Produkt *Hoe-S-2793* (Hoechst) (vgl. Kap. II unter 7., S. 167 u. 416).

Wegen seiner einfachen Handhabung wird auch das *flüssige* Primal ICS/1 (Rohm and Haas) bevorzugt, ein Mischpolymerisat aus Methacryl- und Acrylsäure mit 30% Aktivsubstanz, das entsprechend neutralisiert werden muß.

In Pulverform in verschiedenen Viskositätsstufen werden *Eudispert*acrylharze, z. B. Eudispert *nv* (niedrigviskos) von Röhm-Pharma GmbH, D-6108 Weiterstadt, geliefert. Es handelt sich um Polymerisate, wobei das Verhältnis Methacrylsäure zu -methylester etwa 7:3 beträgt. Hochaktive Quellstoffe in wäßrigen Lösungen stellen die Pfropfcopolymeren *(Abb.)* mit Polyacrylseitenketten dar (1).

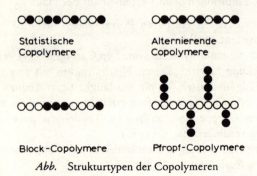

Abb. Strukturtypen der Copolymeren

Unter der Bezeichnung Polymer-35-A-100 wird ein Pfropfcopolymeres aus Maisstärke und Acrylnitril mit anschließender Verseifung zum Natriumsalz des Carboxylats angeboten (Grain Processing Corp., Muscatine, Iowa, USA). Die Wasseraufnahmefähigkeit beträgt 110 ml/g.

Für die Herstellung von flüssigen O/W-Emulsionen bietet sich die *Kaltemulgierung* an, wobei die Ölphase möglichst flüssig sein soll. Als Emulgator sollen Mono-Diglyceride geeignet sein. Glycerinmonostearat – theoretisch ein W/O-Emulgator mit einem HLB-Wert von ca. 3 bis 4 – erhält durch Anlagerung von Wasser (Hydratbildung) hydrophile Eigenschaften und weist dann einen HLB-Wert von etwa 7 auf (2).

2. Flüssige W/O-Emulsionen

Flüssige W/O-Emulsionen haben wegen ihrer schützenden, an der Haut gut haftenden, schwer abwaschbaren und wasserabweisenden Wirkung eine große Bedeutung als Kosmetika zur Babypflege, als Sport- und Sonnenpräparate sowie als wasserfeste Make-up-Mittel und Make-up-Entferner. Da man bei flüssigen W/O-Emulsionen auf gerüstbildende mikrokristalline Wachse, z. B. Esma-P (3) sowie auf Vaselin verzichten muß, ist die Stabilität wegen einer fehlenden, viskosen, äußeren Phase gering.

Vaselin verhindert nicht nur ein »Ausölen« in der Wärme, sondern auch bei Temperaturen von −18°C waren Emulsionen stabiler, die mit Vaselin guter Qualität hergestellt wurden. Insbesondere Vaselinen mit langkettig verzweigten Kohlenwasserstoffen erhöhen die Lagerstabilität in der Kälte (4).

Man benötigt für die Herstellung flüssiger W/O-Emulsionen bei Zimmertemperatur *flüssige* Emulgatoren. Bei diesen flüssigen W/O-Emulgatoren wurde technisch folgender Fortschritt erzielt: Bisher waren für flüssige Emulgatoren auf Basis eines Esters die Doppelbindung aufweisenden flüssigen Fettsäuren wie Öl- und Ricinolsäure als Esterkomponente notwendig. (Charakteristisch : Sorbitansesquioleat.)

Diese Ölsäure (usw.)-Ester haben einen öligen Geruch, der sich bei Lagerung mitunter verstärkt und negativ den Duft der Creme beeinflußt. Durch Verwendung von Isostearinsäure und anderer verzweigtkettiger Fettsäuren als Veresterungskomponente ist die Herstellung geruchsarmer, stabiler Emulgatoren nunmehr möglich.

Zu diesen flüssigen W/O-Emulgatoren zählen:

>Sorbitanisostearat
>(z. B. Arlacel-987/Atlas; oder Crill-6/Croda, usw.)
>Glycerylmonoisostearat
>(z. B. Imwitor 780 K/Dynamit Nobel),
>sowie Polyoxethylen-(2)-Oleylether = Brij-92
>und die klassischen Oleate des Sorbitans.

Als leicht emulgierbare, flüssige Ölkomponenten eignen sich besonders:

C_{11}- bis C_{13}-Isoparaffine (CTFA) z. B. vom Typ Isopar L (Esso) oder Polyisobutylen wie »Parleam« bzw. hydriertes Polyisobutylen = Polysynlan® (beide von Nichiyu Chemical Co., Fukushima Bldg. No. 15-10, 1-Chome, Uchkanda Chiyoda-ku, Tokyo 101/Japan; Vertretung in Bundesrepublik Deutschland: Brenntag AG, D-4330 Mülheim/Ruhr)
Perhydrosqualen (Squalan);
Verzweigtkettige Leicht-Paraffinöle wie Lytol
(Witko Chem. Corp. Sonneborn Division, 277 Park Avenue, New York) u. ä.

Verzweigtkettige Fettsäureester wie Ethylhexylpalmitat
(bzw.- stearat) vom Typ PCL-liquid [Dragoco; Luvitol EHO (BASF)];
Wickenol-155 (Wickhen Products Inc., Big Pond Road, Huguenot, New York 12746);
»Matlube« (Chugai Boyeki Comp. Ltd., Echime Building, Kawaramachi Higashi-ku, Osaka/Japan)
Isostearylisostearat (Wickenol-133)
Isodecylisononanoat (Wickenol-152)
C_{16}- bis C_{18}-Fettkohol-di-isooctanoat = Cetiol SN (Henkel)

Ferner werden alle Kniffe und Tricks angewandt, um stabile W/O-Emulsionen (s. Kap. V, 4., S. 305) zu erzielen:

Blockpolymere wie das flüssige Elfacos ST-37 (Akzo) in Mengen von ca. 3%

Den kationaktiven Montmorillonit-Ton vom Typ Quaternium-17-Hectorit (= Bentone-38, National Lead Industries; Vertretung in der Bundesrepublik Deutschland: Kronos Titan GmbH, Peschstr. 5, D-5090 Leverkusen-1)

Wasserlösliche Magnesiumsalze vor allem
Magnesiumsulfatheptahydrat ca. 0,5%.

Die genannten Hilfsmittel werden zusammen mit flüssigen nichtionogenen W/O-Emulgatoren mit einem HLB-Wert zwischen 2 und 5 verwendet.

3. Rezeptteil

3.1 O/W-Emulsionen (flüssig)

Generell reicht die Konsistenz von »milchig« bis »halbfest«. Halbfeste Emulsionen werden zweckmäßig in Plastikquetschflaschen verpackt, da sie aus Glasflaschen schwierig zu entleeren sind.

Lotion, anionaktiv

A)	Stearinsäure L2SM	30 g	
	Wollwachs	30 g	
	Paraffinum perliquidum (DAB 8)	100 g	
	Tegin®	10 g	
	Luvitol® EHO (BASF)	20 g	
	Isopropylmyristat	30 g	
B)	Methylparaben	2 g	

	Germall®-II	4 g
	Sorbitlösung, 70%ig	20 g
	Glycerin	15 g
	Wasser	720 g
	Triethanolamin	14 g
C)	Parfümöl	5 g
		1000 g

Emulgator, anionaktiv und nichtionogen

A)	Stearinsäure L2SM	50,0 g	B)	Methylparaben	2,0 g
	Hostaphat KO-300	6,0 g		Triethanolamin	25,0 g
	Cholesterin	8,0 g		Wasser	814,0 g
	Wollwachsalkohole	5,0 g	C)	Parfümöl	4,2 g
	Cetylalkohol	5,0 g		Kathon® CG	0,8 g
	Paraffinum perliquidum (DAB 8)	80,0 g			1000,0 g

Herstellung: B wird in A bei 80°C emulgiert. Bei 40°C wird dann C eingearbeitet.

Reinigungsmilch, anionaktiv (mit Aminomethylpropandiol)

A)	Stearinsäure Ia	38,0 g		Propylparaben	0,2 g
	Cetylalkohol	5,0 g		Wasser	890,0 g
	Isopropylmyristat	60,0 g		Aminomethylpropandiol	2,0 g
B)	Methylparaben	1,8 g	C)	Parfümöl	3,0 g
					1000,0 g

Reinigungsmilch, anionaktiv, stabil

A)	Stearinsäure Ia	50 g
	Stearylheptanoat (CTFA)	50 g
	Luvitol® EHO (BASF) oder	
	PCL-liquid (Dragoco)	50 g
B)	Methylparaben	2 g
	AMP (2-Amino-2-methyl-1-propanol)	18 g
	Sorbitlösung, 70%ig	28 g
	Wasser	800 g
C)	Parfümöl	2 g
		1000 g

Reinigungsmilch, anionaktiv

A)	Stearinsäure Ia	44 g	Wasser	780 g
	Paraffinum subliquidum (DAB 8)	150 g	Triethanolamin	18 g
B)	Methylparaben	2 g	C) Parfümöl	3 g
	Germall®-II	3 g		1000 g

Reinigungsmilch, anionaktiv

A)	Stearinsäure Ia	20 g	Triethanolamin	10 g
	Wollwachs	20 g	Germall®-II	2 g
	Cetylalkohol	5 g	Methylparaben	2 g
	Paraffinum subliquidum (DAB 8)	380 g	C) Parfümöl	5 g
B)	Wasser	556 g		1000 g

Reinigungsmilch, anionaktiv und nichtionogen
(viskose Qualität für Plastikquetschflaschen)

A)	Stearinsäure	20,0 g
	Wollwachs	50,0 g
	Bienenwachs, weiß	60,0 g
	Cetylalkohol	10,0 g
	Paraffinum perliquidum (DAB 8)	150,0 g
	Isopropylmyristat	20,0 g
	PEG-400-Monostearat (Cremophor, S-9/BASF)	80,0 g
B)	Germall®-II	3,0 g
	Methylparaben	1,8 g
	Propylparaben	0,2 g
	Triethanolamin	10,0 g
	Wasser	592,0 g
C)	Parfümöl	3,0 g
		1000,0 g

Handmilch (O/W)

A)	Veegum®	5 g	Methylparaben	2 g
	Wasser (+0,6 g Kathon® CG)	886 g	Germall®-II	2 g
B)	Stearinsäure	40 g	Triethanolamin	6 g
	Ceresin	10 g	C) Parfümöl	4 g
	Paraffinum subliquidum (DAB 8)	3 g		1000 g
	Amerchol® L-101	42 g		

Herstellung: Veegum® unter Rühren langsam dem Wasser zusetzen bis homogenes Produkt entsteht. A und B bei 70°C emulgieren und bei 40°C parfümieren.

Reinigungsmilch

Stearinsäure Ia	46,5 g
Bienenwachs, weiß	16,5 g
Mineralöl	306,0 g
Konservierungsmittel	1,2 g
Triethanolamin	16,5 g
Elfanol® 400 (Chem. Werke Düren) oder Cycloryl®-Paste 47, oder Texapon®CS-Paste	4,8 g
Wasser, destilliert	605,0 g
Parfümöl	3,5 g
	1000,0 g

Steinitz (5) schlägt für diese Emulsion eine Emulgierung bei Zimmertemperatur vor und empfiehlt folgende Arbeitsweise:
Stearin, Bienenwachs und Konservierungsmittel in der Hälfte des Mineralöls unter Erwärmen lösen. Die andere Hälfte des Mineralöls kalt zufügen, dann das Parfümöl. Elfanol® oder Cycloryl®- usw. -Paste erwärmen bis diese gelöst ist und dann Triethanolamin-Wassermischung zurühren. Schließlich die Fettmischung bei 30°C zur Wasserphase rühren.

Reinigungsmilch

A) Acetulan®	10 g		Nipagin® M	2 g
Amerchol® L-101	80 g	B)	Propylenglykol	50 g
Stearin	25 g		Wasser	763 g
Glycerinmonostearat C	20 g	C)	Parfümöl	5 g
Mineralöl	45 g			1000 g

Bei 85°C wird emulgiert.

Milch, viskos

A)	Paraffinöl	450 g
	Carbopol®-934	5 g
	Nipagin® M	2 g
B)	Stearylamin	3 g
	Wasser	522 g
C)	Natronlauge (NaOH), 10%ig Natriumhydroxid	15 g
D)	Parfümöl	3 g
		1000 g

Herstellung: A wird hergestellt, indem Nipagin® M in Paraffinöl gelöst und Carbopol® restlos kräftig im Öl dispergiert wird. Wasser und Stearylamin mischen und A zufügen, dann 1 Minute mischen. Die Natronlauge wird unter starkem Rühren zugesetzt und anschließend wird das Parfümöl eingearbeitet.

Handlotion

A)	Cetylalkohol	25 g
	Bienenwachs	50 g
	Lanolin	50 g
	Olivenöl, stabilisiert	50 g
	Nipasol®	1 g
	Diglykolstearat, selbstemulgierend	150 g
B)	Glycerin	200 g
	Wasser	470 g
	Nipagin® M	1 g
C)	Parfümöl	3 g
		1000 g

Für eine spezielle Handmilch können 3 bis 5% Titandioxid eingearbeitet werden.

Handmilch

A)	Cera emulsificans (Lanette® N)	30 g		p-Hydroxypropylbenzoat	1 g
	Glycerinmonostearat	20 g	B)	Glycerin	60 g
	Vaselin	20 g		Borax	1 g
	Bienenwachs	10 g		Wasser	733 g
	Mineralöl	120 g		Phenonip® bzw. Phenova	3 g
			C)	Parfümöl	2 g
					1000 g

Handmilch

A)	Paraffinöl	50 g		Wasser	786 g
	Lanette® N	16 g		Irish Moss	10 g
	Stearin Ia	18 g		Nipasol®-Natrium	2 g
	Isopropylmyristat	16 g	C)	Titandioxid	10 g
	Nipagin® M	1 g	D)	Parfümöl	3 g
B)	Glycerin	80 g			1000 g
	Triethanolamin	8 g			

Handmilch, stabil, anionaktiv

A)	Stearin Ia, Luxus	20 g	B)	Wasser	845 g
	Paraffinöl	50 g		Germall®-II	4 g
	Lanolin (+ Antioxidans)	50 g		Triethanolamin	10 g
	Olivenöl, stabilisiert	16 g	C)	Parfümöl	3 g
	Nipagin® M	2 g			1000 g

Handmilch

A)	Paraffinöl	200 g		Arlacel® 80	20 g
	PCL, liquid oder Luvitol® EHO	50 g		Dragocid® forte	10 g
	Isopropylmyristat	50 g	B)	1,2-Propylenglykol	50 g
	PCL, solid (Dragoco)	30 g		Triethanolamin	3 g
	Lanolin, anhydr.	20 g		Germall®-II	4 g
	Cetylalkohol	10 g		Wasser	493 g
	Stearinsäure	15 g	C)	Parfümöl	5 g
	Tween® 80	40 g			1000 g

Handmilch, nichtionogen

A)	Stearin Ia, Luxus L2SM	65 g
	Cetylalkohol	5 g
	Lanolin	5 g
	Tween® 60 (POE-Sorbitanmonostearat)	25 g
	Arlacel® 80 (Sorbitanmonooleat)	5 g
	Dragocid® forte oder Phenonip®	10 g
B)	Karion® F oder Sorbo, Sorbitol, Solution (USP)	100 g
	Allantoin	2 g
	Wasser (+0,6 g Kathon® CG)	779 g
C)	Parfümöl	4 g
		1000 g

Emulgiert wird bei 85°C.

»Cold Milk«
weniger viskos und stabil

A)	Emulgade® F	20,0 g
	Stearin	20,0 g
	Cetiol® V	30,0 g
	Paraffinöl	25,0 g
	Lanolin	50,0 g
	Olivenöl	15,0 g
	Nipagin® M (Methylparaben)	1,5 g
	Nipasol® M (Propylparaben)	1,0 g
B)	Triethanolamin	10,0 g
	Wasser	820,0 g
	Germall®-II	4,0 g
C)	Parfümöl	3,0 g
	Vanillin	0,5 g
		1000,0 g

Gesichtsmilch, schneeweiß (»volle« Konsistenz)

A)	PCL, solid (Dragoco)	100 g
	PCL, liquid oder Luvitol® EHO	20 g
	Tween® 61	23 g
	Polychol® 40	30 g
	Bienenwachs, weiß	19 g
	Cetylalkohol	25 g
B)	Sorbitollösung (Sorbex S usw.)	20 g
	Wasser	755 g
	Germall®-II	3 g
	Phenonip®	3 g
C)	Parfümöl	2 g
		1000 g

Gesichtsmilch

A)	Paraffinöl	160 g
	Span® 40	30 g
	Tween® 20	20 g
	Cetylalkohol	10 g
	Stearinsäure Ia	10 g
	Pur-Cellin® (Dragoco)	10 g
	PCL, liquid oder Luvitol® EHO	25 g
B)	Sorbitlösung, 70%ig	20 g
	Wasser	703 g
	Phenonip®	5 g
	Germall®-II	2 g
C)	Parfümöl	5 g
		1000 g

Gesichtsmilch, nichtionogen

A)	Paraffinöl	222 g
	Tween® 60 (POE-Sorbitanmonostearat)	80 g
	Arlacel® 60 (Sorbitanmonostearat)	20 g
	Cetylalkohol	20 g
	Dragocid® forte	10 g
B)	Wasser	600 g
	1,2-Propylenglykol	40 g
	Germall®-II	3 g
C)	Parfümöl	5 g
		1000 g

Bei 62°C wird emulgiert.

Gesichtsmilch

A) Paraffinöl	180 g
Isopropylmyristat	20 g
Vaselin	50 g
Cetylalkohol	20 g
Tween® 60 (POE-Sorbitanmonostearat)	70 g
Arlacel® 161 (Glycerinmonostearat, non self emulsifying)	30 g
Phenova®	10 g
B) 1,2-Propylenglykol	60 g
Wasser (+ 0,6 g Kathon® CG)	557 g
C) Parfümöl	3 g
	1000 g

Herstellung: B wird bei 72°C in die 70°C heiße Fettschmelze A eingerührt.

Cleansing Milk
sehr stabil, hervorragende Qualität, leichter Perlmuttglanz, viskos, für Plastikquetschflaschen (squeeze bottles)

A) Stearin Ia	130 g	B)	Wasser	735 g
Tegin® oder Dragil®	20 g		Methylparaben	2 g
Isopropylmyristat	10 g		Glycerin	30 g
Natriumdioctylsulfosuccinat			Germall®-II	3 g
(Aerosol® OT, Manoxol® OT)	26 g	C)	Parfümöl	4 g
PCL, solid (Dragoco)	40 g			1000 g

Cleansing Milk, nichtionogen

A) Paraffinöl	320 g
Isopropylmyristat	20 g
Cetylalkohol	20 g
Lanolin	10 g
Tween® 80 (POE-Sorbitanmonooleat)	49 g
Arlacel® 80 (Sorbitanmonooleat)	21 g
B) 1,2-Propylenglykol	60 g
Wasser	490 g
Methylparaben	2 g
Germall®-II	4 g
C) Parfümöl	4 g
	1000 g

Allzweckmilch, nichtionogen, sehr stabil

A) Cremophor® S-9 — 60 g
  Isopropylmyristat — 40 g
  PCL, liquid oder Luvitol® EHO — 20 g
  Dragocid® forte — 10 g
B) Sorbitlösung (Karion® F, Sorbex® S, Sorbo, Sionit K) — 20 g
  Wasser — 843 g
  Germall®-II — 4 g
C) Parfümöl — 3 g
  1000 g

Allzweckmilch, anionisch

A) Stearin Ia — 40 g
  Isopropylmyristat — 150 g
  Paraffinöl — 100 g
  Natriumdiheptylsulfosuccinat — 3 g
  Nipasol® — 2 g
  Veegum® HV — 20 g
B) Aminomethyl-1,3-Propandiol (AMPD) — 15 g
  Wasser — 663 g
  Methylparaben — 2 g
C) Parfümöl — 5 g
  1000 g

Allzweckmilch mit Perlglanz

A) Stearin — 40 g
  PCL, liquid oder Luvitol® EHO — 6 g
  Natrium-Dioctylsulfosuccinat — 32 g
  Crestalan® B — 12 g
  Solulan® C-24 — 16 g
  Dragocid® forte — 6 g
B) Propylenglykol — 25 g
  Tylose® MH-300 (Methylhydroxyethylcellulose-Schleim, 2%ig) — 300 g
  Wasser (+0,6 Kathon® CG) — 500 g
  Alkohol — 63 g
  1000 g

Herstellung: Kalt rühren, Alkohol während des Erkaltens langsam zurühren, leicht erwärmen und wieder kalt rühren.

Allzweckmilch

A)	PCL, liquid oder Luvitol® EHO	160 g
	Span® 40	30 g
	Tween® 20 oder ML-55-F (Hefti)	20 g
	Cetylalkohol	10 g
	Stearinsäure Ia	10 g
	PCL, solid (Stearylheptanoat)	20 g
B)	Sorbitollösung	20 g
	Wasser	720 g
	Methylparaben	2 g
	Germall®-II	3 g
C)	Parfümöl	5 g
		1000 g

Gurkenmilch

A)	Laktobase® N (Givaudan)	90 g
	Eutanol® G (Henkel)	50 g
	Mandelöl, süß	10 g
	Nipagin® M	2 g
B)	Karion® F oder Sorbex® S	15 g
	Nipasol®-Natrium	3 g
	Fruitex®-Gurke (oder anderes Gurkenkonzentrat, z. B. Neorome® K-Gurke)	60 g
	Wasser	765 g
C)	Gurkenparfümöl	5 g
		1000 g

Gurkenmilch, sehr stabil

A)	Stearinsäure Luxus L2SM	40 g
	Paraffinöl	80 g
	Lanolin	20 g
	Cetylalkohol	10 g
	PCL, liquid oder Luvitol® EHO	40 g
	PCL, solid	20 g
	Dragocid® forte	8 g
B)	Fruitex®-Gurke oder Neorome® K-Gurke	70 g
	Wasser (+ 0,6 g Kathon® CG)	700 g
	Triethanolamin	10 g
C)	Gurkenparfümöl	2 g
		1000 g

Für viskositätsstabile Emulsionen wird ein Gemisch aus Mono-diglyceriden, Fettalkoholen, Triglyceriden und Wachsestern (Cutina® CBS/Henkel) empfohlen z. B. als:

Cremelotion

A)	Cutina® CBS	70 g	Germall®-II	3 g
	Cutina® E-24	10 g	Methylparaben	2 g
	Eumulgin® B-2	10 g	Wasser	730 g
	Cetiol®-SN	80 g	Allantoin	1 g
	Eutanol® G	40 g	C) Parfümöl	4 g
B)	Glycerin	50 g		1000 g

Lotion mittlerer Viskosität, gut haftend

A)	Amerchol®-C	10 g
	Modulan®	30 g
	Acetulan®	30 g
	Promulgen®G	10 g
	Cetiol® V	10 g
	Diisopropyladipat (Akzo)	10 g
	Glycerylstearat, selbstemulgierend	25 g
B)	Wasser	807 g
	1,2-Propylenglykol	60 g
	Methylparaben	2 g
	Germall®-II	3 g
C)	Parfümöl	3 g
		1000 g

Milch

A)	Teginacid® ML (Goldschmidt)	60 g
	Emulgator E-2149 (Goldschmidt)	10 g
	Isopropylmyristat	50 g
	Paraffinum subliquidum (DAB 8)	50 g
	Cetiol® V (Henkel)	30 g
	Diglykolstearat (Goldschmidt)	20 g
B)	Glycerin	20 g
	Hamamelisdestillat	20 g
	Wasser	630 g
	Methylparaben	2 g
C)	Vitamin C	5 g
	Wasser (+ 0,6 g Kathon® CG)	100 g
D)	Parfümöl	3 g
		1000 g

Reinigungsmilch
für unreine Haut

A)	Teginacid® H (Goldschmidt)	80 g
	Isopropylmyristat	100 g
	Kamillenöl, infus. (Novarom)	50 g
	Paraffinum subliquidum (DAB 8)	150 g
	Stearylheptanoat (CTFA)	30 g
	Cetylalkohol	40 g
	Tegiloxan®-100 (Siliconöl 100 m Pa · s)	5 g
	Chlorhexidingluconat, 20%ig (= Arlacid® G/Atlas-ICI)	10 g
B)	Glycerin	20 g
	Allantoin	2 g
	Methylparaben	2 g
	Germall®-II	4 g
	Wasser	502 g
C)	Parfümöl	5 g
		1000 g

Feuchtigkeitsmilch

A)	Arlatone®-983 (Atlas-ICI)	15,0 g
	Brij®-76 (Atlas-ICI)	15,0 g
	Cetylalkohol	8,0 g
	Paraffinum perliquidum (DAB 8)	90,0 g
	Miglyol®-810 oder Myritol®-318	40,0 g
	Vitamin-F-Glycerinester (Novarom)	30,0 g
B)	Feuchthaltefaktor Aquaderm® (Novarom)	50,0 g
	Methylparaben	2,0 g
	Germall®-II	3,0 g
	Wasser	510,0 g
C)	Carbopol®-941	1,5 g
	Wasser, demineralisiert	150,0 g
	Kathon®-CG	0,5 g
D)	Triethanolamin	1,5 g
	Wasser, steril	80,0 g
E)	Parfümöl	3,5 g
		1000,0 g

Milch

A)	Arlacel®-165	80,0 g
	G-1790	3,0 g
	Paraffinum perliquidum (DAB 8)	50,0 g
	Lantrol® (Malmstroem-Rewo)	50,0 g
	Cetylpalmitat	30,0 g
	Wollwachs	20,0 g
	Oxynex®-2004 (Merck)	0,2 g
B)	Glycerin	50,0 g
	Methylparaben	2,0 g
	Wasser	712,0 g
C)	Kathon®-CG	0,8 g
	Parfümöl	2,0 g
		1000,0 g

Toilette-/Handmilch

A)	Softisan®-378 (Dynamit Nobel)	30 g		Glycerin	200 g
	Cremophor RH-40 (BASF)	30 g		Alkohol	10 g
	Emulgade F (Henkel)	30 g		Methylparaben	2 g
	Miglyol-829 (Dynamit Nobel)	50 g		Germall®-II	3 g
	Isopropylmyristat	50 g		Wasser	491 g
B)	Carbopol®-940-Gel, 1%ig	100 g	C)	Parfümöl	4 g
					1000 g

Herstellung des 1%igen Carbopol®-Gels: 10 g Carbopol®-940 werden in 990 g Wasser (+0,5 g Kathon®-CG) unter Rühren eingearbeitet, nach einigen Stunden werden noch 6 g Triethanolamin hinzugegeben bis sich ein klares Gel bildet.

Feuchtigkeitslotion

A)	Teginacid® ML (Goldschmidt)	60 g
	Isopropylmyristat	85 g
	Paraffinum subliquidum (DAB 8)	50 g
	Tegiloxan-100 (Siliconöl 100 m Pa · s)	5 g
	Cetylalkohol	10 g
B)	Wasser	746 g
	Milchsäure, 80%ig	5 g
	Feuchthaltefaktor (Lactil®/Goldschmidt)	30 g
	Methylparaben	2 g
	Germall®-II	3 g
C)	Parfümöl	4 g
		1000 g

Feuchtigkeitslotion

A)	Teginacid® ML	80 g	Milchsäure, 80%ig	2 g
	Isopropylmyristat	85 g	Lactil®	30 g
	Paraffinum subliquidum (DAB 8)	50 g	Methylparaben	2 g
	Cetylalkohol	10 g	Germall®-II	3 g
	Siliconöl (100 m Pa · s)	5 g	C) Parfümöl	4 g
B)	Wasser	729 g		1000 g

Hautmilch

A)	Emulgator E-2149 (Goldschmidt)	24 g
	Tagat®-S	4 g
	Cetiol® (Henkel)	82 g
	Cetiol®-SN (Henkel) = Cetearylalkoholisononanoat	30 g
B)	Wasser	751 g
	Methylparaben	2 g
	Germall®-II	3 g
	Carbopol®-Lösung, 1,5%ig	100 g
C)	Parfümöl	4 g
		1000 g

Hautmilch

A)	Teginacid®	70 g
	Cetylalkohol	10 g
	Luvitol® EHO oder PCL-liquid	20 g
	Miglyol®-810 oder Myritol®-318	80 g
	Tegiloxan-100 (Siliconöl 100 m Pa · s)	20 g
	Johanniskrautöl (Novarom)	5 g
B)	Wasser	785 g
	Methylparaben	2 g
	Germall®-II	3 g
	Allantoin	2 g
C)	Parfümöl	3 g
		1000 g

Milch

A)	Hostaphat KL-340 N (= Lauryltetra-glykolether-o-phosphorsäureester)	30 g	Methylparaben	2 g
			Germall®-II	3 g
	Paraffinum subliquidum (DAB 8)	100 g	Wasser	756 g
	Isopropylmyristat	50 g	C) Parfümöl	3 g
B)	1,2-Propylenglykol	50 g		1000 g
	Polyacrylatharz Hoe S-2793	6 g		

Milch, schwach fettend, auf kaltem Wege herstellbar

A) Hostaphat® KO-380	50,0 g
Myritol®-318 (Henkel) oder	
Miglyol®-810 (Dynamit Nobel)	150,0 g
Parfümöl	5,0 g
B) Carbopol®-934	6,5 g
einstreuen und rühren in:	
Wasser	786,0 g
Kathon®-CG	0,5 g
Methylparaben	2,0 g
C) Triethanolamin	8,0 g
	1008,0 g

Herstellung: B wird zuerst hergestellt, indem Carbopol® in das konservierte Wasser längere Zeit eingerührt wird. Dann wird A dieser Carbopollösung zugemischt. Schließlich wird mit C (= 8 g Triethanolamin) neutralisiert und das ganze homogenisiert.
Anstelle von Miglyol® und anderen, sogenannten Neutralölen kann auch Isopropylpalmitat verwendet werden.

In ähnlicher Weise wird folgende *fettende Hautmilch* hergestellt:

A) Hostaphat® KO-380	50,0 g	Kathon®-CG	0,5 g
Paraffinum subliquidum (DAB 8)	300,0 g	Methylparaben	2,0 g
Parfümöl	4,0 g	Wasser	637,0 g
B) Carbopol®-934	6,5 g		1000,0 g

Feuchtigkeitsmilch

A) Cremophor® A-6 (BASF) = gesättigter Fettalkohol mit 6 Mol EO	15 g
Cremophor® A-25 (BASF) = gesättigter Fettalkohol mit 25 Mol EO	17 g
Glycerinmonostearat	20 g
Cetylalkohol	20 g
Paraffinum perliquidum (DAB 8)	30 g
Myritol®-318 (Henkel)	30 g
Siliconöl (100 m Pa · s)	1 g
B) Milchsäure, 80%ig	2 g
Feuchthaltefaktor Aquaderm® (Novarom)	50 g
Methylparaben	2 g
Germall®-II	4 g
Wasser	805 g
C) Parfümöl	4 g
	1000 g

Collagenmilch

A)	Cremophor® A-6 (BASF)	20 g
	Cremophor® A-25 (BASF)	20 g
	Cetylstearylalkohol	20 g
	Myritol®-318 (Henkel)	50 g
	Glycerinmonostearat	10 g
	Siliconöl (100 m Pa · s)	8 g
B)	1,3-Butylenglykol	30 g
	Aquaderm® (Novarom)	30 g
	Methylparaben	2 g
	Germall®-II	3 g
	Milchsäure, 80%ig	2 g
	Wasser	751 g
C)	Collagenlösung (Gelita-Collativ oder Collan)	50 g
D)	Parfümöl	4 g
		1000 g

Herstellung: Parfümöl wird bei 40°C eingearbeitet, Kollagen bei 35°C einrühren.

Dickflüssige Konsistenz

A)	Amerchol® L-101	100 g		Methylparaben	2 g
	Amerchol®-C	25 g		Germall®-II	4 g
	Cetylalkohol	20 g		Glucam P-20 (Amerchol)	20 g
	Atmul 84-S (Atlas-ICI)	30 g		Wasser	705 g
	Paraffinum perliquidum (DAB 8)	20 g	C)	Parfümöl	4 g
B)	Tween®-60 (Atlas-ICI)	70 g			1000 g

Dickflüssige Konsistenz

A)	Amerchol® L-101	75 g
	Cetylalkohol	40 g
	Arlacel®-60	25 g
B)	Tween®-60	75 g
	1,3-Butylenglykol	30 g
	Methylparaben	2 g
	Germall®-II	3 g
	Wasser	746 g
C)	Parfümöl	4 g
		1000 g

Milchige Emulsion

A)	Glucate® SS (Amerchol)	10,0 g	
	Glucamat® SSE-20 (Amerchol)	15,0 g	
	Modulan®	20,0 g	
	Stearinsäure L2SM	20,0 g	
	Paraffinum perliquidum (DAB 8)	60,0 g	
B)	Glucam® E-20 (Amerchol)	50,0 g	

Methylparaben	1,8 g	
Propylparaben	0,2 g	
Germall®-II	3,0 g	
1,3-Butylenglykol	20,0 g	
Wasser	796,0 g	
C) Parfümöl	4,0 g	
	1000,0 g	

Durch Zusatz von 5 g Triethanolamin zur Wasserphase kann die Stearinsäure teilverseift werden, wodurch die Stabilität erhöht wird.

Feuchtigkeitsmilch

A)	Eumulgin® B-1 (Henkel)	30,0 g	
	Cetylstearylalkohol	35,0 g	
	Paraffinum subliquidum (DAB 8)	50,0 g	
B)	Harnstoff, rein	30,0 g	
	Aquaderm® (Novarom)	30,0 g	
	1,2-Propylenglykol	30,0 g	

Methylparaben	1,8 g
Propylparaben	0,2 g
Germall®-II	3,0 g
Milchsäure, 80%ig	1,0 g
Wasser	786,0 g
C) Perfümöl	3,0 g
	1000,0 g

Feuchtigkeitsmilch, mittlerer Viskosität

A)	Cutina® MD-A (Henkel)	30,0 g
	Stearinsäure L2SM (Siegert/Henkel)	25,0 g
	Eumulgin® B-1 (Henkel)	10,0 g
	Eumulgin® B-2 (Henkel)	10,0 g
	Cetiol® SN	50,0 g
	Miglyol®-810 (Dynamit Nobel)	30,0 g
B)	Sorbitlösung (70%) Sorbex® (Hefti) oder Karion®-F (Merck)	30,0 g
	Veegum (Vanderbilt)-Lösung, 4%ig in Wasser	200,0 g
	Methylparaben	1,8 g
	Propylparaben	0,2 g
	Wasser	609,0 g
C)	Parfümöl	4,0 g
	Kathon®-CG	0,6 g
		1000,6 g

Benzoyl-Peroxid-Lotion
(nach Vanderbilt)
gegen Akne; für OTC-Produkte

A)	Veegum® (Vanderbilt)	9,0 g
	Xanthan-Gummi (Keltrol®)	4,0 g
	Wasser	755,5 g
B)	1,2-Propylenglykol	60,0 g
	Benzoylperoxid, 70%ig	71,5 g
C)	Laureth-4 (CTFA) = Brij-30 (ICI)	50,0 g
	Acetulan (Amerchol)	50,0 g
	u. Konservierungsmittel	q.s.

Herstellung: Veegum® und Keltrol® mischen und langsam dem Wasser zufügen, kräftig rühren bis homogene Dispersion entsteht. B und C mischen und zu A geben und homogen mischen.

3.2 Flüssige W/O-Emulsionen

Flüssige W/O-Emulsionen sind schwieriger zu rezeptieren, weil die bei O/W-Emulsionen oft auftretenden elektrischen Abstoßungskräfte zwischen den Tröpfchen fehlen und auch eine schwächere Ausbildung der Sorbathüllen eine derartige Stabilisierung bei W/O-Emulsionen nicht zuläßt.
Schließlich fehlt bei *flüssigen* W/O-Emulsionen auch die stabilisierende Wirkung der viskosen, kontinuierlichen Phase.

Als Emulgatoren bieten sich an:
Arlacel®-481 (Glycerinsorbitanfettsäureester, HLB-Wert 4,5)
Arlacel®-989 (POE-Fettsäureester, HLB-Wert 6,4)
Arlacel®-988 (gesättigte Glycerin-Sorbitan-Fettsäureester, HLB-Wert 5,5)

Günstig ist eine Mischung mit Arlacel®-481 und Arlacel®-989, und zwar 2,7 und 3,3%.

Hoe-S-2621 (Hoechst)
Kombinationen mit 4% Hoe-S-2621 und 4% Arlacel®-989 ergeben gute Ergebnisse.

Ebenso kann Tegin® KL-125 mit Arlacel®-989 kombiniert werden sowie Elfacos® ST-37 (Akzo).

Auch Arlacel®-987 (Sorbitanmonoisostearat, HLB-Wert 4,3) bringt in flüssigen W/O-Emulsionen gute Ergebnisse.

Hautpflegemilch, moisturizing

A) Hoe-S-2621 (Hoechst)	40 g
Arlacel®-989 (ICI)	36 g
Avocadin® (Novarom)	12 g
Avocadoöl (+0,1 Butylhydroxyanisol)	130 g
α-Tocopherol	1 g
Isopropylmyristat	80 g
Paraffinum perliquidum (DAB 8)	
bzw. Isoparaffin	140 g
Bentone-27 (National Lead)	10 g
B) Aquaderm® (Novarom)	50 g
Germall®-II	4 g
Methylparaben	2 g
Magnesiumsulfatheptahydrat	4 g
Wasser	487 g
C) Parfümöl	4 g
	1000 g

Bei 50°C wird emulgiert.

Collagenmilch (nach Atlas-ICI)

A) Arlacel®-481	31,5 g
Arlacel®-989	38,5 g
Paraffinum perliquidum (DAB 8)	160,0 g
Isopropylmyristat	35,0 g
Miglyol®-812 (Dynamit Nobel)	35,0 g
B) 1,2-Propylenglykol	37,0 g
Magnesiumsulfatheptahydrat	7,0 g
Methylparaben	1,8 g
Propylenparaben	0,2 g
Wasser	600,0 g
C) Parfümöl	4,0 g
D) Collapur® (C. Freudenberg)	50,0 g
Kathon®-CG	0,8 g
	1000,8 g

C wird bei 40°C und D bei 35°C eingerührt.

Sonnenschutzmilch (nach Atlas-ICI)

A)	Paraffinum perliquidum (DAB 8)	100 g
	Isopropylmyristat	30 g
	Ceresin Saronga®-1257	
	(Parafluid Ges. Schliemann & Co.)	5 g
	Bienenwachs	5 g
	Eusolex®-3573 (Merck)	20 g
	Arlacel®-83	20 g
	Tween®-85	20 g
B)	Sorbo®, 70%ig	40 g
	Propylenglykol	28 g
	Eusolex®-161	20 g
	Germall®-II	3 g
	Methylparaben	2 g
	Wasser	704 g
C)	Parfümöl	3 g
		1000 g

Moisture Milk

A)	Imwitor® 780 K (Dynamit Nobel)	30 g
	Paraffinum perliquidum (DAB 8)	150 g
	Bentone-38	5 g
	Elfacos® ST-37 (Akzo)	10 g
B)	Magnesiumsulfatheptahydrat	8 g
	1,3-Butylenglykol	40 g
	Aquaderm®, Feuchthaltefaktor (Novarom)	40 g
	Methylparaben	2 g
	Germall®-II	3 g
	Wasser	709 g
C)	Parfümöl	3 g
		1000 g

Eine *stabile Milch* (W/O) von stabiler Konsistenz ergibt folgende Rezeptur:

A)	Hoe-S-2621	48 g
	Arlacel®-989	40 g
	Bentone-27	10 g
	Paraffinum perliquidum (DAB 8)	250 g
	Isopropylmyristat	50 g
B)	Methylparaben	2 g
	Germall®-115	5 g
	Wasser	591 g
C)	Parfümöl	4 g
		1000 g

Milch

A)	Hoe-S-2621	60 g
	Arlacel®-989	30 g
	C_{11}- bis C_{13}-Isoparaffin (CTFA)	240 g
	Perhydrosqualen	50 g
	Bentone-38 (Kronos-Titan)	3 g
B)	Magnesiumsulfatheptahydrat	3 g
	Methylparaben	2 g
	Germall®-II	3 g
	Wasser	606 g
C)	Parfümöl	3 g
		1000 g

Make-up-Entfernermilch

A)	Arlacel®-988	42 g
	Arlacel®-989	18 g
	Isoparaffine (Shellsol T oder Isopar L, Esso)	170 g
	Perhydrosqualen oder hydriertes Polyisobutylen (Polysynlan)	70 g
	Bentone-38	4 g
B)	Magnesiumsulfatheptahydrat	5 g
	Methylparaben	2 g
	Germall®-II	3 g
	Wasser	684 g
C)	Parfümöl	2 g
		1000 g

Reinigungsmilch

A)	Arlacel®-988	25 g
	Arlacel®-989	25 g
	Isoparaffine (Shellsol T oder Isopar L, Esso)	140 g
	Perhydrosqualen	60 g
	Bentone-38 (Kronos-Titan)	2 g
B)	Magnesiumsulfatheptahydrat	7 g
	1,2-Propylenglykol	20 g
	Methylparaben	2 g
	Germall®-II	3 g
	Wasser	714 g
C)	Parfümöl	2 g
		1000 g

Als W/O-Emulgator für flüssige Emulsionen verhält sich Oleyl-o-Phosphorsäureester günstig in Mischungen mit öllöslichen viskositätserhöhenden Substanzen, wie z. B. Aluminium- und/oder Magnesiumstearat sowie Magnesium-Aluminium-Silikaten, gegebenenfalls auch fettsaure Calciumsalze (6). Mit Hilfe eines Intermig®-Rührers (Interferenzrührer) kann energiesparend, auf kaltem Wege (bei Zimmertemperatur) gemischt werden (7):

Diglycerinsesquioleat + Magnesium- + Aluminiumstearat + Wachse	6,0%
Polyoxethylenfettsäureester	3,0%
UV-Absorber	4,0%
Paraffinöl, niedrigviskos	25,0%
Parfümöl	0,3%
Wasser + Konservierungsmittel	ad 100,0%

Nach einer Patentanmeldung (8) werden flüssige W/O-Emulsionen mit hohem Wassergehalt z. B. wie folgt rezeptiert:

Moisturizing Lotions

		1	2
A)	Arlacel®-987 (Sorbitanmonoisostearat)	3,0%	–
	Imwitor®-780 (Glycerinmonoisostearat)	–	3,0%
	Isopar® (Esso; C_{11}- bis C_{13}-Isoparaffine/CTFA)	15,0%	15,0%
	Bentone-38 (National Leads)	0,3%	0,4%
B)	Magnesiumsulfat ($\cdot$ 7 H_2O)	0,5%	–
	Magnesiumchlorid	–	0,5%
	Triethanolaminlactat, 50%ig	6,0%	6,0%
	para-P (Propylparaben/Rhone-Poulenc)	0,1%	0,1%
	1,3-Butylenglykol	3,0%	3,0%
	Wasser	72,1%	72,0%
		100,0%	100,0%

Zur *Analyse von Emulsionen* wird auf neuere Literatur (9, 10) verwiesen.

Literatur

(1) *Hüttenrauch, R.* u. *Zielke, P.:* Pharmazie (DDR) 34, S. 664–665 (1979)
(2) *Schuster, G.* u. *Lindner, H.:* Parfuem, Kosmet. 58, S. 353–365 (1977)
(3) *Erös, I.* u. *Kedvessy, G.:* Deutsche Apoth. Ztg. 112, S. 665–669 (1972)
(4) *Kassebaum, H.:* »Vaselin-Strukturen und Gebrauchseigenschaften unterschiedlicher Vaselinqualitäten«, Parfuem. Kosmet. 59, S. 291–295 (1978)
(5) *Steinitz, K. H.:* Riechstoffe, Aromen, S. 1 u. 2, Nov. 1963, Sonderdruck
(6) *Skrypzak, W., Reng, A. W.* u. *Quack, J. M.:* Parfuem. Kosmet. 60, S. 317–326 (1979)
(7) *Reng, A. K., Trautmann, M., Skrypzak, W.* u. *Quack, M.:* Parfuem. Kosmet. 62, S. 33–41 (1981)
(8) *Berthold, D. P. M.* u. *Ferret, S.:* Europ. Pat. Appl. 81 304 196.9 v. 14. Sept. 1981
(9) *Senzel, A. J.* (Herausgeber): Newburger's Manual of Cosmetic Analysis, Sec. ed. (1977) Assoc. Offic. Analyt. Chem., P. O. Box 540, Benjamin Franklin Station, Washington, DC 20044
(10) *Demanze, Ch., Jouanelle, G.* u. *Karleskind, A.:* »Analyse des Emulsiones Cosmétiques«, Parfums, Cosmétiques, Arômes, No. 44, S. 48–58 (1982)

Kapitel VII

Solubilisation (micellare Lösung) Mikro-Emulsionen Echte Lösungen (alkoholische-wäßrige Systeme)

1. Solubilisation

Unter Solubilisierung versteht man nach *Rieger* (1) einen Prozeß zur Herstellung visuell klarer Lösungen, die folgende Kriterien erfüllen müssen:

a) Das Produkt besteht aus einem Lösemittel und dem zu lösenden Bestandteil, der in größerer Menge mit Hilfe eines Solubilisiermittels im Lösemittel aufgelöst wird und zwar in einer größeren Menge als es dem Lösemittel bei gleicher Temperatur möglich ist.
b) Das System ist bei unbewaffnetem Auge klar und bleibt in einem bestimmten Temperaturbereich klar.
c) Die Solubilisierung erfolgt nicht durch chemische Reaktion.

Kennzeichnend für einen Solubilisator vom Typ der Tenside ist die Erhöhung der Löslichkeit eines Stoffes durch Bildung von Assoziationskolloiden, die in wäßriger Lösung geordnete Aggregate aus mehreren Molekülen, die sogenannten Micellen, bilden. Weiterhin ist für micellare Lösungssysteme kennzeichnend, daß diese im Gegensatz zu Emulsionen thermodynamisch stabil sind. Offenbar werden die zu solubilisierenden Stoffe (meistens Öle) in die Micellen eingelagert.

Als Solubilisatoren für klare micellare Lösungen von Parfümölen, öllöslichen Vitaminen, Azulen, Menthol, Campher usw. eignen sich grenzflächenaktive Stoffe mit einem HLB-Wert von 14 bis 17, die sich je nach Verwendungszweck sowohl in Wasser (oder wäßrig-alkoholischen Mischungen) als auch mit dem Solubilisat (Parfümöl usw.) klar mischen müssen.

Charakteristisch für die als Solubilisatoren dienenden nichtionogenen Tenside ist die Eigenschaft, in der Wärme in wäßriger Lösung mehr hydrophobe Tendenzen anzunehmen und zu trüben. Die Trübung ist beim Abkühlen reversibel.

Parfümöle und ätherische Öle verhalten sich hinsichtlich ihrer Löslichkeit wie fette Öle. Sie sind also nur in hochgradigem Alkohol löslich, nicht aber in Wasser. Je nach Aufbau der Parfümkompositionen ist die Löslichkeit verschieden. Alle Parfümöle, insbesondere solche, die Harze, Resinoide und terpenreiche ätherische Öle und/oder Ester und Ketone enthalten, sind in *verdünntem* Alkohol schlecht löslich. Parfümöle, die terpenfreie ätherische Öle enthalten und in polaren Lösungsmitteln gut lösliche Riechstoffe wie die Alkohole Phenyl- und Benzylalkohol, Geraniol, Citronellol, Linalool, Zimtalkohol usw. sind in Alkohol und in nicht zu stark verdünntem Alkohol relativ gut löslich.

Nach der Grundregel »Ähnliches wird durch Ähnliches gelöst« *(similia similibus solvuntur)* lösen sich Ester am besten in fetten Ölen (Esterölen).
Die Löslichkeitsgrenze für leichtlösliche Parfümöle liegt bei etwa 50% Alkoholgehalt. Für alkoholische Präparate mit einem Alkoholgehalt zwischen 40 bis 60% muß das Parfümöl oder das alkoholische Präparat zusätzlich einen Lösungsvermittler vom Typ Diethylenglykolmonoethylether (APV®, Carbitol®, Oxitol® und ähnliche Handelsprodukte) oder »Solketal« (Brenntag bzw. Chemomedica) (= »Immilit«-2-Dimethyl-4-oxymethyl-1,3-dioxalan) enthalten.

Im allgemeinen sind Parfümöle und die meisten ätherischen Öle im Verhältnis
10% Öl und 90% Lösungsvermittler
vom Typ:
Cremophor® RH-40 und/oder Cremophor® RH-60 (BASF),
Tween®-20 und/oder Tween®-80 (Polysorbat-20 bzw. -80),
Arlatone®-285 und/oder Arlatone®-289 (Atlas),
Lamacit® ER und/oder Lamacit®-877 (Grünau)
in Wasser und in schwach alkoholischen (5 bis 10% Alkohol) Wässern gut löslich.
Manche, bei Zimmertemperatur feste Solubilisatoren wie die Cremophor®-Typen RH-40 oder RH-60 werden vom Standpunkt des Parfümölfabrikanten besser mit flüssigen Solubilisatoren wie Cremophor® RH-455 (enthält 5% Propylenglykol und 5% Wasser) verarbeitet.
Das »kritische Mischungsverhältnis« kann auf 30% Parfümöl und 70% Lösungsvermittler (evtl. auf 40:60) erhöht werden, wenn der Alkoholgehalt (wie bei Haarfestigern) 20 bis 30% beträgt.
Generell wird die Tendenz verfolgt, möglichst viel Parfümöl und wenig Solubilisator zu verwenden, da das als Solubilisator eingesetzte Tensid in jedem Falle schäumt. Das Verhältnis Parfümöl zu Solubilisator (nichtionogenes Tensid) kann zugunsten des Parfümöls verbessert werden, wenn die Produktbasis im wäßrig-alkoholischen Lösemittel weitere Co-Solventien enthält wie Ethyldiglykol, Dipropylenglykol und Polyglykol-400. Dies ist vorteilhaft, weil ansonsten kristalline Riechstoffe wie z. B. die Nitro-Moschuskörper und Vanillin auskristallisieren.
Eine Schaumdämpfung kann durch Polypropylenglykol-2000 erzielt werden. Klar in Wasser solubilisierte Parfümöle werden auch für transparente Gele, z. B. auf Basis Polyacrylaten (Carbopol usw.), benötigt.
Die wichtigsten Gruppen von nichtionogenen Tensiden, die als micellenbildende Solubilisatoren eingesetzt werden, sind folgende:

1.1 Ethoxylierte Ricinusölderivate

Ethoxylierte Ricinusölderivate lösen micellar sehr gut die öllöslichen Vitamine (2), z. B. das Polyoxethylen-Glycerin-monoricinoleat vom Typ Tagat® R-1 (Th. Goldschmidt).

Ferner gehört in die Kategorie das Cremophor® EL (BASF), das Fettsäureglycerin- und -polyglykolester als hydrophoben Teil sowie Polyethylenglykole und Glycerinethoxylat als hydrophilen Teil enthält (es entsteht durch Umsetzung von 1 Mol Ricinusöl und 35 Mol Ethylenoxid).
Cremophor® EL zeigt seine beste Wirkung zum Solubilisieren von Parfümölen bei Produkten mit einem Alkoholgehalt von über 20%, aber auch zum micellaren Lösen von Azulen und öllöslichen Vitaminen.

Ein Ricinolsäurederivat ist auch der Solubilisator Lamacit® ER (Grünau).

Wegen des geringeren Eigengeruchs bevorzugt man in den letzten Jahren Ethoxylate des *hydrierten* Ricinusöls, die aber bei Zimmertemperatur im allgemeinen nicht flüssig sind.

Beispiel nach CTFA:

   PEG-40 Hydrogenated Castor oil
    (= Cremophor® RH-40 mit HLB-Wert 14 bis 16)
   PEG-50 Hydrogenated Castor oil
    (= Cremophor® RH-60 mit HLB-Wert 15 bis 17)

Entsprechende Produkte stellen Tagat® R-40 und Tagat® R-60 dar sowie POE-hydriertes Ricinusöl vom Typ Arlatone®-289 (HLB-Wert = 14,4).

1.2 Alkylphenol-Ethoxylate

Diese nichtionogenen Solubilisatoren zeichnen sich durch ihre wasserklare, flüssige Form, durch ihren geringen Eigengeruch und durch ihre Stabilität gegenüber sauren und alkalischen Medien aus.

Beispiel nach CTFA:

   Nonyloxynol-10 = Nonylphenol mit 10 Mol EO
    = Cremophor® FC-1004 (NP-10)
   Nonyloxynol-14 = Nonylphenol mit 14 Mol EO
    = Cremophor® FC-1005 (NP-14)

In der Praxis verwendet man häufig Mischungen beider Tenside und zwar in der Relation Solubilisat:Solubilisator (Parfümöl:Tensid) = 20:80.

Zu dieser Gruppe gehören:
Lamacit® KW-80-18 (Grünau) = Nonylphenol-polyglykolether
und
Lamacit® 877 (Grünau) = Alkylphenol-polyglykolether,
ferner die Ipegal®- und Triton®-Typen sowie Antarox® A-400.

1.3 Verzweigtkettige Solubilisatoren

Wie bei den Emulgatoren so gewinnen auch verzweigtkettige Nichtionogene als Solubilisatoren an Bedeutung:

POE-Glycerin-Monoisostearat = Tagat®-I und Tagat®-II

sowie Polyoxypropylenpolyoxyethylenether von höheren verzweigtkettigen, gesättigten Alkoholen (3).

1.4 Sorbitanfettsäureester-Oxethylate

Die bekanntesten Typen sind die Polysorbate-20 und Polysorbate-80
[Tween®-20 bzw. Crillet®-1 (Croda) oder ML-55-F- sowie Tween®-80 oder MO-55-F, (Hefti)]

= PEG-(20)-sorbitanmonolaurat und PEG-(20)-sorbitanmonooleat.

Geruchlich ist Polysorbate-20 (CTFA) dem Polysorbate-80 überlegen. Im Verhältnis 20:80 (Parfümöl:Polysorbate-20) gelingt fast immer (abhängig von der Art des Parfümöls) die micellare Solubilisierung in Wasser.
Die Polysorbate weisen eine gute Verträglichkeit an den Augen auf.

1.5 Methoden zur Auswahl der micellaren Solubilisatoren

Die Effektivität der Solubilisatoren hängt weitgehend von der Art des Solubilisats ab, insbesondere bei Parfümölen sind Harze, Resinoide, Eichenmoosextrakte und kristalline Riechstoffe (vor allem Xylol-Moschus) schwierig zu solubilisieren.
Parfümöle, die kristalline Riechstoffe enthalten, bedürfen als Zusatz zum Parfümöl einer größeren Menge an Benzylbenzoat, um ein Ausfällen (Auskristallisieren) der Riechstoffe im wäßrigen Medium zu verhindern. Natürlich spielt auch die Eignung des Tensids eine Rolle, wobei oft Mischungen mehrerer Tenside eine bessere Solubisierung bewirken.
Um für ein vorgegebenes Parfümöl und ein vorgesehenes Substrat das geeignete Tensid und das optimale »kritische Mischungsverhältnis« (4) zu ermitteln, kann man z. B. wie folgt vorgehen:

Gesucht wird für ein gegebenes Parfümöl ein geeigneter grenzflächenaktiver Solubilisator in einem vorgegebenen *Gesichtswasser* mit ca. 5% Ethanol:

Ethylalkohol, 96 Vol.-%ig	55 g	1,3-Butylenglykol	20 g
Glycerin, doppelt destilliert	30 g	Harnstoff, rein	40 g
Sorbitlösung, 70%ig	20 g	Chlorhexidingluconat,	
Natriumlactatlösung, 50%ig	60 g	20%ig = Arlacide® G	2 g
Milchsäure, 80%ig	10 g	Wasser, demineralisiert	703 g
Hamamelisdestillat	60 g		1000 g

Man mischt geeignete Tenside, wobei die Sorbitanesterethoxylate mit Ricinol- oder Alkylphenolethoxylaten gemischt werden können.

Dann stellt man verschiedene Mischungsverhältnisse zwischen vorgegebenem Parfümöl und den zu prüfenden nichtionogenen Tensid-Solubilisatoren her:

      1,0 g Parfümöl und 9,0 g Tensid (bzw. Gemisch)
      1,5 g Parfümöl und 8,5 g Tensid (bzw. Gemisch)
      2,0 g Parfümöl und 8,0 g Tensid (bzw. Gemisch)
      2,5 g Parfümöl und 7,5 g Tensid (bzw. Gemisch)
      3,0 g Parfümöl und 7,0 g Tensid (bzw. Gemisch)
      3,5 g Parfümöl und 6,5 g Tensid (bzw. Gemisch)
      4,0 g Parfümöl und 6,0 g Tensid (bzw. Gemisch)
      4,5 g Parfümöl und 5,5 g Tensid (bzw. Gemisch)

Je nach Art des Parfümöls dürfte das kritische Mischungsverhältnis zwischen 2,5 und 3,0 g Parfümöl bzw. 7,5 bzw. 7,0 g Tensid liegen.

Die Mischungen Parfümöl:Tensid löst man 1%ig in dem vorgegebenen Gesichtswasser und prüft die Lagerbeständigkeit, falls der Versuch zu einer klaren Lösung führt. Bei einem 1%igen Zusatz des kritischen Mischungsverhältnisses 2,5:7,5 bzw. 3:7 erhält man eine 0,25- bzw. 0,3%ige Parfümierung des Gesichtswassers. Bei einem Gesichtswasser stört der Zusatz des Tensids wenig; vielfach ist sogar der reinigende Effekt des nichtionogenen Tensids erwünscht.

Um die Effektivität eines Tensids als Solubilisator zu prüfen, kann man 10%ige wäßrige Lösungen der Solubilisator-Tenside herstellen und aus einer Bürette solange den zu solubilisierenden Stoff (z. B. Parfümöl) zufließen lassen, bis eine Trübung auftritt (5). Je größer die titrierte Menge des zu solubilisierenden Stoffes (Parfümöl usw.) ist, desto günstiger ist das eingesetzte Tensid (oder Mischung verschiedener Tenside) zu beurteilen.

Diese Methode läßt sich auch auf dieses Gesichtswasserbeispiel anwenden. Um praxisnahe Ergebnisse zu erzielen, löst man die Solubilisatortenside (1%) in dem zu prüfenden Medium (in vorliegendem Falle im Gesichtswasser) und titriert tropfenweise die zu prüfenden Parfümöle aus einer Bürette solange in das Gesichtswasser bis Trübung auftritt.

Die Menge Parfümöl, die noch nicht trübt, wird in Relation zu der angewandten Menge Tensid (= 1%) gesetzt.

Die Trübungstitration kann auch bei der Entwicklung von Schaumbädern, Ölschaumbädern und ähnlichen Produkten mit hohem Gehalt an ätherischen Ölen nützlich sein (6).

2. Mikro-Emulsionen

Sehr eng verwandt mit den micellaren Solubilisatoren sind die Mikro-»Emulsionen«, die als wesentliche Unterscheidungsmerkmale zu anderen Emulsionen folgende Eigenschaften aufweisen:

Thermodynamische Stabilität
Sphärische Tröpfchen mit einem Durchmesser von weniger als 0,14 µm (7)
bzw. im Bereich der Micelldurchmesser
Optische isotrope (transparente), röntgenamorphe,
idealviskose Flüssigkeit (8)

Die Meinungen, ob es sich um O/W-Emulsionen mit besonders kleinem Teilchendurchmesser handelt oder ob diese transparente Öl-Wasser-Dispersionen den Lipogelen zuzurechnen seien, gehen auseinander. Derartige »ringing-gels« sind in der Kälte und Wärme außerordentlich stabil, und selbst hydrolyseempfindliche Wirkstoffe bleiben in diesem System bei Lagerung unter erhöhter Temperatur stabil. Charakteristisch für derartige transparente Öl-Wasser-Zubereitungen ist das »ringing«, d. h. eine fühlbare und oft akustische Erscheinung, die auftritt, wenn man ein Glas des transparenten Gels auf einer harten Unterlage aufstößt. Man fühlt und hört die Vibrationen als Klingen (daher der Name »ringing gel«).
Diese Systeme stehen den micellaren Solubilisatoren sehr nahe, bei denen die Vorstellung vorherrscht, daß die Micellen, die in Wasser unlösliche Substanz aufnehmen und zu sogenannten »swollen micelles« aufquellen (9–13). Man spricht auch von 4-Komponentensystemen.
Von der Formulierung her gesehen fällt auf, daß die Rezeptur einen hohen Anteil an Öl (meist Mineralöl) und als Emulgator bzw. Solubilisator ein Tensid aus der Gruppe der Ether des Oleylalkohols mit 10 bis 20 Mol Ethylenoxid enthält. Diese Solubilisatoren aus der Gruppe der Ether bilden anscheinend mit Wasser Hydrate. Da sie relativ in großer Menge eingesetzt werden müssen, kommt bei einigen Formulierungen ihre Reizwirkung auf die Augen zum Ausdruck.
Wegen ihrer außergewöhnlichen Stabilität verdienen diese Zubereitungen ein größeres Interesse.
Generell werden die Wasser- und die Fettphase dieser Mikroemulsionen bei 90°C verarbeitet. Diese hohe Temperatur ist fast in allen Fällen erforderlich, um die »kristallklare« Transparenz zu erreichen.
Im Prinzip können drei Basissysteme für die Herstellung klarer Fettgele vom Typ O/W verwendet werden (14, 15):

a) Alleinige Verwendung polyoxethylierter Fettalkohole
b) Verwendung von Phosphorsäureestern der polyoxethylierten Fettalkohole zusammen mit einem polyoxethylierten Fettalkohol
c) Verwendung der unter b) genannten Phosphorsäureester zusammen mit Alkylolamiden

2.1 Rezepturen:
Klare Mikro-Emulsionen, transparente Gelform

A) Eumulgin® M-8
    (Oleylcetylalkohol, 7-8 Mol EO mit 20% Wasser/Henkel)   260 g
    Paraffinöl   210 g
    Phenonip® oder Phenova®   8 g
B) Wasser   458 g
    Glycerin   50 g
    Imidazolidinyl-Harnstoff   4 g
C) Parfümöl   3 g
    Tween®-20   7 g
     1000 g

A) Eumulgin® M-8   300 g
    Paraffinöl   200 g
    Luvitol®-EHO (BASF) oder PCL-liquid (Dragoco)   30 g
    Phenonip® oder Phenova®   5 g
B) Wasser   451 g
    Imidazolidinyl-Harnstoff   4 g
C) Parfümöl   3 g
    Tween®-20 (Polysorbate-20)   7 g
     1000 g

Herstellung: B wird bei 90°C in A emulgiert. Konservierungsmittel evtl. erst bei 50°C einarbeiten.

A) POE-10-Oleylether (Volpo®-N-10/Croda)   125 g
    POE-20-Oleylether (Volpo®-N-20/Croda)   125 g
    Isoparaffinöl   250 g
    Glycerin   240 g
B) Wasser, destilliert   246 g
    Imidazolidinyl-Harnstoff   4 g
C) Parfümöl   2 g
    Tween®-20 (Polysorbate-20)   8 g
     1000 g

Herstellung: B wird bei 90°C eingerührt. Das Konservierungsmittel (Imidazolidinyl-Harnstoff) zweckmäßigerweise erst bei 60°C einrühren und dann C zufügen.

Mikroemulsion, transparent
feste, viskose Qualität

A) POE-10-Oleylether (Volpo®-N-10/Croda)	150 g
POE-20-Oleylether (Volpo®-N-20/Croda)	100 g
Paraffinum perliquidum (DAB 8)	200 g
Luvitol® EHO (BASF) oder PCL-liquid (Dragoco)	50 g
B) Glycerin	100 g
Methylparaben	2 g
Imidazolidinyl-Harnstoff	4 g
Wasser	390 g
C) Parfümöl	1 g
Polysorbate-20 (Crillet®-1, ML-55-F usw.)	3 g
	1000 g

Glyceringel (Mikroemulsion O/W)

A) Hostaphat® KO-280 (Hoechst)	150 g
Paraffinöl	250 g
B) Glycerin	300 g
Methylparaben	2 g
Imidazolidinyl-Harnstoff	3 g
Wasser	285 g
C) Parfümöl	2 g
Tween®-20	8 g
	1000 g

Parfümgel

Emulgator HOE S-1610 (= Mono/Dialkylpolyglykoletherorthophosphorsäureester-Monoethanolaminsalz/Hoechst)	159 g
Emulgator KLP (Hoechst)	32 g
Paraffinöl	80 g
Polyglykol-200	80 g
Parfümöl	80 g
Phenonip®	3 g
Wasser	566 g
	1000 g

Sonnenschutzgel (Mikroemulsion)

A)	Eumulgin® B-3 (Henkel) = Cetylstearylalkohol mit 30 Mol EO	125 g
	Cetiol® HE	100 g
	Paraffinum perliquidum (DAB 8)	40 g
	Parsol® ultra (Givaudan)	20 g
B)	Wasser	700 g
	Phenonip®	3 g
	Germall®-115	3 g
C)	Parfümöl	3 g
	Tween®-20	6 g
		1000 g

Reinigungslotion, transparent

A)	POE-Oleylether (Brij® 96/Atlas)	118 g
	POE-Triglycerid (Arlatone® G/Atlas)	100 g
	Paraffinum perliquidum (DAB 8)	130 g
B)	Wasser	637 g
	Methylparaben	2 g
	Imidazolidinyl-Harnstoff	3 g
C)	Parfümöl	2 g
	Tween®-20	8 g
		1000 g

ringing-gel (Amerchol, modifiziert)

A)	Brij®-56 (POE-Cetylether/Atlas)	250 g
	Brij®-30 (POE-Laurylether/Atlas)	50 g
	Ameroxol® OE-20 (Oleth-20/CTFA)	50 g
	Amerchol® L-101 (Mineralöl + Lanolinalkohol/CTFA)	100 g
	Propylparaben	2 g
B)	Methylparaben	1 g
	Imidazolidinyl-Harnstoff	4 g
	Wasser	533 g
C)	Parfümöl	2 g
	Tween®-20	8 g
		1000 g

Glycerincreme

A)	Eumulgin® B-3 (Henkel) = Cetylstearylalkohol ca. 30 Mol EO	130 g
	Cetiol® HE	200 g
	Paraffinum subliqidum (DAB 8)	50 g
B)	Glycerin, 86%ig	200 g
	Methylparaben	2 g
	Imidazolidinyl-Harnstoff	3 g
	Wasser	410 g
C)	Parfümöl	1 g
	Tween®-20	4 g
		1000 g

Frisiergel gegen Kopfschuppen (16)

A)	3-Dimethylamino-4-oxo-2-thioxo-1,3-thiazolidin (Antischuppenwirkstoff)	10 g
	Eumulgin® M-8	295 g
	Paraffinöl	175 g
B)	Wasser	517 g
	Farbstoff	1 g
C)	Parfümöl	2 g
		1000 g

Sonnenschutzgel

A)	Lutrol® FC-127 (BASF) oder Poloxamer-407 (CTFA)	190 g
B)	Isopropanol	160 g
	Escalol-506 (van Dyk/Merck)	15 g
	Wasser (+ Konservierungsmittel)	635 g
		1000 g

Deodorantgel

A)	Lutrol® FC-127 (BASF)	200 g
	Irgasan® DP-300	5 g
B)	Isopropanol	120 g
	Wasser (+ Konservierungsmittel + Parfümöl)	675 g
		1000 g

Über die *Konservierung von Emulsionen* s. Kap. II, Bd. 1 (S. 144), insbesondere auch S. 161 über Imidazolidinyl-Harnstoff, der als Konservierungsmittel nur kurz auf max. 70°C erhitzt werden sollte.

Die *Herstellung der Emulsionen* ist im Kap. I, Bd. 1 (»Technologie der Kosmetika«), S. 53 eingehend beschrieben.

3. Echte, molekulare Lösungen

Eine echte, molekulardisperse Lösung besteht aus mindestens zwei Komponenten, die zusammen eine einzige homogene Phase bilden. In einem 2-Komponentensystem gibt es bei gegebenem Druck und gegebener Temperatur nur eine Zusammensetzung, bei der das System gesättigt ist. Diese Formulierung wird als die Löslichkeit des Systems bei gegebenem Druck und gegebener Temperatur bezeichnet.
Bei genügend hohem Alkoholgehalt (ab etwa 70%) sind die meisten Parfümöle ausreichend löslich. Bei nur 50%igem Alkoholgehalt empfiehlt sich in den meisten Fällen eine micellare Solubilisation mittels eines Solubilisators (s. dieses Kap. unter 1.).
Als »co-solvency« wird in der angelsächsischen Literatur das Phänomen bezeichnet, daß ein Stoff in der Mischung zweier Lösungsmittel löslicher ist als in einem der beiden Lösungsmittel allein.
Bei der Nagellackformulierung findet man diese Erscheinung und kann beobachten, daß sich Nitrocellulose in Gemischen von Lösemitteln (z. B. in Ethanol, Toluol und Ether) besser löst als in jedem einzelnen Lösemittel.
Auch ein Zusatz von Hexylenglykol oder von Ethyldiglykol (APV, Ethylenglykolmonoethylether) erhöht die Löslichkeit für Parfümöle in Alkohol-Wasser-Mischungen.
Der Begriff »co-solvency« überschneidet sich mit der Bezeichnung »blending« für das Erreichen einer besseren oder vollständigen Mischbarkeit zweier nur partiell mischbarer flüssiger Phasen durch eine dritte Komponente. Als Beispiel dient Polyethylenglykol-400 für die Herstellung klarer Lösungen von Pfefferminzöl oder Benzylbenzoat in Wasser.
Schließlich kennt man noch im Gegensatz zum Aussalzeffekt den Einsalzeffekt (salting-in-effect), wobei die Wasserstruktur »aufgelockert« wird und eine Erhöhung der Löslichkeit organischer Substanzen erfolgt (17). Auch Säureamide (wie z. B. Nicotinsäureamid für Benzoesäure) können lösungsvermittelnd wirken (18), aber auch N-Hydroxy-ethyl-lactamid (Boehringer).
Fertige Duftwässer, die auch als »Lotionen« (ebenso wie manche milchige Zubereitungen) bezeichnet werden, rechtfertigen diesen Namen als echte Lösung = lat. solutio.
Sie bestehen aus 8 bis 10% an Parfümöl gelöst in 70- bis 90%igem Alkohol (19). Enthalten diese Lösungen noch mineralische Salze wie Natriumcarbonat, Borax oder verschiedene Säuren wie Milch-, Essig- oder Citronensäure spricht man von *Tonics*, und bei zusammenziehenden Zusätzen wie Tannin, Alaun oder Gerbstoffdrogen (Hamamelisextrakt) von *Adstringentien*.

Man geht bei der Herstellung alkoholischer Lotionen zweckmäßig folgendermaßen vor:

a) Das Parfümöl wird in der fertigen Alkohol-Wassermischung gelöst. Es ist falsch, das Parfümöl erst im konzentrierten Alkohol zu lösen und den Alkohol erst dann mit Wasser zu verdünnen. Die Folge wäre nämlich eine Kondensation im kolloidchemischen Sinne, d. h., die Fixateure des Parfümöls wie Harze usw. würden sich molekulardispers im Alkohol lösen; durch Verdünnen der alkoholischen Lösung mit Wasser, in welchem sie nicht löslich sind, würden die gelösten Teilchen zu einem »Kolloid« kondensieren. Derartige Kolloide ergeben eine hartnäckige milchartige oder opaleszierende Trübung der Duftwässer, die schwierig zu filtrieren ist.

Die Mischung läßt man einige Wochen lagern.

b) Man filtriert *kalt,* d. h., die auf etwa +5°C gekühlte Lotion in kaltem Zustand über »Theorit« oder Asbestschichtenfilter oder benutzt Spezialfilterpapiere, die eingearbeitete Kieselgur oder Aktivkohle enthalten (s. Bd. 1, S. 95 unter 12. Verschiedenes »Glacage«).

c) Man setzt nach dem Filtrieren noch einige Prozent Alkohol hinzu.

Beispiel:
Soll ein Toilettewasser 65% Alkohol enthalten, dann setzt man eine 60%ige alkoholische Mischung an und gibt das Parfümöl zu. Es wird kräftig durchgemischt oder durchgeschüttelt. Nach dem Abkühlen wird mehrmals kalt über Asbest filtriert. Schließlich werden die zurückbehaltenen 5% Alkohol zugesetzt und mit der filtrierten Lotion vermischt.

3.1 Ethylalkohol
C_2H_5OH, Mol.-Gew. 46,07

Reiner Ethylalkohol (absolut) hat bei 15°C ein spezifisches Gewicht von 0,79425, bei 20°C eine Dichte von $D\frac{20}{4}$ 0,78934 g ml^{-1}.

Schwierigkeiten bereiten dem Anfänger bei der Herstellung von Alkohol-Wasser-Mischungen die Veränderung des Volumens mit der Temperatur und ferner die sogenannte Alkoholkontraktion.

In der Bundesrepublik Deutschland wird von der Bundesmonopolverwaltung der vergällte Feinsprit mit etwa 96 Vol.-% Alkohol geliefert. In den USA wird der SDA 39 C (= *specially denaturated alcohol),* und zwar die Type 39 C für feinere Parfümeriezwecke, sonst normalerweise der SDA 40, verwendet.

In der Schweiz (20)

Sorten zum Trinkverbrauch:
Extrafeinsprit (E 11), Feinsprit (F 11) (94% G/G = 96,11% V/V)
ohne Zusätze oder Denaturierstoffe

Sorten für pharmazeutische und kosmetische Erzeugnisse:
Extrafeinsprit (E 13), Feinsprit (F 13) (94% G/G = 96, 11% V/V)
Alkohol absolut (A 13) (99,8% G/G = 99,88% V/V)
meist mit Zusatz- oder Denaturierstoffen

Weitere Sorten:
Sekundasprit, denaturiert (S 24) und Industriesprit (F 25 und A 25, denaturiert). Verkauf in der Schweiz nur durch die Eidgenössische Alkoholverwaltung (Monopol). Von der Alkoholverwaltung bewilligte Zusatz- oder Denaturierstoffe sind z. B. Campher, Bitrex, Phthalsäurediethylester, Methylethylketon, Methylisobutylketon, Toluol, usw.
Es sind meist schlecht riechende oder schlecht schmeckende Stoffe, die den Alkohol ungenießbar machen sollen.

Einstellen des gewünschten Alkoholgehaltes

Man bedient sich zunächst rechnerisch der sogenannten Verdünnungsformel:

$$W = X(P-P_1)$$

W = absolutes Gewicht an Wasser,
    um X-Teile Alkohol auf den Prozentgehalt P_1 zu verdünnen
P = Prozentgehalt des konzentrierten Alkohols
P_1 = Prozentgehalt der gewünschten Alkoholverdünnung
X = absolutes Gewicht des zu verdünnenden Alkohols in g oder kg

Beispiel:
250 g (oder kg) 93,5-Gew.-%igen Alkohol sind auf 40 Gew.-% zu verdünnen. Wieviel Wasser ist hierzu erforderlich?

$$W = \frac{250\,(93,5-40,0)}{40} = \frac{250 \cdot 53,5}{40} = \frac{13375}{40} = 334,4\,g$$

Es sind 334,4 g (oder kg) Wasser zum Verdünnen erforderlich.

Die hergestellte Verdünnung kontrolliert man mit Hilfe eines speziellen Aräometers bzw. Alkoholometers, das entweder nach *Tralles* die Volumprozente bei 15°C angibt oder in Gewichtsprozenten.
Um den wahren Alkoholgehalt zu ermitteln, bedient man sich der Alkoholtafeln, (werden in der Bundesrepublik Deutschland von der Bundesmonopolverwaltung für Branntwein – WEO = Weingeist-Ermittlungs-Ordnung – herausgegeben) die das spezifische Gewicht angeben. Gewichtsangaben des Alkoholgehaltes sind eindeutig, bei Volumprozenten ist die Temperatur zu berücksichtigen. In der Bundesrepublik Deutschland wird Ethanol nach Gew.-% abgegeben und berechnet (im allgemeinen 96,5 Vol.-% bei 15°C = 94,5 Gew.-% = $D\frac{20}{4}$ 0,80705 g ml^{-1} (94% g/g).
Für Parfümeriewaren und kosmetische Mittel wird der Alkohol mit Phthalsäurediethylester vergällt.
Zur Umrechnung von Volum- in Gewichtsprozent dient folgende Formel:

$$G = \frac{\text{Vol.}\ 0{,}7938\ (\textit{Tralles}\ 15°\ C)}{\text{spez. Gew. bei } 15°C\ (d_{15})}$$

Für Gewichtsprozent in Volumprozent:

$$V = \frac{\text{Gewicht} \cdot \text{spez. Gewicht}\ (d_{15})}{0{,}7938\ (\textit{Tralles}\ 15°C)}$$

Alkohol-Wasser-Kontraktion
(Alcohol-Water-Shrinkage = Contraction)

Mischt man 100 ml reinen Alkohol (100%) und 100 ml destilliertes Wasser, so erhält man merkwürdigerweise nicht das doppelte Volumen, sondern nur 192,8 ml einer

Mischung mit 51,8 Vol.-% Alkohol $\frac{100 \cdot 100}{192,8} = 51,8$ Vol.-%.

In Gew.-% ausgedrückt:
>100 ml Wasser wiegen 100,00 g
>100 ml Alkohol nur 79,38 g
>das Gemisch enthält 44,2 Gew.-% Alkohol.

Folgende *Tabellen* vergleichen die *internationalen Alkohol-Stärken:*

Spez. Gew. *(Density)*	15,6°C (= 60°F)	Brit. proof	Am. proof	Vol.-% (15°) Frankreich (France)	Gew.-% Deutschland
	0,7974	74 o. p.	98,9	99,50%	98,75
	0,8127	68 o. p.	91,9	95,70%	93,50
	0,8171	66 o. p.	89,6	94,70%	91,90
	0,8214	64 o. p.	87,2	93,50%	90,40
	0,8274	61 o. p.	83,7	91,70%	88,00

Die Bezeichnung »o. p.« bedeutet in England »overproof«. Man vergleicht hier den Alkoholgehalt mit einem »proof spirit« (= 57,09 Vol.-% *Tralles*), dessen Stärke mit 0 bezeichnet wird. Vergleiche folgende *Tabelle:*

Alkoholtabelle nach Gewichts- und Volumprozent
(Proof and Percentage by weight and volume)

US proof at 60°F (= 15,6°C)	% by Volume (Vol.-%) at 60°F (= 15,6°C)	% by Weight (Gew.-%) at 60°F (= 15,6°C)	British Proof UP – Under Proof OP – Over Proof
10	5	4,00	91,9 UP
20	10	8,05	83,5 UP
30	15	12,14	75,0 UP
40	20	16,27	66,1 UP
50	25	20,44	57,0 UP
60	30	24,67	48,0 UP
70	35	28,97	39,3 UP
80	40	33,36	30,6 UP
90	45	37,86	21,7 UP
100	50	42,49	12,9 UP
110	55	47,24	4,0 UP
120	60	52,15	4,8 OP
130	65	57,21	13,5 OP
140	70	62,44	22,3 OP

Fortsetzung der *Tabelle* von Seite 375

US proof at 60°F (= 15,6°C)	% by Volume (Vol.-%) at 60°F (= 15,6°C)	% by Weight (Gew.-%) at 60°F (= 15,6°C)	British Proof UP – Under Proof OP – Over Proof
150	75	67,87	31,1 OP
160	80	73,53	39,9 OP
170	85	79,44	48,6 OP
180	90	85,69	57,3 OP
190	95	92,44	66,0 OP
200	100	100,00	76,0 OP

Ethanolbestimmung s. (21)

3.2 Isopropylalkohol
2-Propanol

Dimethylcarbinol, hat ein Molekulargewicht von 60,10 und wird durch Reduktion von Aceton oder aus Propylen gewonnen.

Spezifisches Gewicht *(density)* bei 25°C = 0,783, $D\frac{20}{4}$ = 0,7855 g ml^{-1}

Erstarrungspunkt = −86°C bis −89,5°C
Siedepunkt *(boiling point)* = 82,4°C
Flammpunkt *(flash point)* = 12°C
$n\frac{20}{D}$ Brechungsindex bei 20°C = 1,3780, $n\frac{25}{D}$ = 1,375

Isopropylalkohol bildet mit 12,1% Wasser ein azeotropes Gemisch, das bei 80,4°C siedet und bei −50°C erstarrt, Dichte 0,833 g ml^{-1}.

99%iger Isopropylalkohol 20°/20°: spezifisches Gewicht 0,7863 bis 0,7893 und

$$n\frac{20}{D} = 1,3766$$

91%iger Isopropylalkohol 20°/20°: spezifisches Gewicht 0,8175 bis 0,8185

Einen Vergleich über die wichtigsten Eigenschaften der gebräuchlichen Alkohole zeigt folgende *Tabelle:*

	spez. Gewicht	Siedepunkt	Flammpunkt	Optimum der desinfizierenden Wirkung
Ethylalkohol (absolut)	0,789 (20°C)	78,3°C	+12°−16°C	+ (70%ige Lösung)
Isopropylalkohol	0,785–0,790 (ca. 20°C)	82–83°C	+12°C	++ (50%ige Lösung)
normal-Propylalkohol	0,802–0,804 (ca. 20°C)	95–97°C	ca. +25°C	+++ (30 bis 35%ige Lösung)

Fortsetzung der *Tabelle* von Seite 376

	Flüchtigkeit bezogen auf Ether = 1	Toxizität	Lösungs-vermögen	Geruch
Ethylalkohol (absolut)	+++ (7)	+	+	ätherisch
Isopropylalkohol	+ (21)	++	+++	scharf, acetonartig
normal-Propyl-alkohol	++ (17)	+++	++	fade

Parfümistisch stellt die acetonartige Schärfe des Isopropylalkohols ein Problem dar. Für feine Duftwässer ist Isopropylalkohol nicht geeignet.
Er verliert seine Schärfe durch vorsichtiges Erhitzen in offenen Behältern. Durch Mischen des Isopropylalkohols etwa im Verhältnis 70:30 mit dem fade riechenden Normal-Propylalkohol erhält man ein angenehm riechendes Gemisch.

Nachweis von Isopropylalkohol:
H. Auterhoff, Pharmaz. Zentralhalle, H. 9, 1950
H. Wehle, Z. analyt. Chemie, Bd. 1969, S. 241–247, (1959)

3.3 Rezeptteil

3.3.1 Gesichtswasser

Bei den Gesichtswässern erkennt man einen Trend zu möglichst niedrigem Alkoholgehalt, der meistens bei 5 bis 10 Vol.-% Ethanol liegt. In der Hauptsache liegen echte Lösungen und gleichzeitig eine micellare Solubilisation des Parfümöls, mittels eines geeigneten nichtionogenen Tensids, vor.

Ethanol, 96 Vol.-%ig	60 g
Milchsäure, 80%ig	3 g
Natriumlactatlösung, 50%ig	20 g
Hamamelisdestillat	150 g
Kamillenextrakt	50 g
Arlacide®-G (Chlorhexidingluconat, 20%ig)	2 g
Parfümöl	2 g
Tween®-20 oder Crillet®-1 bzw. ML-55-F	8 g
Farbstofflösung, 1%ig	5 g
Wasser	700 g
	1000 g

Adstringent-Tonic

Ethanol, 96 Vol.-%ig	250 g
Glycerin, 86%ig	30 g
Allantoin	2 g
Cetiol® HE (Henkel)	20 g
Hamamelisextrakt	40 g
Tannin	5 g
Viscontran HEC 30 000 PR,	
2%ige Lösung (Hydroxyethylcellulose/Henkel)	300 g
Parfümöl	2 g
Cremophor® FC-1004, NP-10	8 g
Wasser	343 g
	1000 g

Adstringent-Tonic

Chlorhydrol, kristallin (Reheis) oder Locron® P (Hoechst)	30 g
Menthol, kristallin	1 g
Hibitanegluconat, 20%ig (= Arlacide® G)	2 g
Antiphlogisticum »aro« (Novarom)	50 g
Ethanol, 96 Vol.-%ig	300 g
Wasser	617 g
	1000 g

Gesichts-Tonic, antiphlogistisch

Aquaderm® (Novarom)	20,0 g
1,2-Propylenglykol	20,0 g
Milchsäure, 80%ig	2,0 g
Antiphlogisticum »aro« (Novarom)	30,0 g
Beinwellwurzelextrakt (Radix Symphyti offic.)	20,0 g
Allantoin	3,0 g
Ethanol, 96 Vol.-%ig	50,0 g
DL-Panthenol	2,0 g
Glycerin, 86%ig	20,0 g
Parfümöl	1,0 g
Cremophor® FC-1004 (NP-10)	7,0 g
p-Chlor-meta-Cresol-Natrium	0,2 g
Wasser	825,0 g
	1000,2 g

Kräuter-Tonic

Hexaflorextrakt (Novarom) (Sechskräuterkomplex)	50 g
Cetiol® HE (Henkel)	20 g
Cremophor® RH-455	7 g
Kräuterparfümöl	3 g
Na-Cu-Chlorophyllinlösung	1 g
Ethanol, 96 Vol.-%ig	80 g
Novamed®-Kamillenextrakt, wasserlöslich	20 g
Wasser	819 g
	1000 g

Skin-Tonic

Aluminiumchlorhydroxyallantoinat (Hoechst)	2 g
Glycerin	20 g
B-Vitaminkomplex, wasserlöslich	20 g
Borsäure	5 g
Hamamelisdestillat	100 g
Parfümöl	2 g
Cremophor® RH-455	6 g
Ethanol, 96 Vol.-%ig	100 g
Wasser	745 g
	1000 g

Gurkengesichtswasser

Ethanol, 96 Vol.-%ig	160 g	Parfümöl Gurke	2 g
Hamamelisdestillat	40 g	Chlorophyllinlösung, 10%ig	1 g
Gurkensaft (bzw. -extrakt)	50 g	Cremophor® RH-455	6 g
Kaliumsorbat	5 g	Wasser	735 g
Ascorbinsäure	1 g		1000 g

»Repair«-Lotion

Ribonucleotidkomplex	50,0 g
Elastinpartialhydrolisat	60,0 g
Germall®-115	3,0 g
Kathon®-CG	0,7 g
Collagenlösung (0,7- bis 1,0%ig)	50,0 g
Wasser	800,0 g
1,3-Butylenglykol	37,0 g
	1000,7 g

Campher-Tonic

Ethanol, 96 Vol.-%ig	110,00 g
Allantoin	2,00 g
Campher, kristallin	0,50 g
Menthol, rein, kristallin	0,05 g
Arlacide-G	2,00 g
Cremophor® FC-1004 (BASF), NP-10	10,00 g
Hamamelisdestillat	50,00 g
Wasser	826,00 g
	1000,55 g

Anti-Aknelotion (22)   gegen Seborrhoe mit S-substituiertem Glutathion

S-(o-fluorbenzyl-)Glutathion	0,500 g
Carbopol®-934	0,375 g
Isopropylester von Lanolinfettsäuren	1,000 g
Lanolin, oxethyliert, mit 16 Mol-EO	2,500 g
Cetylstearylalkohol, oxethyliert mit 15 Mol EO	3,000 g
Alkylamide, substituiert	2,000 g
Isopropylalkohol	20,000 cm^3
Triethanolamin	ad pH 8
Methylparaben	0,100 g
Propylparaben	0,100 g
Wasser	ad 100 g

Allgemein können Gesichtswässer (aber auch Rasierwässer) enthalten:

a) Stimulierende und ergänzende Stoffe wie Proteinhydrolisate, wasserlösliche Lecithinprodukte (Lucas Meyer), Elastinpartialhydrolisate, wasserlösliche Weizenkeimextrakte (z. B. Epigran® usw.), rückfettende Stoffe wie Adipinsäurediisopropylester, Cetiol® HE, ethoxylierte Lanolinderivate usw.
b) Reinigende Zusätze:
Netzmittel wie Natriumdioctylsulfosuccinat oder Tego®-Betain L-7
c) Adstringierende Zusätze:
Tannin, Aluminiumlactat, Aluminiumchlorhydroxid, Hamamelis-, Eichenrinde-, Ratanhiawurzel-, Myrrhe- und Tormentillwurzelextrakte (s. Bd. 1, S. 246–257)
d) Saure Pufferlösungen:
Natriumlactat und Milchsäure oder Ammoniumcitratlösungen (0,47 g Mono- und 0,27 g/ pro 100 g Di-Ammoniumcitrat)

Zusätze zu Gesichtswässern

e) Reizlindernde Komponenten:
 Panthenol, Calcium-Pantothenat, Bisabolol,
 Kamillenextrakte, Salze der Glycyrrhetinsäure,
 Polyvinylpyrrolidon bzw. entsprechende Spezialitäten
 wie Antiphlogisticum »aro« (Novarom)
f) Bakterizide Substanzen:
 p-Chlor-meta-Cresol-Natrium (Raluben),
 Imidazolidinyl-Harnstoff, Borsäure,
 Irgasan DP-300 (Ciba-Geigy),.
 N-Benzyl-N,N-di(hydroxyethyl)-N-cocosalkyl-ammoniumchlorid (Boehringer)
 (die 50%ige Lösung wird 0,1%ig eingesetzt)

3.3.2 Fitness-Friktionen

Durch die Trimm-, Sport- und Joggingwelle wurden ältere Formen der Zubereitung wie der Franzbranntwein zu neuen »Fitness«-Produkten unter neuem Namen (»Body splash« und »Skin freshener«) wiederentdeckt. Soweit sie nicht in emulgierter Form hergestellt werden, handelt es sich um alkoholische Wässer, die kühlende Substanzen wie Menthol, Campher und Essigether (Ethylacetat) sowie auch Arnikaextrakte, ätherische Öle wie Rosmarin- und Salbeiöl enthalten. Neuere 3-substituierte p-Menthane werden als physiologische Stoffe mit Kühlwirkung beschrieben, die nicht den starken Geruch des Menthols aufweisen (27). Eine Kühlwirkung sollen auch acyclische tertiäre und sekundäre Carboxamide wie N-ethyl-2-sec-butyl-2,3-dimethylpentamid besitzen (s. 3.3.4 »Mundwässer«, S. 384).

Beispiel für ein *Sporttonikum*

Ethylalkohol, 96 Vol.-%ig	400 g
Ethylacetat	10 g
Menthol	2 g
Campher	1 g
Arnikatinktur	20 g
Öle, ätherische (Rosmarin-, Thymianöl usw.)	20 g
Mulsifan®RT-141 (Z & S) = Lösungsvermittler	20 g
Mulsifan®RT-203/80 (Z & S) = Lösungsvermittler	20 g
Oxypon®2145 (Z & S)	20 g
Wasser	487 g
	1000 g

3.3.3 Rasierwässer

After-shave-Lotionen enthalten im allgemeinen das blutstillende Hamamelisdestillat, eine antibakterielle Substanz sowie oft adstringierende und den pH-Wert der

Haut sauer einstellende Stoffe. Ferner werden auch reizlindernde, antiphlogistische Wirkstoffe zugesetzt.

Als blutstillende (styptic) Mittel dienen auch saure Metallsalze wie Aluminium- und Zinksulfat sowie Aluminiumkaliumsulfat.

Der Alkoholgehalt der After-shave-Produkte, die nach der Naßrasur (mit der Klinge) angewendet werden, liegt bei 40 bis 60%. Für die Anwendung *vor* der Elektrorasur erwartet man von den »pre-shaves« eine härtende, kühlende und damit aufrichtende Wirkung auf die Barthaare sowie ein schnelles Verdunsten. In der Regel haben daher die pre-shave-Lotionen einen Alkoholgehalt von über 70% und enthalten bisweilen Methylenchlorid, Ethylacetat, Menthol usw., um infolge der Verdunstungskälte (»Gänsehaut«) eine Aufrichtung der Barthaare zu bewirken.

Rezepturbeispiele

After shave

Ethylalkohol, 96 Vol.-%ig	500 g	Bisabolol	1 g
Diisopropyladipat	8 g	Borsäure	3 g
Hamamelisdestillat	100 g	Parfümöl	3 g
Kamillenextrakt, wasserlöslich	10 g	Cremophor® RH-455	6 g
		Wasser	369 g
			1000 g

After shave

Ethylalkohol, 96 Vol.-%ig	450 g
Irgasan® DP-300 (Ciba-Geigy)	1 g
Aluminiumchlorhydroxyallantoinat	2 g
Glycyrrhetinsäure	2 g
Glycerin	30 g
Hamamelisdestillat	50 g
Parfümöl	4 g
Solubilisator, micellbildend	6 g
Wasser (+ Farbstoff)	455 g
	1000 g

After shave

Ethanol, 96 Vol.-%ig	500 g	Hamamelisdestillat	100 g
Cetiol® HE (Henkel)	10 g	Parfümöl	7 g
Eumulgin® 05 (Henkel)	10 g	Solubilisator	7 g
Menthol	1 g	Wasser	363 g
Allantoin	2 g		1000 g

After shave

Aluminiumisopropylat (Merck)	20 g	Natriumlactatlösung, 50%ig	20 g
Irgasan® DP-300 (Ciba-Geigy)	1 g	Parfümöl	4 g
Ethanol, 96 Vol.-%ig	550 g	Solubilisator, micellar	4 g
Milchsäure, 80%ig	3 g	Wasser	398 g
			1000 g

pre shave

Ethanol, 96 Vol.-%ig	700 g	Menthol	2 g
Isopropylmyristat	50 g	Borsäure	2 g
Polyvinylpyrrolidon	5 g	Wasser	236 g
Parfümöl	5 g		1000 g

pre shave

Hyamine® 10-X, 25%ig oder
 0,5 g Cetavlon® (ICI) oder
 1,0 g N-Benzyl-N,N-di(hydroxyethyl)-
 N-cocosalkylammoniumchlorid, 50%ige Lösung (Boehringer)   2,5 g
Menthol   2,0 g
Ethanol, 96 Vol.-%ig   600,0 g
Diisopropyladipat   30,0 g
Parfümöl   4,0 g
Ethyldiglykol   10,0 g
Wasser   352,0 g
    1000,5 g

pre shave

Ethanol, 96 Vol.-%ig	700,0 g
Ethylacetat	20,0 g
Pilomotorikum H-1731 (Merck)	0,4 g
Methylparaben	1,0 g
Milchsäure	2,0 g
Diisopropyladipat (Akzo/Dragoco)	50,0 g
Parfümöl	3,0 g
Wasser	224,0 g
	1000,4 g

pre shave

Isopropanol	668 g	Ethylacetat	10 g
Eutanol® G (Henkel)	32 g	Parfümöl	4 g
Borsäure	2 g	Wasser	284 g
			1000 g

3.3.4 Mundwässer

Mundwässer bestehen aus Lösungen von ätherischen Ölen (Pfefferminz-, Krauseminz-, Salbei-, Nelken-, Anis sowie Fenchelöl usw.) unter Zusatz von Menthol in alkoholischer Lösung (Alkoholgehalt etwa 70%). Durch Zusatz eines micellaren Solubilisators wird das ätherische Öl bei Anwendung im Mundglas solubilisiert. Das Gemisch ätherischer Öle wird hierbei hoch dosiert (etwa 10%), wobei man darauf achten muß, daß der Solubilisator geringer dosiert wird, da sonst eine klare Lösung der ätherischen Öle im Wasser resultiert.

Das als Solubilisator zu verwendende Tensid soll möglichst geruch- und geschmacklos sein. In den USA wird als Verdicker und Solubilisator in Mundwässern häufig ein Polyoxyethylen-polyoxypropylen-Blockpolymer (= Poloxamer-407, CTFA = Pluronic F-127, BASF-Wyandotte oder Lutrol FC 127, BASF) verwendet.

Die milchige Trübung im Mundspülwasser wird durch Auflösen von Harzen (Myrrhe, Iris, Benzoe) in relativ hochgrädigem Alkohol verstärkt. Ein Zusatz von Allantoin ist üblich.

Adstringierende Stoffe wie Aluminiumlactat (»Lacalut«), Alaun, Ratanhiawurzel- und Tormentillwurzelextrakte werden ebenso verwendet wie entzündungswidrige Stoffe, z. B. Kamillenextrakte, Bisabolol, Glycyrrhetinsäure, Panthenol usw.

Gegen die Karies-verursachenden und Plaquebildung begünstigenden Bakterien, vor allem *Streptococcus mutans* (über Karies und Zahnbelag s. Kap. XV »Zahnpasten«, unter 2., S. 623 u. 2.3, S. 628) werden Antimikrobica eingesetzt.

Die meisten Quats wie 0,03% Cetylpyridinium- und Benzethoniumchlorid haben ebenso einen bitteren Geschmack wie das gegen Zahnplaque wirksame Domiphenbromid, das zu 0,045% mit 0,03% Cetylpyridiniumchlorid kombiniert wird (24). Den bitteren Geschmack der Quats sucht man durch Verbindungen wie Alkyldimethylbenzylammonium-Saccharinat auszugleichen.

Hin und wieder wird Salol (Phenylsalicylat) verwendet sowie Bromchlorophen, Fluorophen (Fluorosalan) und Tribromsalan, letzteres im Ausland.

Chlorhexidingluconat (Arlacide® G) hat eine gute Wirksamkeit gegen die Bildung von Zahnbelag (Plaque), jedoch kann es die Zähne gelblich verfärben.

Eine wasserunlösliche Pyrimidinbase (Hexetidine) soll in Kombination mit einem oder mehreren Zinksalzen sowie einem nichtionogenen Emulgator Plaquebildung verhindern und die Zähne nicht verfärben (25).

Mundwasser

Hexetidine	0,10%
Zinkfluorid	0,10%
Natriumfluorid	0,05%
Glycerin	5,00%
Cremophor® EL	0,25%
Ethanol	10,00%
POE-Sorbitanmonooleat (Tween®-80)	0,10%
Wasser	ad 100%

Nach einem Patent (26) enthält *Mundwasser* Orotsäure (Uracil-4-carbonsäure), das eine durchblutungsfördernde Wirkung auf das Zahnfleisch ausüben soll:

Ethanol, 50 Vol.-%ig	86,0%
Uracil-4-carbonsäure	1,0%
Glycin	0,5%
Glycerin, 86%ig	8,5%
Aromastoffe	3,0%
Saccharin-Natrium	0,1%
n-Propyl-p-hydroxybenzoat	0,1%
Natriumlaurylsulfat	0,8%
	100,0%

Weniger verfleckend auf die Zähne als Chlorhexidin wirken nach einem Patent (27) Bis-biguanido-Verbindungen, welche die Bildung von Zahnplaque verlangsamen:

Mundspülmittel

Ethanol, 95 Vol.-%ig	12,000%
Cetylpyridiniumchlorid	0,100%
POE-(20)-Sorbitanmonooleat	0,120%
Natriumhydroxid (10% in Wasser)	0,020%
Natrium-Saccharinat	0,055%
Geschmacksstoffe (Aromaöl)	0,160%
1,2-Bis-(N^5m-trifluormethyl-phenyl-N^1biguanido)-ethandihydrochlorid	0,200%
Farbstoff	0,500%
Sorbit (70% in Wasser)	12,000%
Wasser, destilliert	ad 100%

Nach einer Patentanmeldung (28) kann man die Tendenz von Mundpflegemitteln, die Chlorhexidin oder Alexidin bzw. deren Salze enthalten, und eine Verfärbung der Zähne verursachen, durch Zusatz eines wasserlöslichen Zinksalzes verhindern. Nachfolgend entsprechende Beispiele:

Mundwasserkonzentrat

Ethanol, 95 Vol.-%ig	25,0%
Tensid, nichtionogen	2,5%
Cremophor® RH-410	3,5%
Aromaöl	2,7%
Wasser	43,1%
Glycerin, 86%ig	10,0%
Zinkacetat	3,2%
Chlorhexidingluconatlösung, 20%ig	10,0%
	100,0%

Mundwasser

Ethanol, 95 Vol.-%ig	8,00%
Cremophor® RH-40	0,80%
Aromaöl	0,20%
Glycerin	3,00%
Saccharin-Natrium	0,01%
Chlorhexidingluconatlösung, 20%ig	0,20%
Zinkacetat	0,30%
Wasser	87,49%
	100,00%

Mundwasser   (einige Spritzer pro Mundglas, ergeben milchige Trübung)

Ethanol, 96 Vol.-%ig	650,0 g
Myrrhenextrakt	10,0 g
Bisabolol	5,0 g
Novamed®-Kamillenextrakt, wasserlöslich	20,0 g
Aromaöl	100,0 g
Cremophor® RH-410	80,0 g
Menthol	5,0 g
Saccharin-Natrium	0,8 g
Cetylpyridiniumchlorid	1,2 g
Wasser	128,0 g
	1000,0 g

Mundwasser (»nur ein Tropfen«)

Pfefferminzöl, rekt.	5,88%	Phenol	0,73%
Nelkenöl	1,20%	Natriumfluorid	0,22%
Menthol	1,99%	Cremophor® RH-410	12,00%
Benzoetinktur	0,65%	Ethanol, unvergällt	40,00%
Methylsalicylat	1,63%	Wasser	ad 100%
p-Hydroxy-ethylbenzoat	0,74%		

Mundwasserkonzentrat

Natriumlauroylsarcosinat	30 g
Glycerin, 86%ig	20 g
Natrium, dehydracetsaures	3 g
Saccharin-Natrium	2 g
Ethanol, 96 Vol.-%ig (unvergällt)	780 g
Bisabolol	10 g
Novamed®-Kamillenextrakt, wasserlöslich	20 g
Aromaöl	80 g
Menthol, rekristallisiert	10 g
Myrrhenextrakt	20 g
Wasser	25 g
	1000 g

Ein Zusatz von Panthenol ist möglich.

Mundwasser

Ethanol, 96 Vol.-%ig	600,0 g
Bromchlorophen	0,5 g
Arnikatinktur	10,0 g
Myrrhentinktur	10,0 g
Aromaöl	40,0 g
Tween®-20	10,0 g
Allantoin	2,0 g
Natrium-Saccharinat	0,5 g
Wasser	327,0 g
	1000,0 g

Mundwasser

Aromaöl	70,0 g
Menthol, rekrist.	5,0 g
Gummi-Myrrhae	6,0 g
Ethanol, 96 Vol.-%ig	200,0 g
Xylit	30,0 g
Tween®-20	50,0 g
Natrium-Saccharinat	0,2 g
Carmin-Rotlösung	0,1 g
Trübungsmittel (Polytrouble 2620, Sluys)	50,0 g
Allantoin	2,0 g
Wasser	586,7 g
	1000,0 g

Zur Beseitigung und Verhinderung von Dentalplaque (Zahnbelag) wurde ferner ein Mundwasser vorgeschlagen, das 5% Natriumoleat, ca. 1,5% Ethanol und soviel Dinatriumhydrogenphosphat enthält bis in der wäßrigen Lösung ein pH-Wert von 9,8 erreicht wird (29).

Kombinationen von Wasserstoffperoxid und Zinkchlorid in Mundwässern besitzen antibakterielle Wirkung; durch Zusatz von »wasserlöslichem« Vitamin E werden die Mundwässer stabilisiert. Zum Beispiel werden gleiche Teile von Wasserstoffperoxid (US-Pharmakopoe 10 Vol, 3%) mit einer aromatisierten Mundwasserlösung, die 2% Zinkchlorid enthält, vermischt und Vitamin E zugefügt (30).

Nach einem Patent (31) werden

Ethanol, 95 Vol.-%ig	200 ml
Zinksulfat ($\cdot$ 7 H_2O)	20 g
Ascorbinsäure	20 g
Glycerin	100 ml
Wasser	660 ml

zu einem Mundwasser verarbeitet, welches das Zahnfleisch festigen und gegen Mikrobenflora wirksam sein soll, welche für die Plaquebildung verantwortlich ist.

3.3.5 Haarwässer

In technischer Hinsicht unterscheiden sich Haarwässer als wäßrig-alkoholische Lotionen mt 40 bis 60% Ethyl- oder Isopropylalkohol nicht von Rasier oder Gesichtswässern.

Im allgemeinen sind enthalten:

Kräuterauszüge aus Birke, Brennessel, Arnika, Kamille, Schafgarbe usw.
Keratolytische Substanzen wie Schwefel, Salicylsäure und Derivate, verschiedene Tenside (z. B. erwies sich Tween®-20 auf der Mäusehaut als cytolytisch und soll die Proliferation von Keimzellen in der Haarzwiebel stimulieren (32).
Substanzen, welche die Talgsekretion vermindern, z. B. in OTC-Produkten, Steinkohlenteerdestillat (33).
Mitosehemmende Stoffe zur Verminderung von Kopfschuppen wie Omadine MDS, Ammoniumbituminosulfonicum und für *medizinische* Präparate Steinkohlenteer, Selendisulfid, Cadmiumsulfid und Corticosteroide. Einzelheiten über *Antischuppenmittel* s. Kap. X »Shampoos«, unter 13., S. 491).
Als Antischuppenwirkstoff findet Octopirox (Hoechst) = Piroctone olamin, ein gut lösliches Ethanolaminsalz in Mengen von durchschnittlich 0,5 g/pro 1 kg Fertigpräparat Verwendung. In Haarwässern eignen sich ferner:
Pyrithion-disulfid ca. 0,1%, Natrium-Pyridinthiol-N-oxid, ca. 0,05% bei einem pH-Wert von 6,5. Außerdem Undecylensäurederivate (Rewocid® und Lamepon® UD [Grünau]).

Haarpflegende Stoffe wie Panthenol oder Calciumpantothenat sowie solche mit reizlindernder Wirkung wie Glycyrrhetinsäure, Bisabolol usw.

Milde Bakteriostate z. B. Menthol und Thymol sowie Quats in geringer Dosierung (mit Rücksicht auf mögliche Augenreizung); ferner Captan, Chlorxylenol usw.

Relativ gut schleimhautverträglich ist die 50%ige Lösung von N-Benzyl-N,N-di(hydroxyethyl)-N-cocosalkyl-ammoniumchlorid (Boehringer), Dosis 0,1%.

Überfettungsmittel wie Adipinsäurediisopropylester (Iso-Adipat), Cetiol® HE, ethoxylierte Lanolinderivate, Vitamin F, wasserlöslich, Ricinusöl usw.

Hyperämisierende Substanzen: Nicotinsäureester, Arnikatinktur.

Haarwasser

Ethanol, 96 Vol.-%ig	500 g
Diisopropyladipat	10 g
Glycerin	20 g
Kräuterkomplex Arnika, Kamille, Schafgarbe	40 g
Salicylsäure	1 g
Borsäure	3 g
Undecylensäurediethanolamid (Rewocid®)	10 g
Parfümöl	7 g
Tween®-20	10 g
Wasser	399 g
	1000 g

Haarwasser, hyperämisierend

Nicotinsäurebenzylester	0,1 g	Parfümöl	8,9 g
Arnikaextrakt	30,0 g	Cremophor® R-455	10,0 g
Isopropylalkohol	500,0 g	Wasser	421,0 g
Calcium-Pantothenat	20,0 g		1000,0 g
Inositol	10,0 g		

Anti-Schuppenhaarwasser

Octopirox (Hoechst)	1 g
Undecylensäurederivat (Rewocid®)	30 g
Bioschwefel liquid (Bitumensulfonat)	20 g
Citronensäure	1 g
Luviskol® VA-64 (BASF)	5 g
Alkohol	350 g
Parfümöl	4 g
Cremophor® RH-455	6 g
Wasser	583 g
	1000 g

Literatur

(1) *Rieger, M. M.:* Cosmet. Toiletries 97, S. 49–52 (1982)
(2) *Nowak, G. A.:* Parfuem. Kosmet. 50, S. 134–139 (1969)
(3) Shiseida Ltd., USP 4 171 455 v. 5. 10. 1979
(4) *Ellö, I.,* Mitt. Dtsch. Pharmaz. Ges. 34, Nr. 11, S. 193–207 (1964)
(5) *Moore, C. D.* u. *Bell, M.:* Soap, Perfumery, Cosmetics 30, S. 63 (1957)
(6) *Spieß, E., Schuster, G.* u. *Pospischil, H.:* Cosmet. Toiletr. 95, S. 31–36, (1980)
(7) *Prince, L. M.:* »Microemulsions« in »Emulsion and Emulsion Technology« Part I, K. J. Lissant ed.; Marcel Dekker, New York (1974)
(8) *Ziegenmeyer, J.* u. *Führer, C.:* Acta Pharmac. Technologica 26, Nr. 4, S. 273–278 (1980)
(9) *Ruckenstein, E.* u. *Krishan, R.:* J. Coll. Interf. Sci. 71, S. 321–335 (1979)
(10) *Prince, L. M.* in: Prince, L. M. (ed.) »Microemulsions, Theory and Practice«, S. 91, Academic Press, New York (1977)
(11) *Friberg, S.* u. *Buraczewska, J.* in: Mittal, K. J. (ed.) »Micellization, Solubilization and Microemulsions« Vol. 2, S. 791, Plenum Press, New York (1977)
(12) *Fromherz, P.:* »Tensid-Micellen«, ihr molekulares Gefüge; Nachr. Chem. Techn. Lab. 29, S. 537–540 (1981)
(13) *Tanford, Ch.:* »The Hydrophobic Effect«, Wiley Interscience, New York (1980)
(14) *Hoffmann, H.:* Am. Perfumer Cosmet. 85, S. 37–38 (1970), DOS 1 617 480 v. 6. 4. 1972 (Hoechst)
(15) *Courtney, D. L.:* Am. Perfumer Cosmet. 87, 31–35 (1972)
(16) Wella AG, DOS DE 3 045 340 A-1 v. 1. 7. 1982
(17) *Rohdewald, P.:* »Grundlagen der Lösungsvermittlung«, Pharmaz. Ztg. 116, S. 673–680 (1971)
(18) *Rohdewald, P.:* »Zur lösungsvermittelnden Wirkung von Säureamiden und aprotonischen Lösungsmitteln«, Pharm. Ztg. 116, S. 1342–1344 (1971)
(19) *Vélon, L.:* »Parfumerie et Cosmétologie«, Presses Documentaires, Paris, S. 26, 64 u. 72 (1951)
(20) Ciba-Geigy, Hoffmann La Roche, Sandoz: »Katalog pharmazeutischer Hilfsstoffe«, (1974)
(21) *Matthes, D.:* »Alkoholbestimmungen mittels Dampfraum-Gaschromatographie – eine einfache schnelle Methode für den Routinebetrieb«, Die Branntweinwirtschaft 121, Nr. 21, S. 370–372 (1981)
(22) *Kalopissis, G.* u. *Bouillon, C.:* USP 3 984 569 v. 5. 10. 1976 (L'Oréal)
(23) *Watson, H. R., Rowsell, D. G.* u. *Spring, D. J.:* USP 4 190 643 v. 26. 2. 1980 (Wilkinson Sword Ltd., England)
(24) *Sturzenberger, O. P.* u. *Leonhard, G. J.:* J. Periodontology 50, S. 299 (1968)
(25) *Mühlemann, H.:* Europ. Pat. Appl. 81 107 848.4 v. 2. 10. 1981 »Orale Mischung gegen Zahnbelag«
(26) *Harth, H., Rau, K.* u. *Wagner, H. R.:* DBP 1 927 425 v. 7. 10. 1971 (Blendax)
(27) The Procter & Gamble Co.: DOS 2 633 651 v. 17. 2. 1977
(28) *Rölla, G.:* DE 3 001 575 A-1 v. 23. 7. 1981 (Blendax)
(29) *Thiele, G. H.:* USP 4 214 006 v. 22. 7. 1980 (Oxford Hill Ltd.) u. USP 4 224 307 v. 23. 9. 1980
(30) *Sompayrac, H. A.:* USP 4 226 851 v. 7. 10. 1980
(31) *Fahim, M. S.* u. *Miller, E. L.:* USP 4 229 430 v. 21. 10. 1980
(32) *Setälä, K.* u. Mitarb.: »Hair Research« edited by Orfanos, Montagna und Stüttgen, Springer-Verlag, Heidelberg, S. 548–553 (1981)
(33) *Gloor, M.:* »Hair Research« edited by Orfanos, Montagna und Stüttgen, Springer-Verlag, Heidelberg, S. 558 (1981)

Kapitel VIII

Gelees

Transparente, elastische Gele (Gallerten)

Nachteile der natürlichen Schleimbildner sind ihre von Lieferung zu Lieferung und von Jahr zu Jahr unterschiedlichen Eigenschaften, insbesondere starke Schwankungen im Quellvermögen, Farbe und Enzymgehalt (z. B. Oxidasen). Hinzu kommt die Möglichkeit (wohl hauptsächlich durch Verunreinigungen bedingt) Hautreizungen und Allergien zu bewirken. Es haben sich deshalb Abkömmlinge der Polyacrylsäure, insbesondere die Präparate vom Typ »Carbopol®« in der Kosmetik eingebürgert, die kristallklare elastische Gele (Gallerten, Gelees) ergeben.

Schleime haben generell eine einhüllende Wirkung, sie sind für die Schleimhaut das, was Fette und Cremes für die Haut sind. Sie machen die Schleimhaut gleitend und schlüpfrig und transportieren Krankheitsstoffe ab.

Organische Gele sind gegen Schimmelbefall sorgfältig zu konservieren.

1. Natürliche Makromolekulare

1.1 Guargummi (Guarmehl)

Das sogenannte Guarbohnenmehl wird durch Mahlen des Endosperms der Samen des in Indien beheimateten Baumes *Cyamopsis tetragonolobus* als weißes bis grauweißes Pulver gewonnen. Das kohlehydratreiche Mehl zeichnet sich durch hohen Anteil an Mannose aus, und zwar je eine D-Galaktoseeinheit auf zwei Mannoseeinheiten.

Guargummi zeichnet sich durch seine perfekte Löslichkeit in kaltem Wasser aus und ergibt viskose Sole, die mit Boraxlösungen einen gelartigen Komplex bilden (1) und zwar schon mit 0,25% Guargummi und 0,05% Borax.

Da Guarmehl leicht in sich Wasser einschließt und klumpt, muß das Mehl unter kräftigem Rühren in kaltes Wasser eingestreut werden.

Es wird etwa 2%ig in Roll-on-Desodorants verwendet und ist mit Aluminiumhydroxichlorid verträglich.

Guargummi ist im chemischen Aufbau dem Johannisbrotkernmehl (locust bean) ähnlich, das es auch ersetzen kann. Aus diesem Grunde wurde Guar in den USA angebaut und von General Mills Inc. vermarktet. Andere Lieferanten wie z. B. Meyhall Chem. AG, (Kreuzlingen/Schweiz) kamen hinzu.

Die chemische Umwandlung des Galactomannans durch Quaternisierung führte zu dem Henkelprodukt Cosmedia® Guar C 261, das ein kationaktives Guar (CTFA: Guar Hydroxypropyltrimonium-chlorid) ist.

Bei einem Einsatz von 0,3 bis 2,0% in Emulsionen und Tensidlösungen verleiht dieser Stoff den kosmetischen Mitteln einen antistatischen Effekt, gute Naßkämmbarkeit und einen guten Griff [s. Kap. XI »Haarpflegepräparate« unter 5., S. 523 und unter »Shampoos«, Kap. X, unter 8., S. 466, sowie die Beschreibung »Guargummi« in der Literatur (2)].

1.2 Xanthangummi

In den letzten Jahrzehnten hat dieses Produkt, das ein Polysaccharid aus einer Mikrobe, *Xanthomonas campestris* darstellt, in der Kosmetik an Bedeutung gewonnen. Unter dem Warenzeichen Kelzan® stellt die Kelco Comp. (San Diego/Kalifornien) dieses Verdickungsmittel her. Eine 1%ige Lösung hat eine Viskosität von ca. 3000 m Pa · s und zeigt nur eine geringe Temperaturabhängigkeit. Im pH-Bereich zwischen 3 bis 11 bleiben die Lösungen stabil und vertragen bis zu 40% Zusatz an Lösungsmitteln.

Als »Salz eines hochpolymeren Saccharids aus Glucose, Mannose und Glucuronsäure« wird der Xanthan der Fa. Rhone-Poulenc bezeichnet, der unter dem Namen Rhodigel® 23 im Handel ist (Vertr. in der BRD: Lehmann & Voss, Alsterufer 19, D-2000 Hamburg 36). Eine 1%ige Lösung zeigt eine Viskosität von mindestens 2000 m Pa · s. Rhodigel®-Gele bleiben in ihrer Viskosität bei pH-Werten zwischen 1 und 10 praktisch unverändert. Sie zeigen ein thixotropes (pseudoplastisches) Verhalten.

Die Rhodigel®-Lösungen sind mit hohen Mengen an Salzen z. B. bis zu 25% Natriumchlorid, bis zu 35% Zinksulfat, bis zu 10% Natriumcarbonat usw. verträglich.

1.3 Tragant
(Tragacantha »Goat's Horn«, Gomme adragante)

Tragant ist ein Stammrindengummi der Papilionacee *Astragalus gummifer* und enthält etwa 20 bis 40% Arabinogalactane (Solanteil), mittleres Mol-Gew. 10000; etwa 50 bis 60% des Polysaccharids Bassorin (Gelanteil), mittleres Mol-Gew. 100000 und etwa 10 bis 20% Wasser.

Der Gummi ist als persischer Tragant *(persien tragacanth)* in Form von durchscheinenden, hornartigen Schuppen im Handel.

Tragant bildet ab 5% elastische Gallerten. Bei der Herstellung von Gelen ist die Verwendung der Ganzdroge, die günstiger ist als der Einkauf von gepulvertem Tragant, zu beachten. Man pulverisiert die Droge unmittelbar vor der Verarbeitung, befeuchtet mit der 3- bis 4fachen Menge Ethanol oder reibt mit Glycerin oder Propylenglykol an und setzt die Wassermenge in einem Guß zu.

Die Viskosität nimmt beim Lagern zu. Durch Erhitzen oder Homogenisieren kann die endgültige Viskosität schneller erzielt werden. Am stabilsten sind Gele mit einem pH-Wert zwischen 4 bis 7,5 (Optimum liegt beim pH-Wert 5).

Als Emulgator ist Tragant nur schwach wirksam. Die Emulgierwirkung wird durch Zusatz von *Gummi arabicum (Acacia)* verbessert. *Pulvis Tragacantae comp.* BP 58 besteht aus 15 T. Tragant, je 20 T. Gummi arabicum und Stärke sowie 45 T. Sucrose. Tragant dient als »Binder« in Zahnpasten (s. Kap. XV, unter 7., S. 642).

Mucilago Tragacanthae PM

| Tragacanthae | 4 T. | Glycerinum | 15 T. | Aqua conservans | ad 100 T. |

Als Haarfixative (*»wave sets«* für Damen) sind Tragantgele nur bedingt brauchbar, da sie schuppige Rückstände auf dem Haar hinterlassen.
Flüssige Haarfixative können mit 2% Tragant, 5% Alkohol, 1% Glycerin, 1% Ricinusöl und gut konserviertem Wasser hergestellt werden.

Beispiel:

| Tragant, pulverisiert | 3,5 T. | Glycerin | 41,0 T. |
| Alkohol | 5,0 T. | Wasser (Aqua Rosae) | 51,0 T. |

Etwa 6% Tragant ergeben Produkte, die sich als dicke Gele in Tuben oder Töpfe füllen lassen, die im englischen *»gominas«* genannt werden.

1.4 Karayagummi
(Sterculia gummi)

Karayagummi stellt eine getrocknete Ausschwitzung eines großen indischen Baumes, *Sterculia urens* (indischer Tragant), dar.
Er besitzt ein verzweigtes Fadenmolekül und enthält Acetylgruppen im Polysaccharid. Das mittlere Mol-Gew. beträgt etwa 9 500 000; anionischer Polyelektrolyt.
Karaya löst sich noch schlechter als Tragant und besitzt eine große Quellfähigkeit, und zwar etwa das 75- bis 100fache des ursprünglichen Volumens. Er riecht leicht nach Essigsäure und ergibt Schleime mit einem pH-Wert von etwa 4,5.
2% gepulverter Karayagummi ergeben nach Quellung im kalten Wasser ein Gel. Er wurde in die US-National-Formeln X aufgenommen.
Nach *K. Rothemann* trocknen Karayagele, als Haarfixativ angewandt, im Gegensatz zu Tragantgelen ohne Rückstand auf dem Haar auf. Ein Zusatz von Borax wird empfohlen.

Haarfestlegelotion (Setting Lotion)

Karayagummi	1,5%	Glycerin	5,0%
Borax	1,5%	Wasser	81,5%
Alkohol	10,0%	Nipasol®-M-Natrium	0,5%
			100,0%

Karayagummi kann auch mit Natriumalginat kombiniert werden. Für obige Formel nimmt man z. B. 1,7% Karayagummi und 0,3% Natriumalginat.

1.5 Gummi arabicum
(Acacia)

Gummi arabicum ist ein getrocknetes Gummiexsudat von *Acacia Senegal* und anderen Acacia-Species aus Ost- und Westafrika, Senegal, Ägypten und Jordanien (3).

Es besteht aus einer Mischung von Calcium-, Magnesium- und Kaliumsalzen der Polyarabinsäure, die ein verzweigtes Fadenmolekül besitzt; anionischer Polyelektrolyt; mittleres Mol-Gew. etwa 240000; HLB nach *Guess* = 11,78. Unter den Gummen und Schleimbildnern dürfte *Gummi arabicum* der einzige echte Emulgator sein.

Nach *Münzel* ist eine Qualität von *Gummi arabicum* dann als Emulgator brauchbar, wenn 5 g mit 10 g Paraffinöl in einer Reibschale verrieben nach Hinzufügen von 7,5 ml Wasser bei schnellem Rühren in 45 Sekunden eine Emulsion bilden. Beim Rühren soll das bekannte knackende Geräusch auftreten. Mit nochmals der gleichen Menge Wasser verdünnt und in ein Glas umgefüllt darf die Emulsion nicht aufrahmen.

Gummi arabicum löst sich bei 25°C zu etwa 37 Gew.-% in Wasser. Oxidasen und Peroxidasen, die im *Gummi arabicum* enthalten sind, können durch einstündiges Erhitzen auf 80°C inaktiviert werden.

1.6 Quittenschleim
(Quince seed mucilage)

Quittenschleim entsteht durch Quellen in Wasser aus Quittensamen *(quince seed, semen Cydoniae)*.

Beispiel:

Quittenkerne	25 T.
Alkohol	25 T.
Wasser u. Konservierungsmittel	100 T.

Die unverletzten (nicht zerquetschten) Quittenkerne können auch im Verhältnis 1:25 mit heißem Wasser ausgezogen werden.

Mucilagines aus »*quince seed*« waren in Amerika als Haarfixative beliebt. Der 2%ige Schleim wird auch der Wasserphase von emulgierten O/W-Handcremes zugefügt. Als harmlose Trägerbasis kann er auch für *Wimpernschminken (Cream Mascara)* verwendet werden, etwa nach folgender Formel:

Quittenschleim *(Mucilage of quince seeds)*, 2,5%ig	350 g
Zuckersirup *(sugar syrup)*	300 g
Glycerin *(Glycerol)*	30 g
Sorbitlösung *(Sorbitol solution)*	20 g
Gummi arabicum *(Gum arabic)*	74 g
Elfenbeinschwarz *(Ivory black or umber)*	224 g
Nipasol® M-Natrium	2 g
	1000 g

Beispiel:

A)	Quittensamen	9 g
	Wasser	140 g
B)	Borsäure	2 g
	Glycerin	50 g
C)	Alkohol	150 g
	Salicylsäure	1 g

Herstellung:
A) 15 Minuten kochen, durchseihen, B) zusetzen und dann C) einrühren.

A)	Quittensamen	60 g
	Rosenwasser	480 g
B)	Glycerin	240 g
	Benzoetinktur	60 g

Herstellung:
A) 24 Stunden mazerieren, Schleim ohne zu pressen abseihen und dann B) zufügen.

1.7 Agar-Agar

Unter den Meeresalgen liefern nur die Rotalgen (Agar-Agar, Carrageen) und die Braunalgen (Alginate) technisch bedeutende Gelbildner.

Agar ist ein gelbildender Extrakt aus verschiedenen Rotalgen *(Rhodophyceae)*, vorwiegend *Gelidium amanssii*.

Es besitzt ein unverzweigtes »schieflaufendes« Fadenmolekül und enthält z. T. anionische Fadenmoleküle mit $-O-SO_2-OH$-Gruppen, die wahrscheinlich an Calcium gebunden sind. Mittleres Mol-Gew. 3000 bis 9000 (4, 5).

Agar bildet mit kaltem Wasser Gele unter starker Quellung (etwa das 16fache des Anfangsvolumens), die erst nach 30 Tagen völlig beendet ist. Mit heißem Wasser bildet Agar ein Sol, das beim Erkalten geliert.

Es dient als Quellaxans in der Pharmazie. Gelegentlich wird es in der Kosmetik für »*glycerin jellies for use on chapped hands*« (Handgelees gegen rauhe Hände) benutzt, manchmal mit *Gummi arabicum (Acacia)* kombiniert.

Lieferanten von: Spanagar® und Pronagar®, Fa. Hellmuth Carroux, Neuer Wall 37, D-2000 Hamburg 36, und König & Wiegand, Deichstr. 34, D-2000 Hamburg 11.

Beispiele:

Agar-Agar	0,6 g
Gelatine	1,0 g
Glycerin	30,0 g
Wasser	68,4 g
	100,0 g

Honiggelee (honey jelly)

A) Agar-Agar (15 g) werden mit kochend heißem Wasser (500 g) übergossen und bis zur Lösung gerührt. Dann erhitzt man folgende Mischung B) und rührt in A) ein:

B) Glycerin 200 g
Bienenhonig 75 g
Nipagin® M 2 g
Nip-Nip® 1 g } gelöst in 10 g APV®
Honigaroma 2 g

1.8 Carobenmehl, Johannisbrot
(Locust Bean Gum, Carob Gum, St. John's Bread)

Die Kotyledonen der Caroben, *Ceratonia siliqua L.* (heimisch im Mittelmeer, besonders auf Cypern) bilden bei 30minütigem Kochen ein Gel. Durch das Erhitzen werden die abbauenden Enzyme zerstört. Borax erhöht in steigender Menge proportional die Viskosität und geliert die Masse. Carobengele sollen auf der Haut ein sehr angenehmes Gefühl hinterlassen. Auch für Depilatorien wurden Carobengele empfohlen. Es enthält Galactomannan (Mol-Gew. = ca. 310 000).

2. Halbsynthetische Makromolekulare

2.1 Carrageen (Irish Moss)

Unter Carrageen oder *Irish Moss* (Irländisch Moos) – nicht zu verwechseln mit Isländisch Moos (*»Iceland Moss«*) von der Flechte *Cetraria islandica* – wird der in der Sonne gebleichte Thallus von *Chondrus crispus* (Perltang) bzw. *Gigartina mamillosa* (Zitzenrotalge) verstanden. Auch neuere Arzneibücher wie die ÖAB 9 und Helv. VI führen Carrageen. Die *Chondrus*-Algen findet man an der Atlantikküste Nord-Europas und Nord-Amerikas.

Es bildet mit heißem Wasser in einer Konzentration von 2% einen Schleim. Dickere Gele erhält man mit 3 bis 5% Carrageen.

Carrageen enthält einen kaltwasserlöslichen Solanteil und einen heißwasserlöslichen Gelanteil, der beim Abkühlen geliert. Chemisch handelt es sich um Calciumsalze von Schwefelsäureester von Polysacchariden. Das Mol-Gew. liegt bei 200 000.

Die Viskosität der entstehenden Gele ist vom pH-Wert und vom Gehalt an Elektrolyten abhängig. Kaliumchlorid verdickt Carrageengele durch teilweise Ausfällung. Ein Zusatz von Calciumsalzen erhöht die Quellfähigkeit der Gele (ähnlich wie bei Alginaten); Gelatine bewirkt eine größere Sämigkeit der Gele.

Durch Ausfällung aus alkoholischen Lösungen kann Carrageen gereinigt werden.

Man erhält eine Reihe von Handelsprodukten, die mit gutem Erfolg als Binder in Zahnpasten eingesetzt, aber auch zum Emulgieren von Ölen (0,2- bis 0,4%iger Schleim für 50% Öl) benutzt werden (Handelsprodukt »Stamere AP«, Meer Corp. North Bergen N. J.).

2.2 Alginate, Alginsäuren

Seetang *(Kelp)* und verschiedene braune Seealgen des Meeres *(Phaeophyceen,* engl. *brown seaweeds)* enthalten bis zu 40% ihrer Trockensubstanz Alginsäure. An den Küsten des Atlantiks wird hauptsächlich *Laminaria digitata* und *Laminaria saccharina* und an der Pazifikküste *Macrocystis pyrifera* geerntet. In Europa wird Alginsäure gewöhnlich aus *Laminaria cloustoni* und *Laminaria digitata,* zu einem kleinen Teil auch aus *Ascophyllum nodosum* gewonnen.

Alginsäure ist ein Polysaccharid (Polymannuronsäure) mit einem Mol-Gew. von ca. 200 000 und besitzt eine celluloseartige Fadenstruktur. Es unterscheidet sich chemisch von der Cellulose durch die COOH-Gruppe anstelle der CH_2OH-Gruppe.

Es kann daher mit Calcium und Aluminium [Vorsicht bei Verpacken von Alginatgelen in Aluminiumtuben oder bei Alu-Dosen (Aerosolen)] reagieren und auch Ester bilden.

Alginsäure und Calciumalginat sind *nicht* wasserlöslich, aber quellbar.
Die Salze der Alginsäure (Na-, K-, Amin-Alginate) und die Ester der Alginsäure sind *wasserlöslich*.

Die Ester der Alginsäure (besonders die Glykolalginate) sind im sauren pH-Bereich stabil, werden aber durch Alkalien aufgespalten, während Natriumalginat in einem weiten pH-Bereich (4,5 bis 12) beständig ist. 1- bis 2%ige Alginatschleime haben einen pH-Wert von etwa 6. Propylenglykolalginat hat einen pH-Bereich von etwa 4 in Lösung. Freie Alginsäure bindet das 200- bis 300fache ihres Gewichtes an Wasser. Die freie, weiße Säure dient deshalb als Tablettensprengmittel, z. B. auch, um das Zerplatzen von schäumenden Badetabletten im Wasser zu bewirken.

Erdalkali- *(alkaline earth)* und Schwermetallsalze *(heavy metal salts)* wirken verdickend auf Alginatschleime. Besonders Calciumcitrat hat einen verdickenden Einfluß. Seine Löslichkeit ist allerdings gering, ca. 1:1000 in kaltem Wasser. Der verdickende Effekt auf Glykolalginate (Ester) ist geringer.

Polyethylenglykol-400 (Lutrol®/BASF) verdickt ebenfalls Alginate. Propylenglykolalginate (z. B. Manucol® EA/KN) eignen sich zum Verdicken saurer Lösungen im pH-Bereich von 1,5 bis 7.

Wie die meisten Kolloiden dienen auch die Alginate als Emulsionsstabilisatoren, Verdickungsmittel, Binder und als Haut- oder Handgelee.

Handgelee

A)	Natriumalginat Cohäsal® I »H« 75	18 g
	Sorbitlösung (Sorbitol)	150 g
	»Karion F«, »Sorbex®« usw.	
	Glycerin	80 g
B)	Wasser (Leitungswasser)	600 g
	Bienenhonig (honey)	10 g
	Chloracetamid	2 g
C)	Wasser	130 g
	Calciumcitrat	2 g
D)	Parfümöl	8 g
		1000 g

Mit Essigsäure einen pH-Wert von etwa 5 einstellen.

Herstellung: Natriumalginat wird mit Sorbitol und Glycerin angerieben A), dann wird diese Anreibung unter Rühren der Wassermenge, in welcher Bienenhonig und Konservierungsmittel gelöst wurde B), zugesetzt. Schließlich gibt man die Suspension von Calciumcitrat in Wasser C) dazu und zuletzt das Parfümöl D). Es wird so lange gerührt, bis sich eine transparente Gallerte bildet. (Das Parfümöl soll keinen Emulgator enthalten und relativ leicht wasserlöslich sein.)

Einige Handelsprodukte:		*Lieferanten:*
Alginate	= Alginate	Maton Frères, S. A.
Visuvia	= Alginate	Chem. Fabrik Dr. Friedrich
Algipon®	= Alginate	Henkel KGaA, Postfach 1100, D-4000 Düsseldorf 1
Algitex®	= Ester der Alginsäure	Henkel KGaA, Postfach 1100, D-4000 Düsseldorf 1
Cohäsal®	= Natriumalginat	Hermann Laue
Kelacid®	= gereinigte Alginsäure	Kelco & Co., 8355 Aero Drive, San Diego/Kalifornien
Kelgin®	= Natriumalginat	Kelco
Kelcoloid®	= Propylenglykolalginat	Kelco
Kelcosol®	= Natriumalginat	Kelco
Manucol®	= Alginate } Salze und Ester der Alginsäure (Propylenglykolalginat = Manucolester)	Industries Ltd., 22 Henriette Str., London W. C. 2
Manutex®	= Alginate	Industries Ltd., 22 Henriette Str., London W. C. 2
Protanal®	= Natriumalginat	H. Carroux, D-2000 Hamburg 36
Protamon®	= Ammoniumalginat usw.	AS Protan

Hautgelee

Manutex® SA/KP	3,00 g	Glycerin	10,00 g
Calciumcitrat	0,05 g	Wasser (Leitungswasser)	86,15 g
Nipasol®-M-Natrium	0,30 g	Parfümöl	0,50 g
			100,00 g

Haarfixativ »Hairsettinglotion«

A) Wasser	900 g
Nipasol®-Natrium	2 g
Natrium carbon. siccum (calcin. Soda)	30 g
B) Alginsäure, rein	63 g
Calciumcitrat	1 g
C) Parfümöl, leicht löslich	4 g
	1000 g

Wasserwellenfixativ (finger wave set, wave set)

Natriumalginat *(Sodium alginate)*	0,8 g
Alkohol	5,0 g
Nipasol®-Natrium	0,2 g
Parfümöl	0,3 g
Wasser	93,7 g
	100,0 g

2.3 Pektine

Pektine sind hochmolekulare Polygalacturonsäuren und deren Methylester, die aus den Schalen von Citrusfrüchten, Äpfeln und anderem Obst gewonnen werden. Das Mol-Gew. liegt bei 25 000 bis 90 000.

Pektine ergeben in sauren Lösungen bei Anwesenheit von Zucker transparente Gele (Gallerten).

Niederveresterte Pektine (mit niedrigem Gehalt an Methoxygruppen) ergeben viskosere Gele (auch ohne Zuckerzusatz) als die hochveresterten Pektine. Dagegen steigt nach *DeNavarre* die Wasserlöslichkeit, die Gelierfähigkeit, die Alkalistabilität und die Widerstandsfähigkeit gegen elektrolytische Ausfällungen mit höherem Grad der Veresterung. Hochverestertes Pektin (Polygalacturonsäure mit einem Anteil von 72 bis 80% methoxylierten Carboxylgruppen) wird angeboten (6, 7). Durch Zusatz von Zucker werden die Pektine auf die gewünschte Gelstärke gebracht. Im Handel werden diese Pektine als »100grade« angeboten. Für kosmetische Zwecke dient gewöhnlich die Sorte »190grade«.

Der pH-Wert einer Pektinlösung soll 3 bis 4 betragen. Pektine sind gute Emulgatoren, vergleichbar Tragant.

Das *Natriumpolypectat (Sodium polypectate)* ist das Natriumsalz der Galacturonsäure. Es bildet 1%ig ebenfalls dicke Lösungen mit einem pH-Wert von 6,8.
Mit quaternären Ammoniumverbindungen (z. B. Cetyltrimethylammoniumbromid) und mit Metallen (Ag, Al, Cu, Mn, Zn usw.) ergeben Pektine Komplexverbindungen (z. B. Metallpektinate). Es kann ferner mit Formaldehyd, Propylenoxid und mit verschiedenen Säuren und Fettsäuren reagieren.

Folgende Rezepte werden in den amerikanischen National-Formeln angegeben:

	I	II
Pektin	75	35
Glycerin	180	70
Benzoesäure	2	2
Isotonische Na-Chloridlösung	ad 1000	ad 1000

Vorschrift I ergibt ein viskoses Produkt, Vorschrift II einen dünnen Schleim.
Pektingele und pektinhaltige Cremes leisten bei *Decubitus* (Wundliegen der Kranken) gute Dienste. Auch als Hautschutzsalben (gegen Lösungsmittel und fette Öle resistent) finden Pektinzubereitungen Beachtung.

Allgemeine Vorschrift

Pektin	3,0 g
Glycerin	20,0 g
Citronensäure	1,0 g
Ethylalkohol	1,0 g
Nipasol®-Natrium (Konservierungsmittel)	0,3 g
Wasser, destilliert	24,7 g

Herstellung: Pektin wird mit Alkohol gleichmäßig befeuchtet, dann mit Glycerin angerieben. Danach setzt man das Wasser zu und erwärmt im Wasserbad. Das Konservierungsmittel wird im Wasseranteil gelöst.

Pektinpräparate haben eine ausgezeichnete Kühlwirkung auf der Haut; sie wirken auch wie filmbildende Firnisse, außerdem haben sie einen blutstillenden Effekt.

Hautfirnis, kühlend

Pektin	4 g
Liquor Alum. Acet. (Essigsaure Tonerde)	10 g
Glycerin	20 g
Wasser, destilliert	66 g
	100 g

Wird auf kaltem Wege zubereitet.

Hautfirnis, kühlend

Pektin	2,5 g	Wird auf kaltem Wege zubereitet.
Alkohol	10,0 g	
Menthol	1,0 g	
Wasser, destilliert	86,5 g	
	100,0 g	

Schwefel-Pektinpaste

Pektin	1 g	Ist auf warmem Wege herzustellen.
Cinnabaris (Zinnober)	2 g	
Sulfuris praecipitati (gefällter Schwefel)	10 g	
Zinci oxydati	15 g	
Wasser, destilliert	72 g	
	100 g	

2.4 Stärke und Stärkederivate
(Starches, lat. *Amylum*)

Als Stärke bezeichnet man Polysaccharide, die als Reservesubstanz in den Zellwänden von vielen Pflanzen, insbesondere Getreidearten in Form von kleinen Körnern abgelagert sind. Diese ergeben durch Jod die typische Blaufärbung. Die Korngröße ist für die kosmetische und pharmazeutische Verwendung entscheidend. Reisstärke *(Amylum Oryzae)* hat die kleinste Körnchengröße und ist besonders für feine Puder geeignet. Kartoffelstärke *(Amylum solani)* besitzt die größten Stärkekörner und ist das beste Tablettensprengmittel. Weizenstärke *(Amylum tritici)* besitzt mittlere Körnchengröße (s. Kap. XIV »Puder«, unter 1.2, S. 612).

Stärke enthält einen linear aufgebauten Bestandteil, der für die Quellung und Gelbildung verantwortlich ist, die Amylose mit einem Mol-Gew. von ca. 150 000, ferner einen verzweigten Inhaltsstoff mit einem Mol-Gew. bis zu 1 Mio. und das Amylopektin.

Das Verhältnis von linear (α-Kette) zur verzweigten β-Kette ist etwa 1:3. Cellulosederivate enthalten nur lineare Ketten.

Zur Quellung sind Temperaturen von 60 bis 80°C nötig. Beim Kochen von Stärken entstehen Kleister, bei noch höherem Erhitzen Dextrine. Durch Hydrolyse von Stärke entsteht Glucose.

Die hautschützenden und juckreizlindernden (antipruritischen) Eigenschaften der Stärke führen zu einer Verwendung in kosmetischen und pharmazeutischen Präparaten, besonders in Depilatorien, Hautcreme »Creme *Simon*«* und verschiedenen Pudern sowie in Ribbelcremes *(rolling creams)*.

---

* K. Rothemann, »Das große Rezeptbuch der Haut- und Körperpflegemittel«, 3. Aufl., S. 604, Formel 439, Dr. A. Hüthig Verlag, Heidelberg (1962)

Stärke-Glycerinpräparate

Reisstärke *(Amylum Oryzae)*	6 g	Weizenstärke	8,5 bis 10 T.
Wasser, destilliert	8 g	Wasser	17,0 bis 20 T.
Glycerin	86 g	Glycerin	74,5 bis 70 T.
	100 g		

oder

10 g Weizenstärke *(Am. tritici)* werden mit 15 g kochendem Wasser übergossen und mit 90 g Glycerin bei 90 bis 100°C verrührt und auf 100 bis 105°C erhitzt.

USP		*Franz. Codex*	
Stärke	10 T.	Stärke	10 T.
Wasser	20 T.	Wasser	10 T.
Glycerin	70 T.	Glycerin	130 T.

Stärkeschleim (Mucilage of Starch,
Brit. Pharmaceutical Codex 1963)

Stärke	25 g
Wasser	1000 ml

Herstellung: 800 ml Wasser werden zum Kochen erhitzt und die mit dem restlichen Wasser vorher angeriebene Stärke zugefügt. Dann wird nochmals zum Kochen erhitzt.

Stärkegele ergibt das wenig gelatinierende Handelsprodukt Clear-Flo®H (Union Carbide und Carbon Corp.).

Stärkederivate

Handelsübliche Carboxymethylether der Stärke werden als Natriumsalze in verschiedenen Viskositäten angeboten (8). Der pH-Wert einer 3%igen Lösung ist 9,5. Als Sprengmittel für Badetabletten dient Natrium-Carboxymethylstärke (»Primojel«, W. A. Scholten N. V., Foxhol/Niederl.).

Nichtquellende Stärken (nongelling starches)

Als *Amylum non mucilaginosum* ist eine veretherte Stärke im Handel, die hauptsächlich für die Herstellung von Puder (s. Kap. XIV, unter 1.2, S. 612) von Interesse ist [Pudergrundlage ANM (9)]. In den USA ist ein Produkt (Alu-Salz eines Maisstärke-Bernsteinsäure-Halbesters) als »Dry Flo« (10) im Handel. Es dient als hydrophobe Pudergrundlage für Babypuder, Rasierpuder, usw.

Dextrin

Dextrin ist ein durch Hitze abgebautes Stärkeprodukt (als Röstdextrin offizinell). Helle Qualitäten werden durch mineralische Säuren in der Wärme gewonnen.
Dextrin ist in Wasser, nicht aber in Alkohol löslich und bildet klebrige Pasten. Es dient als Bindemittel für Tabletten, Klebstoffe usw.

Dextran (11, 12)

Durch Mikroorganismen entsteht aus Saccharose ein hochpolymeres Dextran (13). Dieses dient als Blutplasmaersatz. Es besitzt ein Mol-Gew. von mehreren Millionen. Schwefelsäureester des Dextrans, Carboxymethyl- und Jododextrane sowie Derivate von Fe, Al, Cu, Co und Mg wurden beschrieben.
Auch Fettsäureester des Dextrans (Palmitat und Stearat) werden als wasserabstoßende und waschresistente Körper z. B. als Zusatz in Lippenstiften empfohlen.

2.5 Gelatine

Gelatine wird aus Knochen gewonnen und besteht im wesentlichen aus dem denaturierten Gerüstprotein »Kollagen«, dessen Hauptbestandteile Glykokoll, Prolin und Hydroxyprolin sind (s. Bd. 1, S. 268 ff.). Sie verhält sich amphoter und hat ein Mol-Gew. von 60 000 bis 90 000.
Durch Säureaufschluß des Ausgangsmaterials (Knochen und Haut) erhält man Gelatine, deren isoelektrischer Punkt bei pH 8 liegt (Typ A, Pharmagel A); bei alkalischer Behandlung erhält man Gelatine B (Pharmagel B) mit einem isoelektrischen Punkt von pH 4,7 und 5. Gelatine B ist bei einem pH-Wert von 8 als Emulgator wirksam, während Gelatine A seine beste Emulgierkraft bei einem pH-Wert von 3 bis 6 entfaltet.
Säurevorbehandelte Gelatine vom Typ A besitzt eine niedere Viskosität und eine höhere Gelierfähigkeit *(gel strength)*. Typ B kann mit Tragant, Gummi arabicum und Karayagummi kombiniert werden. Durch Phosphorsäure wird Gelatine flüssig gehalten *(A. Epstein,* USP 2 413 815, 1947).

Honiggelee mit Gelatine

Gelatine	2,5 g	
Bienenhonig	10,0 g	*Herstellung:* Man läßt die Gelatine im
Glycerin	60,0 g	Rosenwasser quellen, erhitzt, fügt
Nip-Nip®	0,5 g	Honig und Glycerin hinzu und rührt
Rosenwasser	27,0 g	bis zur völligen Lösung. Dann läßt
	100,0 g	man ohne Rühren erkalten.

Glyceringelee mit Gelatine

Gelatine	1,0 g
Agar-Agar	0,5 g
Glycerin	30,0 g
Hamameliswasser	50,0 g
Rosenwasser	<u>18,5 g</u>
	100,0 g

Gelee

		oder ähnlich	
Gelatine	3,0 g	Gelatine	2,0 g
Wasser, destilliert	39,5 g	Traubenzucker (Dextrose)	8,0 g
Glycerin	45,0 g	Glycerin	60,0 g
Alkohol	12,0 g	Nip-Nip®	0,3 g
Parfümöl	<u>0,5 g</u>	Wasser	<u>29,7 g</u>
	100,0 g		100,0 g

oder

Gelatine	2 g
Wasser	54 g
Glycerin	<u>44 g</u>
	100 g

Gelatine wird oral (innerlich) gegen brüchige Fingernägel genommen.

Nach »*Schimmel* Briefs« werden folgende 2 Rezepturen angegeben:

1. *Glycerin containing Face Cream Gel*

Gelatine	20 g
Glycerin	44 g
Wasser	540 g

Herstellung: Die Gelatine wird zuerst in etwas mehr als der Hälfte des Wassers gelöst und während des Abkühlens wird das Glycerin und der Rest des Wassers hinzugefügt.

2. *Honeygel*

Gelatine	10 g
Wasser, destilliert	110 g
Glycerin	300 g
Honig	25 g
Wasser, destilliert	50 g
Parfüm	5 g

Gelatum glycerinatum (DAB)

Gelatine	25 T.
Wasser	25 T.
Glycerin	50 T.

Honiggelee

A) 35 g Gelatine werden mit
100 g Rosenwasser kalt übergossen und zum Quellen gebracht, dann werden
200 g Rosenwasser dazugegeben und das Ganze im Wasserbad erwärmt bis sich die Mischung verflüssigt.
In einem anderen Behälter werden erwärmt:
B) 350 g Wasser mit
100 g Bienenhonig und
200 g Glycerin

Herstellung: B) wird in A) eingerührt. Schließlich rührt man eine 5%ige Nipaforte®-Lösung in APV ein (ca. 30 g).

Kuhmilch enthält etwa 3% Casein als Ca-Caseinat, aus welchem durch Säurezugabe das *Casein* gefällt wird. Durch Alkali bildet Casein lösliche Caseinate.

	I	II
Casein	20,0 g	10,0 g
Borax	2,5 g	10,0 g
Glycerin	–	10,0 g
Salmiakgeist, 25%ig (Ammoniak)	–	30,0 g
Wasser	100,0 g	20,0 g

I Das Casein wird mit der Boraxlösung im Wasserbad erhitzt.
II Die Lösung des Caseins erfolgt in der 25%igen Ammoniaklösung, dann setzt man Glycerin hinzu und erhitzt nach Zugabe des Wassers im Wasserbad bis zur völligen Verflüchtigung des Ammoniaks.

Natrium-Caseinat bildet sich beim Erhitzen im Wasserbad, wenn 1 T. Casein mit 4 T. 1%iger Na-Bicarbonatlösung bis zur klaren Lösung behandelt werden.

2.6 Cellulose und Derivate

Cellulose ist wie die Stärke ein Polysaccharid, bei dem jedoch die einzelnen Glucosebausteine β-glycosidisch verknüpft sind.

In der Kosmetik wird vor allem die mikrokristalline Cellulose unter dem Handelsnamen Avicel® geliefert, und zwar:

        Avicel®, PH-105, Pulver   20 µm
        Avicel®, PH-101, Pulver   50 µm
        Avicel®, PH-102, Granulat 90 µm

Als Stabilisator für O/W-Emulsionen werden Avicel® RC-581 und RC-501, 1- bis 2%ig empfohlen.

Hersteller:
FMC-Corporation, American Viscose Division, Marcus Hook, Pennsylvania/USA
in der Bundesrepublik Deutschland: Lehmann & Voß, D-2000 Hamburg
in der Schweiz: Selectchemie, CH-Zürich

Aus der gereinigten Cellulose können Ester und Ether hergestellt werden, die ähnliche Eigenschaften wie die Pflanzengelbildner aufweisen. Sie sind zwar gegen Bakterien- und Schimmelbefall weniger anfällig als die natürlichen Schleimbildner, müssen aber sorgfältig konserviert werden, zumal sie mit Phenolen bzw. Paraben reagieren können.
Cellulose kann an den drei reaktionsfähigen OH-Gruppen, die an jedem Anhydro-Monomeren der Cellulosekette vorhanden sind, substituiert werden, wobei Etherverbindungen entstehen. Der Durchschnittssubstitutionsgrad (*degree of substitution* = DS) gibt die durchschnittliche Anzahl der an einer Glucoseeinheit befindlichen Ethergruppe an.

Methylcellulose (Cellulosemethylether)

Methylcellulosen sind in der Regel in kaltem Wasser sowie auch in Alkohol (bis zu 40% Ethanol), ferner in Benzylalkohol, in Aceton und in Alkohol-Methylenchloridmischungen löslich.
Sie sind unverträglich mit Phenolen, Parabenen, Gerbstoffen und p-Chlorcresol. Dagegen wird Carboxymethylcellulose nicht von Tannin koaguliert.

Handelsformen:		*Hersteller:*
Methocel®	MC	Dow Chem. Comp., Midland, Michigan/USA
Methocel®	Typ »spezial« mittlerer Methoxylgehalt: 27,5 bis 31,5%; 1,64 bis 1,92 DS	
Methocel®	Typ »Standard« mittlerer Methoxylgehalt: 26,0 bis 33,0%; 1,54 bis 2,03 DS	
Viscontran®		Henkel KGaA, D-4000 Düsseldorf

Handelsformen:		Hersteller:
Viscontran®	MC 40 S (in 2%iger Lösung) etwa 30 m Pa · s	
Viscontran®	MC 500 (in 2%iger Lösung) etwa 500 m Pa · s	
Viscontran®	MC 3000 (in 2%iger Lösung) etwa 3000 m Pa · s	
Viscontran®	MC 3000 PR (in 2%iger Lösung) etwa 3000 m Pa · s	
Tylose®	MH und MB	Hoechst AG, D-6230 Frankfurt/M.-Hoechst
	Tylose® MH (ist gering mit EO verethert und daher eigentlich eine Methylhydroxyethylcellulose) hat einen Durchschnitts-Substitutionsgrad von 1,5 und Tylose® MB einen solchen von ca. 2 (entsprechend einem Methoxylgehalt von etwa 25 bzw. 30%). Je nach zu erzielender Viskosität werden die einzelnen Typen entsprechend mit Zahlen versehen, z. B.: MH 20, MH 300, MH 10000, bzw. MB 2000 und MB 4000.	
Methofas®M		ICI-England, Organics Div., P.O.Box 42, Hexagon House, Blackley, Manchester M 9 3 DA
Methylcellulose		British Celanese Ltd., Coventry
Penulose		S. B. Penick & Co., 100 Church Str., New York

Natrium-Carboxymethylcellulose (= Natriumcelluloseglykolat)

Natriumsalze des Celluloseglykolethers sind mit unterschiedlichem mittleren Mol-Gew. und mit 0,3 bis 1,0 Carboxymethylgruppen pro Glucoseeinheit im Handel.
Die CMC-Derivate sind in kaltem und heißem Wasser löslich, jedoch in organischen Lösungsmitteln unlöslich. Die am häufigsten verwendeten Typen haben einen Substitutionsgrad von 0,7. Diese Zahl bedeutet, daß pro Anhydroglucoseeinheiten durchschnittlich 7 Carboxymethylgruppen substituiert sind.
In Waschflotten zeigt die CMC als Bestandteil von Waschpulvern ein gutes Schmutztragevermögen (Anti-redeposition).

Handelsformen:				Hersteller:
Tylose® C	= normal veretherte CMC; durchschnittlicher Substitutionsgrad (DS) 0,65 bis 0,75			Hoechst AG, D-6230 Frankfurt/M.-Hoechst
Tylose® CB	= hoch veretherte CMC; durchschnittlicher Substitutionsgrad (DS) 0,85 bis 1,0 Die nachgestellten Zahlen geben die erzielbaren Viskositäten an, z. B. C 10, C 300, C 10 000			
Dehydazol®	Typen: A 400 P,	700 2500 7000 7000 P 13 000 PF 15 000	(Granulat) (Granulat) (Granulat) (Granulat) (Pulver) (Granulat)	Henkel KGaA, D-4000 Düsseldorf
Für Zahnpasten: Dehydazol®, Typ A 400 P				Henkel KGaA, D-4000 Düsseldorf
Hercules-CMC				Hercules Powder Co., Wilmington, Delaware/USA
Methocel® CAM				Dow Chem. Comp. Midland, Michigan/USA
Nymcel®				Nyma, Nijmwegen/Niederlande
Cellofas®				ICI, London

Hydroxypropylcellulose (HPC)

Der Propylenglykolether der Cellulose ist in Wasser unterhalb 40°C klar löslich, jedoch in Ethanol und Propylenglykol gut löslich. Er bildet in Ethanol gute Filme, die dazu dienen können, einen Überzug zu schaffen z. B. für ein Parfümdepot, in dem Parfümöl an Kieselsäure absorbiert wird und mit einer ethanolischen HPC-Lösung überzogen wird (*S. Yamano,* Jap. Pat.).

HPC bildet aus ihren Lösungen extrem flexible Filme, die praktisch öl- und fettundurchlässig sind. HPC kann mit neutralisierten Carbopolgelen und Ethanol zu kosmetischen Präparaten verarbeitet werden. HPC ist ein gutes Tablettenbindemittel.

Handelsformen:		Hersteller:
Klucel	Typ LF Mol-Gew. 75 000 L = niedrigsviskos Typ HF Mol-Gew. 900 000 H = hochviskos (1%ige Lösung = 1500 bis 2000 m Pa · s)	Hercules Filter Corp., 1978 Norton Str., Milldate, Connecticut/USA

Hydroxyethylcellulose (HEC)

Dieses Cellulosederivat wird am besten gelöst, indem man es in einem »Non-Solvent« (heißes Wasser und Alkohol) dispergiert und dann kaltes Wasser zufügt. HEC bildet klare Lösungen, die mit den meisten Aluminiumsalzen verträglich sind (Antiperspirantien).

Handelsformen:		Hersteller:
Tylose® H	(z. B. je nach erzielbarer Viskosität Typ H 20 und H 400)	Hoechst AG, D-6230 Frankfurt/M.-Hoechst
Viscontran®	(z. B. HEC 3000)	Henkel KGaA, D-4000 Düsseldorf
Cellosize HEC	(WP-90: 2%ige Lösung ca. 10 m Pa · s; WP-30, WP-40, WP-300, WP-4400) verträglich mit Natriumperboratlösungen	Union Carbide Corp., 270 Park Avenue, New York
Natrosol		Hercules, Wilmington Delaware/USA
Celacol HE		British Celanese Ltd., Foleshill Road, Coventry/Großbritannien
Cellofas A	(das Produkt soll auch mit Säuren verträglich sein)	ICI, London

Hydroxypropylmethylcellulose (MHPC)
(= Methylhydroxypropylcellulose)

Der Propylenglykolether der Methylcellulose ist in Wasser unterhalb 60°C und in Gemischen von Alkoholen mit Methylenchlorid befriedigend löslich.
MHPC ist mit Chlorhexidingluconat (Arlacide G) verträglich. Mit 70% Aceton und 27% Wasser sowie mit 3% Methocel 60 HG sollen sich verdickte Nagellackentferner herstellen lassen.

Handelsformen:		Hersteller:
Viscontran®	MHPC (in verschiedenen Viskositäten: 50, 400, 1500, 3000, 6000, 20000)	Henkel KGaA, D-4000 Düsseldorf
Celacol HPM		Brit. Celanese, Coventry
Methocel HG		Dow Chemical Co., Midland
Methofas P		ICI, London
Pharmacoat 603 und 606		Shin-Etsu Chem. Co., Tokyo Vertretung in der BRD: Syntana Handelsgesellschaft, D-4330 Mülheim/Ruhr

Ethylcellulose (EC)

EC ist der Ethylether der Cellulose mit 2 bis 3 ethylierten Hydroxylgruppen. Das Produkt ist in Wasser unlöslich, in Alkohol und in vielen organischen Lösungsmitteln aber löslich. Diese Lösungen dienen u. a. als Tablettenüberzug.
EC wird weder von Pilzen noch von Bakterien angegriffen.

Handelsformen:	*Hersteller:*
Ethocel	Dow Chemical, Midland
Ethylcellulose	Hercules Powder, Co., Vertretung in der Schweiz: Scheller, CH-Zürich
AT-Cellulose	Bayer AG, D-5090 Leverkusen
Aethoxon	VEB-Filmwerke, Agfa, Wolfen

Ethylhydroxyethylcellulose (EHEC)

In 15 Minuten entstehen durch einfaches Verrühren in kaltem Wasser neutrale Lösungen, die eine hohe Beständigkeit gegenüber Säuren aufweisen. Auch ein Zusatz von Aceton und Alkoholen ist möglich. Die Verträglichkeit mit Aluminiumsalzen (Antiperspiranten) soll gut sein; auch für Zahnpasten mit Aluminiumlactat.

Handelsformen:	*Hersteller:*
Modocoll	Kemanord, Mooch Domsjö AB, S-89101 Örnsköldsvik/Schweden
Ethulose	Hercules Powder, Co.

2.7 Rezeptbeispiele

Maskencreme

Tylose® MH 300	2,5 g
Hamamelisdestillat	78,0 g
Mandelkleie	4,0 g
Zinkstearat	4,5 g
Zinkoxid	5,0 g
Glycerin	6,0 g
	100,0 g

Nagelweißcreme

Tylose® MH 300	1 g
Wasser	45 g
Zinkoxid	25 g
Titandioxid	25 g
Benzoetinktur	4 g
	100,0 g

Hautgelee

Tylose® CB 4000	20 g
Wasser	500 g
Glycerin	300 g
Hamamelisdestillat	100 g
Ethanol	78 g
Citronensäure	2 g
	1000 g

Wimperntusche

Tylose® MH 20	1,5 g
Rosenwasser	76,0 g
Alkohol	5,0 g
Elfeinbeinschwarz	17,5 g
	100,0 g

Gesichtsmaske

Eutanol® G (Henkel)	10 g
Ethanol 96 Vol.-%ig	100 g
1,2-Propylenglykol	100 g
Antiphlogisticum »aro« (Novarom)	20 g
Essigsaure Tonerde	100 g
Viscontran® MC-500 (Henkel)	660 g
4,5%ige Lösung + 4 g Germall®-115 + 2 g Methylparaben-Natrium	
Tween® 20	8 g
Parfümöl	2 g
	1000 g

Herstellung: Viscontran-Gel zuerst herstellen. Die übrigen Bestandteile mischen und der Viscontranlösung zugeben.

Abziehbare Gesichtsmaske (nach Henkel)

Diese dickflüssige Quellung trocknet nach etwa 10 bis 20 Minuten, bildet einen zusammenhängenden Film und läßt sich als »Haut« abziehen.

		1	2
Viscontran®	C 3003 K 300 4,5%ige Lösung	67%	–
Viscontran®	C 3003 K 300 5,0%ige Lösung	–	68%
1,2-Propylenglykol		10%	–
Eutanol G		3%	–
Eutanol HD		–	2%
Ethanol 96 Vol.-%ig		10%	20%
Essigsaure Tonerde (bas. Aluminiumacetat)		8%	–
Herbaliquid Kamille		2%	–
Karion, flüssig (Merck)		–	5%
Hamamelisextrakt		–	5%
Parfüm wasserlöslich, Konservierungsmittel und Farbe nach Belieben			
		100%	100%

3. Anorganische Gele

3.1 Kolloide Silikate, colloidal clay

Das in der Kosmetik und Pharmazie am häufigsten gebrauchte Material dieser Kategorie ist das *Bentonit*, ein natürlich vorkommendes, quellfähiges Tonmaterial *(Denver Clay)*. Chemisch handelt es sich dabei um Aluminiumsilikate (Aluminium-Silicium-Hydroxid-Derivate). Sie zeichnen sich durch ein großes innerkristallines Quellvermögen aus und bilden *5- bis 10%ig mit Wasser thixotrope Gele*. Auch zur Stabilisierung von Suspensionen und Emulsionen eignen sich Bentonite.
Die Struktur der Bentonite ist stäbchen- oder plättchenförmig.
Die Plättchenaggregate bauen sich zu einem kartenhausähnlichen Gerüst auf, das thixotrop ist. Durch mechanische Einwirkung, z. B. beim Schütteln des Gels, wird das Gerüst zerstört und die Plättchen werden frei beweglich. Das System ist im Solzustand. Überläßt man es der Ruhe, so drehen sich die Plättchen infolge der *Brownschen* Bewegung so lange, bis sie bei Berührung wieder zu einem »Kartenhaus« verkleben. Bentonite wiesen auch eine Rheopexie (Fließverfestigung) auf, d. h. das durch die Scherkräfte zum thixotropen Zusammenbruch gebrachte »Kartenhaus«-Gel wird schneller wieder dickviskos, wenn es *vorsichtig und sanft* gerührt (oder geschüttelt) wird als wenn es der Ruhe überlassen bleibt.

Herstellung von Gelen:

a) Bentonit wird zuerst mit Glycerin angerieben, dann wird das erwärmte Wasser in kleinen Anteilen zugegeben und bis zum Erkalten gerührt;
   oder
b) Wasser und Glycerin werden erwärmt, darauf anteilsweise Bentonit gestreut bis es benetzt ist und dann wird bis zum Erkalten gerührt.

Bentonit ist in der USP XVI offizinell und ebenso die durch längeres Rühren von 5 T. Bentonit und 95 T. Wasser in 24 Stunden sich bildende Gallerte (= *Magma Bentoniti* USP XVI).
Veegum® (R. T. Vanderbilt Corp., 30 Winfield Str., Norwalk, Conn. 06855) ist ein Magnesium-Aluminium-Silikat und enthält geringere Mengen Eisen als die handelsüblichen Bentonitqualitäten. Es ist in folgenden Variationen erhältlich:

HV	= hochviskos	F	= mikrofeiner Puder
K	= stabil gegen Elektrolyte	HS	= höchste Stabilität gegen Elektrolyte

Unter der Bezeichnung *Macaloid®* (The Inerto Co.) ist eine gereinigte Tonerde aus der Gruppe Hectorit im Handel, die auch zu den Montmorilloniten gehört.
Die Verarbeitung erfolgt mit heißem Wasser (etwa 80°C). Eine 5%ige Paste hat einen pH-Wert von 8 bis 8.5

Liquid Rouge

D & C Red (Rot) Nr. 7	1,5%		
D & C Red Nr. 30	0,5%	Wasser, destilliert	91,0%
Titandioxid	2,0%	Propylenglykol	3,0%
Attapulgit, kolloidal	2,0%		100,0%

Herstellung: Es wird eine 2%ige Lösung des Attapulgit wie beschrieben im Wasser zubereitet. Von den Farben und dem Titandioxid wird mit dem Propylenglykol eine Paste hergestellt und diesem die Attapulgitlösung zugegeben.
Ein kolloidales Aluminiumhydroxid ist unter der Bezeichnung »Baymal®« im Handel (Du Pont de Nemours, 1007 Market Str., Wilmington/USA).

Make-up-Creme

A)	Baymal®	5,1 g
	Wasser	67,9 g
	Glycerin	5,0 g
B)	Isopropylmyristat	4,8 g
	Nipakombin®	0,1 g
C)	Talkum	5,0 g
	TiO$_2$ (Titandioxid)	2,0 g
	Zinkoxid	4,0 g
	Zinkstearat	5,0 g
	Farbpigmente	0,5 g
D)	Parfümöl	0,6 g
		100,0 g

Peeling-Maske, flüssig

Veegum® (Vanderbilt)	15 g
Wasser	582 g
1,2-Propylenglykol	70 g
Polyvinylalkohol	100 g
Ethanol, 96 Vol.-%ig	200 g
Oleth-23 (CTFA) = PEG-23-Oleylether	30 g
Parfümöl	3 g
	1000 g

Herstellung: Unter kräftigem Rühren wird Veegum® in das Wasser eingestreut und dann so lange gerührt, bis die Masse homogen ist. Propylenglykol zufügen und auf 70 bis 75°C erhitzen. Langsam Polyvinylalkohol hinzugeben und bis zu 40°C rühren. Oleth-23 in Alkohol lösen und in die erste Mischung einrühren bis eine gleichmäßige Flüssigkeit entsteht, die in Weithalsgläsern mit Pinsel abgefüllt werden kann.

Gesichtsmaske

Aktiv-Bentonit B (Erbslöh)	150 g
Titandioxid	20 g
Wasser	690 g
Allantoin	3 g
Herbaliquid Kamille, spezial (Novarom)	50 g
Softigen-701 (Dynamit Nobel)	50 g
Parfümöl	2 g
Glycerin	30 g
Germall®-115	3 g
Methylparaben	2 g
	1000 g

Durch Reaktion von Natrium-Bentonit mit einem quaternären Ammonium- oder Aminsalz, wobei das Na-Atom durch das kationaktive Material ersetzt wird, entstehen organophile Bentonite (NL-Chemicals UK Ltd., Nettlehill Road, Livingston, West-Lothian/GB). Kationaktive Bentonite (Bentone) dieser Art gelieren mit organischen Flüssigkeiten.

Insbesondere dient der kationaktive Montmorillonit-Ton »Bentone-38« als W/O-Stabilisator (s. Kap. VI, unter 2., S. 340 und Kap. V, unter 4.2, S. 305).

Einige Handelsprodukte:	*Hersteller:*
Permagel® aus Attapulgit hergestellt	Minerals & Chem. Corp. of America Menlo Park, Edison (New Jersey)
Pharmasorb® aktiviertes Attapulgit	
Volclay® BC Bentonit	Am. Colloid Comp., 5100 Suffield Court, Skokie, Illinois/USA und Lankro Chem. Ltd., Eccles, Manchester M 30 OBH/England
Ben-A-Gel Bentonit	National Lead Co., Brooklyn
Clarsol® Bentonit	Carbonisation et Charbons Actifs
Bentonil® Bentonit	Soc. Francaise des Glycerines
Vanclay® Kaolin (CTFA u. USP)	Vanderbilt Vertr. in der BRD: Lehmann & Voss & Co., Alsterufer 19, D-2000 Hamburg 36 Vertr. in der Schweiz: Th. Christ, CH-Aesch/BL

3.2 Kolloidale Kieselsäure

Aerosil® und Aerosil®-200 (Degussa)
Cab-o-sil® (Godfrey L. Cabot Corp., 125 High Str., Boston, Mass./USA)

Die kolloidale Kieselsäuren des Handels sind außerordentlich feine, voluminöse Pulver, deren Schütt- und Rüttelgewichte 0,04 kg/l bzw. 0,06 kg/l betragen.
Das Präparat Aerosil® besteht chemisch fast nur aus SiO_2 in Form von kolloiden kugelförmigen Teilchen mit 15 µm mittleren Durchmessers. 1 g Aerosil® enthält etwa $11,10^{17}$ solcher Partikel.
Mit Flüssigkeit bildet kolloidale Kieselsäure (8 bis 15 Gew.-%) in verschiedenen Flüssigkeiten elastische »schwammartige« Pasten bzw. Gele. Mit Wasser bildet sich eine weißliche Paste mit einem pH-Wert zwischen 4 bis 5. Es entsteht hierbei offenbar ein lockeres Gerüst aus sphäroiden Partikeln.
Transparente, gallertige Gele werden mit fetten oder mineralischen Ölen hergestellt. Aerosil® verdickt Flüssigkeiten strukturviskos und ergibt transparente Produkte mit Flüssigkeiten, die den gleichen Brechungsindex von 1,45 haben.

Abschmink-Oleogel, abwaschbar

Cetiol® HE (Henkel)	73,5 g
Nußöl (Nußextrakt, öllöslich/Novarom)	10,0 g
Miglyol® 812 (Dynamit Nobel)	10,0 g
Aerosil®-200 (Degussa)	6,0 g
Antioxidans (Tocopherol)	0,5 g
	100,0 g

Sonnenschutzgel

Vaselinöl	44,5 g
Sesamöl	34,5 g
Olivenöl	10,0 g
Aerosil®-200	8,5 g
Eusolex®, öllöslich (Merck)	2,0 g
Antioxydans (BHT)	0,5 g
	100,0 g

Sportgel

Vaselinöl	71 g
Campher	10 g
Methylsalicylat	8 g
Aerosil®-200	7 g
Bienenwachs	3 g
Lavendel-/Rosmarinölgemisch	1 g
	100 g

Reinigungsgel (cleansing jelly)

Kieselsäure, kolloidal (Aerosil®)	80 g
Isopropylmyristat	310 g
Isopropylpalmitat	310 g
Paraffinöl	300 g
	1000 g

Ölgelee, für trockene Haut

Kieselsäure, kolloidal (Aerosil®)	105 g
Isopropylpalmitat	400 g
Isopropylmyristat	400 g
Luvitol® EHO (BASF)	100 g
	1005 g

Paraffinöl- und Siliconölsalben mit je 5% Aerosil® behalten ihre Viskosität bei, die nach 3 Monaten nur geringfügig und unmerklich ansteigt und dann mindestens weitere 3 Monate konstant bleibt.
Zur Herstellung verwendet man *Paraffinum subliquidum* mit 5 bis 6 Gew.-% Aerosil® bzw. Siliconöl AK-350 (Wacker) mit 5 Gew.-% Aerosil®.
Erdnußölgele mit 12 und 15 Gew.-% Aerosil sowie entsprechende Olivenölgele zeigen nach 6 Monaten eine beträchtliche Zunahme der Viskosität. 30 Gew.-% Aerosil® ergeben in Glycerin stabile Gele.
Die Ölgele zeichnen sich durch eine weitgehende Unabhängigkeit der Viskosität von der Temperatur aus. Durch Temperaturen von $-10°C$ bis $+75°C$ wird die Viskosität kaum verändert.
Die teils extreme Strukturviskosität der Aerosil®-Ölgele wirkt sich z. B. bei den Arachisöl-, Olivenöl- und 5%igen Siliconölsalben in der Weise aus, daß bereits durch Rühren mit einem Spatel Verflüssigung eintritt und das Gel fließbar wird. Durch die rasch einsetzende thixotrope Regeneration des Gelgerüsts wird die streichfähige Konsistenz nach etwa 12 Stunden wieder erreicht. Bei den Paraffinölgelen (mit 5 bis 7 Gew.-% Aerosil®) tritt dagegen keine Verflüssigung ein; sie sind nicht thixotrop und behalten ihre streichfähige Konsistenz.
Amorphe Kieselsäuren (Typ »Syloid«, Grace GmbH, D-6380 Bad Homburg) dienen als Grundlage für transparente Zahnpasten (s. S. Kap. XV, unter 3.8 und 8.4).
Hydrophobe Eigenschaften weist Aerosil® R-972, ein reines Siliciumdioxid, auf. Es dient zum Verdicken von Ölen und erhöht die Temperaturresistenz von W/O-Emulsionen. Besonders geeignet ist Aerosil® R-972, um das Fließvermögen von Pudern zu verbessern.

4. Synthetische, organische Makromolekulare

Polyacrylate (Carboxyvinylpolymere)

Für die Praxis einfach zu verarbeiten ist das Mischpolymerisat aus Methacrylsäure und Acrylsäure mit 30% Aktivsubstanz, das als *Primal ICS/1* (Rohm and Haas) auf dem Markt ist, das aber neutralisiert werden muß (in Amerika unter dem Namen »Rheoplex«, Rohm and Haas, Comp., Philadelphia, bekannt).
Als weißes Pulver ist das Natriumsalz eines Copolymerisats auf Basis Acrylsäure (also bereits neutralisiert) unter dem Namen *Hoe S 2793* (Hoechst) erhältlich. Das Produkt ergibt 1%ig in Wasser klare Gele mit einer Viskosität von ca. 40 000 m Pa · s bei 20°C, die ihre Viskosität zwischen einem pH von 7 bis 10 beibehalten.
Zweckmäßig wird das Pulver mit Hilfe eines Siebes in das Wasser eingestreut, wobei ein schnellaufendes Rührwerk benutzt werden sollte. Ein Zusatz von 0,1% Aminoxid, z. B. Genaminox KG, verkürzt die Benetzungszeit.
Die Polyacrylate, insbesondere auch die nachstehend besprochenen Carbopol®-Typen verbessern die Stabilität von O/W-Emulsionen (s. Kap. VI, S. 337).

Carbopol®

B. F. Goodrich Corp., 3135 Euclid Avenne, Cleveland, Ohio 44 115/USA oder BF Goodrich Chemical (Deutschland) GmbH, Görlitzer Str. 1, D-4040 Neuss)

Das bekannte Produkt bildet nach Neutralisation mit Alkalien kristallklare Gele. Derartig neutralisierte 1%ige wäßrige Lösungen von Carbopol® besitzen eine Viskosität wie sie von hochviskoser CMC und von Natrium-Alginat erst bei wesentlich höheren Konzentrationen erreicht wird.

Elektrolyte wirken sich negativ auf die Viskosität aus, ebenso Schwermetallspuren, so daß es sich empfiehlt, Sequestriermittel wie Ethylendiamintetraessigsäure (EDTA, »Versene®«, »Trilon® B«, »Perma-Kleer®«-50 Acid usw.) zuzusetzen (s. Bd. 1, S. 192–193). Da auch Licht die Viskosität von Carbopol®-Gallerten herabsetzt, ist der Zusatz eines Breitband-UV-Absorbers vom Typ Uvinul® oder das wasserlösliche »P-284« *(Am. Cyanamid)* zu empfehlen. Bei Produkten, wo Farbe und Geruch eine geringe Rolle spielen, können als Stabilisator gegen UV-Strahlen 0,1% Thioharnstoff *(Thiourea)* eingesetzt werden.

Auswahl der Carbopol®-Typen

Für kristallklare hochviskose Gallerten *(clear sparkling gels)* und für Gele mit hohem Alkoholgehalt wird Carbopol® 940 verwendet.
Für gut beständige, transparente Gele kommt Carbopol® 934 zum Einsatz.
Für Präparate mit hohem Ionengehalt und niedriger Viskosität ist Carbopol® 941 (zur Stabilisierung von Emulsionen) geeignet.

Neutralisierung der Carbopol®-Dispersionen

Die Verdickung der Carbopoldispersionen zu einem Gel tritt im Moment der Neutralisation mit Alkalien ein. Geeignet sind vor allem Natrium- und Ammoniumhydroxid und wasserlösliche Amine. Die maximale Viskosität haben die Gallerten bei einem pH-Wert zwischen 6 und 10.

Allgemeine Formel für Wassergele

Wasser 195 g   Carbopol® 1 g   Na-Hydroxid (10%ige Lösung) 4 g

Diese 0,5%igen Gele zeigen folgende Viskositäten:

	Brookfield, 20 rpm Viskosität (m Pa·s)	pH-Wert
Carbopol® 934	32 500	7
Carbopol® 940	43 000	7
Carbopol® 941	8 900	7

Zur Neutralisation von Carbopol® sind pro 1 g folgende Gewichtsmengen an Alkalien erforderlich:

Na-Hydroxid	0,40 g
Ammoniak, 28%ig	0,75 g
Na-Carbonat	0,72 g
Borax (Hydrat)	1,39 g
Monoethanolamin	0,68 g
Triethanolamin	1,35 g
Diisopropanolamin	1,70 g
Triethylamin	1,00 g } haben einen unangenehmen,
Triamylamin	1,00 g } fischelnden Geruch

Allgemeine Formel für *Alkohol-Wassergele*

Wasser	50 g	oder	Ethanol, 96 Vol.-%ig	80 g
Alkohol	50 g		Wasser	20 g
Carbopol® 940	1 g		Carbopol® 940	1 g
Triethylamin	1 g		Triethylamin	1 g
			(oder	
			Diisopropanolamin 1,7 g)	

Bevor man das trockene Carbopolpulver dem Mischgefäß zufügt, ist es zweckmäßig, alle Klümpchen zu zerkleinern, die sich infolge statischer Elektrizität oder durch Feuchtigkeit gebildet haben.

Allgemeine Formel für *Glycerin-Gallerten*

Glycerin	98,0 g
Carbopol® 934	1,0 g
Triethanolamin	1,4 g

Herstellung: Glycerin auf etwa 65°C erhitzen, dann wird unter kräftigem Rühren Carbopol® langsam in das Glycerin eingestreut, bis es völlig ohne Klumpenbildung dispergiert ist. Man läßt die eingerührten Luftblasen aufsteigen und rührt das Amin-Neutralisiermittel ein.

Anstelle von Triethanolamin eignen sich für Glyceringelees auch Natrium- und Ammoniumhydroxid zur Neutralisierung (s. Kap. VI, unter 1. »Flüssige Emulsionen, Lotionen«).

Herstellung von Carbopol®-Schleimen

a) Das Carbopol®-Harz wird langsam in den Strudel der kräftig umgerührten Flüssigkeit gestreut. Dabei muß die Bildung von Klümpchen vermieden werden. Ein grobes Sieb, das einige größere Kieselsteine enthält, ist für größere Ansätze zweckmäßig. Das Sieb erlaubt schnelles Einstreuen und zerkleinert etwaige Zusammenballungen.

b) Der Rührvorgang wird, ohne daß sich in der Mitte ein Strudel bildet, fortgesetzt, bis sich schließlich eine dünne, trübe Dispersion ohne Klumpen bildet. Grundsätzlich dispergieren hohe Scherkräfte während des Rührens die Carbopol®-Polymere am schnellsten. Extrem hohe Scherkraftmischer müssen vorsichtig verwendet werden, da sie die Polymeren zerstören können, wodurch die Schleime ständig an Viskosität einbüßen. Übliche Mischer, wie Propeller- und Turbinenrührwerke, entwickeln keine übertriebenen Scherwirkungen. Die Schleime können längere Zeit kräftig gerührt werden, ohne daß die Polymeren ihre Wirksamkeit verlieren.

c) Nachdem man schließlich abgewartet hat, bis der sich bildende Schaum vergangen ist, wird die Rührgeschwindigkeit so eingerichtet, daß die Flüssigkeit gut umgemischt wird, während man das Neutralisiermittel zufügt. Das Gel bildet sich sofort. Eingeschlossene Luftbläschen sind aus den dickviskosen, neutralisierten Carbopol®-Gelen sehr schwer wieder zu entfernen.

Für Carbopol®-Gele wird der »Lightnin-Mixer« (Mixing Equipment Co.) sowie der Mehrstufen-Impuls-Gegenstromrührer (MIG) der Fa. Ekato (s. Bd. 1, S. 10–11) empfohlen.

Rezeptbeispiele

Haargelee

Carbopol® 934	10,0 g
Alkohol	150,0 g
Glycerin oder Sorbitlösung	50,0 g
Wasser	746,0 g
Kräuterextrakt	20,0 g
Ethylendiamintetraessigsäure (EDTA)	0,2 g
UV-Absorber P-284 (Am. Cyanamid)	0,1 g
Bakterizid MB (Dragoco)	5,0 g
Triethanolamin	14,0 g
Parfümöl, speziallöslich	5,0 g
	1000,3 g

Hautgelee

A)	Carbopol® 934	10,0 g
B)	Hamamelisdestillat	50,0 g
	Wasser	921,0 g
	Ethylendiamintetraessigsäure (EDTA)	0,1 g
	Bakterizid MB	5,0 g
C)	Triethanolamin	13,5 g
D)	Parfümöl, speziallöslich	0,4 g
		1000,0 g

Herstellung: A) wird zerbröckelt und langsam in die kräftig gerührte Mischung B) eingestreut. Nachdem Carbopol® völlig dispergiert ist und die vom Rühren entstandenen Luftblasen nach oben gestiegen sind, wird Triethanolamin eingerührt. Es bildet sich sofort ein Gel. Das Parfümöl wird, ohne Luft einzurühren, vorsichtig eingemischt.

Soll das Gel in durchsichtigen Glasflaschen verpackt werden, ist der Zusatz eines UV-Absorbers als Lichtschutzmittel zu empfehlen.

After-Shave-Gel

Carbopol® 940	10 g
Ethylalkohol, 96%ig	480 g
Hamamelisdestillat	50 g
Menthol	1 g
Allantoin	1 g
Iso-Adipat (Adipinsäurediisopropylester)	10 g
Wasser	415 g
Carbitol®, APV®	20 g
Parfümöl	5 g
Diisopropanolamin (oder 14 g Ethanolamin)	8 g
	1000 g

Herstellung: Menthol wird in Alkohol gelöst und mit Hamamelisdestillat vermischt, dann setzt man Iso-Adipat zu. Allantoin wird im Wasser gelöst. Diese Mischung dann mit der Alkoholmischung vermischen.

Nunmehr streut man, kräftig rührend, Carbopol® ein und löst es ohne Klumpenbildung auf. Das Parfümöl wird vorher mit Carbitol® oder APV® (= Diethylenglykolether) vermischt und dann zugesetzt. Schließlich wird Diisopropanolamin langsam eingerührt, wobei vermieden werden muß, daß Luftbläschen in das sich bildende Gel gelangen, die schwierig zu beseitigen sind.

Insect-Repellentgel

Meta-Diethyltoluamid, »Meta-Delphene, Detamide 95, DEET	600,0 g
Ethanol	100,0 g
Carbopol® 940	10,0 g
Ethomeen® C-25 (Armour/Chicago)	7,5 g

Herstellung: Zuerst wird Carbopol® in DEET (Pfizer) dispergiert, dann wird Ethomeen® hinzugefügt und anschließend der Alkohol.

Carbopol® kann auch zum Emulgieren verwendet werden.

Für viskose Emulsionen wird Carbopol® 934 oder 940, für milchige, dünne Emulsionen Carbopol® 941 verwendet (s. Kap. VI, unter 1., S. 337).

Zur Herstellung wird Carbopol® mit Na-Hydroxid neutralisiert (etwa bis pH-Wert 7 bis 9) und schließlich das Amin zugefügt. Die Ölphase wird in das Geld langsam eingerührt.

Beispiel:

Wasser	488,00 g	Ethomeen® C-25	1,25 g
Nipasol®-M-Natrium	1,00 g	Ölphase	495,00 g
Carbopol® 934	2,50 g	Parfümöl	5,00 g
Na-Hydroxid, 10%ig	7,50 g		

Herstellung: Nipasol®-Natrium im Wasser lösen, dann Carbopol darin dispergieren, mit Natrium-Hydroxid neutralisieren und Ethomeen® zufügen bis Gel entsteht. Öl in das Gel langsam einrühren, parfümieren.

Sun Screening Gel

Ethylalkohol	480,0 g
Carbopol® 940	10,0 g
Escalol 106 (Glyceryl-p-amino-benzoat/van Dyk u. Merck)	30,0 g
Monoisopropanolamin	1,0 g
Wasser	470,0 g
Parfümöl	8,7 g
Azulen, 25%ig; wasserlöslich	0,8 g
	1000,5 g

Haargelee

Carbopol® 934	10 g
Glycerin	50 g
Bakterizid MB (Dragoco)	10 g
Kräuterextrakt	20 g
Wasser	890 g
Triethanolamin	15 g
Parfümöl	5 g
	1000 g

Haut- und Haargelee

Carbopol® 934	10,0 g
Ethylalkohol, 96%ig	100,0 g
Glycerin	50,0 g
Bakterizid MB (Dragoco)	5,0 g
Tween® 20	30,0 g
Wasser	790,2 g
Parfümöl	0,5 g
EDTA bzw. »Trilon B flüssig«	0,3 g
Triethanolamin	14,0 g
	1000,0 g

Nagellackentferner-Gel

A)	Carbopol® 940	30 g	B) Methylethylketon	350 g
	Isopropylalkohol	200 g	C) Aceton	350 g
	Ethylalkohol, 96%ig	45 g	Parfümöl	20 g
	Triethanolamin	5 g		1000 g

Herstellung: A) mischen, dann Methylethylketon zufügen und zuletzt Aceton und Parfümöl.

5. Polyvinylalkohol

Polyvinylalkohol entsteht durch Verseifung von Polyvinylacetat, und dient zur Herstellung von »Peeling off«-Masken (s. Rezept bei »Veegum« unter 3., S. 413).

Borax, Borsäure, Silikate sowie Alkalien verdicken Polyvinylalkohollösungen.

Folgendes »Gel« bildet nach wenigen Minuten einen Film auf der Haut:

Polyvinylalkohol	100 g
(Polyviol® W 25/140/Wacker, oder »Mowiol«/Hoechst)	
Nipasol®-M-Natrium	5 g
Alkohol, 96%ig	400 g
Triethanolamin	30 g
Wasser	465 g
	1000 g

Herstellung: Nipasol®-M-Natrium in Wasser lösen, Polyvinylalkohol zufügen und im Wasserbad erhitzen. Triethanolamin in Alkohol lösen und in die abgekühlte PV-Alkohollösung einrühren, das restliche Wasser (465 cm^3) zurühren.

Gesichtsmaske (nach Atlas)

A) Polyviol® W 25/140 (Wacker)	10,00%
Ethanol, 96 Vol.-%	25,00%
B) Wasser, destilliert	46,98%
Konservierungsmittel	q.s.
C) Arlacide® G (Atlas)	0,02%
D) Triethanolamin	3,00%
Ethanol, 96 Vol.-%ig	15,00%
E) Parfümöl	q.s.

Herstellung: A) zusammengeben und verrühren. Anschließend in das gekühlte Wasser B) unter Rühren eintragen und ca. 15 Min. verrühren. Auf ca. 85 bis 90° C unter Rühren erwärmen und so lange rühren, bis eine klare, klumpenfreie Lösung entstanden ist. Auf mindestens 40° C abkühlen und unter Rühren C), D) sowie E) zusetzen.

Polyvinylalkohol ist eher als adhäsives, filmbildendes Material zu bezeichnen, wie als typischer Gelbildner.

Literatur

(1) *Chudzikowski, R. J.:* »Guar gum and its applications«, J. Soc. Cosmet. Chem. 22, S. 43–60 (1971)
(2) *Fiedler, H. P.:* »Lexikon der Hilfsstoffe«, Ed. Cantor, Aulendorf, 2. Aufl., Bd. 1, S. 450 (1981)
(3) *Anderson, D. M. W.* u. *Dea, I. C. M.:* »Recent Advances in the chemistry of Acacia gums«, J. Soc. Cosmet. Chem. 22, S. 61–76 (1971)
(4) *Stahl, E.* u. *Schild, W.:* »Pharmazeut. Biologie«; 4. Drogenanalyse II, G. Fischer, Stuttgart, S. 311 (1981)
(5) *Wagner, H.:* »Pharmazeut. Biologie«; 2. Drogen, G. Fischer, Stuttgart, S. 254–255 (1980)
(6) Pektin-Report: Hermann Herbstreith KG, Postfach 23, D-7540 Neuenburg (Firmenschrift)
(7) *Weiss, H. O.:* »Niederveresterte Pektine«, Die industr. Obst- u. Gemüseverwertung (Braunschweig) 64, S. 231–239 (1979)
(8) Carboxymethyl-Starch (Bulletin Nr. 226): National Starch and Chem. Corp. 10 Finderne Avenue, P.O.Box 4800, Bridgewater, N.J. Europ. Vertretung: Delft National Chemie NV, Rotterdamsweg 268–270, Delft/Niederl.
(9) Nichtquellende Stärke: Dr. Hauser KG, Landschaftsstr. 2, D-8100 Garmisch-Partenkirchen
(10) »Dry-Flo«: National Starch bzw. Delft-National (s. Literatur unter 8)
(11) *Squire, J.:* Dextrane (Monographie); Blackwell Ed., Oxford (1955)
(12) *Pohl, O.:* Seifen, Öle, Fette, Wachse 98, S. 638–639 (1972)
(13) Farbwerke Hoechst: DBP 1 003 397 (1957) und DBP 1 083 984 (1960), Svenska Sockerfabriks AB
(14) *Große, L.* u. *Klaus, W.:* »Zur Viskositätsprüfung und Rheologie der wasserlöslichen Celluloseether«, Seifen, Öle, Fette, Wachse 100, S. 69–72 (1974)
(15) *Czetsch-Lindenwald, H. von:* Pharm. Ind. 19, S. 5–7 (1957)

Kapitel IX

Öle für Kosmetika

Fettsäureester, mineralische und fette Öle sowie andere Lipide lassen sich ohne Schwierigkeiten miteinander mischen.

Technologische Probleme treten auf, wenn

a) vorwiegend *fette* Öle verwendet werden, die mit Hilfe von Antioxidantien gegen Ranzidität geschützt werden sollen (s. Bd. 1, S. 187–192);
b) vorwiegend Mineralöle eingesetzt werden, die ein ungenügendes Lösungsvermögen für Parfümöle, Sonnenschutzmittel und Wirkstoffe besitzen, so daß ein Zusatz von Adipinsäurediisopropylester, Benzylbenzoat, C_{12}- bis C_{15}-Alkoholbenzoat (Finsolv TN; Finetex Inc., 418 Falmouth Avenue, Elmwood Park, New Jersey 0740), Isopropylmyristat und andere Co-Solventien notwendig werden;
c) Spuren von Wasser in das Öl gelangen, die eine Trübung verursachen.

Für flüssige, ölige Kosmetika eignen sich vor allem die flüssigen Fettalkohole, Fettsäureester, tierische und pflanzliche Öle, Paraffinöle, flüssige Wachsester usw.
Über extern anwendbare Lipide und über ihre Eigenschaften ist von *Hüttinger* (1), *G. Schuster* (1 a) und anderen Autoren berichtet worden.
Das Problem der Verwendung von fetten Ölen ist ihre Neigung zur Ranzidität.
Im allgemeinen wird Erdnußöl als relativ oxidationsstabil angesehen. Dagegen haben Untersuchungen zur Lagerstabilität fetter Öle anhand der Peroxidzahl ergeben, daß angeblich Rizinus- und Mandelöl relativ unanfällig gegen autoxidative Vorgänge seien, während Olivenöl und besonders Erdnußöl einen relativ hohen Anstieg der Peroxidwerte zeigten (3).

1. Pflanzliche Öle

Der Trend zur Verwendung *pflanzlicher Öle* hat zu einer geringeren Verwendung von Mineralölen geführt, die im Vergleich zu Acylgliceriden (Triglyceriden) eine Hypertrophie der Epidermis bewirken können (4), ein Umstand, der durch Versuche an weißen Mäusen bestätigt werden konnte, die nach Behandlung eine Akanthosis aufwiesen (5).

Tabelle 1 und 2 geben einen Überblick über die Fettsäurezusammensetzung der wichtigsten Öle und Fette.

Tabelle 1 Fettsäure-Zusammensetzung wichtiger Öle und Fette (in %)

Name der Fettsäuren	Kettenlänge	Doppelbindungen	Baumwollsaatöl (-samen) (6)	Erdnußöl (6)	Kokosöl	Mandelöl (6)	Palmkernöl	Olivenöl	Maiskeimöl	Palmöl
Capronsäure	C_6	0			0–1		T			
Caprylsäure	C_8	0			5–10		3–10			
Caprinsäure	C_{10}	0			6–10		3–14			
Laurinsäure	C_{12}	0			44–51		37–52		0–1	
Myristinsäure	C_{14}	0	1,4	0–1	13–20	1,2	7–18	10	0–1	0,5–5
Palmitinsäure	C_{16}	0	23	6–12	8–10	3–5	2–9	3	8	32–47
Stearinsäure	C_{18}	0	1,1	2–7	1–3	2–4	1–3	T	0–4	2–8
Arachinsäure	C_{20}	0	1,3	2–4		T		0,1	0,4	
Behensäure	C_{22}	0	T	2–5						
Lignocerinsäure	C_{24}	0	T	1–3					0,2	
Lauroleinsäure	C_{12}	1								
Myristoleinsäure	C_{14}	1								
Palmitoleinsäure	C_{16}	1	0–2	0,0–0,4		T				
Ölsäure	C_{18}	1	15–36	42–62	6–8	77	11–23	78–85	40–50	40–52
Gadoleinsäure	C_{20}	1	T	0–2						
Erucasäure	C_{22}	1								
Ricinolsäure	C_{18}	1								
Linolsäure	C_{18}	2	34–55	13–34	1–2,5	17–20	1–3	5–10	30–50	5–11
Linolensäure	C_{18}	3		0–1		50–60		0–1	0–2	
Ungesättigte Fettsäuren	C_{20}	2–6								
Ungesättigte Fettsäuren	C_{22}	3–6								
Jodzahl			96–112	83–107*	8–10,5	160–200	14–23	78–90*	103–128	44–54
Verseifungszahl			190–198	184–195	250–264	188–195	245–255	187–196	188–193	194–206
Schmelzpunkt °C					23–26		24–26	ca. 0		27–50
Titer °C (der Fettsäuren)			30–36	26–32	20–24	19–21	20–28	17–26	14–20	40–47

T = Spuren (Traces)
* = DAB 8

Tabelle 1 (Fortsetzung von Seite 425)

Name der Fettsäuren	Ricinus-öl	Rüböl (Raps) (6)	Soja-bohnen-öl	Sonnen-blumen-öl	Avo-cado-öl (8)	Shea-Butter (18, 19)	Sesam-öl	Safloröl (6)	Weizen-keimöl (7)
Capronsäure									
Caprylsäure									
Caprinsäure									
Laurinsäure									
Myristinsäure		0–1,5	0–0,2	T				0,04	
Palmitinsäure	ca. 2	1–4,7	7–10	4–8	18	20,3	5,7	8,5	4	11–16
Stearinsäure	ca. 1	1–3,5	3–6	2–5	0,4	41	4,5	1,5	1–6
Arachinsäure		0–2,4		0,5			0,6	0,4	T
Behensäure		0,5–2,1		0,5					T
Lignocerinsäure		0,5–0,8						0,06	
Lauroleinsäure									
Myristoleinsäure					T				
Palmitoleinsäure		T	0,5	T	8	9,7			
Ölsäure	ca. 7	13–38	20–35	20–40	60	43,7	49	47,4	14–24	8–30
Gadoleinsäure		0–14							
Erucasäure		40–64							
Ricinolsäure									
Linolsäure		9–23	40–57	45–68	8	22,5	4,3	39	63–79	44–65
Linolensäure		1–10	5–14	T		3			0,1–6	4–10
Ungesättigte Fettsäuren	ca. 87 (Ricinol)								
Ungesättigte Fettsäuren									
Jodzahl	81–91	95–108	120–140	126–136	85–90	48–60	103–112	126–152	115–134
Verseifungszahl	174–186	170–180	190–195	186–194	ca. 185	160–180	188–195	172–195	179–190
Schmelzpunkt °C	ca. –12	ca. –9		–15		37–88			
Titer °C (der Fettsäuren)			20–24	16–20				ca. –15	

T = Spuren (Traces)
* = DAB 8

Tabelle 2 Fettsäuren der wichtigsten pflanzlichen Nahrungsfette nach *Baltes* (9)

Samenfette von		gesättigte (%)	Ölsäure (%)	Linolsäure (%)	Linolensäure (%)
Carthamus	Safloröl	5– 9	7–19	71–80	Sp.
Vitis vinifera	Traubenkernöl	10–16	15–23	65–77	–
Papaver somniferum	Mohnöl	8–15	11–25	65–73	–
Helianthus annus	Sonnenblumenöl	7–15	15–40	50–68	Sp.
Zea mays	Maiskeimöl	10–16	22–31	50–60	Sp.
Glycine Max.	Sojaöl	12–17	18–34	48–58	6–10
Linum usitat.	Leinöl	6–16	13–36	10–25	30–60
Gossypium hirsut.	Baumwollsaatöl	20–27	18–27	47–55	–
Arachis hypogaea	Erdnußöl	18–23	45–65	18–32	–
Brassica	Rüböl	6–10	13–25 (+40–50% Erucasäure)	12–24	3–10
Elaeis guineens.	Palmkernöl	73–85	13–20	1– 3	–
Cocos nucifera	Kokosöl	85–92	5–10	1–2,5	–
Theobroma Cacao	Kakaobutter	38–60	30–37	2– 4	–
Fruchtfleischfette von					
Olea europaea	Olivenöl	10–19	65–85	5–15	–
Elaeis guineens.	Palmöl	42–52	40–52	6–12	–

Für manche Pflanzenöle und -fette (Sojaöl, Avocadoöl, Karité-Butter) scheint der Gehalt an Unverseifbarem die lokale Wirkung auf die Haut (z. B. bei Ichthyosis und Sklerodermie) zu bedingen (10–16). Auffallend ist der hohe Gehalt an Triterpenen (Cycloartenol, Butyrospermol sowie β-Amyrin) im Unverseifbaren des Sojaöls (17).

Tabelle 3 Gehalt des Unverseifbaren (in %)

Shea Butter (Karité-Butter) 3–15 (18, 19)		70,5 bis 80,5 ungesättigte Kohlenwasserstoffe, vor allem Squalen 5,0 bis 8,0 schwer verseifbare Ester und Aldehyde 6,5 bis 8,5 lineare und Triterpenalkohole 7,0 bis 10,0 Phytosterole 1,0 bis 3,0 nicht identifizierbar
Avocadoöl 2,6 bis 8,0 (8) (Handelsprodukte: 1–2)		Hauptbestandteil Squalen und gesättigte Kohlenwasserstoffe (C_{12}, C_{20}, C_{22}) sowie eine komplexe Mischung von aliphatischen Alkoholen, Sitosterol, Methylsterol, Cholesterol und andere Phytosterole
Weizenkeimöl 2 bis 6 (7)		Lecithin 0,9 bis 3,0 Sterole 0,9 bis 3,0 Tocopherol 0,2 bis 0,5
Maiskeimöl	0,8 bis 2,0 (10)	hoher Gehalt an Sito- und Campesterol
Sojaöl	0,5 bis 1,5	relativ hoher Gehalt an Triterpenalkoholen
Safloröl	0,7 bis 2,0	
Mandelöl	0,5 bis 1,0	
Olivenöl	0,6 bis 1,2	
Erdnußöl	0,2 bis 0,9	

Weitere Informationen über die Zusammensetzung von Ölen und Fetten siehe (20). Anstelle von Kohlenwasserstoffen und als Austauschmittel für Perhydrosqualen wird hydriertes Polyisobutylen (CTFA: Hydrogenated Polyisobutylene) neuerdings verwendet.

Handelsname: Luvitol® HP (BASF)

Das flüssige Produkt mit verzweigtkettiger Struktur wirkt als Fettfilmauflockerer, d. h. er behindert nicht die unmerkliche Wasserdampfabgabe *(perspiratio insensibilis)*, während Ölfilme je nach ihrer chemischen Beschaffenheit okklusiv wirken (21).

2. Fettsäureester

Durch Veresterung von Fettalkoholen mit organischen Mono-, Di- und Polycarbonsäuren lassen sich eine große Anzahl von Fettalkoholestern herstellen, die für Kosmetika von Bedeutung sind. Für ölige Produkte wie Hautöle und ölige Haarkosmetika wird häufig die Ölsäure als Esterkomponente verwendet, die wegen ihres

Eigengeruchs und mangelnder Oxidationsstabilität seit einiger Zeit durch die ebenfalls flüssigen verzweigten Fettsäuren ersetzt werden.

Das geruchlich schwierig zu parfümierende Produkt Oleyloleat wird vielfach durch entsprechende verzweigtkettige Veresterungskomponenten ersetzt, auch auf der Seite der Alkohole, z. B. durch Isostearylalkohol oder durch Tridecylalkohole und ähnliche Rohstoffe.

Die entstehenden Produkte sind meist unter 0°C noch flüssig, sind praktisch kaum enzymatisch angreifbar und unterliegen kaum der Oxidation durch den Luftsauerstoff (s. »Verzweigtkettige Fettsäureester«, S. 437 unter Abschn. 2.16).

Man unterscheidet

Monocarbonsäureester

a) Flüssige gesättigte Fettsäure-Fettalkoholester
   z. B. n-Hexyllaurat, n-Octylcaprylat, Myristylpropionat usw., die gut oxidationsstabil sind
b) Wachsester = gesättigte Fettsäure-Fettalkoholester
   wie z. B. Cetylpalmitat. Diese sind für Hautöle nicht geeignet, sondern dienen als Konsistenzgeber in Cremes und in Stiften.
c) Flüssige ungesättigte Fettalkohol-Fettsäureester
   (n-Oleyl- und n-Decyloleat)

Dicarbonsäureester

Ester der Dicarbonsäure, Sebacinsäure, Phthalsäure usw., beispielsweise Adipinsäurediisopropylester

Entsprechend den vielen Möglichkeiten existieren eine große Anzahl an Estern, die man durch Variation der Komponenten Alkohol und Säure enthält.

Nachstehend zunächst die wichtigsten Isopropylester von Fettsäuren:

2.1 Isopropylmyristat (IMP)

Isopropylmyristat (IPM) ist eine farblose, ölige, niedrigviskose, geruch- und geschmacklose Flüssigkeit.

Dichte (20°C):	0,851 bis 0,856
Löslichkeit:	1 T. in 3 T. 90%igem Ethanol
Mischbarkeit:	mit allen pflanzlichen und mineralischen Ölen, Fettalkoholen, Fetten und Wachsen
Erstarrungspunkt:	2 bis 5°C
Siedepunkt:	300°C
Säurezahl:	max. 0,2 (22); nach Firmendruckschrift max. 0,5

Brechungsindex n$\frac{20}{D}$ 1,434 bis 1,436

Verseifungszahl: 205 bis 211
Jodzahl: max. 1,0 (nach Henkel max. 0,5)
Toxizität: akute orale LD_{50} (Maus) > 10 ml/kg (23)
                     akute dermale LD_{50} (Kaninchen) > 5 g/kg (24)

Isopropylmyristat wirkt nicht sensibilisierend; in den üblichen Einsatzmengen (in Cremes bis 15%, in Hautölen bis 25%) ist die Hautverträglichkeit gut (25).
Vielfach werden (z. B. Kessco/Akzo) zwei Qualitäten an IPM offeriert: Die eine mit 95% und die andere mit 98/99% Myristinsäure.

Handelsprodukt:	Hersteller:
Deltyl extra Crodamol IPM	Givaudan, Genf/Schweiz Croda, Großbritannien Akzo-Chemie S.p.A., Arese/Italien Akzo-Chemie, Nederland bv., Rotterdam/Niederlande Akzo-Chemie GmbH, D-5160 Düren Dragoco GmbH, D-3450 Holzminden Henkel KGaA, D-4000 Düsseldorf Jahresfabrikker A/S, Sandefjord/Norwegen Oléofina S.A., Brüssel-Oelegem/Belgien Unichema Chemicals Ltd., Bebington, Wirral/England Unichema International, P.O.Box 1280, D-4240 Emmerich

Zu beachten ist, daß Kautschuk und Polyethylen durch IPM quellen. Polystyrol ist gegen höhere Konzentrationen von IPM nicht beständig.

2.2 Isopropylpalmitat

Isopropylpalmitat hat im Vergleich zu IPM einen um ca. 10°C höheren Schmelzpunkt und eine geringfügig höhere Viskosität.

Säurezahl: max. 0,5
Verseifungszahl: 186 bis 191
Jodzahl: max. 1
Dichte: 0,852 bis 0,854
Erstarrungspunkt: ca. 12°C
(Schmelz- und Trübungspunkt
für »Crodamol« IPP: 7,7°C)

Brechungsindex: 1,437 bis 1,439
Toxizität: die akute orale LD_{50} bei Ratten wie auch die akute dermale LD_{50} bei Kaninchen sind höher als 5 g/kg (*Moreno,* 1978)

Es wirkt nicht sensibilisierend und ist in Anwendungskonzentrationen (4) gut hautverträglich.
Polystyrol wird von IPP angegriffen.
Eine preisgünstige Alternative zu Isopropylmyristat stellt Isopropylpalmitatlaurat dar (Crodamol NR).

2.3 Isopropylstearat

Dieser Ester hat den höchsten Erstarrungspunkt, der noch um etwa 4°C über dem des Isopropylpalmitats liegt.
Die Behälter mit Isopropylstearat, die im Winter im Freien lagern, müssen erst erwärmt werden. Die Neigung zum Festwerden kann sich natürlich auch bei Produkten bemerkbar machen, die größere Mengen dieses Fettsäureesters enthalten.

Säurezahl: max. 0,5 (nach Henkel max. 0,2)
Verseifungszahl: 180 bis 185
Jodzahl: max. 1,0 (nach Henkel 2,0)
Dichte: 0,852 bis 0,855
Erstarrungspunkt: ca. 16°C
(Trübungspunkt: 14 bis 18°C)
Brechungsindex: 1,439 bis 1,441

2.4 Isopropyllaurat (IPL)

Crodamol IPL (Hersteller: Croda)

Verseifungszahl: ca. 235
Erstarrungspunkt: max. 0°C

Es greift Polystyrol an und hat ähnliche Eigenschaften wie die Isopropylester der Myristin-, Palmitin- und Stearinsäure.

2.5 Oleate

Oleyloleat (Cetiol®/Henkel) = Oleyli oleas (DAB 8) oder
Kessco®-Oleyloleat (Akzo)
– trübt unterhalb +10°C
Decyloleat (Cetiol® V) = Cera liquida (ÖAB) oder

Crodamol DO (Croda) bzw. Ceraphyl-140 (van Dyk/Merck),
Erstarrungspunkt −13°C
Kessco®-Decyloleat (Akzo)
verzweigtkettiger Ester = Isodecyloleat (Ceraphil-140 A),
Erstarrungspunkt −25°C

Ferner mit geringerer Bedeutung für Hautöle:

Kessco®-Glycerinmonooleat		Akzo
Glycerin-di-oleat	= Rilanit GDO	Henkel
	= Kessco®	Akzo
Glycerin-tri-fettsäureester	= Rilanit GTC	Henkel
Glycerin-tri-oleat	= Rilanit GTO	Henkel
Isobutyloleat	= Estol-1433 und Estol 1435	Unichema
	= Rilanit IBO	Henkel
Sorbitanmonooleat	= Crill-4	Croda
Sorbitanhexaoleat	= Crill-43	Croda
Polyethylenglykol-200 (300, 400)-Monooleat	= Cithrol 2 (3 oder 4) MD	Croda
Polyglykol-400-Monooleat	= Rilanit EO-401	Henkel
Kessco® PEG-200-Monooleat		Akzo
Kessco® PEG-400-Monooleat		Akzo
Kessco® PEG-400-dioleat		Akzo
Ethylenglykolmonooleat	= Cithrol EGDO	Croda
Diethylenglykoldioleat	= Cithrol DGDO	Croda
Diethylenglykolmonooleat	= Cithrol DGMO	Croda
Dipropylenglykolmonooleat	= Cithrol DPGMO	Croda
	= Kessco®	Akzo
Propylenglykolmonooleat	= Cithrol PGMO	Croda
	= Rilanit PMO	Henkel
Propylenglykoldioleat	= Estol-1428	Unichema

2.6 Caprylate/Caprinate

Pflanzenöle sind Ester des Glycerins mit Fettsäuren (vorwiegend Öl-, Stearin- und Palmitinsäure).

Als Capryl-/Caprinsäure-»Triglyceride« werden als Austausch von Pflanzenölen hergestellt:

Myritol®-318   Henkel
Miglyol®-810   Dynamit Nobel

Labrasol   Gattefossé, 36 Chemin de genas, F-69800 Saint-Priest
Der Stockpunkt liegt meist über −10°C.

Mit niedrigerem Caprylsäuregehalt wird gegenüber Miglyol®-810 das Miglyol® 812 hergestellt sowie mit 5% Linolsäure-Triglycerid: Miglyol®-818.
Ein entsprechender Glycerylester von gesättigten C_{12}- bis C_{18}-Fettalkoholen ist Cetiol® LG (Henkel).
Ein Propylenglykol-Dicaprylat/Dicaprat (CTFA) ist Miglyol®-840 mit einem Trübungspunkt von −30°C.

2.7 Ricinoleate

Die Ester der Ricinolsäure kommen ebenfalls als Bestandteile öliger Kosmetika und für Lippenstifte zur Verwendung, so z. B.:

»Ricinolic acid Glyceride« (nach CTFA)	= Softigen® 710	Dynamit Nobel
Glycerinmonoricinoleat	= Cithrol GMR	Croda
Kessco-Glycerinmonoricinoleat (flüssig bis schwach pastöse Konsistenz)		Akzo
Polyethylenglykolmonoricinoleat je nach PEG-Kette	= Cithrol 2, 3, 4, 6, 10 MR	Croda
Polyethylenglykoldiricinoleat (200, 300, 400, 600, 1000)	= Cithrol 2 usw.	Croda
Ethylenglykolmonoricinoleat	= Cithrol EGMR	Croda

2.8 Linoleate

Hauptsächlich werden die Isopropylester der Linolsäure verwendet:

Isopropyl-Linoleat	= Ceraphil IPL	van Dyk
Lanolin-Linoleat	= Polylan	Amerchol

2.9 Lanolate

Ester der Wollwachssäuren werden für Babyöle, Sonnenschutzöle usw. verwendet.

Isopropyllanolat		Malmstroem/Rewo
	= Amerlate-P	Amerchol
	= Lanesta »L« und andere Typen	Westbrook Lanolin Comp. Argonaut Works, Laisterdyke Bradford, BD4 8AU

	= Lanisolate	The Lanaetex Products Inc., 151–157 Third Avenue, Elizabeth
	= Crestalan A und B	Croda
Isostearyllanolat	= Iscolan (Erstarrungspunkt 7°C)	Croda
Isopropyllanolat	= Trisolan	Malmstroem/Rewo (Sherex)
Isopropyllanolat (+30% Lanolin)	= Lanosil	The Lanaetex Products Inc., 151–157 Third Avenue, Elizabeth
Isopropyllanolat (+ Lecithin)	= Esterlan	Malmstroem/Rewo (Sherex)
	= Lanapene	The Lanaetex Products Inc., 151–157 Third Avenue, Elizabeth

Andere Lanolinderivate

In flüssiger Form werden Ester der Wollwachsalkohole, vorwiegend als acetylierte Wollwachsprodukte hergestellt, die gut mineralöllöslich sind.

Acetyliertes Lanolin	= Modulan	Amerchol
	= Acetulan	Amerchol
	= Esterlan	Malmstroem/Rewo
	= Acylan	Croda
	= Acetol	Emery Inc., Carew Tower, Cincinnati, Ohio 45 202 bzw. Malmstroem/Rewo
	= Argonol AC 2	Westbrook
Isostearyl-, + Wollwachsalkohol	= Celanol-AS-L	The Lanaetex Products Inc., 151–157 Third Avenue, Elizabeth
Wollwachsfraktionen, flüssig	= Fluilan	Croda
	= Lanex	Croda
	= Lanexol AWS (alkoxyl. liquid-Lanolin)	Croda
	= Polychol (propoxyl. Wollwachsalkohol)	Croda

2.10 Stearate

Die Ester des Butylalkohols, des Isopropylalkohols (s. IPS unter 2.3) usw. sowie verzweigter Alkohole sind flüssig.

n-Butylstearat	= Crodamol BS	Croda
Isocetylstearat	= Rilanit BS	Henkel
Isocetylstearat		Akzo
Isobutylstearat	= Rilanit IBS	Henkel
Isotridecylstearat	= Rilanit ITS	Henkel
Isooctyldecylstearat	= Rilanit ODS	Henkel
Isodecylstearat	= Rilanit IDS	Henkel
ferner: Nonyl	= INS	
i-Octyl	= IOS	
Isooctylstearat	= Cetiol®-868 (Trübungspunkt 10°C)	Henkel

2.11 Andere Fettsäureester
(Palmitate, Cocoate, Laurate)

Die am häufigsten verwendeten Isopropylester der Myristin-, Palmitin- und Laurinsäure wurden (unter 2.2 bis 2.4) bereits beschrieben.

Hexyllaurat	= Cetiol® A	Henkel
Propylenglykoldilaurat	= Crodamol® PL (Erstarrungspunkt 0°C)	Croda
Isopropyllaurat	= Crodamol® IPL	Croda
Isopropylcocoat	= Cetiol® IP-48	Henkel
Isobutylpalmitat	= Kessco	Akzo
Polyethylenglykol-(200)-monolaurat	= Kessco (auch 400 und 600)	Akzo
Polyethylenglykol-200 (u. 400)-dilaurat	= Kessco	Akzo

2.12 Lactate

Die Ester der Milchsäure mit Fettalkoholen haben eine halbfeste Konsistenz.

Cetyllactat	= Ceraphyl 28	van Dyk/Merck
	= Crodamol CL	Croda
Lauryllactat	= Ceraphyl 31	van Dyk/Merck
n-Alkohollactat	= Ceraphyl 41	van Dyk/Merck

Myristyllactat	= Ceraphyl 50 (flüssig bis cremigartig, in 70%igem Ethanol sowie in Propylenglykol löslich)	van Dyk/Merck
	= Crodamol ML	Croda

2.13 Pyrrolidoncarboxylate

Monoglyceridester der Pyrrolidoncarbon-säure	= Amifat P	Ajinomoto

2.14 Citrate

Glycerincitrat		Boehringer, Ingelheim
Diethylcitrat		Boehringer, Ingelheim
ferner Pelargonate	= Kessco-Propylen-glykolpelargonat (gut alkohollöslich, auch für Massageöle)	Akzo und Gattefossé
Tartrate	= Diacetylweinsäure-ester	

2.15 Adipinsäureester

Diisopropyladipat	= Iso-Adipat	Dragoco
	= Kessco	Akzo
	= Ceraphyl-230	van Dyk
	= Crodamol DA (ca. 3% in 50%igem Ethanol löslich)	Croda
ähnlich gut löslich	= Cetiol® HE (3,5% in 40%igem und 6,5% in 50%igem Ethanol löslich)	Henkel
Di-n-butyladipat	= Cetiol® B Lösungsmittel für Lipide	Henkel

ähnlich ist   = Rilanit DBS   Henkel
Di-butyl-sebacat

Als *Succinat* kommen Ester gesättigter Pflanzenfettsäuren mittlerer Kettenlänge und Bernsteinsäure, z. B. Miglyol®-829, (Erstarrungspunkt −30°C) in Frage und als *Phthalate:* Di-iso-Tridecylphthalat = Rilanit ITP und HD-Oleyl-Cetylalkohol-n-Hexylphthalat = Rilanit OHP.

2.16 Verzweigtkettige Ester

Diese Ester sind wegen ihrer Kettenverzweigung der Esterkomponenten flüssig. Die Verzweigung kann bei folgenden Alkoholen vorhanden sein:

Isostearylalkohol z. B.	= Adol 66	Ashland
	= Diadol 18 G	Mitsubishi Chem. Ind. Ltd.,
		5-2 Marunouch, 2 Chome,
		Chiyoda-Ku, Tokyo
	= Michel XO-146	Michel & Comp. Inc.,
		Broad Str. New York 1004
Isotridecylalkohol		Hoechst
Ethylhexylalkohol		
ferner:		
Isooctyl-, Isononyl-		
und zahlreiche andere		
verzweigtkettige		
Alkohole		

Die Verzweigung der Kohlenstoffkette des Esters kann bei der Fettsäure oder bei beiden Esterkomponenten vorhanden sein. Häufig werden Isostearinsäure, 3,5,5-Trimethylhexansäure (DAS 2 728 922), 2-Ethylhexansäure, 2-Heptylundecansäure (Diadol 18 G-A/Mitsubishi) und zahlreiche andere verwendet.

Auf die besonderen Eigenschaften wurde in diesem Kapitel schon hingewiesen, doch auch vor 20 Jahren wurden diese bereits beschrieben (26). Sie haben (abhängig von ihren Komponenten) einen niedrigen Erstarrungspunkt, in der Regel unter 0°C, besitzen gutes Spreitvermögen auf der Haut, werden enzymatisch bzw. bakteriell nicht abgebaut, sind ranziditätsstabil, da eine Oxidation durch den Luftsauerstoff einmal durch das Fehlen ungesättigter Zentren zum anderen aufgrund sterischer Behinderungen des Sauerstoffangriffs durch die Verzweigung ausgeschlossen ist.

Die Natur hat in den Bürzeldrüsenölen der Enten, die methylverzweigte Fettsäuren (und -ester) enthalten, das Vorbild von Ölen geschaffen, die bei tiefer Temperatur flüssig sind und die Wasserdampfabgabe im Gefieder nicht behindern. Derartige Ester werden deshalb als »Porosity Ester« bezeichnet.

Cetylstearylester der 2-Ethylhexansäure (CTFA):

Cetearyloctanoate	= PCL, liquid	Dragoco
	= Dub liquid	Stéarinerie Dubois, 3 Rue de Londres, F-75009 Paris
	= Crodamol CAP	Croda
	= Luvitol EHO	BASF
Cetylalkoholester der 2-Ethylhexansäure	= Cetyloctanoate (CTFA)	
	= Nikkol CIO	Nikko Chem. Comp. Ltd.,
	= Nikkol CIO-P	1-4-8 Nihonbashi-Bakurocho, Chuo-Ku, Tokyo 103
Stearylalkoholester der 2-Ethylhexansäure	Stearyloctanoate (CTFA)	
Palmitylalkoholester der 2-Ethylhexansäure	= Ceraphil 368 (Erstarrungspunkt 0°C)	
Ethyl-2-hexylacetoxy stearat	= Eriol®	Stéarinerie Dubois, 3 Rue de Londres, F-75009 Paris
Isopropylisostearat		Gattefossé, F-69800 Saint Priest (Vertr. in der BRD: C. H. Erbslöh, Kaistr. 5, D-4000 Düsseldorf 1)
	= Unem 4355	Unilever
	= Wickenol 131	Wicken
	= Matlube I. I.	Chugai Boyeki Comp., Ekime Building, Kawaramachi, Higashihu, Osaka
Isostearylisostearat		Gattefossé, F-69800 Saint Priest
	= Schercemol 1818	Scher Bros.
Hexadecanol-iso-stearat	= Matlube H. I.	
2-Ethylhexyl-disuccinat	= Matlube 2 ESH	Chugai Boyeki Comp., Ekime Building, Kawaramachi, Higashihu, Osaka
2-Ethylhexyl-monopalmitat	= Matlube 2 EHP	

Isostearylalkohol	= Eshelan 118-D	
2-Heptylundecanolester der Palmitinsäure		
Isostearyl-2-ethylhexylat		Nippon Fine Chemicals und Mitsubishi Chem. Ind. Ltd., 5-2 Marunouch, 2 Chome, Chiyoda-Ku, Tokyo
Isostearyl-Guerbetstearat		
Mischung von Estern verzweigtkettiger Fettsäure	= Crodamol CAP	Croda
Pentaerythrittetraisostearat	= Crodamol PTIS	
Isostearylneopentenoat	= Ceraphyl-375	van Dyk
Sorbitanmonoisostearat	= Crill-6	Croda
Ester einer verzweigten Fettsäure mittlerer Kettenlänge mit Fettalkoholen C_{16} bis C_{18}	= Cetiol SN	Henkel
Isocetylstearat	= Crodamol ICS (niedrige Viskosität, Erstarrungspunkt 0°C)	Croda und Akzo
Cetylisocaprylat	= Crodamol CAP	Croda
Isodecyloleat	= Ceraphyl 140 A	van Dyk
Glycerylisostearat	= Pécéol-Iso	Gattefossé, F-69800 Saint Priest
Polyglycerylisostearat	= Hydrophilolisostearique	Gattefossé, F-69800 Saint Priest
Isotridecylisononanoat	= Wickenol-153	Wickhen Products Inc., Big Pond Road, Huguenot, New York 127 46

3. Fettalkohole

Die Fettalkohole mit 6 bis 10 Kohlenstoffatomen (n-Hexanol, n-Octanol und n-Decanol stellen gute Lösemittel dar.

Die gesättigten Alkohole und die verzweigten Fettalkohole wie 2-Ethylhexanol und die Oxoalkohole mit 7 bis 11 C-Atomen stellen ebenso wie die ungesättigten (z. B. 9-*cis*-Octadecen-1-ol = Oleylalkohol und 10-Undecen-1-ol) wichtige Veresterungskomponenten dar.

Als Kosmetikölbasis ist seit Jahren ein gesättigter flüssiger Fettalkohol – vorwiegend Decylalkohol – als Eutanol® G (Henkel) gebräuchlich sowie Steinatol® GA (Rewo) = 2-Octyldodecanol.

Ferner der ungesättigte Oleylalkohol, z. B. Novol® (Croda) sowie HD-Eutanol (Henkel) und die ungesättigten linearen Fettalkohole:

HD-Ocenol 80/45   Oleylalkohol
HD-Ocenol 90/95   Oleylalkohol
HD-Ocenol 92/96   Oleylalkohol
HD-Ocenol 110/130   Oleyl-Linoleylalkohol
HD-Ocenol 150/170   Oleyl-Linolenylalkohol

4. Flüssige Wachsester

4.1 C_{30}- bis C_{46}-Piscine Oil (CTFA)

Dieser von der Fa. Fletcher Fishing Ltd., (Fletcher House, Great South Road, Penrose, Auckland, New Zealand) aus natürlichem »Marine oil« hergestellte flüssige Wachsester soll nach Angaben des Herstellers höhere Mengen als Spermöl und als Jojobaöl enthalten.

4.2 Jojobaöl

Zu den flüssigen Wachsestern zählt auch das Jojobaöl.

Oleum Simmondsia Chinensis – Jojobaöl
(von Dr. *H. Olberg*)

In Mittelamerika (Mexiko, Arizona, Californien), besonders in der Sonorawüste, ist der zur Familie der Buchsbaumgewächse gehörende Baumstrauch *Simmondsia Chinensis* (ältere Namen: Simmondsia california, Simmondsia mexicana) (*Link, Schnei-*

der) beheimatet, der im Lande Jojobastrauch (spanisch hohoba, französisch jujube) genannt wird. Es ist eine immergrüne, eingeschlechtliche, im Strauch langsam wachsende, mit tiefgehendem Wurzelwerk versehene Pflanze mit starkem Regenerationsvermögen. Ihre Anspruchslosigkeit an Boden- und Klimaverhältnisse und ihr Samenöl haben sie in den letzten Jahren zu einer interessanten Nutzpflanze werden lassen. Wildwachsende Pflanzen erreichen ein Alter von 100 bis 150 Jahren (27–29).

Die in einer Kapsel eingeschlossene Frucht sieht dem Haselnußkern ähnlich und hat ein Gewicht von etwa 0,5 bis 0,8 g. Diese Nuß enthält je nach Standort etwa 44 bis 59% (durchschnittlich 53%) eines Flüssigwachses, als Jojobaöl bezeichnet (CTFA: Jojoba oil). Dieses Öl setzt sich vornehmlich aus gradkettigen C_{20}- und C_{22}-Alkoholen und Fettsäuren zusammen mit zwei Doppelbindungen. Es ist – meist kaltgepreßt – geruchlos, oxidationsunempfindlich, hitzebeständig, leicht gelblich und gut fließend (*Tab. 4* u. *5*). Die Abwesenheit von Glycerin weist auf einen pflanzentypischen Stoffwechselprozeß mit typischer Synthese des Wachses hin mit außergewöhnlichen Eigenschaften, die dem Pottwalöl oder Spermöl sehr ähnlich sind. Jojobaöl ist ein hervorragendes Industrieöl.

Da der unverseifbare Anteil etwa 51% (!) beträgt, ist es für die dermatologische Anwendung daher besonders interessant.

Etwa 30% des Fruchtmehls besteht aus Proteinen (30–32). Die Hinweise auf die vielfältige Verwendungsmöglichkeit von Jojobaöl kamen von der indianischen Bevölkerung, die das Produkt als Haar- und Hautpflegemittel, Wundmedizin und als Back- und Bratöl verwendete, lange bevor die Wissenschaft sich des Öls annahm. Chemisch lassen sich aus dem Naturprodukt einige interessante Derivate bilden, die den Anwendungsbereich noch wesentlich erweitern (z. B. Bildung von Isomeren, Hydrogenaten, Maleinierung, Sulfurierung), wobei Konsistenzen bis Hartwachs erreicht werden.

Das natürliche Jojobaöl ist praktisch ungiftig (33), Haut- und Schleimhautirritationen sind sehr selten. Eine Spaltung durch Verdauungsfermente ist nicht möglich, was auf eine Verwendungsmöglichkeit als Diätöl hinweist. Sein Verhalten auf der Haut zeichnet sich durch gutes Spreitvermögen, gute Haftfähigkeit, rasche Permeation ohne zurückbleibenden »Fettfilm« aus. Der natürlichen hydrophilen-lipophilen Hautemulsion paßt sich Jojobaöl gut an und zeigt gute Schutzeigenschaften sowie einen günstigen Einfluß auf die Hautfeuchtigkeit. Ausgewogene Formulierungen bei kosmetischen Pflegeprodukten haben ein außergewöhnliches Profil mit samtigzartem Feeling.

Galenisch ist Jojobaöl infolge des unüblichen Verhaltens in Emulsionen nicht einfach zu verarbeiten. Seine Eigenschaften als Trägerstoff für wachs- und öllösliche Substanzen mit stabilisierenden Funktionen (z. B. Vitamin A), in W/O-, O/W- oder Mischemulsionen sind sehr gut. Der »required« HLB-Wert entspricht zwar demjenigen des Spermöls (etwa 12 bis 14), doch sagt er in der Praxis wenig aus, da sich Jojobaöl vielfach atypisch verhält. Nachteilig kann sich der Erstarrungspunkt

+10 bis +12°C auswirken. Bei dieser Temperatur bildet sich eine körnige, weichwachsähnliche Masse mit einem geringen flüssigen, gelben Ölanteil, der sich abscheidet (Fettsäureanteil 1 bis 2% je nach Standort). Produkte mit hohem Jojobaölanteil und anderen Fettkörpern können bei ungünstiger Emulgatorwahl unter niedrigeren Temperaturen einen leicht körnigen, doch reversiblen Habitus annehmen. – Neuere Untersuchungen haben gezeigt, daß Jojobaöl tiefer in die Oberhaut eindringt und sich nicht auf eine Permeation in das *Stratum corneum* beschränkt.

Die Erfahrungen im kosmetischen und medizinischen Bereich sind noch relativ gering. Wegen der hohen Preissituation wurden viele Produktscreenings eingestellt. Je nach Zielsetzung bei der Produktentwicklung werden etwa 1 bis 15% Jojobaöl eingesetzt, im Sinne eines Hilfs- oder Wirkstoffes.

Table 4 Physical and Chemical Properties of Jojoba Liquid Wax
(aus *T. K. Miwa*, Jojoba, Vol. 1, 1980)

Freezing point	10,6–7,0°C
Melting point	6,8–7,0°C
Smoke point (AOCS Cc 9a–48)	195°C
Flash point (AOCS Cc 9a–48)	295°C
Boiling point at 757 mm under N_2	420°C*
Refractive index at 25°C	1,4650
Specific gravity, 25/25°C	0,8630
Iodine value	82
Saponification value	92
Acid value	2
Unsaponifiable matter	51%
Iodine value of alcohols	77
Iodine value of fatty acids	76
Average molecular weight of wax esters	606
Heat of fusion by differential scanning calorimetry	21 cal/g
Viscosity of oil	
Rotovisco (25°C), in centipoises	
MV-1 rotor in MV cup	35
Plate & cone with PK-1	33
Brookfield, spindle #1 (25°C), in centipoises	37
Cannon-Fenske, modified by Miwa (25°C), in centipoises	50
(100°C), in centistokes	27
Haake falling ball (100°F), in centistokes	26, 83
(210°F), in centistokes	6, 48
Kinematic (100°F), in Saybolt Universal Seconds	127
(210°F), in Saybold Universal Seconds	48
Viscosity index	225
Specific conductivity at 27°C, in (mho/cm) $\times 10^{-13}$	8,86
Dielectric constant at 27°C	2,680
Surface tension at 23,5°C, in dyne/cm	34,0

* Extended reflux lowers the boiling point to 398°C.
Sources: *Miwa* and *Hagemann*, *Wisniak* and *Libermann*

Table 5 Gas Chromatographic Composition of Expeller-Pressed Jojoba Oil Harvested at the Arizona San Carlos Apache Indian Reservation. (Area percent computed by IBM 1900) (aus *T. K. Miwa*, Jojoba, Vol. 1, 1980)

Wax Esters	Area (%)	Tocopherols (?)	Area (%)
C-34	0,08	A	0,02
C-36	1,16	B	0,01
C-38	6,23	C	0,02
C-40	30,56		0,05
C-42	49,50		
C-44	8,12		
C-46	0,86		
C-48	0,16		
C-50	0,06		
	96,73		
Free Alcohols		*Unknown Esters*	
C-16	0,01	C-32	0,10
C-18	0,04	C-33	0,02
C-20	0,49	C-35	0,04
C-22	0,49	C-37	0,02
C-24	0,07	C-39	0,04
C-26	0,01	C-41	0,10
	1,11	C-43	0,06
		C-45	0,03
			0,41
Free Acids		*Unknown High-Retention Components*	
C-16	0,08	C-55	0,01
C-18	0,23	C-57	0,04
C-20	0,60	C-59	0,10
C-22	0,03	C-61	0,09
C-24	0,02	C-63	0,05
	0,96	C-65	0,03
			0,32
Sterols			
Campesterol	0,05		
Stigmasterol	0,08		
Sitosterol	0,21		
A (?)	0,02		
B (?)	0,02		
	0,38		

Anhang zu Jojobaöl

Die spekulative Preisentwicklung bei natürlichem Jojobaöl hat dazu geführt, daß mehrere Chemieunternehmen Substitute entwickelten, unabhängig davon, daß auf dem Markt schon Walratsubstitute angeboten werden. Wenngleich oft die chemisch-physikalischen Kenndaten bei einigen Substituten sehr dicht an denjenigen des Naturproduktes liegen, so ist doch bisher ein identisches Substitut noch nicht

erzielt worden. Die erforderlichen Grundstoffe stehen entweder nicht oder nur beschränkt zur Verfügung. Manche Substitute verhalten sich in der Galenik anders als Jojobaöl oder haben einen unangenehmen Nebengeruch.
Als Hilfsstoffe in der Galenik von Kosmetika werden u. a. folgende Substitute angeboten:
Jojobaester (Novarom), Jojobasubstitut (Dynamit Nobel), Cetiol 600 (Henkel), Scherobaoil (Scher Chemicals INC).
Analytisch lassen sich die Substitute relativ einfach von natürlichem Jojobaöl mittels Dünnschicht- oder Gaschromatographie und nach ihrem Lösungsverhalten in Isopropanol unterscheiden.

4.3 Oleum Butyrospermum – Schibutter – Schinuß*)

In Zentralafrika wächst wild weitverbreitet auf kieselsaurem lehmigen Boden der Schibutterbaum. Er trägt den botanischen Namen *Butyrospermum Parkii Kotschy*. Unter günstigen Bedingungen erreicht er eine Höhe von ca. 12 m mit dickem Stamm von 0,8 bis 1 m Durchmesser. Er trägt im Juni/Juli eine Nußfrucht von pflaumenähnlichem Aussehen mit einer Länge von etwa 4 cm. Die reife grüne Frucht wird nach der Ernte längere Zeit getrocknet und dann kalt gepreßt. Eine sachgemäße Lagerung ist wichtig für die Qualität der Fettmasse, der Schibutter, die etwa 50% des Gesamtgewichtes ausmacht.
Die Einwohner Afrikas verwenden Schibutter zur Körperpflege und als Volksmedizin. Die Qualität und Zusammensetzung der Schibutter ist vom Standort abhängig. Die Variation »Magnifolia« soll die beste Qualität erzeugen (34, 35).
Schibutter (CTFA: Shea butter, französisch »Beurre de Karité«) besteht aus vielen verschiedenartigen Fettkörpern (*Tab. 6*), u. a. ca. 48 bis 50% Triglyceriden, 5% freien Fettsäuren, 6 bis 8% unverseifbaren Bestandteilen und 7% Wachsestern. Dem relativ hohen Anteil an unverseifbaren Bestandteilen wird wesentliche Bedeutung im Hinblick auf die dermatologischen Eigenschaften zugemessen, gekennzeichnet durch z. B. Kariten ($C_{32}H_{56}$). An Triterpenalkohlen wurden Lupeol und Butyrospermol gefunden, ebenso Toco- und Phytosterole.
Schibutter ist eine weichwachs- bis vaselineähnliche, weiß-grün-gelbliche, geruchlose Masse mit bei Hauttemperatur hohem Spreitvermögen.
Toxische Raktionen wurden bisher in Konzentrationen bis zu 10% nicht beschrieben. Trotz der freien Fettsäuren weisen Untersuchungsergebnisse eine gute Verträglichkeit an Haut, Schleimhaut und Augen auf.
In kosmetischen oder medizinischen Formulierungen als O/W- oder W/O-Emulsionen (auch in Mischemulsionen) eingearbeitet, erhalten die Produkte einen weichen Charakter. Als Duftträger hat sich Schibutter gut bewährt. Die Einarbeitung erfolgt unter Homogenisierung in die Fettphase bei +80 bis +90°C in Konzentra-

---

*) Dr. *Helmuth Olberg*, D-6200 Wiesbaden

Tabelle 6 Kenndaten und Inhaltsstoffe (nach Literatur) Shea-Butter

Physikalische Daten:	
Spezifisches Gewicht	0,91 bis 0,98
Schmelzpunkt	32 bis 45°C
Refraktion bei 49°C	1,463 bis 1,467
Durchschnittliche chemische Zusammensetzung	
Triglyceride (Acylglyceride)	50%
Diglyceride	4%
Monoglyceride	2%
Freie Fettsäuren	5%
Unverseifbares	3,5 bis 15% (durchschn. 8%)
Wachsester	7%
Nichtidentifiziertes	31%
Aufschlüsselung der Triglyceride (Acylglyceride)	
Distearin-Palmitat und Dipalmitin-Stearat	4 bis 5%
Olein-Distearat	30 bis 36%
Stearin-Dioleat	40 bis 50%
Palmitin-Dioleat	10 bis 12%
Trioleat und Linoleate	4 bis 5%
Aufteilung der freien Fettsäuren (bestimmt durch Verseifung der Schibutter und nach folgender gaschromatographischer Analyse)	
Stearinsäure	30 bis 40%
Palmitinsäure	6 bis 8%
Myristinsäure	weniger als 0,5%
Oleinsäure	45 bis 50%
Linolsäure	4 bis 5%
Chemische Konstanten	
Verseifungszahl	180 bis 190
Säurezahl	max. 6% bezogen auf Oleinsäure
Jodzahl	40 bis 70
Peroxidzahl	max. 10 m Aeq. O_2/kg

tionen von 5 bis 10% (*Tab. 7*). Schibutter ist trotz des natürlich vorhandenen Tocopherols oxidationsempfindlich. Aus diesem Grund wird der Handelsware ein Antioxidans (z. B. BHT) zur Stabilisierung zugesetzt.

Die Analytik ist aufgrund der komplexen Zusammensetzung schwierig. Der Nachweis des Vorhandenseins von Schibutter in einer Formulierung wird sicher über den Nachweis von Latex erbracht. Allerdings ist die Extraktion schwierig (36). Der unverseifbare Anteil besteht zu 2/3 aus Terpenalkoholen und Harzen (Zimtsäureester). Als besondere kosmetische Eigenschaften werden reinigende, weichmachende und pflegende Wirkungen auf der Haut hervorgehoben. Klinische, dermatologische Untersuchungen erfolgten mit guten Resultaten bei trockener rissiger Haut, Sklero-

Tabelle 7 Einsatzgebiete und Dosierungsvorschläge

Sonnenprodukte	5 bis 10%
Weichmachende, schützende Cremen,	
Tagescremen, Körpermilch	2 bis 5%
Produkte zur Pflege der trockenen Haut	
welche dehydriert und sensibel ist	5 bis 7%
Antifaltenprodukte	5 bis 7%
Schwangerschaftsstreifenprodukte	5 bis 7%
Straffende Produkte	5 bis 10%
Massagecremen	5 bis 10%
Lippenpflegeprodukte	5 bis 10%
Handcremen	5 bis 7%
Babyprodukte	5 bis 7%
Kapillargefäßprodukte	1 bis 3%
Seifen	2 bis 3%

dermie (37), Dermatitiden, Verbrennungen, Wunden und Sonnenerythem. Die kapillare Durchblutung soll wesentlich verbessert werden, weshalb die Anwendung in Massageölen, unabhängig vom Hauttyp (*Thiers*), empfohlen wird.

Auch über entzündungswidrige Effekte wird berichtet (38). Die Anwesenheit des UV-absorbierenden Stoffes Latex (*Derbesy* u. Mitarb.) hat für Sonnenschutzprodukte und die Verarbeitung in Tageskosmetika eine gewisse Bedeutung.

Schibutter soll auch einen günstigen Einfluß auf das Bindegewebe im Sinne einer Antielastasewirkung haben (Schwangerschaftsstreifen). Kosmetologisch wird Schibutter als ein »Verfeinerer und Weichmacher der Haut« mit breiten Verwendungsmöglichkeiten bezeichnet (39).

5. Siliconöle

Silicone sind hochmolekulare Organopolysiloxane. Methylsubstituierte Polysiloxane werden Dimethylpolysiloxane (CTFA: Dimethicone) genannt. Sie haben als kosmetische Hilfsstoffe größere Bedeutung als Phenyl-Methyl-Polysiloxane. Die Dimethylpolysiloxane zeichnen sich durch verschiedene Kettenlängen bzw. Molekulargewichte aus. Die Kennzeichnung der verschiedenen Sorten erfolgt durch Angabe der Viskosität. Dimethicone 2, 200, 350, 500 und 1000 sind im BPC 73 beschrieben. Generell zeichnen sie sich durch einen hydrophoben Effekt auf der Haut aus. Silicone dienen auch als Antischaummittel. Sie sind in der Lage, den okklusiven, die Wasserdampfabgabe der Haut behindernden Fettfilm, den Vaseline bildet, aufzulockern. Schon ein 5%iger Zusatz von Siliconöl zu Vaseline führt bei Zimmertemperatur zu einer verminderten Stauung der Feuchtigkeit (40); und reines Siliconöl bewirkt gegenüber unbehandelter Haut keine Verminderung der Wasserdampfabgabe (*Perspiratio insensibilis*). Die Wirkung der Silicone als Hautschutzmittel ist umstritten; eine Schutzfunktion gegen Wassereinwirkung ist jedoch verglichen mit Placeboprodukten hochsignifikant (41). Nach der Anwendung einer siliconhaltigen Handcreme kann dieses auch nach dem Waschen nachgewiesen werden.

Siliconöle können durch Calciumstearat gelartig verdickt werden, wodurch ihre hydrophobe Wirkung noch verbessert wird.
Ebenso bilden sich Gele bei Zusatz von 4 bis 7% kolloidaler Kieselsäure.
Zu beachten ist, daß sich nicht alle Silicone in Paraffinöl lösen.

Einige Handelsprodukte:

Siliconöl AK (gebräuchlich ist Silicon AK-350)	= Dimethylpolysiloxan in Viskositäten von 0,65 bis 500000 mm²/s (25°C)	Wacker Chemie GmbH, Sparte S, Postfach, D-8000 München 22
»MS-200 Silicon Fluid«	= Dimethicon (von 5 bis 550)	Midland Silicones Ltd., 68 Knightsbridge, London SWS
Siliconöl AR	= Phenyl-Methyl-Polysiloxan	Wacker Chemie GmbH, Sparte S, Postfach, D-8000 München 22

Mit steigendem Phenylgruppenanteil laufen diese Siliconöle unter der Bezeichnung AS, AR und AD.
Das niederviskose Siliconöl AR-20-Salben ist mit Paraffinölen gut verträglich und erlaubt der Haut unter einem Ölfilm zu »atmen« (s. oben). Außerdem wird Siliconöl AR-20 für Kosmetika eingesetzt.
Eine Siliconisierung erhöht den Kontaktwinkel, was gleichbedeutend ist mit verringerter Benetzbarkeit durch wäßrige Medien.

Ein Phenyl-Methyl-Polysiloxan ist:

Dow-Corning 556	Dow Corning Corp., 2200 West Salzburg Road, Midland, Michigan 48640
	in Europa: Dow Corning Europe Inc., Chaussee de la Hulpe 154 B-1170 Bruxelles/Belgien

Es zeichnet sich durch gute Löslichkeit in Mineralölen aus.

Im Sinne des »CTFA-Cosmetic Ingredient-Dictionary« sind
    Dow Corning 344 Fluid
und Dow Corning 345 Fluid
Cyclomethicone.

Sie sind in Alkoholen gut löslich. Dow Corning 345 Fluid ist auch mit Mineralölen verträglich. Sie zeichnen sich besonders durch ihre *Flüchtigkeit* aus und finden in Körpersprays, Deodorantsticks, Make-up-Präparaten, Nagellacken sowie in Massageölen Verwendung.

Ähnliche flüchtige Polydimethylsiloxane sind die Abiltypen.

Abil K 520	= Hexamethyldisiloxan (CTFA) mit sehr hoher Flüchtigkeit (100% bei 25°C in 10 Min.); es ist paraffinlöslich, mit Wasser verglichen ist es schneller flüchtig.	Th. Goldschmidt AG, D-4300 Essen
Abil K 4	= Octamethylcyclo-tetrasiloxan	Th. Goldschmidt AG, D-4300 Essen
Abil B 8839	= Cyclomethicone (CTFA)	Th. Goldschmidt AG, D-4300 Essen
	= Decamethylcyclo-pentasiloxan	Th. Goldschmidt AG, D-4300 Essen
Abil KO 3	= Polydimethylsiloxan (Cyclomethicone) in Paraffinöl nicht löslich	Th. Goldschmidt AG, D-4300 Essen

Andere flüchtige Cyclomethicone sind nach CTFA:

Volatile Silicone 7158   Union Carbide Corp.,
Volatile Silicone 7207   Old Rigdebury Road.,
Volatile Silicone 7349   Danburry, Connecticut 06817/USA

Dimethicone sind nach CTFA:

Dow Corning Fluid 200
(gewöhnlich mit einer Viskosität von 100 m Pa·s in Kosmetika)
niedrigviskose Produkte (0,65 m Pa·s) sind flüchtig

Rhodorsil oils 70047   Rhône Poulenc, 22, Avenue Montaigne, F-75360 Paris, Cedex 08

Modifizierte Silicone sind die Silicon-Glycol-Copolymeren vom Typ Dow Corning 190 bzw. 193, die in Haarpflegemitteln (s. Kap. XI, unter 7.), insbesondere in Haarsprays und Shampoos verwendet werden.
Ferner ist eine kationische Emulsion »Dow Corning 929« erhältlich, die speziell in Cremespülungen, Haarkuremulsionen usw. eingesetzt wird.

6. Rezeptbeispiele

Massageöl

Luvitol EHO	400 g
Dow Corning Fluid 345	100 g
Paraffinum perliquidum (DAB 8)	495 g
Parfümöl, ätherische Öle	4 g
Menthol	1 g
	1000 g

Massageöl

Paraffinum perliquidum	650 g
Miglyol 812	220 g
Miglyol 840	100 g
Biocorno (Keimdiät)	25 g
Parfümöl	5 g
	1000 g

Massageöl

PCL, liquid	200 g
Luvitol®-HP	200 g
Paraffinum subliquidum	595 g
Menthol	1 g
ätherische Öle	4 g
	1000 g

Körperöl

Cetiol® LC (Henkel)	200 g
Isopropylpalmitat	200 g
Myritol-318	300 g
Johanniskrautöl	50 g
Biocorno® (Keimdiät)	50 g
Paraffinum subliquidum	190 g
Parfümöl	10 g
	1000 g

Körperöl

Isopropylisostearat (Gattefossé)	100 g
Luvitol® HP (BASF)	400 g
Paraffinum subliquidum (DAB 8)	390 g
Isopropylmyristat	100 g
Parfümöl	10 g
	1000 g

Hautöl

Miglyol 812	500,0 g
Miglyol 840	430,0 g
Weizenkeimöl	30,0 g
Oxynex-2004	0,1 g
Parfümöl	4,9 g
Fluilan (Croda)	35,0 g
	1000,0 g

Hautöl

Eutanol G	400 g
Paraffinum subliquidum	400 g
Isopropylpalmitat	100 g
Fluilan (Croda)	30 g
Arnikaöl	60 g
Parfümöl	10 g
	1000 g

Gesichtsöl

Miglyol	800 g
Siliconöl	70 g
Olivenöl	30 g
Nußextrakt, öllöslich	50 g
Karottenöl	50 g
Parfümöl und Antioxidans	q.s.
	1000 g

Gesichtsöl

Jojobaöl	200 g
Avocadoöl	100 g
Karité-Butter (Shea-Butter)	10 g
Avocadin	10 g
Eutanol G	400 g
Isopropylisostearat	275 g
Parfümöl	5 g
	1000 g

Babyöl

Myritol 318 oder Miglyol 810	250,0 g
Paraffinöl perliquidum (DAB 8)	600,0 g
Olivenöl	120,0 g
Lantrol (Malmstroem)	28,0 g
Parfümöl	1,8 g
Oxynex 2004	0,2 g
	1000,0 g

Baby- und Kinderöl

Eutanol G	300 g
Paraffinum subliquidum	648 g
Calendulaöl	50 g
Parfümöl	2 g
	1000 g

Babyöl

Paraffinum subliquidum (DAB 8)	300 g
Cetiol (Henkel)	90 g
Olivenöl (+0,1 g Oxynex 2004)	115 g
Novol-Oleylalkohol (Croda)	125 g
Fluilan (Croda)	35 g
Isopropylmyristat	208 g
Avocadoöl	105 g
Siliconöl (500 m Pa·s)	20 g
Parfümöl	2 g
	1000 g

Babyöl

Paraffinum subliquidum (DAB 8)	800 g
Lanolin, acetyliert (Acetulan)	100 g
Jojobaöl	50 g
Vitamin-F-Glycerinester	49 g
Parfümöl	1 g
	1000 g

Kinderöl (nach Dynamit Nobel)

A) Hexylresorcin	1 g
B) Paraffinum liquidum	200 g
C) Softigen 701	70 g
Miglyol 818	350 g
Miglyol 840	350 g
Hostaphat KL-340	20 g
Parfümöl	5 g
	996 g

Herstellung:
A) unter leichtem Erwärmen in B) lösen, dann den Rest C) zumischen.

Literatur

(1) *Hüttinger, R.;* Parfüm. Kosmet. 63, S. 326–335 (1982)
(1a) *Schuster G.* u. *Domsch, A.:* Ärztl. Kosmetologie 11, S. 23–29 (1981)
(2) *Bonadeo, I., Facchini, V.* u. *Pedrinella, L.:* »Idrofilia dei Grassi«, Il Prodotto Chimico, S. 39–46, S. 77–126 (1978)
(3) *Wiegand, B.* u. *Fehr, D.:* Pharmaz. Ztg. 123, 2333–2337 (1978)
(4) *Butcher, E. O.:* J. Invest. Dermatol. 16, S. 88 (1951)
(5) *Steinberg, D. C.* u. *Burlando, F.:* J. Soc. Cosmet. Chemists 33, S. 93–94 (1982)
(6) *List, P. H.* u. *Hörhammer, L.:* Hagers Handbuch der Pharmaz. Praxis; Bd. 7, Teil B, Springer Verlag, Berlin (1977)
(7) *Elder, R. L.:* »Wheat Germ Oil«, Final Report v. 12. 12. 1979, CIR 1110 Vermont Avenue, N. W., Suite 810, Washington, D. C. 20005
(8) *Elder, R. L.:* »Avocado-oil«, Final Report v. 9. 11. 1979 [s. Lit. (7)]
(9) *Baltes, J.:* »Polyenfettsäuren«, N. Zöllner, S. 64, Steinkopff-Verlag, Darmstadt (1971)
(10) *Proserpio, G., Cusmano* u. *Cusmano* u. *Perotti:* Riv. ital. Essence, Profumi 12 (1975)
(11) *Thiers, H.* u. Mitarb.: IX. Congrès de l'Assoc. des Dermatologistes Lausanne, VI (1956)
(12) *Thiers, H.* u. Mitarb.: Therapie XVI, S. 235 (1961)
(13) *Lamberton, I. N.:* Gazette Médicale de France 24 (1970)
(14) *Coget, J. M.* u. Mitarb.: Gazette Médicale de France 20 (1971)
(15) *Chaze, I.:* Phlébologie 3 (1972)
(16) *Thiers, H.:* Fruits 26, S. 2 (1971)
(17) *Thiers, H.:* »Les Cosmétiques«, S. 8–9, 2. Edition, Masson, Paris (1980)
(18) *Massera, A. M., Fedeli, E.* u. *Proserpio, G.:* Rivista italiana, Essence, Profumi 60, Nr. 7, S. 414–421 (1978)
(19) *Onwuchewka, V.:* »Shea butter in Cosmetics«, Drug and Cosmet. Ind. Aug. 1982
(20) *Schutt, H.:* »Natürliche Rohstoffe zur Herstellung von Fettalkoholen« in »Fettalkohole«, 2. Aufl., Henkel KGaA (Herausgeber) 1982
(21) *Tsutsumi* u. Mitarb.: J. Soc. Cosmet. Chem. 30, S. 345–357 (1979)
(22) Ciba-Geigy/Hoffmann La Roche: Katalog pharmazeutischer Hilfsstoffe, Basel (1974)
(23) *Fassett, D. W.:* Esters in Industrial Hygiene and Toxicology, 2. Ed., Edited v. F. A. Patty, Vol. II, S. 1874, Interscience Publ., New York (1963)
(24) *Moreno, O. M.:* Report to RIFM v. 28. 6. 1974
(25) *Opdyke, D. L. J.:* Special Issue »Monographs on Fragrance Raw Materials«, S. 469–470 (1979); Pergamon Press, Oxford u. »Special Issue«, S. 727–728 (1980)
(26) *Nowak, G. A.:* Proceedings of the Scientific Section of TGA, Nr. 38 (1962)
(27) *Gentry, H. S.:* Econ. Bot. 12, S. 261–295 (1958)
(28) *Daugherty, P. M.* u. Mitarb.: Econ. Bot. 12, S. 296–306 (1958)
(29) *Yermanos, D. M.:* Econ. Bot. 28, S. 160–174 (1974)
(30) *Wisniak, J.:* Progress Chem. of Fats a. o. Lipids, Vol. 15, Nr. 3, S. 167–217
(31) *Miwa, T. K.:* Jojoba, Vol. 1, 1980, 8, Los Angeles (C. A.)
(32) *Miwa, T. K.:* Jojoba, Vol. 1, 1980, 33, Los Angeles (C. A.)
(33) *Taguchi, M.* u. *Kunimoto, C.:* Jojoba, Vol. 1, 1980, 56, Los Angeles (C. A.)
(34) *Vuillet, J.:* Le Karité et ses produits, Larose (1911)
(35) *Comeau, L.:* Etude 1977, Université d'Abidjan, Côte d'Ivoire
(36) *Derbesy, M.* u. *Richert, M. T.:* Oléagineux 34, S. 405 (1979)
(37) *Thiers, H.:* Fruits 26, S. 133 (1971)
(38) *Lwoff, J. M.* u. *Boissier, J. R.:* Journ. Pharmacologie 1, S. 135 (1970)
(39) *Robert, A. M.* u. Mitarb.: Gazette Médic, de France 82, S. 1 (1975)
(40) *Tronnier, H.:* Ärztl. Kosmetologie 10, S. 361–381 (1980)
(41) *Sauermann, G.* u. Mitarb.: Ärztl. Kosmetologie 9, S. 110–116 (1979)

Kapitel X

Shampoos, Schaumbäder, Tensidpräparate

Seit Erscheinen der 2. Auflage dieses Buches (1975) sind zahlreiche neue Tensidtypen (surfactants) entwickelt worden. Maßgebende Gründe hierfür hängen mit dem Umweltschutz, aber auch mit Problemen der Rohstoffbeschaffung und nicht zuletzt mit anwendungstechnischen Anforderungen zusammen.

Das Ziel war die Entwicklung von Tensiden, die ohne Phosphatzusatz auch in hartem Wasser ihre Schaumkraft voll entfalten und – in der Kosmetik ausschlaggebend – noch bessere Hautverträglichkeit aufweisen.

Der Stoff, der in diesem Buch (2. Aufl., 1975) bereits skizziert wurde, hat erheblich an Umfang zugenommen, so daß auf folgende Literatur (1–5) verwiesen wird.

Im Vordergrund der Bemühungen steht die Schaffung besonders milder Haarshampoos, die in den Augen nicht brennen und keine Reizungen verursachen.

1. Tenside und Haut

Es ist klar, daß Tenside, welche die Haut und das Haar von Fettschmutz reinigen sollen, eine entfettende Wirkung zeigen, d. h. der natürliche Wasser-Lipid-Mantel der Haut wird mehr oder weniger gestört. Extensive Anwendung von Tensiden führt zur Austrocknung und Entfettung der Haut und in extremen Fällen zu einem Hautzustand, den die Dermatologen als »Etat craquelé« bezeichnen.

Ferner reagieren die häufig verwendeten anionaktiven Tenside mit dem Protein der Haut. Nichtionogene Tenside reagieren nicht mit den Hauteiweißkörpern; fast alle wirken nicht hautreizend und irritierend auf die Augen.

Nichtionogene Tenside reduzieren die Bildung des Komplexes, den Haar- und Hautproteine mit Anionaktiven eingehen. Insbesondere C_{12}-Anionaktive reizen die Haut relativ stark, sei es in Form von Seifen oder von Syndets. Vom Natriumlaurylsulfat ist bekannt, daß es Protein denaturiert und die Wasserbindungsfähigkeit der Haut beeinträchtigt.

Im allgemeinen reagieren die negativ geladenen hydrophilen Gruppen des Aniontensids mit den positiv geladenen Zentren der Proteinkette.

Aniontenside vermögen Enzyme zu inaktivieren wie z. B. Ribonuclease. Glutamatdehydrogenase wird sowohl durch anionaktive als auch durch kationaktive Tenside inaktiviert. Andererseits ist die alkalische Phosphatase (ex Placenta) wiederstandsfähig gegen Natrium-Dodecylsulfat, das ein relativ aggressives Tensid darstellt.

Die Hautreizung durch Tenside hängt in hohem Maße von ihrer Fähigkeit, die Hornschicht zu durchdringen und mit den Malpighischen Zellen der Epidermis zu reagieren, ab.

Kationaktive Stoffe haben eine starke Affinität zum Haar- und Hautkeratin und natürlich auch zur Hornhaut des Auges. Die Wirkung speziell der quartären Ammoniumverbindungen gegen Mikroorganismen beruht auf deren Einwirkung auf die Membranen der Bakterienzellen (6); (s. auch Bd. 1, S. 176–177).

Die Quellung der Schweineepidermis als Maßstab für die Hautverträglichkeit zeigt hohe Korrelation, so daß insbesondere quellungsfördernde und -hemmende Tenside zur Formulierung von Tensidgemischen mit optimaler Verträglichkeit herangezogen werden, wie in folgender *Tabelle* nach *Zeidler* und *Reese* (6a) dargestellt wird.

Tabelle 1 Quellung der Schweineepidermis durch wäßrige Lösungen verschiedener anionischer, nichtionischer und ampholytischer Tenside

Tensid		Quellungs-änderung
Chemische Bezeichnung	Abkürzung	$Q \pm s$ (%)
Natriumlaurylsulfat	NaLS	276 ± 22
Monoethanolammoniumlaurylsulfat	MLS	192 ± 21
Natrium-C_{12-18}-alkylsulfat	NaAS	153 ± 12
Ammoniumlaurylsulfat	ALS	141 ± 13
Triethanolaminlaurylsulfat	TLS	129 ± 16
Alkylbenzolsulfat, Na-Salz	ABS	121 ± 11
Sekundäres Alkansulfonat, Na-Salz	SAS	103 ± 9
Natriumlauryl-2-EO-sulfat	NaLES	82 ± 12
Triethanolaminlauryl-2-EO-sulfat	TLES	80 ± 10
Natriumlaurylmyristyl-3-EO-sulfat	NaAES	77 ± 23
Sulfobernsteinsäureester, Na-Salz	SBS	76 ± 12
Ammoniumlauryl-2-EO-sulfat	ALES	52 ± 6
Eiweiß-Fettsäure-Kondensationsprodukt	EFP	17 ± 11
Natrium/Magnesiumalkyl-6-EO-sulfat	AES	3 ± 4
Amidethersulfat, TEA-Salz	TAES	2 ± 12
Fettalkoholpolyglykolether	APE	1 ± 4
Amidoaminocarboxylat	AAC	− 3 ± 3
Magnesiumlauryl-2-EO-sulfat	MgLES	− 5 ± 7
Alkylaminobetain	AAB	− 18 ± 2
Amidoalkyldimethylaminoxid	AAO	− 19 ± 4

1.1 Tenside und Talgsekretion

Während man Wirkstoffe, welche bei lokaler Anwendung die Talgdrüsensekretion steigern, kennt [wie z. B. als Nebenwirkung von Selendisulfid (in OTC-Antischuppenshampoos)], ist die Anzahl sebosuppressiver Stoffe, die in der Kosmetik mehr oder weniger verwendet werden dürfen, gering.

Genannt werden Steinkohlenteerdestillat (s. »Antischuppenmittel«, S. 491) und mit widersprüchlichen Ergebnissen Benzoylperoxid (s. Anm. bei »Aknelotion«, Abschn.

7., S. 465) *(Gloor)*. Der fettende Ester Hexadecylpyrrolidoncarboxylat scheint eine hemmende Wirkung auf die Talgdrüsenentleerung in ähnlicher, physikalischer Weise wie die Hautoberflächenlipide auszuüben (7). Ansonsten beruht der Unterschied zwischen Shampoo-Formulierungen »für trockenes« bzw. »gegen fettes Haar« auf der chemischen Natur des gewählten Tensids und auf der Konzentration der Tenside. In sarkastischer Vereinfachung drückt diesen Zusammenhang ein Dermatologe wie folgt aus (8): »The major difference between shampoos for dry, oily or average hair, is the concentration of the detergent, which is greatest for greasy hair«.

Umstritten ist die Einwirkung häufiger und intensiver Haarwäschen auf die Talgsekretion. Möglicherweise beeinflußt die Haarwäsche nicht nur die Zellproliferation in der Talgdrüse, sondern auch die Entleerung der Talgdrüse (*Gloor*, S. 219).

Am Tiermodell wurde festgestellt, daß die Waschfrequenz mit einem Tensid keine meßbare Veränderung der Sebumkonzentration am Haar männlicher Ratten induzierte (*Wallat*, 1982).

Für die Praxis ergeben sich folgende Konsequenzen:
Ein Shampoo gegen fettiges Haar ist kein *»all-day-shampoo«*.
Shampoos, die man jeden Tag verwenden kann und die sowohl für die Haarwäsche als auch für die Körperreinigung geeignet sind, müssen sich durch ihre gut reinigende Wirkung bei optimaler Milde, Hautverträglichkeit und geringer Entfettung auszeichnen. Dies gilt für die immer mehr in Gebrauch kommenden *Duschbäder*.

1.2 Shampoos gegen fettes Haar

Shampoos gegen fettes Haar können auch preiswerte, relativ starke entfettende Tenside vom Typ der anionaktiven sekundären Alkansulfonate *(Abb. 1)* enthalten (Typ: Hostapur® SAS, mit 30, 60 und 93% WAS).

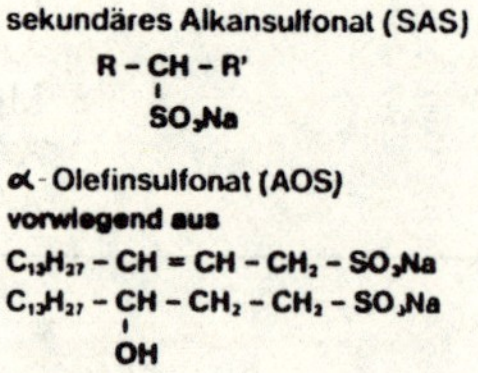

sekundäres Alkansulfonat (SAS)
$$R - CH - R'$$
$$\quad | \quad$$
$$SO_3Na$$

α-Olefinsulfonat (AOS)
vorwiegend aus
$$C_{13}H_{27} - CH = CH - CH_2 - SO_3Na$$
$$C_{13}H_{27} - CH - CH_2 - CH_2 - SO_3Na$$
$$\qquad | \qquad$$
$$\quad OH$$

Abb. 1

Dieses Tensid wirkt viskositätserniedrigend, meistens wird es etwa 70:30 mit Fettalkoholethersulfaten (berechnet als 100%) gemischt und kann dann mit Kochsalz oder Hydroxyethylcellulose sowie Cocosfettsäurediethanolamid verdickt werden (9).

Dagegen müssen Shampoos, die für häufigen Gebrauch bestimmt sind, besonders gut hautverträglich sein und enthalten hierfür besonders ausgewählte Tenside und Konditioniermittel (10).

Zu den neueren Tensiden zählen auch die anionaktiven α-Olefinsulfonate *(Abb. 1)*, die aufgrund ihrer geringen Härteempfindlichkeit ein hohes Schaum- und Waschvermögen bei guter Hautverträglichkeit besitzen.

Der Trend geht ganz eindeutig in Richtung zu *Allzweckshampoos,* die sowohl für die *Haarwäsche* als auch zur *Körperreinigung* geeignet sind. Dies gilt natürlich in erster Linie für den männlichen Verbraucher, während für die Frauen auch spezielle Shampoos unter dem Aspekt »wash and curl« geschaffen werden. Diese enthalten spezielle Conditioniermittel für das Haar.

2. Aniontenside

Anionaktive Tenside zeigen ein gutes Lösevermögen für Proteine (s. Prüfung für Zein, Abb. 2).

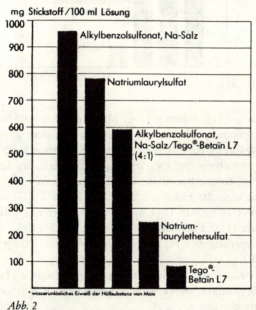

Abb. 2

Die in den Vereinigten Staaten von Amerika gebräuchlichsten Shampootenside sind die Salze der Fettalkoholsulfate, meist in Form des Natriumlaurylsulfats.

2.1 Natriumlaurylsulfat

Natriumlaurylsulfat, das in den USA meist 9:1 oder 8:2 mit Amphoteren, z. B. Betaintyp, verschnitten wird, hat dann eine erheblich geringere Hautrauhung *(Abb. 3)*. Eine Kombination von Natriumlaurylsulfat mit amphoteren Tensiden mildert auch

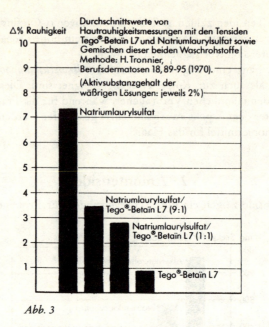

Abb. 3

die Augenreizwirkung (11). Schon geringe Mengen von 1 bis 5% eines nichtionogenen Tensids verringerten erheblich die Sorption von Natriumlaurylsulfat durch gebleichtes Haar, während ein Kochsalzzusatz die Sorption erhöht (12). Ethersulfate wurden weniger sorbiert und zwar abhängig vom Grad der Ethoxylierung (höher ethoxylierte Fettalkoholethersulfate wurden weniger vom Haar aufgenommen). Natriumlaurylsulfat kann die Hornschicht durchdringen. Ein Zusatz von 1% Polymer JR (CTFA: Polyquaternium-10; Union Carbide) verhindert die Permeation des Natriumlaurylsulfats (13). Polymer JR und das neue Produkt Polymer LR, das einer Überconditionierung des Haares vorbeugt, werden häufig in Conditioniershampoos verwendet.

Das Triethanolaminsalz des Laurylsulfats besitzt eine bessere Hautverträglichkeit. Jedoch sind die Alkylsulfate bei Verwendung von hartem Wasser empfindlich und bei Hydrolyse wenig beständig.

2.2 Alkylethersulfate

Die Alkylethersulfate (meist in Form des Natriumlaurylethersulfats) zeigen demgegenüber eine sehr gute Schaumbeständigkeit in hartem Wasser und sind auch besser hautverträglich. Die Verträglichkeit am Auge verbessert sich mit steigendem Ethylenoxidgehalt; bei 10 Mol EO zeigte sich keine Reizung.

Tabelle 2 Zusammenstellung einiger Alkylsulfat- und -ethersulfat-Handelsprodukte (Auswahl)

	Handelsname[1]	Bezugsquelle	% WAS[2]
Alkylsulfate	Elfan 200	Akzo Chemie	90
	Elfan 240 T	Akzo Chemie	40
	Genapol CRT 40	Hoechst	40
	Serdet DFK 40	Servo	40
	Rewopol MLS 30	Rewo	33
	Rewopol NLS 28	Rewo	28
	Reworyl TKS 90/F	Rewo	75
	Sulfetal KT 400	Zschimmer & Schwarz	40
	Texapon L 100	Henkel	99
	Texapon T 42	Henkel	42
Alkylethersulfate[3]	Elfan NS 242	Akzo Chemie	70
	Genapol CRO, Paste	Hoechst	70
	Genapol LRO, flüssig	Hoechst	27
	Lutensit AS-Typen	BASF	28
	Serdet DCK 2/30	Servo	27
	Serdet DPK 30	Servo	27
	Rewopol NL 3, 28%ig	Rewo	28
	Texapon NSO	Henkel	28
	Zetesol NL	Zschimmer & Schwarz	28

[1] in der Regel registrierte Warenzeichen.
[2] WAS = Waschaktive Substanz, nach Herstellerangaben (ca.-Werte).
[3] Ethoxylierungsgrad 2 bis 3.

Seltene allergische Reaktionen sollen auf Verunreinigungen mit ungesättigten oder halogenierten Sultonen (cyclische Ester von Hydroxysulfonsäuren), die bei der Herstellung anfallen, beruhen.

Alkylethersulfate sind die am häufigsten gebräuchlichen Schaumgrundlagen für Shampoos und Schaumbademittel.

Typische Vertreter sind u. a. Genapol® LRO flüssig (Hoechst), Texapon® N-25 (Henkel) und Maprofix® ES (Onyx); siehe auch *Tabelle 2.*

Durch Zusatz von 2 bis 5% Natriumchlorid läßt sich die Viskosität beträchtlich erhöhen, aber auch durch Zusatz von schaumverbessernden Alkylolamiden, die allerdings die Haut- und Schleimhautverträglichkeit in größeren Mengen negativ beeinflussen.

Eine Verdickung kann auch durch Hydroxyethylcellulose-Gele sowie durch 2 bis 3% Hoe S-2659 (Fettsäurepolyglykolether) erreicht werden (14).

Verdickend auf Ethersulfate wirken z. B. auch das sekundäre Alkansulfonat oder ein Zusatz von Betain und/oder Aminoxiden, welche die Verträglichkeit für Haut und Augen verbessern. Spezielle Ethersulfate (Texapon ASV, augen- und schleimhautverträglich, Henkel) sowie Magnesiumlaurylethersulfat (Texapon MG, Hen-

Tabelle 3

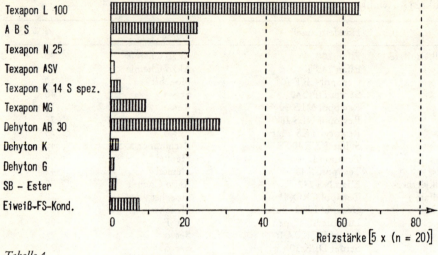

Tabelle 4

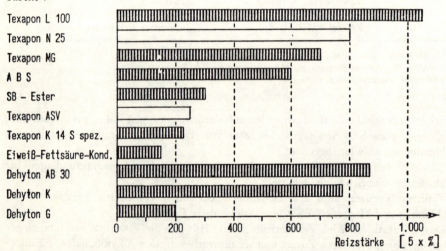

kel; Empicol EGB, Marchon; Montelane MG, Seppic) und Natriumlaurylmyristylethersulfat (30% Aktivgehalt, Texapon K 14 S spezial) dienen als Grundlagen, die zur Verbesserung der Verträglichkeit mit folgenden Tensiden gemischt werden können: Cocoamidoalkylbetain (Tego-Betain HS, 30%ig, Th. Goldschmidt); Cocoamphoglycinat = Dehyton G (Henkel) oder das »Fettsäureamidderivat mit Betainstruktur« = Dehyton K (Henkel); ferner das Alkylimidazolin-Betain = Empigen CDR-10 (Marchon) und ähnliche Amphotere wie die Rewoteric®-Typen (Rewo).

Die *Tabellen* 3 und 4 zeigen einen Vergleich der Verträglichkeit einiger Tenside nach dem *Duhring*-Kammer-Test. Es ist ferner seit langem bekannt, daß nichtionogene Tenside vom Typ Polysorbate-20 (Typ »Tween 20«) eine ausgezeichnete Verträglichkeit bei Kontakt mit den Augen erwiesen haben. Das bekannte Johnson's Babyshampoo soll diesen Effekt des Tween-20 für seine augenfreundlichen Shampoos genutzt haben.

2.3 Amphotere Anion-Tensid-Komplexe

Amphotere vom Typ langkettiger Betaine (Cocoamidobetain) und Sulfo- sowie Sulfoamido-Betaine) sollen mit anionaktiven Tensiden etwa 1:1 einen Komplex bilden und in Kombination mit Nonionics (bevorzugt 15% Polyoxyethylen-(44)-sorbitanmonolaurat) sehr milde Babyshampoos ergeben. Als anionaktives Schaummittel wird nach diesem Patent (15) Tridecylalkoholethersulfat bevorzugt (15a).
In der Literatur (16) sind auch Imidazolidin-Amphotere (Amphoteric-14 und -17, CTFA) beschrieben, die mit Fettalkoholethersulfaten einen Komplex bilden.
Mit sauer reagierenden Shampoos auf Basis Cocobetainen soll Poloxamer-237 (Pluronic F-87, BASF/Wyandotte) nicht hydrolysieren; in ähnlicher Weise soll für nichtaugenreizende Shampoos Poloxamer-188 (Pluronic F-68) geeignet sein.
In verschiedenen Patentschriften (17, 18) werden amphotere Phosphobetaine genannt, die ein phosphorhaltiges Anion im Molekül aufweisen und milde Shampoos ergeben.

2.4 Amidethersulfate

Die Amidethersulfate stellen eine neuere, milde anionaktive Tensidgruppe dar. Sie sind für Duschbademittel, Shampoos für trockenes Haar und für häufiges Shamponieren geeignet. Auch ohne besondere Zusätze soll diesen Tensiden eine Conditionierwirkung (19) zukommen. Im Vergleich zu Na-Laurylsulfaten und Na-Laurylethersulfaten entfetten Amidethersulfate die Haut gering und sind als Shampoogrundlagen für trockenes Haar, Babyshampoos und Duschbäder geeignet (19a). Das Tensid Genapol-AMS (Hoe S-2480, Hoechst) ist ein Acylaminopolyglykolethersulfat-Triethanolaminsalz mit 40% Aktivsubstanz folgender Formel:

$$\left[\begin{array}{c} R-C-N-(CH_2CH_2O)_n-SO_3 \\ \| | \\ O H \end{array} \right]^{\ominus} \left[HN(CH_2CH_2OH)_3 \right]^{\oplus}$$

2.5 Acylisethionat

Als anionaktive Tenside, sind schon seit etwa 1930 die Acylisethionate, insbesondere in Form des Natriumsalzes, der folgenden Strukturformel bekannt:

$$R-\overset{O}{\underset{\|}{C}}-O-CH_2 \cdot CH_2-SO_3\,Na$$

Sie besitzen eine sehr mild-entfettende Wirkung und sind den Seifen im Verhalten auf der Haut ähnlich, haben aber auch in hartem Wasser gute Wirkung und sind ausgezeichnete Kalkseifen-Dispergatoren. Im pH-Bereich zwischen 6 bis 8 unterliegen sie nicht der Hydrolyse. Temperaturen über 50°C sollten vermieden werden.
Ein Natriumcocoyl-Isethionat ist als Igepon AC-78 (GAF) im Handel – sowie als 80%iges »Fettsäureisethionat« – das Hostapon KA plv., HK spezial (Hoechst).

Syndetstücke
(vgl. die Arbeit von Dr. *Helmuth Olberg*, S. 509)

Natriumcocoyl-Isethionat bewährt sich in Syndetstücken, die, wie das Syndet-Bar »Dove«®, besser als alkalische Toiletteseife verträglich ist und sich in klinischen Studien bei infantilem Ekzem, atopischer Dermatitis und irritativer Dermatitis der Hände bewährt hat. Derartige Syndetstücke können zu 50% aus Natriumcocoyl-Isethionat bestehen. Zusätze von Stearinsäure, Cetylalkohol, Stearinsäuremonoethanolamid usw. sind üblich.

Nach einem Patent (20) bestehen Syndet-Bars aus folgenden Komponenten:

Natriumlaurylsulfat, 90%ig	50%
Alkylphenol, ethoxyliert	23%
Stearinsäuremonoethanolamid	23%
Parfümöl	2%
Farbstofflösung, 0,4%ig	1%
Polymer JR-400 (Union Carbide)	1%

2.6 Acylglutamate

Für Syndet-»Seifen« (Bar-soaps) eignen sich Kombinationen von Natriumcocoyl-Isethionat mit den hautfreundlichen Acylglutamaten.
Die Salze der L-Glutaminsäure mit natürlichen höheren Fettsäuren (COR = langkettiges Acylradikal), z. B. das Mononatriumsalz des Cocoyl-Talg-L-Glutamats (Acylglutamat GS-11), ergeben eine schwach saure Reaktion, sind gegen Calcium-

Ionen beständig und weisen eine gute Hautverträglichkeit auf (s. CTFA: Sodium Cocoyl Glutamate).

$$- OOC-CH_2CH_2-CH-COO -$$
$$|$$
$$NHCOR$$

(COR: long chain acylradical)

Acylglutamat GS-11 (Ajinomoto) wird in Japan in Syndet-Bar-»Seifen« viel verwendet.

Aus preislichen Gründen wird es mit Natriumcocoyl-Isethionat kombiniert; man erhält schwach sauer reagierende Stücke, z. B.:

Acylglutamat GS-11	42,0%
Igepon AC-78 (GAF Corp.)	42,0%
Cetylalkohol	5,9%
Wasser	10,1%

Weitere Ausführungen über Syndetstücke werden am Schluß dieses Kapitels von Dr. *H. Olberg* zusammengefaßt.

3. Glycerylmonocococoate, ethoxyliert

Für Shampoos mit besonders guter Verträglichkeit für die Augen und die Haut werden in letzter Zeit ethoxylierte Glycerylmonocococoate empfohlen (21).
Die verschiedenen ethoxylierten Glycerylcocoate sind in verschiedenen Graden erhältlich (Varonic LI63 mit 30 Mol EO und Varonic LI67 mit 78 Mol EO; Ashland = Sherex, P.O.Box 2219 Columbus, Ohio 43216). Diese nicht-augenreizenden, gut hautverträglichen Nichtionogenen setzen die Reizung, die durch gebräuchliche Schaumgrundlagen vom Typ der Natriumlaurylsulfate und Natriumlaurylethersulfate verursacht werden, herab. Auch wird die augenreizende Eigenschaft der Alkanolamide (insbesonders des Cocosfettsäure-Alkanolamids) gemindert. Varonic LI67 verdickt im Gemisch mit Varonic LI63 die Shampoomasse; gegebenenfalls muß zur Verdickung ein 0,4%iges Hydroxyethylcellulose-Gel zugesetzt werden.

Beispiel

Varonic LI63	15,0%
Natriumlaurylethersulfat, 60%ig	14,0%
Cocosfettsäure-Alkanolamid	1,5%
Wasser (+ Konservierungsmittel, Parfümöl)	69,5%
evtl. mit Phosphorsäure auf pH 7 einstellen	

Ist der Gehalt an Aktivsubstanz unter 20%, dann empfiehlt sich die Erhöhung der Shampooviskosität durch Hydroxyethylcellulose (0,4- bis 0,5%ig).

4. Alkylethoxycarboxylate

Mild in der Wirkung wie Seife verhalten sich die schwach anionaktiven Alkylethoxycarboxylate, die bei trockener Haut und feinem, trockenen Haar sowie zur Intimpflege genommen werden. Sie ergeben einen cremigen Schaum und sind stabil im pH-Bereich von 3 bis 12. Verwendet wurden unter dem Handelsnamen Sandopan® DTC (Sandoz) und Rewopol® CTN (Rewo) das Natriumsalz der »Trideceth-7-Carboxylic Acid« (CTFA) = $C_{29}H_{58}O_{10}$ = $C_{13}H_{27}(OCH_2CH_2)_nOCH_2COOH$ mit der CTFA-Bezeichnung: Sodium Trideceth-7-Carboxylate (= Sandopan® DTC-Paste).

In einem Patent (22) werden Produkte wie Sandopan® DTC als »cryptoanionic surfactants« bezeichnet, die in Kombination mit Amphoteren (z. B. Miranol C 2 MSF) und mit Kationaktiven (z. B. Polymer JR-30 M; Union Carbide) oder mit Gafquat 734 bzw. Gafquat 755 (GAF) sowohl gut reinigende als auch conditionierende und haarentwirrende (detangling) Shampoos ergeben, z. B. nach folgender Vorschrift:

Polymer JR-30 M	0,5%
Miranol C 2 MSF, 70%ig	15,0%
Sandopan DTC-Säure, 90%ig	21,0%
Wasser	ad 100,0%

Sehr gute Verträglichkeit an den Augen besitzt das Sandopan LS-24 (Sandoz, D-7850 Lörrach); (s. CTFA »Sodium Trideceth-7-Carboxylate«).

5. Amphotere Tenside

In der Regel verhalten sich amphotere Tenside im sauren Milieu kationaktiv. Nachfolgend Strukturen amphoterer Tenside nach *Ploog* (23):

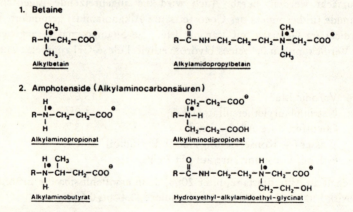

Ampholyte sind nach Aussagen einiger Autoren in der Lage, sowohl als Säuren wie auch als Basen zu reagieren. Dagegen liegen die Betaine bereits als Ionen vor, und zwar in Form ihrer inneren Salze (sog. »Zwitterionen«).
Betaine bilden im pH-Bereich zwischen 4 bis 8 Zwitterionen, in stärker saurer Lösung Kationen.

Echte Ampholyte sind die »Deriphats« (Henkel). Ein typischer Vertreter der langkettigen Säureamidbetaine ist das Tego-Betain L-7, das ebenfalls die Verträglichkeit von Ethersulfaten verbessert (23 a) (s. »Shampoos«, S. 472).

Amphoter verhalten sich auch die Aminoxide (typisches Beispiel:
$$CH_3-(CH_2)_{10}-CONH-(CH_2)_3-N^{(+)}-(CH_3)_2-O^{\ominus},$$
die in Kombination mit Aniontensiden im Sinne einer Viskositätserhöhung wirken. Stearamine Oxide (CTFA = Stearyldimethylaminoxid) verringert die Augenreizung in Shampoos (z. B. 1:1 mit Natriumlaurylsulfat).

Handelsprodukte: Rewominoxid S-300, Ammonyx SO (Onyx), und ähnlich Empigen OB, OY und OS (Marchon).
Unterhalb von pH 7 wirken sie schwach kationaktiv, oberhalb des Neutralpunktes nichtionogen.

Wurde Stearyldimethylaminoxid in einem Shampoo auf Basis Natriumlaurylsulfat eingesetzt, um die Naßkämmbarkeit zu verbessern, so wurde gleichzeitig auch bei Anwesenheit von Zinkpyridinthion die Hautreizung verringert (24) wie z. B. in folgender Formulierung:

Natriumlaurylsulfat, 28%ig	25,0%
Montmorillonit	2,0%
Zinkpyrithion, 48%ig	2,1%
Laurin/Myristin Diethanolamid-7:3-Mischung	6,0%
Stearoyl-aminoethylstearat	3,0%
Stearyldimethylaminoxid, 25%ig	8,0%
Wasser	ad 100,0%

Amphotere Imidazolinium-Tenside zählen zu den Betainen [Typ »Miranol« und »Amphonyle« (25)]. Sie stellen ebenfalls milde Schaumgrundlagen dar. Über ihre chemische Struktur wurde bereits 1978 berichtet (25 a).
Den *nichtionogenen,* ethoxylierten Sorbitanfettsäureestern verwandt sind die *nichtionogenen* Glucose-Fettalkohol-Tenside (Typ »Triton« CG-110; Rohm and Haas Deutschland GmbH, D-6000 Frankfurt/M. 97), die beständig in hartem Wasser sind und gute Schaumstabilität ergeben.
Generell mildern Mischungen von Aniontensiden mit Amphotensiden und/oder Niotensiden die Haut-Aggressivität.

6. Relativ milde Aniontenside

Auch unter den Aniontensiden zeichnen sich eine Reihe von Tensiden durch gute Haut- und Schleimhautverträglichkeit aus:

6.1 Tauride

Tauride (typisches Beispiel: Hostapon T plv. HK spezial) zeichnen sich durch feinblasigen Schaum sowie durch ein angenehmes Hautgefühl und durch guten Conditioniereffekt auf dem Haar aus.

6.2 Ethercarbonsäure und ihre Salze
[s. bei *P. Lorenz* (4)]

6.3 Sarcoside

Folgendes Beispiel ist für Sarcoside typisch:

$$CH_3-(CH_2)_{10}-CON(CH_3)-CH_2-COO^\ominus Na^\oplus$$

Sarcoside (z. B. Medialan LD, 30%ig, Laurylsarcosid und Medialan KF, 40%ig und KA konz. 65%ig; Hoechst) sind empfindlich gegen die Wasserhärte und werden mit Alkylethersulfaten (z. B. für Babyshampoos) kombiniert.
Nach CTFA sind »Sodium Myristoyl Sarcosinate« unter der Bezeichnung »Hamposyl« M-30 (Grace) und »Nikkol Sarcosinate« MN (Nikko Chem. Comp. Ltd., 1-4-8 Nihonbashi-Bakurocho Chuo-Ku, Tokyo 103) im Handel.

6.4 Sulfosuccinate

Als charakteristisches Beispiel ist zu nennen:

$$CH_3-(CH_2)_{11}-(O-CH_2-CH_2)_2-OOC-CH_2-CH-(COONa)-SO_3^\ominus Na^\oplus$$

Sulfosuccinate dienen als milde Tenside meist in Kombination mit Ethersulfaten sowie in Form der Sulfobernsteinsäurehalbester von Alkanolamiden als »foam booster«.
Typ-Beispiele: Setacin F spez.-Paste (Zschimmer & Schwarz) oder Rewopal SBFA-3 und SBFA-30 (Rewo), Hoe S-3120 (35% Lauryl-tetrapolyglykolethersulfosuccinat-Natrium).

6.5 Eiweiß-Fettsäure-Kondensations-Produkte

Neben den schon erwähnten *Isethionaten* sind noch die Eiweiß-Fettsäure-Kondensations-Produkte als besonders hautfreundlich zu erwähnen.
G. Schuster u. Mitarb. (26) haben ein typisches Handelsprodukt (Lamepon® S, Grünau) im Saccharose-Hemmungstest und am Kaninchenauge geprüft und fanden, daß eine Kombination von 20 bis 30% Lamepon S die Verträglichkeit von Lauryldiglykolethersulfat signifikant verbessert.
Lamepon S bildet mit einem Zusatz von 5% Nutrilan-L eine milde Grundlage für ein dermatologisches Reinigungsmittel. Entsprechende Kombinationen mit Fettalkoholethersulfaten sind als Shampoos oder Bademittel für Babys geeignet.

7. Anti-Irritants

Unter der gleichen Überschrift prüfte *Goldemberg* (27) eine perlglänzende Shampoobase nach Zusatz von 2% verschiedener Anti-Irritantien auf Augenverträglichkeit:

Natriumlaurylethersulfat	10,00%
Guar-Gummi, kationaktiv	0,35%
Stearyldimethylaminoxid	4,75%
Ethylenglykolmonostearat	0,50%
Wasser	ad 100,0%

Die beste Verträglichkeit ergab ein Zusatz von Diisostearyldimerat zu dieser Shampoobase (allerdings bewirkte der Ester eine Trennung des Shampoos). Mit Erfolg soll ein Diisopropyldimerat [Schercomol DID; Scher Comp. und Emerest 2349 (Emery PCPG)] das Brennen folgender Benzoyl-Peroxid-Lotion (bei Akne) auf der Haut verhindern:

A)	Benzoylperoxid*	5,0%
	Polyethylenglykol-400	5,0%
B)	Stearylalkohol + Ceteareth-20	2,5%
	Diisopropyldimerat	1,5%
	Cellulose, mikrokristallin (Avicel®)	2,8%
	Wasser	83,2%

*) In den USA bei *OTC*-Produkten auf 2% limitiert.

In der untersuchten Shampoobase waren 2% Rewoderm S-133 (Ricinolsäuresulfosuccinat-Monoethanolamid) löslich. Separation zeigten: Pluronic F-88 (Poloxamer

238), Polyethylenglykol-30-Glycerylcocoat (Varonic LI 63) und PVP-K-30, die alle ein günstigeres Ergebnis erbrachten als das Placeboshampoo im Draizetest.
Zur Verbesserung der Verträglichkeit von Natriumlaurylsulfat dienen: Acetamide MEA (CTFA: = Schercomid AME-70; Scher Chemicals Inc., 1 Styertowne Rd., P. O. Box 1236, Clifton, NJ) und Stearyldimethylaminoxid (USP 4 033 895, Gerstein, 1977).
Die Augenreizung infolge Einwirkung von Triethanolaminlaurylsulfat wird nach *Goldemberg* (27) durch Polyvinylpyrrolidon (ca. 1:20) verbessert, sowie durch Amphoteric-12 (Miranol).
Eine Hautschutzwirkung soll nach *Osteroth* und *Heers* auch dem Softigen®-701 (Dynamit Nobel) eigen sein.

8. Conditionierwirkung am Haar
(Avivage)*

Durch zu stark entfettende Shampoos wird das Haar seiner isolierenden Fettschicht beraubt und durch statische Elektrizität aufgeladen, so daß es den »fly away«-Eindruck macht. Dem begegnete man zunächst mit sauer reagierenden Haarspülmitteln unter Zusatz eines Quats, das infolge seiner negativen Ladung substantiv für das positiv aufgeladene Haarkeratin ist, wodurch das Haar einen weicheren Aspekt bekam und das Fliegen der Haare vermieden wurde. Eigenartigerweise kam die conditionierende Wirkung auch durch Komplexe zwischen Anion- und Kationtensiden (Elektroneutralsalze) zustande. Eine Komplexbildung zwischen kationaktiven Polymeren vom Typ Polymer JR (Polymeres der Hydroxyethylcellulose mit Epichlorhydrin und quaternisiert mit Trimethylamin der Fa. Union Carbide Corp.) und Aniontensiden wird angenommen (28).
Durch Überdosierung des Polymer JR zeigte sich bei wiederholtem Gebrauch polymerhaltiger Shampoos als nachteilige Wirkung am Haar ein strähniges und fettiges Aussehen. Als milder wirkendes Polymer wird jetzt Ucare Polymer *LR* empfohlen. Polymer JR ist im »CTFA Integredient Dictionary« als Polyquaternium-10 gelistet.
Ähnlich sind die Celquattypen (L-200) = Polyquaternium-4 (quaternisierte Hydroxyethylcellulosen-Copolymere der Fa. National-Starch, Delft-National-Chemie BV, Zutphen/Niederl.). In Shampoos gebräuchlich ist Gafquat-734 (GAF), ein quaternisiertes Vinylpyrrolidon-Copolymer (CTFA: Polyquaternium-11, quaternary ammonium polymer formed by the reaction of dimethylsulfate and a copolymer of vinylpyrrolidone and dimethylamino ethylmethacrylate). Gebräuchlich sind ferner: Cartaretin F-4 und F-8 der Fa. Sandoz: (CTFA: Adipic Acid/Dimethylaminohydroxypropyl-Diethylentriamine Copolymer) sowie Polymere des Dimethyldialkylammoniumchlorids (Merquat 100 bis 500, Merck).

---

* vgl. Kap. XI »Haarpflegemittel«, unter 5., S. 523

Als flüssiges Produkt wird in Amerika oft Onamer® M (Onyx) = Polyquaternium-1 (CTFA) verwendet.

Als »Luviquat« (BASF) werden Copolymerisate aus Vinylimidazolinium-methochlorid und Vinylpyrrolidon beschrieben (Einsatz in anionaktiven Shampoos 3 bis 5% Luviquat® FC-550 oder FC-370).

Als »Aminoethylacrylate Phosphate/Acrylate Copolymer« wird nach CTFA das Handelsprodukt Catrex® (National Starch) beschrieben. Es ist offenbar ein Aminsalz und keine quartäre Ammoniumverbindung. In letzter Zeit ist wegen seines viskositätserhöhenden Effektes der kationaktiv veränderte Guar-Gummi »Jaguar« C-13, C-13 S, C-13 SD und C-15 (CTFA: Guar Hydroxypropyltrimoniumchloride) der Fa. Celanese Plastics and Specialties Comp. (One Riverfront Plaza, Louisville, Kentucky 40202) von größeren Konzernen eingesetzt worden. Ein ähnliches Produkt ist »Cosmedia Guar« C-261 (Guar-hydroxypropyl-trimethylammoniumchlorid).

Einen brauchbaren Effekt als Antistatikum und zur Verbesserung von Glanz, Naßkämmbarkeit und Griff des Haares zeigt Cetyltrimethylammoniumchlorid (Dehyquart A, Henkel), aber seine Augen- und Hautverträglichkeit schränken die Verwertung dieses Quats ein. Günstiger zu beurteilen ist Alkyloxyethylammoniumphosphat (Dehyquart SP) und natürlich das amphotere Tensid Dehyton®-K = Fettsäureamidderivat mit Betainstruktur oder das Cocamphoglycinat Dehyton® G sowie Polyquart H (ein Polyamin/Polyglykolkondensat).

Einen besonders guten Glanz hinterließ Stearylpentaoxethylammoniumchlorid (= 20%ig, Genamin KS-5, Hoechst); Weichheit und Griff verbesserte ein modifiziertes Dialkyldimethylammoniumchlorid und als vorteilhaft für die Naßkämmbarkeit erwies sich Genamin KDM = $C_{20/22}$-Alkyltrimethylammoniumchlorid (29).

Zusätze von tierischen Proteinhydrolysaten »reparieren« (oder verkleben) an den Enden gesplissene Haare (split ends), (s. auch »Protein-Tensid-Komplexe« Bd. 1, S. 278–286). Panthenol soll dem Haar »Körper« geben und den Glanz verbessern. Farblose Hennaextrakte stehen im Ruf, ebenfalls Griff und Glanz des Haares zu optimieren (s. »Haarfärbemittel«, Kap. XIII, S. 589). Allgemeine Literatur über Kationtenside siehe (30 und 31).

9. Testmethoden zur Prüfung des Schaumes

An vergleichenden und reproduzierbaren Methoden zur Prüfung des Schaumvermögens wurden im wesentlichen folgende Verfahren bekannt:

1. Reibschaumbestimmung
   a) nach *Schlachter-Dierkes* (32)
   b) IG-Schlagmethode
   c) Methode nach *R. Colson* (33)
   d) Methode nach *E. Götte* (34)
   e) Methode nach *H. Wilmsmann* (35)
2. Methode nach *Ross-Miles* (36–38)
   (Schaumerzeugung durch Einlaufenlassen aus einer Fallhöhe)
3. Schaumerzeugung durch Einblasen (39–43)
4. Schaumerzeugung durch Vibration (44)
5. »Badewannen«-Methode nach *W. Melloh* (45)

Eine eingehende Darstellung zur Prüfung der Schaum- und Reinigungswirkung von kosmetischen Präparaten ist *A. K. Reng* (46) zu verdanken.

Die Reibschaumbestimmung nach *Schlachter-Dierkes* liefert nur reproduzierbare Werte, wenn immer nach genau derselben festgelegten Versuchsanordnung gearbeitet wird.

Vergleichende Untersuchungen sollen immer auf den WAS-Gehalt bezogen werden. Zur Prüfung gelangen Tenside in einer Konzentration von 1 g WAS/l destilliertes Wasser.

Es ist bekannt, daß unter Fettbelastung (fettes Haar bei Vorwäsche) die Shampoos bedeutend schlechter schäumen. Man sollte daher die Shampoos und Schaummittel auch unter Fettbelastung (Haarfett, Frisiercremes) prüfen.

Die Chemischen Werke Grünau (D-7918 Illertissen)
empfehlen folgende Fettmischung:

Schweinefett	100 g	Olivenöl	100 g
Wollfett	100 g	Weizenkeimöl	20 g
Paraffinöl	100 g	Oleylalkohol	50 g
Vaseline	100 g		570 g

Diese Mischung löst man in 2 l Perchlorethylen. 1 ml dieser Lösung enthält dann 0,285 g Fett. Die Zugabe von 1 ml dieser Fettlösung zu der WAS-Lösung bedeutet also eine Fettbelastung der Waschflotte von 0,285 g/1 g WAS (in 1 l). Die Versuche werden bei 35°C durchgeführt. Von der Fa. Ernst Haage (D-4330 Mühlheim/Ruhr) wird die Grundapparatur geliefert. Der Einsatz, mit welchem in einem Zylinder Schaum geschlagen wird, kann eine Lochscheibe oder eine Bürste enthalten. Die Verwendung der Bürste erweist sich für die Prüfung von Zahnpasten, Rasiercreme und Shampoos als zweckmäßig. Die manuell ausgeführte Vertikalbewegung der Bürste kann durch ein maschinell betriebenes Rotieren der Bürste um die eigene Achse modifiziert werden. Hierbei soll die Drehzahl der Bürste stets bei 2000 Umdrehungen pro Minute liegen.

H. E. Tschakert (47) beschreibt Schaumprüfungen nach der IG-Schlagmethode

(DIN 53 902), wobei ein und dieselbe Versuchsperson einen Stößel (Draht mit Siebscheibe) 20mal hin- und herbewegt. Es werden 250 cm³ Flotte verschäumt. Die Messungen erfolgen nach 30 Sek. Wartezeit. Als Schaumhöhe in cm wird stets das Mittel zwischen der Flottenoberfläche und der Schaumkrone genommen. Die Versuche werden in einem auf eine bestimmte Temperatur eingestellten Wasserbad vorgenommen.

Die Methode *Colson* (Appareil de mesure du pouvoir moussant) ist eine modifizierte Schlagmethode mittels einer Siebscheibe unter Fettbelastung, wobei diese aus 2,5% Lanolin und 2,5% Vaselinöl – gelöst in Dioxan – besteht.

Im Reibschaumgerät nach *H. Wilmsmann* wird der Schaum durch Reibung einer Perlonbürste in einem Siebzylinder bei konstanter Tourenzahl erzeugt. Es können die Schaumwerte bei 20, 40 und 60°C getestet werden. Geprüft wird die Schaumentwicklung in der Zeiteinheit (Anschäumvermögen, schnelles »Anspringen« des Schaumes), die Schaumbeständigkeit und das Wasserbindevermögen des Schaumes (Entwässerung = *Drainage*).

Für Schaumbademittel strebt man ein schnelles Anschäumen (Blitzschaum, *flash foam*) und eine gute Schaumstabilität bei langsamer Entwässerung und selbstverständlich auch ein hohes Schaumvolumen an. Shampoos sollen zwar auch schnell anschäumen, doch das Schaumvermögen unter Fettbelastungen erscheint hier wichtiger zu sein. In beiden Fällen ist eine langsame Entwässerung, die einem guten Wasserbindevermögen des Schaumes (»sahniger« Schaum) entspricht, vorzuziehen. Im allgemeinen genügt die Prüfung bei 40°C mit und ohne Fettbelastung.

Als Fettbelastung ist folgende ölige Mischung zu empfehlen:

Iso-Adipat	45%	Luviskol® 37i	1%
PCL-liquid, Luvitol® EHO	40%	Paraffinöl (subliquidum)	2%
Ethylalkohol	11%	Lanolin, anhydricum	1%

Diese Mischung kommt den Zuständen am Haar nach Benutzung von Frisiercremes, Haarlacken und ähnlichen Haarpflegemitteln am nächsten.

1,5 g des zu testenden Shampoos oder Bademittels werden pro 1 l Leitungswasser von 4° dH eingesetzt. Der Schaum wird bei 40°C mit 8 Tropfen der genannten Mischung, die aus einer Pipette aufgetropft wurden, belastet. Nach dieser Methode soll bei 40°C ein gutes Shampoo folgende Bedingungen erfüllen:

nach 0,5 Min. 700 bis 800 (Schaumvolumen)
nach 2,0 Min. über 850
nach 5,0 Min. zwischen 900 und 1000
Schaumbeständigkeit: nach 5,0 Min. 850
Wasserbindevermögen: über 100 Sek.

nach Fettbelastung:
0,5 Min. über 650
2,0 Min. über 700
5,0 Min. über 850

Ein gutes Schaumbademittel ergab folgende Werte:

Schaumhöhe		*Schaumbeständigkeit*	
nach jeweils 30 Sek.:		nach jeweils 5 Min.:	
800	950	850	790
870	960	820	770
900	980	800	760
920	990		
940	1000		

Entwässerung:
100 ml 280 Sek.

Nach Fettbelastung waren die Werte jeweils um 50 Einheiten vermindert (Entwässerung: 255 Sek.).
Die Werte werden zweckmäßig graphisch dargestellt (*Abb. 4 c*).
Die Methode nach *Ross-Miles* eignet sich ihrer ganzen Natur nach mehr zur Prüfung von Schaumbademitteln (*Abb. 4 a* u. *4 b*).
Die Autoren stellten fest, daß »*the volume of foam formed is an approximately linear function of the height of fall*« und »*various materials differ in the stability of their foam and not in their capacity to foam*«.

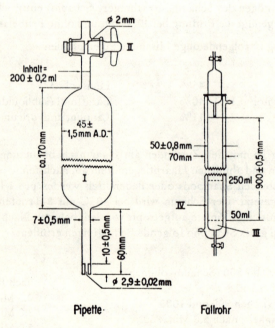

Pipette Fallrohr

Abb. 4 a Schaumbestimmungsapparatur nach *Ross-Miles* (modifiziert) *Gohlke*

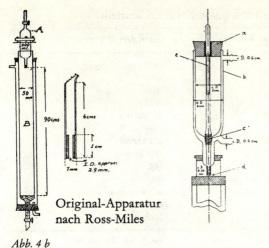

Apparatur nach Ross-Miles mit Thermostat nach F. *Pasztor-Rosso**

a) Gummistopfen mit Glasrohr-Einsatz zur Führung des Glasstabes
b) Doppelwandiger Glaszylinder
c) Schliffstopfen
d) Auslauf der Kapillare (senkrecht zur Längsachse, plangeschliffen)
e) Eingeschmolzenes Glasrohr

Original-Apparatur nach Ross-Miles

Abb. 4 b

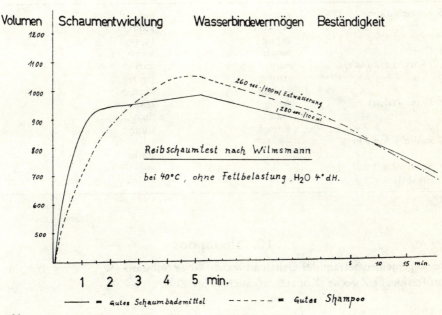

Abb. 4 c

Maschinelle bzw. apparative Schaumtests sagen über die praktische Verwendbarkeit und Güte eines Shampoos noch wenig aus. Erst der fachkundige Friseur kann nach vorausgegangener schaumtechnischer Prüfung das endgültige Urteil im Zweiseitenversuch am Kopfhaar abgeben.

Ein Shampoo wird in der Praxis nach folgenden Kriterien beurteilt:

	vor dem Waschen	*nach dem Waschen*
1. Schuppen	ja nein groß klein	ja nein groß klein
2. Haarzustand	gespalten matt glänzend trocken fett klebrig schwammig hart	gespalten matt glänzend trocken fett klebrig schwammig hart locker

	nach dem Waschen (Naßkämmbarkeit)	nach dem Trocknen (Trockenkämmbarkeit)
3. Kämmbarkeit	gut schlecht rupfig	gut schlecht rupfig
4. Griff (Softness of handle)	weich hart strohig klebrig	weich hart strohig klebrig
5. Glanz (Gloss)	seidig matt stumpf	seidig matt stumpf
6. statische Auflading	–	schwach stark
7. Schaumkraft und -qualität	–	–

10. Shampoos

Im allgemeinen beträgt der Gehalt an waschaktiver Substanz (WAS) 7 bis 20%, für professionelle Zwecke (Konzentrat) auch 40 bis 60%.

10.1 Verdickungsmittel

Bei überwiegender Verwendung von Fettalkoholethersulfaten (mit 3 bis 4 EO) dient als Verdickungsmittel Kochsalz in Mengen von 2 bis 5%, in Shampookonzentraten für professionellen Gebrauch auch manchmal in Mengen bis 12%.

Durch Glucamate DOE-120 (Amerchol) = PEG-120 Methyl Glucose Dioleat (CTFA, 1977) werden α-Olefinsulfonate und Ethersulfate verdickt.
Neben Natriumalginat und Hydroxyethylcellulose-Gelen eignen sich für Cremeshampoos auch Polyethylenglykol-400-Monostearat und ähnliche Derivate.
Betaine vom Typ »Dehyton« K verdicken in Mengen von 15 bis 20% Alkylethersulfate. Neuerdings wird als Verdicker Dapral GT-282 (Akzo) empfohlen.

10.2 Schaumstabilisatoren

Fettsäurealkylolamide bewirken als Schaumstabilisatoren ebenfalls eine Erhöhung der Viskosität. Bekannt als »foam booster« sind die Cocamide DEA (CTFA), die als Purton® CFD (Zschimmer & Schwarz), Comperlan® KD, Marlamid D-1218, Empicol, Lauridit (Akzo) industriell erzeugt werden.
Für eine merkliche Schaumverbesserung sind 7 bis 8% erforderlich, doch wegen der Gefahr der Augenreizung werden sie in Babyshampoos nur mit 1 bis 2% eingesetzt. 4% Laurinsäurediethanolamid und 1% Glucamate DOE-120 (Amerchol) erhöhen die Viskosität von Na-Laurylethersulfat synergistisch.

10.3 Überfettungsmittel

Der Schaum kann durch Überfettungsmittel gedämpft werden. Dazu benutzt man vielfach ethoxylierte Lanolinderivate (Typ »Flerolan«/Zschimmer & Schwarz bzw. Solulan L 575/Amerchol), Lecithin oder ethoxylierte Linolsäurederivate sowie »Linoleamide« DEA (CTFA), z. B. Purton SFD (Zschimmer & Schwarz) oder »Rewoamide« F (Rewo) sowie »Vitamin F, wasserlöslich« und andere fettartige Substanzen (z. B. Cetiol HE, Aethoxal B/Henkel; Ricinusöloxethylat »Emulsogen« EL/Hoechst; Lanolinsulfosuccinat »Rewo-Lan« 5, Oxypon 2145/Zschimmer & Schwarz, = PEG-15-Glycerylisostearate (CTFA) usw.

10.4 Perlmutt- oder Silberglanz (48)

Durch freie Stearinsäure, Cetylalkohol und durch Metallseifen (Zinkstearat usw.) wird der Perlmutt- und Silberglanz gefördert. Meist verwendet man Handelsprodukte wie Euperlan PK 771, PK 776, Texapon EVR, Texapon-CS-Paste, Texapon SG (Henkel) oder Genapol® PGM konzentriert und Genapol® PMS (Fettsäuremonoglykolester) der Fa. Hoechst sowie das Perlglanzmittel GM-4175 von Zschimmer & Schwarz und anderen.
Ferner ist der Einsatz von »Perlglanzwachsen« in Fettalkoholethersulfaten oder in Fettalkoholsulfaten möglich. Empfohlen werden Glykoldistearat (Cutina AGS/Henkel) und PEG-3-Distearat = Cutina TS.

10.5 Konservierungsmittel

Über Konservierungsmittel wird in Bd. 1 »Die kosmetischen Präparate«, 3. Aufl. (1982) auf den Seiten 155 bis 156 sowie 158 ff (Abschn. 5.8) berichtet.

10.6 Trübungsmittel

Als Trübungsmittel, die milchige Effekte in Shampoos bewirken, gelten Vinylacetat-Ethylen-Copolymerisate, die in Form wäßriger Dispersionen ca. 1%ig (z. B. Antara-430) verwendet werden.

10.7 pH-Wert und Schaumkraft

Es besteht kein Zweifel, daß unter normalen Bedingungen die verschiedenen herkömmlichen Tenside – auch unter dem Gesichtspunkt des Preises – die günstigsten Effekte hinsichtlich der Schaumkraft und der Hartwasserbeständigkeit erzielen. Dies gilt für die gebräuchlichen Salze der Alkylethersulfate, der Alkylsulfate und der Alkylamidoethersulfate.
Der Trend zur Milde hat die Ampholyte in steigendem Maße zur Bedeutung verholfen.
Es muß aber beachtet werden, daß Ampholyte schlechthin in dem für die Kosmetik relevanten pH-Bereich zwischen 5,5 und 7 relativ schlechte Schäumer sind (49).
Echte Ampholyte bilden Zwitterionen, d. h., sie sind nur im neutralen und schwach sauren pH-Bereich »amphoter«. Im sauren pH-Bereich dagegen wirken sie wie Kationtenside, dagegen bilden sie im alkalischen Milieu Anionen. Typische Beispiele sind: Cocamidoalkylbetaine (Mirateine CB, Miranol) und Laurin/Myristin-Amidopropylbetain (Mirateine BB).
Die Unterscheidung zu den Betainen ist dadurch möglich, daß diese im alkalischen Bereich keine Anionen bilden (50).
Beste Schaumkraft und optimale Hautverträglichkeit sind bei Verwendung von Betainen im leicht alkalischen Milieu denkbar, wobei allerdings stets die Art der Kombination mit anderen Tensiden berücksichtigt werden muß.
Nach Firmenangaben (Miranol Comp.) verhält sich Cocamidopropyl Hydroxysultaine (CTFA) in allen pH-Bereichen (zwischen 6 bis 8) amphoter. Das 50%ige Produkt dieser Firma (Mirateine CBS) kann mit Natriumlaurylsulfat, Natriumlaurylethersulfat, Natriumtridecyltrioxysulfat gemischt werden.
Es ist mit ca. 1%igen Zusätzen von Polymer JR (Union Carbide), Cartaretin F-4 (Sandoz), Onomer M (Onyx) und Polyquaternium-2 (CTFA) verträglich und eignet sich für Conditionershampoos mit der Auslobung »wash and curl«.
Für diesen Zweck sind quaternisierte Polypeptide hergestellt worden, die 1- bis 2%ig in amphoteren oder nichtionogenen Tensiden eingesetzt werden und für das Haar stärker substantiv sind als normale Polypeptide (Beispiel: Croquat-L/Croda).

11. Rezeptbeispiele

Die Kombinationsmöglichkeiten zwischen zahlreichen Natrium-, Ammonium-, Triethanolamin und anderen Salzen der Ethersulfate, Amidethersulfate, Alkylsulfate, Sulfosuccinate, Acylglutamate, Sarcoside, Tauride, Olefinsulfonate usw. mit der großen Anzahl an Ampholyten bzw. Betainen und nichtionogenen Tensiden (Niotensiden) sowie auch mit kationaktiven Tensiden ist ungeheuer groß, so daß nur einige Beispiele hier angeführt werden können.

11.1 Shampoos, klar, flüssig

mittelviskos, 14% WAS

Natriumlaurylethersulfat, ca. 28% WAS	400 g
(CTFA: Sodiumlaurethsulfate)	
(Genapol LRO, flüssig/Hoechst; Texapon N 25/40/Henkel)	
Cocosfettsäurediethanolamid	30 g
(CTFA: Cocamide DEA)	
(Rewoamid DC, Purton CFD/Zschimmer & Schwarz; Comperlan KD usw.)	
Natriumchlorid (Kochsalz)	20 g
Wasser	540 g
Konservierungsmittel	2 g
(Bronidox-L/Henkel)	
Parfümöl	8 g
	1000 g

mittelviskos, 7% WAS

Genapol® CRO, flüssig (Hoechst)	200 g
(28% Alkylethersulfat-Natrium)	
Alkansulfonat, sekundär	23 g
(Hostapur® SAS-60, 60%ig)	
Nutrilan®-L (Grünau) = Proteinhydrolysat	10 g
Wasser	705 g
Kochsalz	55 g
Dowicil-200 (Dow) oder Bronidox-L (Henkel)	2 g
Chloracetamid	1 g
Parfümöl	4 g
	1000 g

mittelviskos, 11% WAS

Genapol® CRO, flüssig	275 g
Hostapur®-SAS-60	55 g
Nutrilan®-L	10 g
Wasser	608 g
Kochsalz	46 g
Parfümöl	4 g
Dowicil-200 oder Bronidox-L	2 g
	1000 g

mittelviskos, 15% WAS

Genapol® CRO, flüssig	375 g
Hostapur®-SAS-60	70 g
Vitamin F, wasserlöslich	10 g
Kochsalz	35 g
Wasser	500 g
Formaldehyd	1 g
Methylparaben	1 g
Parfümöl	8 g
	1000 g

mittelviskos, 20% WAS

Genapol® CRO, flüssig	428 g
Hostapur®-SAS-60	133 g
Wasser	400 g
Kochsalz	20 g
Nutrilan®-L	10 g
Bronopol® (The Boots)	1 g
Parfümöl	8 g
	1000 g

für den täglichen Gebrauch, hohe Viskosität, 11% WAS

Natriumlaurylmyristylethersulfat, ca. 30%ig (Texapon® K 14 S, spezial/Henkel)	300 g
Cocamide DEA (und) Laureth-12 (CTFA) = Comperlan® LS/Henkel	20 g
Natriumchlorid	30 g
Wasser	642 g
Bronidox-L (Henkel) = Konservierungsmittel oder »CA-24«	2 g
Parfümöl	6 g
	1000 g

für den täglichen Gebrauch, mittlere Viskosität, 11% WAS

Texapon SBN (Mischung sulfatierter Ester und Ether von Fettalkoholen	300 g
Cocamide DEA (CTFA) z. B. »Serdolamide PPF 67« (Servo bv, 7490 AA Delden/Niederl.)	20 g
Hydrolyzed Animal Protein (CTFA) z. B. Lexein® X-250 (Inolex Corp., Chicago, Ill. 60609)	20 g
Natriumchlorid	30 g
Wasser	622 g
Bronidox-L (Henkel) = Konservierungsmittel	2 g
Parfümöl	6 g
	1000 g

klar, flüssig

Natriumlaurylethersulfat, 28%ig	150 g
Fettalkoholpolyglykolethersulfosuccinat (Steinapol® SBFA-30)	50 g
Tagat®-S (Goldschmidt)	6 g
Wasser	668 g
Natriumchlorid	15 g
Polyvinylpyrrolidon (Luviskol K-30)	5 g
Tego-Betain L-7 (Goldschmidt)	100 g
Formaldehyd	1 g
Methylparaben	1 g
Parfümöl	4 g
	1000 g

klar, flüssig

Tagat® O-2 (Goldschmidt)	10 g
Natriumlaurylethersulfat, 28%ig	200 g
Sulfobernsteinsäurehalbester	30 g
Wasser	612 g
Kamillen-Extrakt, spezial, Novamed®	20 g
Natriumchlorid	18 g
Tego-Betain L-7 (Goldschmidt)	80 g
Aminoxid WS-35 (Goldschmidt)	20 g
Bronidox-L (Henkel) = Konservierungsmittel	2 g
Methylparaben	1 g
Parfümöl	7 g
	1000 g

klar, flüssig

Amphotensid 9 M (Zschimmer & Schwarz)	250 g
(Cocimidazolinderivat mit Alkylethersulfat)	
Zetesol NL (Zschimmer & Schwarz)	200 g
Purton CFD (Zschimmer & Schwarz)	10 g
Cocamide DEA (CTFA)	
Kochsalz	20 g
Wasser	508 g
Citronensäure	1 g
Bronidox-L (Henkel) = Konservierungsmittel	2 g
Methylparaben	1 g
Parfümöl	8 g
	1000 g

klar, flüssig

Rewoteric® AM-CA, Amphoteric-6	350 g
(Fettsäureamidoethyl-2-hydroxyethyl-carboxymethylammoniumlaurylethersulfat)	
Cocamide DEA = Purton CFD (Zschimmer & Schwarz)	40 g
Nutrilan (Grünau)	10 g
Methylparaben	2 g
Bronidox-L (Henkel) = Konservierungsmittel	2 g
Tween-20	20 g
Citronensäure	1 g
Parfümöl	5 g
Wasser	570 g
	1000 g

klar, flüssig

Zetesol 856 D (Zschimmer & Schwarz)	200 g
= Monoisopropanolammoniumalkylethersulfat mit Fettsäureamidoalkylbetain (56% WAS)	
Setacin 103 spez. (Zschimmer & Schwarz)	70 g
= Sulfobernsteinsäurehalbester eines oxethylierten Laurylalkohols (ca. 40% WAS)	
Cocamide DEA (CTFA)	35 g
Formaldehyd	1 g
Wasser	687 g
Parfümöl	7 g
	1000 g

klar, flüssig

Fettalkoholpolyglykolether (Genapol O–050/Hoechst)	20 g
Natriumlaurylethersulfat, 28%ig	400 g
Tego-Betain-L-7 (Goldschmidt)	80 g
Wasser	453 g
Abil B-8851 (wasserlösliches Siliconderivat/Goldschmidt)	3 g
Methylparaben	2 g
Kochsalz	30 g
Bronidox-L (Henkel) = Konservierungsmittel	2 g
Parfümöl	10 g
	1000 g

klar, flüssig mit Acylglutamat

Natriumlaurylethersulfat, 28%ig	200 g
Acylglutamate CT-12, 30%ig, Ajinomoto	85 g
Cocamide DEA (CTFA)	30 g
Aquaderm® (Novarom)	10 g
Methylparaben	2 g
Bronidox-L (Henkel) = Konservierungsmittel	2 g
Wasser	664 g
Parfümöl	7 g
	1000 g

niedrige Viskosität (Duftshampoo)

A) Arlasolve 200 (Atlas), CTFA: Isoceteth-20	200,0 g
Tween-20 (Polysorbate-20)	60,0 g
Arlamol-E (Atlas), PPG-(15)-Stearylether (CTFA)	20,0 g
Steinamid (Rewoamid) DC 212/S = Cocamide DEA (CTFA)	30,0 g
Parfümöl	12,5 g
B) Tego-Betain L-7 (Goldschmidt)	250,0 g
Bronidox-L (Henkel) = Konservierungsmittel	2,0 g
Chloracetamid	0,5 g
Wasser	425,0 g
	1000,0 g

Herstellung: A) ohne Parfümöle auf 70°C erwärmen, dann B) ebenfalls auf 70°C erwärmen und langsam zu A) rühren. Anschließend wird bei 40°C parfümiert.

Vitamin-Proteinshampoo (nach Atlas)

A)	Tween®-20	100,0 g
	Tween®-80	50,0 g
	Arlatone-289	100,0 g
	PPG-(15)-Stearylether (CTFA)	20,0 g
	Cocamide DEA (CTFA)	30,0 g
B)	Tego-Betain L-7 (Goldschmidt)	300,0 g
	Hydrolisat-M (C. Freudenberg)	50,0 g
	Vitamin F, wasserlöslich (Novarom)	25,0 g
	Bronidox-L (Henkel) = Konservierungsmittel	2,5 g
	Chloracetamid	0,5 g
	Wasser	312,0 g
C)	Parfümöl	10,0 g
		1000,0 g

Proteinshampoo (pH-Wert 5,5)

Miranol 2 CM conc.	350 g
(Miranol Chem. Comp. Inc., 277 Coit Str., Irvington, New Jersey)	
Natriumlaurylethersulfat, 28%ig	250 g
PEG-6000-Distearat	20 g
Polypeptide LSN (Maywood-Stepan)	50 g
Methylparaben	3 g
Wasser	320 g
Parfümöl	7 g
	1000 g

Professionelle Shampookonzentrate

Diese Art von Shampoos werden am einfachsten mit konzentrierten Fettalkoholethersulfaten und mit hohem Gehalt (10%) an Kochsalz hergestellt.
Folgende (kochsalzfreie) Vorschrift ergibt 1:7 bis 1:10 mit Wasser verdünnt noch viskose Lösungen:

Miranol C2M conc. OP	500 g
Natriumlaurylsulfat, 28%ig, z. B. Texapon NSO	200 g
Laurindiethanolamid (Lauramide DEA, CTFA)	200 g
Comperlan® LD oder LMD	
Propylenglykol	90 g
Alkansulfonat, sekundär (Hostapur® SAS-60)	10 g
	1000 g

11.2 Shampoos gegen fettes Haar

Lokal wirkende Mittel gegen übermäßige Talgsekretion sind umstritten. In einigen Patenten (51) werden Derivate des Cysteins und des Cysteamins beschrieben. Gewisse Polymere wie 3, 3, 4, 4-Tetrafluor-4-(heptafluorisopropoxy)-butylmethacrylat vermindern die Sebumausbreitung auf der Haarfiber, so daß das Haar weniger fettig erscheint. Derartige Produkte sind unter dem Namen »P-4-Monomer« (Allied Chemicals Co.) im Handel. Von anderen Produkten, den perfluorierten Verbindungen, die unter der Bezeichnung »Fluorads« (3M-Company) und »Zonyls« (Du Pont de Nemours) erhältlich sind, wird behauptet, daß sie zu schnelles Nachfetten der Haare verhindern, so daß häufige Haarwäsche entbehrlich wird (52).
Tenside gegen fettes Haar sollen eine gut reinigende Wirkung entfalten, wie die sekundären Alkansulfonate vom Typ Hostapur® (s. z. B. S. 454).

Rezeptbeispiele

»Antifett«-Shampoo mit Lamepon® LPA-TR (Grünau)

Natriumlaurylethersulfat, 28%ig, 2 Mol EO	280 g
Medialan KF (Hoechst), Fettsäuresarcosid	150 g
Cocamide DEA (CTFA), Purton CFD (Zschimmer & Schwarz, usw.)	10 g
Kathon CG (Rohm and Haas)	1 g
Lamepon LPA-TR (Grünau)	35 g
Nutrilan-L (Grünau)	20 g
Trilon® (BASF), (EDTA)	5 g
Citronensäure	5 g
Bio-Schwefel-liquid-Nova (Novarom)	10 g
Parfümöl	10 g
Wasser	474 g
	1000 g

»Antifett«-Shampoo

A)	Natriumlaurylethersulfat, 28%ig, 2 Mol EO	300 g
	Perlglanzkonzentrat B-48 (Goldschmidt)	20 g
	Herbaliquid Brennessel, spezial (Novarom)	20 g
	Tagat S (Goldschmidt)	10 g
B)	Kochsalz	25 g
	Kathon CG (Rohm and Haas)	1 g
	Tego-Betain L-7 (Goldschmidt)	80 g
	Wasser	534 g
	Parfümöl	10 g
		1000 g

11.3 Opake (Creme-)Shampoos

Durch Zusatz von Fettsäureestern wie Ethylenglykolstearat (Schmelzpunkt 52 bis 62°C) z. B. Cutina® AGS oder Cutina® TS (Henkel) sowie durch Monoethanolamide der Stearinsäure werden milchige oder cremige Effekte in Shampoos erzeugt. Ein gangbarer Weg ist auch die Verseifung von Stearinsäure durch Triethanolamin. Trübungsmittel vom Typ Antara-430 (GAF) oder Hoe-S-2935 (Hoechst) in Mengen von 0,5 bis 2,0% ergeben opaleszierende Effekte.

Rezeptbeispiele für Perlglanzshampoos:

Perlglanzshampoo

Texapon N-40	480 g
Cocamide DEA (Comperlan KD)	30 g
Euperlan PK-810 (Henkel)	50 g
Novamed®-Kamille, wasserlöslich	30 g
Natriumchlorid	10 g
Bronidox-L (Henkel)	2 g
Wasser	392 g
Parfümöl	6 g
	1000 g

Dem Wasser können als conditionierendes Mittel 8 g Cosmedia Guar C 261 (Henkel) bei 90°C eingearbeitet werden.

Perlglanzshampoo

Texapon N-40	300 g	Methylparaben	1 g
Euperlan PK-776	40 g	Wasser	623 g
Kochsalz	30 g	Parfümöl	5 g
Kathon CG	1 g		1000 g

Perlglanzshampoo

Texapon SBN	300 g
Euperlan PK-776	150 g
Novamed®-Kamille, wasserlöslich	10 g
Kochsalz	25 g
Kathon CG	1 g
Methylparaben	1 g
Wasser	510 g
Parfümöl	3 g
	1000 g

11.4 Conditionier-Shampoos

Rezeptbeispiele:

Natriumlaurylethersulfat, 28%ig	360 g
Acylglutamate CT-12, 30%ig	130 g
Cocosfettsäurediethanolamid	40 g
Polyethylenglykoldistearat	10 g
Cellulose, kationisch (Polymer JM-400)	5 g
Natriumchlorid	10 g
EDTA-Tetranatriumdihydrat	5 g
Methylparaben	3 g
Wasser	432 g
Parfümöl	5 g
	1000 g

Cocamidopropyl-Hydroxysultaine (CTFA) = Mirateine® CBS (Miranol), 50%ig	200 g
Tween®-20	50 g
Cocosfettsäurediethanolamid	30 g
Polymer JR-400 (kationaktive Cellulose/Union Carbide) oder »Cartaretin« F-4 (Sandoz) oder »Onomer« M (Onyx)	7 g
Kathon® CG (Rohm and Haas)	1 g
Wasser	704 g
Parfümöl	8 g
	1000 g

Miranol C2M, conc.	150 g	Methylparaben	2 g
Miranol OS	150 g	Kathon® CG	1 g
Natriumlaurylethersulfat, 28%ig	150 g	Wasser	485 g
Laurinsäurediethanolamid	20 g	Parfümöl	7 g
Tween®-20	15 g		1000 g
Mirapol A-15	20 g		

Natriumlaurylethersulfat	300 g
Fettsäureamidderivat (Betain) = Dehyton® K (Henkel)	50 g
Cocosfettsäurediethanolamid	20 g
Kochsalz	20 g
Bronidox-L	2 g
Wasser	600 g
Parfümöl	8 g
	1000 g

Triethanolaminlaurylsulfat	150 g
Ucare Polymer LR-400 (Union Carbide)	10 g
Laurinsäurediethanolamid	20 g
Bronidox-L	2 g
Methylparaben	1 g
Wasser	813 g
Parfümöl	4 g
	1000 g
Triethanolaminlaurylsulfat	70 g
Standapol® ES-2 (Henkel)	50 g
Tween®-20 (Atlas)	30 g
Rewopol SBFA-30 (Rewo)	30 g
Laurinsäurediethanolamid	20 g
Ucare Polymer LR-30 M	10 g
EDTA-Natrium	1 g
Bronopol	2 g
Methylparaben	1 g
Wasser	780 g
Parfümöl	6 g
	1000 g

Conditionier-Shampoo, kationaktiv

Fettaminderivat vom Typ Betain = Dehyton® AB-30 (Henkel) oder ähnlich Tego-Betain H-30	200 g
Eumulgin C 4	200 g
Cocosfettsäurediethanolamid	40 g
Dehyquart LT (Lauryltrimethylammoniumchlorid), ca. 35%ig	40 g
Wasser	515 g
Parfümöl	5 g
	1000 g

Conditionier-Shampoo
(»Elektroneutralsalz«-Shampoo), anion- und kationaktiv

Amidethersulfat, Genapol AMS, 40%ig	300 g
Stearylpentaoxethylammoniumchlorid = Genamin KS-5, 21%ig (Hoechst)	30 g
Cocosfettsäurediethanolamid	30 g
Bronidox-L (Konservierungsmittel)	2 g
Methylparaben	1 g
Wasser	631 g
Parfümöl	6 g
	1000 g

Conditionier-Shampoo (nach *Ph. Alexander*)

Natriumlaurylethersulfat (Empicol ES B 3)	400 g
Laurylbetain, Empigen BB	30 g
Aminoxid, ethoxyliert, 25%ig, Empigen OY	50 g
Bronidox-L (Konservierungsmittel)	2 g
Kochsalz	18 g
Parfümöl	5 g
Wasser	495 g
	1000 g

Conditionier-Shampoo für trockenes Haar

Natriumlaurylethersulfat	100 g
Texapon SG (Henkel)	200 g
Cocosfettsäuremonoethanolamid	40 g
Cocosfettsäurediethanolamid	20 g
Lanolinderivat, sulfatiert, »Crodasul« P-5 (Croda)	30 g
Vitamin F, wasserlöslich (Novarom)	20 g
Nutrilan L (Grünau)	10 g
Bronidox-L (Konservierungsmittel)	2 g
Wasser	570 g
Parfümöl	8 g
	1000 g

11.5 Milde Shampoos

Unter dieser Überschrift sollen Tensidlösungen eingegliedert werden, die

a) sowohl für die Reinigung der Haare als auch zur Körperreinigung benutzt werden können, sogenannte Duschgele (Doppel-Dusch) für Haut und Haar;
b) besonders milde Shampoos für den täglichen Gebrauch und für häufiges Haarewaschen (s. Rezepturen S. 475–476) bzw. für trockenes Haar (enthaltend Überfettungsmittel);
c) Babyshampoo, die ohnehin mehr der Reinigung des Körpers als der Haarwäsche dienen.

Allen diesen Shampoos ist gemeinsam, daß sie eine mäßig entfettende Wirkung haben müssen und die Augen möglichst wenig reizen sollen. Auf die Problematik der Prüfung von Shampoos auf Reizwirkung am Kaninchenauge soll nicht näher eingegangen werden.
Es soll lediglich auf neuere Literatur (53) verwiesen werden und auf die Tatsache, daß das Kaninchenauge im Vergleich zum menschlichen Auge sensibler reagiert. Das Auge des Menschen tränt unter dem Einfluß einer reizenden Substanz schnell, wodurch diese sofort ausgewaschen wird.

11.6 Duschgele, Duschbademittel

Rezeptbeispiele:

Natriumlaurylethersulfat, 28%ig	300 g
Cocosfettsäurediethanolamid	30 g
Tagat® 0-2 (Goldschmidt)	20 g
Parfümöl	8 g
Perlglanzkonzentrat B 48 (Goldschmidt)	5 g
Wasser	485 g
Kochsalz	10 g
Tego-Betain L-7	140 g
Bronidox-L (Henkel)	2 g
	1000 g

Zetesol NL (Zschimmer & Schwarz)	400 g
Setacin 103 spez. (Zschimmer & Schwarz)	100 g
Amphotensid B 4 (Zschimmer & Schwarz)	60 g
Oxypon 2145 (Zschimmer & Schwarz)	20 g
Purton CFD (Zschimmer & Schwarz)	20 g
Wasser	370 g
Kochsalz	20 g
Bronidox-L (Henkel)	2 g
Parfümöl	8 g
	1000 g

Rewoteric AM-B (Rewo), ca. 35%ig	150 g
(Dimethylcarboxymethyl-Cocosfettsäurepropylamido-ammoniumbetain)	
Triethanolaminlaurylsulfat	148 g
Fettalkoholpolyglykolethersulfosuccinat	80 g
Rewopol SBFA-30, 40%ig	
Rewomid DO 280/SE	20 g
Citronensäure	3 g
Wasser	580 g
Kochsalz	10 g
Kathon CG	1 g
Parfümöl	8 g
	1000 g

Zetesol 856 T (Zschimmer & Schwarz)	360 g	Wasser	412 g
Amphotensid GB 2009	80 g	Bronidox-70 (Henkel)	2 g
Softigen-767 (Dynamit Nobel)	100 g	Parfümöl	8 g
Mulsifan RT 203/80	38 g		1000 g

Natriumlaurylethersulfat, 28%ig	160 g
Acylglutamate CT-12, 30%ig	150 g
Cocosfettsäurediethanolamid (Lauridit KD/Akzo)	45 g
Bronidox-L (Henkel)	2 g
Wasser	635 g
Parfümöl	8 g
	1000 g

klar

Amidethersulfat-Triethanolaminsalz, 40%ig (Genapol AMS/Hoechst)	280 g
Fettsäuresarcosid, 40%ig (Medialan KF/Hoechst)	160 g
Cocosfettsäurediethanolamid	30 g
Wasser	510 g
Bronidox-L (Henkel)	2 g
Methylparaben	1 g
Nutrilan-L (Grünau)	10 g
Parfümöl	7 g
	1000 g

klar

Fettalkoholethersulfat, 28%ig	400 g
Dehyton AB-30 (Fettaminderivat mit Betainstruktur/Henkel)	100 g
Fettalkoholpolyalkylenglykolether (Aethoxal B/Henkel)	50 g
Cocosfettsäurediethanolamid	30 g
Bronidox-L (Henkel)	2 g
Wasser	410 g
Parfümöl	8 g
	1000 g

mit Perlmutteffekt

Fettalkoholethersulfat, 28%ig	400 g
Polyol-Fettsäureester Cetiol HE (Henkel)	40 g
Cocosfettsäurediethanolamid	30 g
Euperlan PK 771 (Henkel)	100 g
Wasser	410 g
Bronidox-L (Henkel)	2 g
Protein-Hydrolysat bzw. Crosilk liquid (Croda)	10 g
Parfümöl	8 g
	1000 g

Für saure Shampoos wird (in Kombination mit Natriumlaurylethersulfat) Sandopan® TA-10-Säure-flüssig (Sandoz) verwendet, das auch conditionierende Eigenschaften für das Haar besitzt.

11.7 Babyshampoos

Rezeptbeispiele:

Amidethersulfat-Triethanolamin, 40%ig (Genapol AMS/Hoechst)	200 g
Cocosfettsäurediethanolamid	20 g
Lamepon-S (Grünau)	60 g
Nutrilan-L (Grünau)	20 g
Polysorbate-20 (Tween®-20 usw.)	20 g
Vitamin F, wasserlöslich (Novarom)	10 g
p-Chlor-meta-Cresol-Natrium (Preventol CMK-Na/Bayer)	2 g
Methylparaben	1 g
Wasser	644 g
Antiphlogisticum »aro« (Novarom)	20 g
Parfümöl	3 g
	1000 g

Natriumlaurylsulfat	270 g
Natriumcarboxylat C_{12} bis C_{15}, 5 Mol EO (Sandopan DTC/Sandoz)	60 g
α-Olefinsulfonat	110 g
Cocamidosulfobetain	20 g
Natriumchlorid	20 g
Bronidox-L (Henkel)	2 g
Wasser	515 g
Parfümöl	3 g
	1000 g

Natriumlaurylethersulfat, 28%ig	180 g
Novamed®-Kamille, wasserlöslich (Novarom)	30 g
Tego-Betain L-7 (Goldschmidt)	120 g
Aminoxid WS-35	30 g
Wasser	622 g
DL-Panthenol	10 g
Bisabolol	1 g
Tagat®-S (Goldschmidt)	5 g
Parfümöl	2 g
	1000 g

Amphoteric 19 (CTFA), z. B. Miranol® BT	350 g
Polysorbate 20 (Tween®-20)	50 g
PEG-6000-Distearat	30 g
Propylenglykol	10 g
Bronidox-L (Henkel)	2 g
Wasser	555 g
Parfümöl	3 g
	1000 g

pH-Wert von 7 mit HCl einstellen.

Ricinolsäurepropylamidodimethylcarb-oxymethylammoniumbetain (Rewoteric AM-R-40, 40%ig)	150 g
Sulfobernsteinsäurederivat (Fettalkoholpolyglykolether) Rewopol SB-FA-30	100 g
Triethanolaminlaurylsulfat (Rewopol TLS 40)	150 g
Rewopal PEG-6000-DS	20 g
Citronensäure	3 g
Ammoniumchlorid	10 g
Bronidox-L (Henkel)	2 g
Wasser	560 g
Parfümöl	5 g
	1000 g

Acylglutamate CT-12, 30%ig	280 g
Natriumlaurylethersulfat, 28%ig	85 g
Cocosfettsäurediethanolamid	70 g
Trinatriumcitratdihydrat	70 g
Bronidox-L (Henkel)	2 g
Wasser	490 g
Parfümöl	3 g
	1000 g

viskos, ca. 15% WAS

Texapon ASV (Henkel)	250 g
Texapon SBN (Henkel)	240 g
Tween®-20 (POE-Sorbitanmonolaurat)	10 g
Wasser	455 g
Kochsalz	40 g
Bronidox-L (Henkel)	2 g
Parfümöl	3 g
	1000 g

viskos

Tween®-20	120 g	Tego-Betain L-7 (Goldschmidt)	250 g
Arlatone®-289 (Atlas)	125 g	Bronidox-L (Henkel)	2 g
Arlamol E	20 g	Wasser	450 g
Rewoamid DC 212/S	30 g	Parfümöl	3 g
			1000 g

nach *Hein*

Steinapon AM L 2 (Amphoter), »Rewoteric«	200 g
Steinapol (Rewopol) SB-FA 30, 40%ig	150 g
= Laurylpolyglykolethersulfosuccinat	
Cocosfettsäureisopropanolamid	25 g
Citronensäure	4 g
Ammoniumchlorid	5 g
Wasser, Konservierungsmittel, Parfüm und Farbstoff	ad 1000 g

12. Intimwaschlösungen

Meist basieren derartige Produkte mit besonders schleimhautverträglichen Anforderungen auf einem Ampholyten und einer bakteriziden Substanz z. B. einem Quat.

Rezeptbeispiele:

Tego-Betain HS (Goldschmidt)	150 g
Tagat®-L2 (Goldschmidt)	20 g
Arlacide G (Chlorhexidingluconat 20%ig) Atlas-ICI	1 g
Cetyltrimethylammoniumbromid oder	1 g
Benzalkoniumchlorid (BTC-50, Onyx	
bzw. Hyamin 3500 oder N-Benzyl-N,N-di(hydroxyethyl)	
-N-cocosalkylammoniumchlorid/Boehringer)	
Wasser	825 g
Parfümöl	2 g
Milchsäure, 80%ig	1 g
	1000 g
Betainderivat, Dehyton AB-30 (Henkel)	150 g
Alkyloxyethylammoniumphosphat (Dehyquart SP/Henkel)	1 g
Hydroxyethylcelluloseschleim,	
2%ige Lösung (z. B. Viscontran® HEC 30 000 PR/Henkel)	600 g
Bronidox-L (Henkel)	2 g
Parfümöl	3 g
Wasser	243 g
Allantoin	1 g
	1000 g

Tego-Betain L-7 (Goldschmidt)	200 g
Aminoxid WS-35	30 g
Softigen®-767 (Dynamit Nobel)	7 g
Rewo-Derm S 1333	3 g
Quat, Typ BTC-2125, Onyx (Vertr. Nordmann, Raßmann & Co., Hamburg)	3 g
Tween®-20, ML-55-F (Hefti)	10 g
Parfümöl	3 g
Bronidox-L (Henkel)	2 g
Wasser	742 g
	1000 g

13. Antischuppenmittel
(Antidandruff-Agents)

Stoffe, die gegen Kopfschuppen wirken, werden hauptsächlich in *Shampoos* inkorporiert. Antischuppenshampoos besitzen neben ihrer spezifischen, antimitotischen (proliferationshemmenden) Wirkung einen keratolytischen Effekt und entfernen besser als andere Zubereitungen die Schuppen, Mikroorganismen und Lipide der Kopfhaut. Der Wirkungsmechanismus der Antischuppenwirkstoffe besteht in der Normalisierung der bei Kopfschuppen deutlich erhöhten Zellteilungsaktivität (Proliferation, Mitoserate) in der Epidermis. Daneben haben die Antischuppensubstanzen eine antimikrobielle Wirkung.

Die Ursachen der Kopfschuppen werden nach neuerer Ansicht vor allem durch die *erhöhte Mitoserate in der Epidermis* hervorgerufen, wobei die Vermehrung des Zellumsatzes eine Auflösung der Columnärstruktur des Stratum corneum bewirkt (54–56). Es resultiert eine Ablösung größerer Zellkomplexe, die sich im Erscheinungsbild als Kopfschuppenbildung äußert.

Die Anzahl der Hornzellen (»Corneocyten count«) ist ein Maßstab für das Ausmaß der Kopfschuppung, die man in 10 Grade einteilt. Schuppenzahl, -größe und -dicke werden durch proliferationshemmende Substanzen in der Regel parallel beeinflußt (57). Neben der Ansicht, daß die Ursache der vermehrten Kopfschuppung eine erhöhte Zellteilungsrate in der Epidermis sei (*Kligman, Plewig, Gloor* u. a.), wird seit vielen Jahrzehnten und auch neuerdings (58) der Standpunkt vertreten, daß zumindest teilweise lipolytische Mikroorganismen die Entstehung von Kopfschuppen begünstigen. In den Haarfollikeln vorkommende lipolytische Mikroorganismen sollen die Mitursache der Kopfschuppung sein. Die Schuppung wird als Reaktion auf die Reizung der Kopfhaut durch freie Fettsäuren und Mikroorganismen angesehen. Tatsächlich zeigen Antischuppenwirkstoffe eine gute Hemmwirkung gegen die typische lipolytische Mikroflora des Skalpes und sind substantiv für die Hornschicht der Kopfhaut.

Hornzellen (Corneocyten), der Hefepilz *Pityrosporum ovale* und coagulasenegative Kokken zeigten eine Verminderung ihrer Zahl nach Behandlung mit geeigneten Antischuppenmitteln (59).

Es sind demnach wohl drei Faktoren, die zur Kopfschuppenbildung führen:

- a) Erhöhung der Zellbildungsrate
- b) lipolytische Mikroorganismen
- c) geringfügig erhöhte Talgsekretion

Während beim schuppenfreien Gesunden nach 1- bis 2-wöchiger Waschkarenz die Schuppenbildung in Erscheinung tritt, kommt die physiologische Abschilferung beim Träger von Kopfschuppen viel schneller zustande, da die epidermale Zellneubildungsrate und die Hornzellenerneuerungsrate auf der Kopfhaut relativ hoch sind (60). Kopfschuppen sind daher das sichtbare Zeichen einer Vermehrung der Mitosen in der Epidermis.

Daraus resultiert ein erhöhter epidermaler Turnover:

Die Durchwanderungszeit einzelner Zellen durch die lebende Epidermis ist stark verkürzt und beträgt nur etwa drei Tage. Ebenfalls ist die Durchwanderungszeit der Hornschicht auf 3 bis 4 Tage verkürzt. Die Wirkung von Antischuppenmitteln beruht demnach auf dem Kausalprinzip »Mitosehemmung« verbunden mit antimikrobiellen Effekten und keratolytischer Wirkung.

Unter Keratolyse versteht man die Ablösung von Hornschichtbestandteilen von der Haut bzw. eine Auflösung der interzellulären Kittsubstanzen (*Seiler*, 1981). Man geht davon aus, daß eine mit bloßem Auge sichtbare Kopfschuppe aus mindestens 500 Zellen besteht, die im Verband zusammenkleben (61).

Keratolytisch wirken:

Salicylsäure, Schwefel und verschiedene Tenside.

Mitosehemmend wirken:

Zink-Pyrithion und andere Metall- und Natriumsalze des Pyrithions;
Selendisulfid (nicht für freiverkäufliche Kosmetika) mit relativ starker nachfettender Wirkung auf das Haar;
Steinkohlenteer und -destillat [Steinkohlenteerdestillat (Anthracenöl) ist nach der deutschen Kosmetikverordnung Teil A Nr. 38 nicht erlaubt].

Zinkpyrithion (Zink-Omadine) ist seit Jahren in der Kosmetik ein häufig verwendeter Antischuppenwirkstoff, der wegen seiner geringen Löslichkeit in Wasser praktisch auf die Verwendung in Shampoos beschränkt ist. Etwas besser löslich in polaren Lösemitteln ist das Aluminiumsalz.

Während Steinkohlenteer die Sebumsynthese hemmt, steigern Selendisulfid und Omadine MDS [(Bis-Pyridyl-1-oxid)-Disulfid-Addukt mit $Mg\ SO_4$] (Dipyrithion) die Talgdrüsensekretion. Die sebumerhöhende Wirkung des Zn-Omadines ist relativ geringer [*Seiler*, ferner *Gloor* (62)].

Tabelle 1 Übersicht der wichtigsten Antischuppenwirkstoffe

Antischuppen-wirkstoffe	chemische Bezeichnung	Löslichkeit	Handelsform	Toxizität	Einsatzmenge
Zn-Pyrithion (ZPT)	Zn-Chelat mit 2-Mercapto-pyridin-N-oxid (= 1-Hydroxypyridin-2-thion)	praktisch in Wasser unlöslich	Pulver oder 48%ige Dispersion	LD_{50} (Maus): ca. 300 mg/kg (63)	0,75–1,5% (Pulver) oder 2–4% in 48%iger Suspension in Shampoos; 0,1–0,25% in Haarpflegemitteln
Na-Pyrithion	Na-2-Pyridinthiol-N-oxid	gut löslich in polaren Lösemitteln	40%ig (H_2O)	LD_{50} (Maus): 1000 mg/kg LD_{50} (Ratte): 875 mg/kg	0,03–0,06% (vor allem für Konservierung)
Pyrithiondisulfid	2,2'-Dithio-bis-(Pyridyl-N-oxid) CTFA: Bispyrithione	0,7% in Wasser löslich		LD_{50} (Ratte) ca. 1500 mg/kg	Shampoos 0,6–0,9%; in nicht-abwaschbaren Produkten 0,06–0,2%
Baypival® (Bayer) [s. Charlet u. Mitarb. (64)]	1-(4-Chlorphenoxy)-1-(1-imid-azoyl)-3,3-dimethyl-2-butanon	in polaren Lösemitteln löslich	kristallin		Shampoos 1–2% Haarwässer 0,5%
Pirocton-Olamin (= Octopirox®/Hoechst)	1-Hydroxy-4-methyl-6-(2,4,4-trimethylphenyl)-2(1-H)-pyridon-Ethanolaminsalz			LD_{50} (Ratte): 8100 mg/kg	0,2% in Shampoos u. gleichzeitig Nachwäsche mit 0,3% in »Cream Rinse« (65); allgemein in Shampoos 0,75%, Haarwässer usw. 0,05–0,1%

Tabelle 1 (Fortsetzung von S. 493)

Antischuppen-wirkstoffe	chemische Bezeichnung	Löslichkeit	Handelsform	Toxizität	Einsatzmenge
Ammoniumbitumino-sulfonat	aus bituminösem Schiefer gewonnen (DAB 8, Kommentar, *Böhme* u. *Hartke*, 1980)	in Wasser u. teilweise in 90%igem Ethanol löslich	Bio-Schwefel-liquid	nicht toxisch in Anwendungs-konzentration	2–5% in Shampoos, ca. 2% in Haarwässer
Undecylensäurederivate	Alkylolamide sowie deren Sulfosuccinate	in Wasser gut löslich	Rewocidtypen, »Lamepon UD« (Grünau) u. »Lipoproteol UCO« (Rhone Poulenc)	nicht toxisch	5% in Shampoos, 3% in Haarwässer (Kombinationen mit Zink-Pyrithion erlauben geringere Dosierung des Pyrithions)
Salicylsäure	2-Hydroxybenzoesäure	mit Tensiden löslich	Pulver	LD_{50} oral (Kaninchen): 1300 mg/kg	1,8–3% in Shampoos
Schwefel		1 g in 2,7 ml Alkohol löslich	gefällt oder kolloidal	gering	2–5% in Shampoos

Das »Advisory Review Panel on the Over-the Counter External Drug Products« (66) zählt zu den wirksamen und sicheren Ingredientien, Kategorie I:

>Zink-Pyrithion (cytostatisches Mittel)
>Salicylsäure (keratolytisch)
>Seleniumsulfid (cytostatisch)
>Schwefel (mild keratolytisch)
>Steinkohlenteerpräparate

In der Kategorie II des OTC-Panels werden noch Borsäure und Natriumborat sowie Cresol und kolloidales Hafermehl genannt.
Die Kategorie III sieht verschiedene quartäre Ammoniumverbindungen vor, ferner Allantoin, Phenol und Natrium-Phenolate, Wacholderteer, Undecylensäurederivate, Chlorxylenol, Menthol, Thymol und Eucalyptol usw.
Ein interessantes Tensid ist das Kondensationsprodukt der Undecylensäure mit acetylierbaren Aminosäuren des Kollagens: Lipoproteol UCO (Rhone Poulenc).
Schließlich wurde vom OTC-Panel folgende Kombination als wirksam eingestuft: 2 bis 3% Salicylsäure und 2 bis 5% Schwefel (67).
Kombinationen von dehydracetsaurem Natrium, p-Chlor-meta-Xylenol und Allantoin hatten gegen Seborrhoe und Kopfschuppen gute Wirkung [*Gerstein* (67)].
Zinkpyrithion (ZTP) ist ein guter Komplexbildner für Schwermetalle, insbesonders für Eisen und Kupfer. Besonders Eisenspuren im Wasser oder in anderen Rohstoffen müssen vermieden werden. Andererseits kann aber auch ein Zusatz von Ethylendiamintetraessigsäure und Salze ähnlicher Sequestriermittel Zink aus dem ZTP entfernen und dadurch dessen Eigenschaften verändern. Pyrithion-haltige Shampoos erfordern eine lichtundurchlässige Verpackung. Damit es nicht in Shampoos sedimentiert, wird ZTP in viskosen Shampoos, verdickt mit Veegum® oder mit Hydroxypropylcellulose, eingearbeitet. Lösungsvermittler wie Diethyltriamin (68) sollen in toxikologischer Hinsicht nicht unbedenklich sein [*Gerstein* (67)].
Zinkpyrithion besitzt nicht nur eine zellteilungsmindernde Wirkung sondern hat auch einen spezifischen Effekt gegen die »Kopfhaut-Hefe« *Pityrosporum ovale* (69).

14. Antischuppenshampoo

Rezeptbeispiele:

A) Veegum® (Magn. Alum. Silicat/Vanderbilt)	10 g
Wasser, eisenfrei, demineralisiert	210 g
B) Zinkpyrithion, 40%ige Dispersion	18 g
Bio-Schwefel liquid (Novarom)	20 g
Laurinsäurediethanolamid (Comperlan® KL/Henkel u. a.)	60 g
Natriumlaurylsarcosid (Sarkosyl NL-30/ Ciba-Geigy oder Medialan® LD/Hoechst)	50 g

Glykolstearat (Cutina® AGS/Henkel oder Cerasynth® IP/van Dyk-Merck)	20 g
Cetylalkohol	5 g
Texapon® N-40 (Henkel) oder Na-Alkyldiglykolethersulfat bzw. Na-Alkyl*tri*glykolethersulfat (Genapol ZRO, flüssig)	600 g
Parfümöl	7 g
	1000 g

Herstellung: A) Wasser auf 75°C erhitzen und Veegum bis Homogenisierung einrühren, B) mischen und auf 70°C unter Rühren erhitzen.

A)	Natrium-Alkylethersulfat (2 EO)	450 g
	Cocosfettsäurediethanolamid	30 g
	Wasser	150 g
B)	Omadine® MDS (Magnesium-Pyrithion)	10 g
	Wasser	20 g
C)	Natriumchlorid	25 g
	Wasser, demineralisiert, eisenfrei	310 g
D)	Parfümöl	5 g
		1000 g

Herstellung: A) mischen, Omadine MDS mit Wasser anteigen, dann A) und B) mischen, dann C) und schließlich das Parfümöl zufügen.

A)	Veegum® (Magn. Alum. Silicat)	10 g
	Methylhydroxypropylcellulose (Viscontran MHPC 3000)	5 g
	Wasser	665 g
B)	Natrium-Sarcosid (Medialan® LD/Hoechst)	100 g
	Fettalkoholethersulfat-Natrium ca. 57% = Texapon N konz. (Henkel) oder 70%ig Genapol ZRO-Paste (Hoechst)	100 g
	Empilan CME (Marchon) oder Rewo-Amid C-212, Comperlan KM (Henkel) usw. (CTFA: Cocamide MEA)	50 g
	Zinkpyrithion, 48%ige Dispersion	40 g
	Bio-Schwefel liquid (Novarom)	10 g
	Natriumchlorid	15 g
	Parfümöl	5 g
		1000 g

Herstellung: Veegum® und MHPC in Wasser unter kräftigem Rühren dispergieren und über Nacht stehen lassen. B) mischen und mit A) vermischen.

Alkyltriglykolethersulfat-Natrium	400 g
Genapol ZRO, flüssig, 28%ig (Hoechst)	
Acylaminopolyglykolethersulfat-Triethanolamin	80 g
Genapol AMS, 40%ig (Hoechst)	
Cocosfettsäurediethanolamid	10 g
Bio-Schwefel liquid (Novarom)	20 g
Pyrion-Disulfid (Pyrion-Chemie, Neuss)	4 g
Natriumchlorid	50 g
Wasser	432 g
Parfümöl	4 g
	1000 g

Natriumlaurylethersulfat	400 g
Texapon N-25, Genapol LRO, flüssig	
Lamepon S (Grünau)	180 g
Fettsäure-Eiweißkondensat, Kaliumsalz	
Lamepon UD (Grünau)	60 g
Eiweiß-Undecylensäure-Kondensat	
Lamesoft LMG (Grünau)	10 g
Glycerinmonolaurat, spez. disp.	
Pyrion-Disulfid (Pyrion Chemie, Neuss)	4 g
Bio-Schwefel liquid (Novarom)	10 g
Bronidox-L (Henkel)	2 g
Natriumchlorid	30 g
Wasser	300 g
Parfümöl	4 g
	1000 g

A) Veegum®	10 g
Wasser, eisenfrei, enthärtet	470 g
Methylhydroxypropylcellulose (Viscontran® MHPC 1500/Henkel)	8 g
Bronidox-L (Henkel)	2 g
B) Zink-Omadine, 48%ig	38 g
(Olin Comp., Stamford, Connecticut)	
C) Cocamide MEA (CTFA) z. B. Comperlan-100	45 g
(Henkel), Empilan CME (Marchon),	
Onyxol 12 (Onyx) usw.	
D) Triethanolaminalkylsulfat (C_{12}-C_{14}), 40%ig	400 g
Genapol CRT (Hoechst)	
Triethanolamin	22 g
E) Parfümöl	5 g
	1000 g

Herstellung: Das Wasser von Teil A) auf 70°C erhitzen und Veegum einrühren, dann die Cellulose einarbeiten und längere Zeit mischen. Zink-Omadine zu dieser Mischung unter kräftigem Rühren zufügen. Das erwärmte Cocamide (= C) langsam einrühren und nach Abkühlen D) und E) einarbeiten.

Fettalkoholpolyglykolethersulfosuccinat, Rewopol SB FA 30, 40%ig	200 g
Triethanolaminlaurylsulfat, 40%ig	300 g
Zinkpyrithion, 48%ig	10 g
Rewocid SBU-185, 50%ig	50 g
Cocosfettsäuremonoethanolamid	25 g
Rewopal PEG-6000 DS	20 g
Citronensäure	4 g
Bronidox-L (Henkel)	2 g
Natriumchlorid	15 g
Wasser	369 g
Parfümöl	5 g
	1000 g

Herstellung: Die Komponenten bis 65°C homogenisieren und mit Citronensäure auf pH 5,5 einstellen und parfümieren. Mit dem »Ultra-Turrax« (s. Bd. 1, S. 18) wird homogenisiert.

A)	Na-Laurylethersulfat, 28%ig	250 g
	Diglykolstearat	30 g
	Tego-Betain L-7 (Goldschmidt)	120 g
	Triethanolaminlaurylsulfat, 47%ig	120 g
	Zinkpyrithion, 48%ig	20 g
	Bio-Schwefel liquid (Novarom)	10 g
B)	Carbopol®-934-Gel, 1%ig	90 g
	Bronopol-L (Henkel)	2 g
	Wasser	353 g
C)	Parfümöl	5 g
		1000 g

Herstellung: Bei 70°C B) in A) einrühren und bei 40°C parfümieren.

A) Tween®-20 (Atlas)	120 g
Arlatone-289 (Atlas)	120 g
Arlamol-E (Atlas)	30 g
B) Rewocid SBA-185	50 g
Cocosfettsäureethanolamid	30 g
Antischuppenmittel Nova (Novarom)	30 g
Bronidox-L (Henkel)	2 g
Methylparaben	1 g
Steinapol SB-IP 24	200 g
Wasser	412 g
C) Parfümöl	5 g
	1000 g

Herstellung: A) und B) auf 70°C erhitzen, dann A) zu B) rühren und bei 40°C parfümieren.

15. Pulvershampoos
(Beutelshampoos)

Als Rohstoffe für die etwas aus der Mode gekommenen Pulvershampoos können Texapon® Z, K-12, Hostapon® KA-Pulver, Hostapon® KTW-neu, Hostapon® T. pulv., Elfan®-12, Elfan® 956 W pulv., Steinapol® SBL-203, Tensopol® USP, Sulfetal® K-90 usw. dienen.

Rezeptbeispiele:

Texapon® Z, hochkonzentriert	400 g
Borax	200 g
Glaubersalz (Natriumsulfat)	200 g
Calgon® N (Hexametaphosphat)	130 g
Citronen- oder Adipinsäure, pulverisiert	40 g
Trockenparfüm	20 g
(Parfümöl absorbiert an Magnesiumcarbonat, Aerosil® oder Milchzucker)	
Eigelbpulver	2 g
PVP (Luviskol® K-30)	8 g
	1000 g

Hostapon® KTW, neu	250 g
Texapon® K-12	250 g
Allantoin	10 g
Cetavlon®	3 g
Emcol® E-607	40 g
Undecylensäuremonoethanolamid, gereinigt, pulverisiert	50 g
Alaun, pulverisiert	50 g
Calgon® N	130 g
Natriumsulfat	200 g
Trockenparfüm	20 g
	1003 g

Pulvershampoo

Texapon® Z-400	400 g
Natriumbicarbonat	400 g
Borax	100 g
Calgon® B-5	80 g
Trockenparfüm	20 g
	1000 g

16. Schaumbademittel
(foam bath, bain de mousse)

Die Zusatzmenge beträgt für ein Vollbad (etwa 200 l) im allgemeinen etwa 6 g WAS, d. h. 20 bis 50 g des fertigen Schaumbademittels.

Das Schaumbademittel wird auf den Grund der Badewanne gegeben und dann läßt man Badewasser in kräftigem Strahl zufließen.

Als Basis dienen meist die auch in hartem Wasser gut schäumenden Fettalkoholethersulfate, welchen zusätzlich 2 bis 10% eines Alkylolamids als Schaumverstärker (*foam booster*) beigefügt werden.

Der Aktivgehalt beträgt im allgemeinen über 15% WAS.

Schaumbad, klar, flüssig, ca. 15% WAS

Fettalkoholethersulfat-Na (Texapon N-40)	300 g
Cocosfettsäurediethanolamid	20 g
Lamepon S (Grünau)	180 g
Nutrilan L (Grünau)	10 g
Bronidox-L (Henkel)	2 g
Methylparaben	2 g
Wasser	446 g
Kochsalz	10 g
Parfümöl	30 g
	1000 g

Badegel, ca. 55% WAS (Zschimmer & Schwarz)

Extrakt ZS 8590	390 g
Zetesol 856 DT	270 g
Purton CFD	50 g
Kräuter-Extrakt, wasserlöslich	20 g
Bronidox-L (Henkel)	2 g
Wasser	228 g
Parfümöl	40 g
	1000 g

Badegel

A)	Natriumlaurylethersulfat, 28%ig	250 g
	Softigen-767 (Dynamit Nobel)	40 g
	Cocosfettsäurediethanolamid	15 g
	Kräuter-Extrakt, wasserlöslich	20 g
	Parfümöl	20 g
B)	Tego-Betain L-7 (Goldschmidt)	200 g
	Aminoxid WS-35	30 g
	Bronidox-L (Henkel)	2 g
	Wasser	423 g
		1000 g

Badegel, klar, flüssig, mittelviskos, 15% WAS (nach Hoechst)

Genapol LRO, flüssig (Ethersulfat 2 Mol EO)	390 g
oder Genapol CRO, flüssig (Ethersulfat 3 Mol EO)	
Hostapur SAS 60 (Hoechst), sek. Alkansulfonat	77 g
Wasser	481 g
Kochsalz	35 g
Bronidox-L (Henkel)	2 g
Parfümöl	15 g
	1000 g

Badegel, 20% WAS

Amphotensid 9 M (Zschimmer & Schwarz)	500 g
Setacin 103 spezial (Zschimmer & Schwarz)	100 g
Mulsifan RT 203/80 (Zschimmer & Schwarz)	20 g
Parfümöl	25 g
Bronidox-L (Henkel)	2 g
Wasser	353 g
	1000 g

Creme-Schaumbad mit Perlglanz
ca. 28% WAS (nach Zschimmer & Schwarz)

Zetesol 856 DT	360 g
Setacin 103 spezial	125 g
Perlglanzmittel GM-4175	50 g
Purton SFD	20 g
Bronidox-L (Henkel)	2 g
Parfümöl	20 g
Wasser	423 g
	1000 g

Creme-Schaumbad für Tubenfüllung

Rewopol SBFA 30, 40%ig	770 g
Rewopon AM-CA (Rewo)	60 g
Rewolan AWS (Rewo)	40 g
Rewo-Amid DL 203/S	30 g
Rewo-Amid DO 288/S	40 g
Parfümöl	30 g
Softigen 767 (Dynamit Nobel)	30 g
	1000 g

Herstellung: Auf 40°C erwärmen und rühren.

Creme-Schaumbad, ca. 20% WAS

N-Cocosfettsäureamidoethyl-N-2-hydroxyethyl-glycin (Rewoteric AM-2C)	100 g
Rewopol SBV, 28%ig	400 g
Rewoderm S-1333, 40%ig	40 g
Rewoamid DC 212/S	30 g
Bronidox-L (Henkel)	2 g
Citronensäure	2 g
Wasser	400 g
Parfümöl	26 g
	1000 g

Creme-Schaumbad, ca. 15% WAS, mittelviskos

Texapon® ASV oder SBN (Henkel)	470 g
Tween®-20 oder ML-55-F oder Crillet 1	20 g
Novamed®-Kamillen-Extrakt, wasserlöslich	20 g
Natriumchlorid	30 g
Bronidox-L (Henkel)	2 g
Wasser	443 g
Panthenol	5 g
Parfümöl	10 g
	1000 g

Creme-Schaumbad, ca. 20% WAS

Betain (Dehyton AB-30/Henkel)	400 g
Lamepon S (Grünau)	180 g
Tween®-20	20 g
Nutrilan L (Grünau)	20 g
Cocosfettsäuremonoethanolamid	20 g
Antiphlogisticum »aro« (Novarom)	20 g
Kaliumsorbat	2 g
Sorbinsäure	1 g
Bronidox-L (Henkel)	1 g
Wasser	326 g
Parfümöl	10 g
	1000 g

Creme-Schaumbad, 20% WAS

Betain (Dehyton AB-30/Henkel)	400 g
Lamepon S (Grünau)	180 g
Tween -20	20 g
Nutrilan L (Grünau)	20 g
Cocosfettsäuremonoethanolamid	20 g
Antiphlogisticum aro (Novarom)	20 g
Kaliumsorbat	2 g
Sorbinsäure	1 g
Bronidox-L (Henkel)	1 g
Wasser	326 g
Parfümöl	10 g
	1000 g

Creme-Schaumbad

Acylglutamate CT-12, 30%ig, Cocoyl-Glutaminsäuresalz (Ajinomoto)	580 g
Imidazolin-Amphoter (Miranol C 2 M conc.)	200 g
Wasser	54 g
Trinatriumcitratdihydrat	70 g
Aquaderm® (Novarom)	60 g
Kaliumsorbat	2 g
Sorbinsäure	1 g
Germall®-115	3 g
Tween®-20	20 g
Parfümöl	10 g
	1000 g

Creme-Schaumbad

Acylaminopolyglykolethersulfat-Triethanolaminsalz, 40%ig Genapol AMS (Hoechst)	300 g
Fettsäuresarcosid (Medialan KF)	100 g
Tween®-20 (Atlas), Crillet-1 (Croda), ML-55-F (Hefti)	40 g
Sorbinsäure	1 g
Kaliumsorbat	2 g
Panthenol	5 g
Calciumpantothenat	10 g
Wasser	532 g
Parfümöl	10 g
	1000 g

Interessante neue Tenside mit milder Wirkung sind:
Tego-Betain H-30 (Th. Goldschmidt) und ein Niotensid, das im Prinzip eine Verbindung der Glucose (Dextrose) mit Fettalkoholen darstellt und als »Triton CG-110« (Rohm and Haas) auf dem Markt ist.
Ferner werden gegen dünnes, poröses »strapaziertes« Haar Haarwäschen mit Tensiden empfohlen, die aus einem Kondensat von Keratin-Aminosäuren mit Laurinsäure hergestellt werden (Lipoproteol LK, Rhone Poulenc, 22 Av. Montaigne, Paris 8e).

17. Ölshampoos

Durch Zusatz von ethoxylierten Fettalkoholen oder entsprechenden hydrophilisierten Lanolinderivaten (Aethoxal®/Henkel, Flerolantypen/Zschimmer & Schwarz, sowie Cetiol®-HE) lassen sich Shampoos überfetten. Mit Hilfe von Tween®-20 oder ähnlichen micellaren Solubilisatoren gelingt es, Fettsäureester, fette Öle und ähnliche Lipide in Shampoos einzuarbeiten. Dieser Shampootyp ist besonders für trokkenes Haar geeignet. Für »strapaziertes« (gebleichtes oder durch Dauerwellbehandlung geschädigtes) Haar werden Conditioniershampoos (s. unter 11.4, S. 483) mit saurem pH-Wert hergestellt.

Die Übergänge zu »milden« Shampoos und zu hydrophilen Ölen sind fließend. (Hydrophile Öle bzw. »Öl-Bäder« werden im Kap. XX »Badesalze, Badetabletten, Ölbäder« besprochen, s. S. 762).

Die Basis für diese Erzeugnisse sind meist die Türkischrotöle (Schwefelsäureester der Ricinolsäure) vom Typ der Monopolbrillantöle sowie Avirol® KM (Böhme) und die besonders hochsulfierten Prästabitöle® (Stockhausen) und die Sykanol®-Typen. Auch sulfatierte Olivenölderivate kommen für »Öl«-Haarwäschen in Frage, z. B. das Produkt »Coripol® SO-100« (Stockhausen) sowie Genagen CA-050 (Hoechst).

Rezeptbeispiele:

Türkischrotöl Ia	780 g
PCL, liquid	30 g
Oleylalkohol	20 g
Glycerin	30 g
Wasser	130 g
Parfümöl	10 g
	1000 g

Türkischrotöl	290 g
Ricinusöl	100 g
Hostaphat® KL-340	300 g
Brij®-30	300 g
Parfümöl	10 g
	1000 g

Öl-Haarwäsche

Natriumlaurylethersulfat (Genapol® LRO, Sipon® ES, Maprofix® ES, Tensagex® DL-6, Texapon® N-25 usw.)	460 g
Türkischrotöl (etwa 50% sulfiert, Typ »Sykanol®« DKM)	475 g
Lanolin, ethoxyliert	25 g
Alkohol	30 g
Essigsäure	5 g
Parfümöl	5 g
	1000 g

Öl-Shampoo

Ricinusöl, sulfatiert (Lankrol® TRN-50)	500 g
Triethanolaminlaurylsulfat (Empicol TLP)	150 g
Wasser	340 g
Phenova	5 g
Parfümöl	5 g
	1000 g

Öl-Shampoo

Natriumlaurylethersulfat	450 g
Coripol®-SO-100 (Stockhausen)	220 g
Polychol®-40 (Croda)	30 g
Sykanol DKM	240 g
Vitamin F, wasserlöslich	20 g
Alkohol	30 g
Essigsäure	5 g
Parfümöl	5 g
	1000 g

Öl-Schaumbad

Zetesol 856 T (Zschimmer & Schwarz)	420 g
Oxypon 288 (Zschimmer & Schwarz)	150 g
Purton CFD (Zschimmer & Schwarz)	80 g
Miglyol 810 (Dynamit Nobel)	120 g
Bronidox-L (Henkel)	2 g
Wasser	208 g
Parfümöl	20 g
	1000 g

18. Flüssig- »Seifen«, Creme- »Seifen«
(s. am Schluß dieses Kapitels die Ausführungen von *H. Olberg*)

Echte »Seifen«, z. B. flüssige Kaliseifen in Gemischen mit Aniontensiden werden selten verwendet. Im Prinzip handelt es sich um Shampoo-artige Formulierungen. Eine Schutzwirkung in Flüssigseifen wird dem quartären Cellulosederivat Ucare Polymer JR (Union Carbide) zugeschrieben.

Seifencreme »Moisturizing« mit Perlmuttglanz

Fettalkoholethersulfat	200 g
(Texapon N-25 oder Genapol LRO, flüssig)	
Texapon SG	200 g
Cocosfettsäurediethanolamid	20 g
(Comperlan KD)	
Kochsalz (Natriumchlorid)	20 g
Bronidox-L (Henkel)	2 g
Parfümöl	2 g
Allantoin	1 g
Hautfeuchthaltefaktor (Lactil®, Goldschmidt)	50 g
Wasser, enthärtet	500 g
	995 g

A)	Cocosfettsäurediethanolamid	10 g
	Parfümöl	8 g
	Natriumlaurylethersulfat, 28%ig	400 g
B)	Lanolin, wasserlöslich (Rewolan AWS)	20 g
	Tego-Betain L-7	110 g
	Bronidox-L (Henkel)	2 g
	Wasser	450 g
		1000 g

Natriumalkylethersulfat, 28%ig	200 g
Cocamide DEA (CTFA)	10 g
Perlglanzkonzentrat B-48 (Goldschmidt)	20 g
Ethylenglykolmonostearat	10 g
Tego-Betain L-7	50 g
Abil B 8843 (lösliches Silicon/Goldschmidt)	5 g
Kochsalz	15 g
Bronidox-L (Henkel)	2 g
Wasser	683 g
Parfümöl	5 g
	1000 g

Creme-»Seife« (für das Gesicht)

Acylglutamate LS-11 (Ajinomoto)	250 g
Polyethylenglykol-(6000)-Monostearat	50 g
Laurinsäurediethanolamid	50 g
Propylenglykol	100 g
Aquaderm® (Novarom)	70 g
Germall®-115	4 g
Methylparaben	2 g
Wasser	469 g
Parfümöl	5 g
	1000 g

Creme-»Seife«
(nach V. Martin/Zschimmer & Schwarz)

Zetesol NL	40 %
Setacin 103 spezial	10 %
Purton SFD	2 %
Wasser + Konservierungsmittel	ad 100%

Creme-»Seife«
(nach V. Martin/Zschimmer & Schwarz)

Zetesol 856 DT	16,0%
Setacin 103 spezial	7,5 %
Purton SFD	3,0 %
Oxypon 2145	2,0 %
Perlglanzmittel GM 4175	5,0 %
Wasser	ad 100,0%

Creme-»Seife«
(nach V. Martin/Zschimmer & Schwarz)

Zetesol 2210	40 %
Amphotensid B 4	16 %
Perlglanzmittel GM 4175	4 %
Kollagenhydrolysat	1 %
Wasser	ad 100%

19. Trocken-»Shampoos«
(Dry shampoos)

Bei diesen Produkten handelt es sich *nicht* um Shampoos, die der Haarwäsche dienen. Vielmehr stellen die Haartrockenshampoos absorbierende Puder dar, mit deren Hilfe das Haar entfettet werden kann, wenn die Zeit für die aufwendige Prozedur des Waschens, Eindrehens, Trocknens und Formens des Haares fehlt.
Der absorbierende Haarpuder wird entweder mittels einer Plastikquetschflasche oder in Druckverpackung (Aerosol) angewendet. Als Basis dienen Pulver auf Grundlage von Reisstärke, die sich leicht aus dem Haar ausbürsten läßt. Wichtiger Rohstoff ist die »Haartrockenshampoobasis« (Dr. Hauser KG, Landschaftsstr. 2, D-8100 Garmisch-Partenkirchen). Für den gleichen Zweck wird »Dry-Flo« ein Aluminiumsalz des Halbesters der Maisstärke angeboten (National Starch bzw. in Europa: Delft National Chemie, Rotterdamsweg 268-270, N. V. Delft Niederl).
Magnesiumcarbonat, Natriumbicarbonat, Talk, Borax und ähnliche saugfähige Pulver dienen als Additive.

Syndet-Waschstücke, Waschtenside für die Körperreinigung
H. Olberg

Die herkömmlichen Fettsäure-Toilettenseifen sind wegen ihrer einfachen Herstellung, Wirtschaftlichkeit und guten Handhabung nach das meistgebrauchte Reinigungsmittel. Aus der chemischen Entwicklung sind etwa seit 1930 einige grenzflächenaktive Stoffe (Surfactans), insbesondere anionaktive Tenside bekannt. Die Acyl-Isethionate (Igepone, GAF-Corp.; Hostapone, Hoechst) werden durch Anlagerung von Ethylenoxid an Bisulfid und Veresterung mit Acylchlorid und Bildung des Natriumsalzes hergestellt ($RCOOCH_2CH_3Na$). Auch in hartem Wasser entfalten diese Tenside eine milde gute Wirkung mit einem pH-Bereich zwischen 6 und 8 und einer guten Löslichkeit in warmem Wasser. Ihr Verhalten auf der Haut ähnelt dem der Seifen. Acyl-Isethionate werden häufig in Kombination mit Seifen auf Fettsäurebasis angewendet.
Igepon AC 78 ist ein Natriumcocoyl- und Hostapon KA ein 80%iges Fettsäure-Isethionat. Beide Substanzen sind bewährte Grundlagen für ein Syndet-Waschstück (Syndet-Bar, Dove®).
Diese Grundlagen der chemischen Herstellung von Tensiden als Reinigungsmittel für die Haut führten zu Weiterentwicklungen, die interessante Alternativen zu bestimmten Anwendungsbereichen zu den Seifen bieten:
Alkalifrei; hoher Reinheitsgrad; gute Schaum- und Waschkraft (stärker als bei Fettsäureseifen); gute Möglichkeit der Einarbeitung von antimikrobiellen, desodorie-

---

* Dr. Helmuth Olberg, D-6200 Wiesbaden

renden und hautpflegenden Wirkstoffen; gute Handhabung und Wirkung auch bei kalkreichem Wasser.

Für den Verbraucher, insbesondere mit empfindlicher Haut, ekzematöser Veranlagung, Neigung zu Pickelbildung und Akne sowie mit Abnutzungsdermatosen, bedeuten Syndets-Reinigungsmittel höherer Qualität eine Alternative zu den Fettsäureseifen. Alkaliseifen begünstigen das Wachstum von Keimen, z. B. pathogener Staphylokokken, insbesondere bei mangelhaftem Abspülen und Abtrocknen. Die gute Emulsionsbildung des Hauttalgs durch Syndets ist bei Aknehaut in den seborrhoischen Zonen wie Gesicht, Hals und Rücken besonders wertvoll, da bei Aknekranken eine Emulgierbarkeit des Talgs fehlt.

Einige Syndetmassen haben zur Herstellung von Waschstücken besondere Bedeutung erlangt. Als generelle Richtlinie gilt für die Formulierung:

Surfactants	30 bis 70 g-%
Plasticizers	10 bis 30 g-%
Füllstoffe	10 bis 30 g-%
Additiva	0 bis 20 g-%
Wasser	3 bis 10 g-%

Bei der endgültigen Formulierung sind oft erhebliche Schwierigkeiten bei der Einmischung von Zusätzen spezieller Wirkung zu überwinden.

Eine Mischung von Syndetmasse mit Fettsäureseifen als sogenannte »halbsynthetische« Seifen sind besonders in den USA verbreitet, während z. B. in Japan die Acylglutamate [-OOCCH$_2$CH$_2$CH(NHCOR)COO-] allgemeine Bedeutung erlangt haben. In Europa finden die Fettalkoholsulfate ($C_nH_{2n-1}OSO_3H$) und die -sulfosuccinate ($NaO_3SCHCOOR \cdot CH_2COONa$) bevorzugt Anwendung als Natriumsalze mit u. a. Polysacchariden als Füllsubstanzen. Auch andere Zusätze, wie hochpolymerisierte Polyethylenoxide, Stearinsäure und andere sind üblich.

Erhöhte Sorgfalt erfordert die Einstellung des Wassergehaltes und der rückfettenden Additiva. Nicht nur von diesen Zusätzen, sondern auch von anderen Hilfsstoffen, ist die innere Struktur eines Syndet-Waschstücks abhängig, die wiederum für das Verhalten während des Gebrauchs verantwortlich ist. Die hohe Waschkraft der Syndets (2- bis 3mal stärker als Seife) führt häufig zu einer Entfettung und einem Wasserverlust der Hornzellschicht der Haut, mehr oder weniger tiefgreifend, besonders dann, wenn der Verbraucher die Gewohnheit der Anwendung von der Fettsäure-Toilettenseife her übernimmt. Syndet-Waschstücke verlangen daher eine ausgewogene Rückfettung, um sekundär Hautschäden zu vermeiden. Deutliche Zeichen solcher Nebenerscheinungen sind die Rauhigkeit der Epidermis und die Austrocknung, die zu Rhagaden führen können.

Ein angenehmes gleitendes weiches »Feeling« auf der Haut ist subjektiv wie objektiv entscheidend und macht den Wert einer Formulierung deutlich. Eine Prüfung nach dermatologischen Gesichtspunkten über Verträglichkeit, Hydratation und anderes ist unabdinglich.

Im Gegensatz zu Seifen wird bei Syndets oft eine Versumpfung beobachtet, d. h., das Syndet-Stück erweicht durch Wasser, mehr oder weniger tiefgehend. Ein Zusatz von ca. 1g-% Aluminiumtriformiat (GS 5003, Zschimmer & Schwarz) zur Grundlage des Syndets, z. B. Zetesap 813 A (Zschimmer & Schwarz) vermindert die Versumpfung etwa um 50%. Zetesap ist eine vorgemischte Syndet-Seifengrundlagenmasse mit Fettalkoholsulfaten und Sulfosuccinaten als waschaktive Substanzen.

Die Erhöhung der hydrophoben Eigenschaften durch Zumischen von Mono- und Diglyceriden als Rückfetter senkt ebenfalls den Grad der Versumpfung, während andere Rückfetter, wie z. B. Oxypon 2145 (PEG-15 Glyceryl-Isostearate, CTFA) das Gegenteil bewirken können, dies gilt auch für verschiedene Wachse, die als Plastifizierungsstoffe zugegeben werden. Zur Verbesserung der Hautverträglichkeit und -freundlichkeit werden pflegende Zusätze verwendet, die vielfach jedoch das Vermögen, Wasser aufzunehmen, erhöhen und damit auch die Möglichkeit der Versumpfung steigern. Die mehr oder weniger starke Versumpfung des Syndet-Stücks bedingt auch eine höhere Abnutzung beim Waschvorgang, d. h., es wird mehr Masse vom Waschstück abgenommen, als zum Reinigungsvorgang notwendig ist. Dadurch wird das Waschstück nicht nur unwirtschaftlich, sondern die Haut wird auch außergewöhnlich belastet.

Das Verhältnis zwischen Bindemittel/Weichmacher und Syndetmasse/Additiva ist also sehr kritisch zu beachten.

Auch die Schaumbildung (Schaumkraft und -volumen) wird von vielen Zusätzen positiv oder negativ beeinflußt. Amphotensid GP 2009 (amphoteres Tensid auf Cocosimidazolin-Basis; Amphoteric-2, CTFA), das besonders gut verträglich ist, erhöht das Schaumvolumen in Abhängigkeit von der Konzentration, während Rückfetter negativ auf Schaumbildung und -volumen einwirken können. Bei Zusatz von Rückfettern muß zu deren Emulgierung ein Teil des Tensids benutzt werden, wodurch der Gesamteffekt des Tensids vermindert wird.

Ein Syndet-Waschstück muß unabhängig von der Härte des Wassers auch in kaltem Wasser gut löslich sein und eine hinreichende Schaumbildung ermöglichen. Der pH-Bereich soll bei 4,5 bis 6,0 liegen und muß evtl. über Säurezugabe oder Puffer eingestellt werden (Citronensäure). Additiva, wie antimikrobielle Substanzen (Triclosan), Desodorantien (Hydagen-Deo), Parfümöle müssen hinsichtlich ihrer Verträglichkeit und Stabilität mit den Grundlagen genau überprüft werden. Sie sind mitverantwortlich für die Erhaltung der inneren Struktur des Waschstücks und damit für den optimalen Gebrauch.

Zur Verbesserung der Hautfreundlichkeit von Tensidstücken werden u. a. folgende Zusätze empfohlen:

Rückfetter, Feuchtigkeitsfaktoren – zur Verminderung der Rauhigkeit, insbesondere bei häufigem oder ständigem Gebrauch –, natürliche Öle, Wachse, Proteine (Elastin- und Collagenhydrolysate), Pflanzenextrakte (besonders schwierig zu stabilisieren, Aloe-Extrakt), Allantoin oder andere pharmakologisch relevante Substanzen. Die Auswahl solcher Additiva berücksichtigt im allgemeinen den Produktnutzen bzw. die Zielsetzung der Anwendung.

Polyphosphatzugaben tragen wesentlich zur Verbesserung der Rauhigkeit bei, ohne die Reinigungskraft wesentlich zu verschlechtern; der Austrocknungseffekt der Syndets wird vermindert.

Der Komplex »Syndet-Waschstücke« ist sehr umfangreich. Einzelheiten über die Tenside selbst und deren Verarbeitung müssen in der speziellen Literatur nachgelesen werden.

Flüssige Tensidlotionen
(s. Abschn. 18., S. 506)

Grundsätzlich gelten für diese Liquidaformen die gleichen Voraussetzungen wie für die Syndet-Waschstücke hinsichtlich der reinigenden und pharmakologischen hautfreundlichen Eigenschaften. Im allgemeinen spricht man von »flüssigen Nichtseifen«. Solche Formulierungen werden nicht nur für Hände- und Körperreinigung, sondern auch für die Gesichtswäsche verwendet. Bei der Auswahl der Substanzen ist die Toxikologie von noch größerer Bedeutung, da die Berührung mit der Augenschleimhaut sehr intensiv sein kann.

In der Galenik liegen die Schwierigkeiten in der häufig auftretenden Trübung, insbesondere nach Lagerung, auch einsetzender Fällung von Zusätzen sowie in einer Viskositätsveränderung. Der oft starke Eigengeruch der Zusatzstoffe macht die Parfümierung schwierig. Nicht selten »verkriecht« sich der Duftstoff und tritt erst während des Reinigungsvorgangs wieder auf oder erhält nach kurzer Lagerzeit einen völlig anderen Charakter.

Natriumlaurylsulfat ist eine Standardsubstanz für die Waschlotionen mit guter Schaumbildung auch in Verbindung mit anderen Surfactants oder Stabilisatoren.

Eiweiß-Fettsäurekondensate haben weniger Nebenerscheinungen, vor allem gegenüber der Schleimhaut. Auch α-Olefin-Sulfonate zeigen gute reinigende und schäumende Eigenschaften, sie sind etwas problematisch bei der Einstellung der Viskosität. Glucamate dienen bei den flüssigen Syndets häufig als Dickmacher. Die notwendigen Zusatzmengen liegen zwischen 0,5 bis 5,0 g-%, die Schaumbildung wird nur wenig beeinflußt.

Die Nebenwirkungen dieser Reinigungsmittel betreffen vorwiegend die Hornzellenschicht der Haut. Die echten chemischen Schäden hängen von der Kettenlänge der WAS ab, wobei sich die Toxizität in Abhängigkeit von der C-Kettenlänge erhöht.

Beide Syndets – Waschstücke und Lotion – haben große Marktanteile in den USA und in den letzten Jahren auch in Europa erobert. Auch der Markt der hochpreisigen Kosmetikserien hat sich für besonders ausgewählte Formulierungen den Syndet-Reinigungsmitteln geöffnet (70–77).

Tabelle 2 Synthetische Detergentien, gebräuchlich in Syndet-Waschstücken (Na-Salze)

Acyl-N-methylaurat	RCON(CH$_3$)CH$_2$CH$_2$SO$_3$Na
Fettsäure und Isethionsäure	RCOOCH$_2$CH$_2$SO$_3$Na
Fettalkoholsulfate	ROSO$_3$Na
Monoalkylsulfosuccinat	NaO$_3$SCHCOORCH$_2$COONa
Alkylsulfoacetat	ROSO$_2$CH$_2$COONa
Glycerinestersulfat	RCOOCH$_2$CHOHCH$_2$OSO$_3$Na
Acylglutamat	-OOCCH$_2$CH$_2$CH(NHCOR)COO-

Rezepturvorschläge:

1. Igepon AC-78 — 20,000%
   Na-Laurylsulfoacetat — 16,000%
   Paraffin — 19,000%
   Wachs (microcrist.) — 1,000%
   Stärke — 8,000%
   Kokosnußöl-Fettsäure — 2,000%
   Diethanolamidlaurat — 2,000%
   Dextrin — 21,000%
   Milchsäure, 88%ig — 1,000%
   Wasser — 10,000%

2. Na-Laurylsulfat — 20,00%–30,00%
   Cocamidopropyldimethyl
     amidoxid — 5,00–10,000%
   Stearyl-dimethylaminoxid — 7,00–10,000%
   Wasser, purifiziert — q.s.
   Konservierungsmittel — q.s.
   Farbstoffe — q.s.
   Parfümöle — q.s.

3. α-Olefin-sulfonat, 40%ig — 20,00–30,000%
   Lauramid — 3,00– 7,000%
   Na-chlorid — 0,10– 0,250%
   Citronensäure — 0,10– 0,200%
   EDTA = Ethylendiamintetraessigsäure — 0,075%
   Rückfettungssubstanz — 0,50– 1,000%
   Wasser, purifiziert — q.s.
   Konservierungsmittel — q.s.
   Farbstoffe — q.s.
   Parfümöle — q.s.

4. α-Olefin-sulfonat, 40%ig 25,00–40,000%
   Cocoamidopropyl-Betain 5,00–10,000%
   Lauramid 3,00– 7,000%
   Na-Chlorid 0,10– 0,250%
   Citronensäure 0,10– 0,200%
   EDTA = Ethylendiamintetraessigsäure 0,075%
   Rückfettungssubstanz 0,50– 1,000%
   Wasser, purifiziert q.s.
   Konservierungsmittel q.s.
   Farbstoffe q.s.
   Parfümöle q.s.

5. α-Olefin-sulfonat, 40%ig 15,00–25,000%
   Na-Laurylethersulfat, 56%ig 20,00–35,000%
   Cocamidopropyl-Betain 3,00– 5,000%
   Lauramid DEA 3,00– 5,000%
   EGMS = Ethylenglykolmonostearat 0,50– 1,000%
   Citronensäure 0,10– 0,200%
   EDTA = Ethylendiamintetraessigsäure 0,075%
   Wasser, purifiziert q.s.
   Konservierungsmittel q.s.
   Farbstoffe q.s.
   Parfümöle q.s.

6. Na-Laurylsulfat, 28%ig 0,00–20,000%
   Na-Cocos-Seife, 40% 0,00–35,000%
   Cocamidopropyl-Betain 3,00– 7,000%
   Cocamid MEA 3,00– 5,000%
   Latex, polysteren 0,50– 1,000%
   PEG-6000-Distearat 1,00– 2,000%
   Isopropylmyristat 0,50– 1,000%
   EDTA = Ethylendiamintetraessigsäure 0,075%
   Wasser, purifiziert q.s.
   Konservierungsmittel q.s.
   Farbstoffe q.s.
   Parfümöle q.s.

7. Zetesap 813 A 94,00%
   Oxypon 2145 1,00%
   Triclosan 1,00%
   Hydagen Deo 2,00%
   Parfümöle q.s.
   Farbstoffe q.s.

Literatur

(1) *Stache, H.:* »Tensid-Taschenbuch«, 2. Aufl., C. Hanser-Verlag, München (1981)
(2) *Davidsohn, A.* u. *Milwidshky, B. M.:* »Synthetic Detergents«, 6. Edition, G. Godwin Ltd., London (1978)
(3) *Henkel; K.* (Herausgeber): »Waschmittelchemie«, Dr. A. Hüthig-Verlag, Heidelberg (1976)
(4) *Lorenz, P.:* »Tenside in Kosmetika und Pharmazeutika«, Ärztl. Kosmetologie 11, S. 15–22 (1981)
(5) *Bueren, H.* u. *Großmann, H.:* »Grenzflächenaktive Substanzen«, Verlag Chemie, Weinheim (1971)
(6) *Schwuger, M. J.* u. *Bartnik, F. G.:* »Interactions of anionic surfactants with Proteins« in »Anionic Surfactants«, Surfactant science series Vol. 10, ed. *Chr. Gloxhuber,* Marcel Dekker Inc., New York (1980)
(6a) *Zeidler, U.* u. *Reese, G.:* Ärztl. Kosmetologie 13, S. 39–45 (1983)
(7) *Gloor, M.:* »Pharmakologie dermatologischer Externa«, Springer-Verlag, Berlin, Heidelberg, New York (1982)
(8) *Leyden, J. J.* in: »Principles of cosmetics for the dermatologist« von Ph. Frost u. St. N. Horwitz, S. 16–26, C. V. Mosby Comp., St. Louis Toronto, London (1982)
(9) *Quack, J. M.* u. *Reng, A. K.:* Fette, Seifen, Anstrichmittel 78, S. 200–206 (1976)
(10) *Alexander, Ph.:* »Formulations for shampoos for frequent use« SPC, S. 567 u. 569, Nov. 1982
(11) *Goldemberg, R. L.:* J. Soc. Cosmet. Chem. 30, S. 415–427 (1979)
(12) *Faucher, J. A.* u. *Goddard:* J. Soc. Cosmet. Chem. 29, S. 323–338 (1978)
(13) *Faucher J. A.* u. *Goddard:* J. Soc. Cosmet. Chem. 29, S. 339–352 (1978)
(14) *Reng, A. K.* u. *Skrypzak, W.:* Seifen, Öle, Fette, Wachse Nr. 3/1978, S. 67–70; Nr. 4/1978, S. 101–105 u. Nr. 7/1978, S. 185–187
(15) *Verdicchio, R.* u. *Walts, J.:* USP 3 950 417 v. 13. 4. 1976 (Johnson & Johnson)
(15a) *Verdicchio, R.* u. *Rodon, M. C.:* USP 4 186 113 v. 29. 1. 1980 (Johnson & Johnson)
(16) *Markland, W. R.* (Editor): Norda Briefs Nr. 479, März 1977
(17) *Lindemann, M. K. O.* u. Mitarb.: USP 4 215 064 v. 29. 7. 1980 (Johnson & Johnson and Mona-Industries)
(18) *Lindemann, M. K. O.* u. *Verdicchio, R. J.:* USP 4 233 192 v. 11. 1. 1980 u. USP 4 231 903 v. 4. 11. 1980 (Johnson & Johnson)
(19) *Reng, A. K.* u. *Quack, J. M.:* Seifen, Öle, Fette, Wachse Nr. 11/1976, S. 307–311; Nr. 12/1976, S. 339–342
(19a) *Reng, A. K.:* Parfuem. Kosmet. 61, S. 87–97 (1980)
(20) *Orshitzer, P.* u. *Macander, A.:* USP 4 012 341 v. 15. 3. 1977 (Am. Cyanamid Comp.)
(21) *Navarro R.* in: »Principles of cosmetics for the dermatologist«, S. 30, von Ph. Frost u. St. N. Horwitz, C. V. Mosby Comp., St. Louis, Toronto, London (1982)
(22) *Gerstein, T.:* USP 3 990 991 v. 9. 11. 1976 (Revlon Inc.)
(23) *Ploog, U.:* »Amphotere Tenside« Seifen, Öle, Fette, Wachse Nr. 12/1982, S. 373–376
(23a) *Hüttinger, R.:* Parfuem. Kosmet. 58, S. 127–131 (1977)
(24) *Gerstein, T.:* USP 4 033 895 v. 5. 7. 1977 (Revlon)
(25) *Hitz, H., Schäfer, D.* u. Mitarb.: Seifen, Öle, Fette, Wachse Nr. 1/1983, S. 20–21 und Nr. 2/1983, S. 43–45
(25a) *Hein, H., Jaroschek, H. J.* u. *Melloh, W.:* Fette, Seifen, Anstrichmittel 80, S. 448–453 (1978)
(26) *Schuster, G., Modde, H.* u. *Scheld, E.:* Seifen, Öle, Fette, Wachse Nr. 14, v. 7. 7. 1965 (Sonderdruck)

(27) *Goldemberg, R. L.* in: »Principles of cosmetics for the dermatologist«, ed. by Ph. Frost und St. N. Horwitz, S. 274–276, C. V. Mosby Comp. St. Louis, Toronto, London (1982)
(28) *Markland, W. R.:* »Cationic film forming resins in shampoos«, Norda Briefs Nr. 464 (1975)
(29) *Quack, J. M.* u. *Reng, A. K.:* Parfuem. Kosmet. 56, S. 157–167 (1975)
(30) *Täuber, G.* u. *May, A.:* Tenside Detergents 19, S. 151–154 (1982)
(31) *Schut, J.:* Tenside Detergents 19, S. 155–157 (1982)
(32) *Schlachter, A.* u. *Dierkes, H.:* Fette, Seifen, Anstrichmittel 53, S. 207 (1951)
(33) *Colson, R.:* VIII Congrés Intern. d'Esthétique et de Cosmétologie, Paris, Juni 1953
(34) *Götte, E.:* Melliand Textilberichte 32, S. 210 (1951)
(35) *Wilmsmann, H.:* Referat in SÖFW 90, S. 744 (1964)
(36) *Ross, J.* u. *Miles, G. D.:* Oil Soap 18, S. 99–102 (1941) (DIN 53 902, Bl. 2)
(37) *Gohlke, F. J.:* Parfuem. Kosmet. 43, S. 19 (1964)
(38) *Pasztor-Rozza:* Fette, Seifen, Anstrichmittel 74, S. 235 (1972)
(39) *Merill, R. C.* u. *Mofett, F. T.:* Oil Soap 21, S. 170 (1940)
(40) *Lederer, E. L.:* Seifensieder Ztg. 63, S. 331 (1936)
(41) *Götte, E.:* Melliand Textilberichte 29, 65, S. 105 (1948)
(42) *Dähn* u. *Sturm, W.:* Parfuem. Kosmet. 55, S. 38 (1974)
(43) *Moldovanyi, L., Hungerbühler, W.* u. *Lange, B.:* »Polyvalente Methode zur Prüfung der Schaumqualität«, Sonderdruck Ciba-Geigy AG, Basel
(44) *Kaufmann, H. P., Baltes, J.* u. *Duddek, E.:* Fette, Seifen, Anstrichmittel 56, S. 596 (1954)
(45) *Melloh, W.:* Dragoco-report Nr. 1/1967
(46) *Reng, A. K.:* Seifen, Öle, Fette, Wachse 105, S. 539–541, 568–571 u. 597–600 (1979)
(47) *Tschakert, H. E.:* Seifen, Öle, Fette, Wachse Nr. 20/1960, S. 577–588
(48) *Bergerhausen, H. W.* u. *Reng, A. K.:* Seifen, Öle, Fette, Wachse 96, S. 613–616 u. 657–661 (1970)
(49) *Hoffmann, H.:* Seifen, Öle, Fette, Wachse 95, S. 667–672 (1969)
(50) *Hein, H.:* Parfuem. Kosmet. 56, S. 339–344 (1975)
(51) USP 3 976 781 v. 24. 8. 1976 u. Brit. P. 1 391 801 v. 23. 4. 1975 (L'Oreal, Paris)
(52) *Gerstein, T.:* »Trends and aspects of contemporary shampoos II. Developments in shampoo technology«, Cosmetic Formulary 1978 (Allured Publishing Corp.)
(53) *Geleick, H.* u. *Klecak, G.:* »Prüfung von Shampoos am Kaninchenauge«, Seifen, Öle, Fette, Wachse 107, S. 449–454 (1981)
(54) *Plewig* u. *Kligman, A. M.:* Arch. klin. exp. Derm. 326, S. 406 (1970)
(55) *Kligman, A. M., Mc Ginley, K. J.* u. *Leyden, J. J.:* »Kopfschuppen, ihre Ursache und Behandlung« in: Orfanos, C. »Haar und Haarkrankheiten«, G. Fischer, Stuttgart, S. 663–680 (1979)
(56) *Leyden, J. J., Mc Ginley, Kligman, A. M.:* »Principles of cosmetics for the dermatologist ed. by Ph. Frost u. St. N. Horwitz, C. V. Mosby Comp. St. Louis, Toronto, London 167–172 (1982)
(57) *Gloor, M.:* »Pharmakologie dermatologischer Externa«, Springer-Verlag, Berlin, Heidelberg, New York, S. 154 (1982)
(58) *van Abbé, N. J.* u. Mitarb.: Intern. J. Cosmet. Sci. 3, S. 233–240 (1981) (»The effect of hair care products on dandruff«)
(59) *Heilgemeier* u. *Braun-Falco, O.:* »Hair Research« ed. von C. Orfanos, W. Montagna u. G. Stüttgen, S. 588 (1981) (siehe oben!)
(60) *Seiler, W. G.:* Akt. Derm. 7, S. 51–59 (1981)
(61) *Plewig, G.:* »Kopfschuppen und ihre Behandlung«, Ärztl. Kosmetologie 1, S. 109–114 (1971)
(62) *Gloor, M.:* Der Hautarzt 30, S. 236–241 (1979) u. »Hair Research« S. 557–558 (1981)

(63) *Wedig, J. H.* u. *Henderson, R.* in: »Hair-Research« S. 565–567 (Lit. 59)
(64) *Charlet, E.* u. *Finkel, P.:* Parfuem. Kosmet. 60, S. 449–451 (1979)
(65) *Futterer, E.:* J. Soc. Cosmet. Chem. 32, S. 327–338 (1981)
(66) *Gerstein, T.:* Cosmet. & Toiletries 96, S. 45–47 (1981)
(67) *Gerstein, T.:* Cosmet. & Toiletries 96, S. 49–55 (1981)
(68) USP 3 940 482 v. 24. 2. 1976
(69) *Box, J. A.* u. *Sudgen, K.:* Pharm. acta Helv. 55, S. 120–124 (1980)
(70) *Proserpio, G., Megler, G.* u. *Volonté, E.:* Detergenti cutani in forma solida, Riv. Ital. Aerosol. 61, S. 552–557 (1979)
(71) *Tronnier, H.:* »Hautreinigung aus hygienischer und dermatologischer Sicht«, Tenside Detergents 16, S. 217–225 (1979)
(72) *Jungermann, E.:* »The Formulation and Properties of Syndet Bars«, Cosmetics & Toiletries, Vol. 97, S. 77–80 (1982)
(73) *Frank, E. M.:* »Formulation Technology of Liquid Soap,« Cosmetics & Toiletries, Vol. 97, S. 49–54 (1982)
(74) *Formulary:* »Personal Cleansers Bath Products«, Cosmetics & Toiletries, Vol. 97, S. 94–109 (1982)
(75) *Martin, V.:* »Liquid and Solid Synthetic Soap«, Vortrag Dichem-Symposium Mai 1982 in Athen
(76) *Frosch, P. J.:* »Principles of Cosmetics for the Dermatologist«, Ph. Frost u. St. N. Horwitz; C. V. Mosby Comp., St. Louis, Toronto, London (1982)
(77) *Schrader, K.:* »Grundlagen und Rezepturen der Kosmetika«, Dr. Alfred Hüthig Verlag, Heidelberg (1979)

Kapitel XI

Haarpflegepräparate
(Hair grooming preparations)

1. Die Struktur des Haares

Morphologisch kann man beim Haar, bei Wolle und anderen Säugetierhaaren drei hauptsächliche Bauteile unterscheiden:

Cuticula, Cortex und *Medulla*

Cuticula

Die 3,5 bis 4,5 µm dicke Cuticula (Schuppenschicht) macht etwa 10 Gew.-% der Haarfaser aus und besteht aus fünf bis zehn Lagen platter, sich überlappender Schuppen, die dachziegelförmig übereinander gelagert sind und den übrigen Rest des Haarschaftes teilweise umschließen. Die flachen Hornschuppen werden durch eine Art Zement oder Kittsubstanz miteinander und mit ihrer Unterlage verklebt. Unter chemischer Einwirkung sieht man im mikroskopischen Bild eine tannenzapfenartige Abspreizung und teilweise Ablösung der Cuticulazellen unter Herauslösung der interzellulären Kittsubstanz (1).

Das Kaltdauerwellverfahren, Bleichen und sogar das Kämmen vermögen die Cuticula zu verändern (2).

In der Wollforschung wird noch diskutiert, ob eine Epicuticula als nach außen abschließender Überzug vorhanden sei oder ob sie lediglich die einzelnen Cuticulazellen zusammenhält (3). Diese Epicuticula besteht hauptsächlich aus proteinhaltigem Material (4).

Cortex (Faserstamm)

Die Peptidketten im Keratin der Haare (und Nägel) besitzen gegenüber der globulären Struktur des Hautkeratins einen *fibrillären* Aufbau.

Die Nomenklatur der Architektonik des Haares ist nicht eindeutig (5).

Die Cortex (fem., es wird auch der Ausdruck »der« Cortex verwendet, u. a. bei *Orfanos*) besteht aus Fibrillen (auch Tonofibrillen genannt) mit einem durchschnittlichen Durchmesser von 0,2 µm.

Jede Fibrille besteht aus einer Gruppe von Filamenten, die auch als Mikrofibrillen bezeichnet werden und deren Durchmesser etwa 60 Å (10 Å = 1 nm) beträgt (6).

Jedes Filament besteht wiederum aus einem Bündel von Protofilamenten (7), die

Bildtafeln (siehe Text auf Seite 520)

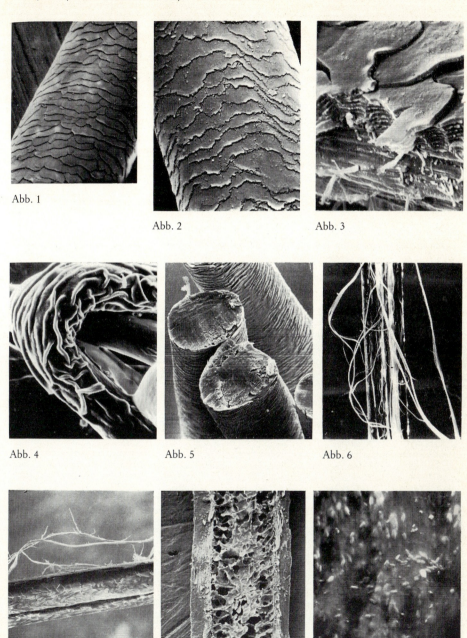

Abb. 1

Abb. 2

Abb. 3

Abb. 4

Abb. 5

Abb. 6

Abb. 7

Abb. 8

Abb. 9

Abb. 1   Humanhaar, dessen Cuticula noch vollkommen unabgenutzt ist (ca. 500fach)

Abb. 2   Normal strapaziertes Haar (ca. 600fach)

Abb. 3   An einem aufgerissenen Haar lassen sich die Lagen der Cuticula-Platten (8 bis 10 Stück) gut erkennen. Zwischen ihnen quillt eine Art Zement- oder Kittsubstanz hervor (ca. 2500fach)

Abb. 4   Nach einer längeren reduzierenden Behandlung bleibt vom Haar fast nur die Cuticula als weitgehend entleerter, gefalteter Schlauch erhalten (ca. 1500fach)

Abb. 5   Abgeschnittenes Haar ist in der Schnittfläche durch die »Kittsubstanz« verschmiert (Butterbroteffekt) (ca. 150fach)

Abb. 6   Bei einem aufgerissenen Pferdeschweifhaar lassen sich in der Cortex lange Kabel und Kabelstränge, wie sie auch in Humanhaar gefunden werden, besonders deutlich zeigen. Dies steht im Widerspruch zu einer älteren Auffassung der Wollforschung, nach der die Cortex von Haaren aus sehr viel kürzeren und gedrungeneren »Spindelzellen« aufgebaut sein soll (ca. 50fach)

Abb. 7   Kabelstränge in menschlichem Haar (ca. 100fach)

Abb. 8   Medulla eines sehr steifen Haares, Rückenhaar eines Stachelschweines (ca. 100fach)

Abb. 9   Bei einem durch Reduktion zerstörten Haar liegen die Pigmente an der Innenseite der erhalten gebliebenen Cuticula (ca. 5000fach)

man auch Protofibrillen oder α-Filamente nennt. Diese haben einen Durchmesser von etwa 20 Å (8) und sind in eine zusammenhängende amorphe interfilamentäre Matrix eingebettet, die auch γ-Matrix genannt wird. Die sogenannte interfibrilläre Matrix stellt anscheinend eine Kittsubstanz dar, die den Zusammenhalt der Filamente zu Fibrillen gewährleistet.

Überhaupt scheint der Kittsubstanz für den Zusammenhalt der »Filatinkabel« zu »Kabelsträngen« eine größere Bedeutung zuzukommen, worauf *Kuczera* (9) hingewiesen hat. Er beobachtete anhand von Aufnahmen mit dem Raster-Elektronenmikroskop an Schnitten des Haares einen »Butterbroteffekt«, der auf die reichlich vorhandene Kittsubstanz hinweist. Im übrigen gelangt er zu der Auffassung, die Haarfaser könne nicht aus Spindelzellen bestehen, worüber die Diskussion noch nicht beendet ist (10).

Man nimmt ferner an (11), daß die Protofibrillen aus drei α-Helices bestehen, die spiralig zu einem Bündel gedreht sind. Andere nehmen an, daß jede Protofibrille zwei oder drei Helices besitzt (12). Die »Kabel« scheinen nach einem 9 + 2-Ordnungsprinzip gebündelt zu sein (neun Stränge umgeben zwei in der Mitte verlaufende Stränge).

Eine andere Theorie für die Anordnung der α-Helices in den Protofilamenten wird neuerdings diskutiert (13).

Die Cortex enthält nach *Orfanos* (14, 14a) zwei Keratinmuster:
  der fibrillär aufgebaute Orthocortex und
  der afibrilläre Paracortex.

Auch das Gefüge der Cortex scheint für den Vorgang der Kaltdauerwellung des Haares von Bedeutung zu sein.

Für die Beurteilung des Haarzustandes ist die Alkalilöslichkeit des Haares von Bedeutung, die mit Erhöhung des Cysteinsäuregehaltes linear ansteigt, so daß besonders Veränderungen durch Oxidationsmittel geprüft werden können (15).

Die Medulla, »Markkanal«

Die Medulla zeichnet sich durch Lufttaschen aus, wobei die sie bildenden Kammerwände dem Haar eine gewisse Steifigkeit verleihen (jedenfalls kann man dies bei Borstentieren, besonders beim Stachelschweinstachel beobachten). Diese Hohlräume im Inneren des Haares werden von trabekelförmig angeordnetem spongiösem Keratin umgeben, das osmiophile Einschlüsse zeigt (14).

Die Proteine des Markkanals sind in der Wolle ihrer chemischen Natur nach verschieden von denen der Cortex (16).

Die Haare unterliegen alternierenden Wachstums- und Rückbildungsphasen (Anagen und Telogen) und einer kurzen Übergangsphase (Katagen). Beim Menschen laufen diese Phasen asynchron ab, d. h. jedes Haar hat seinen individuellen zu dem anderer Haare verschobenen Zyklus. Das Anagen dauert am längsten, man nimmt im mittleren Alter 2 bis 6 Jahre an.

2. Hormone und Haarwachstum

Paradoxerweise scheint es zwei verschiedene Mechanismen der hormonellen Beeinflussung der Haare zu geben, nämlich einmal die stimulierende Wirkung der androgenen Hormone auf das Wachstum des männlichen Bartes und der Sexualbehaarung in den Achseln und der Schamgegend und zum anderen die durch Androgene induzierte männliche Glatze (male pattern baldness, *Alopecia androgenetica*). Der Ablauf des Haarzyklus und der Haarwuchs in der anagenen Phase werden durch Steroid- und Schilddrüsenhormone beeinflußt.

Einige Wissenschaftler (18) teilen die hormonelle Beeinflussung des Wachstums der Körperhaare in Androgen-abhängigen Haarwuchs (Achsel, Scham, Bart) ein und in Haarwuchs, der z. B. im Gesicht, am Rumpf und den Extremitäten unabhängig von androgenen Hormonen, stattfindet. Kastraten (Eunuchen) bekommen niemals eine Glatze. Paradoxerweise stimulieren Androgene die Aktivität der Körperfollikel (Akne!) und hemmen die Follikel der Kopfhaut.

Man kann auch sagen: Testosteron stimuliert die Talgdrüsensekretion, Kastration dagegen reduziert sie.

Follikel der kahlen menschlichen Kopfhaut weisen größere 5α-Reductase-Aktivität auf als solche an behaarten Stellen (19). Testosteron wird zu 5α-Dihydrotestosteron umgewandelt (10, 21).

3. Ernährung und Haar

Bei Mangelernährung können Haarschäden und auch eine Veränderung der Haarfarbe und des -durchmessers auftreten.

Diese ist z. B. bei der in Indien auftretenden Aminosäuren-Mangelerscheinung, Kwashiorkor, zu verzeichnen, die durch Vitamin-B-Gaben (Vitamin B_6 – auch lokal wirksam –) verschwindet.

Ein besonders wichtiger Bestandteil des Haares scheint Zink zu sein (*Remedco*, 1978 und *Klevor*, 1978).

Riboflavin spielt eine Rolle bei der Pigmentierung des Haares. Durch schwefelhaltige Aminosäuren in der Ernährung von Tieren kann deren Wolle mit Proteinen von hohem Schwefelgehalt angereichert werden.

Gelatine führt in der menschlichen Ernährung zu festeren Fingernägeln (22) und auch der Durchmesser der Haare wurde erhöht (23).

Eine spezielle Gelatine-Cystin-Diät führte zur Intensivierung des Haarwuchses und zu einer Zunahme des Durchmessers der Haarfiber (24).

4. Beeinflussung des Haares durch kosmetische Mittel

Zur Stimulierung des Haarbodens sind üblicherweise schwach hyperämisierende Kräuterextrakte gebräuchlich, ferner Panthenol und seine Salze, Aminosäurekomplexe und verschiedene andere Stoffe, z. B. nichtionogene Tenside vom Typ Tween®-20, das die Keimzellenproliferation in der Haarzwiebel stimuliert [*Schreck-Purola, Lindvoss, Nyström* u. *Setälä*, S. 344–349 in: »Hair Research« (17)].

Setälä und *Schreck-Purola* haben aufgrund dieser Befunde das Finnische Patent 48 532 erwirkt und das »Bioscalin« genannt Haartonicum und Shampoo auf den Markt gebracht, das Tween®-20 und Menthol enthält.

5. Conditionierwirkung durch Hair-Rinses

Im vorhergehenden Kapitel wurde bereits die Conditionierwirkung spezieller Shampoos und Shampoozusätze (Abschn. 8., S. 466) beschrieben. Generell geht der Trend zu größerer Milde der Shampoos und zu gleichzeitiger Conditionierwirkung, die besonders bei häufiger Haarwäsche erwünscht ist, da eine jeweilige Nachspülung mit conditionierenden Mitteln zu umständlich wäre.

Eine hohe Schaumkraft wie sie mit Natrium-Alkylethersulfaten (2 bis 3 Mol EO) erreicht wird, ist in der Regel mit guter Conditionierwirkung nicht vereinbar, da die hierfür meist eingesetzten quaternisierten Polymeren in Abwesenheit von Alkylethersulfaten besser auf das Haar aufziehen, so daß es nötig ist, mit Betainen oder Imidazolin-Ampholyten oder mit Niotensiden zu arbeiten.

Die typische Indikation für eine Haarspülung nach dem Shampoonieren ist das durch die alkalische, reduzierend wirkende Kaltwelle angegriffene Haar, wie sie sich mit Hilfe der Scanning-Elektronen-Mikroskopie darstellen läßt. *Mahrle, Sterry* und *Orfanos* (S. 524–528 in: »Hair Research«, 1981) konnten zeigen, daß besonders die Kontaktzone zwischen den Cuticulazellen angegriffen wird.

Eine weitere Indikation für post-Shampoo-Haarspülmittel ist das gebleichte Haar, sowie das durch UV-Licht geschädigte Haar und das durch Oxidationshaarfarben strapazierte Haar. Das Shampoonieren (s. S. 456) selbst kann die Cuticula beeinträchtigen.

Auch das Kämmen und Bürsten trockenen Haares beschädigt das Haar. Durch Kämmen wird das Haar besonders an den distalen Spitzen beschädigt. Durch längerdauerndes Bürsten (z. B. während des Fönens) und auch durch kräftiges Kämmen werden Cuticula-Schuppen des Haares abgetragen. Das kann zu einem Aufspalten der Haarspitzen führen. Bei nassem Haar sind die Hydrogenbindungen aufgehoben und das Haar ist leichter durch Chemikalien angreifbar. Nasses Haar läßt sich schwerer Kämmen, weil die Reibung zwischen den Haarfasern größer ist.

Haarpflegemittel enthalten *conditionierend* wirkende Stoffe, die einen Avivage-Effekt haben (avivage = wiederbeleben). Die Aufgabe dieser Mittel ist, physikalische Phänomene in positiver Weise dem Haar wiederzuverleihen. Z. B. sollen post-

Shampoo-Kur- und/oder -Spülmittel dem Haar Glanz geben, die Trocken- und Naßkämmbarkeit verbessern, die Reibung vermindern und die Reibungselektrizität herabsetzen.

In den meisten Fällen lassen sich die Avivage-Effekte im Halbseitenversuch am Kopf objektivieren.

Es gibt auch eine Reihe von Meßmethoden (25, 26), die optisch den Glanz, elektrisch die elektrostatische Auflading, flüssigkeitsmechanisch die Grenzflächenspannung und mechanisch die Reibung, Kämmbarkeit, Biegesteifigkeit, Formelastizität, Kompression (Reißfestigkeit und Dehnung) messen.

Die Autoren *Busch* u. Mitarb. (1982) haben den Einfluß von Avivage-Mitteln (Cetyltrimethylammoniumchlorid, Dehyton®-K und quaternisiertes Guarhydroxypropyltrimethylammoniumchlorid) auf das Haar geprüft. Hochwirksam gegen elektrostatische Auflading erwies sich Cetyltrimethylammoniumchlorid. Die Wirksamkeit hängt offenbar mit der Kationaktivität zusammen. Das geprüfte Betainderivat zeigte keine nennenswerte Ladungsänderung. Auch die Naßkämmbarkeit wird durch kationaktive Tenside deutlich verbessert.

Grundsätzlich ist die Wirkung von kationaktiven Polymeren in anionaktiven Shampoogrundlagen schlechter als in Form von Cremehaarspülungen. Die (Creme-) Haarspülungen vermindern die Reibung der Haarfasern untereinander sowie gegenüber Kamm und Bürste. Durch die Verminderung der elektrostatischen Aufladung wird das »Fliegen« der Haare verringert.

6. Haarspülungen; (post shampoo)-Hair Rinses
(After-Shampoo-Spülmittel)

Rezeptbeispiele

A) Teginacid® R (Goldschmidt)	30 g
Isopropylmyristat	60 g
Oleyloleat (Cetiol®/Henkel)	20 g
B) Alkyltrimethylammoniumchlorid	30 g
(Genamin® KDM/Hoechst), 80%ig	
Genamin® KDB	20 g
Wasser	832 g
Methylparaben	2 g
C) Parfümöl	6 g
	1000 g

A) Cetylalkohol	50 g
Paraffinum subliquidum (DAB 8)	30 g
B) Tego®-Betain L-7	50 g
Cetyltrimethylammoniumchlorid	40 g
(Dehyquart®A/Henkel), ca. 25%ig	
oder (Genamin® CTAC/Hoechst) ca. 29%ig	
Citronensäure	5 g
Methylparaben	2 g
Wasser	818 g
C) Parfümöl	5 g
	1000 g

A) Cetylstearylalkohol (Lanette®-O/Henkel)	60 g
Cremophor® A-25 (BASF)	20 g
B) Luviquat® FC-905 (BASF)	30 g
(Copolymerisat aus Vinylimidazoliummethochlorid	
u. Vinylpyrrolidon)	
1,2-Propylenglykol	15 g
Bronidox®-L (Henkel)	2 g
Citronensäure	2 g
Wasser	867 g
C) Parfümöl	4 g
	1000 g

Haarkur-Creme

A) Lanette®-O (Henkel)	120 g
Luvitol® EHO (BASF)	10 g
B) Cetyltrimethylammoniumchlorid	10 g
(Genamin® CTAC/Hoechst), ca. 29%ig	
Wasser (+2 g Bronidox-L)	500 g
Citronensäure	2 g
C) Cosmedia® Guar C-261 (Henkel)	10 g
Wasser (90°C)	340 g
D) Parfümöl	8 g
	1000 g

Herstellung: (B) in (A) bei 75°C emulgieren. (C) bei 90°C verarbeiten und bei 40°C der Emulsion zugeben, dann parfümieren.

Emulsion, perlglänzend, milchig

A) Eumulgin® B-1 (Henkel)	15 g
Eumulgin® B-2 (Henkel)	15 g
Stearinsäure Ia	80 g
B) Genamin®-CTAC (Hoechst), 29%ig	18 g
Wasser	460 g
Methylparaben	2 g
Citronensäure	2 g
C) Cosmedia®-Guar C-261 (Henkel)	5 g
Wasser (90°C)	398 g
D) Parfümöl	5 g
	1000 g

Herstellung: (B) in (A) bei 75°C emulgieren. (C) bei 90°C verarbeiten und bei 40°C der Emulsion zugeben, dann parfümieren.

Haarweichspüler, klar

Hydroxyethylcelluloseschleim, 2%ig (Viscontran® HEC 30 000 PR)	500 g
Polyquart® H (Henkel)	50 g
Methylparaben	2 g
Wasser	423 g
Parfümöl	5 g
Tween®-20, Crillet-1, ML-55-F (Hefti)	20 g
	1000 g

Haarnachspülmittel, klar

Di-(Alkylpolyglykolether)-dimethylammoniumchlorid (Hoe S-2650), 93%ig	30 g
Hydroxyethylcellulose (Tylose H 4000, Viscontran (HEC)	10 g
Methylparaben	2 g
Wasser	940 g
Parfümöl	5 g
Tween®-20	13 g
	1000 g

Hoe S-2650 bei 50°C im Wasser vorlösen.

Haarspülmittel, klar (nach BASF)

Luviquat® FC 905 (BASF)	50 g
(Copolymerisat aus Vinylimidazolium-methochlorid u. Vinylpyrrolidon i. Verhältnis 95:5)	
Lantrol® AWS (Rewo)	5 g
Citronensäure	5 g
Parfümöl	2 g
Cremophor FC 1004/1005, 1:1 (BASF)	10 g
Wasser	928 g
	1000 g

post-Shampoo-Rinse, klar

Mirapol® A-15 (Miranol)	25 g	Methylparaben	2 g
(polyquartäres Ammoniumchlorid)		Wasser	900 g
Tween®-20	50 g	Parfümöl	3 g
Citronensäure	5 g		1000 g
Rewoderm® S-133	15 g		

Spülung (Rinse)

DOS 3 018 600 v. 27. 11. 1980 L'Oreal,
Saponoside zum Entwirren von Haaren

α-Aescin	5 g
Gafquat®-845 (GAF)	5 g
= Vinylpyrrolidon/Dimethylamino-ethylmethacrylat-Copolymerisat	
Bronidox®-L (10%ige Lösung von 5-Brom-5-nitro-1,3-Dioxan)	3 g
Wasser, Parfümöl, Lösungsvermittler	ad 1000 g

Haarspülung, milchig getrübt

Dehyquart® SP (Henkel)	6 g
= Alkyloxyethylammoniumphosphat	
Citronensäure	3 g
Antara-430 (GAF)	1 g
Parfümöl	1 g
Tween®-20	7 g
Proteinhydrolysat	10 g
Formaldehyd, 30%ig	1 g
Wasser (+ Farblösung)	971 g
	1000 g

Nach der Europ. Pat. Appl. 80 100 731.1 vom 14. 2. 1980 (Helene Curtis) werden »Creme rinses with hair holding properties« erzeugt, indem z. B. Cetyltrimethylammoniumbromid (ca. 1%) mit ca. 0,3% eines anionaktiven Polymers, z. B. hydrolysierte Copolymere von Methylvinylether und Maleinsäureanhydrid kombiniert werden:

Gantrez® AN-119 (CTFA: PVM/MA-Copolymer, GAF)	0,18 g-%
Quat (Ammonyx-KP)	0,70 g-%
Hydroxyethylcellulose	0,76 g-%
Wasser	98,36 g-%
	100,00 g-%

7. Fönwellmittel
(Dry blow lotions)

Das Wesen der Fönfrisur besteht darin, daß im allgemeinen frisch gewaschenes Haar, zumindest aber feuchtes Haar, mit Hilfe einer Bürste (Halbrund- oder Rundbürste) und eines Föns unter Anwendung eines Fönwellmittels in eine gewünschte Frisurenform trocken gefönt wird (27).

Das Ziel der Fönwellmittel, die in der Regel klare Lösungen von quaternisierten Polymeren in etwa 20- bis 50%igem Alkohol darstellen, ist die Verbesserung der Kämmbarkeit des feuchten Haares, die Verbesserung der Frisierbarkeit und der Beständigkeit der Frisur. Das wichtigste Ziel ist die Verbesserung der Kämmbarkeit des nassen Haares, die mit Hilfe einer Zug-Dehnungsapparatur nach *Busch* und *Thiele* (28) objektiviert werden kann.

Fönwell-Festiger

Gafquat®-734 (GAF)	4 g
Luviskol® VA-64 i (BASF) (PVP/Vinylacetat 60:40, 50%ig)	30 g
Dow Corning® 190 Fluid	2 g
Parfümöl	2 g
Cremophor RH-40 (BASF)	6 g
Isopropanol	450 g
Wasser (+ Farbstoff)	506 g
	1000 g

Fönlotion mit milder Festigerwirkung

Gafquat®-734 (GAF)	18 g	Parfümöl	1 g
Genamin DSAC (Hoechst)	4 g	Alkohol	600 g
= Distearyldimethylammoniumchlorid		Wasser	375 g
Tween®-20	2 g		1000 g

Fönlotion mit milder Festigerwirkung

Gafquat®-755 (GAF)	5 g
PVP/VA I-335 (GAF)	8 g
Genamin® KS-5 (Hoechst)	2 g
Isopropanol	450 g
Cremophor® EL	4 g
Parfümöl	2 g
Aquaderm® (Novarom)	10 g
Wasser (+ Farbstoff)	519 g
	1000 g

Fönlotion mit milder Festigerwirkung

Gafquat®-734 (GAF)	5 g
Luviskol® VA-55 (BASF)	20 g
Dehyquart®-SP (Henkel)	3 g
Cremophor®-EL (BASF)	2 g
Parfümöl	1 g
Alkohol	450 g
Wasser	519 g
	1000 g

Fönlotion mit milder Festigerwirkung

Luviquat® FC-905 (BASF)	12 g
Dow Corning® 190-Fluid	2 g
Citronensäure	2 g
Cremophor® EL	3 g
Parfümöl	2 g
Alkohol	400 g
Wasser	579 g
	1000 g

Fönlotion mit milder Festigerwirkung

Luviquat® FC-550 (BASF)	28 g
Ethanol	100 g
Citronensäure	2 g
Glycerin	10 g
Parfümöl	2 g
Tween®-20	6 g
Wasser	850 g
Methylparaben	2 g
	1000 g

Fönlotion mit milder Festigerwirkung

Luviquat® FC 370 (BASF)	25 g
Luviquat® FC 905 (BASF)	2 g
Isopropanol/Propanol	300 g
Parfümöl	2 g
Cremophor RH-40 (BASF)	6 g
Wasser	665 g
	1000 g

Fönlotion mit milder Festigerwirkung

Luviskol® VA 37 E (BASF)	15 g
Luviquat® FC 905 (BASF)	3 g
Ethanol	250 g
Parfümöl	2 g
Cremophor RH-40 (BASF)	6 g
Wasser (+ Farbstoff)	724 g
	1000 g

8. Haarfestiger
(Hair Setting Liquids)

Wasserwellen-Einlegemittel
(Waving Solutions, Wavesets, Lacquers, »Lotions capillaires fixatives pour mises en plis«)

Haarfestiger enthalten im allgemeinen 20 bis 40% Ethyl- oder Isopropylalkohol. In Ländern, in welchen Ethanol hoch besteuert wird, wird fast ausschließlich Isopropylalkohol verwendet oder der besser flüchtige n-Propylalkohol. Die haarfestigende Substanz ist gewöhnlich ein Filmbildner vom Typ Polyvinylpyrrolidon (PVP) oder ein Copolymeres des PVP mit Vinylacetat (PVP-VA). Es empfiehlt sich, den Haarfestiger mit Hilfe organischer Säuren schwach sauer (pH 5) einzustellen. Ferner können polyoxethylierte Lanolinderivate und bei höherem Alkoholgehalt gewisse Dicarbonsäureester, z. B. Diisopropyladipat zugesetzt werden. Auch ein Zusatz von kationaktiven Substanzen, die für das Haar substantiv sind und von anderen antistatischen Mitteln, ist zweckmäßig. Auch schwerflüchtige Polyglykole (Polyglykol 15–200) werden zum »Beschweren« des Haares zugesetzt. Bisweilen findet man auch Haarfestiger auf Basis von Zuckerlösungen (z. B. 3 bis 4% Maltose) usw.; auch teilverseifte Schellacklösungen sowie Sandarakgummi, Kolophonium usw. werden als Filmbildner verwendet. »Haarfestiger« auf Basis Karaya oder Tragant s. Kap. VIII »Gelees; transparente, elastische Gele (Gallerten), S. 393).

Nunmehr werden Copolymere des PVP und des Vinylacetats als Grundlage für Haarlacke eingesetzt. Polyvinylacetat ist unlöslich in Wasser und nicht hygroskopisch. Man erreicht das erstrebte Ziel, nämlich wasserfeste, gegen Feuchtigkeit unempfindliche und glänzende Lackfilme durch die Copolymeren des Vinylpyrrolidons mit dem Vinylacetat im Verhältnis 70:30 oder besser 60:40. Ein weiterer Zusatz von wasserunlöslichen Weichmachern kann die Flexibilität des Films und seine hydrophoben Eigenschaften erhöhen. In diesem Sinne wirken Dimethylphthalat, Acetyltriethylcitrat (z. B. Citroflex® A-2/Pfizer) und gewisse verzweigtkettige Fettsäureester.

Ein Vinylpyrrolidon-Vinylacetat-Mischpolymerisat im Verhältnis 60:40 ist unter dem Handelsnamen Luviskol® VA-64 (BASF), im Handel, ferner als einfach zu verarbeitende 50%ige Lösung in Iso- oder Ethylalkohol (VA-64 i, PVP-VA 635 i, usw.)

Während bei der Formulierung von Fönfestigern die Naßkämmbarkeit im Vordergrund steht und die Vermeidung des Austrocknens des Haares durch den warmen Luftstrom des Föns, sind die Formulierungen der Haarfestiger im Prinzip zwar ähnlich, aber stärker auf die frisurfestigende Wirkung ausgerichtet.

Wie bei Fönfestigern haben sich auch bei Haarfestigern die Copolymerisate aus Vinylimidazoliummethochlorid (QVI) und Vinylpyrrolidon (VP) mit abgestufter Kationaktivität eingebürgert (Luviquat®-Typen). Je höher das Verhältnis von QVI ist, desto stärker ist die kationaktive Wirkung.

Man verwendet daher für Fönfestiger bevorzugt QVI:VP im Verhältnis 95:5 (= Luviquat® FC-905), für Haarfestiger die mehr lackfilmbildenden Luviquats FC-550 (50:50) und FC-370 (30:70).

Unter der Bezeichnung Luviflex® (BASF) sind ternäre Vinylpyrrolidon-Vinylacetat-Alkylaminoacrylat-Polymerisate erhältlich, die je nach Vinylpyrrolidongehalt in Wasser oder in alkoholischen Lösungen löslich sind:

Luviflex® D-410 I = 10% VP-Gehalt, ca. 40% Alkohol erforderlich
Luviflex® D-430 I = 30% VP-Gehalt, ca. 30% Alkohol erforderlich
Luviflex® D-455 I = 55% VP-Gehalt, ca. 10% Alkohol erforderlich

Die Marken mit niedrigem VP-Gehalt (D-410 und D-430) bilden auch bei hoher Luftfeuchtigkeit beständige Filme auf dem Haar, die sich günstig bei fettem Haar auswirken.

Copolymerisate aus Vinylacetat und Citronensäure im Verhältnis 90:10 liegen in Form feiner Perlen als Luviset® CA-66 (BASF) vor.

Ein Terpolymerisat aus 30% Vinylpyrrolidon, 40% Vinylacetat und 30% Vinylpropionat ist als 50%ige Lösung in Isopropanol erhältlich (Luviskol FC-343 I). Es zeichnet sich in Haarlacken (Sprays) durch gute Verträglichkeit mit Propan/Butan aus. Für Haarfestiger sind zur Lösung mindestens 35% Ethanol erforderlich.

Die von GAF gelieferten Produkte vom Typ Gantrez®-ES sind Poly-(methylvinylether/maleinsäure)-monoalkylester.
Gantrez® ES-225 wird für Haarfestiger verwendet. Für »Antifett«-Haarsprays eignet sich Gantrez® H.

Die Gafquat®-Typen sind quaternierte Polymere aus Vinylpyrrolidon und Dimethylaminoethylmethacrylat; vor allem Gafquat®-734 dient auch in Haarfestigern.

Gafquat®-734 hat ein mittleres Molekulargewicht von 100 000 und einen Festkörpergehalt von 50%, gelöst in Ethanol; Gafquat®-775 hat ein mittleres Mol-Gew. von 1 000 000 und einen Festkörpergehalt von 19% (in Wasser).
Copolymer-945 (GAF) ist eine 20%ige Lösung von Polyvinylpyrrolidon/dimethylaminoethylmethacrylat.

Rezeptbeispiele

Standardformel

PVP-VA Copolymer Luviskol® VA-64 (BASF)	20 g
oder S-630 (bzw. 40 g Luviskol® VA-37 i)	
Ethylalkohol	300 g
Citronen- oder Milchsäure, 80%ig	10 g
1,3-Butylenglykol oder Polyglykol 15-200	30 g
Wasser	630 g
Parfümöl, speziallöslich	10 g
	1000 g

Standardformel

PVP-VA E-635 (GAF) oder	40 g
Luviskol® VA-37 E (BASF), 50%ige Lösungen	
Ethylalkohol	200 g
Citronensäure	20 g
1,3-Butylenglykol oder Polyglykol 15-200	20 g
Wasser	710 g
Parfümöl, speziallöslich	10 g
	1000 g

Standardformel

PVP-VA i-365 (GAF) oder Luviskol® VA-37 i (BASF)	40 g
Isopropylalkohol	450 g
Iso-Adipat	20 g
1,3-Butylenglykol oder Polyglykol 15-200	20 g
Milchsäure, 80%ig	10 g
Wasser	450 g
Parfümöl, speziallöslich	10 g
	1000 g

Wasserwellen-Fixativ
(waving solution, aqueous type) alkoholfrei

PVP K-30 (GAF) oder Luviskol® K-30	20 g
POE-Lanolinderivat (Lanogel/Robinson	60 g
Wagner, Ethoxylan 50 oder 100/Malmstroem,	
Polychol oder Solan/Croda, usw.)	
Nipasol®-Natrium	2 g
Wasser	908 g
Parfümöl, wasserlöslich	10 g
	1000 g

Ähnliche Haarfestiger werden mit 6,7%igen Lösungen von Cartaretin F-4-flüssig (Sandoz; Adipinsäure/Dimethylaminohydroxypropyl-Diethylentriamin-Copolymer) in 25:75 Isopropanol-Wassermischungen hergestellt. Der pH-Wert wird auf 5,5 eingestellt.

Rezeptbeispiele

Luviquat®-550 bzw. FC-370	50 g	Polyglykol-400	2 g
Alkohol	250 g	Citronensäure	1 g
Parfümöl	2 g	Wasser	690 g
Cremophor-EL	5 g		1000 g

Gafquat®-734 (GAF)	3 g
Luviskol® VA-64 i (BASF) oder PVP-VA S-630 (GAF)	35 g
Isopropanol	350 g
Parfümöl	2 g
Cremophor® RH-40 (BASF)	6 g
Wasser	604 g
	1000 g

Luviset® CA-66 (BASF)	25,0 g
Aminomethylpropanol (AMP), Neutralisationsgrad 80%	2,1 g
Ethanol	300,0 g
Parfümöl	2,0 g
Cremophor® RH-40	6,0 g
Diethylcitrat (Boehringer)	1,0 g
Wasser	663,9 g
	1000,0 g

Luviskol® VA 55-E (BASF)	50 g	Luviskol® VA-64 (BASF)	25 g
Luviquat® FC-905	3 g	Luviquat® FC-905 (BASF)	4 g
Ethanol	350 g	Isopropanol	100 g
Diethylcitrat (Boehringer)	1 g	Protein-Hydrolysat	10 g
Parfümöl	2 g	Parfümöl	2 g
Cremophor® RH-40 (BASF)	5 g	Tween®-20	7 g
Wasser	589 g	Wasser	852 g
	1000 g		1000 g

9. Haarfrisiercremes
(Hair Dressing Creams)

a) Emulgierte Haarcremes

Moderne Haarcremes sind fast ausschließlich emulgierte Produkte.
Die bedeutende Zweiteilung der Emulsionen in O/W- und W/O-Emulsionen ist auch bei den Haarcremes grundlegend. O/W-Emulsionen fetten das Haar nur wenig, lassen sich leicht aus dem Haar auswaschen, geben aber relativ wenig Glanz und neigen bei kräftigem Auftragen zum Weißeln *(soap up)*.
W/O-Emulsionen sind für sehr trockenes sprödes Haar gut geeignet. Sie verleihen dem Haar einen guten Glanz, lassen sich aber weniger gut auswaschen und machen das Haar bei häufiger und wiederholter Anwendung zu »speckig«.
Die meisten Haarfrisiercremes in unserem Wirtschaftsraum sind O/W-Emulsionen mit einem relativ hohen Wassergehalt (etwa 75%) und meist hohem Gehalt an mineralischen Ölen. Der O/W-Typ wird bevorzugt für Frauenhaar verwendet. Frisiercremes sollen meist einen niedrigen Einstandspreis haben. Oft werden O/W-Haarcremes auf Basis von selbstemulgierten Cetyl-Stearylalkoholgemischen [Typ Lanette® N, Collone® SE (Glovers Chem. Ltd.), Cera emulsificans, Cyclonet Wax, Ceramol® usw., s. Kap. O/W-Cremes] aufgebaut.
Nach folgender simplen Standardformel entsteht eine gute schneeweiße, lockere und glatte O/W-Haarfrisiercreme (für Damen, bzw. lange Haartracht):

Rezeptbeispiele

Standardformel

A) Cera emulsificans (Lanette® N usw.)	40 g	B) Wasser	760 g
Mineralöl	190 g	C) Parfümöl	8 g
Nipagin® M	2 g		1000 g

Standardformel für ein *semi-liquides Haarpräparat*

A) Paraffinöl perliquid, low viscosity	100 g
Cetylalkohol, kondensiert mit 10 Mol-EO (Polychol® 10, Eumulgin® 010 oder M 8)	20 g
Cetylalkohol	20 g
Lanolin	5 g
B) Glycerin	50 g
Phenonip bzw. Phenova	8 g
Wasser	790 g
C) Parfümöl	7 g
	1000 g

O/W-Haarfrisiercreme

A)	Paraffinöl	400 g	B)	Triethanolamin	18 g
	Stearin	40 g		Wasser	482 g
	Cetylalkohol	40 g	C)	Parfümöl	10 g
	Chloracetamid	2 g			1000 g
	Nikotinsäureamid	8 g			

O/W-Haarfrisiercreme

A)	Lanette® N	50 g	B)	Wasser	700 g
	Paraffinöl	140 g		Sorbitlösung (Sorbex®/Hefti)	32 g
	PCL, liquid; Luvitol® EHO	50 g	C)	Parfümöl	8 g
	Cetylalkohol	10 g			1000 g
	Dragocid® forte	10 g			

O/W-Haarfrisiercreme

Cera emulsificans Lanette® N	150 g
Lanolin	30 g
Nipagin M	2 g
B) Citronen- oder Weinsteinsäure (citric or tartaric acid)	1 g
Wasser	810 g
C) Parfümöl	7 g
	1000 g

Beliebt ist auch der »Bryl-Cream«-Typ, eine Frisiercreme von leicht glasigem, schwach transparenten Aussehen und erheblicher Thixotropie, die sich beim Verreiben schnell verdünnt.

Rezeptbeispiele

A)	Eumulgin® M-8	120 g		Dragocid® forte	10 g
	PCL, solid	40 g		Hartparaffin (paraffin wax)	50 g
	PCL, liquid	40 g		Aluminiumstearat	10 g
	Dragil®	50 g	B)	Wasser	400 g
	Paraffinöl	200 g		Triethanolamin	2 g
	Arlacel® C	20 g	C)	Parfümöl	8 g
	Vaselin Ia, petroleum jelly	50 g			1000 g

Eine *glasige, lockere, semi-liquide Haarcreme (O/W)* ergibt folgende Formel (nicht fettend, für kurze Haare):

A)	Polyethylenglykol-400-Monostearat	51,00 g
	(= Cremophor® AP fest/BASF)	
	Lanolin	10,00 g
	Dragocid® forte	5,00 g
B)	Propylenglykol	30,00 g
	Wasser	900,00 g
C)	Terpineol	0,50 g
	Parfümöl	3,50 g
		1000,00 g

A)	Tagat® L-2 (Goldschmidt)	50 g
	Carbopol, 5%ige Lösung (Typ 934)	200 g
B)	1,2-Propylenglykol	50 g
	Wasser	690 g
C)	Parfümöl	5 g
	Phenonip/Phenova	5 g
		1000 g

A)	Cremophor A-25 (BASF)	15 g
	Cremophor A-6 (BASF)	12 g
	Glycerinmonostearat	30 g
	Cetylalkohol	40 g
	Wollwachs, wasserfrei	50 g
	Paraffinum perliquidum (DAB 8)	100 g
B)	1,2-Propylenglykol	50 g
	Methylparaben	2 g
	Germall®-115	3 g
	Wasser	693 g
C)	Parfümöl	5 g
		1000 g

Frisiercreme, transparent (nach Henkel)

A)	Eumulgin B-1 (Henkel)	50 g
	Alkohol	500 g
B)	Wasser	380 g
	Dehyquart C (Henkel)	2 g
C)	Carbopol®-940 (Goodrich)	8 g
D)	Triethanolamin	10 g
	Wasser	50 g
		1000 g

O/W-Frisiercreme Nr. La 728/1 (nach Hoechst)

Hostacerin CG (Hoechst)	15%
Paraffinöl, dickflüssig (DAB 8)	5%
Vaselin, weiß	20%
Wasser, Konservierungsmittel, Parfümöl	60%
	100%

Haarfrisiercreme, fettend, für Herren bzw. für kurzen Haarschnitt (W/O)

A)	Vaselin, weiß	85 g	B)	Borax	5 g
	Paraffinum subliquidum	360 g		Wasser	445 g
	Wollwachs, wasserfrei	30 g		Methylparaben	2 g
	Arlacel C (oder 83)	30 g		Germall®-115	3 g
	Bienenwachs	20 g	C)	Parfümöl	10 g
	Zinkstearat	10 g			1000 g

Haarfrisiercreme, semi-liquid

A)	Amerchol® L-101	150 g	B)	Wasser	487 g
	Wollwachs, wasserfrei	25 g		Germall®-115	3 g
	Bienenwachs	75 g		Methylparaben	2 g
	Paraffinum subliquidum	250 g	C)	Parfümöl	8 g
					1000 g

Haarfrisiercreme

A)	Amerchol® L-101	60 g		Arlacel® 83 (Atlas)	2 g
	Ricilan B oder C (Amerchol)	10 g	B)	Wasser	555 g
	Paraffinum subliquidum (DAB 8)	250 g		Methylparaben	2 g
	Wachs, mikrokristallin	50 g		Germall®-115	3 g
	Vaselin, weiß	50 g	C)	Parfümöl	8 g
	Aluminiumstearat	10 g			1000 g

Herstellung: Das Aluminiumstearat wird im Mineralöl bei Raumtemperatur dispergiert. Dann wird mindestens auf 85°C erhitzt, so daß die Lösung und Gelbildung eintritt. Schließlich fügt man die restlichen Bestandteile der Ölphase zu und erhitzt weiter bis alles klar wird. Man stellt auf 70°C ein und emulgiert, indem man die Wasserphase (B) zur Ölphase (A) bei 70°C hinzufügt.

Brylcreme Nr. La 750/9 (nach Hoechst)

Hostacerin WO (Hoechst)	10%
Paraffinöl, dickflüssig (DAB 8)	30%
Glycerin	30%
Wasser, Konservierungsmittel, Parfümöl	30%
	100%

b) Brillantinen, Stangen-Pomaden (Hair Pomades) Haaröle

Es handelt sich bei diesen Produkten um nichtemulgierte, also wasserfreie Produkte, die in einfachster Form besonders noch in afrikanischen Ländern anzutreffen sind. Hier wird vielfach eine angefärbte und parfümierte Vaseline (pertroleum jelly) als Haar-Pomade verkauft.

Brillantine, fest (Solid brillantines)

Vaselin (petroleum jelly)	900 g
Wachs, mikrokristallin bzw. Ceresin	80 g
Parfümöl	10 g
Farblösung in Öl	10 g
	1000 g

Brillantine, fest

Carnaubawachs	50 g
Hartparaffin	50 g
Paraffinum subliquidum (heavy mineral oil)	190 g
Vaselin (petroleum jelly)	700 g
Parfümöl	10 g
Farbe, öllöslich (oil soluble color)	q.s.
	1000 g

Diesen Fettmassen werden häufig 2% Kolophonium eingeschmolzen.

Brillantine, transparent
(besonders für Tubenwaren zu empfehlen)

Hoechst Wachs OP	25 g
Ricinusöl	70 g
Paraffinöl	900 g
Parfümöl	5 g
	1000 g

Herstellung: Hoechst Wachs OP bei einer Temperatur nicht über 105°C in Paraffin- und Ricinusöl aufschmelzen, erkalten lassen und parfümieren und noch halbflüssig in Tuben abfüllen.
Blaufärbung (blue color): 0,2% einer 1%igen Lösung von Sudanblau II (BASF) in Ricinusöl (castor oil).
Grünfärbung (green color): 0,2% Sudanblau II 1%ig in Ricinusöl und 2% Fettorange G (Hoechst) 1%ig in Ricinusöl.

Brillantine, geliert (gellied brillantine)

Paraffinöl	620 g
Ölsäure	110 g
Iso-Adipat	50 g
Walrat	60 g
Stearin	140 g
Cetylalkohol	5 g
Parfümöl	15 g
	1000 g

Brillantine, transparent

Paraffinöl	800 g
Eutanol® G	100 g
Aluminiumstearat	60 g
Stearinsäure	30 g
Parfümöl	3 g
Iso-Adipat	7 g
	1000 g

Stangen-Pomade

Rindertalg, konserviert	800 g
Ceresin	100 g
Harz	90 g
Parfümöl	10 g
Farbstoffe	q.s.
	1000 g

Haar-Pomade

Vaselin (petroleum jelly)	350 g
Ricinusöl	300 g
Lanette®-O	100 g
Bienenwachs	240 g
Parfümöl	10 g
	1000 g

Haar-Pomaden (Rahmenformeln)

	1	2	3
Stearinsäure	—	200 g	—
Vaselin, weiß	600 g	50 g	400 g
Paraffinöl	150 g	700 g	400 g
Harz (klares)	130 g	—	100 g
Lanolin	120 g	50 g	100 g
	1000 g	1000 g	1000 g

Brillantine, transparent, solid
(Brit. Pat. 745 668)

Aluminium-(oder Lithium-)Stearat	50 g
Paraffinöl	950 g
	1000 g

Brillantine, transparent

Polyoxyethylen-10-Oleylether (Volpo® N-10/Croda)	125 g
Glycerin	125 g
Isopropylmyristat	250 g
Wasser	500 g
	1000 g

Herstellung: Die Fette werden auf 85 bis 90°C und das Wasser auf 90°C erhitzt. Das Wasser wird bei dieser Temperatur unter kräftigem Rühren zugesetzt.

Stangen-Brillantine

GS-Salbenwachs 2018 (Gg. Schütz)	410 g
Hartparaffin (paraffinum solidum)	50 g
Paraffinöl	520 g
Parfümöl Veilchen	
+ Fettfarbe blau	20 g
	1000 g

Metallseifen-Kohlenwasserstoff-Gele
Das beste Quell- und Gelbildungsvermögen liegt bei den Aluminium-di-stearaten.

Aluminium-di-stearat (Alu-Gel 30 DF/Bärlocher)	100 g
oder (Alu-Gel 34 TH/Bärlocher)	
Weißöl	900 g
	1000 g

Herstellung: Unter Rühren löst man das Aluminiumstearat mit dem Paraffinöl bei etwa 120°C. Dann rührt man bis 80°C und läßt langsam erkalten.

Haaröl

Paraffinöl	900 g
Isopropylmyristat	90 g
Parfümöl + öllösliche Farbe	10 g
	1000 g

Haaröl

Paraffinöl	900 g
Diisopropyladipat (Iso-Adipat)	90 g
Parfümöl + öllösliche Farbe	10 g
	1000 g

Haaröl

Paraffinöl	800 g
Iso-Adipat	100 g
Linolsäureester	40 g
Lanolinderivat, minerallöslich	50 g
(»Fluilan«/Croda oder »Lantrol«/Malmstroem	
bzw. »Ritalan«/R.I.T.A. Chem. Corp.)	
Parfümöl	10 g
	1000 g

Beliebige Mischungen mit anderen Fettsäureestern wie Cetiol® oder mit Oleylalkohol und Eutanol® sowie mit fetten Ölen (Ricinusöl, Erdnußöl usw.) sind natürlich möglich.

10. Haarfixative
(Fixatifs pour les cheveux, französisch auch »Bandolines«)
in Gelform (s. »Gelee, Gallerten«, Kap. VIII, S. 399)

Soweit dieser Typ einer transparenten, nicht fettenden, gallertigen Form eines Haarpräparates nicht schon im Kap. VIII besonders mit Hilfe von Carbopol® beschrieben wurde, werden nachstehend noch einige Formulierungen genannt:

Tragant (gomme adragante)	18 g
Alkohol, 96%ig	20 g
Ethylenglykol	50 g
Wasser, destilliert	50 g
Gelatinelösung	300 g
Formaldehyd	5 g
Destillationswasser aus Veilchenblüten	555 g
Violett-Farblösung	2 g
	1000 g

Haarfixativ, dünnflüssig

Citronenpektin	30 g
Glycerin	30 g
Alkohol	10 g
Citronensäure	5 g
Wasser (+ Konservans)	915 g
Parfümöl, wasserlöslich	10 g
	1000 g

Haargel

Natriumalginat	100 g
Carbitol® oder APV®	50 g
Kräuterextrakt	20 g
Alkohol	20 g
Calciumcitrat	2 g
Bakterizid MB (Dragoco)	10 g
Parfümöl	8 g
Wasser	790 g
	1000 g

Haargel

Tragant	15 g
Gummi arabicum	5 g
Glycerin	50 g
Alkohol	50 g
Wasser (+ Konservans)	870 g
Parfümöl, wasserlöslich	10 g
	1000 g

Farbhaarfestiger werden mit direktziehenden Farbstoffen versehen (s. Kap. XIII »Haarfarben«, S. 587).
In Betracht kommen insbesondere aromatische Nitrofarbstoffe (z. B. 1,2-Diamino-4-nitrobenzol), Azofarbstoffe (z. B. C. I. Acid Brown 4, C. I. 14805), Triphenylmethanfarbstoffe wie C. I. Basic Violet 1, C. I. 42 535 oder Anthrachinonfarbstoffe wie C. I. Disperse-Violet 1, C. I. 61 105 u. a. Sie sind im Mittel zu 0,1 bis 0,4 g-% enthalten.
Die Trägerbasis entspricht den normalen Haarfestigerlösungen, die je nach Farbstoff einen geeigneten pH-Wert aufweisen sollten. Nach der DOS 2 822 198 vom 22. 11. 1979 (29) lassen sich Farbhaarfestiger durch Zusatz eines oxethylierten Ricinusöles besser auftragen und zu einer gleichmäßigen Färbung führen.

Rezepturbeispiel für *Blautönung* von *grauem Haar*

Copolymerisat aus Butylmethacrylat und Dimethylaminoethylmethacrylat (voll quaternisiert mit Dimethylsulfat im Verhältnis 25:75)	3,00 g
C. I. Basic Violet (C. I. 42 535)	0,05 g
Ricinusöl, oxethyliert	0,30 g
Isopropylalkohol	20,00 g
Wasser	76,65 g
	100,00 g

Literatur

(1) *Orfanos, C. E.* u. *Mahrle, G.:* Parfuem. Kosmet. 52, S. 203–212 u. 235–247 (1971)
(2) *Swift, J. A.* u. *Brown, A. C.:* J. Soc. Cosmet. Chem. 23, S. 695–702 (1972) u. 25, S. 13–22 (1974)
(3) *Leeder, J. D.* u. *Bradbury, J. H.:* Nature 218, S. 694 (1968)
(4) *King, N. L. R.* u. *Bradbury, J. H.:* Australien J. Biol. Sci. 21, S. 375 (1968)
(5) *Mercer, E. H.* u. Mitarb.: Nature 201, S. 367 (1963)

(6) *Rogers, G. E.:* J. Ultra structure research 2, S. 309 (1959)
(7) *Fraser, R. D. B.* u. Mitarb.: Nature 193, S. 1052 (1962)
(8) *Dobb, M. G.* u. Mitarb.: Third Intern. Wool Text. Res. Conf. Section 1, S. 95 (1965)
(9) *Kuczera, K.:* Seifen, Öle, Fette, Wachse 95, S. 243–247 u. 989–1000 (1969); 98, S. 115–120, 152–154, 219–221, 343–344, 577–581 u. 853–857 (1972)
(10) Firmenschrift: »Zur Struktur des Menschenhaares«, Wella AG, Darmstadt
(11) *Dobb, M. G.* u. Mitarb.: siehe unter (8)
Frazer, R. D. B. u. Mitarb.: Third Int. Wool Text. Res. Conf. Sect. 1, S. 85 (1965)
(12) *Dobb, M. G.:* J. Ultrastruct. Res. 14, S. 294 (1966)
(13) *Parry, D. A. D.:* J. Theor. Biol. 24, S. 73 (1969) u. 26, S. 429 (1970)
(14) *Orfanos, C.* u. *Ruska, H.:* Arch. klin. exp. Dermatol. 231, S. 264 (1968)
(14a) *Kassenbeck, P.* in: »Hair Research«, ed. *Orfanos* u. Mitarb., S. 52–72, Springer-Verlag Heidelberg, Berlin, New York (1981)
(15) *Erlemann, G. A.* u. *Beyer, H.:* J. Soc. Cosmet. Chem. 23, S. 791–802 (1972)
(16) *Robson, A.:* J. Text. Ind. 4, S. 37 (1966)
(17) *Ebling, F. J.:* »Hormone Control of Hair Growth«, in: »Hair Research« von *Orfanos, Montagna, Stüttgen* S. 195–204, Springer-Verlag, Heidelberg, Berlin, New York (1981)
(18) *Leshin, M.* u. *Wilson, J.:* »Mechanismus of Androgen-mediated Hair Growth« in: »Hair Research« (s. unter 17), S. 205–209
(19) *Schweikert, H. U.* u. *Wilson, J. D.:* »Androgen Metabolism in Isolated Human Hair Roots«, S. 210–222 (s. unter 17)
(20) *Randell, V. A.* u. *Ebling, J. E.:* »The Metabolism od Androgens in Skin«, in: »Hair Research« (s. unter 17), S. 215–228
(21) *Ebling, F. J.:* »The Physiology of Hair Growth«, S. 182–232 in: »Cosmetic Science«, Vol. 2, ed. M. M. Breuer Academic Press, London, New York (1980)
(22) *Michaelson, J. B.* u. *Huntsman, D.:* J. Soc. Cosmet. Chem. 14, S. 443 (1963)
(23) *Scala, J., Hollies, N. R. S.* u. *Sucher, K. P.:* Nutr. Report Intern. 13, S. 579–592 (1972)
(24) *Morganti, R., Randazzo, S.* u. *Bruno, C.:* J. Soc. Cosmet. Chem. 33, S. 95–96 (1982)
(25) *Busch, P., Thiele, K.* u. *Fischer, D.:* Seifen, Öle, Fette, Wachse 108, S. 305–309 (1982)
(26) *Quack, J.* u. *Reng, A.:* Parfuem. Kosmet. 56, S. 157–167 (1975)
(27) *Flemming, P.:* Parfuem. Kosmet. 61, S. 332–336 (1982)
(28) *Busch, P.* u. *Thiele, K.:* Ärztl. Kosmetologie 9, S. 305 (1979)
(29) *Hoch, D.* u. *Konrad, E.:* DOS 2 822 198 v. 22. 11. 1979 (Wella AG)

Kapitel XII

Permanente Verformung des Haares und chemische Depilation

1. Kosmetologische Technik

Folgende Prozesse der kosmetologischen Technik beruhen im wesentlichen auf einer Aufspaltung der Disulfidbrücken des Keratins durch Merkaptane:

1.1 Die Dauerwelle
(permanente Ondulation)

Die Reduktion der Merkaptane führt zu einer Plastifizierung (Erweichung) der Haarfaser. Bei der direkten Methode werden die einzelnen Haarpartien mit der Wellflüssigkeit benetzt und auf einen Wickler aufgedreht. Bei der indirekten Methode werden die mit Wasser oder einer speziellen Wicklerlösung befeuchteten Haare eingedreht und die Dauerwellflüssigkeit mit einer Plastikflasche aufgetragen. Danach erfolgt gründliches Ausspülen der Dauerwell-Lösung aus dem Haar, bevor das Oxidationsmittel (Fixiermittel) angewendet wird, welches die Reduktion rückgängig macht und die aufgespaltenen Disulfidbrücken weitgehend wiederherstellt. Das Ausspülen vor der Oxidation ist von größerer Bedeutung als allgemein vermutet [*Erlemann* (1)]: Bei kurzer Spülzeit mit Wasser können sich die kristallinen Strukturen im Haar in der Kittsubstanz nicht optimal ordnen, und außerdem besteht die Gefahr, daß Reste der Merkaptane im Haar durch das Oxidationsmittel in einer exothermen Reaktion zu Disulfiden und Teile des Cysteins im Haarkeratin zu Cysteinsäure oxidiert werden. Die dauerhafte Verformung tritt durch die schließliche Behandlung mit einem Oxidationsmittel (Hydrogenperoxid- oder Bromatsalzlösungen) ein, die meist noch quartäre Ammoniumverbindungen in einem sauren Milieu enthalten.

1.1.1 Temporäre Verformung

Bei der temporären Verformung werden dagegen (Wasserwelle, s. Kap. XI »Haarpflegepräparate«, S. 530) die Wasserstoffbrücken des Keratins durch Wasser und Wärme geöffnet und die elektrostatischen Bindungen offenbar gelockert; die durch Wickeln erzielte Kräuselung des Haares wird durch Trocknen fixiert, wobei sich die Wasserstoffbrücken und elektrostatischen Bindungen zurückbilden.

Die Haltbarkeit der Wasserwelle wird durch Anwendung von Haarfestigern bzw. Haareinlegemitteln (s. Kap. XI »Haarpflegepräparate«, S. 530) bis zur nächsten Haarwäsche verbessert.

1.2 Entkräuseln

So wie man mit Thioglykolatlösungen glattes Haar kräuseln kann, so ist es mit demselben Prinzip möglich, naturkrauses Haar (Negerhaar) zu entkräuseln (strekken, schlichten, straighten). Siehe in diesem Kapitel unter Abschnitt 4., S. 577.

1.3 Chemische Enthaarung

Auch der chemischen Enthaarung liegt das gleiche Prinzip zugrunde: Durch Verwendung eines Reduktionsmittels im stark alkalischen Bereich ist die Ruptur der Disulfidbrücken derartig total, daß die Haar-Cuticula in der Nähe der Haarwurzel angegriffen und das Haar abgetrennt wird. Die Cuticula ist in diesem hautnahen Bereich sehr weich, da sie unvollständig keratinisiert ist. Hierdurch ist es mit Thioglykolatpräparaten, die ziemlich starke Alkalien wie Calciumhydroxid enthalten, möglich, die Haare bei weitgehender Hautschonung zu entfernen. Zur schnelleren Wirkung wird zusätzlich Natriumhydroxid gelegentlich verwendet, um den pH-Wert des Calciumhydroxids (ca. 10,5) auf 12,5 zu steigern.

2. Die Kaltwelle
(cold wave, Permanente à froid)

Die permanente Haarverformung erzielte man früher durch hydrolytische Spaltung der Disulfidbrücken des Keratins mit Wasserdampf unter Anwendung erhitzter Ondulfiereisen (Brennschere); ähnlich haben die alten Ägypter erhitzte Tonstäbe (Kalamister genannt) verwendet. Später beschleunigte man den Vorgang durch Verwendung alkalischer Lösungen, insbesondere auch durch Anwendung von Alkalisulfiten, vor allem Ammoniumbisulfit in der Hitze.
Arbeitet man bei 50 bis 60°C, so spricht man auch von »Lau«-Welle. Thioglykolate verformen das Haar bei 30 bis 35°C (»Kaltwelle«), bei einem Optimum von 38 bis 39°C. Vielfach wird heute die Einwirkzeit von ca. 20 auf ca. 5 Min. reduziert, wenn man bei 40 bis 50°C arbeitet.
Wie bei allen chemischen Reaktionen spielt die Temperatur auch bei der Kaltwelle eine Rolle. Der Friseur hat es in der Hand, durch die Dauer der Einwirkung und

durch Regulierung der angewandten Wärme den Prozeß zu steuern. Die Festigkeit der Krause ist auch abhängig vom Wicklerdurchmesser sowie vom Durchmesser des Haares. Die Geschwindigkeit des Wellprozesses und die Qualität der Krause hängen nicht nur von der Anwendungstemperatur ab, sondern auch von der Art und Stärke (insbesondere pH) der Wellflüssigkeit und von der Geschwindigkeit, mit welcher die Lotion in das Haar eindringt. Die Durchdringung des Haares hängt in erster Linie von seiner Porosität ab; diese wiederum von der morphologischen Beschaffenheit und etwaiger vorhergegangener chemischer oder physikalischer Behandlung.

Das praktische Ergebnis der Kaltwelle wird nach *Erlemann* von folgenden Faktoren bestimmt:

Struktur des Haares	Konzentration des Dauerwellpräparates
Wickeltechnik	Alkalikonzentration und pH-Wert
Wickelgröße	Ausspülen des Dauerwellpräparates
Temperatur	Fixierung oder »Neutralisation«
Einwirkungszeit	

In den letzten Jahren erkennt man eine Tendenz zu niedrigeren pH-Werten, nämlich etwa 5,5 bis 8,5. Handelsprodukte enthalten im allgemeinen 5 bis 10 g-% Thioglykolsäure durch Ammoniak neutralisiert und auf einen pH-Wert von max. 9,5 eingestellt. Neben oder anstatt Ammoniak verwendet man Monoethanolamin und auch Ammoniumhydrogen- oder Ammoniumcarbonat. Ferner enthalten Kaltwell-Lösungen unverseifbare, schwermetallfreie nichtionogene Netzmittel wie Octylphenoloxethylat mit 20 Mol Ethylenoxid. Auch kationaktive Tenside werden verwendet. Besonders anionaktive Tenside beeinflussen die Reaktivität von Reduziermitteln auf Cystin (2).

Die Erniedrigung des pH-Wertes von Kaltwellflüssigkeiten erhöht die Reaktivität des Merkaptans, so daß Zusatzmittel wie Harnstoff, Proteinhydrolysate und Tenside erforderlich werden (*Puri*). Rasch wirkende Dauerwellflüssigkeiten beruhen überwiegend auf mit Ammoniak neutralisierter Thioglykolsäure und einem nur mit Ammoniak eingestellten pH-Wert von 9 bis 9,5.

Die »carbonisierte« Dauerwelle, die eine milde, schonende Wirkung hat (»Mildwelle«) basiert auf Ammoniumthioglykolat und der Einstellung des pH-Wertes auf 8 bis 8,5 durch Ammoniumbicarbonat.

Für »Mildwellen« wird in letzter Zeit auch stärker Glycerinmonothioglykolat verwendet. Sie verleihen dem Haar sehr guten Glanz und guten Griff. Glycerinmonothioglykolat erlaubt die Herstellung von schwach sauren Kaltwell-Lösungen. Allerdings werden bei deren Anwendung – wie orientierende Bestimmungen des Cystin-Cysteingehaltes zeigten – wahrscheinlich zusätzlich wesentlich mehr Hydrogenbrücken gelockert als bei der alkalischen (*Erlemann*).

Selten wird noch für Heimkaltwelle in Frankreich die relativ teure Thiomilchsäure verwendet.
Eine stärkere Wirkung als Thioglykolsäure soll im alkalischen Bereich 2-Aminothioethanol aufweisen (*Puri*).

Aus einigen Patenten geht hervor, daß auch die historische Bisulfitdauerwelle eine Wiedergeburt erfährt. So soll die Wirkung derartig zusammengesetzter Ondulationsflüssigkeiten durch Zusatz von γ-Butyrolacton oder δ-Valerolacton beschleunigt werden (3). Ferner wird zur Erhöhung der Haarquellung und Penetration ein Zusatz von Imidazolidon- (2) z. B. zu folgender *Bisulfitdauerwelle* vorgeschlagen (4):

Ammoniumsulfit, 34%ig	17,3 g-%
schweflige Säure (mit 5% SO$_2$ in Wasser)	13,5 g-%
Imidazolidinon-(2)	8,0 g-%
Isopropanol	4,0 g-%
Octylphenoloxethylat (20 Mol EO)	0,2 g-%
Parfümöl	0,2 g-%
Wasser, destilliert	56,8 g-%
	100,0 g-%

Die Stabilisierung von Harnstoff mit Hilfe von Diacetin oder Triacetin in Dauerwellmitteln geht aus einer Patentschrift hervor (5):

Harnstoff	7,0 g
Gemisch aus 1,2- und 1,3-Glycerindiacetat	3,0 g
wäßrige Lösung von Ammoniumsulfit, 34%ig	15,3 g
schweflige Säure (mit 5% SO$_2$ in Wasser)	12,0 g
p-Nonylphenoldekaglykolether	0,2 g
Isopropanol	3,0 g
Parfümöl	0,3 g
Wasser	59,2 g
	100,0 g

Als Zusatz von quartären Ammoniumsalzen von Nerzölfettsäuren (0,625% Ceraphil-65) wurde vorgeschlagen (6):

Ammoniumbisulfit	9,5 g-%
Ethanol	10,0 g-%
Polysorbat-20 (Tween 20)	0,4 g-%
Parfümöl	0,1 g-%
Tensid, anionaktiv	0,1 g-%
NaOH-Lösung (bis pH 6,9)	6,9 g-%
Wasser	ad 100,0 g-%

Kaltwell-Lösungen sollen dann ein besonders gutes Ergebnis liefern, wenn das Oxidationsmittel mit verfügbarem H_2O_2 und der verfügbare Schwefeldioxid in einem optimalen Verhältnis steht (6), z. B.:

Dauerwell-Lösung
(pH-Wert 10 und 4,3 g-% verfügbarer Schwefeloxid):

Natriumbisulfit	6,46 g-%
Natriumborat	2,15 g-%
Natriumcarbonat	1,44 g-%
Monoethanolamin	5,90 g-%
Diethanolamin	1,57 g-%
Wasser	ad 100,00 g-%

(evtl. Zusatz von Alkylarylpolyetheralkohol = Triton-X-102, Rohm and Haas).

Oxidations-(Neutralisier)-Lösung:

Hydrogenperoxid	1,3 g-%
Phosphorsäure	bis auf pH 3,50
Wasser, entionisiert	ad 100 g-%

2.1 Selbsterhitzende Dauerwellflüssigkeiten

Die »Thermo-Sachets« erfahren eine technische Renaissance in Form der selbsterhitzenden Dauerwellflüssigkeiten.
Klassische Ammoniumthioglykolatlösungen werden kurz vor der Anwendung mit der Hydrogenperoxidlösung vermischt. Es entsteht Wärme von etwa 45°C, die das Eindringen der Kaltwellflüssigkeit erleichtert. Die sich bildende Dithiodiglykolsäure stoppt den Verformungsprozeß nach einiger Zeit. Diese Stoppreaktion verhindert ein »Over-Processing«. Nach einem Patent (8) wird ein »Self heating« Neutralisiermittel als 2. Stufe der Dauerwellung verwendet.

Zunächst wird ein *übliches Reduziermittel* am gewaschenen Haar verwendet:

Thioglykolsäure	7,00 g
Ammoniumsesquicarbonat	11,00 g
Mandelöl, süß	0,20 g
Parfümöl	0,10 g
Farbstoff	0,15 g
Wasser	ad 100,00 g

Nach dem Waschen wird ein Zweikomponenten *Oxidiermittel* angewendet:

Packung A)	Natriumsulfit, wasserfrei	3,00 g
Packung B)	Cetyltrimethylammoniumbromid	0,70 g
	Phenacetin	0,05 g
	Phosphorsäure	0,10 g
	Galactomannose, 80%ig (mit 20% Wasser)	1,00 g
	H_2O_2 (3 Gew.-% freies H_2O_2)	10,00 ml
	Wasser	ad 100,00

Es entsteht bei Mischung von A) und B) (pH-Wert der Mischung = 3) eine Temperatur von 41°C.

Auch bei Verwendung von *Glycerinmonothioglykolat*, das normalerweise in sauren Dauerwellpräparaten verwendet wird, die einer äußeren Wärmequelle bedürfen, erreicht man Selbsterwärmung.

Wenn man die Dauerwellflüssigkeit kurz vor der Anwendung mit dem Oxidationsmittel (Hydrogenperoxid) vermischt, wird Wärme von ca. 45°C frei.

Durch Oxidation wird ein Teil des Esters in den Dithiodiglykolsäure-Diglycerinester umgewandelt. Eine zusätzliche Wärmequelle ist nicht notwendig, und gleichzeitig erhält man ein gepuffertes »selbstregulierendes« Stoppsystem, bei dem eine Wickelkontrolle nicht erforderlich ist (*Erlemann*).

2.2 Prinzip der Kaltwelle

A) Aufbringen eines wäßrig-alkalischen Reduziermittels (Entwicklerlösung) auf das gewickelte Haar, das zu einem Erweichen (*softening*) des Haares führt.
B) Anschließend Behandeln des Haares mit einer Oxidationslösung (*Fixieren* oder *Stabilisieren*, auch fälschlich »*Neutralisieren*« genannt).
C) Saures Nachwaschen zwecks Neutralisierung von Rest-Alkali (sog. »*Härten*«- *Hardening*), wobei die Amin-Carboxyl-Salzbrücken wiederhergestellt werden sollen.

Die chemischen Vorgänge sind kompliziert. Das Haar ist ein Skleroprotein, bestehend aus Polypeptidketten. Bereits *Astbury* (9) führt die hohe Resistenz des Keratins auf seinen Gehalt an Cystin zurück. Das Cystin liegt nämlich im Keratin so vor, daß ein Cystinrest immer zwei Polypeptidketten gemeinsam ist. Dadurch wird eine sehr enge Vernähung der langen Peptidketten herbeigeführt und es entsteht ein überaus festes Netz von gegenseitig vernähten Peptidketten, ein sog. *Polypeptidrost:*

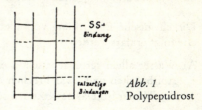

Abb. 1
Polypeptidrost

Zweifellos wird die Stabilität des Haarkeratins durch die starken Disulfid-(S-S)-Brückenbindungen bewirkt sowie durch die salzartigen Amino-Carbonsäurebrücken und andere Nebenvalenzen (*van der Waals*-Kräfte, Wasserstoffbrücken) s. Abb. 2. Das Netzwerk muß man sich dreidimensional und schraubenförmig gedreht vorstellen.

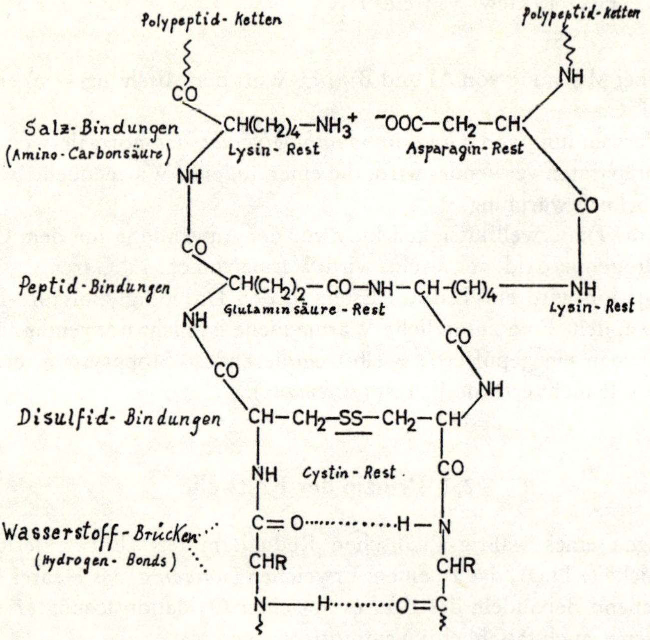

Abb. 2 Schematische Darstellung der verschiedenen Typen von Quer- und Brückenbindungen in den Polypeptidketten des Haarkeratins

Lindley und *Phillips* (10) sind der Auffassung, daß ein Teil des S-S-Brücken bildenden Cystins so in die Polypeptidkette eingebaut ist, daß Paare dieser Ketten durch das Cystin zusammengehalten werden.

Die chemische Einwirkung von alkalischen Ammoniumthioglykolatlösungen kann wie folgt erklärt werden:

A) Wasser allein verursacht schon ein teilweises Auflösen der schwachen Wasserstoffbrücken und zwar brechen desto mehr H-Brücken auseinander, je heißer das Wasser ist. Das bewirkt den sog. »*temporary set*« der Haare.

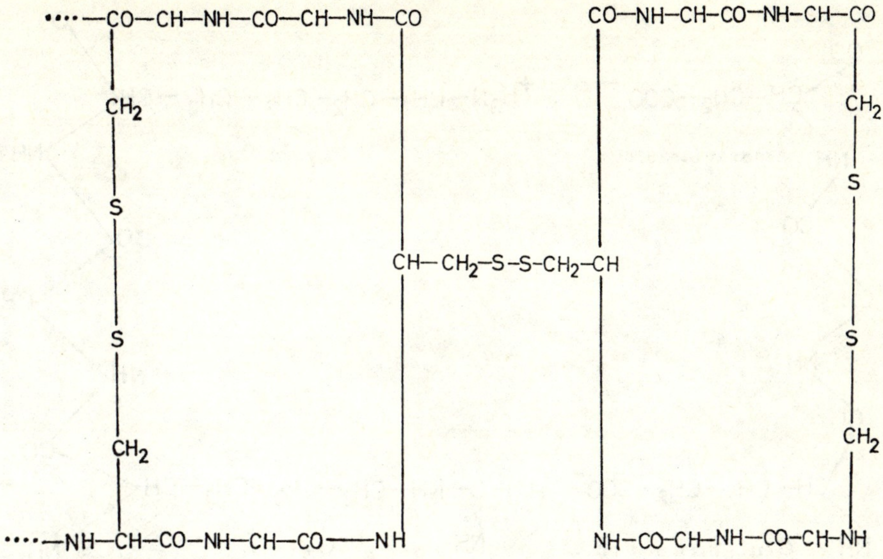

Abb. 3 Einbau des Cystins in die Hauptketten (nach *Lindley* und *Philipps*)

B) Zwischen den basischen NH_3-Gruppen ($-NH_2 + H^+ \leftrightarrows -NH_3^+$) des Lysin- oder Argininmoleküls und der sauren COO-Gruppe der Asparaginsäure oder der entsprechenden Carboxylgruppe des Glutaminsäuremoleküls besteht innerhalb der benachbarten Polypeptidketten eine elektrostatische Anziehung, die man als *Salzbindung (salt link)* oder als *Amino-Carbonsäurebrücken* oder auch als *Säure-Basen-Bindung (acid-base-link)* bezeichnet (*Abb. 3*). Durch Einwirkung von Alkali in wäßriger Lösung kommt es nun zu einer Hydrolyse dieser Salzbrücken, wobei Wasser in die intermicellaren Zwischenräume eindringen kann. Dies führt zu einer Quellung und Erweichung der Keratinfasern.

Alkali bewirkt aber außer der Aufspaltung der Salzbindung noch gleichzeitig eine Hydrolyse des Cystins.

Bei der Hydrolyse des Cystins bildet sich nach *Schöberl* (11) primär ein Molekül Cystein neben einem Molekül Sulfensäure:

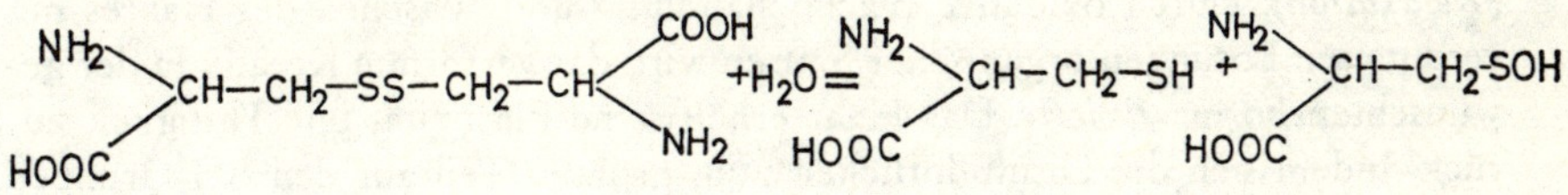

$$\underset{NH}{\overset{CO}{\diagdown}} CH-CH_2-COO^- \qquad ^+H_3N-CH_2-CH_2-CH_2-CH_2-\underset{NH}{\overset{CO}{\diagup}} CH \diagdown$$

Asparaginsäure · Lysin

$$\underset{NH}{\overset{CO}{\diagup}} CH \diagdown \qquad \qquad \underset{NH}{\overset{CO}{\diagdown}} CH \diagdown$$

$$\underset{NH}{\overset{CO}{\diagup}} CH-CH_2-CH_2-COO^- \; ^+H_3N-\underset{\underset{NH}{\|}}{C}-NH-CH_2-CH_2-CH_2-\underset{NH}{\overset{CO}{\diagup}} CH \diagdown$$

Glutaminsäure · Arginin

In Anwesenheit von Thioglykolsäure wird die außerordentlich unbeständige Sulfensäure zu Cystein reduziert, so daß letzten Endes die alkalische Hydrolyse durch Kaltwellflüssigkeiten immer zum Cystein führt.

Allerdings kann auch die alkalische Spaltung der Disulfidgruppe nach *Nicolet* und *Shinn* sowie von *Mizell* und *Harris* (12) zur Bildung von Lanthionin führen.

C) Durch Reduktion der Disulfidbindungen zu Sulfhydrylgruppen erfolgt Aufspaltung der stabilen S-S-Querverbindungen des Cystins, die zum Cystein führt und reversibel ist:

$$\underset{HOOC}{\overset{NH_2}{\diagdown}}CH-CH_2-S-S-CH_2-CH\underset{NH_2}{\overset{COOH}{\diagup}} \quad \overset{+\,2H}{\underset{-\,H}{\longrightarrow}} \quad 2 \; \underset{HOOC}{\overset{NH_2}{\diagdown}}CH-CH_2-SH$$

Hierbei wird die Thioglykolsäure zu Dithiodiglykolsäure oxidiert.

Das Haar verliert durch das chemische Auseinanderbrechen der Disulfidbrükken seine Elastizität; es läßt sich mühelos an die Form des Wicklers anpassen (*Relaxation*). Durch oxidative Nachbehandlung und Waschen des Haares mit verdünnten Lösungen organischer Säuren wird das verformte Keratin in der gewünschten Form »fixiert«. Das Haar erhält seine Elastizität und Festigkeit zurück, indem sich die Disulfidbrücken zum größten Teil aus den SH-Gruppen und auch die (basischen) Amin ⇌ (sauren) Carboxyl-Salzbindungen zurückbilden.

Neuerdings schreibt man neben Disulfid-, Hydrogen- und elektrostatischen Bindungen den *hydrophoben Bindungen* eine bedeutende Rolle im Kaltwellprozeß zu *(Puri).*

Aus Erfahrungen in der Wollchemie ist bekannt, daß 36% der Aminosäuren unpolar sind. Man bezeichnet die Tendenz nichtpolarer Gruppen von Proteinen, im wäßrigen System aneinanderzuhängen, als hydrophobe Bindung. Deshalb können beim Spülvorgang das Thioglykolat und das entstehende Dithioglykolat gut herausgelöst werden, ohne daß die Aminosäuren beeinträchtigt werden.

2.3 Herstellung von Kaltdauerwellflüssigkeiten

Brauchbare Kaltwell-Lösungen enthalten im Durchschnitt 7,5% Thioglykolsäure und einen durch Ammoniak (und/oder organische Amine) bedingten pH-Wert von max. 9,5.

Allgemein ausgedrückt: etwa 7 bis 8% Thioglykolsäure
etwa 1,5% freies NH_3
0,5 bis 1,0% Netzmittel

Die Wirksamkeit von Kaltwell-Lösungen unterhalb eines pH-Wertes von 9,2 ist gering. Andererseits darf eine Kaltwell-Lösung einen pH-Wert von 10 nicht übersteigen, da sonst die Gefahr einer Keratolyse besteht. Bei einem pH-Wert von über 10 ist die Quellung des Keratins und die Ruptur der Disulfidbrücken derartig total, daß es zu einem völligen Auflösen der Keratinfaser kommen kann und somit zur Depilation. Hieraus ergibt sich die Forderung, den pH-Wert der fertigen Kaltwell-Lösung genauestens bei jedem Ansatz zu kontrollieren.

Im allgemeinen sind Schäden durch Ammoniumthioglykolat-Dauerwellen selten. Nach amerikanischen Aufzeichnungen treten 0,04% Hautreizungen auf. Studien haben gezeigt, daß die keratolytische Wirkung des Ammoniumthioglykolats mit einer starken Entfettung der Haut einhergeht, die eine Quellung und Reizung aufweist. Die beste Prophylaxe gegen Kaltwellschäden ist daher die reichliche Verwendung von Fettcremes und Hautölen.

In 50% der Fälle, die *K. H. Schulz* (13) untersuchte, wurden die Hautschäden von Thioglykolhydrazid verursacht, bei 25% von Glykolestern und der Rest durch das Amid der Thioglykolsäure und durch das Ammoniumglykolat.

Anstelle des Ammoniaks wird bisweilen Monoethanolamin verwendet, jedoch hat sich herausgestellt, daß Ammoniak wegen seiner großen Flüchtigkeit die geringsten Einwirkungen auf die Kopfhaut hat und eine Überbehandlung *(overprozessing)* des Haares durch Abfall des pH-Wertes vermieden wird.

Ippen und *Seubert* (14) machten, ausgehend von der klinischen Beobachtung zweier Patienten mit Nekrosen der Kopfhaut, folgende experimentelle Beobachtungen:
Wenn man 5%ige Thioglykolatlösung mit einer 10%igen Kaliumbromatlösung

mischt, so entsteht eine verzögerte exotherme Reaktion, in deren Verlauf das Bromat quantitativ in elementares Brom zerlegt wird.

Das Verhältnis der Kontaktallergien auf Kaltwelle zu den Allergien auf Haarfärbemittel bzw. Gesichtskosmetika war 1:5:25 (15).

Normalerweise enthalten Kaltwell-Lösungen, die an Friseurfachbetriebe abgegeben werden, einen Gehalt an Thioglykolsäure bis 10%, an Selbstverbraucher (Heimkaltwelle) bis 7,5%. Der pH-Wert soll 9,5 (gemessen mit der Glaselektrode) nicht übersteigen.

2.3.1 Herstellung des Ammoniumthioglykolats aus Thioglykolsäure

A) Es muß darauf geachtet werden, daß die Lösungen nicht mit Schwermetallen (besonders Eisen, Kupfer usw.) in Berührung kommen. Man verwendet daher gut verschließbare Behälter aus Glas oder polyesterverstärktem Polyethylen. Auch entsprechend ausgekleidete Behälter aus reinem Aluminium oder hochwertigem Edelmetall können verwendet werden (s. Bd. 1, S. 94).

Alle Rohstoffe müssen frei von Schwermetallspuren sein. Das Wasser muß eisenfrei sein [10 ml Wasser dürfen nach Zugabe von 3 Tropfen Natriumsulfidlösung Reag. DAB 7 keine Verfärbung zeigen, auch nicht nach Zugabe von einigen Tropfen Ammoniaklösung *(pro Analysi!)*]. Man muß auch darauf achten, daß zur Verwendung kommende Netzmittel oder Emulgatoren Fe-frei sind. Der Zusatz eines Komplexbildners (Sequestriermittels) vom Typ des Natriumsalzes der Ethylendiamintetraessigsäure (Na-EDTA), mit 0,1 bis 0,2% ist zu empfehlen. Im alkalischen Milieu der Kaltwellflüssigkeiten kommen speziell folgende Chelatbildner für Eisen in Frage: Cyquest DEG® (Natrium-Dihydroxyethylglycinat) im pH-Bereich 9,5 bis 12,5 und Cyquest® 30 HE für den pH-Bereich 6,5 bis 9,5 (*American Cyanamid*) sowie Turpinal 4-NL (Henkel).

Eisenspuren ergeben eine rosarote Verfärbung der Kaltwell-Lösung. Eisen-(II-)Ionen bewirken eine intensive Rotfärbung von ammoniakalischer Thioglykolsäurelösung, während Eisen-(III-)Salze eine Blaufärbung hervorrufen, die schnell in Rot überschlägt. Es entsteht auch Dithioglykolsäure.

B) Man arbeitet zweckmäßig mit verdünnten Lösungen der Thioglykolsäure und mit verdünnter Ammoniakflüssigkeit, da die entstehende Reaktionswärme möglichst klein gehalten werden soll. Gegebenenfalls ist für eine Kühlung zu sorgen, damit eine Erwärmung der Mischung über 25 bis 30°C nicht überschritten wird. Im Sommer bzw. in der heißen Jahreszeit ist es wichtig, daß man die Stärke der Ammoniakflüssigkeit vor der Verarbeitung durch Prüfung des spezifischen Gewichtes und der Temperatur oder Spindelung nach *Baumé*-Graden kontrolliert. In der Wärme verdampft das Ammoniakgas leicht. Auch aus diesem Grunde sind verdünnte Lösungen einfacher und sicherer zu verarbeiten.

C) Da der Luftsauerstoff eine Oxidation der Thioglykolsäure bewirkt, ist bei der Verarbeitung und Aufbewahrung stets darauf zu achten, daß die Kaltwelle geringen Kontakt mit der Luft hat. Beim Mischen der Kaltwellflüssigkeit ist dies zu beachten, das trotzdem gründlich erfolgen muß. Die Kaltwellflüssigkeit soll stets in randvoll gefüllten Gefäßen (ohne Luftraum) abgefüllt und aufbewahrt werden.

Für den jeweiligen Ansatz einer normalen Ammoniumthioglykolatkaltwelle errechnet man zunächst stöchiometrisch die erforderliche Ammoniakmenge, die zur Neutralisierung einer bestimmten Menge Thioglykolsäure notwendig ist.
Nachstehende *Tabelle* gibt an, wieviel Gramm 80%iger Thioglykolsäure und Ammoniak erforderlich sind, um 1000 g Ammoniumthioglykolatlösung (jeweils mit 5, 6, 7, 8, 9 und 10 Gew.-% Thioglykolsäuregehalt) herzustellen.

Kaltwelle mit Thioglykolsäure	5%	6%	7%	8%	9%	10%
Thioglykolsäure, 80%ig	62,5 g	75,0 g	87,5 g	100,0 g	112,5 g	125,0 g
Ammoniak, 25%ig (0,910) oder	37,0 g	44,4 g	51,8 g	59,2 g	66,6 g	73,9 g
Ammoniak, 10%ig (0,960)	92,5 g	111,0 g	129,4 g	148,0 g	166,4 g	184,8 g

Stellt man unter Ergänzung der Wassermengen 1 kg Ammoniumthioglykolatlösung (5%ig) her, so besitzt diese etwa einen pH-Wert von 5, man muß also nochmals stärker alkalisieren, um zu dem gewünschten pH-Wert von etwa 9,4 zu kommen. Hierzu benötigt man noch etwa 30 g Ammoniakflüssigkeit, 10%ig (0,960).

Zur Herstellung von 1 kg einer Ammoniumthioglykolat-Kaltwell-Lösung mit 7% Thioglykolsäure und einem pH-Wert von 9,5 geht man im Prinzip wie folgt vor:

87,5 g einer 80%igen Thioglykolsäure werden mit 300 g destilliertem, eisenfreiem Wasser verdünnt. Dann wird unter Luftabschluß und Kühlung mit 130 g Ammoniakflüssigkeit (10%ig = 0,960 = 16° Bé) neutralisiert. Nach gründlichem Mischen und Zufügen von 450 g destilliertem Wasser (eisenfrei) wird mit etwa 35 g Ammoniakflüssigkeit (10%ig, 0,960) ein pH-Wert von 9,5 eingestellt.

Nachstehendes Rezepturschema ergibt Kaltwell-Lösungen mit ca. 7,5% Thioglykolsäuregehalt und einem pH-Wert von 9,5 (freier Ammoniakgehalt 1,4 bis 1,7%).

Thioglykolsäure, 80%ig	74 cm³	
Wasser	400 cm³	(+ 0,2% Turpinal 4-NL/Henkel)
Ammoniak 0,900 (15°C)	100 cm³	
Wasser, destilliert (eisenfrei)	400 cm³	(+ 0,2% Turpinal 4-NL/Henkel)
Netzmittel	10 cm³	
Parfümöl	5 cm³	
Ammoniumhydrogencarbonat	11 g	
	1000 cm³	

Verwendet man 75%ige Thioglykolsäure, dann sind in obiger Formel 80 cm³ und bei 70%iger Thioglykolsäure 87 cm³ zu verwenden und die entsprechende Menge Wasser abzuziehen.

Als Grundlage der Rezeptur können auch die handelsüblichen Ammoniumthioglykolatlösungen dienen wie nachstehendes Schema zeigt:

59,5%ige Ammoniumthioglykolat-Lösung (mit 50% Thioglykolsäuregehalt, pH 6,5)	126 cm³		
50%ige Ammoniumthioglykolat-Lösung (mit 42,2% Thioglykolsäuregehalt, pH 6,5)		153 cm³	
40%ige Ammoniumthioglykolat-Lösung (mit 33,76% Thioglykolsäuregehalt, pH 9,3)			196 cm³
Ammoniak 0,900 (b. 15°C)	54 cm³	54 cm³	21 cm³
Wasser	800 cm³	773 cm³	763 cm³
Netzmittel	10 cm³	10 cm³	10 cm³
Parfümöl, Antioxidans (Rongalit® C), Farbe usw.	10 cm³	10 cm³	10 cm³
	1000 cm³	1000 cm³	1000 cm³

Für die sachgemäße Herstellung von Ammoniumthioglykolat-Kaltwell-Lösungen ergibt sich, daß drei Punkte wichtig sind:

1. Kenntnis der Eigenschaften der Thioglykolsäure und deren Gehaltsprüfung
2. Stärkeprüfungen und Kontrollen des Ammoniaks
3. genaue Arbeitsweise und Kontrolle des End-pH-Wertes der Kaltwell-Lösung

Thioglykolsäure
(Mercaptoessigsäure)
Thioglycollic acid (mercapto acetic acid)

HS–CH$_2$–COOH, Mol.-Gew. 92,12 Kp 104 bis 106°/15 mm Hg, wird gewöhnlich als vakuumdestillierte Qualität zu 75 Gew.-% und zu 80 Gew.-% Thioglykolsäuregehalt angeboten. Die wasserfreie Thioglykolsäure von 100% nimmt schon nach kurzer Zeit Wasser auf und einen Gehalt von ca. 97% an. Es bilden sich außerdem Thioglykolide.
Die 75-Gew.-%ige Handelsqualität hat ein spezifisches Gewicht von 1,245 bis 1,250, die 80%ige Thioglykolsäure ein solches von 1,26 bis 1,29 (bei 20°C).
Über die chemischen Reaktionen der Thioglykolsäure nebst Literaturangaben unterrichtet die Broschüre der Fa. *Robinson Brothers Ltd.* (Ryders Green, West Bromwick/Großbritannien).
Die Lagerung von Thioglykolsäure erfolgt in gummierten Stahlbehältern. Armaturen und Leitungen sollen aus PVC oder aus hochwertigem Chrom-Nickel-Stahl (Hasteloy) bestehen (16).

Gehaltsbestimmung der Thioglykolsäure durch Titration
Estimation of Thioglycollic acid by Titration (Jodometrie)

Thioglykolate lassen sich in schwefelsaurer Lösung mit $^1/_{10}$ n-Jodlösung titrieren (nach Fa. E. Merck, Darmstadt). 1,25 g Thioglykolsäure werden in einem Meßzylinder bis auf 100 ml mit destilliertem Wasser aufgefüllt. 20 ml dieser Lösung werden mit $^1/_{10}$ Normal-Jodlösung gegen Stärkelösung als Indikator bis zur Blaufärbung titriert.

$$1 \text{ ml } ^1/_{10}\text{-n-Jodlösung} = 0{,}009212 \text{ Thioglykolsäure}$$
$$\% \text{ Thioglykolsäure} = 0{,}9212 \cdot \frac{b}{a}$$

a = Einwaage der Thioglykolatlösung in g
b = Anzahl ml der verbrauchten $^1/_{10}$ n-Jodlösung

oder ähnlich: genau 0,3 g der zu prüfenden Kaltwell-Lösung werden in einen tarierten *Erlenmeyer*-Kolben eingewogen. Dann fügt man 60 ml destilliertes Wasser, 4 ml Eisessig und etwa 0,2 g Kaliumjodid, kristallin, hinzu und schüttelt die Mischung, bis sich die Kristalle gelöst haben. Diese so entstandene Lösung wird mit 0,1 n-Kaliumjodatlösung bis zu einem blassen, bleibenden Gelb titriert, wobei auch Stärke als Indikator herangezogen werden kann.

$$\text{Thioglykolsäure} = \frac{\text{Verbrauch an Vol.-KJO}_3\text{(ml)} \cdot 0{,}009212 \cdot 100 \text{ Gew.-\%}}{\text{Einwaage in g}}$$

Thioglykolsäure kann auch durch Säure-Basen-Titration nach *Laarsson* (Z. analyt. Chem. 79, S. 170–175, 1929) bestimmt werden. Ferner durch Ausfällen als Cadmiumthioglykolat mit Hilfe von Cadmiumacetat *(Forster, Meyer, Volkert*, Mitt. Ges. Lebensm. Hyg. 45, S. 490–495, 1954) oder schließlich neben Sulfiten und Sulfiden gemäß Zeitschrift f. analyt. Chem., Bd. 140, S. 454, 1953.

Stärkeprüfungen des Ammoniaks

Ammoniak NH_3 ist ein Gas, das in Wasser gelöst den »Salmiakgeist«, Ammoniakflüssigkeit, *Liquor ammonii caustici,* ergibt. Ammoniakwasser reagiert alkalisch, da es in NH_3 und OH^--Ionen zerfällt.

Ammoniakflüssigkeit ist eine *»flüchtige« (volatile)* Base im Gegensatz zu den »fixen« Alkalien, die man gerne der Kaltwell-Lösung zusätzlich zufügt, um bei der Dauerwellung einen möglichst konstanten pH-Wert (bzw. ein Absinken des pH-Wertes bei der Anwendung zu vermeiden) zu erzielen. Bei höherer Temperatur geht nämlich relativ viel an Ammoniakgas verloren, so daß es zweckmäßig ist, fixe Alkalien wie Borax, Soda, Natriumbicarbonat, Monoethanolamin, Ammoniumcarbonat und/oder Ammoniumbicarbonat zuzufügen.

Zur genauen Kontrolle bedient man sich nachstehender *Tabellen,* die unter Bezug auf das spezifische Gewicht und die Temperatur eine Umrechnung gestatten (je niedriger das spezifische Gewicht, desto stärker ist die Ammoniaklösung):

Spezifische Gewichte von Ammoniaklösungen bei 15°C
(nach *Lunge* und *Witernik*)

spez. Gew. bei 15°C	Gew.-% NH₃	1 l enthält NH₃ bei 15° (g)	spez. Gew. bei 15°	Gew.-% NH₃	1 l enthält NH₃ bei 15° (g)
1,000	0,00	0,0	0,940	15,63	146,9
0,998	0,45	4,5	0,938	16,22	152,1
0,996	0,91	9,1	0,936	16,82	157,4
0,994	1,37	13,6	0,934	17,42	162,7
0,992	1,84	18,2	0,932	18,03	168,1
0,990	2,31	22,9	0,930	18,64	173,4
0,988	2,80	27,7	0,928	19,25	178,6
0,986	3,30	32,5	0,926	19,87	184,2
0,984	3,80	37,4	0,924	20,49	189,3
0,982	4,30	42,2	0,922	21,12	194,7
0,980	4,80	47,0	0,920	21,75	200,1
0,978	5,30	51,8	0,918	22,39	205,6
0,976	5,80	56,6	0,916	23,03	210,9
0,974	6,30	61,4	0,914	23,68	216,3
0,972	6,80	66,1	0,912	24,33	221,9
0,970	7,31	70,9	0,910	24,99	227,4
0,968	7,82	75,7	0,908	25,65	232,9
0,966	8,33	80,5	0,906	26,31	238,3
0,964	8,84	85,2	0,904	26,98	243,9
0,962	9,35	89,9	0,902	27,65	249,4
0,960	9,91	95,1	0,900	28,33	255,0
0,958	10,47	100,3	0,898	29,01	260,5
0,956	11,03	105,4	0,896	29,69	266,0
0,954	11,60	110,7	0,894	30,37	271,5
0,952	12,17	115,9	0,892	31,05	277,0
0,950	12,74	121,0	0,890	31,75	282,6
0,948	13,31	126,2	0,888	32,50	288,6
0,946	13,88	131,3	0,886	33,25	294,6
0,944	14,46	136,5	0,884	34,10	301,4
0,942	15,04	141,7	0,882	34,95	308,3

**Spezifische Gewichte von
Ammoniaklösungen in Abhängigkeit von der Temperatur**

Spez. Gewicht bei			Ammoniak (NH₃)	Ammoniak (NH₃)	Volumenteile enthaltend gleiche Teile NH₃
15°C	20°C	25°C	in Gew.-%	in Vol-%	
0,880	–	–	35,8	31,5	81
0,885	–	–	33,6	29,8	86
0,890	0,887	–	31,7	28,3	90
0,895	0,892	–	30,0	26,9	95
0,900	0,897	0,894	28,3	25,5	100
0,905	0,902	0,899	26,6	24,1	106
0,910	0,910	0,907	25,0	22,7	112
0,915	0,912	0,910	23,3	21,4	119
0,920	0,918	0,915	21,7	20,0	127
0,925	0,923	0,920	20,2	18,7	136
0,930	0,928	0,926	18,6	17,3	147

Kontrolle des pH-Wertes der fertigen Kaltwell-Lösung

Für die Wirksamkeit aber auch für die Unschädlichkeit ist die genaue Prüfung des pH-Wertes und gegebenenfalls eine entsprechende Korrektur (Abrichten) erforderlich.

Zur groben Einstellung des pH-Wertes während der Fabrikation eignen sich Spezial-Indikatorpapiere in einem pH-Bereich von 8,2 bis 10.

Für die endgültige Abrichtung ist der Gebrauch eines pH-Meters zu empfehlen, der aber auch durch Netzmittel usw. zu Fehlern Anlaß geben kann.

Relativ sicher ist die Titration des freien Ammoniak nach folgender Methode:

5 ml der Kaltwell-Lösung werden in einen *Erlenmeyer*-Kolben pipettiert und mit destilliertem Wasser auf 100 ml aufgefüllt, dann setzt man einige Tropfen Methylrot als Indikator zu und titriert mit 0,1 n-Schwefelsäure. Der pH-Wert ist aus nachstehender *Tabelle* zu entnehmen:

Verbrauch an ml 0,1 n-H₂SO₄		pH-Wert		%-»freies« Ammoniak	
12	34	8,90	9,40	0,40	1,15
15	42	9,00	9,50	0,50	1,40
18	52	9,10	9,60	0,60	1,75
24	65	9,20	9,70	0,80	2,20
28	77	9,30	9,75	0,95	2,60

Dauerwellpräparat
(pH-Wert 7,4 bis 8)
(DOS 2 920 163 vom 29. Nov. 1979, Jamahatsu Sangyo Kaisha, Osaka/Japan)

Ammoniumthioglykolatlösung (50% Thioglykolsäure)	10,00%
Ammoniumhydrogencarbonat	3,80%
Polypeptid, wasserlöslich	1,00%
Lanolin, wasserlöslich	0,40%
Ethylendiamin-Tetraessigsäure-Dinatriumsalz	0,10%
Cetylalkohol	0,20%
POE-Sorbitanmonooleat (20 EO)	0,07%
Stearinsäure	0,04%
POE-Cetylether (6 EO)	0,03%
POE-Laurylether (20 EO)	0,10%
Wasser, deionisiert	ad 100,00 ml

Bei 40 bis 60°C anwenden.

Kaltwellflüssigkeit
(pH-Wert 8,5) allgemeines Beispiel

Thioglykolsäure, 80%ig	11,58%
Ammoniumhydrogencarbonat	4,20%
Wasser	76,62%
Ammoniumhydroxid, 25%ig	6,40%
Turpinal 4-NL (Henkel)	0,20%
Antara-430 (GAF)	0,20%
Lamepon-S (Grünau)	0,10%
Parfümöl	0,30%
Cremophor FC-1004 (BASF)	0,30%
	99,90%

2.4 Zusätze zu Kaltwell-Lösungen

Mitunter werden Antioxidantien, die eine vorzeitige Oxidation der Thioglykolsäure verhüten sollen, zugefügt. Hierfür kommen Sulfite und Hydrosulfite in Frage. Mehr als 5% an Sulfiten behindern die Quellung der Keratinfaser. Fast immer werden Netzmittel *(wetting agents)* zugesetzt, im allgemeinen 1,5%. Hierfür kommt Lamepon S, eisenfrei oder das nichtionogene Nonidet® P 40 (Shell) oder Nutrilan H (Grünau) in Frage. Auch der Zusatz einer quartären Ammoniumverbindung wie Dodecyltrimethylammoniumbromid (z. B. Morpan® D/Glovers) kann als Mittel gegen Überkrausen nützlich sein. Auch PVP (2 bis 4%) werden verwendet. Einen Trübungseffekt bewirkt der Zusatz bestimmter wasserlöslicher Lanolinderivate wie

1 bis 3% Aqualose SLW oder SLT (Westbrook bzw. Parmentier & Co., D-6000 Frankfurt/M.) oder Atlas G 1441 u. ä.
Zusätze des reduzierenden Cysteins oder des Cystein-Thiolacton-Chlorhydrats sind ferner üblich.
Weiterhin werden bevorzugt Polyethylenglykol (Polywachs bzw. Carbowax) 1500 oder 2000 eingesetzt.
Um eine milchige Antrübung der Kaltwelle zu erreichen, sind bestimmte *Trübungsmittel (clouding agents)* im Handel, wie z. B. Vinamul® N-16 (Cyclo Chemicals Ltd., Manfield House, 376 Strand, London WC 2 bzw. Miami/USA) und Antara-430 (GAF). Auch gewisse Methacrylate werden als Trübungsmittel verwendet sowie auch ethyloxylierte Fettalkohole vom Typ Collone® AC (Glovers, Leeds/GB).
Ein Perlmutteffekt wird mit 0,05 bis 0,1% »Mermaid® AQ« erreicht.

In Mengen von 3 bis 4% kann folgendes Konzentrat als Trübungsmittel für Kaltwellflüssigkeiten dienen:

Polawax (Crodawax) GP 200	50 g
Polychol-5	10 g
Polychol-10	40 g
Paraffinöl 70 m Pa · s	200 g
Wasser, enthärtet	700 g
	1000 g

Mit dem ethoxylierten Fettalkoholderivat Collone® AC erhält man bei 0,5%iger Dosierung einen Trübungseffekt, bei 1%iger Dosierung eine Verdickung und bei 5%iger Dosierung eine cremeartige Masse.
Für letztere Form wird Collone® AC (evtl. mit 2 bis 3% Cetylalkohol) zusammengeschmolzen und bei 45°C in einen Teil der Wassermenge der Kaltwell-Lösung eingerührt. Alkalien werden nach Erkalten auf Zimmertemperatur und schließlich die Thioglykolsäure zugerührt.

Als *Kaltwelltrübungsmittel* können folgende Gemische verwendet werden:

Oleylalkohol (Ocenol® K, Novol® usw.)	20%
Paraffinöl	40%
POE-Laurylether (Brij®-35)	40%

Überwiegt mengenmäßig Brij®-35, so entstehen blanke Lösungen. Es ist aber auch mit diesen Mischungen möglich, eine leichte Fettwirkung zu erzielen. Gleichzeitig tritt eine Verdickung der Kaltwell-Lösung ein (bei hoher Dosis ab etwa 5%). Mit 10% Brij®-35 allein ergibt eine Ammoniumthioglykolat-Kaltwell-Lösung eine klare, sirupöse Lösung.
Auch der Ricinusölpolyglykolether (Intrasol 6009) kann als Trübungsmittel verwendet werden, ebenso Opacifier Permanent 601 (Sluys) etwa 3 g pro Liter.

Einfache Mischung

Brij® 30	120 g
Intrasol® 6009 (Stockhausen)	40 g
Türkischrotöl	40 g
Herkolyn®	800 g
	1000 g

Trübungsmittel (Emulsion)
DHW-Rezept Nr. V/701

Eumulgin® 05	30 g
Eumulgin® 010	30 g
Paraffinöl	140 g
Wollfett, wasserfrei	50 g
Wasser	750 g
	1000 g

Perlglanzmittel für Kaltwelle
DHW-Rezept Nr. V/702

Texapon® N-40	35 g
Comperlan® 100	45 g
Dehydol® 100	5 g
Wasser	915 g
	1000 g

Die obengenannten Trübungsmittel werden zu 5 bis 10% eingesetzt.

2.5 Kaltwellemulsionen

Eine *Milch* bzw. eine *flüssige (liquid) Emulsion* kann nach folgender Rahmenvorschrift hergestellt werden:

Collone® AC (Glovers)	5%
Mineralöl	2%
Ammoniumthioglykolat, 35%ig	20%
Wasser, destilliert	ad 100%

Herstellung: Collone® AC und Mineralöl werden auf etwa 50°C erwärmt. Das Ammoniumthioglykolat wird mit Wasser verdünnt und der erwärmten Ölmixtur zugerührt, kalt rühren.

Liquid-Emulsion

Mineralöl (Weißöl, Paraffinöl)	225 g
Collone® AC	10 g
Ammoniumthioglykolat, pH-Wert 9,3, 40 Gew.-%	90 g
Wasser, destilliert	175 g

Herstellung: Das Mineralöl wird bei 45°C mit Collone® AC gemischt. Ammoniumthioglykolat wird mit Wasser gemischt und auf 20°C erwärmt und in die 45°C warme Ölemulgatormischung langsam eingerührt. Ist die Hälfte der Glycolatlösung eingerührt, wartet man 5 Min. und fügt dann den Rest der Mischung schnell unter Rühren zu (Inversionstechnik, s. S. 185 sowie Bd. 1, S. 57), kalt rühren.

Kaltwellemulsion (nach Glovers)

A)	Texofor® D-40	5%
	Cetylalkohol	4%
	Stearinsäure	12%
	Mineralöl	28%
B)	Ammoniumthioglykolat, 35%ig	24%
	Wasser, destilliert	ad 100%

Kaltwellemulsion (nach Goldschmidt)

A)	Tegin-M	32,0 g
	Tagat-S	48,0 g
	Paraffinum perliquidum	150,0 g
B)	Ammoniak, 25%ig	187,5 g
	Thioglykolsäure, 80%ig	125,0 g
	Wasser, eisenfrei	455,5 g
	Turpinal 4-NL (Henkel)	2,0 g
		1000,0 g

Herstellung: Außer Ammoniak, der bei 40°C zugegeben wird, wird bei 70°C emulgiert.

Kaltwellcreme (nach Atlas)

A)	Paraffinum perliquidum	57 g
	Stearylalkohol	82 g
	Stearinsäure	11 g
	Brij®-35	50 g
B)	Ammoniumthioglykolatlösung (ca. 50%ig)	150 g
	Ammoniak, 28%ig	10–30 g
	Wasser	636–612 g
	Germall-II	4 g
	Turpinal 4-NL (Henkel)	2 g
C)	Tylose CB-4000	4 g

Herstellung: A) und B) auf 60°C erwärmen. $^1/_3$ der Menge von B) unter intensivem Rühren zu A) mischen, dann wird ein weiteres Drittel von B) bei 60°C eingerührt. Danach die Tylose unter Rühren einstreuen. Schließlich wird das letzte Drittel von B) bei 60°C eingearbeitet. Nach Belieben parfümieren.

Kaltwellgel

Pluronic F-127 (CTFA: Poloxamer 407)	200 g
Ammoniumthioglykolat, 60%ig	100 g
Turpinal 4-NL (Henkel)	2 g
Wasser, entionisiert	698 g
	1000 g

Kaltwelle, geschäumt, aerosolverpackt
(nach Henkel)

Texapon A-400 oder N-25 bzw. N-40	50 g
Turpinal SL (Henkel)	2 g
Wasser	738 g
Ammoniak, 25%ig	120 g
Thioglykolsäure, 80%ig	90 g
	1000 g

Abfüllung: 92 T. Produkt und 8 T. Treibmittel 12/114 (40:60)

Kaltwelle, geschäumt, aerosolverpackt
(nach Henkel)

Dehyquart SP	30 g
Viscontran HEC 30000 PR (2%ig in Wasser)	500 g
Glycerin, 86%ig	10 g
1,2-Propylenglykol	20 g
Wasser	263 g
Turpinal SL (Henkel)	2 g
Ammoniak, 25%ig	100 g
Thioglykolsäure, 80%ig	75 g
	1000 g

pH-Sollwert 9 bis 9,3
Thioglykolsäuregehalt ca. 6%
Abfüllung: 92 T. Produkt und 8 T. Treibmittel 12/114 (40:60)

Schnellbrechender Schaum, aerosolverpackt
(USP 3 433 868/1969)

Thioglykolsäure, 70%ig	7,65 g-%	POE-Oleylalkohol	0,28 g-%
Natriumhydroxid	0,41 g-%	Parfümöl	0,45 g-%
Ammoniaklösung, 28%ig	6,25 g-%	Dichlordifluormethan	2,00 g-%
POE-Cetyl-Oleylalkohol	2,10 g-%	Dichlortetrafluorethan	5,00 g-%
POE-Lanolinalkohol	0,19 g-%	Wasser, destilliert	ad 100,00 g-%
2-Methyl-pentan, 2,4-diol	2,15 g-%		

Nach der deutschen Patentanmeldung P 48 733, IVa, 3Oh vom 20. Juli 1950 (Wella), wird eine Kaltwelle in Emulsionsform folgendermaßen erzeugt:

0,8 T. Soda, entwässert (kalziniert)
    und
2,0 T. Borax
    werden in
88,2 T. destilliertem Wasser gelöst,
    dann werden
3,0 T. Ammoniumthioglykolat
4,0 T. Ammoniak 0,910
    und
2,0 T. Emulgator (Polyethoxydodecylphenol; Mono- und Polyfettsäureester des Sorbits und Mannits bzw. des Mannitans und Sorbitans)
    zugerührt.

Obige Mischung wird z. B. mit 2 T. eines Gemisches von Mineralöl und einem nichtionogenen Emulgator von Ethylenoxid an Phenol (Servital® OL) versetzt.

Eine *flüssige milchige Emulsion* ergibt folgende Vorschrift:

Thioglykolsäure, 80%ig	125 g	Paraffinöl	40 g
Monoethanolamin	95 g	Wasser, destilliert	725 g
Eumulgin® M-8	15 g		1000 g

Herstellung: Eumulgin® M-8 und Paraffinöl werden bei 50°C zusammengeschmolzen, dann emulgiert man das erwärmte Wasser und setzt portionsweise Monoethanolamin und schließlich bei 25°C langsam die Thioglykolsäure zu.

In ähnlicher Weise wird folgende *Emulsion* hergestellt, wobei Ammoniak erst zugegeben wird, wenn die Emulsion etwas abgekühlt ist:

Thioglykolsäure, 80%ig	125 g	Paraffinöl	40 g
Ammoniak, 25%ig	188 g	Wasser, destilliert	622 g
Eumulgin® M-8	25 g		1000 g

Kaltwellcreme   *Kaltwellemulsion*
(DHW-Rezept Nr. V/601)   (DHW-Rezept Nr. V/613)

Lanette® 0	160,0 g	Eumulgin® 05	10 g
Eumulgin® 05	16,0 g	Eumulgin® 010	10 g
Eumulgin® 010	16,0 g	Vaselinöl	40 g
Cetiol® V oder Eutanol® G	50,0 g	Ammoniak, 25%ig	100 g
Ammoniak, 25%ig	187,5 g	Thioglykolsäure, 80%ig	75 g
Thioglykolsäure, 80%ig	125,0 g	Wasser	765 g
Wasser	445,5 g		1000 g
	1000,0 g		

Herstellung: Bei 50°C wird das geschmolzene Eumulgingemisch in das Wasser eingerührt. Anschließend wird das Ammoniumthioglykolat portionsweise hinzugefügt.

Kaltwellcreme

A)	Cetyl-Oleylalkoholether v. Polyethylenglykol (Mol-Verhältnis 1:10)	20 g
	Cetyl-Oleylalkoholether v. Polyoxyethylenglykol (Mol-Verhältnis 1:20)	30 g
	Stearylalkohol	15 g
B)	Wasser	500 g
C)	Wasser	200 g
	Ammoniumthioglykolat (50%ige Thioglykolsäure)	140 g
	Ammoniumhydroxid, 25%ig	90 g
D)	Parfümöl	5 g
		1000 g

Herstellung: B) 500 g Wasser werden bei 70°C in A) und nach erfolgter Emulgierung wird C) bei etwa 45°C eingerührt.

2.6 Parfümierung von Kaltwellpräparaten

Riechstoffe, die in Kaltwell-Lösungen verwendet werden sollen, müssen in einem alkalischen Medium bis pH 10 stabil und widerstandsfähig gegenüber starken Reduktionsmitteln sein. Es eignen sich vor allem Ketone, Lactone und Ether, aber auch Alkohole (wie Linalool) und einige Ester (z. B. Benzylacetat) sowie auch eine Reihe von Fett-Aldehyden (Aldehyd C_{12}-Laurin und MNA) als auch α-Amylzimtaldehyd. Abgesehen von der Möglichkeit von Verfärbungen am Licht sind auch die Phenole (Eugenol, Iso-Eugenol) brauchbar. Selbst ätherische Öle wie Geranium, Ylang-Ylang-Öl und Linaloë (Rosenholzöl) sind relativ gut beständig.

Die Verfärbung am Licht prüft man durch Bestrahlung der parfümierten Kaltwell-Lösung mit Hilfe von UV-Lampen oder der Philips-IF-Lampe (mit 250 Watt), mit welcher man die Testsubstanzen am besten intermittierend jeweils 1 Min. lang wechselnd mit 1 Min. Pause bestrahlt. Die Prüfung der *Parfümwirkung* wird am besten im Frisiersalon vorgenommen, also in der Praxis. Als Laborbehelf kann man Haarsträhnen mit der Kaltwell-Lösung tränken und das Ganze in einer Glasflasche auf 35 bis 40°C 10 Min. erhitzen. Dann erfolgt nach Öffnen der Flasche die Geruchsprobe. Evtl. kann die Haarsträhne gespült und getrocknet und erneut einer geruchlichen Überprüfung unterzogen werden.

Da die Kaltwell-Lösungen stark wasserhaltig sind, ist es schwierig, ein Solubilisiermittel für die Parfümnote in diesem wäßrigen Medium zu finden, zumal der Netzmittelanteil meist gering ist.

Das Wasserlöslichmachen (Solubilisation), vgl. auch das gleiche Thema im Kap. VII »Solubilisation« (S. 362), erfolgt mit Hilfe nichtionogener Emulgatoren.

Man arbeitet günstig mit Etherverbindungen als Lösungsvermittler, so z. B. mit den alkalibeständigen Polyethylenglykol-Laurylethern vom Typ Brij® 30 und 35 sowie auch Alkylarylpolyoxyethylenglykol vom Typ Antarox® A-400 oder Neutronyx® 330. Besonders geeignet sind Mischungen, die einen HLB über 12 besitzen wie 22% Brij® 92 (HLB 4,9) und 78% Brij® 98 (HLB 15,3) = HLB 13 oder 70% Brij® 58 und 30% Brij® 56, sowie Arlasolve-200 (ICI).

Speziell für *trübe Kaltwell-Lösungen* ist folgendes Verfahren geeignet:

Propylenglykol	100 g
Diethylenglykolmonoethylether	
(APV®, Carbitol® oder ähnliche wie	
Dipropylenglykolether, Dowanol® DPM)	100 g
Brij®-35 oder Arlatone 289 und Arlaton 970 (ICI)	600 g
Parfümöl	200 g
	1000 g

Herstellung: 1,5% dieser Mischung werden leicht erwärmt und der Kaltwelle zugesetzt (bzw. besser bei der Herstellung derselben einem leicht erwärmten Wasseranteil beigefügt).

Auch Lamacit® KW 80-18 (Nonylphenol-Polyglykolether) kann als Solubilisiermittel für Parfümöl verwendet werden, und zwar 10 bis 15 T. und 1 bis 2 T. Parfümöl. Den für die Solubilisation erforderlichen HLB-Wert über 12 besitzen folgende Atlas-Emulgatoren, die als Etherverbindungen im alkalischen (und im sauren) Milieu stabil sind:

Brij®-58-Polyoxyethylen(20)Cetylether
HLB = 15,7 (wachsartig fest)
Brij®-56-Polyoxyethylen(10)Cetylether
HLB = 12,9 (wachsartig fest)
Brij®-96-Polyoxyethylen(10)Oleylether
HLB = 12,4 (ölige Flüssigkeit)
Brij®-98-Polyoxyethylen(20)Oleylether
HLB = 15,3 (wachsartig fest)

Kaltwell-Lösungsvermittler
(weiße, pastöse Masse)

Brij®-58-Polyoxyethylen(20)Cetylether	500 g
Brij®-96-Polyoxyethylen(10)Oleylether	250 g
APV®	250 g

Parfümöl: Lösungsvermittler = 30:70 (10% in Wasser löslich)
Parfümöl und Lösungsvermittler auf 60°C erhitzen und das Wasser bei 62°C langsam zufügen.

Die *lichtstabile Färbung* von Kaltwell-Lösungen ist ein schwieriges Problem. Zur *Färbung von Kaltwell-Lösungen* können dienen:

Rhodamin B.N. 450 (ICI)	etwa 0,001% Rosa
Rhodamin B. 200 (ICI)	etwa 0,002% Rosa
Palatine-Echtorange GEN	etwa 0,002% Rosa
Auramine O.N. 150 (ICI)	etwa 0,005% Gelb
Siriuslichtgelb FRRL	etwa 0,005% Gelb
Naphtholgelb SXX	etwa 0,005% Gelb
Chinolingelb, rein	etwa 0,005% Gelb
Brillantreingelb 6 G	etwa 0,005% Gelb
Anthranalblau G	etwa 0,002% Blau
Indanthrenblau GZ	etwa 0,002% Blau
Lurantinlichttürkisblau GL	etwa 0,002% Blau
Heliogenblau SBL	etwa 0,002% Blau
Pigmosolblau 5 G	etwa 0,002% Blau
Basolanblau BGA	etwa 0,002% Blau
Morin	etwa 0,010% gelblich

Empfohlen werden ferner:

Sicomet-Rot   B 45170 (BASF)
Sicomet-Rosa S 28160 (BASF)
Sicomet-Blau S-74180 (BASF)

Merkwürdigerweise ergibt auch Azulen, das man am besten in seiner 25%igen wasserlöslichen Form in reduzierenden Kaltwell-Lösungen einsetzt, eine beständige blaue Färbung, während es in neutralem und saurem wäßrigen (oder alkoholischen) Medium am Licht (wahrscheinlich durch Oxidation) eine grüne Farbe annimmt.

3. Oxidationsbehandlung beim Kaltwellprozeß
(auch »Neutralisation« genannt)

Die Wirkung einer Kaltwell-Lösung hängt auch von der sachgemäßen Fixierung ab. Durch Behandlung des gewickelten Haares mit einer Oxidationslösung soll erreicht werden, daß sich das reduzierte Keratin (Cystein) zum Cystin zurückbildet und die S-S-Brücken wiederhergestellt werden. Gleichzeitig sollen Reste der Thioglykolsäure und des Alkalis inaktiviert werden.

Das durch den »Entwickler« reduzierte und verformbar gewordene Haar wird mit Hilfe von Oxidationsmitteln in der gelockten Form »fixiert«.

Als *»Entwickler«* können generell alle geeigneten Oxidationsmittel verwendet werden. Die einfachste Form ist die Verwendung von *Wasserstoffperoxid (Hydrogenperoxid)*, das gewöhnlich als 3%ige Lösung verwendet und bei der Anwendung am Haar verdünnt wird.

Man nimmt etwa 60 bis 100 g 2- bis 3%iger H_2O_2-Lösung (10 Vol. O_2 erzeugend) pro 0,5 l, so daß man am Haar etwa eine Konzentration von 0,4 bis 0,6% H_2O_2 erreicht. Die Oxidationsflüssigkeit wird mehrfach auf das gewickelte Haar aufgetragen, nachdem man die Kaltwell-Lösung abgespült oder abgetupft hat. Man läßt zwischen 5 und 20 Min. einwirken.

Wasserstoffperoxid wird durch kleinste Mengen von Schwermetallspuren inaktiviert. Es darf daher niemals in Metallbehältern (Eisen, Kupfer) verarbeitet oder aufbewahrt werden. Behälter aus glasfaserverstärktem Polyester (gegebenenfalls PVC-beschichtet) und reinem Aluminium sowie saubere, gespülte dunkle Glasbehälter und auch rostfreier Stahl (V2A, *stainless steel*) sind geeignet.

Der Zusatz von Schwermetall-Komplexbildnern vom Typ der Ethylendiamintetraessigsäure = EDTA (Handelsprodukte Trilon® B, Versene®, Sequestrene®, Komplexon® III usw.) hat seine Berechtigung, ferner: 0,3% Turpinal SL.

Werden konzentrierte Lösungen von Wasserstoffperoxid verdünnt (die handelsübliche 30%ige Lösung nennt man »Perhydrol«), darf nur reines Wasser – ohne Spuren von Blei, Kupfer oder Eisen – verwendet werden. Am besten wird *deionisiertes* Wasser verwendet.

Die *Stabilisierung von H_2O_2* erfolgt meistens durch Zusatz von 0,04% *Phenacetin* oder durch die gleiche Menge Acetanilid (nach der Kosmetikverordnung max. 0,025% Acetanilid), (in 100°C heißem Wasser lösen).

Ein pH-Wert der fertigen Lösung von 4,5 wird mit Phosphorsäure eingestellt.

Nach dem DBP 968 992 ist Polyvinylpyrrolidon als Stabilisator geeignet. Als weitere Stabilisatoren kommen auch die Ester der p-Hydroxybenzoesäure (Nipasol®-Natrium 0,15%, Nipakombin® 0,08%) in Frage.

Allgemeine *Rahmenformel* für eine 6%ige H_2O_2-Lösung:

Wasser, enthärtet (deionisiert)	400,00 g
Phenacetin	0,40 g
Atlas® G-1471 (POE-Sorbit-Lanolin-Derivat)	20,00 g
Tween® 20	30,00 g
Wasser, enthärtet	300,00 g
Wasserstoffperoxid, 35 Gew.-% H_2O_2	171,40 g
Wasser, deionisiert	78,20 g
	1000,0 g

+ Phosphorsäure (10 Vol.-%) bis zu einem pH von 4

Kaltwellfixiermittel

Hydrogenperoxid, 30%ig	7,33%	Genamin KS-5 (Hoechst)	2,16%
Citronensäure	0,50%	Wasser, destilliert	89,77%
Turpinal SL (Henkel)	0,20%		100,00%
Phenacetin	0,04%		

Hydrogen-Peroxid-Emulsionen

	I (%)	II (%)	III (%)	IV (%)	V (%)	
A) (Ölphase)	2,00	2,00	2,00	–	–	Amerchol® L-101
	–	–	–	2,00	–	Amerchol® CAB
	–	–	–	–	2,00	Amerchol® H9
	1,00	–	–	–	–	Modulan®
	–	1,00	–	–	–	Acetulan®
	–	–	1,00	–	–	Ricilan® B (Lanolinalkohol-Ricinoleat)
	4,00	4,00	4,00	4,00	4,00	Solulan® 16 (16 EO-Lanolinalkohol)
	3,00	3,00	3,00	–	–	
	–	–	–	3,00	3,00	Stearylalkohol
	–	–	–	1,00	1,00	Mineralöl (70 visc.)

Fortsetzung der *Tabelle* Hydrogen-Peroxid-Emulsionen

	I (%)	II (%)	III (%)	IV (%)	V (%)	
B) (Wasserphase)	72,81	72,81	72,81	72,81	72,81	Wasser, enthärtet
	0,04	0,04	0,04	0,04	0,04	Phenacetin
	17,15	17,15	17,15	17,15	17,15	Wasserstoffperoxid, 35%ig

Herstellung: B) wird bei 70°C mit A) emulgiert und bei 35 bis 40°C wird H_2O_2 eingerührt.

3.1 Schaumfixierung

Oxidationsmittel, die ein Netzmittel oder eine andere schaumgebende waschaktive Substanz enthalten, werden als »*Schaumfixierung*« bezeichnet.
Das eisenfreie Eiweißfettsäurekondensat Olamin® K (Grünau) besitzt H_2O_2-stabilisierende Eigenschaften.

Ansatz für 1 Liter:

Olamin® K	100 g	oder	Texapon N-40	150 g
Wasser, destilliert	780 g		Citronensäure	5 g
Weinsäure	40 g		Wasser	790 g
Hydrogenperoxid, 30%ig	80 g		Hydrogenperoxid, 30%ig	50 g
	1000 g		Natriumpyrophosphat, sauer	5 g
				1000 g

Die zur Aufbewahrung benutzten Flaschen werden zweckmäßig gründlich mit durch Phosphorsäure angesäuerten Spülmitteln vor dem Abfüllen gewaschen.

Außer Lanolinderivaten können den Wasserstoffperoxidlösungen auch quartäre Ammoniumverbindungen vom Typ Cetyldimethylbenzylammoniumchlorid oder quartäre Morpholinium-Alkylsulfate und ähnliche z. B. nach folgender Vorschrift zugesetzt werden:

Alkylethyl-Morpholinium-Ethosulfat	1,00%
Adipinsäure	0,80%
Natriumstannat	0,06%
Wasserstoffperoxid, 3%ig	98,14%
	100,00%

Es werden zum Neutralisieren etwa 100 ml pro Liter Wasser genommen.
Die oxidativ wirkenden Neutralisierlösungen werden im allgemeinen sauer (bis pH 2) eingestellt, damit das Restalkali neutralisiert wird.
Üblich sind Zusätze von organischen Säuren wie Citronen-, Adipin- und Weinsäure sowie Ammoniumcitrat oder auch von Phosphorsäure, die speziell bei H_2O_2-Lösungen stabilisierend wirkt.

Nach einer deutschen Patent-Offenlegungsschrift (5) wird ein Haarfixiermittel wie folgt formuliert (der Harnstoff wird durch Glycerindiacetat stabilisiert):

Harnstoff	50,0 g
Gemisch aus 1,2- und 1,3-Glycerindiacetat	10,0 g
Hydrogenperoxid, 50%ig	40,0 g
Salicylsäure	0,5 g
Natriumdihydrogenphosphat ($NaH_2PO_4 \cdot 2 H_2O$)	2,0 g
Natriumlaurylalkoholdiglykolethersulfat, 28%ig	20,0 g
Parfümöl	1,5 g
Wasser	876,0 g
	1000,0 g

In *pulverförmigen* Oxidationsmitteln ist auch das sauer reagierende Mononatriumphosphat sowie das stark saure Lösungen ergebende Ammoniumbisulfat (NH_4HSO_4), das sich gut (etwa 1:1) in Wasser löst, gut geeignet. Als Basis dienen vielfach die Persalze, von welchen das Natriumperborat ($NaBO_3 \cdot 4H_2O$) im Vergleich zu den Bromaten relativ harmlos ist. 10 g Natriumperborat(monohydrat) sind zur Neutralisierung einer normalen Kaltwell-Lösung im allgemeinen ausreichend.

Besonders praktisch für Heimkaltwellen sind z. B. die kristallinen Additionsverbindungen des Wasserstoffperoxids, die man in kleinen Polyethylenbeuteln oder Aluminiumfolien á etwa 10 g der Kaltwellflüssigkeit beipackt und die der Verbraucher selbst in Wasser auflöst.

Carbamin-peroxidhydrat ist eine derartige Verbindung. Die kristalline Substanz ergibt etwa 34 bis 35% ihres Gewichtes an H_2O_2 in wäßriger Lösung.
Carbamin-peroxidhydrat muß trocken verpackt werden, da Wasser und auch die Luftfeuchtigkeit vorzeitig die Verbindung zerstören. Auch höhere Temperaturen über 40°C führen zu einem Nachlassen der Wirkung.

Melamin (2,4,6-triamino-sym-triazin) bildet mit äquimolaren Mengen Wasserstoffperoxid ebenfalls ein kristallines Additionsprodukt, das max. etwa 21% H_2O_2 frei werden läßt (= Melamin-peroxidhydrat).
Ammoniumpersulfat führt nicht selten zu allergischer Kontaktdermatitis (17).

Allgemeine Rahmenformeln für
Oxidationsmittel in Pulverform

Carbamin-peroxidhydrat	600 g
Natriumperborat oder -percarbonat	200 g
Magnesiumsilikat	30 g
Weinsteinsäure *(tartaric acid)*	130 g
Aerosil®, Cab-O-Sil®	10 g
Natrium-Laurylsulfat (trocken)	10 g
Borax	10 g
EDTA (Trilon® B, Versene®, Komplexon® III, Turpinal	10 g
	1000 g

Natriumperborat löst sich vollständig, wenn es mit molekularen Säuremengen zur Anwendung kommt. In dieser Form entsprechen 17 Gew.-% Natriumperborat einer 3%igen H_2O_2-Lösung.

Optimales Verhältnis:

Natriumperborat	70%	oder	Natriumperborat	47%
Borsäure	30%		Natriumbitartrat	53%
			(getrocknet bzw. entwässert)	

Die Britische Patent-Spezifikation 859 276 vom 18. Jan. 1961 gibt folgende *Oxidationsmittel für Kaltwellprodukte* an:

Natriumperoxid	10 g
Ammoniumpersulfat	10 g
Ammoniumbicarbonat	12 g
Magnesiumcarbonat	43 g
Weinsäure *(tartaric acid)*	25 g
	100 g

3.2 Bromatfixierung

Als Oxidationsmittel nach Einwirkung reduzierender Kaltwell-Lösungen werden auch die Alkalisalze des Broms verwendet.

Sanford und *Humoller* (18) haben mit ihren Untersuchungen gezeigt, daß das Cystein, das in stark reduzierten Keratinfasern entsteht, rasch durch Bromatbehandlung zum Cystin zurückgebildet wird.

Gewöhnlich werden 10 bis 30 g Bromate auf 500 bis 1000 ml Wasser, also etwa 3- bis 6%ige Bromatlösungen als Oxidationsmittel zum Fixieren benutzt.

Kaliumbromat löst sich bei Zimmertemperatur nur etwa 1:14, d. h. also 7 bis 8% in

Wasser und ist besonders in kaltem Wasser (bis 1°C nur etwa 3%) relativ schlecht löslich.
Natriumbromat löst sich bei 20°C etwa 1:3 in Wasser (35 bis 40%) und ist auch in kaltem Wasser noch sehr gut löslich.
Kaliumbromat hat einen aktiven Sauerstoffgehalt von 28,74% und Natriumbromat von 31,81%.

Wichtig sind folgende Faktoren:
1. Im allgemeinen werden Mischungen von Natrium-/Kaliumbromat verwendet, da $NaBrO_3$ besser wasserlöslich ist.
2. Die kristallinen Bromatsalze müssen vor dem Verpacken völlig getrocknet und vor Luftfeuchtigkeit geschützt werden (am besten in Aluminiumfolien, die mit Celluloseacetat kaschiert sind).
3. Man bevorzugt in Mischungen mit Bromaten anorganische Substanzen, da sich organische Substanzen, wenn sie zu schnell mit den Bromaten gemischt werden, entzünden können, da die Bromate (ähnlich Kaliumchlorat) oxidieren. Harnstoff und gewisse Ammoniumsalze sollen die Entzündbarkeit herabsetzen.
4. Bromate, die zusammen mit sauer reagierenden organischen Säuren (Citrate oder Tartrate) gemischt, in den Handel gelangen, können bei Anwesenheit von kleinen Mengen Wasser korrodierende Bromdämpfe entwickeln. Ein Zusatz puffernd wirkender Alkalisalze ist hier angebracht.

Allgemeine Formel
Bromatfixierung in Pulverform

Natriumbromat, getrocknet	550 g
Kaliumbromat, getrocknet	100 g
Mononatriumphosphat	200 g
Ammoniumchlorid	70 g
Borax	50 g
Natrium-Laurylsulfat (wasserfrei)	10 g
Aerosil® oder Cab-O-Sil®	20 g
	1000 g

Anwendung: 15 bis 20 g auf $^1/_2$ l Wasser

Head, USP 2 633 447 (1951) gibt folgende Formel an
(Pottasche und andere Alkalien sollen in sauren Bromatmischungen stabilisieren):

Natriumbromat	98 T.
Mononatriumorthophosphat	75 T.
Natriumcarbonat	2 T.
	175 T.

Nach dem Brit. Patent 699 997 (1953)
werden 17 g der folgenden Mischung pro l Wasser als Neutralisierung empfohlen:

Kaliumbromat	10 T.
Natriumperboratmonohydrat	2 T.
(oder entspr. Percarbonat, -pyrophosphat und -borosilikat)	
Natriumtripolyphosphat	5 T.
	17 T.

Harnstoff und Bromate im Verhältnis
2,5 zu 1 Mol werden wie folgt vorgeschlagen (19):

Oxidationsmittel, pulverförmig

Urea (Harnstoff)	150 g
Natriumbromat	150 g
waschaktive Substanz (Pulver)	9 g
Ammoniumchlorid	12 g

Oxidationsmittel, flüssig

Urea (Harnstoff)	150 g
Natriumbromat	150 g
waschaktive Substanz	30 g
Ammoniumchlorid	40 g
Wasser	ad 1300 g

Emulsion

A) Atlas® G-2135	5,5 g
Cetylalkohol	7,0 g
Laurylalkohol	2,0 g
B) Wasser	1000,0 g
Urea (Harnstoff)	172,0 g
Natriumbromat	150,0 g

W. R. Keithler gibt folgende Formel an:

Natriumperborat(monohydrat)	78%
(Löslichkeit 1:40)	
Natriumbromat	13%
Weinsäure	8%
waschaktive Substanz	1%
24 g pro l Wasser	

Kaltwellfixierung, schäumend, emulgiert
(nach Henkel)

Emulgade F spezial	50 g
Wasser	700 g
Texapon N-40	50 g
Natriumbromat	100 g
Wasser	100 g
	1000 g

Wird unverdünnt angewendet.

Kaltwellfixierung, schäumend (nach Henkel)

Emulgade F	50 g
Natriumbromat	100 g
Wasser	800 g
Texapon N-40	50 g
	1000 g

Bei Anwendung 1:1 verdünnen.

Gewöhnlich wird die Oxidationsbehandlung (»Fixieren«) und das »Härten« *(hardening)* in einem Arbeitsgang, indem milde Säuren oder saure Salze dem Oxidationsmittel beigefügt werden, erledigt.

Der Oxidation kann aber auch die saure Nachspülung als separater Arbeitsgang (»Härten«) folgen. Dies ist mitunter praktisch, da sich die Bromatpulver mit organischen Säuren schlecht vertragen. Deshalb packt man eine Mischung organischer Säuren separat. Besonders eignet sich dieses Mittel nach vorangegangener Oxidationsbehandlung (auch zur Spülung bei mit H_2O_2 gebleichten Haaren) z. B. in *flüssiger Form:*

Cremophor® EL	30 g
Isopropylalkohol	200 g
Genamin® KDB	50 g
Lantrol® AWS (Malmstroem/Rewo)	30 g
Milchsäure, 80%ig	100 g
Citronensäure	40 g
Wasser	545 g
Parfümöl	5 g
	1000 g

Bei allen Entwicklungen auf dem Kaltwellgebiet sind die bestehenden Patente zu prüfen, da der technische Stand auf diesem Sektor ständig im Fluß ist.
Kombinierte Fixierlösungen aus kristallinen Persalzen, die in Aluminiumfolien verpackt werden, und einer flüssigen Bromatlösung sind wie folgt aufgebaut:

1. Kaliumperoxodisulfat	10 g
2. Natriumbromat	40 g
Wasser, deionisiert	950 g
	1000 g

Anwendung: In 100 cm^3 heißem Wasser wird das Pulver gelöst und 50 cm^3 der Bromatflüssigkeit zugerührt. Man füllt auf $^1/_2$ l Wasser auf.

4. Haarglättungspräparate
(hair straighteners)

Während die weiße Bevölkerung der Erde versucht, ihr von Natur aus meist glattes Haar zu locken, wünschen sich die schwarzen Menschen Afrikas und anderer Kontinente möglichst glattes Haar. Die Neger wollen auch im Aussehen (glattes Haar und helle Haut) den Weißen nicht nachstehen. Daher sind Haarglättungsmittel *(hair straighteners)* sehr begehrt. Leider sind die bisher gefundenen Mittel technisch noch unvollkommen. Am wirksamsten sind Ammoniumthioglykolatpräparate, die ähnlich den Kaltwell-Lösungen aufgebaut sind. Diese müssen aber von einem erfahrenen Friseur angewendet werden, da sonst kein Erfolg erzielt wird oder gar ein Schaden verursacht werden kann. Das stark gelockte, krause Haar der Neger ist meist sehr widerstandsfähig und resistent jeder Straffung und Glättung.

Die ältesten Methoden bestanden in einem Striegeln und Fixieren des Haares *(plastering down the hair)* mit Fixativen in Gelform aus Karayagummi und Quittenschleim.

In Afrika sind auch heute noch, besonders bei der männlichen Bevölkerung, die *Pomaden* und *Brillantinen* beliebt. Einfache Mischungen bestehen aus

Petrolaten 90%   und   Paraffin 10%.

Als hydrophobierende Substanz kann 5% Aluminiumstearat zugesetzt werden, damit sich die glattgestriegelten Haare nicht durch Feuchtigkeit wieder krausen.

Haarglättungsemulsion

A)			B)			
Ammoniumthioglykolat	180 g		Mineralöl			280 g
Wasser	380 g		Bienenwachs		60°C	30 g
Triethanolamin	10 g		Cetylalkohol			40 g
Nonex® 53 (Union Carbide)	40 g		Nonex®-29			40 g
						1000 g

Herstellung: A) emulgieren, dann wird Ammoniumthioglykolat zugefügt. A) wird in B) bei 45°C eingerührt.

Die Formbarkeit und die Glättung der Haare werden (wie bei der Dauerwelle) durch alkalische Mittel begünstigt. So kann z. B. Natriumhydroxid in eine Glycerinmonostearat (Tegin®)-Creme eingearbeitet werden.
Die Ohren und die Haut müssen dabei abgedeckt werden; auch die Augen sind bei der Anwendung zu schützen. Nach der Benutzung müssen Alkalireste durch Waschen entfernt werden.

Haarglätter als O/W-Emulsion

A)	Glycerinmonostearat	15,0%	B)	Wasser, destilliert	51,9%
	Stearin	3,0%		Thioglykolsäure	6,6%
	Ceresin	1,5%		Ammoniumhydroxid 26°Bé	20,0%
	Paraffin	1,0%			100,0%
	Natriumlaurylsulfat	1,0%			

Herstellung: A) wird mit 40 T. Wasser auf 95°C erhitzt. B) wird gemischt, indem zu Thioglykolsäure und zum Restwasser das Ammoniumhydroxid langsam hinzugefügt wird. Bei 50°C werden A) und B) emulgiert. Der Thioglykolsäuregehalt liegt etwa bei 6,5%. Das freie Ammoniak beträgt 0,8 bis 0,9%.

Zum Schlichten von naturkrausem Haar eignen sich auch alkalische Ammoniumthioglykolatlösungen oder einfach Natriumhydroxidlösungen *in Tragant,* z. B. 3% NaOH, 91,5% Wasser, 5% Tragant und 0,5% Parfümöl.

Haarentkräuselungsmittel (5)

Harnstoff	100 g
Gemisch aus 1,2- und 1,3-Glycerindiacetat	30 g
Lösung, wäßrig, aus Ammoniumsulfit, 34%ig	255 g
Säure, schweflig (mit 5% SO_2)	213 g
Hydroxyethylcellulose	25 g
Isopropanol	40 g
Parfümöl	3 g
Wasser	334 g
	1000 g

Haarglättungscreme (nach Henkel)

A)	Lanette O	140 g
	Eumulgin® 05	10 g
	Eumulgin® 010	10 g
	Comperlan KD	20 g
	Cetiol V	20 g
B)	Turpinal SL	2 g
	Borax	5 g
	Wasser	479 g
C)	Ammoniak, 25%ig	189 g
D)	Thioglykolsäure, 80%ig	125 g
		1000 g

Haarentkräuselungsmittel, fest
(DOS 2 823 243 vom 29. Nov. 1979, Wella)

Calciumhydroxid	10,0 g
Kaolin	76,5 g
Natriumcarbonat, wasserfrei	13,5 g
50 g Pulver mit 50 ml Wasser von 35°C verrühren und anwenden	
Strontiumhydroxid	20,0 g
Kaolin	74,5 g
Lithiumcarbonat	5,5 g
mit Wasser 1:1 anteigen	
Natriummethylat	61,5 g
Tylose®	38,5 g
11 g Pulver mit 90 ml Wasser zu einem Gel verrühren	

5. Enthaarungsmittel, Depilatorien

5.1 Mechanisch
(»hair-pull« type)

Die Epilation kann (abgesehen von der Zerstörung der Haarwurzeln mit Hilfe des elektrischen Stromes und des Auszupfens mittels einer Pinzette) durch besondere Harz-Wachs-Mischungen = Epilierwachs erfolgen. Die Wirkung ist eine rein mechanische: Die eingebetteten Haare werden beim ruckartigen Abreißen der Wachsschicht mit herausgerissen. Bei geschickter und schneller Entfernung ist das Verfahren ziemlich schmerzlos. Derartige Epilierwachse sind seit dem Dermatologen *Unna* um 1900 bekannt und bestehen aus 50% bis 60% Wachs (vor allem Bienenwachs und kleinen Mengen Hartparaffin, Walrat usw.) und etwa 40% von klebrigen Harzbestandteilen (Elemiharz, Dammarharz, Kolophonium). Zur Hautschonung wird mitunter Honig zugefügt.

Epilationswachs (mechanisch)

Elemiharz	400 g	oder	Hartparaffin	250 g
Bienenwachs, gelb	100 g		Harz	450 g
Benzoeharz	100 g		Lärchenterpentin	50 g
Kolophonium	325 g		Bienenwachs	200 g
Dammarharz	75 g		Paraffinöl	48 g
	1000 g		Anaesthesin	2 g
				1000 g

Viele Depilierwachse zeichnen sich durch einen hohen Gehalt von 80 bis 85% Kolophonium aus, dazu ca. 10% Bienenwachs und 5% Isopropylmyristat.

5.2 Chemisch

Zwischen der Keratinverformung durch Kaltdauerwellpräparate und der chemischen Haarentfernung besteht kein genereller, sondern nur ein gradueller Unterschied. Werden bei der Dauerwellung die Haare nur erweicht und nach dem Einrollen in der gewellten Form fixiert, so läuft der Prozeß der Quellung des Haares und die Aufspaltung der Querverbindungen des Keratinmoleküls bei Anwendung chemischer Depilatorien weiter, bis das Haar aufgelöst ist und abgetrennt werden kann.

Da das Keratin der Haare und das Keratin der Epidermis chemisch sehr ähnlich ist, greifen chemische Depilatorien mehr oder weniger auch die Haut an. Eine gründliche Nachbehandlung ist erforderlich. Bei Furunkeln, Schweißdrüsenabszessen, akuten Ekzemen usw. sollen Depilatorien nicht verwendet werden.

Zweckmäßig ist eine saure Nachwaschung mit zinksalzhaltigen Spülungen, z. B. folgender Zusammensetzung:

Lanolinderivat, flüssig, wasserlöslich (Ethoxylan® 100, Rewolan® AWS, Solulan® usw.)	50 g
Citronensäure	70 g
Zinkacetat, Zinksulfat oder entspr. Aluminiumsalze	100 g
Essigsäure	10 g
Wasserstoffperoxid, 30%ig	30 g
Kamillen-Fluidextrakt	40 g
Wasser	700 g
	1000 g

Anschließend pudert man die Haut mit einem Puder, der zweckmäßigerweise wie folgt zusammengesetzt ist:

Reisstärkemehl oder ANM	300 g	Aluminiumstearat	100 g
Zinkoxid	200 g	Talkum	400 g
			1000 g

Chemische Depilatorien

Die Wirkung der chemischen Depilatorien hängt

1. von der Hydroxyl-Ionen-Konzentration und somit vom pH-Wert des Präparates,
2. von der Art und Konzentration des Reduktionsmittels (SH-Ionen wirken keratolytisch),
3. von der Dauer und der Temperatur der Anwendung und
4. von der Resistenz der Haare (besonders der Haarstärke) ab.

Für die Wirkung der Depilatorien ist besonders der pH-Wert des Mittels entscheidend. Eine gute Haarentfernung wird bei einem pH-Wert von 12 bis 12,5 erzielt. Bei diesem pH-Wert ist die Quellung des Haares und die eintretende Keratolyse eine totale.

Gegenüber den Alkali- und Erdalkalisulfiden, wie Calcium- und Strontiumsulfid, haben Depilatorien auf Basis Calciumthioglykolat und Strontiumthiolactat den Vorteil, daß sie relativ geruchsarm sind, während die Depilatorien auf Basis der Sulfide beim Abwaschen mit Wasser den übelriechenden Schwefelwasserstoff (H_2S) bilden.

Calciumthioglykolat-Depilatorien

Die Wirkung der Calciumthioglykolat-Depilatorien ist vom pH-Wert abhängig. Je höher der pH-Wert ist, desto schneller tritt die depilierende Wirkung ein, und wegen der kürzeren Einwirkungszeit ist auch die hautreizende Wirkung im allgemeinen geringer.

Optimaler pH-Wert: 12 bis 12,5
Thioglykolsäuregehalt: etwa 4%
Calciumhydroxid- oder Strontiumhydroxidgehalt: 5 bis 10% oder 5 bis 10% Calciumthioglykolat und 2 bis 10% Calciumhydroxid.
(Ein höherer Gehalt an Thioglykolsäure bringt keine wesentlich schnellere Wirkung.)

Calciumthioglykolattrihydrat ist bei Zimmertemperatur mit etwa 40 g in 1 l Wasser löslich. Eine 5%ige wäßrige Lösung hat einen pH-Wert von 11,5.

Für die Erreichung des wirksamen, optimalen pH-Wertes ist das überschüssige $Ca(OH)_2$ von fundamentaler Bedeutung. Da das Calcium-Ion bei dem erforderlichen pH-Wert präzipitiert werden kann, ist es daher von Vorteil, Calciumoxid anstelle des fertigen Calciumhydroxids einzusetzen. Es bildet sich das wirksame Calciumhydroxid in Anwesenheit von Wasser: $CaO + H_2O = Ca(OH)_2$.

Die relativ lange Wirkungsdauer von Calciumthioglykolat-Depilatorien von etwa 10 Minuten beruht auf der Umwandlung des Calciumthioglykolats (Mol.-Gew. 184) zu dem keine depilierenden Eigenschaften aufweisenden Calciumthioglykolat (Mol.-Gew. 222) $SCH_2 \cdot COOCa \cdot 3 H_2O \rightarrow (HSCH_2COO)_2Ca$.

Für Depiliercremes (emulgiert) kommt nur der O/W-Typ in Frage. Als Emulgatoren dienen nicht-verseifbare Fettalkoholderivate sowie POE-Fettalkoholderivate und POE-Laurylether.

Enthaarungspaste

POE-Laurylether (Brij®-30)	10 g
Calciumhydroxid	40 g
Harnstoff *(Urea)*	80 g
Bolus alba oder kolloidaler Ton *(colloid, clay)*	140 g
Talkum	145 g
Calciumthioglykolat(-Trihydrat)	40 g
(Merck oder Elf-Aquitaine oder Robinson Brothers, Ryders Green, West Bromwick)	
Natriumlactatlösung	50 g
Parfümöl	10 g
Celluloseschleim, 3%ige Lösung (Tylose® SL-600)	485 g
	1000 g

Bei *Anwendung* ist zu beachten:

Messerrückendick auftragen, so daß die Haare völlig eingebettet sind. Die Hautpartien, die depiliert werden sollen, sind vorher gut zu waschen bzw. zu entfetten. Einwirkungszeit etwa 10 Min. Anwendung bei Zimmertemperatur von etwa 20°C.

Enthaarungspaste

Tylose® SL-600 (oder CMC)	35,0 g	Sorbitlösung	30,0 g
Wasser, destilliert (eisenfrei)	830,0 g	Brij®-30	15,0 g
Trilon® B, flüssig	0,5 g	Parfümöl	9,5 g
Calciumthioglykolat(-Trihydrat)	50,0 g		1000,0 g
Calciumhydroxid	30,0 g		

Herstellung: 35 g Tylose® werden in 700 g Wasser (Teilmenge) gelöst und anschließend wird dann das Calciumthioglykolat eingerührt (= Lösung 1).
In der Restmenge Wasser (130 ccm) suspendiert man das Calciumhydroxid, Brij®-30 und das Sorbit und gibt diese Suspension unter ständigem Rühren zur Lösung 1.

Depiliercreme

Lanette® N	100,0 g	Calciumhydroxid	90,0 g
Wasser, destilliert (eisenfrei)	500,0 g	Thioglykolsäure	38,0 g
Trilon® B, flüssig (EDTA)	0,5 g	Wasser, destilliert	32,0 g
Calciumcarbonat	230,0 g	Parfümöl	9,5 g
			1000,0 g

Depiliercreme

A) Lanette® SX	160 g
Glycerin	70 g
B) Wasser (+ 0,1% Hamposyl DEG/Grace)	770 g
Propylenglykol oder Hamamelisdestillat	40 g
Nipakombin®	2 g

Herstellung: B) wird bei 85°C in A) emulgiert. Der Wasserverlust (etwa 10%) ist zu ersetzen.

In diese Base werden eingearbeitet:

Base (Emulsion) wie oben	880 g	Titandioxid	50 g
Calciumthioglykolat	50 g	Trilon® B, flüssig	1 g
Calciumoxid (gelöschter Kalk)	10 g	Parfümöl	9 g
			1000 g

Depiliercreme

A) Lanette® N	166 g
Cetylpalmitat	22 g
Adeps lanae	40 g
Cetiol	27 g
Nipakombin®	2 g
B) Wasser, destilliert (eisenfrei)	588 g
Aquaderm® (Novarom)	50 g
Nipasol® M-Natrium	2 g
Trilon® B oder Turpinal SL (Henkel)	1 g
C) Calciumcarbonat	22 g
Calciumhydroxid	45 g
D) Thioglykolsäure	30 g
E) Parfümöl	5 g
	1000 g

Depiliercreme

Lanette® SX	120 g	Nipagin® M	2 g
Cetiol® V	40 g	Parfümöl	10 g
Thioglykolsäure, 80%ig	60 g	Veegum®	10 g
Calciumhydroxid	70 g	Wasser, destilliert	607 g
Calciumcarbonat	80 g	Trilon® B, flüssig oder Turpinal SL (Henkel)	1 g
			1000 g

Herstellung: Lanette SX und Cetiol werden auf 70°C erhitzt, dann werden 400 T. Wasser mit der Fettschmelze (Lanette + Cetiol) bei 70°C emulgiert.
Die Thioglykolsäure wird mit den restlichen 207 ccm Wasser (in welchem Trilon gelöst wurde) gemischt und mit $Ca(OH)_2$ neutralisiert. Bei 50 bis 60°C wird diese Mischung in die Creme eingearbeitet. Man rührt kalt, parfümiert und homogenisiert.

Depiliercreme

A) Tylose® SL-400 oder CMC	35 g
Wasser (+ 0,1% Cyquest DEG)	650 g
Calciumthioglykolattrihydrat	50 g
B) Calciumhydroxid	40 g
Sorbitlösung	30 g
Brij®-30	15 g
Crodawax (Polawax)® GP-200	10 g
Wasser	160 g
C) Parfümöl	10 g
	1000 g

Herstellung: A) wird zubereitet, indem man einen Tylose®-Schleim auf kaltem Wege herstellt und darin Calciumthioglykolat einarbeitet. Dann wird B) gemischt und mit A) zusammen verarbeitet. Anschließend wird C) hinzugefügt und die gesamte Masse homogenisiert (Kolloidmühle).

Depilierpaste

Calciumthioglykolattrihydrat	80 g
Calciumhydroxid	30 g
Calciumcarbonat, praecip.	300 g
Sorbit	50 g
Lanette® SX	20 g
Wasser, destilliert	510 g
EDTA (Na-Salz)	1 g
Parfümöl	9 g
	1000 g

Herstellung: Sorbit, Wasser und EDTA-Na werden gemischt und bei 70°C mit dem geschmolzenen Lanette emulgiert. Dann wird kalt gerührt und bei 40°C dem Calciumthioglykolat und Calciumhydroxid zugesetzt. Zum Schluß noch Kreide und Parfümöl beimengen und homogenisieren.

Depilierpaste

Calciumthioglykolattrihydrat	60 g
Calciumcarbonat, gefällt	200 g
Cetylalkohol	45 g
Natriumlaurylsulfat	5 g
Calciumhydroxid	20 g
Natriumsilikatlösung 42° Bé	35 g
Trilon® B (EDTA) oder Turpinal NL (Henkel)	1 g
Wasser, destilliert	630 g
Parfümöl	4 g
	1000 g

Herstellung: 4,5 g Natriumlaurylsulfat werden in 155 cm³ Wasser von 65°C gelöst, dann wird die Natriumsilikatlösung hinzugegeben. Zu dieser warmen Lösung wird der geschmolzene Cetylalkohol gegeben und weitergerührt bis sich eine Emulsion bildet. In einem anderen Gefäß werden Calciumcarbonat mit 360 cm³ Wasser (+ Trilon®) erhitzt. Die zubereitete Emulsion wird bei etwa 50°C in diesen Brei gemischt und dann eine halbe Stunde gerührt. Calciumhydroxid und -thioglykolat werden in 110 ccm Wasser suspendiert und die restlichen 0,5 g Natriumlaurylsulfat zugesetzt. Leicht auf 40°C anwärmen und der Emulsion zusetzen.

Enthaarungscreme (nach BASF)

Cremophor A-25	20 g
Strontiumsulfid	120 g
Calciumcarbonat	50 g
Harnstoff	20 g
Cetylstearylalkohol	100 g
Wasser	690 g
	1000 g

Enthaarungscreme (nach Henkel)

Lanette N/SX	60 g
Harnstoff	40 g
Wasser	745 g
Gelwhite USP (Bentonit)	50 g
Thioglykolsäure, 80%ig	60 g
Lithiumhydroxid	45 g
	1000 g

Enthaarungscreme (nach Henkel)

Lanette O	100 g
Eumulgin B-1	20 g
Cetiol V	30 g
Harnstoff	40 g
Wasser	685 g
Thioglykolsäure, 80%ig	60 g
Lithiumhydroxid	45 g
Melamin	20 g
	1000 g

Enthaarungscreme für Gesichtshaar (20)

Calciumcarbonat	6,00 g-%
Cetomacrogol-Emulgierwachs	3,50 g-%
Natriumlaurylsulfat	0,02 g-%
Schwermetallbinder (Chelating agent)	0,45 g-%
Cab-O-Sil (Cabot)	0,50 g-%
Wasser	75,53 g-%
Natriummetasilikatpentahydrat	0,50 g-%
Calciumthioglykolat-trihydrat	8,00 g-%
Calciumhydroxid	0,50 g-%
Thio-Harnstoff*	4,40 g-%
Parfümöl	0,60 g-%
	100,00 g-%

* (s. Teil C der deutschen Kosmetikverordnung!)

Literatur

(1) *Erlemann, G.:* Vortrag bei der SCC-Tagung in Genf, Jan. 1982; Parfuem. Kosmet. 64, S. 541–544 (1983)
(2) *Puri, A. K.:* Intern. J. Cosmet. Sci. 1, S. 59–67 (1979)
(3) Shiseido Ltd.: Brit. Pat. 1 418 605 (1974)
(4) *Wajaroff, T.:* USP 4 177 260 v. 4. 12. 1979 (Wella)
(5) *Wajaroff, T.:* DOS 2 913 040 v. 9. 10. 1980 (Wella)
(6) *Edelberg, N. L.* u. *Davis, C. A.:* USP 4 038 995 v. 2. 8. 1977 (Helene Curtis Inc.)
(7) *Pallone, Th. J.* u. Mitarb.: DE 3 048 124 v. 10. 9. 1981 (Chesebrough Ponds Inc.)
(8) *Abegg, J.-L.* u. *Gayet, C.:* USP 4 011 878 v. 15. 3. 1977 (L'Oréal)
(9) *Astbury:* Kolloid. Zeitung 69 (1934)
(10) *Lindley* u. *Philipps:* Biochem. J. 39, S. 17 (1945)
(11) *Schöberl:* Collegium 412 (1936)
(12) *Mizell* u. *Harris:* (Ref.) Melliand Textilber. 147 (1950)
(13) *Schulz, K. H.:* Berufsdermatosen 9, S. 244 (1961)
(14) *Ippen, H.* u. *Seubert, A.:* Hautarzt 26, S. 598 (1975)
(15) *Orfanos, C. E.* u. Mitarb.: »Haar u. Haarkrankheiten« v. C. E. Orfanos, S. 862–863, G. Fischer-Verlag, Stuttgart (1979)
(16) *Wilhelm, Josef:* Seifen, Öle, Fette, Wachse 102, Nr. 1, S. 3–6; Nr. 4, S. 101–103 u. S. 153–156 (1976)
(17) *Calnan* u. *Shuster* sowie *Forck:* zit. in: »Haar u. Haarkrankheiten«, C. E. Orfanos, G. Fischer-Verlag, Stuttgart, S. 862 (1979)
(18) *Sanford* u. *Humoller:* Anal. Chem. 19, S. 404 (1957)
(19) *Sales Affiliates:* Österr. Pat. 198 894 (1958)
(20) *Guardia, de la, M.:* USP 3 981 681 v. 21. 9. 1976 (Carson Products Comp.)

Kapitel XIII

Haarfärbe- und Blondiermittel

Man unterscheidet permanente, semipermanente und temporäre Haarfärbemittel, wodurch die Beständigkeit der Färbungen gegenüber der Behandlung mit Shampoos gekennzeichnet ist.

Diese Färbemittel sind »instant-colors«, d. h. sie färben sofort bzw. bei den permanenten, oxidativfärbenden Stoffen innerhalb von einer Einwirkungszeit von 20 Min. Dagegen wird der Farbeffekt bei den progressiven Färbemitteln graduell von Anwendung zu Anwendung allmählich verstärkt. Diese als Hair Color Restorers (Haarfarbe-Widerhersteller) bezeichneten Mittel enthalten Bleiacetat oder Wismutcitrat sowie kleinere Mengen Glycerin und Schwefel.

Beispiel:		
	Schwefel, gefällt	1,3 g
	Bleiacetat	1,6 g
	Glycerin	9,6 g
	Wasser	87,5 g
	Wismutcitrat	5,0 g
	Natriumthiosulfat	3,0 g

Bleiacetat ist in den USA seit dem 6. März 1981 für diesen Zweck zugelassen (1).

Ähnlich geht das Färben mit anorganischen Prekursoren zur Farbgebung von Wimpern und Augenbrauen vor sich. Nach vorhergehender Behandlung mit Natriumthiosulfatlösung wird durch entstehendes Silbersulfid das Haar nach Auftragen von ammoniakalischer Silbernitratlösung schwarz gefärbt.

Beispiel:		
	Silbernitrat	5 g
	Ammoniumnitrat	3 g
	Ammoniumhydroxid	q.s.
	Wasser, destilliert	ad 100

1. Permanente Haarfarben (Oxidations-Haarfarben)

Die am häufigsten angewandten Oxidationsmittel sind die sogenannten Parafarben oder ähnliche benzoide Verbindungen. Die Verfärbung beruht auf der chemischen Reaktion von Farbstoff-Prekursoren (auch Intermediates oder Zwischenprodukte genannt) durch Anwendung von Hydrogenperoxid, so daß sich der Farbstoff als relativ großes Molekül im Innern der Haarfaser bildet und nicht mehr nach außen abdiffundiert. Diese permanente Färbung besteht aus der oxidativen Kupplung von

para-Phenylendiamin oder dessen Derivaten mit geeigneten aromatischen Hydroxy-, Dihydroxy-, Aminohydroxy- oder Diaminoverbindungen [s. *Formelschema 1, 2* u. *3* nach *P. Berth* u. Mitarb. (3)].
Als Prekursoren dienen anstelle von 1,4-Diaminobenzol (p-Phenylendiamin) vor allem noch 2,5-Diaminotoluol (= p-Toluylendiamin), 1,2-Diaminobenzol, 2,4-Diaminotoluol, 2-, 3- und 4-Aminophenol, 2,4-Diaminophenol, Aminodiphenylamine und ähnliche Verbindungen wie auch 1,3-Diaminobenzol, das mit p-Phenylendiamin kombiniert wird. Neben 1,3-Diaminobenzol üben vor allem folgende Substanzen Kupplerfunktion aus: 2,4-Diaminotoluol, 3-Aminophenol, 1,2- und 1,4-Dihydroxybenzol, 1-Chlor-2,4-dihydroxibenzol usw.
Ca. 90% aller Oxidationshaarfarben enthalten 2,4-Diaminoanisol bzw. sein Sulfat (CTFA: 4-Methoxy-m-Phenylendiamine bzw. -sulfate).

Formelschema 1: Oxidative Kupplung der Parafarbstoffe

Formelschema 2: Oxidative Kupplung von Pyrazolonfarbstoffen

Von den primären Intermediates sind vor allem folgende Parafarben in Gebrauch: p-Phenylendiamin, p-Toluylendiamin und p-Aminophenol. Diese ergaben nach Oxidation Imine, welche mit den Kupplern reagieren und Indofarbstoffe bilden.

Folgende Kuppler werden mit p-Phenylendiamin (PPD), p-Aminophenol (PAP), p-Toluylendiamin und N,N-Bis(2-hydroxyethyl)-p-Phenylendiamin zur Reaktion gebracht:

Kuppler	*erzielte Farbe mit PPD oder PAP*
Resorcin	grün/braun/gelblich
m-Phenylendiamin	blau
m-Aminophenol	rot/braun
2,4-Diaminophenoxyethanol	blau
1-Naphthol	blau
2-Hydroxy-4-Aminotoluol	rot (mit p-Aminophenol)

Die Parafarbstoffe sind in der Lage zu allergisieren.

2,4-Diaminoanisol und 2-Nitro-p-Phenylendiamin (letzterer ist ein Rot-Töner in Oxidationsfarben und wird in semipermanenten Tönungsfarben benutzt) stehen im Verdacht (im Amestest) mutagen zu wirken (4). Die 5. Änderungsrichtlinie der Kosmetika betreffenden Gesetzesvorhaben der Europäischen Gemeinschaft sieht im Entwurf vom 14. Jan. 1982 folgendes vor (5):
Endgültige Zulassung von para-Phenylendiamin durch Übernahme von Anhang V in Anhang III; Verbot von o-Phenylendiamin und von m-Toluylendiamin.
Warnhinweise für Oxidationshaarfarben-Vorprodukte sollen so gehalten werden, daß die Verwendung dieser Stoffe im *gewerblichen* Bereich zu Augenbrauen- und Wimpernfärbung erlaubt ist.
Anstelle von 2,4-Diaminoanisol wurde als Kuppler 2,4-Diaminophenoxyethanol vorgeschlagen.

Neuere Oxidationshaarfarben sind die Kombinationen von 4-Aminopyrazolonen mit geeigneten Kupplern (s. *Formelschema* nach *P. Berth*). Ferner werden neue Oxidationsfarbstoffe durch oxidative Kupplung von substituierten Hydrazonen mit geeigneten Kupplungskomponenten erhalten.

Gut kombinierbar mit anderen Farbstoffen sind die Pyridinfarbstoffe, die eine Erweiterung der Farbpalette im Gelb- und Rotbereich erlauben. Insbesondere werden Tetraaminopyrimidin mit geeigneten Gelb-, Rot- und Blaukupplern vorgeschlagen (6).

Zahlreiche Erfindungen (7) sind auf dem Haarfarbengebiet zu verzeichnen.

Der Effekt der oxidativen Färbung hängt von der Beschaffenheit des Haares (gebleichtes Haar läßt sich besser färben), von der Dauer der Einwirkung, dem pH-Wert der Haarfarbe, von der Trägersubstanz usw. ab.
Im allgemeinen enthalten Haarfarben die Prekursoren, die mit Natriumsulfit, Natriumdithionit, Ascorbinsäure oder Thioglykolsäure stabilisiert sind und mit Ammo-

niumhydroxid und/oder Monoethanolamin auf einen pH-Wert zwischen 8 bis 12 (meistens bei 9,5) eingestellt sind. Das Vehikel enthält Tenside, Schwermetall-Komplexbildner und Lösungsmittel wie Alkohol, Ethyldiglykol und Benzylalkohol usw.

Als Tenside dienen ethoxylierte Fettamine (Bina AN, Ciba Geigy) oder Tego-Betain L-7 (Goldschmidt), welches das Aufziehvermögen der Farbstoffe fördert (8).

Als Alkali dient meist eine 10%ige Ammoniaklösung.

Die Menge soll so bemessen sein, daß 2% NH_3 in der Farblösung nicht überschritten werden und das 1:1 mit der Oxidationslösung verdünnte und auf das Haar gebrachte Färbemittel höchstens 1% NH_3 enthält.

Im allgemeinen wird das shamponierte Haar mit der 1:1-Mischung der Haarfarbe mit 6% (20 Vol.-% O_2 ↗) Hydrogenperoxid für 15 bis 20 Min. gefärbt. Das Hydrogenperoxid (auch Harnstoff- und Melaminperoxid) müssen sorgfältig stabilisiert sein (s. Kap. XII, S. 569).

Der Erfolg der Färbung und die Hautverträglichkeit hängen von der Reinheit der Farbstoffe ab.

Durch Kombinationen der Prekursoren und der Kupplerfarbstoffe erhält man zahlreiche Farbtöne wie z. B.:

	schwarz	*aschblond*	*dunkelbraun*
p-Phenylendiamin	12,0 g	0,375 g	5,0 g
4-Chlor-Resorcin	3,0 g	0,800 g	–
Resorcin	–	–	5,0 g
p-Aminodiphenylaminsulfat	6,5 g	–	4,2 g
2,4-Diaminophenetholsulfat	2,9 g	0,100 g	–
Diethyl-m-Aminophenolsulfat	–	–	3,0 g
m-Aminophenol	–	0,150 g	1,2 g
Methyl-Resorcin	–	0,100 g	–
4-Nitro-m-Phenylendiamin	–	–	0,6 g
α-Naphthol	0,3 g	–	–

Die in der *Tabelle* angegebene Menge der Farbstoffvorprodukte löst man in folgender Mischung bei 60 bis 70°C:

Eumulgin C-4 oder Amidox C-2 (Stepan) bzw. Unamide C-2 (Lonza)	70,0 g
Tego-Betain L-7 (Goldschmidt)	20,0 g
1,2-Propylenglykol	80,0 g

dann werden (bei 60°C) noch hinzugefügt:

2,3-Dihydroxynaphthalin	1,3 g
Isopropylalkohol	120,0 g

sowie ferner:

Ölsäure	80,0 g
Monoethanolamin	80,0 g
Diethyloleat Soya Amine (CTFA)	220,0 g
Wasser, enthärtet	300,0 g
Natriumsulfit	10,0 g
EDTA-Trinatriumsalz	5,0 g
Na-Dihydroxyethylglycinat (Hamposyl DEG, W. R. Grace)	5,0 g

Nachstehende Tabelle von *I. D. Rattee* aus »Cosmetic Science«, Vol. 1, S. 202 (Academic Press, London, 1978) gibt einen Überblick über typische selbstoxidierende Farbstoffe.

Typical autooxidative colourants

General type	Substitution position								Colour produced
	1	2	3	4	5	6	7	8	
Benzenoid	OH	OH	H	OH	H	H	–	–	Mid brown (Winthrop, 1939)
	OH	OH	H	OCH$_3$	H	H	–	–	Auburn (L'Oreal, 1956)
	OH	NH$_2$	H	NH$_2$	H	H	–	–	Red brown (L'Oreal, 1956a)
	OH	NH$_2$	OH	H	OH	H	–	–	Golden brown (Gillette, 1962)
	Br	NH$_2$	OH	H	NH$_2$	H	–	–	Purple (Gillette, 1961)
Naphthalene	OH	OH	H	OH	H	H	H	H	Orange red (Winthrop, 1939)
	NH$_2$	OH	H	NH$_2$	H	H	H	H	Blue (Corbett, 1971)
	OH	NH$_2$	H	H	H	OH	H	H	Black (Therachemie, 1964)
Quinoline	–	H	H	H	OH	OH	H	OH	Orange brown (Corbett, 1971)
	–	N$_2$H	–	NH$_2$	H	OH	H	H	Violet (Lange, 1967)
Pyridine	–	NH$_2$	NH$_2$	H	H	NH$_2$	–	–	Green (Lange, 1967)

Nachstehende *Tabelle* gibt eine Übersicht über oxidativ entwickelbare Farbzwischenprodukte:

Zwischenprodukte für Haarfarben
Intermediates for hair-dyes

Produkt	Farbton	Eigenschaften
p-Toluylendiamin und p-Toluylendiaminsulfat	schwarz u. braun *black and brown* *noir et brun*	Neben p-Phenylendiamin ist p-Toluylendiamin (= 2,5-Diaminotoluol) der wichtigste und am häufigsten verwendete Oxidationsfarbstoff für *schwarze* und dunkelbraune Farbtöne. Da p-Toluylendiamin nicht das Aufziehvermögen des p-Phenylendiamins erreicht, wird es vergleichsweise in etwas höherer Konzentration verwendet. p-Toluylendiaminsulfat ist als beige-sandfarbiges Pulver im Handel. Allein angewendet wird die erzielte Haarfarbe nach kurzer Zeit rotstichig. Technische Sorten des Farbstoffes ergeben 1%ig in wäßrig-alkoholischer Lösung bei einem durch Ammoniak erzielten pH-Wert von 9,5 auf grauem Humanhaar ein helles Rotbraun und auf weißem Büffelhaar *(white Yak hair)* ein Purpurbraun. Mit 2,4-Diaminoanisolsulfat kombiniert, werden tiefe blaustichige Schwarztöne von besserer Haltbarkeit erzielt. Mit p-Toluylendiamin gelingt es, natürliche Blond- und Brauntöne nachzuahmen. Mit Resorcin (im Verhältnis 1:1) werden braune Nuancen erreicht; ebenso mit m-Aminophenol. Blondtöne erhält man durch Kombination mit gewissen Nitrofarbstoffen, die direkt, also unverändert färben. Besonders das Natrium-Salz des p-Nitro-o-aminophenols sowie des p-Nitro-o-phenylendiamins werden zur Erzielung direkt aufziehender Naturnuancen verwendet und mit p-Toluylendiamin (bzw. -sulfat) kombiniert. Schwarze Färbungen werden durch Kombinationen von p-Toluylendiamin(-sulfat) mit *m*-Toluylendiamin, 2,4-Diaminoanisolsulfat und p-Aminodiphenylamin bzw. p-Aminodiphenylaminochlorhydrat, gegebenenfalls unter Zusatz von Resorcin erreicht. In heißem Wasser sind p-Toluylendiamin und sein Sulfat löslich, namentlich bei Zusatz von Alkali; auch in Alkohol löslich. Das Sulfat löst sich zu 2% in Alkohol. p-Toluy-

Produkt	Farbton	Eigenschaften

lendiamin (=2,5-Diaminotoluol) hat einen Schmelzpunkt von 64°C. An der Luft zeigt sich ein Chinonimingeruch, der auch bei Oxidation in wäßriger Lösung auftritt.

Generell sind die Sulfate der aromatischen Amine jahrelang stabil und lagerfähig, jedoch muß zur Bildung eines freien Amins Alkali zugesetzt werden.

p-Phenylendiamin — schwarz / *black noir* — p-Phenylendiamin oxidiert zu Chinon-di-iminen, von welchen 3 Mol zu einem Indamin, der sog. *Bandrowski*-Base, kondensieren. Die *Bandrowski*-Base (*E. Bandrowski*, »Über die Oxidation des para-Phenylendiamins«, Wien. Monatshefte f. Chem. 10, 123 1889; Ber. 27, 480, 1894) wird weiter zu einer Azinfarbe oxidiert, die mit dem Keratin eine Verbindung eingeht. p-Phenylendiamin ist der Prototyp einer Oxidationshaarfarbe, weil es schnell in das Innere des Haares vordringt und sich dort zu einer intensiven Farbe mit Hilfe eines Oxidationsmittels entwickelt.

p-Phenylendiamin färbt graues Humanhaar tiefdunkelblau und weißes Büffelhaar schwarz. Durch kleine Mengen von Aminophenolen wird der Farbeffekt des p-Phenylendiamins verändert. Die Färbung mit p-Phenylendiamin ist sehr echt; trotzdem wird die Farbnuance gerne mit Phenolen, z. B. mit Resorcin oder Monochlorresorcin, modifiziert. 2,3% p-Phenylendiamin werden mit 1% Resorcin und 1% Aminophenol z. B. in einer ammoniakalischen Lösung von pH 9,5 und stabilisiert durch 1% Natriumsulfit als schwarze Haarfarbe zusammen mit einer O_2-abspaltenden Entwicklerlösung benutzt.

Für braune Farben wird p-Phenylendiamin mit 4-Aminodiphenylamin und Resorcin kombiniert. Mit 2,4-Diaminoanisol gemischt ergibt p-Phenylendiamin blaue Färbungen.

m-Phenylendiamin — gelbbraun (gold) / *yellow-brown jaune-brun* — Es dient als sog. Matt-Töner (*drabbing agent*) zur Erzielung silberblonder, stahlgrauer und rauchfarbiger (*smoke*) Töne. Es ergibt Blautöne mit p-Toluylendiamin. Während ein chemisch reines (CP) m-Phenylendiamin keine Oxidationsfarbe auf Haaren ergibt, erzeugt das praktisch (P) reine Produkt (offenbar mit o-Diaminen verunreinigt) eine schöne Goldfärbung auf weißen und grauen Haaren (sowohl bei Human- als auch bei Büffelhaaren).

Mischungen von p- und m-Phenylendiamin ergeben eine Purpurfärbung.

Produkt	Farbton	Eigenschaften
o-Phenylendi-amin, gelb *(yellow, jaune)*	strohblond *(straw colored, jaune de paille)* messingfarben *(brassy gold, jaune cuivreux)* senffarben	o-Phenylendiamin ist als graues Pulver im Handel. Auf grauen Humanhaaren gibt es eine strohgelbe bis messingfarbene Tönung; auf weißen Büffelhaaren entsteht eine grüngelbe Färbung. Mit p-Aminophenol, p-Nitro-o-phenylendiamin, kleinen Mengen Pikraminsäure usw. erzielt man Blondfärbungen mit Nuancen bis zu bräunlichen Rosenholztönen. In der Europ. Gemeinschaft verboten (5).
p-Amino-diphenylamin u. p-Aminodiphenylaminchlorhydrat bzw. -sulfat	schwarz graublau *(ash black grey-blue ashy)*	p-Aminodiphenylamin ist im Handel als violettgraues und p-Aminodiphenylchlorhydrat als grünes Pulver. Auf weißen Humanhaaren färbt es oxidativ dunkelbraun bis dunkelgrau. Die erzielten Färbungen zeigen stets einen aschigen Ton. Auf weißem Büffelhaar werden schwarze Färbungen erzielt. Mit m-Toluylendiamin (je 1%) erhält man blauschwarze Farben mit grünem Schimmer. Das p-Aminodiphenylchlorhydrat ergibt einen stärkeren blaugrauen, aschigen Einschlag. In Wasser relativ schlecht löslich. Haarfarben, die größere Mengen p-Aminodiphenylamin (bzw. das Chlorhydrat) enthalten, werden unter Zusatz von Alkohol bzw. Isopropylalkohol und evtl. kleinen Mengen Aceton hergestellt. p-Aminodiphenylamin löst sich zu etwa 90% in Alkohol. Analog wird für dunkelbraune und schwarze Farben das p-Aminodiphenylamin-Sulfat verwendet.
p-Aminophenol u. p-Aminophenolhydrochlorid	rotbraun kastanie kupferrot tizian *[redbrown, auburn (chestnut) copper, titian]*	p-Aminophenol ist als mausgraues Pulver im Handel. Es färbt graues Humanhaar kastanienbraun, auf weißem Büffelhaar ergibt es einen mehr dunkel-kupferroten Ton. In geeigneten Kombinationen kann man die ganze Farbskala von Tizianrot bis zum dunklen Kastanienbraun und »Rosenholz« erzielen. Mit m-Toluylendiamin oder mit 2,4-Diaminoanisolsulfat kombiniert, erhält man weinrote Färbungen. Das *p-Aminophenolhydrochlorid* wird ebenfalls für Färbungen von Blond bis zu Mahagoni verwendet. Seine Wasserlöslichkeit ist relativ schlecht; in Alkohol oder Glycerin ist es gut löslich. Zur Entwicklung benötigt es ein Alkali. Für goldblonde Farbtöne wird auch – in ähnlicher Weise wie das p-Aminophenol – das p-Aminophenol*sulfat* und das *Methyl*aminophenolsulfat verwendet. Letzteres mehr für rotbraune Nuancen. Mit den genannten Farben werden auch Tönungsshampoos hergestellt. Insbesondere eignet sich das p-Aminophenolhydrochlorid ohne weitere Farbzusätze für Tönungsshampoos.

Produkt	Farbton	Eigenschaften
m-Aminophenol	hellblond *(light blond)*	m-Aminophenol ist als hellgraues Pulver im Handel. Seine Farbwirkung auf den Haaren ist allein verwendet gering; man erzielt eine schwache Blondfärbung. Mit p-Toluylendiaminsulfat kombiniert erhält man Braun. In geeigneten Kombinationen erhält man Olivtöne. In heißem Wasser ist es gut löslich. Zur Entwicklung ist ein Alkali nicht erforderlich.
o-Aminophenol	blond orange	o-Aminophenol ist als dunkelbraunes Pulver mit einem Schmelzpunkt von 174°C im Handel. Es färbt gelbbraun. Graues Haar erhält einen tiefgoldenen Ton, weißes Büffelhaar einen Orangeton. Bei 0°C ist es in 60 T. Wasser bzw. in 23 T. Alkohol löslich. Es kann für aschblonde Färbungen mit Resorcin und p-Phenylendiamin kombiniert werden.
p-Nitro-o-aminophenol (Natrium-Salz) *(Sodium Salt)*	gelb blond *yellow blond*	Das Natriumsalz des p-Nitro-o-aminophenols ist als weinrotes Pulver im Handel. Es erzeugt blonde Farben mit einer gelblichbraunen Nuance. Es färbt additiv, benötigt kein Alkali zur Entwicklung und dient vorwiegend als Nuanceur. Allein angewendet (2%) ergibt es auf weißem Humanhaar ein helles Blond. In heißem Wasser ist es löslich.
m-Toluylendiamin	braungelb	m-Toluylendiamin ist in Form dunkelbrauner Schuppen im Handel. In Kombinationen mit p-Toluylendiaminsulfat, p-Aminodiphenylamin oder p-Phenylendiamin werden *tiefschwarze* Färbungen erzielt. Allein färbt es gelblichbraun. Die Haltbarkeit der Färbungen ist begrenzt; sie werden mit der Zeit rötlich. Mit p-Aminophenol sollen sich dagegen weinrote Töne von hoher Echtheit erzeugen lassen (*R. v. zur Gathen*, SÖFW Nr. 26/1952, S. 635). In heißem Wasser ist es gut löslich. Es benötigt keine Zusätze eines Alkalis, sie sollen u. U. sogar die Entwicklung des Farbstoffes verzögern. In der Europ. Gemeinschaft verboten (5).
p-Nitro-o-phenylendiamin	gelb blond	Es ist in Form eines dunkelrotbraunen (rostbraunen) Pulvers im Handel. Es färbt additiv; Alkali und Wasserstoffperoxid (bzw. ein anderes Oxidationsmittel) sind nicht erforderlich. Die Wasserlöslichkeit ist relativ gut.
o-Toluylendiamin	braun-gold	o-Toluylendiamin ist in Form von graubraunen Stücken im Handel. Es dient zum Nuancieren von Grün. 2% in alkalischem Milieu ergab eine helle Braunfärbung mit einem goldenen Schimmer auf weißem Haar. Der Einfluß der oberflächenaktiven Substanz auf den Farbeffekt war bemerkenswert: 10% Tween®-20 ergab

Produkt	Farbton	Eigenschaften
		einen mehr goldfarbenen Braunton als der Zusatz von 10% Brij® — 30 bei sonst gleicher Methode.
2,4-Diaminoanisolsulfat = 4-Methoxy-m-Phenylendiaminsulfat (CTFA)	mattblond aschblond *(drab blond ash blond)*	Ist im Handel als beigefarbenes Pulver. In chemisch reiner Form ergibt das 2,4-Diaminoanisol keine Färbung auf weißen oder grauen Haaren. Das praktisch reine handelsübliche 2,4-Diaminoanisol ergibt 1% in einer wäßrig-alkoholischen Lösung (1:1) mit einem durch Ammoniak bedingten pH-Wert von 9,5 und einer Oxidationsbehandlung mit gleichen Teilen einer 6%igen Wasserstoffperoxid-(H_2O_2)Lösung (20 Vol.-% O_2 erzeugend) nach 15 Min. bei 27°C (= 70°F) folgende Farben: Auf grauem Humanhaar: mattblond *(drab blond)* auf weißem Büffelhaar: grünlich-grau Es dient zum Blauerstellen von Schwarzfärbungen und ergibt beständigere Färbungen als m-Toluylendiamin. Auch p-Toluylendiaminsulfat wird mit 2,4-Diaminoanisol (bzw. -sulfat) kombiniert, um beständigere Färbungen blau-violett zu erzielen. Mit p-Aminophenol kombiniert ergeben sich kräftige braunrote Farben. Die Löslichkeit in Wasser ist gut; die Alkohollöslichkeit nur gering. Im allgemeinen wird 2,4-Diaminoanisol- (und -sulfat) im Verhältnis 1:1 der Farbmischung als wichtiges Modifiziermittel zugesetzt, um aschgraue und platinblonde Farbnuancen zu erzielen.
o-Chlor-p-Phenylendiaminsulfat	braun (brown)	Ist im Handel als beigefarbenes Pulver. Es ergibt kombiniert mit m-Aminophenol, p-Nitro-o-aminophenol und p-Toluylendiaminsulfat gute Braunfärbungen, denen es einen speziellen aschigen Ton verleiht.
Pikraminsäure = 2,4 Dinitro-6-Aminophenol	rot (red rouge)	Pikraminsäure ist als braunrote Paste mit ca. 40% Wassergehalt im Handel. Die mit Pikraminsäure erzielten Färbungen sind nicht sehr beständig. Zur Herstellung einer klaren Lösung in Wasser wird das Produkt kurz aufgekocht. Alkali oder H_2O_2 sind zur Entwicklung nicht nötig. In kleinen Mengen dient Pikraminsäure als Nuanceur für Blondtöne in semipermanenten Haartönungen. 1%ige ammoniakalische Lösungen (pH 9,5) färben oxidativ (1:1) mit 6%igem H_2O_2 graues Humanhaar rotbraun, weißes Büffelhaar orange.
2,4-Dinitro-1-naphtholsulfosaures Natrium	blond	Unter der Bezeichnung »Martiusgelb« waren die Ammonium- und Natriumsalze des 2,4-Dinitro-1-oxynaphthalins als Farbstoffe (für Teigwaren) im Handel. Die gelbroten Kristalle bzw. das orangegelbe Pulver

Produkt	Farbton	Eigenschaften
		wird für Haartönungsmittel verwendet. Zusatz von Ammoniak ist erforderlich und Stabilisatoren wie Natriumhydrosulfit ($Na_2S_2O_4$) oder Thioglykolsäure sind zu empfehlen.
Modifiziermittel (color modifiers) = Kuppler		
Resorcin = 1,3 Dihydroxybenzol	modifiziert nach Grün mit Bräunlich	Im Handel in Form von farblosen bis grauvioletten Kristallen bzw. pulverisiert. Es dient als Nuanceur für schwarze, blaue und graue Töne. Resorcin verschiebt den Farbeffekt nach Grün und dient daher zum optischen Kompensieren von rotstichigen Farbtönen. Auf schwarzbraunem Haar erreicht man unter Zusatz von Resorcin ein dunkles Braun mit grünlichem Schimmer. Es ist löslich in 1 T. Wasser oder 1 T. Alkohol, leicht löslich in Glycerin. Bei der Herstellung wird Resorcin durch Übergießen mit warmen Wasser in Lösung gebracht.
Monochlorresorcin	modifiziert nach Grün mit Bräunlich	Verwendung und Handhabung wie Resorcin, Farbeffekt im allgemeinen stärker.
Pyrogallol (= 1,2,3-Trioxybenzol) *acidum pyrogallicum* $C_6H_3(OH)_3$	modifiziert nach Goldblond (mitunter nach Silbergrau)	Pyrogallol ist als farbloses bis grauviolettes, kristallines und glänzendes Pulver im Handel. Es verändert den Farbton einer schwarzbraunen Haarfärbung in Richtung eines dunklen Goldtones. In alkalischer Lösung nimmt es Sauerstoff auf und wirkt stark reduzierend. Allein verwendet wirkt Pyrogallol wie ein progressiver Farbstoff. Löslich in 1,7 T. Wasser oder 1,5 T. Alkohol.
Pyrocatechin (Pyrocatechol, Brenzkatechin) $C_6H_4(OH)_2$	modifiziert nach Grau	Pyrocatechin dient als Nuanceur für graue Töne. Es ergibt als Zusatz zu Blaufarben, die aus p- und m-Phenylendiamin bestehen können, haltbare Färbungen, die nicht so stark zu einer bräunlichen Farbänderung neigen.
Hydrochinon (p-Dioxybenzol) $HO-C_6H_4-OH$	modifiziert nach Goldbraun	Hydrochinon gehört wie Resorcin und Brenzkatechin zu den Dioxybenzolen und hat mit diesen und dem Pyrogallol stark reduzierende Eigenschaften gemeinsam. Es verleiht als Zusatz in Haarfarben einer schwarzbraunen Färbung einen Goldschimmer. 100 T. Wasser lösen, bei 15°C etwa 6 T. Hydrochinon; leichtlöslich in Alkohol. Es kann 2%ig in wäßriger Lösung mit 5% Kaliumcarbonat und 2% Natriumsulfit verarbeitet werden.
α-Naphthol	modifiziert nach Violett	α-Naphthol modifiziert schwarzbraunes Haar mit einem Violettstich (0,5% nach KVO zugelassen).

Produkt	Farbton	Eigenschaften
β-**Naphthol**	modifiziert nach Braunrot	β-Naphthol modifiziert schwarzbraunes Haar mit einem braunroten Stich.
		Mit 2,5-Diamino-Toluol ergibt α-Naphthol ein Violett-Blau.
		2,5-Diamino-Toluol ergibt mit Resorcin ein Blond bis Braun.
		2,5-Diamino-Toluol ergibt mit 3-Aminophenol ein Blaugrau.
		2,5-Diamino-Toluol ergibt mit 2,4-Diaminoanisol ein Blau.

2. Semipermanente Haarfarben

Während »temporäre« Haartönungen nur bis zur nächsten Haarwäsche halten, überdauern semipermanente Färbungen 5 bis 6 Haarwäschen. Diese »direktziehenden«, relativ niedrigmolekularen Verbindungen gehören zum größten Teil der Gruppe der Nitro- und Anthrachinonfarbstoffe an. Sie färben ohne Oxidation, wobei die Färbung in den Farbtönen blond bis Kastanie gute »highlights« ergibt.

Im CTFA-Cosmetic-Ingredient-Dictionary (1982) sind vor allem gelistet:

CTFA-Name	CAS-Nr.	chemische Bezeichnung
HC-Blue 2	33229-34-4	N1, N4, N4-Tris (2-Hydroxyethyl)-2-Nitro-p-Phenylendiamin
HC-Blue 1	2784-94-3	N4, N4-Bis (2-Hydroxyethyl)-N1-Methyl-2-Nitro (p-Phenylendiamin)
HC-Yellow 5	56932-44-6	N1-(2-Hydroxyethyl)-4-Nitro-o-Phenylendiamin
HC-Red 3	2871-01-4	N1-(2-Hydroxyethyl)-2-Nitro-p-Phenylendiamin

Am besten haben sich die Methyl- oder Hydroethyl-substituierten Nitrophenylendiamine bewährt, aber auch einige substituierte Nitro-Aminophenole (9).
Unter den Naphthochinonen haben die *Hennaextrakte* (s. Bd. 1 »Die kosmetischen Präparate«, S. 247) wegen ihres färbenden Prinzips (= 2-Hydroxy-1,4-Naphtho-

chinon = Lawson, CTFA) Bedeutung für Färbeshampoos erhalten, da das 2-Hydroxy-1,4-Naphthochinon gute Keratinaffinität besitzt und eine gelb-orange Färbung auf dem Haar erzeugt. Lawson diffundiert aus Hennaextrakten viel schneller in das Haar als Lawson, das isoliert verwendet wird (14).

Von braunem und gebleichtem Haar wird Lawson wesentlich schneller aufgenommen als von schwarzem Haar. Hennaextrakte, die Lawson enthalten, sind gute Lichtschutzmittel für das Haar. Henna wird mit Blauholz (Campècheholz, Haematoxylin) und mit Indigo kombiniert.

Als sogenannte »Weiße Henna« werden gerbstoffhaltige Rückstände aus *Lawsonia inermis* (Henna), angeboten, denen das färbende Prinzip entzogen wurde. Nach *Forestier* (15) wird sogenannte »neutrale Henna« aus gepulverten Sennesblättern, speziell der Abart *Cassia obovata* hergestellt. Die Dianthron-8,8'-diglucoside, vor allem Sennosid A und B deren laxative Wirkung bekannt ist, sollen bei Anwendung am Cystein des Haarkeratins fixiert werden.

Gebleichtes Haar erhält nach längerer Anwendungszeit eine goldgelbe bis hellbraune Farbe. Bei der Fixierung der Sennoside am Haarkeratin wird die Hypothese aufgestellt, daß sie in den gleichen Etappen verläuft wie bei Lawson:

Addition der Cysteinfunktion am Kohlenstoffatom 2, Hydroxylierung der Chinonfunktionen und Re-Oxidation dieser Chinone durch den Luftsauerstoff.

Die Naphthochinonderivate wie 2-Hydroxy-1,4-Naphthochinon, 5-Hydroxy-1,4-Naphthochinon und 1,4-Naphthochinon sind in polaren Lösungsmitteln relativ schlecht löslich (in Wasser gering, in Alkohol zu 1,3%). Einige Patente beschäftigen sich mit der *Verarbeitung von Lawson*, z. B. (16):

Lawson	0,50 g
Monoethanolamin	2,04 g
Alkohol	1,63 g
Benzylalkohol	5,20 g
Ammoniumlaurylsulfat	0,15 g
Hydroxyethylcellulose (Natrosol 250 HR, Hercules)	1,00 g
Wasser	ad 100,00 g

Diese Farbe soll den Blauton des Haares verbessern.

Lawson	8,20 g
Monoethanolamin	9,84 g
Eis-Essigsäure	65,60 g
Wasser	ad 100,00 g

Diese Farbe soll nach dem Shampoonieren angewendet werden und gibt bei einmaliger Anwendung einen Rotton.

Henna	83 g
Pyrogallol	10 g
Kupfersulfat	7 g
	100 g

ergibt (auch mit Indigo) blauschwarze Tönungen

Naphthazarin (= 5,8-Dihydroxy-1,4-Naphthochinon) färbt das Haar direkt bei 35 bis 40°C (pH-Wert 7,5 bis 10).

Purpur-Haarfarbe (17)

Naphthazarin	0,40 g
Ethanol	0,35 g
N-Phenyldiethanolamin	3,00 g
Isooctylphenylpolyethoxyethanol (Triton X-100)	1,00 g
Methylcellulose	3,00 g
Wasser	50,00 ml

Naphthochinon-Imine sollen besser wasserdispergierbar sein (18). Kationische Naphthochinon-Imin-Farbstoffe sind patentiert (19). 2-Hydroxy-1,4-Naphthochinon/Thiol-Reaktionsprodukte lösen sich in wäßrigen Lösungen besser auf (20). Verwendet werden z. B. 1,7 g Lawson behandelt mit 2,8 g Ammoniumthioglykolat (55% Thioglykolsäure).

Henna stellt kein primäres Irritans noch Sensibilisierer für die Haut dar; es besitzt keine systemische oder lokale Toxizität *(Harry)*.

Beliebt sind z. Z. Hennapackungen:

Hennapulver	600 g
Bentonit	370 g
Lawson	20 g
Citronensäure, gepulvert	10 g
	1000 g

Das Pulver wird mit heißem Wasser zu einem Brei angerührt und auf das Haar aufgetragen.

3. Temporäre Färbung

Eine vorübergehende Färbung des Haares, die durch einmaliges Shampoonieren entfernt wird, wird meist durch hochmolekulare Säurefarbstoffe erzielt.

3.1 Kationische Farbstoffe

Eine ausgeprägte Affinität zum Haarkeratin zeigt eine Reihe von kationaktiven Methin-, Azomethin-, Triphenylmethan- und Anthrachinonfarbstoffen. Hierbei sind die Übergänge zwischen temporärer und semipermanenter Färbung fließend. Beispielsweise wird für Blautönungen von weißem Haar der Triphenylmethanfarbstoff Methylviolett (= Basic Violet 1, CTFA) sowie der Thiazinfarbstoff Methylenblau (Basic Blue 9, CTFA) verwendet. Die Vergilbung weißen Haares wird durch den Blauton kompensiert.
Auch der basische Azofarbstoff Chrysoidin (= 2,4-Diaminobenzol), der das Haar braungelb bis orange färbt, wird verwendet. In gleicher Weise wird der basische Farbstoff vom Diphenylmethantyp, Auramin O, angewendet.

Zur Beschleunigung und Intensivierung des Aufziehens direkt färbender kationaktiver Farbstoffe (z. B. Fuchsin in 0,1%iger Lösung bei pH-Wert 9,5) werden verschiedene »booster« verwendet wie N-Methylpicolinsäurethioamid.

Sandocryl-Blue B-RLE (Sandoz) ist nach CTFA »Basic Blue 41«.

Aus der Gruppe der Arianor®-Farbstoffe (Williams bzw. Goldmann, D-4800 Bielefeld) sind einige basische, blaue, rote und braune Farbstoffe erhältlich, die nach *Schrader* (25) semipermanent färben.

Diese Farbstoffe können mit ampholytischen Tensiden, z. B. Deriphat 170 C, verarbeitet werden (10). Sie besitzen eine größere Affinität zum Haarkeratin als die im CTFA-Dictionary gelisteten »Acid«-Farben.

3.2 Saure Farbstoffe

In anionaktiven Tensiden sind saure Farbstoffe wie Tartrazin, Naphthol-Blau-Schwarz und Resorcin-Braun (Acid orange-24, CTFA) verwendbar und ziehen bei stark saurem pH-Wert aus sauren Haarspülungen (pH-Wert unter 5) befriedigend auf. Dies sind typische *temporäre* Färbemittel.

3.3 Azoentwicklungsfarbstoffe

Ein anderes System liegt bei den Azoentwicklungsfarbstoffen vor (11–13). Hier werden die Haare mit einer Kupplungskomponente vorbehandelt und mit geeigneten Diazoniumsalzen nachbehandelt. Sie überdauern mehrere Wäschen und können zu den semipermanenten Farben zählen.

3.4 Diazofarbstoffe

Das CTFA-Dictionary nennt verschiedene Diazofarbstoffe als »Direct Red 23« und »81«, »Direct Violet 48« und »Direct Yellow 12«.

3.5 Premetallisierte Farbstoffe

Seit langem sind die premetallisierten Farbstoffe bekannt und auch in der Patentliteratur beschrieben (21, 22).
Es handelt sich um 1:2-Metallkomplexe mit Azofarbstoffen, die als »Cibalan« bzw. »Irgalan« (Ciba-Geigy) im Handel sind. Benzylalkohol erlaubt das Färben von Haar in dunklen Tönen, er überzieht die Haarfiber mit einer dünnen Schicht, so daß die Färbung 2 oder 3 Haarwäschen überdauert.
Semipermanente Haarfarben vom Typ Irgalan Orange RL und Irgalan Grau BL werden durch Zusatz bestimmter Verbindungen, z. B. nach USP 3 586 475 vom 22. Juni 1971 verbessert.

Pelargon-N,N-dimethylamid	2,0 Massen-%
Weinsäure	0,7 Massen-%
Ethanol	30,0 Massen-%
Irgalan Orange RL	0,5 Massen-%
Wasser	66,8 Massen-%

3.6 Dispersionsfarbstoffe

Die Dispersionsfarbstoffe rekrutieren sich aus Azo- und Anthrachinonfarbstoffen. Die Cellitone (BASF; Tensid Chemie GmbH, D-5160 Düren) sind p-Aminofarbstoffe, in deren Molekül Hydroxyethylgruppen zur Steigerung der Dispergierbarkeit eingeführt sind *(Freytag)*. Ein typischer Vertreter ist das 1,4-Diaminoanthrachinon-2-carbonsäureamid.
Blonde Tönungen auf weißem Haar ergeben Mischungen aus 9 T. einer 1%igen wäßrigen Suspension von Cellitonecht Orange GR und 3 T. einer wäßrigen Suspension von Celliton Marineblau BGN.
Braune Tönungen auf dem Haar ergeben entsprechende Mischungen von Cellitonecht Braun BG und Cellitonecht Gelb GR.
Diese Mischungen können durch Gele aus Ammoniumpolyacrylat verdickt werden. Die Mischungen werden 20 bis 30 Min. bei einer Temperatur von etwa 50°C angewendet.
Als Verstärker (»booster«) wurden Ethylenglykolsulfit und eine Reihe weiterer Verbindungen vorgeschlagen (USP 3 565 571 v. 23. Febr. 1971).

Toxikologische Untersuchungen wurden mit folgender Mischung aus direktziehenden Farbstoffen durchgeführt (26):
1,4-Diaminonitrobenzol, Methylviolett und Dispersionsfarbstoff Schwarz (= Gemisch der Farbstoffe CI 110 000, 61 105, 62 500, 64 508, 10 345).

4. Haarbleichmittel (Blondiermittel)

Die permanente, mehr oder weniger vollständige Entfärbung der Haare durch oxidative Zerstörung ihrer Pigmente bezeichnet man als Bleichen, gleichbedeutend mit Blondieren oder Aufhellen. Das Bleichen beschränkt sich gewöhnlich auf dunkelblonde oder auf alle von Natur aus helleren Haare.

Das Keratin der Haare wird durch oxidatives Bleichen angegriffen; das Haar fühlt sich rauh und strohig an.

Beim menschlichen Haar werden, wie bei der Wolle, die quervernetzenden Cystindisulfidbrücken durch Bleichen zu Thiosulfin-, Thiosulfonsäure und Disulfoxidbrücken oxidiert.

Die Bleichmittel bestehen aus einer Trägermasse und dem Oxidationsmittel, die vor Gebrauch vermischt und in breiiger Konsistenz auf die Haare aufgetragen werden.

Als Trägermasse kommen Gele aus Stärke, Alginaten, Tragant, Carboxymethylcellulose, Amyl- und Methacrylpolymeren in Betracht; daneben werden Emulsionen (O/W), aber auch anorganische Substanzen wie Magnesiumoxid, Magnesiumcarbonat, Calciumcarbonat, Aerosil® usw. verwendet.

Das Oxidiermittel besteht fast immer aus Hydrogenperoxid im alkalischen Milieu. Die Bleichwirkung läßt sich mit Kalium-, Natrium- und Ammoniumperoxodisulfat, das zusätzlich Ammoniak freigibt, verstärken *(Freytag)*. Als Wasserstoffperoxidspender wird das feste, meist tablettierte Harnstoff-Hydrogenperoxid (Carbaminperhydrat mit 34 Massen-% H_2O_2) benutzt, das man in Wasser löst.

Unter vergleichbaren Bedingungen ergeben Zusätze von Ammoniumhydrogen- und Ammoniumcarbonat eine stärkere Bleichwirkung als die entsprechenden Natriumsalze. Als alkalisierender Zusatz wird vor allem Ammoniak verwendet.

Beispiel für eine *Haarbleichcreme* (24):

Diisopropanolaminoleat, 30%ig	30 g
Wasser	45 g
Cetylstearylalkohol	15 g
Ammoniaklösung, 25%ig	10 g
	100 g

Die Seifenlösung wird mit dem Wasser auf 70°C erhitzt, dann wird bei 70°C der geschmolzene Cetylstearylalkohol dazugemischt. Nach Abkühlen auf 30°C wird unter Rühren Ammoniak hinzugegeben.

Zum Bleichen des Haares werden 50 g dieser Creme verwendet und 70 g Hydrogenperoxid (9%) darunter gemischt sowie 10 g des folgenden *Verstärkerpuders:*

Natriumperoxodisulfat (Natriumpersulfat)	1,0 g
Ammoniumperoxodisulfat (Ammoniumpersulfat)	8,5 g
EDTA	0,2 g
Natriumsilikat · 5 H$_2$O	0,3 g

Anwendung: Ca. 45 Min. Hellbraunes Haar wird hellblond gebleicht.

Haarbleichshampoo

A)	Cocosfettsäurediethanolamid	60 g
	Natriumlaurylethersulfat, 28%ig	50 g
	Perlglanzkonzentrat B 48	
	(Goldschmidt)	50 g
B)	Tego®-Betain L-7	100 g
	Wasser	560 g
	Natriumchlorid	20 g
	Natriumpyrophosphat	5 g
	Citronensäure	5 g
	Wasserstoffperoxid, 30%ig	150 g
		1000 g

Herstellung: B wird in A bei Raumtemperatur eingerührt.

Blondierpulver (25)

Kaliumperoxodisulfat (Merck)	60,0 g	Kieselsäure	34,2 g
Kaliumhydroxid	5,0 g	Ultramarinblau	0,8 g
			100,0 g

Da manche Haarpigmente durch oxidative Behandlung in eine Rost- oder Messingfarbe übergehen, benutzt man eigens dafür entwickelte Färbemittel, die Direktfarbstoffe oder oxidative Färbemittel, die sogenannten Pastellfarben, enthalten.
Weißes Haar erhält mit geringen Mengen Methylenblau oder Methylviolett in Form der »Tonspülungen« einen schwachen Blauton.

Blondierpulver (nach Henkel)

Magnesiumhydroxycarbonat, rein	50,0 g	Ammoniumsulfat	10,0 g
Magnesiumoxid	30,0 g	Texapon® K-12	3,0 g
Kaliumsulfat	5,0 g	Carbopol®-934	2,0 g
			100,0 g

Das Pulver wird bei Anwendung mit 5- bis 10%igem flüssigen Hydrogenperoxid angerührt.

Blondiercreme (nach Henkel)

Emulgade F	30,0 g
Cetiol V oder Eutanol G	5,0 g
Wasser	57,0 g
Ammoniak, 25%ig	8,0 g
	100,0 g

Die Creme wird 1:1 mit 5%igem H_2O_2 vermischt

Blondieremulsion

Emulgade F	2,0 g
Cetiol V oder Eutanol G	2,5 g
Wollfett, wasserfrei	1,5 g
Wasser	90,0 g
Ammoniak, 25%ig	4,0 g
	100,0 g

Die Emulsion wird mit konzentriertem H_2O_2 oder mit Carbamidperoxidtabletten vermischt.

Blondierpräparat, gelierend (nach Henkel)

Dehydol LLS	75 g	Wasser	7 g
Isopropylalkohol	10 g	Ammoniak, 25%ig	8 g
			100 g

Bei Anwendung entsteht 1:3 mit ca. 6%igem H_2O_2 ein transparentes Gel.

Blondierpräparat, gelierend

Comperlan KD	39 g
Comperlan OD	35 g
Comperlan-100	5 g
Emulgade F spezial	5 g
Isopropylalkohol	10 g
Ammoniak, 25%ig	6 g
	100 g

Nach Anrühren mit 6%igem H_2O_2 im Verhältnis 2:3 entsteht ein transparentes Gel.

Die Mehrzahl der »Tönungsshampoos« für schwarze und braune Färbungen arbeiten auf Basis von Oxidationshaarfarben.

Haarfarben-Rezepturen

Folgende tabellarisch zusammengefaßten Kombinationen von vorwiegend oxidativ färbenden Zwischenprodukten werden in einem Shampoo (pro 100 g) und pH-Wert ca. 9 verwendet, die bei Anwendung mit einer 6%igen Hydrogenperoxidlösung (oder entsprechenden Carbamidperoxidtabletten bzw. -pulver) vermischt werden *(Tabelle)*.

Pro 1000 g Shampoo-Base (pH ca. 9) oxidative Färbung	silber (g)	blond (g)	asch-blond (g)	asch-braun (g)	dunkel-braun (g)	violett (g)	schwarz (g)	champagne (g)	Kastanie (g)	Schiefer-grau (g)	gold-braun (g)	mittel-braun (g)
p-Phenylendiamin			0,37	2,7	4,8		12,0		0,1			0,4
Methylviolett (1%ig)	0,1						0,3					
4-Chlor-Resorcin			0,70	5,0								
2,4-Diaminophenetolsulfat			0,10	0,5			3,0					
m-Aminophenol		2,0	0,15	2,0	1,3				10,0			
4-Nitro-o-Phenylendiamin				0,6	0,7							
2-Methyl-Resorcin			0,12									
p-Aminodiphenylaminsulfat	2,4				4,0		6,5	1,0		2,50		
Diethyl-m-Aminophenolsulfat					3,0							
1,5-Dihydroxynaphthalin	2,0	2,0				1,8		2,0	13,2	2,00		
o-Chlor-p-Phenylendiaminsulfat	0,2					2,2		1,5		0,25		
p-Aminophenol											5,5	5,4
2-Aminoethylcresolsulfat								0,1				
p-Amino-o-cresol											5,3	5,3
Resorcin					5,0							

Als Trägerbasis dient für Oxidationshaarfarben Ammoniumoleat, das mit Ammoniakflüssigkeit auf einen pH-Wert von 9 bis 10 eingestellt wird, z. B. nach folgender Vorschrift (23):

Oxidationshaarfarbe, schwarz

p-Phenylendiamin	70%
Resorcin	10%
Pyrogallol	4%
o-Aminophenol	10%
2,4-Diaminoanisol	6%
	100%

Oxidations-Prekursoren, schwarz (w. o.)	2,0%
Natriumsulfit	0,2%
Propylenglykol	10,0%
Ammoniumhydroxid, 28%ig	10,0%
Ölsäure	20,0%
Isopropanol	10,0%
Alkanolamide	15,0%
Wasser, deionisiert	32,8%
	100,0%

Haargel, aschblond nach (24):

Diisopropanolamin-oleat, 30%ig	30,00 g
Wasser, destilliert	57,77 g
Ethylendiamintetraessigsäure	0,10 g
Resorcin	0,20 g
Pyrogallol	0,10 g
m-Aminophenol	0,03 g
Wasser (zum Lösen von Aminophenol)	5,00 g
Ammoniakflüssigkeit, 25%ig	6,00 g
p-Toluylendiamin, 50% freie Base	0,80 g
	100,00 g

Das Produkt ergibt vor der Anwendung 1:1 mit 6% Hydrogenperoxid gemischt ein transparentes Gel für die Färbung grauen Haares.

Vorschlag: Die ersten drei Komponenten bei 60°C mischen. Bei 20°C Ammoniak hinzufügen und zum Schluß p-Toluylendiamin anrühren.

Haarfärbecreme »braun« (8)

Emulgator E-2210 (Goldschmidt)	150,000 g
Tego®-Betain L-7	33,000 g
Wasser	787,686 g
Trilon B, flüssig	5,000 g
Na_2SO_3	1,000 g
Ammoniumhydroxid, 100%ig	15,000 g
p-Toluylendiaminsulfat	4,000 g
m-Phenylendiamin	0,006 g
p-Aminodiphenylamin	0,900 g
α-Naphthol	0,008 g
o-Aminophenol	0,600 g
Resorcin	2,800 g
	1000,000 g

Mittel zum oxidativen Färben und *Conditionieren »mittelblond«* (27)

Fettalkohol C_{12} bis C_{18}	10,50 g
Natriumlaurylethersulfat	5,00 g
Cocosalkyldimethylammoniumbetain	3,00 g
Polymer IR-400 (Union Carbide)	1,00 g
α-Naphthol	0,04 g
1,3-Bis-(2,4-diaminophenoxy)propan	0,01 g
Resorcin	0,15 g
p-Toluylendiaminsulfat	0,21 g
Trilon B S (BASF)	0,20 g
Natriumsulfit	1,00 g
Ammoniak, 25%ig	6,00 g
Wasser	72,89 g
	100,00 g

20 Massen-% obiger Farbe werden unmittelbar vor der Anwendung mit 20 Massen-% 6%iger Hydrogenperoxidlösung vermischt. Einwirkungszeit: ca. 30 Min.

Haarfärbelotion, gelierend
(nach Henkel)

Dehyquart A	10 g	Ammoniak, 25%ig	6 g
Comperlan KD	35 g	Wasser	39 g
Isopropylalkohol	10 g		100 g

Vor der Anwendung wird die Lotion 1:1 mit 6%iger Hydrogenperoxidlösung vermischt. Es entsteht ein transparentes Gel.

Grundlage für *Haarfärbecreme* (nach Henkel)

Lanette N oder SX bzw. Emulgade F oder F spezial	15 g
Cetiol V oder Eutanol G oder Paraffinöl	10 g
Cetylpalmitat oder Bienenwachs oder Wollfett	5 g
Wasser	70 g
	100 g

Literatur

(1) *Corbett, J. F.:* in »Hair Research«, ed. v. C. E. Orfanos, W. Montagna u. G. Stüttgen, Springer Verlag, Berlin, S. 530 (1981)
(2) *Freytag, H.:* »Haarbehandlungsmittel« in Ullmanns Enzyklopädie der techn. Chemie, 4. Aufl.; Bd. 12, S. 429–457 (1976)
(3) *Berth, P.* u. Mitarb.: Vortrag, gehalten anläßlich des 11. Intern. IFSCC-Kongresses, Sept. 1980 in Venedig
(4) *Corbett, J. F.:* in Hair Research, s. Lit. 1 (S. 532–533) u. in Principles of cosmetics for the dermatologist ed. v. P. Frost u. St. N. Horwitz, The C. V. Mosby Comp. St. Louis, S. 162–163 (1982)
(5) *Keller, I.* u. *Schnakig, R.:* Kosmetikjahrbuch 1982, Verlag für chem. Industrie H. Ziolkowsky KG, Augsburg, S. 309–323
(6) DE-PS 2 359 399, Henkel (1973)
(7) *Johnson, J. C.:* »Hair Dyes«, Noyes Data Corpor., Park Ridge/New Jersey (1973)
(8) *Schrader, K.:* Perfuem. Kosmet. 63, S. 649–658 (1982)
(9) *Brown, K.:* J. Soc. Cosmet. Chem. 33, S. 375–383 (1982)
(10) *Heald, R. C.:* Norda Briefs Nr. 446, Jan./Febr. 1973
(11) DE-AS 2 739 227, Henkel (1977)
(12) DE-OS 2 757 866, Ciba Geigy (1977)
(13) DE-OS 2 807 780, Ciba Geigy (1978)
(14) *Forestier, J. P.:* »Absorption de la lawsone par le cheveu«, Int. J. Cosm. Sci. 4, S. 153–174 (1982)
(15) *Forestier, J. P.:* Int. J. Cosmet. Sci. 3, S. 211–226 (1981)
(16) USP 3 415 607 v. 10. 12. 1968 (Warner-Lambert)
(17) *Brunner, W. H.:* USP 3 251 744 v. 17. 5. 1966 (Clairol)
(18) *Brunner, W. H.:* USP 3 516 778 v. 23. 6. 1970 (Clairol)
(19) *Keller, H.* u. *Großmann:* USP 3 649 654 v. 14. 3. 1972 (Durand & Huguenin)
(20) *Frohndorff, R. S. M.:* USP 3 147 288 v. 1. 9. 1964 (Gillette & Co.)
(21) *Alexander, Ph.,* Amer. Perf. & Cosmet. 82, 31 (1967)
(22) *Nowak, G. A.:* »Die kosmetischen Präparate«, 2. Aufl., S. 612, Verlag für chem. Industrie H. Ziolkowsky KG, Augsburg (1975)
(23) *Goldemberg, R. L.* u. *Tucker, H. H.:* J. Soc. Cosmet. Chem. 19, S. 423–445 (1968)
(24) *Lange, F. W.:* DE-OS 2 103 246 v. 17. 8. 1972 (J. A. Sebald)
(25) *Schrader, K.:* »Grundlagen und Rezepturen der Kosmetika«, S. 528–533 u. 576, Hüthig-Verlag, Heidelberg (1978)
(26) *Gloxhuber, Chr.* u. Mitarb.: J. Soc. Cosmet. Chem. 23, 259 (1972)
(27) DE-OS 3 031 535 A-1, Henkel KGaA v. 8. 4. 1982

Kapitel XIV

Puder

(Streupuder, lose Puder)

1. Zusammensetzung und Prüfkriterien

Die Zusammensetzung der Puder wird entscheidend vom Applikationsort und vom Verwendungszweck bestimmt. Für alle Streupuder ist zu fordern, daß die Puderteilchen feindispers vorliegen sollen. Der Puderausschuß der Deutschen Gesellschaft für Fettforschung hat eine Teilchengröße unter 100 µm vorgeschlagen (1).

Für die Entwicklung von kosmetischen Pudern sind folgende Prüfkriterien ausschlaggebend:

Aufsaugvermögen für Wasser bei Babypudern
sowie Adsorptionsvermögen für Öl bei Akne- und Gesichtspudern

Gleitvermögen (und Haftvermögen) bei Babypudern, um die Scheuerwirkung in den Körperfalten auszuschließen

ferner: Fließeigenschaften, Schütt- und Stampfvolumen, Deckkraft usw.

Prüfung des Haftvermögens: (2)
Bestimmung der Korngrößenverteilung: (3, 4)
Bestimmung des Schütt- und Stampfvolumens: (4)

Die lockere, voluminöse Struktur eines Puders wird von seinem Schüttgewicht (bulk density) bestimmt, das wiederum von der Teilchengröße abhängig ist.
Das Haftvermögen wird durch Metallseifen und durch Zusatz von Lipiden verbessert. Bei Babypudern kann das Absorptionsvermögen durch Magnesiumcarbonat, Stärke, Bentonit oder Kieselsäure positiv beeinflußt werden.
Eine Übersicht über Pudergrundlagen und Puderrohstoffe wurde von *H. P. Fiedler* (5), der sich auch neben anderen Autoren (5a) mit der Verklumpungsneigung von Pudern und dem Gleitwert eines Puders beschäftigt hat, ausgearbeitet. Der Gleitwert eines Puders ist der Kehrwert des Widerstandes, der sich dem Verschieben von Puderteilchen zwischen zwei Flächen entgegensetzt.
Es wird der Reibungswiderstand bzw. die Gleitfähigkeit des Puders an einer markierten schiefen Ebene gemessen.

1.1 Talcum

(Talk)

Talcum ist die wichtigste und häufigste Pudergrundlage und stellt ein weißes, sehr feines, praktisch geruchloses, sich – ohne zu fetten – fettig anfühlendes Pulver dar, das durch Pulverisierung von natürlich vorkommenden Magnesiumhydroxipolysilikaten gewonnen wird. Die chemische Reinheit beträgt 93 bis 98% (Indien, Mandschurei und Montana 98%, Italien 95%).
Die beste Sorte hinsichtlich der Gleitfähigkeit und der Farbe kommt aus Italien, aber auch französischer und indischer Talk haben gute Eigenschaften (6). Auch mikronisierte Qualitäten norwegischer Talksorten sind für Puder geeignet.
Talk besitzt eine sehr gute Gleit- und Haftfähigkeit und zeichnet sich durch ein gutes Ölaufnahmevermögen aus. Dagegen fehlt ihm wegen seiner ausgeprägten Lipophilität die Fähigkeit, Feuchtigkeit aufzunehmen. Für Wundpuder ist Talcum nicht geeignet.
Durch adsorptive Bindung ist Talk mit quaternären Ammoniumverbindungen nicht verträglich.
Talk sollte frei von Asbest sein, dessen Nachweis nach (7) erfolgt. Für Neoplasmen des Magens soll das weiche Asbestmineral Chrysotil verantwortlich sein.
Talcum (aber auch Kaolin und andere natürliche Mineralien) können stark kontaminiert sein, wobei Dauerformen von *Clostridium welchii* und *Bacillus anthracis* gefunden wurden (8). Nach dem USP 2 809 870 wird Talcum durch Zufügen von 0,5% Wasser und 1% Propylenoxid bei 50°C und 10tägiger Lagerung sterilisiert (vgl. Bd. 1 unter 3.3, S. 132–134).
Über die Keime und die Sterilisierung des Talks wurde in der Literatur berichtet (9).
Die Zugabe von Magnesiumcarbonat und von Parfümölen soll zur Keimfreiheit beitragen. Infolge der großen Oberfläche der Puderstoffe neigen zugesetzte Parfümöle zur Oxidation.
Dies kann durch Zusatz von 0,1 bis 1% Polyethylenglykol – 100 bis 1500 vermindert werden, wodurch auch das Stäuben des Talcumpuders vermindert wird (10).

Lieferanten:

Talc de Luzenac, F-09250 Luzenac/Frankreich
Grolmann, D-4000 Düsseldorf (franz. Talk)
A/S Norwegian Talc, N-5001 Bergen/Norwegen
Prechel GmbH, D-6800 Mannheim
D. F. Anstead Ltd., Billericay, Essex/Großbritannien
Bassermann & Co., D-6800 Mannheim
Cyprus Industrial Minerals Comp., Suite 21 A,
    1901 N. Olden Avenue, Trenton, New Jersey/USA (Montana-Talk)
Talkumwerke Naintsch, Österreich/Filiale von »Talc de Luzenac«

1.2 Stärke

Die Eignung der Mais- und Reisstärke als Pudergrundlage ergibt sich aus ihrer geringen Korngröße und aus der Höhe der Quell- bzw. Verkleisterungstemperatur. Es ist nachteilig, daß Stärken mikrobiell abgebaut werden können.

	Größe der Stärkekörner (µm)	mittl. Durchmesser (µm)	Quelltemperatur (°C)	Verkleisterungstemperatur (°C)
Kartoffelstärke	20–185	35	63	72
Weizenstärke	20– 40	25	55	64
Maisstärke	10– 25	15	64	73
Reisstärke	2– 10	5	72	77

Die Maisstärke wird durch die SO_2-Behandlung der Maiskolben bei der Gewinnung im Vergleich zu anderen Stärkearten relativ keimarm erhalten.
Das aus Maisstärke gewonnene Amylopektin wird für medizinische Puder oft verwendet.

Stärkederivate

Häufig verwendet wird eine mit Tetramethylolacetylendiharnstoff veretherte Stärke, die in Gegenwart von Wasser nicht mehr quillt und praktisch keimfrei ist:

ANM-Pudergrundlage, Amylum von mucilaginosum
 (Dr. Hauser KG, Landschaftsstr. 2, D-8100 Garmisch-Partenkirchen)

sowie

Nalcip, eine veretherte Stärke, die ein besonders hohes Aufsaugevermögen für Wasser besitzt (von der gleichen Firma).

Dry-Flo
 (National Starch and Chemical Co., 10 Finderne Avenue, P.O.Box 4800, Bridgewater, N. J. 08817;
 Delft National Chemie N. V., Rotterdamsweg 268–270, Delft/Niederlande)

ist das Aluminiumsalz eines niedrigsubstituierten Alkenylhalbesters der Maisstärke, das in Wasser nicht quillt. Carboxymethylstärke hat eine *Enslin*zahl von 3,75 ml Wasser/g im Vergleich zu Stärkesorten, deren Werte bei 0,84 bis 1,05 liegen.

STA-RX 1500
 (A. E. Stalex Mfg., Co. Decatur, III./USA;
 Vertr.: Chemodyne S. A., Genf/Schweiz)

ist eine mechanisch behandelte Maisstärke, die einen höheren Anteil an kaltwasserlöslichen Bestandteilen als Maisstärke enthält. Dieses Produkt hat für Wasser ein

sehr großes Adsorptionsvermögen, nämlich 3,47 ml/g (*Enslin*zahl) verglichen mit
Maisstärke von 0,85,
Reisstärke von 0,84
und Weizenstärke von 1,05.

Das Öladsorptionsvermögen (Miglyol®) aller Stärkearten liegt zwischen 0,75 (Kartoffelstärke) und 1,28 ml/g (*Enslin*zahl) bei Reisstärke.

Natriumcarboxymethylstärke
(Stärkeglykolatnatrium)
Dieses weiße Pulver ist ein Natriumcarboxymethylamylopektin und quillt sehr stark in Wasser. Es dient besonders (1 bis 2%) als Verdickungsmittel für Säfte und als Tablettensprengmittel, jedoch seltener für Puderzwecke (W. A. Scholtens, Chemische Fabriken NV., Foxhol/Niederlande).

1.3 Cellulose

Cellulose ist ein schneeweißes Pulver und zeichnet sich durch ein hohes Wasseraufnahmevermögen aus (s. »Avicel«, mikrokristalline Cellulose und »vielseitige Verwendbarkeit mikrokristalliner Cellulose«, (*Stevens* u. *Steuernagel,* Parfuem. Kosmet. 61, S. 165–172 (1980).

1.4 Metallseifen

Die fettsauren Salze des Magnesiums, Calciums, Aluminiums und Zinks (besonders Stearate, Myristate, Laurate, Undecanate und Undecylenate) verbessern die Gleitfähigkeit und das Deckvermögen (besonders Undecanate).

1.5 Titandioxid

Dieses Weißpigment erhöht die Deckkraft und verbessert die weiße Farbe der Puder. Für kosmetische und pharmazeutische Zwecke kommt die Anatasqualität (Kronos Titan-GmbH, Peschstr. 5, D-5090 Leverkusen), in selteneren Fällen die Rutilqualität in Betracht.

1.6 Kieselsäure
(Siliciumdioxid, Aerosil®, Cabosil)

Kieselsäure dient in *kleinen* Mengen zur Verbesserung der Streufähigkeit (Fließvermögen). Es absorbiert in größeren Mengen Wasser und Fett und bewirkt ein stumpfes Gefühl auf der Haut.

1.7 Magnesium-, Zink- und Calciumcarbonat

Die voluminösen Pulver nehmen Parfümöle und zur Überfettung dienende Öle, dank ihres hohen Adsorptionsvermögens, gut auf. Sie dienen ferner zur Aufhellung der Puder und erhöhen deren Deckkraft.

1.8 Kaolin (Aluminiumsilikat)

Kaolin dient vor allem zur Verbesserung der Haftfestigkeit bei Gesichts- und Fußpudern.

1.9 Aluminiumoxid und -hydroxid

Seltener werden Aluminiumoxid (als gutes Adsorptionsmittel) und Aluminiumhydroxid (zur Verbesserung der Haftfähigkeit) verwendet. Gelegentlich wird für Gesichtspuder auch feines Seidenfibroinpulver verarbeitet (Lehmann & Voss & Co., Alsterufer 19, D-2000 Hamburg 36).

2. Eigenschaften der Puderbestandteile

Saugvermögen (Öl- und Wasser-Adsorptionsvermögen)

Deckkraft (covering power)	die Deckkraft ist vom Haftvermögen
Haftvermögen (adhesion, cling)	und vom Lichtbrechungsindex des Pigmentes abhängig
Gleitfähigkeit (»slip«)	(Pigmente mit guter Gleitwirkung erhöhen die »Glätte« der Haut und setzen den Reibungswiderstand zwischen den Hautfalten herab)
Kornfeinheit (fine particle size)	(zu grobe Pigmente bewirken ein Bremsgefühl und einen rauhen Griff)

Erforderlich ist:

für *Gesichtspuder*	Deckkraft und Haftvermögen (bei geringer Öl- und Wasseradsorption)
für *Körperpuder*	Glätte und leichtes Saugvermögen
für *Fußpuder*	starkes Adsorptionsvermögen, fungicide Wirkung

für *Deodorantpuder*	starkes Adsorptionsvermögen, baktericide Wirkung
für *Babypuder*	hohes Wasser-Adsorptionsvermögen, bei hoher Glätte, um die Scheuerwirkung von Höschen im Uro-Genital-Dreieck zu verringern. Außerdem ist Haftvermögen, Sterilität und desinfizierende Wirkung erwünscht.
für *Wundpuder*	Adsorptionsvermögen, Sterilität, Inertheit

In etwa absteigender Reihenfolge besitzen die Puderpigmente die nachstehenden Eigenschaften:

Saugvermögen:
UFC-Puder (OBC): (Orba-Schaum-Chemie, D-6710 Frankenthal), kolloidale Kieselsäure (Aerosil®), Magnesiumcarbonat, Kaolin, gefällte Kreide, Stärke

Glätte:
Zink-, Magnesium- und Aluminiumsalze der Laurin-, Myristin- und Stearinsäure sowie Zink- und Magnesiumundecanat (die auch die hydrophobe Wirkung des Puders erhöhen).

Talcum (erhöht die Streufähigkeit des Puders; besonders guten »slip« hat italienischer und französischer Talk)

Deckvermögen:
Titandioxid, Zinkoxid, gefällte Kreide

Haftvermögen:
Stärke, Aluminiumoxid, UFC-Puder, Zinkundecanat, gefällte Kreide, Metallseifen (Adherole®, Givaudan)

Kornfeinheit:
Talcum (Sieb Nr. 200, DIN 6400), Reisstärke, Kaolin, Seidenpulver (und natürlich auch kolloidale Kieselsäure).
Dagegen machen in größeren Mengen Titandioxid, Zinkoxid und Magnesiumcarbonat einen rauhen Griff.

Der Stärke (insbesondere auch der Reisstärke und »ANM®-Reis«) ist eine *kühlende* Wirkung eigen; durch Feuchtigkeitsaufnahme quillt Stärke und kann Hautporen verkleistern oder erweitern; es wird daher speziell für Gesichtspuder nichtquellende (veretherte) Stärke eingesetzt.
Unbehandelte Stärke neigt auch zu Mikrobenbefall und ist daher für Wund- und Kinderpuder weniger geeignet.

2.1 Adsorptionsvermögen von Puderbestandteilen

Öl- und Wasseraufsaugevermögen einiger Puderbestandteile (11)

	Öl-Adsorption (ml)	Sättigungs-dauer (Min.)	H_2O-Aufnahme (ml)	Sättigung (Min.)
UFC-Puder	11,11	15	16,60	30
Talcum	2,50	15	1,40	10
Weizenstärke	2,10	15	0,75	15
Bolus	2,70	15	1,50	5
Zinkoxid	1,80	15	1,10	18
Magnesiumcarbonat	5,40	15	nicht geprüft	–
Magnesiumoxid	3,30	15	2,60	20
Zinkstearat	0,40	15	0,05	120
Aluminiumstearat	0,40	15	0,05	120
Aerosil®	6,00	15	8,70	45

Nach *R. Goepfert* (12) ist der Wasser- bzw. Ölaufnahmefaktor der Quotient aus der Zeit in Minuten und der aufgesaugten Menge Wasser bzw. Öl. Der Wasseraufnahmefaktor z. B. von Zinkoxid = $\frac{4}{1,3}$, d. h. 1 g Zinkoxid nimmt innerhalb von 4 Min. 1,3 g Wasser auf und hat damit seinen Sättigungsgrad erreicht.

Goepfert gibt folgende Werte an: (w = Wasser, ö = Öl)

Talcum	w = $\frac{15}{4}$	ö = $\frac{\infty}{0}$
Weißer Ton (Bolus)	w = $\frac{15}{0,34}$	ö = $\frac{15}{0,17}$
Magnesiumcarbonat	w = $\frac{15}{3,1}$	ö = $\frac{15}{0,09}$
Zinkoxid	w = $\frac{4}{1,5}$	ö = $\frac{15}{0,25}$
Titandioxid	w = $\frac{11}{0,86}$	ö = $\frac{15}{0,5}$
Reisstärke	w = $\frac{8}{0,7}$	ö = $\frac{15}{0,09}$
Weizenstärke	w = $\frac{8}{0,7}$	ö = $\frac{15}{0,09}$

2.2 Schütt- und Rüttelgewichte von Pudergrundlagen

Folgende Pudergrundlagen nehmen pro g nachstehende Volumina ein (zum Vergleich: Aerosil® hat ein Schüttgewicht von 1 g pro 25 cm³):

Aerosil®	25,0	Talcum	2,0
UFC-Puder	15,0	Magnesiumcarbonat	1,8
Bolus	4,0	Magnesiumstearat	1,8
Aluminiumstearat	4,5	Zinkstearat	7,0
Stärke	2 bis 2,5	Calciumstearat	5,0
ANM®-Reis	2,4	Handelspuder	1,9 bis 3,0
Zinkoxid	1,9	(Aktivpuder:	4,0)

Über die *Herstellung von Puder* s. Bd. 1 »Die kosmetischen Präparate«, S. 58–69.

3. Rezeptbeispiele

Körperpuder (Talcumpuder)

Talcum	720 g
Kaolin, kolloidal	60 g
Titandioxid	20 g
Calciumcarbonat	80 g
Irgasan DP-300 (Ciba-Geigy)	2 g
Magnesiumstearat	30 g
Parfümöl	3 g
Mais- oder Weizenstärke	85 g
	1000 g

Körperpuder (Talcumpuder)

Talcum	800 g
Reisstärke	100 g
Magnesiumcarbonat	30 g
Zinkoxid (Anatas)	20 g
UFC-Puder (Orba, Frankenthal)	47 g
Parfümöl	3 g
	1000 g

Körperpuder (Talcumpuder)

Talcum	850 g
ANM-Reis (Pudergrundlage)	100 g
Zinkstearat	50 g
Parfümöl	2 g
	1002 g

Gesichtspuder

Talcum (Anatas)	515 g
Zinkoxid, extra	100 g
Titandioxid	50 g
Magnesiumstearat	40 g
ANM-Reispudergrundlage	160 g
Magnesiumcarbonat	30 g
Seidenpulver (Lehmann & Voß & Co.)	30 g
Kolloid-Kaolin	50 g
Parfümöl	5 g
Farbpigmente	20 g
	1000 g

[Eisenoxide z. B. »Ocker«-Fleischtönung, z. B. Redoxide (Anstead) oder Pigment Braun (Siegle-BASF) sowie Bolus rubra; ferner Pigmentlacke]

Gesichtspuder

ANM-Reis	250 g
UFC-Base (Orba, Frankenthal)	100 g
Talcum	300 g
Titandioxid	80 g
Magnesiumundecanat	50 g
Seidenpulver (Lehmann & Voss & Co.)	50 g
Kolloid-Kaolin	100 g
Zinkoxid (Anatas)	50 g
Farbpigmente	15 g
Parfümöl	5 g
	1000 g

Gesichtspuder

Kaolin	200 g	Zinkmyristat	40 g
Calciumcarbonat, extra leicht	100 g	Aluminiumoxid	30 g
Zinkoxid	100 g	Magnesiumcarbonat	50 g
ANM-Reis »K«	130 g	Farbpigmente	30 g
Talcum	200 g	Parfümöl	10 g
Titandioxid	50 g		1000 g
Adhérol A (Givaudan)	60 g		

Aknepuder

Aerosil®-200 (Degussa)	2 g
Mikro-Netzschwefel, pulverisiert (Novarom)	50 g
ANM-Reis	200 g
UFC-Base	200 g
Talcum	200 g
Irgasan DP-300 (Ciba Geigy)	3 g
Pigmente »fleischfarben«	20 g
Zinkoxid	100 g
Kolloid-Kaolin	200 g
Bolus rubra	20 g
Aluminiumdihydroxyallantoinat	5 g
	1000 g

Aknepuder

Bolus alba (Kaolin)	500 g
Bolus rubra	80 g
Mikroschwefel	30 g
Irgasan DP-300	5 g
Zinkoxid	100 g
Magnesiumcarbonat	150 g
Aerosil®-200	10 g
Aluminiumdihydroxyallantoinat	10 g
ANM-Reis	100 g
Aluminiumstearat	14 g
Bisabolol	1 g
	1000 g

Babypuder

ANM-Reis (Dr. Hauser, Garmisch-Partenkirchen) oder Dry-Flo (Delft)	200 g
Talcum	400 g
Kolloid-Kaolin	100 g
Aerosil®, Typ R-972 hydrophob (Degussa)	1 g
Dehyquart C, kristallin (Henkel)	1 g
Zinkoxid	100 g
Zinkstearat	50 g
Magnesiumcarbonat	50 g
UFC-Base (Orba, Frankenthal)	100 g
Parfümöl	1 g
	1003 g

Baby- und Kinderpuder (nach Henkel)

Lanette O	20 g	Reisstärke	510 g
Eutanol G	20 g	Kaolin	200 g
Zinkstearat	50 g	Talcum	200 g
			1000 g

Babypuder

Zur Verhinderung von Wundsein mit antibakterieller Wirkung (nach USP 4 034 077 vom 5. Juli 1977, Squibb & Sons), gekennzeichnet durch einen Ammoniak-neutralisierenden Gehalt an Sebacinsäure:

	A	B
Talcum oder Stärke	96,0	71,5
Siliciumdioxid, hydrophob	0,5	0,4
Parfümöl	0,3	0,2
Sebacinsäure	3,0	27,5
Methylbenzethoniumchlorid, verkapselt	0,2	0,4
	100,0 g	100,0 g

Fußpuder

Talcum	600 g
Zinkundecylenat	200 g
Magnesiumcarbonat	100 g
Kaliumsulfat	40 g
ANM-Pudergrundlage	50 g
Allantoin	5 g
para-Chlor-meta-Cresol	2 g
Parfümöl	3 g
	1000 g

Fußpuder, medizinisch
(nach *Hager*, Bd. VII, Teil II, 1977, S. 413)

A) Paraformaldehyd	50,0 T.	B) Maisstärke	35,0 T.
Methylsalicylat	0,5 T.	Talcum	35,0 T.
Maisstärke	200,0 T.	Wismutsubnitrat	5,0 T.
Talcum	748,0 T.	Zinkstearat	10,0 T.
		Kolloid-Kaolin	10,0 T.
		Tannin	10,0 T.

Rasierpuder

Tannin	30 g
Allantoin	20 g
Zinkoxid	100 g
Aluminiumstearat	50 g
Aluminiumlactat	20 g
Irgasan DP-300	2 g
Borsäure	5 g
Parfümöl	3 g
Talcum	770 g
	1000 g

Deodorantpuder

Irgasan DP-300	5 g
Aluminiumhydroxichlorid 47 (Hoechst)	40 g
UFC-Puder	100 g
Kaolin	300 g
Dry-Flo® (Delft)	200 g
Aerosil® -200	3 g
Parfümöl	7 g
Talcum	345 g
	1000 g

Zinc Undecenoate Dusting-powder BPC 73

Stärke	500 g
Zinkundecylenat	100 g
Undecylensäure	20 g
Latschenkiefernöl	5 g
Kaolin, leicht	375 g
	1000 g

Literatur

(1) *Hopf, G.:* Fette, Seifen, Anstrichmittel 68, S. 212–221 (1966)
(2) *Neugebauer, H.* u. *Grüner, S.:* Riechstoffe, Parfüms, Seifen 62, Nr. 2, S. 26–27 (1960)
(3) *Nowak, G. A.:* »Die kosmetischen Präparate«, Bd. 1, S. 66–69, Verlag für chemische Industrie H. Ziolkowsky KG, Augsburg (1982)
(4) Ciba Geigy; Hoffmann La-Roche, Sandoz: Katalog pharmazeutischer Hilfsstoffe, Basel (1974), Deutscher Apotheker-Verlag, Stuttgart
(5) *Fiedler, H. P.:* Ärztl. Kosmetologie 11, Nr. 1, S. 54–55 (1981)
(5a) *Fiedler, H. P.* u. Mitarb.: Gemeinschaftsarbeiten der DGF, 48. Mitt., Riechstoffe, Kosmetika, Seifen 68, Nr. 1, S. 10–19 (1966)
(6) *Müller, Bernd-W.:* Hagers Handbuch der Pharmaz. Praxis, 4. Ausg., 7. Bd., S. 283–285 (1977)
(7) FAO: Specifications for the identity and purity of food additives a) II Anticaking agents, b) VI Methods of Analysis, FAO, Rom (1973)
(8) *Jörs, H. J.:* »Pharmazeut. Technologie« von Sucker, Fuchs und Speiser; G. Thieme-Verlag, Stuttgart, S. 664 (1978)
(9) *Ferreira, J. M.* u. *Freitas, Y. M.:* Cosmet. Toiletries 92, Nr. 8, S. 41 (1977) und 91, Nr. 10, S. 48 und 60 (1976)
(10) Johnson & Johnson: USP 4 185 086 V. Zeitz (1980)
(11) *Czetsch-Lindenwald* u. Mitarb.: Fette, Seifen, Anstrichmittel 60, S. 851–852 (1958)
Czetsch-Lindenwald u. Mitarb.: Riechstoffe, Kosmetika, Seifen 68, Nr. 1 (1966)
(12) *Goepfert, R.:* Präparative Kosmetik Nr. 7, S. 104–108 (1966)

Kapitel XV
Zahnpasten (Dentifrices)

1. Einführung

Die gründliche mechanische Reinigung der Zähne und des Mundes mittels der Zahnbürste und die Spülung mit warmem Wasser nach dem Prinzip »ein sauberer Zahn verfault nicht« sind die wichtigsten Maßnahmen einer vernünftigen Zahnpflege. Die hierbei benutzte Zahnpasta soll möglichst wenig abradierend auf den kostbaren Zahnschmelz *(tooth enamel, l'émail des dents)* wirken bei gleichzeitig guter Reinigungskraft. Leider besitzen gut reinigende Putzpigmente manchmal auch eine hohe Abrasionswirkung, so daß es in der Praxis nicht einfach ist, eine zahnschmelzschonende und gleichzeitig gut reinigende Paste zu erzeugen.

Die *Zahnkaries* hat als Zivilisationsschaden einen derartigen Umfang angenommen, daß ein völlig gesundes Gebiß eine Seltenheit darstellt. Die Entstehung der Zahnfäule ist ein komplexer Vorgang, bei dem mehrere, sowohl innerliche als auch lokale Vorgänge ursächlich beteiligt sind wie Ernährungsfehler, falsche Zubereitung der Speisen, zivilisierte, verweichlichte Lebensweise, übermäßiger Zuckergenuß usw.
Aus den einleitenden Betrachtungen ergeben sich schon die Anforderungen, die an eine gute Zahnpasta gestellt werden: Gründliche Reinigungskraft unter völliger Schonung des wertvollen Zahnschmelzes und spezifische Wirkung gegen gärungs- und fäulniserregende Bakterien. Hinzu kommt noch die erfrischende und aromatisierende Wirkung, die unangenehmen Mundgeruch bekämpfen soll.

Beurteilungsmethoden (Strangstabilität und andere technologische Merkmale) wurden u. a. in der Deutschen Patent-Offenlegungsschrift DE 3 114 492 A1, v. 28. Okt. 1982, Degussa beschrieben.

Eine Pasta muß bei Temperaturschwankungen stabil bleiben; sie darf sich bei einstündiger Abkühlung auf $-15°C$ und bei 72stündigem Erhitzen auf $+50°C$ nicht verändern. Sie soll beim Verstreichen auf einer Glasplatte keinesfalls das Glas ritzen. Die Viskosität der Pasta, etwaige Reaktionen mit dem Tubenmaterial und die Austrocknung müssen einer laufenden Betriebskontrolle unterliegen. Der Austrocknungstest wird im allgemeinen so durchgeführt, daß man eine bestimmte, abgewogene Menge Pasta 5 Tage lang bei $37,5°C$ lagert, dann den Gewichtsverlust ermittelt und weitere 10 Tage bei wechselnden Temperaturen den täglichen Verlust mittels einer graphischen Darstellung in Form einer Kurve zu Papier bringt.

Man muß darauf achten, daß die Flüssigkeit beim Herausdrücken der Pasta aus der Tube nicht durchschlägt und keine Wasserränder entstehen. Beim Verstreichen darf die Masse nicht gummiartig sein; die beim Aufdrücken und Wiederabnehmen des Fingers auf der Pasta entstehenden Spitzen müssen stehen bleiben (zügig). Eingehend wurde die anwendungstechnische Prüfung von Zahnpasten von *Reng* u. *Dany* [Parfüm. Kosmet. 59, S. 37–45 (1978)] beschrieben.

2. Zahnbelag (Dental Plaque), Karies, Zahnstein (Calculus)

Die Karieshäufigkeit am menschlichen Gebiß korreliert mit der Anwesenheit von *Streptococcus mutans* (Serotyp), der als wichtigster Kariesverursacher gilt (1). Auch andere säurebildende Mikroorganismen wie *Actinomyces viscosus, Streptococcus sanguis* und *Streptococcus salivarius* sind zur Bildung von Polymeren aus Saccharose (Sucrose) und Glucose befähigt. Diese Metabolisierung von Disacchariden aus der Nahrung zu Dextran führt zu klebstoffartigen, festhaftenden Zahnbelägen, die wiederum geballte Kolonien von *Streptococcus mutans* und anderen Mikroorganismen beherbergen. Anders ausgedrückt führt die Umwandlung von Zuckern durch Bakterien zu Polymeren und somit zur Bildung einer bakterienreichen, viskosen, klebrigen Matrix, welche die Plaque formt. Ferner werden organische Säuren frei, die bei einem »kritischen pH-Wert« von < 5,5 die Demineralisierung und Zerstörung der Zahnhartsubstanz einleiten können. Schließlich gilt: Ohne Plaquebildung kein Zahnstein. Die Plaque versteinert durch Einlagerung von Calciumphosphat aus dem Speichel. Der Zahnstein schiebt sich bis zum Zahnbett vor und die »Toxine« (u. a. Enzyme) penetrieren in das Zahnfleisch und bewirken eine Immunreaktion. Dies führt zu Zahnfleischentzündungen und -betterkrankungen (Gingivitis, Parodontopathien).

Streptococcus mutans findet sich gehäuft in den Plaques.

Die »white spots« genannten weißen Flecken der Zähne, die man bei beginnender Karies feststellt, zeigen eine Läsion des Zahnschmelzes an.

Vorhandener Zahnstein schützt einerseits vor Karies, ist aber andererseits maßgeblich an der Entstehung und Progression von Parodontopathien beteiligt.

Das komplexe Geschehen in der Mundhöhle macht wahrscheinlich, daß die Pelliclebildner aus dem Speichel einerseits kariostatisch wirken, andererseits die Remineralisation von »reinem Schmelz« inhibieren.

Phosphoproteine, wie sie als Phosvitin im Eigelb vorkommen, und Phosphone wie 1-Hydroxy-ethylen-1,1-bisphosphonsäure (HEDP) sowie ähnliche Verbindungen sollen als Mineralisationsinhibitoren wirken (2) und damit die Zahnsteinbildung verhindern.

Zahnpasten mit 0,1% Fluorid und 0,5 HEDP zeigten bei guter Remineralisation und Fluoridaufnahme kariostatische Wirkung *(Plöger)*.

Der u. a. für die Plaquebildung und Periodontitis verantwortliche *Actinomyces viscosus* soll durch einen Zusatz von 5-n-Hexyl- und 5-n-Decanoyl-4'-nitrosalicylanilid zu Mundpflegemitteln bekämpft werden können (3). Diese Verbindungen waren wirksamer als Tribromsalan oder Fluorosalan.

Die gründliche Reinigung der Zähne nach jeder Mahlzeit ist die beste Prophylaxe gegen Karies und Zahnfleischschäden.

Schon wenige Stunden nach der Zahnreinigung mit einer Zahnpasta bildet sich aus den Glykoproteinen des Speichels ein Film, der sich an der Oberfläche der Zähne absetzt.

Diese »Pellicle« ist der Boden für die Ansiedelung und Anhäufung von Bakterien.

Dieser sich verstärkende Zahnbelag kann durch Rotfärbung mit einer wäßrigen Erythrosinlösung sichtbar gemacht werden.

2.1 Fluoridierung gegen Karies

Mehr als 90 klinische Studien aus 20 Ländern kamen zu dem Ergebnis, daß die Kariesreduktion durch Trinkwasserfluoridierung in den meisten Fällen zwischen 50 und 60% beträgt (4).

Ein Zusatz von 1 mg Fluor pro Liter Trinkwasser scheint unschädlich zu sein, wobei sich die Präventivwirkung besonders auf den Zeitraum vor dem Durchbruch der Zähne beschränkt. International betragen die zur Kariesprophylaxe empfohlenen Tagesmengen 1 bis 2 mg Fluor. Bei schon durchgebrochenen Zähnen kommt die lokale Wirkung des Fluors z. B. in Form von Zahnpasten, Mundwässern oder Kaugummi zur Geltung.

Die in Zahnpasten am häufigsten verwendeten Fluorverbindungen sind folgende:

Natriummonofluorphosphat
(Na_2PO_3F)-Na-MFP – in Mengen von ca. 0,76%
Hersteller von Phoskadent® Na-211 ist z. B. Benckiser-Knapsack GmbH, D-6802 Ladenburg (bzw. Hoechst).

In der Anwendung von Na-MFP scheint ein Vorteil gegenüber Natriumflorid zu liegen: Es hydrolysiert in der Mundhöhle und der Zahnschmelz ist gleichzeitig Fluor- und PO_3F-Ionen ausgesetzt. In der Verbindung von Fluorionen und PO_3F-Ionen mit dem Calcium des Zahnschmelzes liegt die widerstandserhöhende Wirkung des Fluors, da die Angreifbarkeit fluorgehärteten Zahnschmelzes durch Säuren geringer wird.

Es kommt zu einer Remineralisierung der Zähne, zur Fluoraufnahme in der Schmelzoberfläche sowie zur Enzymhemmung und dadurch zur reduzierten Säurebildung (5–7).

Ferner werden die der Zahnwurzel zuliegenden Zahnflächen weniger empfindlich für »kalt« und »süß« (8).

Eine Reduzierung von 36 bis 38% der Karies wurde nach 7 Jahren Benutzung einer Na_2PO_3F-Phosphatzahnpasta festgestellt (9).
Eine Kombination von Na-Monofluorphosphat (0,76%) mit Natriumfluorid (0,10%) ist in Zahnpasten gegen Karies wirksamer als die Einzelsubstanz (10).
In folgenden Zahnpasten soll die Wirkung von Natriummonofluorphosphat durch Calciumglycerophosphat oder Ca-Phytat potenziert werden (11):

Zahnpasta

	A	B
Kreide	47,90 g	47,90 g
Glycerin	26,00 g	26,00 g
Magnesiumaluminiumsilicat	0,75 g	0,75 g
Calciumsilicat	0,20 g	0,20 g
Na-Carboxymethylcellulose	0,90 g	0,90 g
Na-Laurylsulfat	1,15 g	1,15 g
Na-Monofluorphosphat	0,80 g	0,80 g
Calciumphytat	0,10 g	–
Calciumglycerophosphat	–	0,20 g
Saccharin	0,10 g	0,10 g
Aroma, Wasser q. s.	ad 100,00 g	ad 100,00 g

In der brit. Patentschrift 1 544 537 (12) werden Na-MFP und Na-fluorid sowie Aluminiumoxidtrihydrat als Poliermittel angegeben. Da Na-fluorid nicht mit Dicalciumphosphat verträglich sein soll, wird besonders Dicalciumphosphat-dihydrat als Grundlage in Kombination mit Na-MFP, z. B. nach folgenden Vorschriften [B mit Aluminiumoxid, gemäß (13)] gewählt:

Zahnpasta

	A	B
Glycerin	22,00 g	22,00 g
Na-CMC	0,90 g	1,10 g
Na-Saccharin	0,20 g	0,20 g
Tetranatriumpyrophosphat	0,50 g	–
Benzoesäure	–	0,30 g
Wasser	25,24 g	21,24 g
Na-MFP	0,76 g	0,76 g
Na-fluorid	0,10 g	0,10 g
Dicalciumphosphatdihydrat	48,00 g	–
Aluminiumoxidhydrat (Alcoa 333*)	–	52,00 g
Na-laurylsulfat	1,50 g	1,50 g
Aroma	0,80 g	0,80 g
	100,00 g	100,00 g

* Alcoa, Aluminium Comp. of America, 1501 Alcoa Bldg., Pittsburgh, Pennsylvania, Pa. 15219

Eine recht gute Wirkung, nämlich eine Reduktion der Plaque um 20% und der Gingivitis um 37%, zeigte nach einwöchiger Anwendung eine Zahnpasta mi 1,66% *Aminfluorid* (14).

Von guter Wirksamkeit (durchschnittliche Dosierung 0,4%) ist *Zinn-II-fluorid* (stannous fluoride), das bei 33 studierten Fällen eine statistisch signifikante Reduktion der Karies in 28 Fällen erbrachte (15). Die Anwesenheit von Zinn soll die Calciumfluoridbildung beschleunigen und das sich bildende Zinnphosphation ist in den Säuren des Mundes sehr gering löslich. Die Wirkung von Zinnfluorid soll durch Natriumdihydrogenphosphat gesteigert werden.

Zinn-II-fluorid reagiert mit wasserlöslichen Calciumverbindungen. Für Zahnpasten sind als Trägersubstanzen daher nur hochgradig wasserunlösliche Calciumverbindungen wie Calciumpyrophosphat geeignet. Zinnfluoride können mit Silica-Xerogel zu Zahnpasten verarbeitet werden (16).

Natriummonofluorphosphat ist besonders mit unlöslichem Natriummetaphosphat verträglich sowie mit Dicalciumphosphatdihydrat und kleineren Mengen Calciumcarbonat (17).

Zur Neutralisierung der kariesverursachenden Milchsäuren wurden Zahnpulver und ähnliche Präparate mit 3 bis 10% Harnstoff und etwa 5% dibasischem Ammoniumphosphat versucht. Auch Harnstoffperoxid wirkt in diesem Sinne. Neuerdings werden gegen die Säurebildung aus Zucker Arginin und Arginin-Prekursoren vorgeschlagen. Kleine Mengen von argininhaltigen Peptiden sollen verhindern, daß die Säurebildung unter pH 6,1 absinkt (18).

2.2 Anti-Plaque-Wirkstoffe

Die Bildung von Zahnbelag (Plaque) ist der klebrige Nährboden für das Haften und Gedeihen von Mikroorganismen. Zahnbelag begünstigt Karies, Zahnstein und -betterkrankungen.
Wirksam gegen den Teufelskreis »Plaque und Bakterien« ist die spezifische Sorptionstendenz, die *Chlorhexidin* und verwandte Verbindungen zu Plaque und Schleimhaut zeigen. Der Nachteil bei Langzeitanwendung ist die Verfärbung der Zähne durch Chlorhexidin und seine Derivate. Zahlreiche Patente beschäftigen sich mit der Verwendung von *Bis-Biguaniden,* die bei gutem Anti-Belag-Effekt eine geringere Verfärbung der Zähne verursachen, z. B. nach folgender Formulierung (19) für eine *Zahnpasta:*

Sorbitlösung, 70%ig	20,00 g
Natrium-Saccharid	0,21 g
Veegum®	0,40 g
Aroma	1,00 g
Harnstoff-Formaldehyd-Kondensat, gefällt	30,00 g
Natrium-Carboxymethylcellulose	1,30 g
Glycerin	10,00 g
1,2-bis-(N^5-p-chlorphenyl-N^1-biguanido)-ethandigluconat	0,70 g
Polyoxyethylensorbitan(20)monoisostearat	1,50 g
Wasser, destilliert	ad 100,00 g

In vorgenannter Zahnpastaformulierung kann nach einer Patentschrift (20) 1,2-bis-(N^5-n-trifluormethylphenyl-N^1-biguanido)-ethandigluconat in gleicher Menge verwendet werden.

Gegen Zahnbelag werden ferner Zahnpräparate empfohlen, die unlösliches Hexetidine in Kombination mit Zinksalzen sowie einem nichtionogenen Emulgator und Fluoride enthalten, z. B. nach der Patentschrift (21):

Zahngel, klar		*Zahnpasta*	
Hexetidin	0,1 g	Hexetidin	0,3 g
Zinkacetat	0,1 g	Zinkfluorid	0,1 g
Natriumfluorid	0,2 g	Natriumfluorid	0,1 g
Sorbitlösung, 70%ig	50,0 g	Guar-Gummi	1,5 g
Glycerin	27,0 g	Syloid® (Grace)	12,5 g
Aerosil® D-200	5,0 g	Aerosil®	2,0 g
Sident®-3	15,0 g	Glycerin	30,0 g
Cremophor® EL	0,3 g	Cremophor® EL	0,5 g
Süßstoff, Aroma, Farbe,	2,0 g	Aroma	1,5 g
Wasser	ad 100,0 g	Wasser	ad 100,0 g

Antimikrobielle Substanzen mit Eigenschaften wie die Bisbiguanide stellen die Carbamylguanidoverbindungen dar (22).

Die Entfernung von Zahnbelag soll durch schwach dosierten Wasserstoffperoxid erleichtert werden, wie er vornehmlich durch enzymatische Prozesse dem Speichel zugeführt werden kann. Er bildet nämlich das antibakteriell wirkende Hypothiocyanit.

So kann durch Zuführung eines Enzyms, das durch oxidativen Glucoseabbau Wasserstoffperoxid freimacht, Zahnbelag bekämpft werden.

Für diesen Zweck werden z. B. 1,2 Einheiten Glucoseoxidase per 100 g Zahnpasta oder 15 Einheiten Amyloglucosidase vorgeschlagen (23).

Zur Beseitigung von Plaque werden auch 10 bis 50% an Undecylensäure empfohlen (24).
Zur Verhinderung von Plaquebildung werden ferner Reaktionsprodukte von aliphatischen Alkylenaminen und Trimetaphosphorsäure in *Zahnpasta* geschützt (25):

Dicalciumphosphatdihydrat (Victor »Grade«; Stauffer Chem. Comp.)*	48,0 g
Sorbitlösung, 70%ig	17,0 g
Glycerin	10,0 g
Natrium-Carboxymethylcellulose (mittlere Viskosität)	1,0 g
Ethylparaben	0,1 g
Saccharin	0,1 g
Natriumlaurylsulfat	1,5 g
Krauseminzöl	1,0 g
Wasser	20,3 g
3-Oleylamin-1-trimetaphosphat	1,0 g
	100,0 g

Als *Antienzyme* gegen die Aufspaltung der Kohlehydrate durch die an der Plaque haftenden Bakterien bzw. deren Enzyme wird Na-Laurylsarcosinat (Medialan LD, 30%ig, Hoechst) verwendet, das zumindest eine gute Reinigungswirkung besitzt. Auch dem dehydracetsaurem Natrium werden antienzymatische Wirkungen zugeschrieben.
Ähnlich wirken Verbindungen, die anstelle der C_6-Hydroxylgruppe der Sucrose ein Fluor aufweisen. Diese Fluorsucrosen sind nach einem Patent (26) in der Lage, die Dextransucrase zu inhibieren, die Zucker in Dextran umwandelt.

2.3 Antimikrobielle Mittel in Zahnpasten

Bevorzugt werden Bakteriostatica, die besonders gegen säurebildende Kokken wirksam sind. Ein Zusatz von 0,1 bis 0,2% an *Bromchlorophen* in fluorhaltigen Zahnpasten soll eine nachhaltige Wachstumshemmung der Bakterien in den Retentionsstellen an Zahn und Mundschleimhaut bewirken (27).
Fungicide Eigenschaften besitzen Pyrimidinverbindungen vom Typ *Hexetidin,* das 0,1- bis 0,5%ig in Zahnpflegemitteln verwendet wird. Als Antimikrobica in Zahnpasten dienen auch *Alexidin* (Bisguadin, $C_{26}H_{56}N_{10}$) sowie das oben (S. 626) beschriebene *Chlorhexidin* (Hibitane bzw. Arlacide).
Quaternäre Ammoniumverbindungen wie Cetylpyridiniumchlorid und Benzalkoniumchlorid werden häufig in Mundwässer jedoch relativ selten in Zahnpasten eingesetzt (28). Cetylpyridinium reduziert Zahnplaques (28 a).

---

* [Stauffer Chemical Comp., Westport, Connecticut 06 881 (USA)]

Das Verfärben und Fleckigwerden der Zahnoberfläche durch Cetylpyridiniumchlorid oder Benzethoniumchlorid soll durch 0,1 bis 0,5% Melissinsäure verhütet werden (29).

Synergistische antimikrobielle Wirkung zeigten 0,05% 3,5-Dibrom-3'-trifluormethylsalicylanilid und 0,05% Cetylpyridiniumchlorid in folgender, die Zähne nicht verfärbender *Zahnpasta* (30):

Glycerin	27,00 g
Carboxymethylcellulose	1,50 g
Natriumsaccharin	0,20 g
Natriumbenzoat	0,50 g
Dicalciumphosphatdihydrat	42,00 g
Dicalciumphosphat, anhydr.	5,00 g
Arlasolve®-200 (POE-20-isohexadecylether)	0,90 g
3,5-Dibrom-3'-trifluormethylsalicylanilid	0,05 g
Cetylpyridiniumchlorid	0,05 g
Wasser (auffüllen)	bis zu 100,00 g

Gegen *Streptococcus mutans* und *Streptococcus sanguis* sollen hochungesättigte langkettige Alkohole wie Linoleylalkohol und Linolenoleylalkohole wirksam sein (31).
Gegen das Verfärben der Zähne bei Anwendung von Bis-Biguaniden, quaternären Ammoniumverbindungen und langkettigen tertiären Aminen wirken – besonders in Gegenwart letzterer – 2-Phosphonbutan-1,2,4-Tricarboxylsäure (PBTA) (32), die auch gegen Zahnstein wirksam sein soll.
Quaternäre Ammonium-Organosiloxane wie »Q-9-5700« Dow Corning (50%ige Lösung) wurden als Anti-Plaque-Wirkstoffe in Mengen von 0,25 bis 1% beschrieben.
Das Wachstum von Karies-verursachenden Bakterien wie *Streptococcus mutans* wird durch Zusatz von 0,05 bis 5% 3,4-Dihydro-6-Methyl-1,2,3-oxathiazin-4-on-2,2-dioxid (oder dessen Salze) in Zahnpflegemitteln inhibiert (33).
Das in den USA in verschiedenen Kosmetika übliche Zinkphenolsulfonat wird ebenfalls als antimikrobielles Mittel in Zahnpasten verwendet.

2.4 Wirkstoffe gegen Zahnstein
(anti-calculus agents)

Eine regelmäßige Mundhygiene, die der Verhinderung der Plaque dient, ist die beste Vorbeugung gegen Zahnstein, welcher zu Zahnbetterkrankungen führen kann. Chemische Mittel, die den Zahnstein auflösen, können auch den Zahnschmelz schädigen. Dies ergibt sich aus der Gleichartigkeit der Mineralphase von Zahnstein und -schmelz.

Die Plaque versteinert durch Einlagerung von Mineralien aus dem Speichel, den man als übersättigte Calciumphosphatlösung ansehen kann.

Die Wirkstoffe, die man gegen den Zahnstein verwendet, sind im Prinzip dieselben Chelatbildner (Komplexbildner) (s. Bd. 1 »Die kosmetischen Präparate«, S. 192–195), die man gegen die Bildung von Kesselstein verwendet. *Plöger* (1981) hat gezeigt, daß besonders 1-Hydroxy-ethyliden-1,1-biphosphonsäure (HEDP) über einen Calciumkomplex auf Apatit chemisorbiert. Hierbei wird durch Ionenaustausch gegen Phosphat eine neue Zahnoberflächenphase gebildet.

Die Vorgänge zwischen De- und Remineralisation der Zahnoberfläche aus dem Speichel sind kompliziert. Unter Remineralisation versteht man eine Rückbildung frühzeitiger Mineralverluste der Zahnoberfläche, sogenannte Subsurface-Läsionen oder »white spots«.

Die Rückablagerung von Mineral in die demineralisierten Schmelzbereiche wird aus dem Calcium- und Phosphatreservoir des Speichels gespeist.

Um die Demineralisierung aufzuhalten und die Bereiche der weißen Flecke zu remineralisieren, bringt man Calciumphosphat, verarbeitet in Gele auf die Zahnoberfläche (USP 3 679 360).

Geeignete Remineralisationslösungen (34) sollen eine Verbindung enthalten, die Calcium- und Phosphationen sowie eine kariesverhindernde Fluorverbindung und eine Kristallkeimbildung verhindernde Komponente: 2-Phosphonbutan-1,2,4-tricarbonsäure (und gegebenenfalls deren Salze) liefert.

Zahlreiche Erfindungen beschäftigen sich mit Wirkstoffen gegen Zahnstein, z. B. eine Mischung aus Natrium-Ricinoleat und Strontium-Edetat (bes. Dinatriumsalz des Strontium-Chelats von EDTA) gem. (35).

Tertiäre Aminodiphosphonate sollen gemäß USP 3 678 154 das Kristallwachstum von Hydroxyapatit inhibieren, woraus auf eine Wirkung gegen Zahnsteinbildung geschlossen wird.

Quaternäre Ammonium-Alkylen-Diphosphonate sollen noch dreifach stärker wirken (36).

2.5 Gingivitrope Wirkung

Substanzen, die auf das Zahnbett einwirken, wurden von *Beyer* (37) und *Lange* (38) untersucht.

Letzterer verwendete eine Zahnpaste mit 0,1% Pyridylcarbinol, 0,7% Allantoin und 0,8% Weinsäure sowie eine weitere mit 0,3% α-Tocopherol, 0,3% D-Panthenol, 0,1% Pyridylcarbinol, 0,7% Allantoin und 0,5% Alaun.

Beyer stellte eine gingivitrope Wirkung von Vitaminzusätzen in Zahnpasten fest, während *Lange* lediglich eine Reduktion der Plaque – auch in der Placebopaste – feststellen konnte. Gegen Zahnfleischentzündung ist in Zahnpasten (siehe auch Rezepte) ein Zusatz von *trans*-4-(Aminomethyl)cyclohexan-1-carbonsäure (ca. 1%) und an Folsäure ca. 0,1% vorgesehen (39).

Sehr gebräuchlich als Antiphlogistica sind Extrakte der Kamille oder deren Wirkstoffe wie Bisabolol oder Azulen; ferner Auszüge aus Myrrhe, Ratanhiawurzeln, Salbei, Echinacea und adstringierend wirkende Kräuterextrakte (s. Bd. 1 »Die kosmetischen Präparate«).

Als Adstringens wird auch Aluminiumlactat verwendet. Ferner sind Zusätze von Panthenol, Glycyrrhetinsäure-Salzen und Allantoin üblich. Da Biotin ein Wuchsvitamin für Mundstreptococcen und Lactobakterien darstellen soll, kam man auf die Idee, Biotininhibitoren in Zahnpflegemitteln einzusetzen (40).

Gegen gelbe und braune Verfärbungen der Zähne durch Teer und Nikotin (Raucherzähne) soll sich ein Gehalt von 0,5% (oder mehr) Polyvinylpyrrolidon bewährt haben. Für den gleichen Zweck wurde auch ein Zusatz von 2% einer nichtionogenen, tensioaktiven Verbindung, »Pluronic F-68«, empfohlen.

3. Abrasive, Putzkörper, Poliermittel

Als Putzpigmente in Zahnpasten dienen reinigend und »abradierend« wirkende, wasserunlösliche, anorganische Substanzen, die den festen Hauptanteil der Zahnpastenmasse mit 25 bis 55% einnehmen.

Es leuchtet ein, daß die Poliermittel, welche die mechanisch reinigende Wirkung der Zahnbürste unterstützen sollen, keinesfalls einen höheren Härtegrad haben dürfen als der Zahnschmelz und womöglich auch weicher als Dentin sein sollten.

Zum Vergleich: *Dentin* hat einen

Härtegrad (nach *Mohs*'schen Skala)	von 2 bis 2,5		
Zahnschmelz	von 4 bis 5,0		
Apatit	von 5,0		
abrasive Putzkörper:		Zahnschmelz-/Dentin-Abrasivität	
Calciumcarbonat	3,0	10 bis 40	2000 bis 4000
Dicalciumphosphatdihydrat	2 bis 2,5	3 bis 5	1300 bis 1900
Dicalciumphosphat, anhydr.	3,5	–	–
Calciumpyrophosphat	5,0	35 bis 70	2000 bis 3000
Kieselsäure, amorph	5,0	58 bis 61	–

Die reinigende Wirkung der Abrasivstoffe hängt außer von ihrem Härtegrad und ihrer chemischen Beschaffenheit und Reinheit stark von der Form und Größe ihrer Partikel ab, die vorzugsweise eine mittlere Teilchengröße unter 20 μm besitzen sollen. Je mehr größere Teilchen überwiegen, desto stärker ist im allgemeinen die Abrasionswirkung. Für die Feinheit eines Putzpigmentes ist daher maßgebend *wieviel*

% des Pigmentes unterhalb einer limitierten Korngröße vorhanden sind (s. Bd. 1, S. 58–69). Die möglichste Gleichmäßigkeit der Teilchengröße ist wichtig, da größere Mengen an groben Partikeln ein sandiges Gefühl im Mund hinterlassen und auch die Oberfläche des Zahnes beeinträchtigen können.

Die Abrasionswirkung der Putzkörper (und auch der fertigen Zahnpasten) wird heute radiologisch geprüft. Als Abrasionssubstrat wird menschliches Zahnmaterial (Dentin oder Schmelz) benutzt, das durch Neutronenbeschuß radioaktiv gemacht wird. Das radioaktive Zahnmaterial wird unter standardisierten Bedingungen mit der Zahnpasta (meist maschinell) gebürstet.

Man mißt dann die Höhe der Abrasion durch die Menge der Radioaktivität, die man in der benutzten Zahnpasta feststellen kann (Näheres 41–44).

Über die Polierwirkung und Reinigungskraft von Zahnpasten siehe (45–47).

Die spezifische Abrasionswirkung einzelner Putzkörper wird in diesem Kapitel unter 3.4, S. 635 (Calciumpyrophosphat) diskutiert; es finden sich Hinweise unter 3.7.1, S. 637 (α-Aluminiumtrihydrat) und unter 8.4, S. 652 »Transparente Zahnpasten«.

3.1 Calciumcarbonat

$CaCO_3$, Mol-Gew. 100,9 kommt in der Natur als Kreide und Marmor vor. Früher war die Kreide fast ausschließlich als Putzkörper für Zahnpasten gebräuchlich, während sie heute nur noch selten und meist als untergeordnete Beimischung benutzt wird, obwohl seine geringe Abrasivität, sein alkalischer pH-Wert und offenbar seine Karies-Inhibierung bei Zusatz von Monofluorphosphat (48) gewisse Vorteile zeigen.

Die mit Kreide hergestellten Zahnpasten sind stärker deckend als die mit Dicalciumphosphatdihydrat hergestellten. Die Phosphatzahnpasten verursachen höhere Rohstoffkosten und zeigen eine mehr cremige Beschaffenheit, während Kreidezahnpasten auf der Zahnbürste beim Eintrocknen den bekannten weißen, mehligen Rückstand hinterlassen. Carbonatzahnpasten bewirken eine mehr matte Oberfläche der geputzten Zähne, während die Pflege der Zähne mit geeigneten Phosphatzahnpasten zu einem guten Glanz der Zähne führt.

Für die Herstellung von Zahnpasta wird vorzugsweise die in Rhomben kristallisierende Form des präzipitierten Calciumcarbonats, *Aragonit*, verwendet.

Calciumcarbonat verträgt sich nicht mit Magnesiumcarbonat. Es bildet sich das sogenannte Magnesiazement (Sorelzement), das zu einem Hartwerden der Zahnpasten führt, besonders wenn wenig Glycerin verarbeitet wurde. Kreide ergibt schwach alkalisch reagierende Pasten mit einem pH-Wert zwischen 8,5 und 9,5.

Generell ist die Schleifwirkung *(abrasion)* der Pigmente abhängig von deren Korngröße *(particle size)* und der Kristallisationsart. Geringe Beimengungen von Bimssteinpulver *(flour of pumice)* oder von Kieselsäure *(silica)* können die Abrasion von gefällter Kreide erheblich erhöhen.

Gefällte Kreide ergibt eine Putzwirkung, die sich in einer stumpfen Zahnoberfläche äußert und in einem mikroskopisch sichtbaren holprigen, unglatten, gerillten Aussehen des Zahnes. Die Abrasion durch Dicalciumphosphatdihydrat ist wesentlich geringer.

Die Zahnpastaindustrie bevorzugt gefälltes Calciumcarbonat mit einer mittleren Teilchengröße von 3 bis 6 μm (Micron).

Praecipitiertes $CaCO_3$ wird seit 1850 von J. & E. Sturge in Birmingham hergestellt. Seit 1977 wird Calciumcarbonat (gefällt) im Rahmen des Soda-Solvay-Prozesses produziert.

Lieferanten u. a.:

Minerals Pigments and Metals Div. of Pfizer, Inc., New York
John & E. Sturge Ltd., Wheeleys Road, Birmingham 15, England
Mississippi Lime Comp., Alton, Illinois (USA)
»Witcarb«, Witco Chemicals Organic Div., 277 Park Avenue, New York 10017
In der Bundesrepublik Deutschland:
Witco Chemicals GmbH, Frauensteinerstr. 13, D-6000 Frankfurt/M.
Schäfer-Kalkwerke, D-6252 Diez/Lahn
»Micromite«, Tamms Industries Co., Drawer C., 1222 Ardmore Avenue, Itasca, Ill. (USA)
»Camel white«, Campbell & Sons Comp. Div. of the Flintkote Comp., Campbell-Building, Towson, Baltimore, Maryland 21204
Whittaker Clark & Daniels Inc., 1000 Coolidge Str., South Plainfield, New Jersey 67080

Prüfmethoden, Spezifikationen
(49–51)

Calcit

Dichte:	898 kg/m^3
Löslichkeit (25°C):	0,0014 g/100 cm^3 H$_2$O
Löslichkeit (75°C):	0,0018 g/100 cm^3 H$_2$O

Aragonit

Dichte:	825 kg/m^3
Löslichkeit (25°C):	0,00153 g/100 cm^3 H$_2$O
Löslichkeit (75°C):	0,00190 g/100 cm^3 H$_2$O

Bei dem handelsüblich gefällten (praecipit.) Calciumcarbonat herrscht Aragonit vor, das mit durchschnittlichen Korngrößen von 0,03 bis 5 μm erhältlich ist.

Siebrückstand: 325 mesch (44 μm)
säureunlösliche Anteile max. 0,1%
Magnesium- und Alkalisalze max. 1,0%

Die »Tapped Density« in Vol./Gew. wird in lb/fb^3 angegeben; bei Umrechnung in kg/m^3 sind die Werte mit 16 zu multiplizieren.

Vom Schüttgewicht und damit von der Teilchengröße hängt die Saugfähigkeit des Calciumcarbonats für Wasser, Glycerin und Sorbitol ab. Dies ist für die Erstellung der Zahnpastarezeptur und für die Gewähr einer gleichmäßigen Qualität zu beachten.

3.2 Dicalciumphosphat-dihydrat

(Calciumhydrogenphosphat-dihydrat, sekundäres Calciumphosphat)

$CaHPO_4 \cdot 2\,H_2O$ Mol-Gew. 172,10

Dichte: 2,35–2,37 g ml^{-1}

Schütt- und Stampfvolumen (52):

	Schüttvolumen	Stampfvolumen
Stauffer (N.Y.)	1,03	0,92
Albright & Wilson	1,07	0,78
Budenheim	1,90	1,12
Benckiser-Knapsack (Hoechst)	1,28	1,01

mittlere Teilchengröße (nach *Harth*): 12 bis 14 μm
säureunlösliche Anteile: max. 0,1%
Glühverlust: 24,5 bis 26,5%

Ebenso stark differieren die mittleren Korngrößen des Dicalciumphosphat der einzelnen Hersteller, die in der Literatur (52) untersucht wurden. Benckiser-Knapsack (Hoechst) bezeichnet ihre stabilisierten Produkte als »Dentphos« und für fluorhaltige Zahnpasten als »Imphos«.

Reines Dicalciumphosphat-dihydrat ist praktisch unlöslich in Wasser; es adsorbiert sehr leicht Glycerin.

Die meisten Hersteller liefern »cosmetic-grade« Qualitäten (u. a. Monsanto in 5 Modifikationen), die alle stabilisiert sein müssen, weil sonst bei Anwesenheit von Wasser Hydroxylapatit und Phosphorsäure entstehen. Dies kann zu einer Verhärtung der Zahnpasta führen.

Als Stabilisatoren sind Tetranatriumpyro- und Trimagnesiumphosphat bzw. Gemische beider Stoffe geeignet (53).

Siehe auch Europ. Pat. Appl. 803 027 57.2 vom 12. Aug. 1980 (Monsanto).

Spezifikationen: Europ. Arzneibuch III (abgedruckt: Pharm. Ind. 40, S. 495 (1978)
Dicalciumphosphat-dihydrat (stabilisiert) ist ein häufig und in größerer Menge benutzter Abrasivstoff in Zahnpasten.

3.3 Dicalciumphosphat-anhydrid

(sekundäres Calciumphosphat,
wasserfrei, Calciumhydrogenphosphat)
$Ca_2P_2O_7$, Mol-Gew. 254, 11

mittlere Teilchengröße (nach *Harth*): 10 bis 12 μm
säurelösliche Anteile: max. 0,1%
Glühverlust: 7 bis 8%

Da das Dihydrat gegenüber dem wasserfreien Dicalciumphosphat (DCP) zuwenig »Körper« im Mund ergibt und auch eine stärkere Reinigungskraft vermissen läßt, werden beide Stoffe meist gemischt verwendet: meist 20% anhydrisches DCP berechnet auf die Menge DCP-dihydrat. Im allgemeinen beträgt die Menge an stabilisiertem DCP-dihydrat 30 bis 45%, wonach sich ein Anteil von 6 bis 9% (berechnet auf die fertige Pasta) an wasserfreiem DCP ergibt.
Vielfach wird das DCP-dihydrat auch mit Calciumpyrophosphat oder mit Calciumcarbonat kombiniert.

3.4 Calciumpyrophosphat

(Tetracalciumpyrophosphat, Tetracalciumdiphosphat)
$Ca_2P_2O_7$, Mol-Gew. 254,11

Calciumpyrophosphat zählt zu den Ausnahmen unter den Calciumverbindungen, die unter gewissen Bedingungen mit Fluoriden verträglich sind. Zahlreiche andere Calcium-Abrasive sind genügend wasserlöslich, um eine ausreichende Menge der Fluoride zu unlöslichem Calciumfluorid zu binden.
Calciumpyrophosphat ist in zwei Modifikationen als Hoch- und als Tieftemperaturform erhältlich. Das Monsanto TCCP »normal« wird bei einer Temperatur von 500 bis 700°C gewonnen.

In einer Patentschrift (54) wird Zahnpasten Calciumpyrophosphat in Mengen von etwa 2 bis 5% als sekundäres Poliermittel zugesetzt, um die geringe radioaktive Dentin-Abrasion (RDA), die nach der Methode von *Stookey* (55) bei 200 bis 300 RDA in einer 50%igen wäßrigen Paste liegt, zu erhöhen.

Diese relativ geringere RDA ist folgenden Abrasivmitteln eigen:

Dicalciumphosphat-dihydrat
(mittlerer Teilchendurchmesser =
Average Particel Diameter = APD) = 4,2 ± 0,4 µm

Silica-Xerogel
(= hydrated alumina = Syloid-74, Grace Comp.)

Die folgende *Tabelle* enthält die primären Poliermittel der Zahnpasta und die sekundären Polierabrasive sowie die von der Mischung erzeugte Abrasion (RDA = Relative Dentin-Abrasion).

primäre Poliermittel	(%)	sekundäre Poliermittel	(%)	RDA
Dicalciumphosphatdihydrat	52	–	–	234
Dicalciumphosphatdihydrat	47	Dicalciumphosphat, anhydr.	5	350
Dicalciumphosphatdihydrat	47	Dicalciumphosphat, normal $Ca_2P_2O_7$	5	493
hydr. Aluminium (Alcoa C-333)	52	–	–	300
hydr. Aluminium (Alcoa C-333)	50	hydr. Aluminium normal $Ca_2P_2O_7$	2	436
Syloid-74 (Silica Xerogel)	18	–	–	75
Syloid-74 (Silica Xerogel)	16	Syloid-74, normal $Ca_2P_2O_7$	5	325

mittlere Teilchengröße von Calciumpyrophosphat
(nach *Harth*): 10 bis 12 µm
säureunlösliche Anteile (nach *Harth*): max. 0,2%
Glühverlust (nach *Harth*): max. 1,5%

3.5 Tricalciumphosphat

(Tricalciummonophosphat, tert. Calciumorthophosphat)
$Ca_5(PO_4)_3$, Mol-Gew. 502,33

Es entspricht in der Zusammensetzung dem Hydroxylapatit $Ca_5(PO_4)_3OH$.

mittlere Teilchengröße: 10 bis 14 µm
säureunlösliche Anteile: max. 0,2%
Glühverlust: max. 7,2%

3.6. Unlösliches Natriummetaphosphat

(Maddrellsches Salz; unlösliches Natriumpolymetaphosphat)
$(NaPO_3)n$

Als Calcium-freies Abrasiv eignet es sich ausgezeichnet als Basis für Fluorzahnpasten. In Suspensionen mit Wasser reagiert es schwach sauer mit einem pH-Wert von etwa 5,5. Man kombiniert deshalb mit Calciumcarbonat, Tricalciumphosphat, Dicalciumphosphat und ähnlichen Abrasivstoffen, wodurch auch die Polierwirkung und der Glanz der Zahnoberfläche erhöht wird.

Härte (nach *Mohs*):	2,0 bis 2,5
mittlere Teilchengröße:	8 bis 12 μm (Micron)
wasserlösliche Anteile:	max. 4,0%
Glühverlust:	max. 0,7%

3.7 Aluminiumhydroxide

Bei der Vielzahl der nordamerikanischen Aluminiumhersteller (Alcan, Alcoa, Conoco Chem. Div.-Housten, Kaiser, Reynolds) ist es nicht verwunderlich, daß man speziell α-Aluminiumtrihydrat, α-Aluminiummonohydrat und gefälltes, amorphes Aluminiumsilikat mit mittlerer Teilchengröße von 20 μm (Sident®-20/Hoechst) für Zahnpasten verwendet hat. Besonders Sident®-20 wurde zu 2,5% mit pyrogener Kieselsäure z. B. Aerosil®-200 oder Aerosil®-V kombiniert (DE-AS 2 206 285).

Die Nomenklatur kristalliner *Aluminiumhydrate* ist verwirrend:

Verbindung	Alcoa-Bezeichnung	europäische Bezeichnung	CAS-Register-Nr.
$Al(OH)_3$	α-Aluminiumtrihydrat	Hydrargilit oder Gibsit	[14762-49-3]
	β-Aluminiumtrihydrat	Bayerit	[20257-20-9] u. [12252-72-1]
	new β-trihydrat	Norstrandit	[13840-05-6]
AlOOH	α-Aluminiummonohydrat	Boehmit	[1318-23-6]
	β-Aluminiummonohydrat	Diaspor	[14457-84-2]

3.7.1 α-Aluminiumtrihydrat
$(Al(OH)_3)$

(Hydrargilit); monokline Kristalle, die durch den Bayerprozeß aus Bauxit gewonnen werden.

In Zahnpasten ist das Produkt Alcoa-C-333 üblich. Auch das Tonerdeleichthydrat W-16 (Hoechst), ein Hydrargilit, dient in Mengen von 3 bis 5% dem Korrosionsschutz der Tuben.
Die Produkte sind verträglich mit Fluorionen.

Aluminiumoxidtrihydrat
$Al(OH)_3$, Mol-Gew. 78

mittlere Teilchengröße (nach *Harth*): 6 bis 9 µm
Na_2O-lösliche Anteile (nach *Harth*):   max. 0,05%
Glühverlust: max. 35,00%

Zahnpasten mit 0,8% Monofluorphosphat und Aluminiumtrihydrat sollen einen sehr guten Anti-Karies-Effekt aufweisen (56). Nach der British Standards Institution in BS 5136 (1974) beträgt die relative Dentin-Abrasion einer solchen Zahnpasta 50 Einheiten (im Vergleich zu 100% einer Referenz-Zahnpasta).
Die Zahnpasten enthalten 22,5 Gew.-% α-Aluminiumtrihydrat (mittlerer Durchmesser 6,5 µm) und 27,5% desselben Abrasivs mit einer durchschnittlichen Korngröße von 0,5 µm (Micron). Diese Substanzen werden nach dem Bayerverfahren gewonnen.
Die »British Standard Specification for Toothpastes« gestatten eine Dentin-Abrasion bis zu 200, wobei typische Markenzahnpasten eine relative Dentin-Abrasion (RDA) zwischen 70 und 120 aufweisen (56 a).

3.7.2 α-Aluminiummonohydrat
(Boehmit)

Dieses Abrasiv hat eine stärker verdickende Wirkung als das Aluminiumtrihydrat. Boehmit zeigt eine stärkere Abrasivität als Gibsit. Es soll in Kombinationen mit Chlorhexidin gegen Plaquebildung gut wirksam sein (57).

3.8 Kieselsäuren
(Silicid acids)

Amorphe, synthetische Kieselsäuren reagieren nicht mit Fluoridionen. Gewöhnlich wird als röntgenamorphes Siliciumdioxid (99,8% SiO_2) Aerosil®-2000 verwendet oder das auf halbes Stampfvolumen reduzierte und weniger staubende Aerosil®-200-V. Ähnliche Produkte sind die Cab-o-Sil-Typen (Cabot Corp., 125 High Str., Massachusetts 02110; in der Bundesrepublik Deutschland: Cabot GmbH, Josef Bautzstr., D-6450 Hanau 9), ferner Syloblanc® 31 bis 34 (Grace).
Für nicht abradierend wirkende Kinderzahnpasten werden 14% Aerosil® MOX-80 (enthält 3 Gew.-% Al_2O_3 und besitzt Acidität) und 2% Aerosil®-200 empfohlen.
Diese hochporösen, verdickend wirkenden Kieselsäuren (CTFA: Silica) sind soge-

nannte *pyrogene Kieselsäuren* (SiO_2) wie Aerosil®-200; Cab-o-Sil M-5 (Fumed Silica); Aerosil®-200-V, Sipernat-22 (Hoechst); HDK N 20 E (Wacker) sowie Santocel-100 (Monsanto Co., 800 North Lindberg, Boulevard St. Louis Missouri).

Fällungskieselsäuren
($SiO_2 \cdot H_2O$, Hydrated Silica, Xerogele)

stellen dar: Sident-3, FK 300, DS; Zeo Syl 200 (Huber Corp. Chem. Div., P. B. 310, Havre de Grace, Maryland 21078); SiO_2-Xerogel-Syloid AL-1 und Syloid 63 (Grace); Quso G-30, G-32 und W-50 (Philadelphia Quartz Comp., P. B. 840, Valley Forge, Pennsylvania 19482).
Pyrogene Kieselsäuren wurden anfangs mit Fällungskieselsäuren in Zahnpasten kombiniert (DE 1 667 875).

Es folgten ähnliche Kombinationen von amorphen, hochporösen Silica-Xerogelen (USP 3 538 230) mit verdickend wirkenden Aerogelen (Syloid® 244) usw. Ferner (DE-AS 2 033 678) sowie Kombinationen von Silica-Xerogelen mit pyrogenen Kieselsäuren und mit verdickend wirkenden Fällungskieselsäuren (GB-PS 1 433 743, DE-AS 2 610 207 und USP 4 132 806).

Als Verdickungskieselsäuren (pyrogen) werden Sipernat-22-S (Hoechst) und Aerosil®-200 bezeichnet und als Abrasivkieselsäuren gelten Sident® 12 und Sident® 12 DS (Hoechst).
Allein mit Sident® 12 DS, das eine mildere Abrasivität und gleichzeitig eine stärkere verdickende Wirkung besitzt, können Zahnpasten hergestellt werden (vgl. »bifunktionelle = verdickend und abrasiv wirkende gefällte Kieselsäuren«, DE 3 114 492 A1 v. 28. Okt. 1982, Degussa).

Die in verschiedenen Sprachen unterschiedlichen Bezeichnungen für synthetische Kieselsäuren sind konfus. Die in der Flamme (pyrolytisch) gewonnenen (»fumed«) amorphen Kieselsäuren (Cab-o-Sil; Aerosil; HDK N-20E/Wacker Chemie, D-800 München 22) werden von den gefällten Kieselsäuren (Quso, Wessalon, Sident-3) sowie von »Aerogelen«, (Santocel und Syloid-244) und mikronisierten »Xerogelen«, bestimmte Syloidtypen, unterschieden [ausführliche Beschreibung unter (58)].
Die Fällungskieselsäuren werden als Silicagel, Xerogele (Syloid AL-1) oder als »Hydrated Silica« (CTFA) bezeichnet. Sie besitzen nach *Harth* eine mittlere Teilchengröße von 4 bis 8 µm (Micron), einen Glühverlust von max. 12%, einen Brechungsindex von 1,45 bis 1,46 sowie ein Mol-Gew. von 60,08 (wasserfrei).

3.9 Zeolithe, Natriumaluminiumsilicat

Im CTFA (1982) als Sodium Silicoaluminate aus der Serie der »Hydrated sodium aluminium silicates« beschrieben.

chemische Formel: $Na_{12}(AlO_2)_{12}(SiO_2)_{12} \cdot 27\ H_2O$
mittlere Teilchengröße (nach *Harth*): 3 bis 7 μm (Micron)
Glühverlust: max. 22%

Lieferanten von:

Zeolex 7, 23 A und 35 =
J. M. Huber Corp. Chemical Div. P. B. 310, Havre de Grace, Maryland 21078

Hab A-40 (59) =
Degussa AG, D-6000 Frankfurt/M. 11

Zeolith, sinth. =
Linde Div. of Union Carbide Corpor. (6)

Zeolith A = Sasil® =
Degussa AG, D-6000 Frankfurt/M. 11
(beschrieben in USP 4 209 504 v. 24. Juni 1980 sowie als Korrosionsinhibitor für Alutuben in USP 4 193 987 v. 18. März 1980, Blendax)

3.10 Verschiedene Abrasive

An wasserunlöslichen Putzkörpern werden ferner Polymethylmethacrylate sowie Polyethylen verwendet.

Als Zusatz wird überwiegend in wasserarmen Zahnpasten im Gemisch mit gefällter Kreide Natriumhydrogencarbonat (Natriumbicarbonat) verwendet, das beim Zähneputzen sich langsam im Speichel löst. In der Patentliteratur (61) wurden Zahnpasten auf Basis von 30% Natriumbicarbonat mit gefällter Kreide (oder alternativ mit Syloid-63, Syloid-74 bzw. Syloid-244 sowie mit Aluminiumhydroxid = hydrated Alumina oder mit Natriumaluminiumsilikat) beschrieben.

Schließlich wurden Harnstoff-Formaldehydharze nach dem USP 3 070 510 sowie mit Fluorwasserstoffsäure behandelte amorphe Siliciumdioxide (USP 3 862 307) vorgeschlagen. Auch über mit kationaktiven Polymeren beschichtete Schleif- und Scheuermittel wurde in der Deutschen Offenlegungsschrift DT-OS 2 522 046 berichtet.

4. Schaummittel in Zahnpasten

Praktisch alle im Handel befindlichen Zahnpasten enthalten Schaumstoffe, da der Verbraucher den erzielten Schaum mit der Reinigungswirkung gleichsetzt.

Eine der in Zahnpasten früher viel gebrauchten Schaumstoffe ist wegen der behaupteten Anti-Plaque- und Anti-Zahnsteinwirkung das Ricinoleat bzw. dessen Sulfonat in Form der Natriumsalze. Das heute am meisten verwendete Schaummittel ist das

Natriumlaurylsulfat, das im Mittel zu 1% verwendet wird und im allgemeinen die Viskosität erniedrigt (Typ: Texapon-L-100 oder K-12). Ein Tensid, das nach Literaturangaben die anaerobe Glykolyse von Glucose zu Milchsäure hemmt, ist das *Natriumlaurylsarcosid* (Medialan-LD, 30%ig/Hoechst), welches im Durchschnitt mit 2% (bzw. 6,5% Medialan-LD) in Zahnpasten (»Gardol« in Supercolgate) benutzt wird. Entsprechend wird Sarkosyl NL-30 (Ciba-Geigy) benutzt.

In Amerika werden häufig *Natriummonoglyceridsulfate* verwendet, da sie sofort einen Schaum ergeben und die Pasta schnell im Mund dispergieren. Dieses Tensid wird auch mit Natriumlaurylsulfat kombiniert.
Nach *Reng* (62) haben sich noch Fettsäuretauride und zwar das 50%ige, pulverförmige Palmkernfettsäuretaurid-Natriumsalz (Hostapon KTW neu), das die Viskosität der Paste erhöht, bewährt. Die Einsatzmenge von Hostapon KTW neu liegt bei ca. 4%.

Fettsäureisethionate
Das Handelsprodukt Hostapon KA-Pulver, hochkonzentriert, spezial (80%iges Palmkernfettsäureisethionat-Natriumsalz) wird meist mit Natriumlaurylsulfat – jeweils etwa 0,5% – kombiniert.

α-*Olefinsulfonate*
Diese Tenside werden ebenfalls als Schaumstoffe in Zahnpasten vorgeschlagen.

Alkylsulfoacetate
Alkylsulfoacetate werden wegen ihrer Hydrolyseempfindlichkeit und der meist geringen Wasserlöslichkeit nur noch selten verwendet.
Unter den amphoteren Tensiden, die auch als Chelatbildner wirken können, werden die komplizierten Cyloimidinderivate vom Typ Miranol®-C-2-M zu 1% als milde Schaumstoffe gelegentlich angewendet.
In geringen Mengen wird trotz seines bitteren Geschmacks hin und wieder Natriumdioctylsulfosuccinat als hervorragendes Netzmittel den Zahnpasten zugesetzt.

5. Geschmacksverbessernde Zusätze (Sweeteners)

In vielen Fällen ist es notwendig, den mehlig-staubigen Geschmack der Putzkörper und den bitter-kratzig-fettigen Geschmack der Schaummittel zu korrigieren. Deshalb setzt man Süßstoff hinzu, meist eine Kombination von Saccharin und Natriumcyclamat; in vielen Fällen ist eine Prise Salz zu empfehlen. Schließlich können auch Lakritzenextrakte zu einer geschmacklichen Verbesserung beitragen. Das unter dem Namen Sucaryl® gehandelte Natriumcyclamat (und andere Salze der Cyclohexysulfaminsäure) ist etwa 30mal so süß wie Zucker. Im Vergleich zu Saccharin ist die Süßkraft aber wesentlich geringer und man benötigt etwa die 10fache Menge, um die gleiche Süßwirkung wie mit Saccharin zu erzielen. Als nicht-kariogenen Zucker kann man Xylit verwenden.

6. Sonstige verbessernde Zusätze

Der aus der Tube gleitende Zahnpastastrang soll appetitlich weiß und glänzend sein. Eine kleine Menge Titandioxid (ein Zuviel hat eine Schleifwirkung auf die Zähne) macht den Zahnpastenstrang weißer und ein Zusatz von Paraffinöl (0,2 bis 0,5%) erhöht den Glanz und die Geschmeidigkeit der Pasta, die sich infolgedessen leichter aus der Tube drücken läßt. Mehr als 0,5% Paraffinölgehalt in der Zahnpasta kann die Schaumkraft merklich beeinflussen.

Quaternäre Ammoniumverbindungen in Zahnpasten vertragen sich praktisch nur mit Pektin als Bindemittel. *Zahnpasten, die eine größere Menge an Natriumlaurylsulfat enthalten, neigen zum Dünnwerden.* Zur Korrigierung der Konsistenz hat sich *Kaliumchlorat* bewährt, welches mit Fettalkoholsulfaten ein Kolloidsystem bildet, das sehr stabil ist. Auch ein Ausscheiden von Kaliumchloratkristallen tritt nicht ein. Kaliumchlorat ($KClO_3$) löst sich in 17 T. kaltem und 2 T. siedendem Wasser. Gemische von $KClO_3$ mit Zucker, Kohle, Schwefel, Stärke und anderen leicht oxidierbaren organischen Substanzen neigen durch Reiben, Stoßen oder Erhitzen zur Explosion.

7. Binder
(binding agents, binders, Agents épaississants)

Für Zahnpasten werden als »Binder« 2- bis 5%ige Gele von makromolekularen Quellstoffen verwendet. Bewährt haben sich für die Herstellung von Zahnpasten vor allem folgende hydrophile Kolloide:

1. Tragant
2. Carragheenate (Irish Moss)
3. Methyl-, Carboxymethyl- und Hydroxyethylcellulosen,
   (s. Kap. VIII, Gelees, S. 391)

Der Binder hat die Aufgabe, eine Trennung der flüssigen Anteile der Zahnpasta von den Putzpigmenten während der Lagerung zu verhindern.

Tragant als Binder in Zahnpasten hat den Vorteil, daß die Pasten ihre endgültige Konsistenz meist sofort nach der Herstellung erhalten und ihre Konsistenz auch beim Aufbewahren nur mit geringer Veränderung beibehalten.

Carragheenate (Irish Moss, Irländisch Moos) sind in den anglo-amerikanischen Ländern sehr beliebt. Dieses Bindemittel ist relativ unempfindlich gegen Temperaturschwankungen. Die damit hergestellten Pasten sind stabil. Carragheenate bewirken stark thixotrope Pasten, die im allgemeinen zuerst weich sind, deren Viskosität aber mit der Lagerung in den ersten Monaten zunimmt. Die Schaumkraft von Schaummitteln wird durch *Irish-Moss* erhöht.

Methyl- und *Carboxymethylcellulosen* sind gegenüber Mikroorganismen weniger anfällig als natürlich gewonnene Kolloide. Für Konsumzahnpasten werden sie häufig verwendet. Veegum® (ein komplexes kolloidales Magnesium-Aluminium-Silikat) wird mit Erfolg mit Na-CMC kombiniert.

Alginate können ebenfalls eingesetzt werden, jedoch kann freie Alginsäure mit Ca- und Mg-Ionen reagieren. Auch unterliegen Alginatschleime leicht dem Bakterienbefall.

Bentonite, kolloidale Kieselsäure und andere saug- und quellfähige Materialien sind als Binde- und Verdickungsmittel grundsätzlich geeignet.

Werden in einer Zahnpasta mehr als 10% Glycerin eingesetzt, dann verwendet man besser Carboxymethylcellulosen. Methylcellulosen werden besonders für schäumende Produkte empfohlen und für solche Pasten, die Seife als Schaummittel enthalten. Auf einige neue Angaben in der Patentliteratur (63) wird hingewiesen.

Die *Herstellung* von Pasten allgemein und von Zahnpasten wurde in Bd. 1 »Die kosmetischen Präparate« (S. 37, 74, 80 ff) beschrieben.

Für die Herstellung ist allgemein zu beachten:

1. Binder vorlegen
2. Nur jeweils soviel Flüssigkeit und Pigmente im Wechsel zumischen wie von den Pigmenten aufgenommen und eine dicke, homogene Masse erreicht wird.
3. Schaummittel erst zusetzen, wenn alle Flüssigkeit mit den Pigmenten verknetet wurde.
4. Ablüften *(Deaeration)* im Vakuum, zweckmäßigerweise auch nach dem Pilieren.
5. Möglichst keine Reste von vorhergehenden Mischungen im Mischkessel zurücklassen.

Die gleichbleibende Konsistenz der Pasta hängt generell von der stets zu prüfenden Saugfähigkeit der Putzpigmente ab. Die Carbonate oder Phosphate müssen stets kontrolliert werden (Schüttvolumen, Schlämmtest).

J. Hajdú (64) beschreibt in seiner ausgezeichneten, aus der Praxis stammenden Arbeit die Reihenfolge der Produktionsstufen:

1. Kneten ohne Vakuum
2. Pilieren bei Raumtemperatur
3. Entlüften in der Knetmaschine
4. Abfüllen in die Tuben

Hajdú kontrolliert den Luftinhalt der fertigen Zahncreme durch Bestimmung der scheinbaren Dichte, indem er die Masse in einen Plastiktiegel von 4 bis 5 cm Durchmesser und 5 cm Höhe einfüllt, glatt abstreicht und abwiegt.

Zur Bestimmung des Rauminhaltes wird der Tiegel mit destilliertem Wasser blasenfrei gefüllt, mit einer Glasplatte bedeckt und gewogen.

8. Rezeptteil

8.1 Kreidezahnpasten

Calciumcarbonatzahnpasta
(Konsumqualität) 100 kg

1. Carboxymethylcellulose	950 g
Wasser, destilliert	18500 g
Aerosil® (kolloidale Kieselsäure)	4625 g
2. Wasser, destilliert	21000 g
Natriumcyclamat	250 g
Saccharin	15 g
Nipasol®-M-Natrium	50 g
Kochsalz (NaCl)	60 g
Natriumbenzoat	30 g
Citronensäure	20 g
Sorbitlösung, 70%ig (Sorbex® RS)	12500 g
Calciumcarbonat, präzipitiert, extra leicht	32500 g
Texapon® Z, hochkonzentriert oder Empicol® LZH,	
hochkonzentriert	2500 g
Kolloid-Kaolin	3000 g
Titandioxid	300 g
3. Kaliumchlorat	650 g
Wasser, destilliert	2000 g
Pfefferminzaromaöl	1000 g
Menthol, rekrist.	50 g
Paraffinöl DAB	200 g
	100200 g

Folgende *Kreidezahnpasta* wird ähnlich hergestellt, ca. 80 kg

1. Methylcellulose, hoch-			
viskos (Tylose®			
MH 1000)	500 g	Wasser	10000 g
Wasser	10000 g	Kaliumchlorat	500 g
2. Saccharin	24 g	4. Calciumcarbonat, präzipitiert	24000 g
Dulcin	12 g	Talcum	13000 g
Natriumbenzoat	300 g	Titandioxid	2000 g
Wasser	2264 g	5. Hostapon® KTW, neu	3500 g
3. Aerosil®	3500 g	6. Pfefferminzöl	1000 g
Glycerin	10000 g	Menthol, rekrist.	200 g

Zahnpasta mit Kreide (nach *Reng*)

Tylose® H 4000 g	2,4%
Wasser, destilliert	32,5%
Glycerin DAB 7	20,0%
Na-benzoatlösung, 20%ige wäßrige Lösung	2,5%
Saccharin, 10%ige Lösung	1,0%
Aromenöl	1,0%
Medialan® LD	6,6%
Aerosil®-200 (Degussa)	2,0%
Calciumcarbonat DAB 7, feinst gemahlen	32,0%

Herstellung: Wasser, Glycerin, Konservierungsmittel und Saccharin werden vorgelegt und die Tylose unter Rühren eingestreut. Man läßt mehrere Stunden quellen. Die Quellzeit kann durch Rühren verkürzt werden. Nachdem ein homogener, also klumpenfreier Schleim vorliegt, werden unter intensiver Rührung Calciumcarbonat und Aerosil portionsweise eingetragen. Nunmehr wird die Paste in einen Vakuumkessel umgefüllt. Schaumstoff und Aromaöl werden bei einem Vakuum von 5 bis 8 mm Quecksilbersäule homogen eingerührt. Der Ansatz kann anschließend auf einem Walzenstuhl verrieben werden und unmittelbar darauf wird in Tuben mit einwandfreier Innenschutzlackierung abgefüllt.

Kreidezahnpasta

1. Calciumcarbonat »gefällt«	300 g
Aerosil®-200 (Degussa)	20 g
Glycerin, 86%ig	200 g
Paraffinöl	10 g
2. Aromaöl	10 g
Menthol	2 g
3. Dehydazol® A 400 P (Henkel)	10 g
Wasser	300 g
Natriumbenzoat	5 g
Allantoin	5 g
4. Texapon® L-100 oder K-12	25 g
Wasser	88 g
5. Saccharinlösung, 1%ig	25 g
	1000 g

Herstellung: 1. wird geknetet, 2. gemischt und zu 1. zugesetzt. 3. wird durch quellen von Dehydazol in der wäßrigen Lösung hergestellt, dann setzt man 5. zu und rührt die leicht erwärmte Lösung des Texapon (= 4.) unter Vermeidung von Schaum ein.

8.2 Phosphatzahnpasten

	1. (%)	2. (%)	3. (%)
Dicalciumphosphat (Victor Chem.)	46,50	–	–
Caldent-Dicalciumphosphat	–	41,00	–
Dicalciumphosphat V-25	–	–	48,0
Dicalciumphosphat, anhydr.	1,00	4,50	2,0
Glycerin	28,50	10,00	22,0
Sorbitlösung	–	20,00	7,0
Hostapon® KTW, neu	2,50	–	2,0
Na-Laurylsulfat oder Olefinsulfonat	–	2,50	–
Calciumcarbonat	–	–	2,5
Irish Moss (Carrageen)	1,00	–	–
CMC	–	0,80	0,8
Paraffinöl	–	0,50	–
Konservierungsmittel (Dehydracets. Na)	0,01	0,01	0,01
Saccharin	0,01	0,01	0,01
Zahnpastaaromaöl	1,48	1,18	1,18
Wasser ad	100,00	100,00	100,00

Dicalciumphosphat (Victor Chem.) enthält Trimagnesiumphosphat als Stabilisator. Caldent-Dicalciumphosphat ist für Zahnpasten geeignet, die Sorbitlösung und CMC enthalten.

	1. (%)	2. (%)	3. (%)	4. (%)
Wasser, destilliert	33,35	33,35	34,35	33,35
CMC	1,00	1,00	1,00	1,00
Solbrol M	0,15	0,15	0,15	0,15
Saccharin	0,10	0,10	0,10	0,10
Sorbitol	40,00	40,00	40,00	40,00
TiO_2RN 56	0,40	0,40	0,40	0,40
Paraffinöl	0,50	0,50	0,50	0,50
Sident 12	–	–	20,00	20,00
Sident 12 DS	10,00	22,00	–	–
Aerosil®-200	–	–	1,00	2,00
Sipernat 22 S	12,00	–	–	–
Aromaöl	0,50	0,50	0,50	0,50
Texapon K 12	2,00	2,00	2,00	2,00
	100,00	100,00	100,00	100,00

1. Abrasivität mgCu ~ 10 (n. Degussa-Methode), Viskosität mPas 5300 (n. Rotovisko)
2. Abrasivität mgCu ~ 15 (n. Degussa-Methode), Viskosität mPas 2900 (n. Rotovisko)
3. Abrasivität mgCu ~ 18 (n. Degussa-Methode), Viskosität mPas 2900 (n. Rotovisko)
4. Abrasivität mgCu ~ 18 (n. Degussa-Methode), Viskosität mPas 3500 (n. Rotovisko)

Zahnpasta
auf Basis Dicalciumphosphat mit geringem Glycerinanteil
und Fettsäuresarkosid als Schaummittel (nach *Reng*)

Tylose® H 4000 p	1,2%
Wasser, destilliert	32,1%
Glycerin DAB 7	5,0%
Na-benzoatlösung, 20%ige wäßrige Lösung	2,5%
Saccharin, 10%ige wäßrige Lösung	1,0%
Pfefferminzöl, ital. rekt.	0,9%
Dentphos® (Dicalciumphosphat/Hoechst)	50,0%
Medialan® LD	6,6%
Aerosil® (Degussa)	0,7%
	100,0%

Herstellung: Wasser, Glycerin, Konservierungsmittel und Saccharin werden vorgelegt und die Tylose unter Rühren eingestreut. Man läßt etwa 2 bis 3 Stunden quellen. Die Quellzeit kann durch intensives Rühren beträchtlich verkürzt werden. Nachdem die Tylose vollständig gequollen ist, werden unter intensivem Rühren die Putzkörper portionsweise eingetragen. Nunmehr wird die Paste in einen Vakuumkessel umgefüllt, Schaumstoff und Aromaöl werden bei einem Vakuum von 5 bis 8 mm Quecksilbersäule homogen eingerührt. Der Ansatz kann anschließend auf einem Walzenstuhl verrieben werden. Unmittelbar darauf wird dann in Tuben mit einwandfreier Innenschutzlackierung abgefüllt.

Zahnpasta
mit Dicalciumphosphat (nach *Reng*)

Tylose® CB 200	1,2%
Wasser	32,4%
Glycerin DAB 7	20,0%
Na-benzoatlösung, 20%ige wäßrige Lösung	2,5%
Aromaöl	0,9%
Saccharinlösung, 10%ige Lösung	1,0%
Dentphos® K (Hoechst)	35,0%
Aerosil® 200 (Degussa)	3,0%
Hostapon® KTW, neu	4,0%
	100,0%

Herstellung: 28,4% Wasser, Glycerin, Na-Benzoatlösung und Saccharin werden vorgelegt und die Tylose unter Rühren eingestreut. Man läßt so lange quellen, bis ein homogener, klumpenfreier Schleim vorliegt. Unter intensivem Rühren wird Dentphos K und Aerosil eingetragen. Danach wird die Paste in einen evakuierbaren Kessel umgefüllt, Hostapon KTW neu, vermischt mit den restlichen 4% Wasser und Aromaöl, zugesetzt und bei einem Vakuum von 10 bis 30 mm Quecksilbersäule homogen eingerührt. Die Zahnpasta kann abschließend auf einem Walzenstuhl verrieben werden.

Zahnpasta, medizinisch
mit Dicalciumphosphat

Tylose® CB 200	1,20%
Wasser, destilliert	28,84%
Glycerin DAB 7	20,00%
Na-benzoatlösung, 20%ige wäßrige Lösung	2,50%
Saccharin, 10%ige wäßrige Lösung	1,00%
Phoskadent® Na 211 (Hoechst)	0,76%
Dentphos® K (Hoechst)	35,00%
Aerosil®-200 (Degussa)	3,20%
Medialan® LD	6,60%
Pfefferminzöl, ital. rekt.	0,90%
	100,00%

Dicalciumphosphatzahnpasta

Carboxymethylcellulose	9,0 g	} Binder
Wasser, destilliert	377,0 g	
Glycerin	200,0 g	
Aerosil®-200 V (Degussa)	20,0 g	
Natriumbenzoat	2,5 g	
Saccharin	0,5 g	
Dicalciumphosphat-dihydrat (Dentphos®-K/Hoechst)	320,0 g	
Tonerdeleichthydrat W-16 (Degussa)	30,0 g	
Natriummonofluorphosphat	7,5 g	
Aromaöl	10,0 g	
Texapon® K-12 (Henkel)	20,0 g	
Allantoin	3,5 g	
	1000,0 g	

8.3 Spezialzahnpasten

Zahnpasta
(DE 3 001 575 A1 v. 23. Juli 1981, Blendax)
(wasserlösliche Zinksalze sollen das Verfärben der Zähne durch Chlorhexidin und Alexidin verhindern)

Hydroxyethylcellulose	8,0 g	Titandioxid	2,0 g
Wasser	374,5 g	Emulgator, nichtionisch	20,0 g
Saccharin-Natrium	0,5 g	Chlorhexidin-dihydrofluorid	1,5 g
Glycerin, 80%ig	150,0 g	Zinkacetat	2,5 g
Bentonit	10,0 g	Aroma	11,0 g
Aluminiumoxid-hydrat	420,0 g		1000,0 g

Zahnpasta mit PVP
(DE 3 046 442 A1 v. 27. Aug. 1981, Colgate Palmolive)

	A (g)	B (g)	C (g)
Sorbitol, 70%ig	16,00	22,00	20,00
Polyvinylpyrrolidon	6,00	3,00	–
Natriumcarboxymethylcellulose	1,10	1,10	1,10
Natriumsaccharin	0,20	0,20	0,20
Titandioxid	0,40	0,40	0,40
Natriummonofluorphosphat	0,80	0,80	0,80
wasserfreies Al_2O_3	10,00	10,00	10,00
Natriumaluminosilikat (etwa 7% Al_2O_3)	20,00	20,00	20,00
Natriumlaurylsulfat	1,77	1,77	1,50
Geschmacksstoff	1,10	1,10	1,00
Wasser	42,63	39,63	45,00
	100,00	100,00	100,00

Zahnpasta
(Low abrasive stain-removing, USP 3 703 578/1972)

Dicalciumphosphatdihydrat	400,00 g	Natriumlaurylsulfat	15,00 g
Polyethylenglykol-400	232,75 g	Aromaöl	10,00 g
Glycerin	232,75 g	Natriumsaccharinat	7,50 g
Polyethylenglykol-4000	50,00 g	Ester der p-Hydroxy-	2,00 g
Aluminiumoctoat	50,00 g	benzoesäure	
			1000,00 g

Zahnpasta (nach Grace)

Syloblanc®-31	150 g	Na-Laurylsulfat	15 g
Syloblanc®-34	65 g	Saccharin	2 g
Sorbitlösung, 70%ig	350 g	NaOH, 50%ige wäßrige Lösung	5 g
Titandioxid	10 g	Aromaöl	10 g
Na-Carboxymethylcellulose	16 g	Wasser, deionisiert	377 g
			1000 g

Zahnpasta
(USP 4 160 822 v. 10. Juli 1979, Sunstar Hannigahi, Japan)

Zuckerester als Schaummittel in Kombination mit N-acylaminosäuren und Na-monofluorphosphat

Dicalciumphosphatdihydrat	450,0 g
Natriumcarboxymethylcellulose	5,0 g
Carrageen	5,0 g
Glycerin	100,0 g
Sorbitol	100,0 g
Wasser	294,4 g
Zuckerester (DK-Ester F-50)	20,0 g
Natrium-N-lauryl-N-methyl-β-alanin	5,0 g
Aroma	10,0 g
Saccharin-Natrium	2,0 g
Konservierungsmittel	1,0 g
Natriummonofluorphosphat	7,6 g
	1000,0 g

Zahnpasta mit hohem Gehalt an Sorbitol
(USP 4 254 101 v. 3. März 1981, Procter & Gamble)

Sorbitol, 70%ig	510,02 g
Natriumsaccharinat	2,20 g
Trinatriumphosphat	11,00 g
Titandioxid	6,00 g
Wasser	30,00 g
Aroma	10,60 g
gefälltes SiO_2 (Zeodent®-119/J. M. Huber Corp.)	200,00 g
Glycerin	180,00 g
Carbopol®-940	2,50 g
Xanthangummi	5,00 g
Na-Alkyl (C_{12})-sulfat, 28,8%ige wäßrige Lösung	40,00 g
Natriumfluorid	2,43 g
Farbstoff	0,25 g
	1000,00 g

Zahnpasta
(DE 3 102 272 A1 v. 24. Dez. 1981, Colgate-Palmolive)

gegen Zahnfleischentzündung mit Folsäure und trans-4-(Aminomethyl)cyclo-hexan-1-carbonsäure (TA)

Hydroxypropylmethylcellulose	2,00 g	Natriumlaurylsulfat	1,50 g
Aluminiumoxid, hydratisiert	49,00 g	Folsäure	0,05 g
Polyethylglykol-600	33,30 g	TA (s. oben)	1,00 g
Natriumbenzoat	5,00 g	Aroma*	1,00 g
Natriumsaccharin	2,00 g	Wasser	ad 100,00 g

* ca. 60% Methylsalicylat, 32% Menthol, 3% Eugenol und 5% Cineol

Fluoridzahnpasta (nach R. T. Vanderbilt)

Veegum (CTFA: Magnesiumaluminiumsilicat)	1,00 g ⎫ Binder
Carboxymethylcellulose (7 MF/Hercules)	0,70 g ⎭
Wasser	20,25 g
Glycerin	12,50 g
Sorbitlösung, 70%ig	12,50 g
Zinnfluorid	0,40 g
Saccharin	0,15 g
Calciumpyrophosphat	45,00 g
Natriumlaurylsarcosid, 30%ig	6,50 g

Bromchlorophenzahnpasta (nach Merck)

Bromchlorophen	0,10–0,50 g
Aluminiumhydroxiallantoinat	0,50 g
Aerosil®-200	3,00 g
Medialan® LDP	6,00 g
Menthol	0,05 g
Titandioxid	3,00 g
Saccharin	0,01 g
Natriumcyclamat	0,06 g
Karion® F, flüssig	17,50 g
Glycerin	17,50 g
Paraffinöl	0,50 g
Wasser	8,28 g
Dentphos®	35,00 g
Calciumphosphat, wasserfrei	7,00 g
Guaj-Azulen, 25% wasserlöslich	0,10 g
Aromaöl	q. s.

8.4 Transparente Zahnpasten

Entscheidend für die Herstellung transparenter Zahnpasten ist die Übereinstimmung zwischen den Brechungsindices der Abrasivstoffe und der Flüssigkeiten.

Brechungsindices:

Fällungskieselsäure (Sident 3)	1,45
Glycerin DAB 7	1,47
Sorbitol, 70%ig	1,43
Wasser, destilliert	1,33

Hohe Mengen an Glycerin und Sorbitol sind daher für die Transparenz erforderlich oder die Verwendung von Polyethylenglykolen hohen Molekulargewichts (1000 bis 2000) (vgl. DOS 2 033 678).

Zahnpasta, transparent
mit irisierenden Flittern
(DOS 2 131 943 v. 20. Jan. 1972, Colgate-Palmolive)

Glycerin	25,00%
Sorbitollösung, 70%ig	40,00%
Natrium-Carboxymethylcellulose	0,35%
Kieselsäure, kolloidal (Schüttdichte 0,11 g/cm³)	3,50%
Syloid®-74	18,00%
Natriumlaurylsulfat	3,00%
Wasser	ca. 6,00%
Farbstofflösung, blau,	
Konservierungsmittel u. Aromastoffe	ad 100,00%

Diese transparente Zahnpasta wird mit 2% Perlmuttflitter mechanisch vermischt.

Zahnpflegegel, klar
(DOS 2 146 224 v. 23. März 1971, Colgate-Palmolive)

Sorbitlösung, 70%ig	50,0 T.
Glycerin	25,0 T.
Natriumaluminosilikat (Brech.-Ind. 1,45)	20,0 T.
Natrium-N-laurylsarkosinat	2,0 T.
Aromastoff	2,0 T.
Natrium-Carboxymethylcellulose	0,5 T.
Natriumsaccharinat	0,1 T.
Formalin	0,1 T.
Wasser u. Farbzusatz	0,3 T.
	100,0 T.

Neben dehydratisierten Siliciumdioxidgelen (Syloid®-63, Grace GmbH, D-6380 Bad Homburg) wird nach der DOS 2 028 866 v. 16. Dez. 1971 (Unilever) auch ein Siliciumdioxid-Xerogel verwendet, und zwar nach folgendem Beispiel:

Siliciumdioxid-Xerogel III	20,00%
Natrium-Carboxymethylcellulose	0,25%
Saccharin	0,20%
Sorbit, 70%ig	70,04%
Natriumbenzoat	0,08%
Farbstoff, etwa 1%ige Lösung	0,53%
Geschmackstoff	1,15%
Chloroform (nicht mehr zulässig)	0,75%
Mischung aus 21% Natriumlaurylsulfat u. 79% Glycerin	7,00%
	100,00%

Zahnpflegegel, transparent
(*J. Saphir,* Parfümerie u. Kosmet. 54, Nr. 6, S. 182–188, 1973)

Wasser	5,000%
Carboxymethylcellulose (12 MP)	1,000%
Sorbitollösung, 70%ig	56,000%
Glycerin	15,000%
Sident-3 (Degussa)	15,000%
Aerosil®-200 V	3,000%
Texapon K-12	1,000%
Wasser	2,897%
Aroma	1,000%
Konservierungsmittel	0,100%
Farbstoff	0,003%

Zahnpflegegel, transparent
(DE 3 001 575 A1 v. 23. Juli 1981, Blendax)

(Verhütung der durch Anwesenheit von Chlorhexidin und Alexidin zu befürchtenden Verfärbung der Zähne mittels eines Zusatzes von wasserlöslichen Zinksalzen)

Hydroxyethylcellulose	10,0 g	Chlorhexidingluconat,	
p-Hydroxybenzoesäureethylester	1,5 g	20%ig	7,5 g
Sorbitollösung, 70%ig	300,0 g	Zinkacetat	9,0 g
Glycerin, 99,5%ig	30,0 g	Aromaöl	10,0 g
Polyethylenglykol-400	30,0 g	Tensid, nichtionisch	23,0 g
Kieselsäure, amorph	200,0 g		1000,0 g
Wasser	109,0 g		

Allgemeine *klare Gelbasis* für Zahnpflege

Wasser (+ Konservierungsmittel)	7%
Sorbitollösung, 70%ig	56%
Glycerin	15%
Sident®-3 (Degussa)	15%
Aerosil®-200 V (Degussa)	3%
Natriumlaurylsulfat	1%
Aromaöl	1%
Tween®-20	2%
	100%

Durch Zufügen von Sident®-20 kann nach Belieben die Abrasivität (von etwa 3 mg Cu) auf ca. 15 mg Cu gesteigert werden:

Carboxymethylcellulose-Natrium	0,50 T.
Wasser	8,20 T.
Lebensmittelblaulösung, 0,5%ig	0,50 T.
Polyethylenglykol-400	3,50 T.
Glycerin (hochprozentig)	60,00 T.
Natriumbenzoat oder Methylparaben-Na	0,15 T.
Saccharin-Natrium	0,15 T.
Sident®-3 (Fällungs-SiO$_2$)	19,20 T.
Sident®-20 (amorphes Aluminiumsilikat)	0,30 T.
Tween®-20 (Polysorbat-20)	1,30 T.
Aromaöl	1,00 T.
	94,80 T.

Diese Rezeptur kann nach *Reng* auch durch 7% Medialan® LD und 0,76% Phoskadent®-Na-211 modifiziert werden.

Zahnpasta, gelförmig
(DBP 1 927 425 v. 7. Okt. 1971, Blendax)

Syloid®-63 (Grace)	15,0 g	Glycin	1,0 g
Syloid®-72 (Grace)	10,0 g	Natrium-N-laurylsarcosid	1,5 g
Sorbit, 60%ig	8,0 g	Hexachlorophen	0,1 g
Glycerin, 86%ig	22,0 g	Saccharin-Natrium	0,1 g
Carboxymethylcellulose	1,5 g	Aroma	1,3 g
Uracil-4-carbonsäure	2,0 g	Wasser	37,5 g
			100,0 g

Literatur

(1) *Balekjin, A. V.* u. Mitarb.: »The effect of disaccharides on the Plaque forming Potential of Strept. mutans«; J. Dental Research 56, Nr. 11 (Nov. 1977)
(2) *Plöger, W.:* »Zahnstein, Zahnsteininhibierung und Pelliclebildung«, Vortrag anläßlich der Kosmetiktage Karlsruhe, April 1981 in Berlin
(3) *Coburn, R. A.* u. *Batista, A. J.:* J. med. Chem. 24, S. 1245 (1978)
(4) *Ericsson, Y.:* Deutsche Apotheker-Ztg. 122, S. 1012–1014 (1982)
(5) *Arends, J.* u. *Jongebloed, W. L.:* J. Biol-Buccale 5, S. 219 (1977)
(6) *Brown, W. E.* u. *König, K. G.:* Caries Res. 11, Suppl. 1 (1977)
(7) *Volpe, A. R.:* »Dentifrices and mouth rinses«, in: Caldwell & Stallard, A Textbook of Preventive Dentistry, S. 173–213, Saunders (1977)
(8) *Bolden, I. E.* u. Mitarb.: Periodontics 6, S. 112 (1968)
(9) *Kinkel, H. J., Raich, R.* u. *Plate M.:* Parfuem. Kosmet. 61, S. 209–214 (1980)
(10) *Hodge, H.* u. *Worthington, H. U.:* Brit. Dental J. 149, S. 201–204 (1980)
(11) *Forward, G. C.* u. *Gawthorpe, J. A.:* USP 4 193 988 v. 18. 3. 1980 (Beecham); Brit. Pat. 1 514 942 und 1 435 624
(12) *Baines* u. Mitarb.: Brit. Pat. 1 544 537 (Colgate-Palmolive)
(13) *Weyn* u. Mitarb.: DE 3 044 448 A1 v. 2. 7. 1981 (Colgate-Palmolive)
(14) *Lobene, R. R.* u. *Soparkar, R. M.:* I. A. D. R. Abstract No. 369 (1974)
(15) *Winter, G. B., Murray, J. J.* u. *Shaw, L.:* »Cosmetics and Dental Health« in: »Cosmetic Science« Vol. 1; ed. M. M. Breuer; Academic Press London, S. 1–33 (1978)
(16) *Wiesner, W.* u. *Pader, M.:* USP 3 662 059 (1972)
(17) *Monahan, R.* u. *Richter, V.:* USP 3 227 618 (1966) und USP 3 634 585 (1972)
(18) *Kleinberg, I.:* USP 4 225 579 v. 30. 9. 1980
(19) *Juneja, P. S.:* USP 4 198 392 v. 15. 4. 1980 (Procter & Gamble)
(20) *Juneja, P. M.:* DOS 2 633 651 v. 17. 2. 1977 (Procter & Gamble)
(21) *Mühlemann, H. R.* u. *Saxer, P.:* Europ. Pat. Appl. 81 107 848.4 v. 2. 10. 1981
(22) *Diamond, J.:* USP 4 163 022 v. 31. 7. 1979 (Cooper Laboratories)
(23) *Hoogendorn, H.* u. Mitarb.: USP 4 178 362 v. 11. 12. 1979 (Telec S.A., Schweiz)
(24) *Miller, T. C. jr.:* USP 4 178 363 v. 11. 12. 1979 und USP 4 258 028 v. 24. 3. 1981
(25) *Benkwitt, F. C.* u. *Sherif, F. G.:* USP 4 234 568 v. 18. 11. 1980 (Stauffer Chem. Comp.)
(26) *Robyt, J. F.* u. *Zikopoulos:* USP 4 228 150 v. 14. 10. 1980 (State University Research Foundation Inc.)
(27) Fa. E. Merck, Darmstadt: Firmenschrift »Bromchlorophen«
(28) *Harrap, G. J.:* J. Clin. Periodont. 1, S. 166–174 (1974)
(28a) *Welter, G.* u. Mitarb.: Deutsche Apotheker Ztg. 123, S. 421–422 (1983)
(29) *Gaffar, A.:* USP 4 188 372 v. 12. 2. 1980 (Colgate Palmolive)
(30) *Vidra, L. D.:* USP 4 205 061 v. 27. 5. 1980 (Johnson & Johnson)
(31) *Gilbertson, J. R.* u. *Crout, R. J.:* USP 4 209 533 v. 24. 6. 1980 (University Pittsburgh)
(32) *Gaffar, A.* u. *Gracsek, J. J.:* USP 4 224 309 v. 23. 9. 1980 (Colgate Palmolive)
(33) *Stroz, J. A.:* DE 3 211 258 A1 v. 21. 10. 1982 (Nabisco Inc., New York)
(34) *Gaffar, A.:* DE 3 206 711 A1 v. 2. 12. 1982 (Colgate Palmolive)
(35) *Schole, M. L.:* USP 4 175 120 v. 20. 11. 1979
(36) *Baumann, R. A.:* USP 4 208 401 v. 17. 6. 1980 (Colgate Palmolive)
(37) *Beyer, H. J.:* Med. Dissertation, Tübingen, 1972
(38) *Lange, D. E.* u. Mitarb.: Dtsch. Zahnärzte Z. 30, S. 382–384 (1975)
(39) *Gaffar, A.:* DE 3 102 272 A 1 v. 24. 12. 1981 (Colgate Palmolive)
(40) *Gunther, R. E.:* USP 4 243 655 v. 6. 1. 1981
(41) *Grabenstetter, R. J.* u. Mitarb.: J. Dent.-Res. 37, S. 1060 (1958)

(42) *Hefferen, J.:* J. Dent. Res. 55, S. 563 (1976)
(43) *Ashmore, H.* u. Mitarb.: Brit. Dent. J. 133, S. 60 (1972)
(44) *Bull, W. M.* u. Mitarb.: Brit. Dent. J. 125, S. 331 (1968)
(45) *Davies, W. B.* u. *Rees, D. A.:* J. Soc. Cosmet. Chem. 26, S. 217 (1975)
(46) *Lobene, R. A.:* J. Am. Dent. Ass. 77, S. 849 (1968)
(47) *Tainter, M. L.* u. Mitarb.: Proc. Toilet. Goods Ass. 7, S. 38 (1974)
(48) *Peterson, J.* u. Mitarb.: Caries Inhibitation with MFP-Calcium Carbonate Dentifrice Fluoridated Area; I. A. D. R. Conference, London (1975)
(49) United States Pharmacopeia: 19th Revision US-Pharmacopeia-Conventien Inc., Rockville, Md. S. 60–61 (1975)
(50) Food Chemicals Codex: 2nd Ed., National Academy of Sciences Washington, S. 121–123 (1972)
(51) *Harth, H.:* »Putzkörper für Zahnpflegemittel«, Ärztl. Kosmetologie 11, S. 76–78 (1981)
(52) Ciba-Geigy, Hoffmann La Roche und Sandoz: »Katalog pharmazeutische Hilfsstoffe«, Basel (1974)
(53) *Dany, F. J.* u. *Prell, H.:* Parfuem. Kosmet. 60, S. 275 (1975)
(54) *Norfleet, J.:* USP 4 235 874 v. 25. 11. 1980 (Colgate Palmolive)
(55) *Stookey* u. Mitarb.: J. Dent. Res. 47, S. 524–538 (1968)
(56) *Hoyles, R.:* USP 4 212 856 v. 15. 7. 1980 (Lever Brothers Comp.)
(56a) *Wilkinson, J. B.:* Cosmetics & Toiletries 97, S. 45–48 (1982)
(57) *Watson, C. A.:* USP 4 248 860 v. 3. 2. 1981 (Lever Brothers Comp.)
(58) *List, P. H.* u. *Hörhammer, L.:* »Hagers Handbuch der pharmazeutischen Praxis«, Bd. VII B, S. 237–263 Springer Verlag, Berlin (1977)
(59) *Ferch, H.:* Seifen, Öle, Fette, Wachse 105, S. 131 (1979) und Manufact. Chem. Aer. News 49, Nr. 10, S. 51 (1978)
(60) *Schreiber, R. S.* u. *Principe, J. R.:* USP 4 187 287 v. 5. 2. 1980 (Colgate Palmolive)
(61) *Delaney, T. J.* u. *Pierson, W. G.:* USP 4 160 022 v. 3. 7. 1979 (Colgate Palmolive)
(62) *Reng, A. K.:* Parfuem. Kosmet. 57, S. 307–316 (1976)
(63) *Rosendahl, F.:* Parfuem. Kosmet. 63, S. 362 (1982)
(64) *Hajdú, J.:* Parfuem. Kosmet. 43, S. 208–209 (1962)

Kapitel XVI

Desodorantien, Antiperspirantien

1. Schweißsekretion und die bakterielle Zersetzung des Schweißes

Unangenehmer Körpergeruch *(body odor)* entsteht durch bakterielle Zersetzung von Körperausscheidungen, insbesondere von Schweiß.

Bakterien und Kokken bauen Schweißfettsäuren und stickstoffhaltiges Hautzellenmaterial *(Detritus)*, *Sebum* und Aminosäuren ab. Hierdurch werden unangenehm »ranzig« riechende niedere Fettsäuren (Capryl-, Caprinsäure usw.) frei sowie »aminig« riechende Eiweißabbauprodukte, unter welchen das Trimethylamin als Prototyp des »fischelnden« Geruches gilt. Die sogenannten Pfortengerüche können besonders unangenehm sein, z. B. kann im Urogenitalbereich der Harnstoff durch das Enzym Urease in Ammoniak und Kohlendioxid abgebaut werden. Die Körperausscheidungen enthalten zumindest in Spuren Aminosäuren, bei deren Zersetzung auf enzymatischem Wege durch Bakterien übelriechende Stoffe wie Schwefelwasserstoff (H_2S), aliphatische und aromatische Amine, Indol, Ammoniak, Mercaptane usw. entstehen.

Man unterscheidet die Absonderung der *eccrinen* Schweißdrüsen, die sich am ganzen Körper befinden, von den *apocrinen* »großen« Schweißdrüsen, welche sich in der Pubertät entwickeln und sich besonders in der Achselhöhle *(axillar region)*, in der Brustgegend und an der Urogenitalregion bilden.

Die *eccrinen* Drüsen sind echte sekretorische Drüsen und produzieren einen klarwäßrigen Schweiß; sie sondern den Schweiß durch einen dünnen Ausführungsgang direkt auf der Hautoberfläche ab, während die *aprocrinen* Drüsen ihr Sekret größtenteils in den Haarfollikel entleeren.

Die *eccrinen* Drüsen sorgen für die Wärmeregulation *(thermal stimuli)* durch Verdunstungskälte des bei Hitze sezernierten und verdunstenden Schweißes.

Frisch abgesonderter Schweiß von gesunden Menschen ist praktisch geruchlos; jedenfalls besitzt er keinen merklichen oder abstoßenden Geruch.

Der *apocrine* Schweiß transportiert jedoch auf seinem Weg über die Talgdrüsen und Haarfollikel eine Reihe von Mikroorganismen an die Hautoberfläche, die seine Zersetzung bewirken. Auf der Haut befindet sich eine Anzahl von Keimen, die sogenannte »Standflora« *(resident flora)*; hinzu kommen aus der Luft und den Kleidungsstücken eine Reihe von Bakterien *(transient organisms)*, von denen einige zum Abbau von Proteinen befähigt sind wie der gramnegative *Pseudomonas aeruginosa*.

Noch vor wenigen Jahren neigte man zur Ansicht, daß vor allem Keime mit starker proteolytischer Aktivität für die Zersetzung der Schweißdrüsensekrete verantwortlich zu machen sind, also *Proteus, Alkaligenes, Aerobacter, Coli*, während man heute die coagulasenegativen Micrococcen *(Staphylococcus albus* als Hauptvertreter) und die Corynebakterien hauptsächlich für die Geruchsentwicklung verantwortlich macht (1).

In der Achselhöhle (axilla) fand man folgende Mikroorganismen: Grampositive Staphylococcen und Sarcinae, einige grampositive Bazillen wie das Corynebacterium und gramnegative Bazillen wie *Aerobacter aerogenes* und gelegentlich Pseudomonas (vgl. Bd. 1, S. 118–119).

Neuere Befunde (2) bestätigen, daß unter den aeroben Mikroorganismen besonders Micrococcen, insbesondere *Staphylococcus epidermidis,* zusammen mit dem apocrinen Schweiß einen eher süßen Körpergeruch erzeugen, der durch Isovaleriansäure verursacht wird.

Ferner fand man bei 85% der Männer und bei 66% der Frauen lipophile Diphtheroide, die durch Zersetzung des apocrinen Schweißes einen scharfen, stechenden Körpergeruch erzeugen. Menschen, deren Haut relativ mit zahlreichen Mikroorganismen besiedelt war, fielen durch ihren »sauren« Körpergeruch auf. Neben diesen beiden hauptsächlichen Gruppen an Bakterien waren noch in geringen Mengen gramnegative Keime wie Escherichia, Klebsiella, Proteus und Enterobacter nachweisbar.

Anaerobier wie die species *Propionibacterium,* die bei 70% der Männer und bei 47% der Frauen gefunden wurden, scheinen wenig Einfluß auf den Körpergeruch zu haben; sie sind in der Tiefe der Follikel anzutreffen. Auffällig ist, daß in den Oberflächenlipiden der Achselhöhle relativ mehr Cholesterin und -ester gefunden wurden als im Gesicht. Im Zusammenhang damit stehen hormonartige Stoffe, die zum unangenehmen Körpergeruch beitragen:

4-Androsten-3,17-dion; ein Keton *(Julesz, Brooksbank)*
5-α-Anstrost-16-en-3α-ol (moschusartig, urinös).

Beide zusammen ergeben einen scharfen Geruch.

2. Wirkungsweise desodorierender Mittel

Man unterscheidet nach dem Angriffspunkt desodorierend wirksamer Substanzen zwischen *Antitranspirantien,* welche die Schweißsekretion hemmen, und den *Desodorantien,* die antimikrobielle Eigenschaften besitzen und die mikrobielle Zersetzung des geruchlosen, frisch sezernierten Schweißes verhindern.

Als Antitranspirantien wirken vor allem Aluminiumchlorhydrat und der Aluminium-Zirkonium-Chlorhydrat-Glycinkomplex, die in dem Teil des Schweißdrüsenausführungsganges blockierend wirken, der das stratum corneum durchquert (3). Zirkonium ist in den USA für *Aerosole* nicht erlaubt (s. S. 673).

Die Übergänge zwischen Schweißhemmung und Bakterientötung sind fließend:

Auch Aluminiumsalze, besonders das Aluminiumhydroxychlorid, wirkt baktericid gegenüber Micrococcen und Diphtheroiden (4).

Eine desodorierende Wirkung läßt sich durch antienzymatisch wirkende Substanzen (Enzymblocker) sowie durch Ionenaustauscher erzielen. Kationenaustauscherharze, wie Methacrylsäuredivinylbenzol-Copolymerisat sollen Ammoniak, Indol und ähnliche Gerüche absorbieren. In der DOS 2 721 297 (Henkel) werden als Kationaustauscher Amberlite (G 50 III/Serra) in Mengen von ca. 5% genannt neben ca. 3% Citronensäuretriethylester (»Citroflex-4« = Tributylcitrat; »Citroflex A-2« (Pfizer) = Acetyltriethylcitrat).

Derartige unter Einwirkung von Bakterienenzymen säureabspaltende Ester wurden neben Antioxidantien (BHT) als Hilfsmittel in Desodorantien verwendet.
Aluminiumchloridlösungen mit 10 bis 15% Aluminiumchlorid werden mit Harnstoff (Urea) gepuffert. Da die Chloridlösungen stark sauer reagieren und mitunter ein Brennen auf der Haut und eine Rötung, verbunden mit squamöser Abschilferung, verursachen können, setzt man das Aluminiumchlorhydrat (in 15- bis 25-Gew.-%iger Lösung) ein, welches einen mehr hautfreundlichen pH-Wert von etwa 4,1 besitzt.

Aluminiumchlorid	pH-Wert 2,5 bis 2,9
Aluminiumsulfat	pH-Wert 2,8 bis 3,2
Aluminium-Chlorhydroxylactat-Komplex	pH-Wert 8,0 bis 8,5
Aluminiumchlorhydrat (Aluminiumhydroxychlorid)	pH-Wert 4,0 bis 4,5

Die Wirkung der Sekretionshemmung läßt sich durch verschiedene Testmethoden prüfen (5).

Veranlaßt durch die Ozon-Kontroverse infolge Verwendung der Chlorfluor-Kohlenwasserstoffe in Aerosolen und durch Verbot einiger Wirkstoffe, ging die Entwicklung von Antiperspirantien und Deopräparaten den Weg der Sicherheit:

Man stellte auf Roll-on-Deodorants (Kugelrollstifte), auf mechanische Pumpsprays (Atomizers) und auf Desodorantsticks (Stifte) um.

Technisch war es schon immer ein Problem, Aluminiumchlorhydrat in ein wasserhaltiges Aerosol zu verarbeiten, da schon kleine Mengen an Wasser (z. B. im Alkohol) zur Dosenkorrosion und Ventilverstopfung führten. Man half sich durch die Verwendung von 2% des löslichen Zink-p-Phenolsulfonats, kombiniert mit Hexachlorophen (Typ »Right Guard«, USA).

Hexachlorophen kam wegen der Möglichkeit neurotoxischer Schäden ins Gerede und ist in der Bundesrepublik Deutschland in Sprays nur zu 0,1% erlaubt (1% in desodorierenden Seifen, in anderen Kosmetika 0,5%; »nicht zur Kinder- oder Intimpflege«). Andere antimikrobielle Mittel wie Tetrachlor-, Dichlor-, Dibrom-Salicylanilid sowie Bithionol und Thiuramdisulfid wurden verboten.

2.1 Baktericide Desodorantien

Von praktischem Wert bleiben als baktericide Desodorantien Irgasan DP-300; CTFA: Triclosan (Ciba-Geigy; 2,4,4'-Trichlor-2'-hydroxydiphenylether); durchschnittliche Einsatzmenge etwa 0,1%.

Tetrabrom-o-cresol, ist in Alkohol löslich und wenig toxisch (LD_{50} Ratte 6,4 g/kg) und kann in Mengen von 0,25% eingesetzt werden.

Chlorhexidin (Arlacide®) wird entweder in Form des Diacetats in alkoholischer oder in wasserlöslicher Form als Gluconat (Arlacide® G, 20%ig) angewendet. Chlorhexidin-Gluconat wird für Desodorierungszwecke 0,1%ig zur Anwendung gebracht. Im allgemeinen ist es mit anionaktiven Tensiden nicht verträglich.

Trichlorcarbanilid (Triclocarban nach CTFA) neigt praktisch nicht zu Verfärbungen, wird in Seifen viel verwendet und scheint relativ eine gute Hautverträglichkeit zu besitzen.

2.2 Aluminiumchlorhydrat

Für Antiperspirantien ist das Mittel der Wahl Aluminiumchlorhydrat, das als Chlorhydrol®-Puder (Reheis) oder in 50%iger Lösung sowie als Granulat erhältlich ist.

Die Micro-dry®-Puderform wird in Aerosolen eingesetzt, die seit einiger Zeit wasser- und alkoholfrei als sogenannte Trockensprays hergestellt werden, wodurch die unangenehme Kältewirkung auf der Haut als Folge der Verdunstung des Alkohols sowie Korrosion und Ventilverstopfer vermieden werden.

Ein besonders feines Aluminiumchlorhydrat-Pulver unter der Bezeichnung »Microdry-Ultrafine« wird besonders in dispergierter Form in Deosticks eingearbeitet.

Unter dem Namen »Locron« werden ähnliche Produkte von Hoechst geliefert.

Für Deostifte auf Basis von Natriumstearat oder anderen Seifen sind saure Aluminiumsalze nicht geeignet. In diesen Fällen wird Natrium-Aluminiumchlorhydroxylactat, das sich durch schwach alkalischen pH-Wert (ca. 8,5) auszeichnet, als schweißhemmende Komponente benutzt.

Eine weitere Form von Aluminiumchlorhydrat ist der Komplex mit Propylenglykol: Aluminium-Chlorhydrex P.G. (Rehydrol® II; Reheis), das in fester Form angeboten wird und sich in Alkohol und Wasser löst. Diese Substanz eignet sich für Pumpensprays mit hohem Alkoholgehalt gut. Während man Aluminiumchlorhydrat, $Al_2Cl(OH)_5$, als »$^5/_6$ basisches Salz« betrachtet (5 der 6 Aluminiumvalenzen beider Aluminiumatome sind durch basische OH-Gruppen neutralisiert), ist das Aluminiumsesquichlorhydrat $[Al_2Cl_{1,5}(OH)_{4,5}]$ ein sogenanntes $^3/_4$basisches Salz, das eine stärkere schweißhemmende Wirkung hat und sich deshalb besser für kleine Pumpensprays eignet, die eine mit Aerosolen vergleichbare Wirkung erzielen.

Salze ungesättigter höherer Carbonsäuren, insbesondere Zinkricinoleat (Grillocin) sind als desodorierende Mittel (z. B. gegen Fischgerüche in der Küche und als Deodorantspray) beschrieben worden (6).

Gegen Achsel- und »Pubic body odor« wird folgende Mischung (7) empfohlen:

Stearyl-N-Sulfobetain	6,25 g
Coco-N,N, Dimethylaminoxid	13,00 g
Citronensäure	4,50 g
Wasser, destilliert	125,00 g

Neben bestimmten, relativ gut verträglichen Quats [wie z. B. »D 312 K« = N-Benzyl-N,N-di(Hydroxyethyl)-N-cocosalkyl-ammoniumchlorid/Boehringer-Ingelheim, in Mengen von 0,1%] werden auch ätherische Öle und Riechstoffe zur Unterstützung der desodorierenden/antimikrobiellen Wirkung mitverwendet, z. B. auch Farnesol (8), wobei auch auf Bd. 1, S. 186–187, dieses Werkes hingewiesen wird.

3. Rezeptteil

3.1 Deodorantstifte (Sticks)

Durch Zusatz von Natronseife [Natrium(sodium)-stearat] läßt sich Alkohol zu einer transparenten, festen Masse gelieren.

Die einfache Basisformel lautet:

Alkohol	96 bis 92% g
Natriumseife (Na-stearat)	4 bis 8% g

Die gepulverte oder sprühgetrocknete Seife wird unter den nötigen Vorsichtsmaßnahmen im heißen Alkohol und unter Verwendung eines Rückflußkühlers gelöst. Im Alkohol werden die Wirkstoffe (Desinfizientien und Antiperspirantien) gelöst und das Parfümöl wird kurz vor dem Ausgießen in Formen zugemischt. Ein 4%iges Na-Stearat-Alkoholgel hat einen Erweichungspunkt von 65 bis 70°C (= 149 bis 158° F).

Stifte mit hohem Alkoholgehalt *schrumpfen* bei längerer Lagerung ein und müssen daher gut in Aluminiumfolie eingewickelt bzw. in Hülsen verpackt werden, die einen verschraubbaren Deckel besitzen und luftdicht sind. Im allgemeinen werden auch Glycerin, Sorbitlösung oder Glykole zugesetzt.

Allgemeine Formel:

Stearinsäure (handelsüblich;		Parfümöl	20,00 g
VZ, sapon.-value: 208)	60,00 g	Glycerin oder Sorbitlösung	60,00 g
Alkohol, 96 Vol.-%	860,00 g		1008,43 g
Natriumhydroxid (NaOH)	8,43 g		

Als Stearinsäure kommt die handelsübliche Mischung von Stearin- und Palmitinsäure in Betracht. Stearin mit höherer Jodzahl (vorwiegend freie Ölsäure) ergibt Stifte mit größerer Transparenz, die aber eine weichere Konsistenz besitzen (es entsteht Natriumoleat).
Für Deodorantstifte kommen als Wirkstoffe die schon beschriebenen baktericiden Substanzen in Frage. Die Möglichkeit einer Verfärbung durch Riechstoffe im alkalischen Seifenmilieu muß berücksichtigt werden (es verfärben z. B.: Vanillin, Eugenol und Isoeugenol, Nitro-Moschuskörper, Anthranilate, Indol usw.).
Als *Antiperspirant*wirkstoff für Seifengele *scheidet* das sauer reagierende Aluminiumhydroxychlorid aus, da es nicht mit der Seife verträglich ist und zu Aussalzungen der Seife und chemischen Unverträglichkeiten führen würde. Bei größeren Zusatzmengen, die für Antiperspirantstifte notwendig sind, wird die Bildung eines festen Seifengels verhindert.
Für diese *Seifengels* eignen sich die handelsüblichen 40%ig wäßrigen Lösungen von Natrium-Aluminium-Chlorhydroxy-Lactat (pH = 8,25 bis 8,75).

Antiperspirantstift
(allgemeine Formel)

A)	Stearinsäure (70% C_{18})	35,0 g
	Palmitinsäure (90% C_{16})	20,0 g
	Sorbitlösung, 70%ig	50,0 g
	Alkohol	345,0 g
B)	Natriumhydroxid	6,5 g
	Wasser	50,0 g
C)	Natrium-Aluminiumchlorhydroxy-Lactat (40%ig in Wasser)	490,0 g
D)	Parfümöl	3,5 g
		1000,0 g

Herstellung: A wird auf 65°C erhitzt bis Stearin- und Palmitinsäure gelöst sind. B auf 70°C erhitzen und zu A rühren. C auf 60°C erwärmen und bei 62°C zur AB-Mischung rühren. Bei 60°C das Parfümöl zumischen und sofort in Formen ausgießen.

Antiperspirantstift

Alkohol	360 g
Natriumstearat	70 g
Stearylalkohol	10 g
Sorbitlösung	45 g
Hexylenglykol	35 g
Natrium-Aluminium-Lactatkomplex, 40%ig	460 g
Parfümöl	20 g
	1000 g

Der Vorteil dieser Stifte ist, daß sie *kein klebriges Gefühl* auf der Haut hinterlassen, schnell auf der Haut trocknen, klar-transparent sind und eine Kühlwirkung auf der Haut verursachen. Je *höher* der *Wassergehalt,* desto *opaker* fallen die Stifte aus.
Die Stearin-(und Palmitin-)säure soll zu etwa 95% verseift sein. Ein Überschuß an freiem Alkali ist zu vermeiden. Zuviel an freier, unverseifter Stearinsäure kann wiederum zu Kristallisation führen.
Gewöhnlich verwendet man heute Mischungen von Alkohol und Glykolen, in denen das Natriumstearat gelöst wird. Diese Stifte haben dann noch eine gewisse Kühlwirkung und schrumpfen auch nicht so leicht.

Nach *Slater* (9) lassen sich *Deodorantstifte,* die Aminseifen enthalten, besser auftragen und sind weniger klebrig:

Triisopropanolaminmyristat	15,0 g	Irgasan DP-300	2,5 g
Ethylalkohol, 95%ig	800,0 g	Glycerin	30,0 g
Stearinsäure	50,0 g	Wasser	65,0 g
Natriumhydroxid	8,0 g	Parfümöl	9,5 g
Carbitol	20,0 g		1000,0 g

Deodorantstift »schnittfest« (alkoholfrei)

Natriumstearat, gesprüht	70 g
Nonylphenoxyethanol	30 g
Irgasan DP-300	2 g
Lösungsmittel APV® oder Carbitol®	200 g
Hexylenglykol	200 g
Glycerin	50 g
1,2-Propylenglykol	200 g
Wasser	238 g
Parfümöl	10 g
	1000 g

Deodorantstift, stabil, fest (alkoholfrei)

Natriumstearat, gesprüht	70 g
Fettalkoholpolyglykolether	45 g
APV® bzw. Carbitol®	200 g
Propylenglykol	500 g
Irgasan DP-300	2 g
Wasser	173 g
Parfümöl	10 g
	1000 g

Deodorantstift, fest, weiß, wenig transparent

Natriumstearat	70 g	Glycerin	50 g
Polyethylenglykol-1000-Oleat	40 g	Wasser	380 g
Diethylenglykolmonoethylether	200 g	Irgasan DP-300	1 g
Propylenglykol	250 g	Parfümöl	9 g
			1000 g

Deodorantstift

Ethylalkohol, etwa 96%ig	290 g	Natronlauge (NaOH), 25%ig	36 g
1,2-Propylenglykol	600 g	Parfümöl	10 g
Tetra-brom-o-cresol	4 g		1000 g
Stearinsäure	60 g		

Neuere Entwicklungen bei Deostiften führten zur Verwendung von *Stearinsäureamiden* (CTFA: Stearamide) oder von Stearinsäuremonoethanolamiden (Stearamide MEA nach CTFA-Dictionary). Auch Propylenglykolstearate und Polyethylen- sowie Polypropylenether von Fettalkoholen wurden als Ersatz oder im Gemisch mit Natriumstearat zum Aufbau von Stiften inkorporiert.

Eine weitere Neuerung ist die Verwendung von *flüchtigen Siliconen (volatile silicones)* anstelle von Alkohol in Deostiften (und auch in Deo-Antiperspirantsprays). Es handelt sich um niedermolekulare Cyclomethicone vom Typ ABIL B-8839 (Goldschmidt), Dow Corning 345-Fluid (bzw. 344 Fluid) oder SF-1202 Silicone Fluid (General Electric).

In Deostiften auf Basis flüchtiger Silicone wird das Aluminiumchlorhydrat in Form eines feinen Pulvers (Typ »Micro-dry Ultrafine«) suspendiert.

Für Roll-on- und Pumpenspray-Anwendung wurden Mischungen von flüchtigen und nichtflüchtigen Siliconölen vorgeschlagen (9 a).

Antiperspirantstick (mit flüchtigen Siliconen)

Aluminiumhydrochlorid (Micro-dry, Ultrafine)	200 g
Stearylalkohol	220 g
SF-1202 Silicone Fluid (General Electric)	510 g
Stearamide (CTFA)	31 g
Sorbitantrioleat	10 g
Parfümöl	10 g
Menthol	1 g
Aerosil	8 g
Talkum, fein	10 g
	1000 g

Antiperspirantstick (10)

Dimethylpolysiloxan-Pentamer, cyclisch	500 g
Stearylalkohol	240 g
Stearamide	50 g
Aluminiumchlorhydrat (Micro-dry, Ultrafine)	200 g
Parfümöl	10 g
	1000 g

Flüchtiger Stick
auf Basis Isoparaffine (nach Croda)

Syncrowax BB5 (oder BB6)	250 g
(Bienenwachs-Substitut/Croda)	
Crodamol/PP	100 g
Shellsol-T (Shell)	363 g
Aluminiumchlorhydrat (Micro-dry, Ultrafine)	250 g
Talkum	10 g
Cab-o-Sil M-5 (Cabot)	10 g
Crill-6 (Croda)	10 g
Parfümöl	7 g
	1000 g

Antiperspirantstick auf Basis Finsolv TN (11)

Stearamide MEA (Witcamide 70)	187 g
Stearamide MEA-stearat (Witcamide MA)	83 g
PPG-3-Myristylether	100 g
Vaselin	40 g
C_{12}- bis C_{15}-Alkoholbenzoat	340 g
(»Finsolv TN«, Finetex, Elmwood Park, N.J.)	
Aluminiumchlorhydrat (Micro-dry, Ultrafine)	250 g
	1000 g

Antiperspirantstick (mit flüchtigen Siliconen)

PPG-2-Myristyletherpropionat (Typ Crodamol PMP)	200 g
Volatile Silicon Y 7158 (Union Carbide)	313 g
Syncrowax BB-6 (Croda)	250 g
Aluminiumchlorhydrat (Micro-dry, Ultrafine)	200 g
Crill-6 (Croda)	10 g
Cab-o-Sil M-5 (Cabot)	10 g
Talkum	10 g
Parfümöl	7 g
	1000 g

Auch durch »isostatische Compression« von mikrokristalliner Cellulose und Aluminiumchlorhydrat lassen sich Antiperspirantsticks herstellen (12).

A)			B)	
Aluminiumchlorhydrat	250 g		Stearinsäure (325 mesh)	20 g
(Micro-dry, Ultrafine)			Zinkstearat	100 g
Avicel PH-105 (FMC Corp.)	505 g		Trockenparfüm	15 g
Talcum	90 g			1000 g
Arlacel 165 (325 mesh)	20 g			

In drei Phasen kann folgender *Antiperspirantstift* gegossen werden (13):

1. Ein innerer Zylinder als »Herz«:

Ozokerit	5,0%
Cetylalkohol	9,5%
Isopropylpalmitat	37,5%
Alu-Chlorhydroxid [$Al_2(OH_5)Cl \cdot 2H_2O$]	43,5%
Parfümöl	0,5%
Cab-o-Sil M-5 (Cabot)	4,0%
hiervon	48%

2. Eine zweite Schicht als Zylinder, das Innere umschließend (= Gel-Phase):

Ethanol	69,00 g
Natriumstearat	7,50 g
Propylenglykol	20,00 g
FD & C Blue Nr. 1	0,25 g
Parfümöl	0,80 g
Wasser	2,45 g
hiervon	48%

3. Eine äußere schützende ganz dünne Haut als Barriere:

Ozokerit	300,0 g
Stearylalkohol	16,9 g
Fluid AP/Propylenoxid/Butylalkohol-Kondensat	53,1 g

Das Absetzen des feinen Aluminiumchlorhydratpulvers soll durch Zusatz eines Gelierwachses (FT-300-Wax, ein Veba-Wachs der Serie FT von Dura-Commodities oder bestimmte Paraffinwachse) verhindert werden können (14):

2-Ethylhexylpalmitat	45,72 g-%	BHT	0,05 g-%
Titandioxid	0,23 g-%	Aluminiumchlorhydrat,	22,00 g-%
Stearylalkohol	27,00 g-%	ultrafeiner Puder	
Gelierwachs (FT-300-Wax)	2,00 g-%	Parfümöl	1,00 g-%
PEG-25-Propylenglykolstearat	2,00 g-%		100,00 g-%

Deodorantstift (Henkel 79/012/5):

Hydagen Deo (Henkel)	15,0 g	Ethanol, 96 Vol.-%	150,0 g
1,2-Propylenglykol	260,0 g	Isopropylpalmitat	20,0 g
Comperlan® HS (Henkel)	260,0 g	Talcum	177,5 g
Eutanol G	110,0 g	Milchsäure, 80%ig	2,5 g
		Parfümöl	5,0 g
			1000,0 g

3.2 Pumpensprays

A) Veegum® HV (Vanderbilt)	6 g
Hydroxypropylmethylcellulose	2 g
Wasser	462 g
B) Aluminiumchlorhydrat, 50%ige Lösung	360 g
Alkohol	100 g
Solulan 98 (Amerchol)	30 g
Parfümöl	10 g
Cremophor EL (BASF)	30 g
	1000 g

Herstellung: Veegum (A) wird in Wasser dispergiert bis es homogen ist, dann »Methocel E 4 M« zusetzen. Anschließend B einarbeiten.

Ein Zusatz von Diphenhydraminhydrochlorid als Antihistamin in geringen Mengen soll neben Alu-Salzen schweißhemmend wirken:

	A (%)	B (%)	C (%)	D (%)
Diphenhydramin-HCl	1,0	1,0	1,0	1,0
Rehydrol (Reheis)	–	15,0	–	–
Aluminiumchlorhydrat	–	–	10,0	10,0
Aluminiumchloridhexahydrat	–	–	–	1,0
Propylenglykol	–	–	2,0	2,0
Parfüm	–	0,3	0,3	0,3
Alkohol, 95%ig	70,0	83,7	51,5	50,5
Wasser	29,0	–	35,2	35,2
	100,00	100,0	100,0	100,0

Antiperspirant (nach *H. Brown*):

C_{12}- bis C_{15}-Alkoholbenzoat/Quaternium-18-Hectorit-Alkohol	200 g
(= 10% Quaternium-18-Hectorit,	
5% Ethanol u. 85% Finsolv TN)	
C_{12}- bis C_{15}-Alkoholbenzoat	250 g
Cyclomethicon	350 g
Aluminiumchlorhydrat	200 g
	1000 g

3.3 Roll-on-Desodorants (und Antiperspirants)

Die beim Auftragen auf der Haut sich drehenden Kugeln bringen bei der Umdrehung die gut netzende und etwas angedickte Flüssigkeit an die Oberfläche, die entweder ein antibakterielles oder ein schweißhemmendes Mittel und manchmal beides enthalten können. Sie unterscheiden sich im Prinzip nicht wesentlich von den Flüssigkeiten, wie sie in mechanischen Pumpsystemen angewendet werden. Vielfach handelt es sich um flüssige O/W-Emulsionen.

Veegum® HV (Vanderbilt)	5 g
Aluminiumchlorhydrat, 50%ige Lösung	400 g
Cyclomethicon (flüchtiges Silicon, z. B. SF-1204/General Electric)	150 g
Glycerylstearat	20 g
PEG-40-Stearat	20 g
Natriumdioctylsulfosuccinat	5 g
Parfümöl	10 g
Tween 20	20 g
Wasser	370 g
	1000 g

A) Veegum® HV	10 g
(Magnesiumaluminiumsilicat)	
Wasser	490 g
Hydroxypropylmethylcellulose	4 g
B) Ethanol, 96 Vol-%ig	80 g
Silicon, flüchtig (7207/Union Carbide)	30 g
Arlamol® E (ICI-Atlas)	10 g
Brij 97 (ICI-Atlas)	10 g
Parfümöl	6 g
C) Aluminiumchlorhydrat, 50%ige Lösung	360 g
	1000 g

Herstellung:
A wird hergestellt indem Veegum® dem Wasser langsam unter ständigem Rühren zugesetzt wird. Dann wird Hydroxypropylmethylcellulose (z. B. Methocel E-4M, Dow) eingerührt. Anschließend mischt man B und dann C hinzu bis alles homogen ist.

Roll-on-Deodorant (mit Chlorhexidingluconat = Arlacide® G)

A)	Brij®-76 (ICI-Atlas)	40 g
	Cetylalkohol	19 g
	Paraffinum perliquidum (DAB 8)	88 g
	Arlamol® E (ICI-Atlas)	50 g
B)	Propylenglykol	38 g
	Methylenparaben	2 g
	Arlacide® G	5 g
	Wasser	752 g
C)	Parfümöl	6 g
		1000 g

Roll-on-Deodorants (DOS 2 803 178, Beecham)

Hydroxyethylcellulose	40 g	Ethanol, vergällt	450 g
Cetylalkohol, propoxiliert	30 g	Parfümöl	10 g
Natriumbicarbonat	10 g	Wasser (ggf. + Stabilisator)	460 g
			1000 g

Deo-Antiperspirant-Roll-on (Henkel 79/020/4)

Hydagen Deo	15 g
Locron® (Aluminiumchlorhydrol, 50%ig/Hoechst)	300 g
Cetiol® HE	20 g
Ethanol, 96 Vol.-%	300 g
Viscontran® HEC 30 000 PR, (1%ige Lösung)	200 g
Parfümöl	2 g
Eumulgin® RO 40	12 g
Wasser	151 g
	1000 g

Roll-on (mit Usninsäure)

Methocel 60 HG Prem 4000 cps (Dow)	17,5 g
Aluminiumchlorhydrat (50%ig) Locron L (Hoechst)	100,0 g
Usninsäure multisolubilis (Novarom)	10,0 g
Parfümöl	3,5 g
Tween®-20	12,0 g
1,2-Propylenglykol	72,0 g
Wasser	780,0 g
Methylparaben	2,0 g
Germall®-115	3,0 g
	1000,0 g

Roll-on-Antiperspirant (nach *H. Brown*)

Glyceryltri- u. Calciumbehenat (Syncrowax HRS-3, Croda)	50 g
C_{12}- bis C_{15}-Alkoholbenzoat (Finsolv TN, Finetex)	200 g
Cyclomethicon	545 g
Aluminiumchlorhydrat	200 g
Parfümöl	5 g
	1000 g

Roll-on-Antiperspirant (nach *H. Brown*)

Wasser	360,5 g
Tetranatrium-EDTA	0,5 g
Polysorbat-60 (Tween®-60)	15,0 g
Sorbitol, 70%ig	15,0 g
Ster-o-Pro (Hafermehl), The Quaker Oats Comp.	12,0 g
Glycerylstearat u. Laureth-23 (Cerasynth 945)	45,0 g
Isodecyloleat (Ceraphyl 140 A)	12,0 g
C_{12}- bis C_{15}-Alkoholbenzoat, 50%ige Lösung	40,0 g
Aluminiumchlorhydrat, 50%ige Lösung	500,0 g
Parfümöl u. Konservierungsmittel	q.s.
	1000,0 g

Antiperspirant mit Metallsalzen der Trifluormethansulfonsäure (15), (Roll-on-Typ)

Wasser, entionisiert	50,64 g-%
Tetranatrium-EDTA	0,09 g-%
Decyloleat	1,82 g-%
Glycerylmonostearat, S.E. (Arlacel 165)	4,54 g-%
Veegum® HV/Aluminiummagnesiumsilicat	0,90 g-%
Cerium Trifluormethansulfonat	16,36 g-%
Wasser	25,45 g-%
Parfüm	0,20 g-%
	100,00 g-%

Roll-on-Emulsion (Antiperspirant)

Eutanol® G (Henkel)	30 g
Viscontran® C 3000 K-300 (Henkel), 6%ige Lsg.	300 g
Ethanol, 96 Vol.-%	170 g
Wasser	300 g
Aluminiumchlorhydrol	200 g
	1000 g

Herstellung: Wasser und Aluminiumchlorhydrol mischen und der vorbereiteten Viscontranlösung zugeben. Eutanol® G und Alkohol ebenfalls mischen und einrühren. Q. s. Parfüm und Wasser sowie Konservierungsmittel zufügen.

3.4 Emulsionsform

Deodorant-Emulsion, flüssig (rel. viskos)

A)	Cremophor® A-25 (BASF)	20 g
	Cetylalkohol	30 g
	Paraffinum subliquidum (DAB 8)	50 g
B)	1,2-Propylenglykol	30 g
	Luviskol® K-30 (BASF)	5 g
	Irgasan® DP-300 (Triclosan)	2 g
	Germall®-115	3 g
	Methylparaben	2 g
	Wasser	853 g
C)	Parfümöl	5 g
		1000 g

Antiperspirantcreme

A)	Cetylstearylalkohol	80 g		Methylparaben	2 g
	Eumulgin® B-1 (Henkel)	15 g		Germall®-115	3 g
	Eumulgin® B-2 (Henkel)	15 g		Wasser	600 g
	Eutanol® G	80 g	C)	Parfümöl	5 g
B)	Aluminiumchlorhydrat	200 g			1000 g

Gel, transparent (nach Henkel F-12-02)

A)	Eumulgin® B-3	12 g	B)	Aluminiumchlorhydrat	20 g
	Cetiol® HE	20 g		Wasser	43 g
	Paraffinum subliquidum (DAB 8)	5 g			100 g

Antiperspirantlotion

A)	Tagat® R-1 (Goldschmidt)	106 g
	Isopropylmyristat	32 g
	Parfümöl	5 g
	Wasser	530 g
	Germall®-115	3 g
	Methylparaben	2 g
	Aluminiumhydroxychlorid, 50%ig	210 g
B)	Irgasan® DP-300 (CTFA: Triclosan)	1 g
	Ethanol, 96 Vol.-%	106 g
	Citronensäure	5 g
		1000 g

Herstellung:
A wird bei Raumtemperatur gemischt. Irgasan in Alkohol lösen, dann wird B in A eingerührt. Mit Citronensäure wird der pH-Wert auf 3,5 eingestellt.

Antiperspirant- und *Deodorantlotion*

A) Teginacid® R (Goldschmidt)	40 g
Tegiloxan®-100 (Siliconöl 100 m Pas)	5 g
B) Wasser	358 g
Methylparaben	2 g
C) Natrosol® 250 HHR, 2%ige Lösung	240 g
D) Aluminiumhydroxychlorid, 50%ig	300 g
E) Chlorhexidindiacetat	1 g
Ethanol, 96 Vol.-%	50 g
F) Parfümöl	4 g
	1000 g

Herstellung: B wird in A bei 75°C emulgiert. Bei 40°C muß C eingerührt und D dazugemischt werden. Chlorhexidindiacetat ist in Alkohol zu lösen und bei 40°C mit dem Parfümöl einzuarbeiten.

Deodorantcreme

Teginacid® spezial (Goldschmidt)	80 g
Isopropylmyristat	60 g
Vaseline, weiß	50 g
Irgasan® DP-300 (CTFA: Triclosan)	3 g
Cetylalkohol	20 g
Tegiloxan® 100	5 g
B) Glycerin	50 g
Methylparaben	2 g
Germall®-115	3 g
Wasser	720 g
C) Parfümöl	7 g
	1000 g

O/W-Antiperspirantcreme (nach Goldschmidt)

A) Teginacid®	80 g	Sorbitol, 70%ig	50 g
Isopropylmyristat	50 g	Wasser	620 g
Isopropylpalmitat	40 g	Methylparaben	2 g
Paraffinum subliquidum (DAB 8)	50 g	Germall II	2 g
Irgasan® DP-300 (CTFA: Triclosan)	1 g	C) Parfümöl	5 g
B) Aluminiumhydroxychlorid, 50%ig	100 g		1000 g

Zahlreiche Erfindungen befassen sich mit der Verwendung von Zirkoniumsalzen, die sehr wirkungsvolle Antiperspirantien darstellen. Sie bewirken aber einen stark sauren pH-Wert, sind möglicherweise die Ursache für Granulome und scheinen auch bei Inhalation in Form von Aerosolen nicht unbedenklich für die Atemwege zu sein. Sie sind in der EEC zugelassen (27), s. S. 677.

Gepufferte Komplexe von Zirkoniumsalzen mit Aluminiumchlorhydrol werden z. B. wie folgt vorgeschlagen (16):

	A Puder-in- Öl- Aerosol	A Puder-in- Öl- Aerosol	B Puder-in- Öl-extra trocken- Aerosol	C Hand- pumpen- spray	D O/W- Lotion	E O/W- Creme
aktiver Komplex	3,5	–	–	–	–	–
aktiver Komplex	–	–	–	10,0	–	–
aktiver Komplex	–	–	5,0	–	–	–
aktiver Komplex	–	–	–	–	18,0	15,0
Isopropylmyristat	6,0		3,0	–	–	–
Cab-o-Sil M-5	0,3		0,5	–	–	–
Parfüm	0,2		–	0,5	q.s.	q.s.
Propylenglykol	–		–	15,0	–	–
Treibgas-11	45,0		45,0	–	–	–
Treibgas-12	45,0		45,0	–	–	–
Wasser	–		–	19,5	66,0	56,0
Alkohol (SD-39 C)	–		–	55,0	–	–
Talk (USP)	–		1,5	–	–	–
Arlacel®-165	–		–	–	–	18,0
Amerchol® L-101	–		–	–	5,0	–
Solulan®-98	–		–	–	2,0	–
Myrj®-52	–		–	–	4,0	–
Cetylalkohol	–		–	–	2,0	–
Glycerin	–		–	–	2,0	5,0
Veegum® HV	–		–	–	1,0	–
Walrat (Ersatz)	–		–	–	–	5,0
Titandioxid	–		–	–	–	1,0

Weitere Erfindungen betreffen Verbindungen von Aluminium und Zirkonium mit Aminosäuren (z. B. Dihydroxyglycinat) gemäß USP (17) sowie Spurenmengen von Erdalkalimetallen (18), basische Zirkoniumverbindungen (19), Alkalimetall-Komplexe mit Ammonium-Zirkonyl-Carbonaten (20), Magnesium-Zirkonium-Komplexe (21), Alkyl-Aluminium-Phenoxyalkylate (22).

Von letzteren Verbindungen werden z. B. Diisobutyl-Aluminiumethylat oder Isobutyl-Aluminium-diethylat jeweils 3% mit 7% Hexan und ggf. mit geringen Mengen Isopropylmyristat unter Verwendung üblicher Propellants in Aerosolen abgefüllt.

Handelsüblich sind Aluminium-Zirkonium-Pentachlorhydrate (Rezal 67 P, Puder/Reheis) sowie Aluminium-Zirkonium-Tetrachlorhydrex-Glycine (Rezal 36 GP, Puder und in Lösung 36 G/Reheis).

3.5 Deodorant- bzw. Antiperspirant-Aerosole

Soweit nicht im Kapitel »Aerosole« speziell darauf hingewiesen wird, liegen die Schwierigkeiten bei der Abfüllung von Aluminiumsalzlösungen in der Gefahr der Korrosion der Dosen und in ihrer Neigung, die Ventile zu verstopfen. Bevorzugt wird daher die Abfüllung in Aerosolbehältern in Abwesenheit von Wasser. Auch der Kühleffekt bei Verwendung von Alkohol soll vermieden werden.
Verwendet werden Aluminiumsalze, z. B. der Typ »Chlorhydrol Micro-dry« (Reheis) mit einer Teilchengröße, die zu 97% ein Sieb mit 325 mesh (44 microns umfassend) passieren können. Dieses Micro-dry-Aluminiumpulver wird nun zu 25% entweder mit 2 bis 2,5% Aerosil-200 oder Bentone-38 sowie auch alternativ mit Cab-o-Sil M-5 in einem wenig fettenden Öl, z. B. PPG-2-Myristyletherpropionat (Crodamol PMP), Diisopropyladipat, C_{12}- bis C_{15}-Alkoholbenzoat (Finsolv TN), flüchtige Siliconöle (Cyclomethicon), Eutanol® G, usw. dispergiert; man löst etwa 0,4% Irgasan® DP-300 oder alternativ Trichlorcarbanilid bzw. Tetrabrom-o-cresol in der öligen Substanz auf und füllt als Trockenspray 7 bis 10% der öligen und 90 bis 93% der Treibgas-Mischung (11/12 50:50 oder 65:35) ab.

Rezeptbeispiele

Antitranspirant-Aerosol (Henkel F-72-01)

Eutanol® G	500 g
Locron® P (Hoechst)	350 g
Aerosil®-200 (Degussa)	50 g
Parfümöl	100 g
	1000 g

Abfüllung: 10 T. Konzentrat
　　　　　90 T. Treibgas 11/12 (65:35)

Antitranspirants-Aerosol (nach H. Brown)

		A (%)	B (%)
C_{12}- bis C_{15}-Alkoholbenzoat-Quaternium-18-Hectorit/Alkoholgel		7,0	7,0
[Gelzusammensetzung:			
Quaternium-18-Hectorit			
(Bentone-Gel MIO; NL-Chemicals)	10%		
Ethanol SDA-40	5%		
C_{12}- bis C_{15}-Alkoholbenzoat/ FinsolvTN]	85%		
C_{12}- bis C_{15}-Alkoholbenzoat (Finsolv TN)		2,4	10,6
Cyclomethicon (flüchtiges Silicon)		8,2	–
Aluminiumchlorhydrat (Micro-dry)		5,9	5,9
Propellant A-46		76,5	76,5
		100,0	100,0

Desodoransspray (DOS 2 803 178, Beecham)

Natriumbicarbonat	1 g-%
Cetylalkohol, propoxyliert	3 g-%
Alkohol, vergällt	45 g-%
Parfümöl	1 g-%
Wasser	50 g-%
	100 g-%

Abfüllung: 80% Konzentrat
20% Butan

Deodorantspray, wasserbasierend (Henkel 79/009/5)

Hydagen-Deo	1,5 g-%	Abfüllung:
Natriumbenzoat	0,7 g-%	70 g-% Wirkstoff
Ethylalkohol, 96 Vol.-%	20,0 g-%	30 g-% Propan-Butan/25:75
1,2-Propylenglykol	1,0 g-%	
Eumulgin RO-40	0,1 g-%	
Parfümöl	1,0 g-%	
Wasser, destilliert	75,7 g-%	
	100,0 g-%	

Antiperspirantspray

Aluminiumchlorhydrol Typ Micro-dry	5,0 g-%
Dow Corning 344 oder 345 Fluid	3,0 g-%
Aerosil-200 oder Cab-o-Sil M-5	0,5 g-%
Isopropylmyristat	0,5 g-%
Parfümöl	1,0 g-%
Treibgas 11/12 (65:35)	90,0 g-%
	100,0 g-%

Antiperspirantspray (23)

Aluminiumchlorhydroxid	7,0 g-%
Bentone 38	0,6 g-%
Diisopropyladipat	8,0 g-%
Trichlorcarbanilid	0,1 g-%
Parfüm	0,4 g-%
Treibgas CCl_3F/CCl_2F_2 (60:40)	83,9 g-%
	100,0 g-%

Antiperspirantspray (24)

Aluminiumchlorhydroxid	3,5 g-%
Stearylmonoethanolamid	0,6 g-%
Dibutylphthalat	8,0 g-%
Trichlorcarbanilid	0,1 g-%
Parfümöl	0,4 g-%
Treibgas CCl_3F/CCl_2F_2 (60:40)	87,4 g-%
	100,0 g-%

Antiperspirantspray (25)

Aluminiumchlorhydrat, Puder (mittlere Teilchengröße 10 microns)	3,0 g-%
Cetylalkohol, polypropoxyliert (Procetyl AWS, Croda)	3,8 g-%
Kieselsäure, pyrogene (Cab-o-Sil M-5)	0,4 g-%
Isopropylpalmitat	1,0 g-%
Ethanol SD-40, wasserfrei	1,8 g-%
Parfüm	0,2 g-%
Treibgas 11/12 (65:35)	89,8 g-%
	100,0 g-%

Antiperspirantspray
Das Fleckigwerden der Wäsche soll durch Zusatz von Borax verhütet werden (26).

Aluminiumchlorhydroxid-Komplex-Puder	3,00 g-%
Cab-o-Sil M-5	0,35 g-%
Isopropylmyristat	6,50 g-%
Borax (passierbar durch ein 325-mesh-Sieb)	1,00 g-%
Hexachlorophen	0,10 g-%
Parfümöl	0,20 g-%
Treibgas 11/12 (60:40)	88,85 g-%
	100,00 g-%

Die umstrittene Verwendung von Zirkoniumsalzen in Antitranspirantien ist durch die 3. Änderungsrichtlinie der EG-Kommission geregelt worden. Zirkonium ist nunmehr in Antitranspirantien zugelassen (27).

Literatur

(1) *Meyer-Rohn, J.:* Ref. Aesthet. Medizin Nr. 5, S. 138 (1964)
(2) *Labows, J. N., McGinley* u. *Kligman, A. M.:* »Axillary odor: current status« in »Principles of cosmetics for the dermatologist«, ed. Ph. Frost and St. N. Horwitz, The C. V. Mosby Comp. St. Louis, S. 89–97 (1982)
(3) *Quatrale, R. P.* u. Mitarb.: J. Soc. Cosmet. Chem. 28, S. 91–101 (1977); 32, S. 67–73, 107–136 u. 195–221 (1981)
(4) *Blank, I. H.* u. Mitarb.: Proc. Sci. Sect. TGA Nr. 27, Mai 1957
(5) *Gloor, M.:* »Pharmakologie dermatologischer Externa«, S. 244–246, Springer-Verlag, Berlin (1982)
(6) *Lowicki, N.:* USP 4 172 123 v. 23. 10. 1979 (Grillo-Werke AG, Duisburg)
(7) *Michaels, E. B.:* USP 4 183 952 v. 15. 1. 1980
(8) *Klein, E.:* USP 4 220 665 v. 2. 9. 1980 (Dragoco)
(9) *Slater, J. N.:* USP 2 900 306, Aug. 1959 (Colgate Palmolive)
(9a) *Pader, M., Miles, J. J.* u. *Netzbandt, W.:* USP 4 053 581 v. 11. 10. 1977
(10) *Scott, R. J.* u. *Turney, M. E.:* J. Soc. Cosmet. Chem. 30, S. 138 (1979)
(11) *Brown, H.:* Cosmet. & Toiletries 95, S. 51–53 (1980)
(12) *Raynor, G. E.* u. *Steuernagel, C. R.:* Manufactur. Chem. & Aerosol News, S. 65–66, April 1978
(13) *Shelton, D. L.:* USP 4 202 879 v. 13. 5. 1980 (Procter & Gamble)
(14) *Geria, N.:* USP 4 229 432 v. 21. 10. 1980 (Bristol Myers Comp.)
(15) *Soldati, G.* u. Mitarb.: USP 4 219 540 v. 26. 8. 1980
(16) *Rubino, A. M.:* USP 3 991 176 v. 9. 11. 1976 (Armour)
(17) *Rubino, A. M.:* USP 4 017 599 v. 12. 4. 1977 (Armour)
(18) *Rubino, A. M.:* USP 3 998 788 v. 21. 12. 1976 (Armour)
(19) *Rubino, A. M.; Jones, J. L.* u. *Bretschneider, E. S.:* USP 4 028 390 v. 7. 7. 1977 (Armour)
(20) *Rubino, A. M.:* USP 4 025 615 v. 24. 5. 1977 (Armour)
(21) *Rubino, A. M.:* USP 4 021 536 v. 3. 5. 1977 (Armour)
(22) *Brenner, W., Erlemann, G.* u. *Pauling, H.:* USP 4 055 634 v. 25. 10. 1977 (Hoffmann La-Roche)
(23) *Luedders, W. L.* u. *Wetzel, T. A.:* USP 4 045 548 v. 30. 8. 1977 (Procter & Gamble)
(24) *Dannemann, D. L.* u. *Yetter, J. J.:* USP 4 018 887 v. 19. 4. 1977 (gesättigte aliphat. Monoalkylolamide als Suspendiermittel / Procter & Gamble)
(25) *Kenkare, D. B.* u. *Moran, M. R.:* USP 3 974 270 v. 10. 8. 1976 (polypropoxylierter Cetylalkohol als Vehikel für Alu-Chlorhydrat / Colgate Palmolive)
(26) *Messina, R. P.:* USP 4 027 007 v. 31. 5. 1977 (Colgate Palmolive)
(27) *Keller, L.* u. *Schnakig, R.:* Kosmetikjahrbuch 1982, S. 309–323, Verlag f. chem. Industrie H. Ziolkowsky KG, Augsburg

Kapitel XVII

Nagellacke

(Nail Lacquer, Vernis à Ongles, Nail Polish, Nail Enamel, Manicure Lacquer)

1. Anforderungen

Bei den Anforderungen, die an einen guten Nagellack gestellt werden, muß man sich vor Augen halten, daß er in erster Linie ein Kosmetikum, ein echtes dekoratives Verschönerungsmittel ist. Als wichtigste Eigenschaft des Nagellackes erwartet man deshalb einen brillanten *Hochglanz*. Als eine weitere wesentliche Eigenschaft gilt die *schnelle Trocknungszeit*, die ein guter Lack aufweisen soll, sowie eine ausreichende *Haftfestigkeit*. Weitere Ansprüche, die man an einen Nagellack stellt, sind *gute Auftragbarkeit* und *»Fluß«* (Flow), Lichtbeständigkeit und ein angenehmer Geruch. Man muß sich von vornherein darüber im klaren sein, daß es einen wirklich »idealen« Lack gar nicht gibt. Lacke, die schnell trocknen, sehr hart sind und einen hohen Glanz geben, neigen im allgemeinen auch zu schnellerem Abblättern. Dagegen sind Lacke, die langsamer durchhärten, im allgemeinen haftfester.

U. Boelcke (1) fordert von einem guten Nagellack folgende Eigenschaften:

gute Haftfestigkeit	Resistenz gegen Wasser
gute Elastizität	und Waschmittel
hohen Glanz	gute Streichfähigkeit
ausreichende Härte	kurze Trockenzeit

2. Trockenzeit

Zur Prüfung der Trockenzeit werden die zu untersuchenden, ungefärbten Lackproben in gleichmäßiger Schicht auf Hornplatten aufgetragen und es wird der Zeitpunkt gestoppt, an welchem ein Fingerdruck keinen Abdruck mehr auf dem Film hinterläßt.

Die Anforderung bei guten Lacken beträgt 2 bis 3 Minuten.

Die Fingerabdruckmethode muß mehrfach wiederholt werden, um Fehlerquellen, die in einer unterschiedlichen Schichtdicke des Lackfilmes und anderen subjektiven Momenten liegen, auszuschließen. Hornplatten sind bei dieser Methode wegen ihrer Ähnlichkeit mit dem Fingernagel das bevorzugte Material. Diese Versuche lassen sich aber auch auf Glasplatten durchführen.

Weitere Anforderungen bei schnelltrocknenden Lacken:
Nach 5 Minuten soll sich der Lackfilm durch Betupfen mit einem Streichholz nicht mehr deformieren oder verschieben lassen.

Das weitere Durchhärten des Filmes bis zur Staubtrockenheit läßt sich mit folgender Methode prüfen:

Ein auf Hornplatten aufgestrichener Lackfilm gilt als staubtrocken, wenn sich aufgestreuter, trockener, gewaschener Seesand mit einem Haarpinsel leicht und restlos wieder entfernen läßt. Die Korngröße des Seesandes wird so gewählt, daß der Sand restlos durch ein Sieb mit Prüfsiebgewebe 0,3 DIN 1171 (400 Maschen je cm^2) durchgeht und auf einem Sieb mit Prüfsiebgewebe 0,15 DIN 1171 (1000 Maschen je cm^2) zurückbleibt. Bei einem guten ungefärbten Nagellack muß ein dünner auf Hornplatten aufgetragener Lackfilm *spätestens nach 10 Minuten staubtrocken* sein. Diese Trockendauer entspricht etwa dem praktischen Begriff »handschuhtrocken«; das ist ein Nagellack nämlich dann, wenn er beim Überziehen von Handschuhen keinerlei Einbußen an Glanz und Oberflächenbeschaffenheit erleidet. Anstelle von Sand werden vielfach 0,2 mm große Glasperlen verwendet.
Eine Methode zur Bestimmung der Trockenkurven von Lacken mit Hilfe des Trockengradmeßgerätes wurde von *G. A. Nowak* (2) beschrieben.

3. Glanz
(gloss, luster)

Der Glanz des Lackfilmes ist vom »Fluß« (Flow) des Lackes und somit von der Ebenmäßigkeit des Lackfilmes abhängig. Neben den leichtflüchtigen Lösern ist immer ein Zusatz von mittel- und schwerflüchtigen Lösungsmitteln erforderlich, um einen guten Verlauf und gleichzeitig einen guten Glanz zu erzielen.

Besonders fördern Glykolderivate den Lackverlauf und den Glanz. Eine Verwendung von 2 bis 3% Glykolsäurebutylester (= GB-Ester/Wacker) oder Polysolvan O (Hoechst) ist für diesen Zweck günstig. Ebenso ist Dimethylglykolphthalat (= Palatinol® O/BASF) oder Genoplast® MG (Hoechst) geeignet, Fluß, Härte und Glanz der Lackfilme zu verbessern. Auch Ethylglykol (Cellosolve) verbessert den »Fluß« und Glanz.

Der Glanz von Lackfilmen kann mit Hilfe des Glanzmessers nach *Lange* anhand der Glanzskala nach *Boller* geprüft werden. Die Messung des Glanzes erfolgt unter einem Meßwinkel von 45° durch Vergleich der zu messenden Probe mit einem »Glanz-Normal« (polierte Schwarzglasplatte). Es wird also am Meßinstrument der spiegelnde Glanz in Prozent – bezogen auf den Vergleichskörper – abgelesen.
Der Glanz soll auch durch Butylstearat und durch Ethyllactat (mit einer Verdunstungszeit von 80) verbessert werden.

Man unterscheidet sechs verschiedene Glanzstufen, und zwar:
Stumpfmatt, Matt, Halbmatt, Halbglanz, Glanz und Hochglanz entsprechend einem Glanzgrad nach *Lange* (bezogen auf Glanz-Normal) von 0, 20, 40, 60, 80 und 100%.

4. Prüfung der Auftragbarkeit und des Verlaufs
(Flow, evenness of application)

Die Auftragbarkeit, der Verlauf (Fluß) des Lackes hängen von der Viskosität und der Trockenzeit ab. Man versteht unter Lackverlauf die Eigenschaft des Lackes, nach dem Aufstreichen mit dem Pinsel die entstehenden Pinselfurchen durch Ineinanderfließen wieder auszugleichen, so daß eine glatte Oberfläche entsteht. Gleichzeitig soll sich der Lack leicht auftragen und gleichmäßig verteilen lassen (Auftragbarkeit, Streichfähigkeit).

Bei einem im Lösungsmittelgemisch gut abgestimmten Lack fließen die zunächst als parallele Streifen durch die Pinselhaare auf dem Fingernagel aufgetragenen Lacktröpfchen ineinander, um dann zu einem glatten, ebenen Film mit ebener Oberflächenstruktur aufzutrocknen. Dieser Fluß ist für die Ausbildung eines guten Lackfilmes sehr wichtig. Ohne ihn würde der Lackfilm aus einer Anzahl durch den Pinsel vorgezeichneter Wälle und Gräben bestehen und Unebenheiten aufweisen. Bei schnelltrocknenden Nagellacken steht dem flüssigen Lackfilm nur eine geringe Zeit zum Fließen zur Verfügung. Eine langsame Verdunstung der anwesenden Lösungsmittel begünstigt das Fließen ebenso wie eine niedrige Viskosität des Lackes. Beide – Viskosität und Trockenzeit – müssen daher in der Praxis der Nagellackherstellung in das günstigste Verhältnis zueinander gebracht werden.

Die Prüfung des Verlaufs erfolgt, indem man auf eine Platte aus Horn oder Glas zwei parallele Pinselstriche mit geringem seitlichen Abstand ausführt. Bei guten Lacken sollen die Grenzen beider Striche schnell verschwimmen.

Eine objektivierbare Methode ist die *Prüfung des Verlaufs* mit dem Fließmesser nach *Daniel*:

In einem waagrecht hingelegten, halbzylinderförmigen Fließmesser, der eine geschlossene Rinne umfaßt, wird ein bestimmtes Volumen des Nagellackes eingegossen. Beim horizontalen Aufstellen des Gerätes verläuft das Material entsprechend seiner Fließfähigkeit auf eine graduierte ebene Platte und der Grad des Verlaufs wird nach einer gestoppten Zeit bestimmt.

Bei einem hohen Anteil an Polymerisationsharzlacken zeigen bisweilen viskose Nagellacke ein *Fadenziehen*.

5. Haftfestigkeit
(Adhäsion)

Ein Lackfilm auf den Fingernägeln hält bei normaler Beanspruchung aufgrund von Reihenuntersuchungen mit zahlreichen Markenartikel-Nagellacken 3 bis 14 Tage. Die Haftfestigkeit, der Glanz und das schöne Aussehen des Lackfilms auf den Fingernägeln sind weitgehend vom Geschick und der Technik des Auftragens abhängig. Vielfach werden die Nägel sofort nach dem Händewaschen lackiert. Trotz äußerlich scheinbarer Trockenheit der Fingernägel weisen sie meist noch genügend Feuchtigkeit auf, was ein gutes Haften des Lackfilmes unmöglich macht. Auch Spuren von Fett, die von Hautcremes herrühren können, vermindern die Haftfähigkeit des Lackes. Es ist demnach unbedingt erforderlich, daß die Fingernägel völlig trocken und fettfrei sind, wenn der Lack halten soll. Der Lack soll *zügig* in einem Strich ohne Absetzen und Stockungen von der Basis zur Spitze aufgetragen werden. Ein nochmaliges Überlackieren einer zweiten Schicht soll erst dann erfolgen, wenn der erste Lackfilm völlig trocken ist. Ist die erste Schicht noch nicht völlig trocken und beginnt man, eine zweite Schicht darüber zu streichen, wirft der verdunstende Anteil der Lösungsmittel in der obersten Lackschicht Bläschen. Dies ist besonders bei sehr schnell trocknenden Nagellacken zu beobachten, wenn sie ungeschickt aufgetragen werden. Diese kleinen Bläschen geben dem Lackfilm das Aussehen einer *Orangenschale* (orange peel). Natürlich ist ein geschicktes Auftragen des Lackes auch von einer zweckmäßigen Beschaffenheit des Pinsels abhängig, wofür sich auch Nylon- oder Perlonpinsel bewährt haben.
Wichtiger als die sonst üblichen Prüfungen auf Schlag-, Stoß-, Scheuer- und Wetterfestigkeit sind beim Nagellack die Untersuchungen über das Verhalten von Nagellackfilmen im Wasser sowie in Seifen- und Sodalauge und insbesondere die »cold-check-resistance«. Letztere ist besonders akut, da die Nagellackfilme häufig Temperaturwechseln ausgesetzt sind und namentlich die Hausfrauen ihre Hände wechselnd mit warmem und kaltem Wasser sowie mit Waschlaugen in Berührung bringen. Einstündig getrocknete Filme von Nagellacken, die drei Stunden in kaltes Wasser (+5°C) gehängt und anschließend eine halbe Stunde einer alkalischen Waschmittellösung von 50°C ausgesetzt wurden, sollen noch keine Versprödung oder merklichen Elastizitätsverlust zeigen. Werden diese Anstriche auf dünnem Metall (0,15 mm) ausgeführt, sollen sich die Filme nach obiger Belastung noch um einen Dorn von 20 mm in einem Winkel von 90° biegen lassen (Dornbiegeprobe).
Weitere Untersuchungen (3) beschreiben *Prüfmethoden* zur Entwicklung von Nagellacken. Im einzelnen werden Prüfverfahren geschildert, um den mechanischen Widerstand des Lackfilms (abrasion resistance), »Water and Detergent Resistance«, die Anwendung (Application), die Farbe (color), die Dichte, den Wassergehalt, den Glanz und die Härte zu testen.
Für die Prüfung der Haftfestigkeit (Adhäsion) werden mehrere Methoden genannt. Am einfachsten ist das Einritzen eines griechischen Lambda-Schriftzeichens in den

trockenen Lackfilm mit Hilfe einer Rasierklinge. Dann wird ein Cellophanpapier fest auf den Nagel gedrückt und man prüft beim Abziehen die »cellophane tape adhesion«. Die Trockenzeit soll bei 25°C und bei 50% relativer Feuchtigkeit geprüft werden. Nach 8 bis 10 Min. darf nach Berühren mit dem Finger keinerlei Material am Finger haften.

Die Flexibilität (flexibility) wird nach der ASTM-Methode D-1737-62 geprüft.

Der Festkörpergehalt (Nonvolatile content) der Nagellacke soll bei Creme- und Perlglanzlacken bei 29% liegen. Zur Prüfung wiegt man 1 bis 2 g Nagellack exakt in ein kleines tariertes Becherglas und stellt die Probe bei 105°C für zwei Stunden in einen ventilierten Labortrockenschrank. Nach dieser Prozedur kommt das Becherglas in einen Desikkator und kühlt auf 25°C ab. Der Verdunstungsverlust bzw. der Rückstand werden berechnet.

Zur Prüfung der Sedimentation der Pigmente wird besonders für Nagellacke, die Wismutoxidchlorid und Mica-Synthetic-Perlglanz enthalten, der »Settling«-Test empfohlen, indem die gut verschlossenen Nagellackmuster bei 40 und 50°C für 24 Stunden beobachtet werden.

Die Viskosität-Thixotropie-Relation eines Cremenagellackes soll nach *Schloßman* bei 375 bis 500 m Pa · s (60 rpm, Umdrehungen pro Min., Spindel Nr. 3, bei 25°C) mit Hilfe des Brookfield-Viskosimeters liegen.

Die Perlnagellacke weisen eine höhere Viskosität von 400 bis 600 m Pa · s auf. In der Praxis wird mit dem Auslaufbecher nach DIN 53 211 (4 mm) oder dem Fordbecher nach ASTM 1200 (4,11 mm Auslauföffnung) geprüft.

Zur Analyse der Nagellacke siehe unter Literaturangaben (4 u. 5) sowie *M. J. Stutsman* in Newburger's Manual of Cosmetic Analysis; sec. edition Ass. Off. Analyt. Chem., Washington (1977).

Wichtig ist die Kontrolle des Farbtons des erzeugten Nagellackes, wozu *Lüdtke* (5a) das zweimalige Tauchen von DIN-A-6-großen Bristolkartons empfiehlt. Zur Prüfung der Deckkraft schlägt er schachbrettartige, schwarz-weiß gefelderte Karten vor, auf welchen der Lackfilm in gleichmäßiger Stärke aufgetragen wird.

6. Zusammensetzung der Nagellacke

Nagellacke bestehen aus:

- Filmbildner (Nitrocellulose)
- Weichmacher (plasticizer)
- Harze (resins)
- Lösungsmittel (solvents)
- Farbstoffe oder Pigmente (colors)

Generell findet man 25 bis 29% nichtflüchtige Bestandteile (non-volatile) und ca. 75 bis 80% flüchtige Bestandteile (vorwiegend Lösungsmittel).

Man unterscheidet:

> *Transparentlacke,*
> in welchen die Farbstoffe gelöst sind
>
> und
>
> *Cremelacke,*
> die ungelöste Farbpigmente enthalten
> und die auch mehr oder weniger
> zum Absetzen neigen.

6.1 Collodiumwolle, Nitrocellulose, Cellulosenitrat

Der bekannteste Filmbildner ist die Nitrocellulose, die ein voluminöses, flauschiges und fibröses Material, das durch Nitrierung der Cellulose hergestellt wird, ist. Je nach der Stärke der Säure und ihrer Einwirkungszeit entstehen verschiedene Nitrierungsstufen. Für die Lackfabrikation dienen die mittleren Stufen, deren *Stickstoffgehalt bei 11% liegt.*

Bei der »Nitrowolle« unterscheidet man zwei Typen, und zwar ist der eine bevorzugt *esterlöslich* (sogenannte E-Collodiumwolle) und der andere ist vor allem *alkohollöslich* (A-Wolle).

Die handelsüblichen esterlöslichen Collodiumwollen sind in 95%igem Alkohol praktisch unlöslich. Wegen der Explosionsgefährlichkeit der trockenen Collodiumwolle wird das Produkt mit 30% Isopropanol oder Butanol angefeuchtet in den Handel gebracht. Im allgemeinen werden für Nagellacke nur die *E-Wollen mittleren oder niederen Viskositätsgrades* verwendet. Die Eigenviskosität der Nitrocellulose wird durch den K-Wert charakterisiert. Die für Nagellacke verwendbare Collodiumwolle darf eine Viskosität von 300 bis 500 m Pa · s aufweisen. Die Viskosität des fertigen Lackes liegt zwischen 300 bis 350 m Pa · s. Nach anderen Autoren soll die Viskosität 270 bis 310 m Pa · s oder 55 bis 65 sec (gemessen mit dem duPont-Viskosimeterbecher Nr. 10) betragen.

In anglo-amerikanischen Ländern wird die E-Wolle auch als »RS«-Nitrocellulose mit einem Stickstoffgehalt von 11,2 bis 12,8% bezeichnet. Sie ist in Estern wie Ethylacetat und Homologen sowie in Ketonen und Glykolestern löslich.

Generell ergibt eine 15%ige Lösung von RS-$^1/_2$sec.-Nitrocellulose (Hercules) vorwiegend in Butylacetat und Toluol eine befriedigende Viskosität für Nagellacke.
In der Praxis der Nagellackfabrikation arbeitet man mit den Typen 6a K-21, E-400, RS $^1/_4$, HX 30–50 oder H 25 bzw. H 22.

Viskositätsvergleich handelsüblicher, esterlöslicher Collodiumwollen, soweit sie für die Nagellackfabrikation in Frage kommen:

WASAG	Wolff & Co.	Hercules-Powder	ICI	Hage-dorn	
44 K 33	E 330	RS 10–15	–	H 33	n.v.N.*
44a K 32	–	–	–	H 32	n.v.N.
5 K 30	E 375	RS 18–25	HX 3–5	H 30,5	n.v.N.
5 K 28	–	RS 30–35	–	H 28	n.v.N.
5 K 27	E 400	RS ¼	HX 8–13	–	n.v.N.
			MX 8–13	–	n.v.N.
6 K 25	–	–	–	H 25	n.v.N.
6 K 24	E 510	–	–	H 24	n.v.N.
6a K 22	–	RS ½	HX 30–50	H 22	n.v.N.
6a K 21	E 620	–	–	–	n.v.N.
6a K 20	–	RS ¾	–	H 20	n.v.N.
7 K 15	E 730	–	–	H 15	m.v.N.**

* niedrigviskose Nitrocellulosen
** mittelviskose Nitrocellulosen

Die Viskosität des fertigen Nagellackes hängt von folgenden Faktoren ab:

> Art der Nitrocellulose (bes. deren Eigenviskosität),
> Art der verwendeten Lösungsmittel,
> Nitrocellulose-Konzentration,
> Art und Konzentration der verwendeten Harze und
> von der Temperatur.

6.2 Weichmacher
(Plasticizer)

Diese Produkte, auch *Plastifikatoren* genannt, erhöhen vor allem die Elastizität oder Dehnbarkeit (Zügigkeit), gleichzeitig wirken sie oft günstig auf das Haftvermögen und bisweilen auf den Glanz der Lackschichten. Mit steigendem Gehalt an Weichmachern nimmt naturgemäß die Härte der Filme ab. Das ist eine Erscheinung, die sich durch Harzzusätze ausgleichen läßt, die auch den Glanz und die Haftfestigkeit des Filmes verbessern.

Man kann von Weichmachern zwei große Gruppen unterscheiden:

1. die Celluloseester lösenden (= gelatinierenden)
2. die Celluloseester nicht lösenden (= nicht gelatinierenden)

Zur 1. Gruppe gehören Butylstearat (das den Glanz der Lacke fördert), Ricinusöl und viele Ester der hochmolekularen, gesättigten und ungesättigten Fettsäuren. Gelatinierende Weichmacher haben positiven Einfluß auf das Klartrocknen der Lacke an feuchter Luft. Besonders Nagellacke, die Dibutylphthalat (Vestinol® C/Hüls oder Palatinol® C/BASF sowie Genoplast® B/Hoechst) enthalten, trocknen auch in feuchter Küchen- oder Waschhausatmosphäre, ohne weiß oder trübe anzulaufen.

Der Anteil an Weichmachern schwankt, bezogen auf das Gewicht des trockenen Celluloseesters, zwischen 10 und 60%.

Nachfolgend sollen die wichtigsten Weichmacher oder Weichhaltungsmittel besprochen werden.

Dioctylphthalat
(Vestinol® AH und A spezial/Hüls oder Genoplast® DOP/Hoechst)

Dieser Weichmacher ist für Nagellacke zu empfehlen, da er Nitrocellulose gelatiniert und für Kunstharze (z. B. Kunstharz AP und AW 2/Hüls) gute Löslichkeit besteht. Er ist in manchen Fällen dem Dibutylphthalat vorzuziehen, da er weniger leicht verseifbar ist. Besonders beachtlich ist das gute Aufnahmevermögen für Farbpigmente. Für farblose Nagellacke wird das Vestinol A spezial bevorzugt.

Dibutylphthalat
(Palatinol® C/BASF, Vestinol® C/Hüls oder Genoplast® B/Hoechst)

Dieser Weichmacher ist ein besonders viel verwendetes Weichmachungsmittel, das die Dehnbarkeit, Knitter- und Biegefestigkeit sowie Tiefziehbarkeit des Filmes erhöht. Das Produkt ist von hoher Lichtbeständigkeit und aus dem Lackfilm etwas flüchtig.

Diamylphthalat (BASF)

Dieser Weichmacher hat ähnliche Eigenschaften wie Dibutylphthalat, ist aber aus dem Lackfilm weniger flüchtig, andererseits ist das Gelatiniervermögen für Collodiumwolle vergleichsweise nicht so gut. Die Alkalibeständigkeit ist nicht sehr hoch, dagegen aber seine Lichtechtheit.

Phthalsäure-di-(2-ethylhexyl)-ester (Palatinol® AH/BASF)

ist ein gelatinierender Weichmacher für Nitrocellulose, dessen Lösevermögen für Celluloseester vergleichsweise gering ist. Er ergibt gute elastische und lichtechte Filme.

Benzyl-Butylphthalat (Palatinol® BB/BASF)

ist eine farblose Flüssigkeit mit schwachem Eigengeruch, die sich für Nitrocelluloselack gut eignet.

Kombinationen von Dibutylphthalat und Campher sind neben Acetyltributylcitrat die besten Weichmacher in modernen Nagellacken.

6.3 Kunstharze und natürliche Harze
(Resins)

Mit Kunstharzen und natürlichen Harzen werden moderne *Kombinationslacke*, die neben Celluloseestern auch verschiedene harzartige Hochpolymere enthalten, hergestellt. Sie beeinflussen die Haftfestigkeit und den Glanz des Lackes auf den Nägeln. So wie früher kann man auch heute Dammarharz, Schellack, Sandarak, Siam-Benzoe, Kolophonium, Elemi usw. zusetzen, um Glanz und Adhäsion auf dem Nagel zu verbessern.

Heute verwendet man neben natürlichen Harzen bevorzugt Kunstharze vom Typ der Alkydharze, Polyvinylacetat, Formaldehyd-Harnstoff-Harze, Toluol-Sulfonamid-Formaldehyd-Harze (Santolit® MHP) usw.

Bevorzugtes Harz in Nagellacken ist Santolite® MHP und 80 (Monsanto). Das letztere ergibt flexiblere Filme. Grundlacke (base coats) enthalten größere Mengen an Santolite.

Polyacrylester
Der Ethylester der Polyacrylsäure (Acronal® 2F/BASF) und der Butylester (Acronal® AF) werden ebenfalls mit gutem Erfolg in Nagellacken verarbeitet.

Polyvinylacetat
Als Mowilith® (Hoechst) sind verschiedene Polymerisate des PVA im Handel. Je nach Polymerisationsstufe (K-Wert/ *Fikentscher*) ergeben sich Produkte höherer oder niederer Viskosität. In gleichen Konzentrationen ergeben die niedrigen Polymerisationsstufen (K 20, K 30) dünnere Produkte als die höhermolekularen Polyvinylacetate (Mowilith® K 50, 70, 90). Mowilith®-50-Lösungen haben etwa die gleiche Viskosität wie Collodiumwolle E 510. Ähnlich sind die Vilite® (Hüls), die sich gut in Ketonen und den üblichen Acetaten und Aceton lösen. Dibutylphthalat eignet sich gut als Weichmacher für PVA, bei dem wenig hochsiedende Lösungsmittel verwendet werden sollen, da insbesondere bei den hochviskosen Marken (K 50) die Trockenzeit ungünstig beeinträchtigt wird. Auch die modifizierten Kolophoniumester (Laropale®) sind hier zu erwähnen.

Bei den Kunstharzen besteht die Möglichkeit, daß sie am Licht zur Verfärbung des Nagellackes führen (besonders bei farblosen Lacken zu beachten).

Von den Harzen *verfärben* sich *am Licht* nur gering Sulfonamidharze, Polyvinylacetat und Polyacrylate.

6.4 Lösungsmittel
(Solvents)

Die Kombination der Lösungsmittel muß gut abgestimmt sein, da hiervon die Trockenzeit, Verstreichbarkeit und andere Eigenschaften des Lackes und seines Filmes abhängen.

Anlaufen (Weißeln) »blushing«
Bei der Auswahl von leichtflüchtigen Lösern kann man mit der Dosis und dem Grad der Flüchtigkeit nicht beliebig nach oben gehen, da bei zu hoher Flüchtigkeit der Lösungsmittel aus der Luftfeuchtigkeit Kondenswasser infolge der Verdunstungskälte auf dem Lackfilm niedergeschlagen wird, der hierdurch milchig wird und weißelt.
Man bezeichnet diesen Vorgang auch als »Anlaufen« und im anglo-amerikanischen Sprachgebrauch als »blushing«.

Orangenhauteffekt (orange peel effect)
Im Bestreben, extrem schnelltrocknende Lacke durch Zusatz großer Mengen leichtflüchtiger Löser herzustellen, kommt es zu dem geschilderten Weißanlaufen sowie zu einem schlechten Lackverlauf, der die Bildung der sogenannten *Orangenschalenhaut* begünstigt. Dieser *»Orange-peel«-Effect* liegt ursächlich im Verdunstungsvorgang begründet, der zu punktförmigen Vertiefungen des Lackfilms oder zu Wabenstrukturen führt. Zu Beginn der Verdunstung des Lösungsmittels bildet sich über dem Lackfilm eine Dunstschicht von lösungsmittelgesättigter Luft. Diese vermischt sich durch Konvektionsströmungen mit der benachbarten Frischluft, was weiterhin Konzentrationsunterschiede und Strömungen verursacht.
Zuviel leichtflüchtige Löser bewirken diesen Orangenschaleneffekt, besonders bei zu hochviskosen Lacken und bei niederer Außentemperatur. Er tritt auch auf, wenn jemand unsachgemäß auf eine noch nicht völlig eingetrocknete Lackschicht einen zweiten Film aufträgt. Die noch verdunstenden Löser werfen dann nämlich in der darübergepinselten Lackschicht kleine Bläschen, die dem Lackfilm auf dem Fingernagel ein unschönes Aussehen geben.

Da das Weißanlaufen des Lackes auch durch wasserlösliche Löser gefördert wird, kommen für Nagellacke nur solche Löser in Frage, die bei hoher Flüchtigkeit eine geringe Wasserlöslichkeit und eine relativ geringe Verdunstungskälte aufweisen. Aceton und Methylacetat kommen z. B. in größerer Menge nicht in Frage. Dagegen wird das *Weißanlaufen von Ethylglykolacetat und Butylglykol verzögert.*

Von allen das Anlaufen verursachenden oder begünstigenden Einflüssen ist die relative Luftfeuchtigkeit weitaus am wichtigsten. Diese kann daher als Kriterium für die *Prüfung der Anlaufbeständigkeit* der Lösungsmittel herangezogen werden. Da die

Anlaufbeständigkeit schnellflüchtiger Lösungsmittel gering ist, diese aber in Nagellacken verwendet werden, ist die Prüfung der Lacke in feuchter Waschhaus- oder Küchenatmosphäre zu empfehlen. Die Anlaufbeständigkeit (water blush resistance) bezieht sich stets auf einen Nitrocelluloselack bestimmter Zusammensetzung, der mit dem zu klassifizierenden Lösungsmittel bzw. -gemisch hergestellt ist. Sie wird üblicherweise in Prozenten relativer Luftfeuchtigkeit ausgedrückt und stellt die höchste (relative) Luftfeuchtigkeit dar, bei der – bei bestimmter Lufttemperatur – noch ein anlauffreier Lackfilm erhalten wird.

Das Anlaufen tritt z. B. bei 26,7°C bei folgender relativer Luftfeuchtigkeit, ein:

Aceton	20,0%
Methylacetat, 80%ig	20,5%
Ethylacetat, 99%ig	44,0%
n-Butylacetat, 90%ig	76,0%
Amylacetat, 85%ig	92,0%

Im übrigen *erhöht sich die Anlaufbeständigkeit mit steigendem Festkörpergehalt* des Lackes.

Der Siedepunkt (boiling point) und die Verdunstungszeiten (evaporating period) der Lösungsmittel laufen nicht proportional. Amylacetat mit einem Siedepunkt von 135°C hat z. B. eine Verdunstungszeit von 13 (Ether = 1), während Amylalkohol bei 129°C siedet und eine Verdunstungszeit von 62 aufweist.

Gute Nagellacke bestehen aus einer optimalen Mischung von

Niedrigsiedern = Lösungsmittel mit einem Siedepunkt bis 100°C
(Ethylacetat, Methylacetat, Ethyl- und Isopropylalkohol, Aceton)

Mittelsiedern = Lösungsmittel mit einem Siedepunkt bis 150°C
(Butylacetat, Butanol, Amylalkohol, Amylacetat)

und einem kleineren Anteil von

Hochsiedern = Lösungsmittel mit einem Siedepunkt bis 200°C
(Weichmacher, Butylcellosolveacetat, Ethyllactat/155°C)

Butylacetat ist mit seinem mittleren Siedepunkt von 110 bis 130°C das beste aktive Allroundlösemittel für Nagellacke.

Eigenschaften von Nagellacklösemitteln

Flüchtigkeit, Wasserlöslichkeit und Verdunstungskälte

	Verdunstungszeit Ether = 1	Löslichkeit in Wasser %	Wasser in Lösungsmittel %	Verdunstungskälte Lufttemperatur 27°C rel. Luftfeuchtigkeit 63% Temperaturerniedr. °C	10°C 93% °C
Aceton, rein	2,1	—	—	26,0	19,0
Amylacetat	13,0	0,20	1,00	4,0	1,5
Ethylacetat (99/100)	3,0	7,90	3,00	17,5	10,0
Ethylalkohol (96%ig)	8,2	—	—	14,5	5,0
n-Butanol (99/100)	33,0	—	—	4,0	1,5
n-Butylacetat (98/100)	11,8	0,70	2,90	5,0	1,5
Methylethylketon	6,3	27,00	12,50	17,5	9,0
Methanol, rein	6,3	—	—	22,0	12,0
Toluol, rein	6,1	0,06	0,05	12,0	7,5

6.5 Färbung der Nagellacke

Transparentlacke sind durchsichtig und enthalten kleinere Mengen (etwa 0,1 bis 1%) eines löslichen Farbstoffes, z. B. lichtechte, lösliche Anilinfarbstoffe wie Sudanrot (BASF) usw. Ferner benötigen sie einen UV-Absorber wie Benzophenon. In der Praxis arbeitet man mit 5%igen alkoholischen Lösungen der Farbstoffe, z. B. von Rhodamin B (D & C Red 19), Carmoisin, Phloxin, Auramin, Naphtolgelb S, 2 bis 6%. Basisches Violet Nr. 1 und Nr. 3, D & C-Rot Nr. 17, Nr. 2 und Nr. 19 sind die am häufigsten verwendeten Farbstoffe in transparenten Lacken (14). Vgl. »Farbstoffe« im Kap. XIX »Lippenstifte«.

In Nagellacken werden relativ häufig folgende Pigmente verwendet:
D & R Red 6 (Litholrubin-Calciumsalz, CI 15 850), D & C Red 7, D & C Red 30 (CI 73 360, C-Rot-28 = 4,4'-Dimethyl-6,6'-dichlorthioindigo), D & C Red 34 (= C-ext. Rot 61, CI 15 880, Calciumsalz eines Monoazofarbstoffes), ferner das *wasserlösliche* FD & C-Yellow 5 (= C-Gelb-10 = Na-Salz eines Monoazo-Farbstoffes), schließlich noch das »Berliner-Blau-Pigment« (Preußisch Blau, CI 77 510/20, Ferriferrocyanide = C-Blau 17), Eisenoxide und die Perlglanzpigmente (mit Titandioxid beschichteter Glimmer, Wismutoxidchlorid, Fischsilber = Guanin usw.).

Außerdem kommt noch zur Verwendung das D & C Red 9 [Barium-Lack (Color-Index 15 585)].

Sogenannte *Cremelacke* enthalten etwa 2 bis 5% an unlöslichen Pigmenten, die im Laufe der Zeit sedimentieren.

Die Sedimentation hängt

von der Viskosität des Lackes
(je höher die Viskosität ist, je langsamer erfolgt das Absetzen)
vom spezifischen Gewicht der Pigmente
(je leichter diese sind, desto länger halten sie sich in der Schwebe) und
vom mechanischen Aufwirbeln der Pigmente durch Metallkugeln, die man auf den Grund der Nagellackflasche gibt, ab.

Als Pigmente finden neben Titandioxid (für Pastellfarben) das gelbe und rote Eisenoxid (Fe_2O_3) sowie Calcium-, Aluminium- und Litholfarblacke Verwendung (Aluminiumlack v. D & C Gelb Nr. 5, Calciumlack von D & C Rot 7 und 34, Litholfarblack D & C Rot 10, 11, 12 und 13, Lithol Rubin D & C ext. 7, D & C Rot 34, Perleffekt mit Guanin, Fischsilber oder Wismutoxichlorid (s. S. 694).

Um das *Absetzen der Pigmente* zu verringern, können sogenannte Sedimentationsverzögerer eingesetzt werden. Hierzu dienen kolloidale Kieselsäure und Bentonit (Spezialpräparat Bentone®-Dimethyloctadecylammoniumbentonit von National Lead Co. bzw. Ceca S.A.), ferner auch Metallseifen wie Aluminium- und Zinkstearat sowie mikrokristalline Cellulose (Avicel®) in Mischungen mit Tragant. Stearalkonium-Hectorite (Bentone) werden bei Verwendung von ortho-Phosphorsäure (6), die als Geliermittel dient, bevorzugt.

7. Rezepte

Nagellack

Nitrocellulose ¼ sec. (trocken)	115,80 g
Santolite MHP (Monsanto)	100,15 g
Dibutylphthalat	50,00 g
Campher	22,00 g
Isopropanol	70,00 g
Ethylacetat	80,00 g
Butylacetat	300,00 g
Toluol	262,05 g
	1000,00 g

Nagellack nach (7)

Nitrocellulose ½ sec. RS (trocken)	150 g
Santolite MHP (Monsanto)	120 g
Dibutylphthalat	30 g
Butylacetat	215 g
Ethylacetat	90 g
Ethylalkohol	64 g
Butylalkohol	11 g
Toluol	220 g
	900 g

Nitrocellulose wird in 65- bis 70%iger Konzentration angeliefert, meist mit Butanol, Ethyl- oder Isopropylalkohol angefeuchtet.
Die angegebenen Werte »trocken« beziehen sich auf 100% Nitrocellulose nach (8).

	1	2
Toluol	40,0	40,0
Ethylacetat	30,0	30,0
Nitrocellulose ¼ sec.	10,0	10,0
Alkydharz, modifiziert	10,0	10,0
Acetyltributylcitrat	5,0	5,0
Dimethylbenzyldodecylammonium-Montmorillonit	2,0	—
Montmorillonit, unmodifiziert	—	2,0
Polyoxethylen-Laurylether	0,7	0,7
Wasser, gereinigt	0,3	0,3
Perlessenz	1,4	1,4
Eisenoxide	0,5	0,5
Titandioxid	0,1	0,1
	100,0	100,0

Nach dem Patent von *Busch* (6) und nach Angaben der National Lead Industries wird als Verzögerer des Absetzens von Pigmenten Bentone 27 und 38 sowie Eneltone HV-1000 (ein organisch-modifiziertes Hectorit) empfohlen.

Folgende Formulierung wird angegeben:

Campher	2,1000 T.
Dibutylphthalat	4,6000 T.
Butylacetat	28,2000 T.
Ethylacetat	8,0000 T.
Isopropylalkohol	6,8100 T.
Toluol	29,0600 T.
Nitrocellulose ½ sec. RS	9,8000 T.
Nitrocellulose ¼ sec. RS	2,2000 T.
Santolite M.S. 80 (Monsanto)	5,2000 T.
Bentone 38 (NL)	1,8000 T.
M-P-A 60 (Toluol = Baker-Castor oil)	0,4000 T.
Eisenoxide	0,0500 T.
Eisenblau	0,0002 T.
Titandioxid	0,8000 T.
D & C Rot Nr. 6 Al	0,0600 T.
ortho-Phosphorsäure, 85%ig	0,0200 T.

Die ortho-Phosphorsäure dient als Quellmittel für Bentone 38 (modifiziertes Hectorit).

Nach (9) werden anstelle der leicht brennbaren Nitrocellulose bestimmte Alkylvinylether/Maleinanhydridester vorgeschlagen. Derartige Monoesterharze sind in 50%iger alkoholischer Lösung von GAF als »Gantrez«-Harze lieferbar:

Gantrez ES-435-Harz (GAF)	360 g
Ricinusöl	20 g
Santolite MS-80-Harz (Monsanto)	120 g
Ethylalkohol, 96 Vol.-%	460 g
Silicone 556	20 g
Diethylphthalat	20 g
	1000 g

Wasserfreie Nagellacke auf Basis von Copolymerisaten werden mit zahlreichen Formulierungen beschrieben (10), davon ein Beispiel:

Copolymerisat (n. Erfindung)	25,00 g	Titandioxid	0,75 g
Butylphthalat	2,00 g	Eisenoxid, braun	0,25 g
Ethylacetat	20,00 g	D & C Rot 7, Calciumlack	0,50 g
Toluol	20,00 g	D & C Rot 34	0,30 g
Bentone-27	1,50 g	D & C Gelb, Aluminiumlack	0,70 g
Phosphorsäure	0,02 g	Butylacetat	auf 100,00 g

Einige Rahmenformulierungen nach (11):

	Base Coat (%)	klar (%)	Top Coat (%)
Nitrocellulose ½ sec. RS, trocken	10,00	15,00	16,00
Santolite (Monsanto)	10,00	7,50	4,00
Dibutylphthalat	2,00	3,75	5,00
Butylacetat	–	29,35	10,00
Ethylacetat	34,00	–	10,00
Ethylalkohol	5,00	6,40	10,00
Butylalkohol	–	1,10	–
Toluol	39,00	36,90	45,00
	100,00	100,00	100,00

Nagellacke werden nach (13) zu Chips aus folgender Mischung gepreßt:

z. B. Bentone 27	47%	oder	Bentone 38	47%
Nitrocellulose ¼ sec.	41%		Nitrocellulose ½ sec.	40%
Polyethylenglykol (MW 300)	12%		Diethyladipat	13%
	100%			100%

hiervon *18%* und *82%* Lösemittelgemisch bestehend aus

Isopropylalkohol	19%	oder	b) Isopropylalkohol	17%
Toluol	39%		n-Hexan	31%
n-Butylacetat	42%		n-Butylacetat	52%
	100%			100%

Wasserhaltige Nagellacke, die mit Wasser und Bürste entfernt werden können, kommen in Mode.
Diese können mit Carboset-Harz-525 (B. F. Goodrich, 6100 Oak Tree Blvd, Cleveland Ohio 44134; Vertr. in der Bundesrepublik Deutschland: Görlitzer-Str. 1, D-4040 Neuss 1) hergestellt werden.
Eine Aufstellung der »certified« Farbstoffe gibt *Fortiu* (14).
Als Perlglanzpigmente wird modifizierter Glimmer (Mica) unter dem Namen Timica (Mearl Corporation, 41 East 42nd St., New York; Vertr. in der Bundesrepublik Deutschland: Costenoble, D-6000 Frankfurt/M.) verwendet.
Speziell durch Belegung von Glimmer mit Titandioxid werden Perlglanzpigmente (Typ »Soloron« bzw. Rona-Pearl-»Timiron«, Merck) oder in Dispersionen für Nagellack Nailsyn-Typen (Merck) erzeugt. Auch Kombinationen von Glimmer mit Wismutoxidchlorid (»Mibiron«, Merck) werden angeboten sowie Fischsilber (Guanin) als »Naturon« (Merck).

Weitere Rahmenformulierungen für Nagellacke:

Nagellack

Nitrocellulose (Collodiumwolle 6K-24/Wasag oder E-510/Wolff & Co.) alkoholfeucht 65:35)	210 g
Dibutylphthalat	60 g
Toluolsulfonamidharz (Santolite)	100 g
Butylacetat	100 g
Ethylacetat	280 g
Alkohol	50 g
Toluol	200 g
	1000 g

Nagellack farblos, lichtstabil

Collodiumwolle E-400 (35% butanolfeucht)	260 g
Dibutylphthalat	40 g
Glycolbutylester (GB-Ester/Wacker)	20 g
Toluolsulfonamid-Formaldehyd-Harz bzw. Santolite® MHP	80 g
Ethyllactat (Eusolvan®/Chem. Werke Tornesch)	20 g
Ethylacetat (Essigether)	200 g
Butylacetat	150 g
Methylethylketon	80 g
Amylacetat	50 g
Ethylalkohol (absol.)	50 g
Toluol	50 g
	1000 g

Nagellack, farblos, lichtstabil

Collodiumwolle E 620 oder RS 1/2' (35% butanolfeucht)	200 g
Lösungsmittel E-12 (Hoechst)	150 g
Glykolmonoacetat (Lösungsmittel GC/BASF)	80 g
Dibutylphthalat	20 g
Mowilith® 20 (Hoechst)	20 g
Plastopal® H, fest (BASF)	20 g
Ethylacetat	250 g
Butylacetat	150 g
Ethylpropionat	10 g
Butanol	100 g
	1000 g

Nagellack, lichtstabil

Collodiumwolle E-560 (35% butanolfeucht)	220 g
Dibutylphthalat	20 g
Campher	20 g
GB-Ester (Wacker)	20 g
Iso-Adipat	10 g
Ketonharz JR-1052 (BASF)	80 g
Ethylacetat	200 g
Butylacetat	210 g
Ethyllactat (Eusolvan®, Chem. Werke Tornesch)	20 g
Methylethylketon	50 g
Ethylalkohol	50 g
Toluol	100 g
(u. UV-Absorber)	1000 g

Nagellack, lichtstabil

Collodiumwolle E-330 (30% butanolfeucht)	220 g
Santolit-MHP (Monsanto)	80 g
Dibutylphthalat	30 g
Ethylacetat 98/100	200 g
Butylacetat	100 g
Ethylalkohol (absol.)	70 g
Toluol	300 g
	1000 g

Nagellack, lichtstabil

Collodiumwolle E-330 (30% butanolfeucht)	240 g
Lösungsmittel E-12 (Hoechst)	150 g
PVA (Mowilith 20)	30 g
Vestinol® C (Dibutylphthalat)	30 g
Plastigen® G (BASF)	40 g
Santolite® MHP	50 g
Essigether	150 g
Butylacetat	60 g
Alkohol	50 g
Toluol	200 g
	1000 g

Nagellack, lichtstabil

Nitrocellulose RS 1/2 sec., trocken	135 g
Dibutylphthalat	40 g
Campher	50 g
Dammar, entwachst (dewaxed)	40 g
Butylacetat	150 g
Ethylacetat	280 g
Ethylalkohol	160 g
Ethyllactat (Eusolvan®, Chem. Werke Tornesch)	20 g
Farblacke	25 g
Toluol	100 g
	1000 g

Nagellack, lichtstabil

Nitrocellulose RS 1/2 sec. (30% mit Alkohol befeuchtet)	150 g
Dibutylphthalat	50 g
Santolite® MHP (Monsanto)	100 g
Ethylacetat	200 g
Butylacetat	150 g
Alkohol (absol.)	100 g
Toluol	250 g
	1000 g

8. Herstellung der Nagellacke

Bei der Herstellung ist vor allem zu beachten, daß Colloidiumwolle (Nitrocellulose) *feuergefährlich* und in *trockenem* Zustand sogar *explosibel* ist. Sie wird daher stets mit 30 bis 35% Alkohol *angefeuchtet* in den Handel gebracht. Auf jeden Fall ist die Verarbeitung nur unter fachmännischer Aufsicht und unter allen gesetzlich und technisch erforderlichen Sicherheitsmaßnahmen durchzuführen.

Die Celluloseester werden zuerst in den echten oder *aktiven* Lösungsmitteln gelöst. Hierzu zählen insbesondere Ester und Ketone, z. B. Ethylacetat, Butylacetat, Methylethylketon, Aceton und ggf. (sofern zulässig) Methanol (in Deutschland in kosmetischen Produkten generell nicht erlaubt). Diese Lösungsmittel lösen Nitrowollen bereits bei Zimmertemperatur.

Diesen echten, aktiven Lösern kann man die *latenten Löser* (couplers) von vornherein zufügen, da sie keine Lösungseigenschaften bei Zimmertemperatur für Nitrowollen aufweisen, jedoch durch die aktiven Löser gewissermaßen »aktiviert« werden. Zu den latenten Lösern rechnet man die meisten Verbindungen, die eine OH-Gruppe oder eine einfache Ethergruppe aufweisen, z. B. Ethylalkohol, Butanol und (acyclische Mono-)Ether.

Verschnittmittel (diluents) haben keine Lösungseigenschaften für Nitrowolle, werden aber aus kalkulatorischen und ökonomischen Gründen verwendet, um die Viskosität der Lacke zu regulieren, aber auch um Kunstharze in Lösung zu bringen.
Der Flammpunkt fertiger Nagellacke liegt bei 45°F = 7,22°C (7).
Zu dieser Gruppe gehören die aromatischen und aliphatischen Kohlenwasserstoffe, insbesondere Toluol und Xylol. Alkohol-Toluol-Mischungen können potenzierte Lösungseigenschaften entfalten.
Über die maschinellen Einrichtungen erteilt das »Betriebshandbuch der Lackherstellung« von *Kölln-Engels* (Stuttgart, 1959) Auskunft (vgl. auch Bd. 1 »Die kosmetischen Präparate«, S. 64 u. 94).
Um einen *brillanten* Nagellack mit hohem »Feuer« zu erzielen, ist das *Klären* (Reifen) des Lackes wichtig. Man läßt durch Lagerung einfach Trübungen und Rückstände absetzen und dekantiert ab. In größeren Werken werden das Ungelöste und die Schmutzpartikelchen abzentrifugiert. Geeignete Lackzentrifugen sind die »Cepa«-Schnellzentrifuge und die »Westfalia«-Lack-Separatoren. Auch Filtrieren ist möglich, entweder durch »Holländer«-Filter (Beutelfilter) oder durch Rahmbeutelfilter (Scheibler-Filter). Auch die Anschwemmfilter der Seitz-Werke (Bad Kreuznach) sind dienlich. Geeignete Filterapparate werden auch von folgenden Firmen gebaut:

Schenk-Filterbau, Philipp Hilge und Niagara Filters Europe.

Bei »Creme«-Lacken ist besonders darauf zu achten, daß die vorher gemischten und gesiebten Farbpigmente homogen eingearbeitet werden. Zweckmäßigerweise werden die Farbpigmente mit den Weichmachern (Dioctylphthalat = Vestinol® AH, spezial/Hüls, oder Dibutylphthalat) angerieben und in einem Kollergang oder einer Kolloidmühle verarbeitet. Dann werden sie mit den anderen Lackrohstoffen homogenisiert. Man kann auch Farbpigmente in Pastenform (angerieben mit Weichmachern) fertig beziehen und arbeitet diese in den weichmacherfreien Lack ein.
Nagellacke werden häufig auch als Fertig- oder als Halbfabrikate bezogen und dann nur perfektioniert und abgefüllt.

9. Nagellackentferner (Enamel Removers)
(Dissolvants pour vernis à ongles)

Nagellackentferner

Aceton	370 g	Ethylalkohol	100 g
Amylacetat	200 g	Pur-Cellinöl®	20 g
Essigether	190 g	Vitamin-F-Glycerinester	20 g
Methylethylketon	100 g		1000 g

Nagellackentferner

Methylethylketon	290 g
Ethylacetat	200 g
Butylacetat	200 g
Isopropanol	100 g
Lösungsmittel E-13 (Hoechst)	140 g
APV (Ethyldiglykol)	40 g
Vitamin-F-Glycerinester	30 g
	1000 g

Nagellackentferner

Methylethylketon	880 g
Wasser, destilliert	80 g
Glycerin	20 g
Tetrahydrofurfurylalkohol	20 g
	1000 g

Nagellackentferner

Methylethylketon	900 g
Wasser	80 g
Glycerin	20 g
	1000 g

Nagellackentferner
(rückfettender Öltyp)

Ethylacetat (Vestinol® C)	500 g
Dibutylphthalat	280 g
Iso-Adipat	100 g
Ricinusöl	100 g
Lanolinderivat, flüssig (Lantrol® AWS)	20 g (– 50 g)
	1000 g

Nagellackentferner

Ethylacetat	890 g
Lösungsmittel APV, spezial (Hüls)	20 g
Wasser	80 g
Lanolinderiviat, flüssig »Lantrol AWS«	10 g
	1000 g

Nagellackentferner

Butylacetat	220 g	APV, Carbitol oder Butylcellosolve	40 g
Ethylacetat	400 g	(= Ethylenglykolmonobutylether)	
Ethylalkohol	200 g	Lösungsmittel E-12 (Hoechst)	140 g
			1000 g

Nagellackentferner

Methylethylketon	200 g
Amylacetat	200 g
Isopropylalkohol	100 g
Butylacetat	100 g
Essigether	150 g
Iso-Adipat	250 g
	1000 g

Nagellackentferner

Methylethylketon	850 g
APV spezial, Carbitol, Dowanol® DPM oder ähnlicher Glykolether	100 g
Butylstearat	50 g
	1000 g

Nagellackentferner in Cremeform

A)	Glycerinmonostearat, selbstemulgierend	150 g
	Triethanolaminstearat	30 g
	Ricinusöl	15 g
B)	Butylstearat	15 g
	Butylacetat	620 g
C)	Wasser	160 g
D)	Parfümöl	10 g
		1000 g

Herstellung: A wird auf 65°C erhitzt, dann wird B auf 50°C erwärmt und zu A gerührt. Bei 70°C wird dann C langsam hinzugegeben, kaltgerührt und parfümiert.

Nagellackentferner in Cremeform
(USP 2 351 195)

Ethylacetat	400 g	Ethylcellulose (Viskosität 60 bis 80 sec.)	28 g
Butylacetat	400 g	Stearin	110 g
Ricinusöl	40 g	Ammoniumhydroxid (27–29% Ammoniak)	38 g
Parfümöl	1 g		1017 g

Herstellung: Ammoniak wird erst dann zugefügt, wenn die anderen Komponenten zu einer klaren Lösung gemischt sind.

Nagellackentferner in Cremeform
(USP 2 393 864)

Ethylacetat	486 T.
Diethylenglykolmonoethylether werden gemischt und einer geschmolzenen Mischung von	180 T.
Polyethylenglykol (3500 Mol-Gew.) zugerührt. Man rührt kalt, läßt etwa 2 Monate stehen und füllt in Tuben ab.	670 T.
oder:	
des obigen Lösungsmittelgemisches	200 T.
und	
Polyglykol (Carbowax, Polywax-6000)	50 T.

Nagellackentferner in Cremeform
(USP 2 197 630, Carter)

Olivenöl, sulfoniert	100 g
NaOH, 10%ig	10 g
Butylacetat	150 g
Aceton	150 g
Titandioxid	5 g
Bentonit	20 g
Wasser	565 g
	1000 g

Herstellung: Das Bentonit wird mit 20% Wassermenge gemischt und bleibt 12 Stunden stehen. In der folgend aufgeführten Reihenfolge werden die weiteren Ingredienzien zugefügt: Pigmente (Titandioxid), sulfoniertes Olivenöl, Solvents und Alkali.

Nagellackentferner
(DBP 1 021 134, O. u. *E. Wurmböck,* Dez. 1957)

Ethylenglykolmonoetheracetat (Cellusolveacetat/Union Carbide)	890 g
Laurylalkoholethylenoxid (7-8 Mol-EO)	50 g
POE-Sorbitanmonooleat (Tween® 80)	50 g
Citronen- oder Essigsäure	10 g
	1000 g

10 bis 15 ccm dieser Mischung werden in 50 ccm 40°C heißem Wasser gelöst. Die Fingerspitzen werden einige Minuten in die Lösung getaucht, um den Nagellack zu entfernen.

Nagellackentferner-Milch

Lösungsmittel	90 T.
Polyglykol-4000-Monoricinoleat	10 T.
(40 M.R.-Cithrol/Croda)	
	100 T.

Herstellung: Unter Erwärmen lösen, nach dem Erkalten bildet sich eine Milch. Mischungen von Methylethylketon und Essigether können auch mit Kaliumstearat emulgiert werden.

Nagellackentferner als Aerosol

Polawax®	15 g
Alkohol, wasserfrei	230 g
Laurinsäurediethanolamid	5 g
Aceton	350 g
Essigether	50 g
Wasser	350 g
	1000 g

Herstellung: Das Polawax wird im erwärmten Alkohol gelöst und dann die restlichen Bestandteile hinzugefügt. Das Konzentrat wird noch warm abgefüllt.

Nagellackentferner, nicht schmierend (nach *Schloßman*)

Aceton	63,50 g
Ethylalkohol, 96 Vol.-%	11,00 g
Cellosolve (Union Carbide)	5,50 g
Wasser, destilliert	20,00 g
Parfümöl u. Farbe	9,50 g
	109,50 g

Nagellackentferner, rückfettend (nach Henkel B 52-01)

Ethylacetat	45 g
Butylacetat	25 g
Ethanol, 96 Vol.-%	20 g
Cetiol® B	5 g
Myritol® 318	5 g
	100 g

Nagellackentferner, gelierend (15)

Aceton	98,0 g
Durlin Red Grind Nr. 50	0,1 g
Rona Perl NLY-L-2X,	0,4 g
(70%ig Ricinusöl)	
Hydroxypropylcelluloseacetat	1,5 g
(MS 4.0 u. DS 1.3)	
	100,0 g

10. Künstliche Fingernägel, Fingernail Elongators

Auf dem Markt sind auch einige Präparate als »Liquid Nails« und ähnlich, die in Form einer Flüssigkeit abgegeben werden, die vor der Anwendung mit einem beigepackten Pulver zu verrühren ist. Die mit Hilfe einer Schablone aufzutragende Flüssigkeit bildet eine harte Kunststoffschicht. Dieser Plastikfingernagel entsteht durch Polymerisation in Anwesenheit eines Katalysators.

Die Flüssigkeit, die polymerisiert, besteht aus dem Monomeren des Methylmethacrylates, das als Polymerisationsverzöger (Inhibitor) Hydrochinon enthalten kann. Außerdem enthält die Flüssigkeit einen Polymerisationsbeschleuniger (Promoter) wie p-Phenyldiethanolamin, p-Hydroxyethylethylanilin usw.

Dem im Handel anzutreffenden flüssigen Präparat ist in der Regel ein Pulver beigepackt, das einen pulverförmigen Katalysator enthält wie Benzoyl-, Lauryl-, Cyclohexanon- (Cyclonox®/Oxydo, D-4240 Emmerich/Rh.) oder ditertiäres Butyl- oder Cumolhydroperoxid (Trigonox®-Typen).

Zum überwiegenden Teil enthält das Pulver ein Polymer von Methylmethacrylat (Plexiglas Y-100/Rohm & Haas, USA, oder Plexigum®/Rohm & Haas, D-6100 Darmstadt).

Es tritt nun beim Zusatz des katalysatorhaltigen Acrylsäureester-Polymeren zu der Flüssigkeit des monomeren Methylmethacrylates Polymerisation und Erhärten des Produktes ein.

Flüssigkeit		Pulver	
Methylmethacrylat-Monomer (stabilisiert mit Hydrochinon)	99%	Methylmethacrylat-Polymer (pulverisiert)	97%
Diethylaminochlorbenzol	1%	Lauroylperoxid	3%

Das Pulver wird im Verhältnis 1,8:1 mit der Flüssigkeit vermischt.

Wegen der Gefahr der Sensibilisierung und Irritation werden heute die Methylmethacrylate kaum noch verwendet. Die »Paint-on-artificial nails« basieren heute auf Acrylsystemen, z. B. nach (12) auf folgenden Mischungen:

Flüssigkeit		Pulver	
Isobutyl-Methacrylat	76,5%	Poly-Ethyl-Methacrylat	97,50%
n-Butyl-Methacrylat	1,3%	Benzoylperoxid	2,23%
Ethylen-Dimethacrylat	16,2%	Titandioxid	0,27%
N,N-Dimethyl-p-Toluidin	6,0%		
Butylhydroxytoluol	500,0 ppm		

11. Nagelhautentferner (Cuticle Remover)

Nagelhautentferner

Trinatriumphosphat oder Tetranatriumpyrophosphat oder Natriumcarbonat	30–100 g
Rosenblütenwasser	750 g
Glycerin	150 g
	1000 g

Nagelhautentferner

milchig opak-weiße, leicht schäumende Flüssigkeit

A) Brij®-30 (POE-(4)-Laurylether)	80 g
Brij®-35 (POE-(23)-Laurylether)	20 g
Sorbitlösung (Karion® F, Sorbex®, Sionit® K)	50 g
B) Kaliumhydroxid	20 g
Wasser	830 g
	1000 g

Herstellung: A wird auf 70°C und B auf 72°C erhitzt, dann wird B langsam zu A gerührt.

Nagelhautentferner

Kaliumhydroxid	30 g
Glycerin	180 g
Wasser	785 g
Parfümöl	5 g
	1000 g

Nagelhautentferner

Triethanolamin oder Isopropanolamin	120 g
Glycerin	100 g
Wasser	780 g
	1000 g

Nagelhautentferner

Kaliumhydroxid (KOH)	40 g
Calgon® H	30 g
Brij®-58	10 g
Glycerin	50 g
Triethanolamin	60 g
Parfümöl, wasserlöslich	10 g
Wasser	800 g
	1000 g

Nagelhautentferner

Natriumhydroxid	50 g
Ethylalkohol	370 g
Propylenglykol	80 g
Wasser	495 g
Parfümöl	5 g
	1000 g

Nagelhautentferner

A) Hostacerin DGS (Hoechst)	6%
Lunacera alba (Fuller)	1%
Cetylalkohol	5%
Vaseline, weiß	10%
Isopropylpalmitat	10%
B) Glycerin	1%
Kaliumhydroxid	2%
Wasser u. Konservierungsmittel	65%
	100%

Herstellung: A wird bei ca. 70°C aufgeschmolzen, die Lösung B separat auf ca. 70°C erwärmt und portionsweise unter Rühren A zugesetzt. Mit verringerter Geschwindigkeit wird die Emulsion kaltgerührt.

Nagelhautentfernercreme

A) Protegin® X	280 g
Vaselin	100 g
Cetylalkohol	80 g
Isopropylpalmitat	40 g
B) Wasser	470 g
Kaliumhydroxid	20 g
Duponol® C	10 g
	1000 g

Nagelhauterweicher (Cuticle Softener)

Cetytrimethylammoniumbromid	3 g
Harnstoff	50 g
Sorbitlösung	50 g
Hamamelisdestillat	100 g
Wasser	797 g
	1000 g

12. Nagelhärter
(Nail hardeners, fortifiants pour les ongles)

Es gibt zwei Typen von Präparaten:

1. Solche, die infolge ihres Gehaltes an Formaldehyd den Fingernagel härten und die Feuchtigkeit des Nagels bzw. dessen Wassergehalt regulieren (mit Hilfe von Glycerin). Auch Präparate auf Basis von Alaun finden hierbei Verwendung. Im allgemeinen enthalten diese Präparate 5 bis 15% Formalin und 10% organische Säure.

   In Nagelhärtern sind nach der Kosmetikverordnung der Bundesrepublik Deutschland bis zu 5% Formaldehyd zugelassen (Formalin enthält 40% Formaldehyd).

2. Einen weiteren Typ stellen Präparate dar, die wie ein farbloser Lack mechanisch die Nägel vor dem Reißen oder Brechen schützen. Diese bestehen aus einer Lösung eines Kunstharzes in Essigether (Ethylacetat) und/oder anderen flüchtigen Lösungsmitteln und ergeben einen transparenten harten Überzug des Nagels nach dem Verdunsten des Lösungsmittels.

Nagelhärter

Kalialaun	100 g
Glycerin	100 g
Bakterizid MB	10 g
Hamamelisdestillat	50 g
Wasser	700 g
Rosenwasser	40 g
	1000 g

Nagelhärter

Formalin	50 g
(40%ig Formaldehyd)	
Milchsäure, 80%ig	180 g
Cetavlon® (ICI)	2 g
Parfümöl (mit Tensid)	18 g
Wasser	700 g
Alkohol	50 g
	1000 g

Nagelhärter

Formalin	50 g
Milchsäure, 80%ig	180 g
Alaun	5 g
Parfümöl, wasserlöslich	10 g
Wasser	755 g
	1000 g

Nagelhärter

Rosenwasser	740 g
Nipasol® M-Natrium	1 g
Alaun	50 g
Milchsäure, 80%ig	10 g
Sorbitlösung	200 g
	1001 g

Nagelhärter (Basis Formalin)

Formalin (Formaldehyd, 40%ig)	45 g
Glycerin	30 g
Lanolin, wasserlöslich, Solan/Croda, Usolan/Croda, Lantrol/AWS, Solulan	10 g
Milchsäure, 80%ig	5 g
Alkohol, 96 Vol.-%	100 g
Tween® 20	7 g
Parfümöl	3 g
Wasser	800 g
	1000 g

Nagelhärter
bildet schützenden harten Kunststofffilm, verhindert Einreißen des Nagels

PVA-K-30 (Mowilith® 30)	250 g	Methylacetat	100 g
Ethylacetat	600 g	Ethylalkohol	50 g
			1000 g

Nagelöl

PCL, liquid, Luvitol EHO (BASF)	200 g
Cosbiol® (Perhydrosqualen)	200 g
Derma-Vitaminkomplex, öllöslich	10 g
Isolinolsäureester	50 g
Lanolinderivat, öllöslich	100 g
(Isopropyl-Lanolinester)	
Typ »Crestalan« Ae.B/Croda	
oder »Fluilan«, »Amerlate« P, »Lantrol«	
Ricinusöl (+ Antioxidans)	50 g
Mandelöl, süß (stabilisiert)	250 g
Cetiol®	100 g
Isopropylmyristat	30 g
Parfümöl	10 g
	1000 g

Literatur

(1) *Boelke, U.:* Parfüm. Kosmet. 100 (1957)
(2) *Nowak, G. A.:* Seifen, Öle, Fette, Wachse Nr. 10, S. 287–290; Nr. 11, S. 323–324 u. Nr. 12, S. 346–347 (1959)
(3) *Schloßman, M. L.:* J. Soc. Cosmet. Chem. 32, S. 43–52 (1981)
(4) *Newburger, S. M.:* Journ. Ass. Off. Agric. Chem. 38, S. 524 (1955)
(5) *Colson, R., Velon, Pl.* u. *Morelle, J.:* »Précis de Cosmetologie«, Tome IV, Paris 1954
(5a) *Lüdtke, E. G.:* Seifen, Öle, Fette, Wachse 104, S. 571–578 (1978) u. 105, S. 11–14 (1979)
(6) *Busch, F. W.:* USP 3 864 294 (1975) u. Norda Briefs Nr. 468 (1975)
(7) *Schloßman, M. L.:* J. Soc. Cosmet. Chem. 31, S. 29–36 (1980)
(8) DE-DAS 2 910 473 B 2, Shiseido Co. Ltd. v. 23. 7. 1981
(9) DE-DOS 2 830 958, Mallinckrodt v. 1. 2. 1979
(10) DE-DOS 3 112 888 A 1, L'Oréal v. 4. 2. 1982
(11) *Schloßman, M. L.:* Cosmet. Toiletries 96, S. 51–54 (1981)
(12) *Fuller, M.:* J. Soc. Cosmet. Chem. 33, S. 51–74 (1982)
(13) *Ikeda, T., Kobayashi* u. Mitarb.: USP 4 222 908 Shiseido Co. Ltd. v. 21. 10. 1980
(14) *Fotiu, E.:* in »Principles of Cosmetics for the dermatologist«, ed. Ph. Frost u. St. N. Horwitz, S. 148–150, The C. V. Mosby Comp. St. Louis (1982)
(15) *Minton, A., Baker, J. H.* u. *Teng, J.:* USP 4 197 212 v. 8. 4. 1980 (Anheuser-Busch Inc.)

Kapitel XVIII

Lippenstifte
(lip sticks, rouges à levres)

1. Anforderungen

An einen guten Lippenstift werden hinsichtlich seiner Qualität bestimmte Anforderungen gestellt (1).

Eine echte, unverwischbare *(indelible)* Färbung der Lippen wird durch den Gehalt der Stifte an halogenierten Fluoresceinen (Eosine) bewirkt. Je höher der Gehalt an Eosinen ist, desto besser ist im allgemeinen die Haftfestigkeit *(indelibility)* der Farben auf den Lippen. Durch einen zu hohen Gehalt der Lippenstifte an Eosinen werden die Lippen spröde und die Verbraucherinnen klagen, daß sich ihre Lippen zu trocken anfühlen. Deshalb wird die Lippenstiftmasse so aufgebaut, daß sie größere Mengen an Lanolin und anderen Fettstoffen enthält.

Ein idealer Lippenstift soll einen Schmelzpunkt von 65 bis 75°C und eine Penetrometerzahl (bei 50 g Belastung) von 90 bis 100 aufweisen (2).

Haftfeste (»kußechte«, indelible) Lippenstifte, die die Lippen stark und unverwischbar färben, müssen folgende technische Voraussetzungen erfüllen:

1. Eosingehalt von 2% unter Bevorzugung von Tetrabromfluorescein und Tetrachlortetrabromfluorescein.
2. Als Lösungsmittel für die Eosine soll (zumindest teilweise) Propylenglykol eingesetzt werden, das ein besseres Eindringen der »Fixierfarben« auf der Schleimhaut der Lippen ermöglicht.
3. Der Gehalt an Pigmenten und Farblacken soll etwa 6 bis 8% betragen. Ist der Gehalt zu hoch, leidet die Haftfestigkeit der Färbung.
4. Der Stift soll nicht zu weich (schmierig) sein. Stifte mit zu niedrigem Schmelz- oder Erstarrungspunkt sind wenig haftfest.
5. Zusatz von 1 bis 2% an öllöslichen Fettfarben (Sudanrot 7B, Fettfarbe GB bes. rein, BASF/Siegle).

Ein weiteres schwieriges technisches Problem ist der Umstand, daß die auf den Lippen erzeugte Echtfärbung durch die Eosine sich von der Farbe des Stiftes, die im wesentlichen von den Farblacken und Pigmenten hervorgerufen wird, erheblich unterscheidet. Gute Stifte sollen keine große Farbdifferenz zwischen der Färbung der Stifte und der auf den Lippen bewirkten Färbung aufweisen. Eosine dürfen nur in Form ihrer (wasserunlöslichen) freien Säuren *(bromo acids)* für Lippenstifte verwendet werden.

2. Farbstoffe

Vor einigen Jahren waren noch die Eosin-haltigen, festhaftenden Lippenstifte gefragt, doch in letzter Zeit sind weiche, fettig glänzende Feuchtigkeits-Lippenstifte in Mode gekommen, die vielfach den rotbraunen Ton der Eisenoxidpigmente aufweisen. Die beliebten Pastelltöne werden durch Abmischung mit Titandioxid erzielt.

Maßgebend für die Zulässigkeit von Farbstoffen in Kosmetika sind verschiedene Richtlinien und Gesetze:

1. Ringbuch der Deutschen Forschungsgemeinschaft
   Kennedyallee 40, D-5300 Bonn-Bad Godesberg 1
   (Verlag Chemie, Weinheim) 1977 (mit Ergänzungen) = 4. Aufl. der Mitt. 3, Kosmetische Färbemittel
2. Verordnung über kosmetische Mittel
   (Kosmetik-Verordnung) vom 16. Dez. 1977 (BGBl. I, S. 2589)
   zuletzt geändert durch 7. Änderungsverordnung vom 22. Dez. 1982
3. EG-Kosmetik-Richtlinie vom 27. Juli 1976
4. »Permitted Colours« der amerikanischen FDA
   geordnet nach »provisionally listed« und nach »permanently listed« Färbemitteln

Allen diesen Listen und Gesetzen ist gemeinsam, daß sie eine Gliederung der Farbstoffe nach dem Verwendungszweck vorsehen.

Das »Ringbuch« unterscheidet:

Gruppe C: Für *alle* kosmetischen Mittel, einschließlich Mund- und Zahnpflegemittel, auch zur Verwendung auf und in der Nähe von Schleimhäuten (z. B. Lippenstifte und Augen-»Make-up«).
C-ext.: Nur für äußerlich angewandte Kosmetika, auch bei längerer Verweildauer auf der Haut; *nicht* für kosmetische Erzeugnisse zur Anwendung auf oder in der Nähe von Schleimhäuten (Färbemittel in der Regel für Nagellacke, Hautcremes usw.).
C-WR: Nur für kosmetische Präparate, die schon nach kurzer Verweildauer auf der Haut wieder abgespült werden, wie Wasch- und Reinigungsmittel (besonders Shampoos und Schaumbäder).

Die Kosmetik-Verordnung der Bundesrepublik Deutschland erlaubt für die Verwendung im Bereich der Augen, für die Lippen, die Mundhöhle oder die Intimpflege nur die Farbstoffe der »Anlage 3«.
Entsprechend der Kategorie »C-ext.« listet die Kosmetik-Verordnung die erlaubten Farbstoffe in den »Anlagen 3« und »4« (Anlage Teil B gilt nur bis 31. Dez. 1985).
Entsprechend der Kategorie »C-WR« gestattet die Verordnung nur Farbstoffe laut »Anlagen 3, 4« und »5«.

Nach der europäischen Colour Classification werden die Färbemittel in

    III,   2 =   C-Colours
                           permanently permitted
    IV,   2 =   C-Colours
                           provisionally permitted
    IV,   3 a =   C-ext.-Colours
    IV,   3 b =   C-WR-Colours

eingeteilt.

Die USA-Food and Drug Administration (FDA) unterscheidet:

FD & C-Farbstoffe (für *F*oods, *D*rugs und *C*osmetics),
D & C-Farbstoffe (für Arzneimittel und Kosmetika)

und External D & C-Farbstoffe nur für äußerlichen Gebrauch.

Generell versteht die Deutsche Farbstoffkommission (Ringbuch) unter Farbstoffen chemische Verbindungen organischer und anorganischer Natur. Unter Pigmenten versteht man ein praktisch unlösliches, anorganisches oder organisches Farbmittel.

Nach dem »Ringbuch« sind für Aluminiumhydroxidlacke zwei Gesichtspunkte für die Definition maßgebend:

a) Aluminiumhydroxidlack wird aus einem löslichen Farbstoff durch Umsetzung und Mischung mit Aluminiumhydroxid hergestellt.
b) Aufgrund der Zusammensetzung ist ein Aluminiumhydroxidlack ein an überschüssigem Aluminiumhydroxid fixierter anionischer Farbstoff.

Derartige Farblacke spielen bei Make-up-Präparaten, Nagellacken und Lippenstiften eine Rolle, wobei Bariumlacke im allgemeinen für Lippenstifte nicht (oder nur unter Auflagen) zugelassen sind.

2.1 Mono-Azofarbstoffe

Unter den Mono-Azofarbstoffen, die generell weniger stabil sind als Farbstoffe der Xanthengruppe, zeichnet sich durch hohe Lichtechtheit das C-ext. Rot 61 = D & C-Red-34 aus, Color-Index Nr. 15880, Pigment Red 63; lfd. Nr. 12 der Kosmetik-Verordnung (Teil A, Anlage 3) = 1-(2-Sulfo-1-Naphthylazo)-2-hydroxynaphthalin-3-carbonsäure, Calciumsalz.

Ferner sind erlaubt: C-Rot-12 = D & C-Red-6/7, Rot 12, III, 2 (EG) = E-180, Pigment Red-57; Color-Index 15850; lfd. Nr. 10 der Kosmetik-Verordnung (Teil A, Anlage 3) = 1-(2-Sulfo-4-methyl-1-phenylazo)-2-naphthol-3-carbonsäure, Calciumsalz [gelistet bei *Fotiu* (3)].

C-Rot-1 = D & C-Red-36, Pigment-Red-4, Permanentrot; lfd. Nr. 1 der Kosmetik-Verordnung (Teil A, Anlage 3) zu max. 3% in Lippenstiften; Color-Index 12085 [gelistet bei *Fotiu* (3)].

FD & C-Yellow-5 = L-Gelb-2, EG-Nr. 9-III (E-102), Tartrazin; Color-Index 19140 ist im Handel als Sicovit-Tartrazin (BASF/Siegle) und dient als Lebensmittelfarbstoff (Trinatriumsalz) sowie als Sicovit®-Tartrazinlack (für Kosmetika auch »Sicomet«®).

C-Rot-2, EG-Nr. 2-III, 2; lfd. Nr. 2 der Kosmetik-Verordnung; Color-Index 12150.

Rot-3 = C-ext.-Rot-58, EG-Nr. 3-III, 2; Permanentcarmin FB extra; Color-Index 12490; gilt als wichtiger Farbstoff für Lippenstifte.

Ebenso von praktischer Bedeutung für Lippenstifte ist Sicovit®-Azorubinlack (BASF/Siegle), ein Lebensmittelfarbstoff; lfd. Nr. 4 der Kosmetik-Verordnung, EG-Nr. E 122, Rot-4, C-Rot-54; Color-Index 14720 (Nacarat. Carmoisine B).

Rot-5-, C-Rot-49, EG-Nr. 125; Scharlach GN; Color-Index 14815. Das Natriumsalz ist nur bedingt für Lippenstifte brauchbar.

Rot-6 (III, 2), C-ext.-Rot-59 = Monoazo-Pigment-Red-68 (Calciumsalz); lfd. Nr. 6 der Kosmetik-Verordnung; Color-Index 15525.

C-ext.-Rot-40; lfd. Nr. 7 der Kosmetik-Verordnung; im Ringbuch 1971 gestrichen (Color-Index 15580).

C-Rot-55; lfd. Nr. 8 der Kosmetik-Verordnung; Color-Index 15585; Pigment-Red-53, D & C-Red-8 und 9 [bei *Fortiu* (3) aufgeführt]; (Achtung Bariumlack!).
Nach dem »Ringbuch für Färbemittel« und nach der Kosmetik-Verordnung nicht im Bereich der Augen verwenden!

C-Rot-56; lfd. Nr. 9 der Kosmetik-Verordnung, Pigment-Red-49; Color-Index 15630; D & C-Red-10 bis 13, Litholrot R; nach der Kosmetik-Verordnung max. bis 3% zulässig. Als Barium- und Strontiumverbindung im Handel.

C-ext.-Rot 60; lfd. Nr. 11 der Kosmetik-Verordnung, Pigment-Red-48, Litholrubin 3 R; Color-Index 15865 (Calciumsalz); ferner einschließlich der Strontiumverbindung.

L-Rot-3 = C-Rot-46; lfd. Nr. 13 der Kosmetik-Verordnung, E-123; Color-Index 16185; Sicovit®-Amaranth (Lebensmittelfarbstoff, BASF/Siegle).

L-Rot-4 = C-Rot-47; lfd. Nr. 14 der Kosmetik-Verordnung, E-124, Cochenillerot A, Ponceau 4 R (Na-Salz); Color-Index 16255; Sicovit® (Lebensmittelfarbstoff, BASF/Siegle).

C-Rot-48 (Na-Salz), E-126; lfd. Nr. 15 der Kosmetik-Verordnung, Ponceau 6 R; Color-Index 16290.

2.2 Xanthen-Farbstoffe

Diese Farbstoffe erleiden generell unter Einfluß des Speichels Farbänderungen [*Lippok* (4)].

2.4.5.7-Tetrabromfluorescein
Nr. 18 der Anlage 3 der Farbstoffe für kosmetische Mittel der Kosmetik-Verordnung:
D & C-Red-21 und 22; mit Ausnahme der Augengegend (5) »permanently listed«, C-Rot-30, Color-Index 45380.
Als Lack zeigte der Farbstoff in der Wärme relativ gute Stabilität.

4.5-Dibromfluorescein
Nr. 17 der Anlage 3 der Farbstoffe für kosmetische Mittel der Kosmetik-Verordnung:
D & C-Orange-5, C-Rot-27, Color-Index 45370, Eosinsäure S 10. Sehr stabiler Farbstoff [*Lippok* (4)].

3', 4', 5', 6'-Tetrachlor-2,4,5,7-Tetrabromfluorescein
Nr. 20 der Anlage 3 der Farbstoffe für kosmetische Mittel der Kosmetik-Verordnung:
D & C Red-27 und 28, C-Rot-34, Color-Index 45410.

4,5-Dijodfluorescein
Nr. 21 der Anlage 3 der Farbstoffe für kosmetische Mittel der Kosmetik-Verordnung:
D & C-Orange-10 und 11, C-Rot-35, Eosin S 15, Erythrosin 6 G, Color-Index 45425. Sehr stabiler Farbstoff [*Lippok* (4)].

2.4.5.7-Tetrajodfluorescein
Nr. 22 der Anlage 3 der Farbstoffe für kosmetische Mittel der Kosmetik-Verordnung:
C-Rot-38, L-Rot-11 (Erythrosinlack-Sicovit©, BASF/Siegle), FD & C-Red-3 (Erythrosin-»Sicovit«); LB-Rot-1; Color-Index 45430, EG-Nr. 127; Erythrosin I [genannt bei *Rattee* (6)]. In Form des Lackes besser lichtstabil [*Lippok* (4)].

C-Rot-59 (Xanthen-Farbstoff)
= *D & C-Red-19;* lfd. Nr. 15 der Kosmetik-Verordnung; Color-Index 45170, E-126; Rhodamin B (auch als Stearat = *D & C-Red 37;* gelistet bei *Fotiu* (3). Die FDA hat nunmehr die vorläufige Aufnahme beider Farbstoffe in die Positivliste zurückgenommen, so daß diese Färbemittel wegen des im Tierversuch aufgetretenen Verdachts der Carcinogenese für Lippenstifte, Mundwässer und Zahnpasta nicht mehr verwendet werden sollen (7).

L-Blau-1 (Indanthrenblau), E-130; Color-Index 69800 (Pigment)

L-Blau-2 = Sicovit®-Indigotin (Lebensmittelfarbstoff, BASF/Siegle) = FD & C-Blue-2; Color-Index 73015, E-132; »Permanently« gelistet für den Gebrauch in Nahrungsmitteln und »ingested drugs« (8).

L-Blau-3 (Patentblau), E-131; Color-Index 42051 (Calciumsalz)

LB-Rot-2 = D & C-Red-7 (Calciumsalz), E-180; Color-Index 15850:1, Litholrubin BK.

Verwendung finden in Lippenstiften auch die Orangetöne wie z. B. FD & C-Yellow-5 = L-Gelb-2, E-102, Hydrazingelb; Color-Index 19140; und FD & C-Yellow-6 = L-Orange-2 = Sicovit®-Gelborangelack (BASF/Siegle), E-110, Color-Index 15985; sowie L-Gelb-3, E-104, D & C-Yellow-10, Color-Index 47005 (Chinolingelb).

2.3 Eisenoxid-Pigmente

Sehr lichtecht sind die Eisenoxidpigmente wie LB-Pigmentgelb, Color-Index 77492, E-172 (Sicovit®-Gelb 100 und 150) und Kombinationen von L-Pigmentrot 4 (Color-Index 77491) sowie L-Pigmentweiß 3 (Color-Index 77891); ferner Mischungen von L-Pigmentschwarz 4 (Color-Index 77499) mit Pigmentrot 4 und Pigmentgelb 4 = Sicovit Rot 350, Braun 700 und 750 (BASF/Siegle).

Für Kosmetika werden auch die Eisenoxide unter dem Namen Sicomet® angeboten (Gelb 10, Rot 30, Braun 40, Braun 75 und Schwarz 80).

Zur Verwendung an Schleimhäuten sind u. a. gemäß der EG-Richtlinie vom 27. Juli 1976 gestattet:
C-Rot-54, 49 und 48, C-Schwarz-1, C-Gelb-9 und 10, C-Orange 9 und 10.

An Lippenstiftfarben werden in der Literatur genannt:

a) bei *Fortiu* (3):
FD & C-Blue-1 (Lack), D & C-Red-6, 7, 8, 9, *19* (Achtung FDA!) und 36; FD & C-Red-3; D & C-Red-30; D & C-Red-17; D & C-Red-21; D & C-Red-36; FD & C-Red-40; D & C-Red-31 und 33; D & C-Red-27; D & C-Red-37; D & C-Orange-5 (Eosin); D & C-Orange 17; FD & C-Yellow-5 und 6.

b) bei *Rattee* (6):
C-Rot-59 = D & C-Red-19 (Chlorid) sowie D & C-Red-37 (Stearat); ferner »der am häufigsten in Lippenstiften eingesetzte öllösliche Farbstoff« D & C-Red-17, Color-Index 26100, EG-Directive 1976 = Rot 10 IV, 2 = C-ext.-Rot 56.

c) bei *Kirk Othmer* (9):
D & C-Red-36 (Color-Index 12085); D & C-Red-33 (Color-Index 17200, Di-Na-Salz); D & C-Red-31 (Color-Index 15800, Ca-Salz); D & C-Red-30 (Color-Index 73360); D & C-Red-27 (Tetrachlortetrabromfluorescein); D & C-Red-21 (Tetrabromfluorescein); D & C-Red-19 (Color-Index 45170); D & C-Red-9 (Color-Index 15585); D & C-Red-8 (Color-Index 15585); D & C-Red-7 (Color-Index 15850); D & C-Red-6 (Color-Index 15850); D & C-Orange-17 (Color-Index 12075); D & C-Orange-10 (Color-Index 45425 = Dijodfluorescein); D & C-Orange-5 (Color-Index 45370 = 4,5-Dibrom-3,6-fluorandiol); FD & C-Red-3 (Color-Index 45430).

Die in den USA am meisten verkauften »certified colorants« waren: FD & C-Yellow-5 und 6 = L-Gelb-2 (Color-Index 19140) sowie FD & C-Red-40 (Color-Index 16035).

Für Lippen-Make-up-Präparate werden empfohlen [*Fortiu* (3)]:
Eisenoxide, Silberglanzpigmente, TiO_2, FD & C-Blue-1 (Lack); D & C-Red-6, 7, 8, 9, 19 und 36; FD & C-Red-3 (Lack) und Red-30.
D & C-Red-17 und 21; D & C-Orange-5 und 14; FD & C-Yellow-5 und 6.

Die Lippenstiftfarbe AB = 8-Amino-2-(Azobenzol-4-sulfonsäure)-1-naphthol-3,6-disulfonsäure soll als Food-Additiv und als Lack in Lippenstiften eine bessere Färbekraft haben als Red-10b. Als Beispiel für einen Lippenstift wird angegeben (10):

Ricinusöl	69,50 g
Kakaobutter-Substitut	14,00 g
Candelillawachs	9,00 g
Bienenwachs	6,00 g
Carnaubawachs	1,50 g
	100,0 g

+ 5% erfindungsgemäßer Farbstoff

2.4 Silberglanzpigmente

In Lippenstiften sind die Silberglanzpigmente sehr beliebt, mitunter auch Goldglanzpigmente.
Biron®-Pulverpigmente (Rona/Merck) enthalten Wismutoxidchlorid (Color-Index 77163). Die Typen Biron® 20 CO und Biron®-Silver CO werden auch als Dispersionen 70:30 in Ricinusöl geliefert. Die Mibiron®-Colorpigmente (Wismutoxidchlorid auf Glimmer) sind als Pulver oder in Ricinusöldispersion erhältlich. Ferner sind als Pigmente oder als Ricinusöldispersion die Timiron®-Typen verfügbar (Titandioxid auf Glimmer).

Ergänzend können in Lippenstiften auch öllösliche *Naturfarbstoffe* Verwendung finden:

β-Carotin = L-Orange-3, E-160a, Color-Index 75130
β-Apo-8′-carotinal = L-Orange-8 (fettlöslich) sowie die Ethyl- und Methylester
Paprikaextrakte, öllöslich = L-Orange-5 (Capsanthin und Capsorubin öllöslich)
Annatto = L-Gelb-7 (öllöslich)
Cochenille = L-Rot-7, E-120, Color-Index 75470
(= Carmin als Aluminium und als Al-Ca-Lack)
Alkannarot, Color-Index 75520 und 75530 (Alkannin, fettlöslich)

3. Lösungsmittel für Eosine (Bromo Acids)

Da die halogenierten Fluoresceine in fetten und mineralischen Ölen, Wachsen usw. nur wenig löslich sind, ist es ein Problem, die Eosine in Mengen von 2% in der Lippenstiftmasse gelöst unterzubringen.

Folgende *Tabelle* zeigt die *Löslichkeit* (solubility) von Tetrabromfluorescein nach Gew.-% bei 20°C (Dibromfluorescein ist im allgemeinen leichter löslich):

1,2-Propylenglykol	1,6
Hexylenglykol	5,0
Butylenglykol *(Chadwick* u. *Pears)*	18,0
Carbitol, APV	20,0
Butylstearat	0,6
Diethylsebacat	1,3
Diisopropyladipat	1,3
Ricinusöl (Castor oil)	0,5 (−1,0)
Ethylacetylricinoleat	1,4
Oleylalkohol	1,8
Tetrahydrofurfurylalkohol	18,0
Polyethylenglykol-400	10,0
Polyethylenglykol-1500	4,0
Polyethylenglykol-4000	12,0
Benzylalkohol	6,0
Phenylethylalkohol	8,0

Bei den Eosinlösern muß vor allem deren Geschmack berücksichtigt werden:

Die *Glykole,* deren Ester und Ether:
Carbitol (APV) löst zwar sehr gut, hat aber einen bitteren Geschmack. Hexylen- und Butylenglykol haben ebenfalls einen unangenehmen Geschmack.
Lediglich *1,2-Propylenglykol* hat einen süßen Geschmack und eignet sich gut für

haftfeste Lippenstifte. Jedoch ist seine leichte Hygroskopizität von Nachteil, da bei feucht-warmem Wetter Ausschwitzungen des Lösungsmittels auftreten können. Spezielle Farben wie die Ultrafix-Fixierfarben (Givaudan, Paris) können zu 30% in Propylenglykol gelöst werden. Von dieser Mischung werden dann 60 bis 90 g pro 1 kg Lippenstiftmasse verwendet, das sind also 2 bis 3% an Fixierfarben.

Ricinusöl wird, mit einem Antioxidans versehen, gerne verwendet, da es den in Frankreich beliebten weichen, fettigen Stift ergibt. Auch bestimmte Ester der Ricinolsäure mit Lanolinalkohol (Ricilan®/Amerchol) werden verwendet.

Oleylalkohol ist ein sehr gut verwendbares Lösungsmittel für Eosine.

Ester der *Sebacin-* und *Adipinsäure* (Diethylsebacat und Iso-Adipat) sind ausgezeichnete Lösungsvermittler (coupling agents) für Propylenglykol und Ricinusöl. In nicht zu hoher Dosierung stört ihr seifiger Geschmack wenig. Als *coupling agents* für Propylenglykol mit Oleylalkohol oder Ricinusöl kann auch Brij®-30, Benzylbenzoat und -cinnamat verwendet werden.

Tetrahydrofurfurylalkohol und seine Ester lösen sehr gut, haben aber einen unangenehmen Geruch und Geschmack. Auch die toxikologische Seite muß beachtet werden. Praktisch kommt der Tetrahydrofurfurylalkohol und/oder sein Acetat nur in kleinen Mengen in Frage.

Polyethylenglykole lösen sehr gut Eosine, besitzen aber einen Geschmack nach Gerbsäure, der bei den hochmolekularen Sorten (Polywachs, Carbowax) schwächer wird. Infolge ihrer Wasserlöslichkeit verursachen sie oft ein Ausbluten der Farben über die gefärbten Lippenkonturen hinaus, so daß es sogar auf die Zähne rot abfärbt.

Fettsäure-Alkylolamide, insbesondere die Monoalkylolamide ungesättigter Fettsäuren und des Olivenöles (Loramine® OM 101, Comperlan® HD, Comperlan® HS, Stearinsäuremonoethanolamid) usw. sind gut geeignet, lediglich ihr *pfefferartiger* Geschmack und das durch sie verursachte *Kratzen im Hals* verhindern ihren Einsatz in größeren Mengen.

Es ergibt sich, daß die gebräuchlichen Lösungsmittel für Eosine (Oleylalkohol, Ricinusöl, Propylenglykol) im Durchschnitt nur etwa 1 Gew.-% an Eosin lösen.

Folgende Mischungen sind nach eigenen Versuchen als Eosinlöser geeignet:

Eosinlöser

1,2-Propylenglykol	400 g	Es entsteht nach gründlichem Mischen eine homogene, blanke Lösung. Als Lösemittel für Eosine wird auch Triglycerolisostearat empfohlen (11).
Oleylalkohol	400 g	
Iso-Adipat	200 g	
	1000 g	

Eosinlöser

1,2-Propylenglykol	200 g
Oleylalkohol	400 g
Ricinusöl (+ 0,1 g Oxynex® 2004 = BHT)	300 g
Iso-Adipat	60 g
Phenylethylalkohol	40 g
	1000 g

Dieser homogenen Mischung können auch einige Prozent Tetrahydrofurfurylalkohol zugesetzt werden, um das Lösungsvermögen zu steigern. Der Phenylethylalkohol ergibt gleichzeitig eine Rosenduftnote.

Ganz allgemein besteht ein *Lippenstift* aus:

Eosinen (bromo acids)	15– 20 g
Eosinlöser	200–400 g
Fett-Wachs-Base	500–700 g
Pigmente und Farblacke	50– 80 g
Aromaöl	10– 15 g

4. Fett-Wachs-Basis der Stiftmasse

Außerordentlich wichtig ist, daß die Stiftmasse auf das verwendete Lösungsmittel für die Eosine eingestellt wird, da sonst Ölabscheidungen und Ausschwitzungen unvermeidlich sind.

Verwendet man *Propylenglykol* als Lösungsmittel für die halogenierten Fluoresceine, so kombiniert man es am besten mit den Fettsäure-Alkylolamiden. Die Lippenstiftmasse muß in diesem Falle vorwiegend aus Bienenwachs, Cetylalkohol, Glycerinmonostearat (nicht selbstemulgierend) und einer kleineren Menge Ceresin bestehen. Mit dieser Stiftmasse sind auch andere, mehr polar gebaute Lösungsmittel wie Oleylalkohol verträglich, den man mit Propylenglykol kombinieren kann, besonders unter Verwendung von Iso-Adipat oder Diethylsebacat (s. Eosinlöser!).

Die *Ester* der *Adipin-* und *Sebacinsäure* sind mit allen Wachskomponenten gut verträglich; sie sind universelle Lösungsvermittler (mutual solvents) und Binder (coupling agents), besonders wenn polare und nichtpolare Substanzen gemischt werden sollen.

Eine *universell verträgliche* Wachskomponente in Lippenstiften ist *Cetylalkohol*, der sowohl mit Propylenglykol als auch mit Oleylalkohol und Ricinusöl sowie mit Diethylsebacat und Iso-Adipat harmoniert.

Besteht das Eosin-Lösungsmittel vorwiegend aus *Ricinusöl* (Castor oil) evtl. kombiniert mit Oleylalkohol (beide sind homogen mischbar), dann sind folgende Wachskomponenten geeignet:

Lanolin, Wollfettalkohole, Loramin®, Carnaubawachs, Protegin® (bzw. andere Absorptionsbasen), Ozokerit, Vaselin und Glycerinmonostearat. Ricinusöl harmoniert am besten mit Carnaubawachs, mit welchem es eine glänzende Oberfläche ergibt. Ricinusöl kann gut mit Wollfettderivaten, *hydriertem* Erdnuß- oder Ricinusöl (Corhydrol®) kombiniert werden. Auch der beliebte Glanz auf den Lippen nach Anwendung eines Stiftes, wird durch Ricinusöl gefördert.

Eignung einzelner Fett-Wachs-Komponenten der Stiftmasse (12)

Bienenwachs
Seine Klebrigkeit und Plastizität bewirken eine gute Flexibilität und Bruchfestigkeit der Stifte (Penetrometerzahl 20 bis 35). Bienenwachs erleichtert das Herausnehmen der Stifte aus den Formen, da es sich beim Erkalten kontrahiert. Die gelbe Sorte wird oft bevorzugt. Weitere Eigenschaften s. Kap. »Cold Cremes«, S. 193).

Cetylalkohol
dient als Bindemittel zwischen polaren und nichtpolaren Substanzen. Es sollte nie fehlen, wenn Propylenglykol (oder andere Glykole) als Eosinlöser fungieren. Ebenso wirken Cetyl-Stearylalkoholgemische vom Typ »Lanette® O«. Cetylalkohol wirkt auch der Bildung von Schaum in der Lippenstiftmasse entgegen.

Glycerinmonostearat (nicht selbstemulgierend)
ist ebenfalls eine gute Träger-(*carrier*-)Basis speziell für Glykol-Lippenstifte.

Mikrokristalline Wachse
wie Ozokerit besitzen ein gutes Öladsorptionsvermögen und sind bei Verwendung von größeren Mengen an Ricinusöl usw. von Vorteil. Trotz ihres *hohen Schmelzpunktes* (ca. 80°C) sind sie ziemlich »weich« (Penetrometerzahl 16 bis 20) und ergeben temperaturbeständige Stoffe von guter Flexibilität.

Adeps lanae anhydricus
dient dazu, die Weichheit und das fettige Gefühl auf den Lippen zu erhöhen. Weiche und fette Stifte werden mehr und mehr beliebt.

Carnaubawachs (gereinigt, wasserfrei)
ergibt gut glänzende Stifte zusammen mit Ricinusöl und Bienenwachs. Infolge seines hohen Schmelzpunktes von etwa 80°C wird der Schmelzpunkt der Stiftmasse heraufgesetzt. Die Penetrometerzahl ist 0 bis 1; es ist also ein sehr hartes Wachs, das in zu hoher Dosis einen zu harten, brüchigen Stift ergibt.

Candelillawachs
mit einem Schmelzpunkt von 63 bis 68°C ist ebenfalls ein sehr hartes Wachs (Penetrometerzahl 1 bis 2).

Siliconöle
(Typ AK = Dimethyl-Polysiloxan)

haben in kleinen Mengen den Sinn, das Schäumen der Lippenstiftmasse und Lufteinschlüsse zu vermeiden.

Metallseifen
(Ca-, Alu-, Zinkstearat und Calciumpalmitat)
werden zugesetzt, um besonders tropenfeste Lippenstifte zu erzeugen. Die Zugabe von Metallseifen kann den Farbton der Stifte beeinflussen.

Der *Glanz* der Stifte wird gefördert:
1. Durch Zusatz von kleinen Mengen an Vaselin und Mineralölen, ähnlich mittels Hartparaffin sowie durch Ceresin. Auch Absorptionsbasen wirken in diesem Sinne.
2. Durch Kombinationen von Ricinusöl mit Carnaubawachs und kleineren Mengen Glycerinmonostearat oder Bienenwachs. (Die Mischbarkeit von Ricinusöl mit Paraffinöl kann durch Iso-Adipat, Isopropylmyristat und ähnlichem erreicht werden.)
3. Durch Zusatz kleiner Mengen Cetylpalmitat.
4. Durch Verarbeiten der Stiftmasse im Vakuum und durch Abflammen der gegossenen Stifte.
5. Durch Zusatz von Harzen wie Kolophonium, Abietol® (Glykolabietat).
6. Durch hydriertes Erdnußöl sowie durch konserviertes Schweineschmalz.
7. Durch die Technik des Ausgießens der Stifte in Formen, das ebenfalls eine Rolle spielt. Die Formen sollen beim Gießen nicht zu kalt sein (mindestens Zimmertemperatur oder sogar leicht angewärmt). Erst wenn die Stifte erstarrt sind, wird Kühlwasser zugelassen.
8. Durch außerordentlich feines Homogenisieren der Pigmente wird eine glatte, lichtbrechende Oberfläche der Stifte bewirkt und dadurch der Glanz gefördert.
9. Durch Zusatz von Fisch-Silber-Pasten (Guanin).

Beschlagen der Stifte, »Ausblühen« (bloom)

Ein reifähnliches Beschlagen der Stifte nach längerer Lagerung kann durch folgende Fehler verursacht werden:
1. Auskristallisieren von Vanillin, das im Aromaöl (Parfümöl) vorhanden sein kann. Ähnlich können große Mengen an Heliotropin und Nitro-Moschuskörpern (Ambrette Moschus usw.) wirken.
2. Vorhandensein von Kakaobutter.
   Kakaobutter wurde wegen seines unter der Körper- und Hauttemperatur liegenden Schmelzpunktes früher viel in Stiftmassen verwendet. Abgesehen von Ausblühungen bewirkt sie nur sehr weiche Stifte. Kakaobutter wandelt sich nämlich beim Erwärmen über 36°C in eine instabile Modifikation (β-Form) um, deren Erstarrungspunkt (solidification point) bei 16 bis 17°C liegt. Das Erstarren der Stif-

te in den Formen kann hierdurch verzögert werden und eine Sedimentation der Pigmente kann infolgedessen eintreten.

Anstelle von Kakaobutter wird heute Stearylheptanoat verwendet, ein bei etwa 27°C schmelzendes Wachs.

3. Freie *Stearinsäure* kann mit Pigmentbestandteilen reagieren und kann infolge Kristallisation »ausblühen«. Besser ist die Verwendung von Oxystearin. Lecithin oder lecithinhaltige Spezialprodukte wie Emulgol® (Givaudan) fördern die Dispergierung der Farbpigmente.
4. Als Basis wird häufig Cutina® LM (Steigschmelzpunkt 70 bis 74°C) verwendet (Henkel).

5. Verarbeitung und Herstellung der Lippenstiftmasse

Die Eosine (Bromsäuren) werden unter Erhitzen auf etwa 120°C in den Eosinlösern, z. B. in Oleylalkohol, aufgelöst.

In nachstehender Formel für einen gut haftfesten (high stain) Lippenstift dienen Oleylalkohol, Propylenglykol, Iso-Adipat und Loramin® OM-101 als hauptsächlichste Lösungsmittel für die Bromfluoresceine.

Allgemeine Formel

Eosine (bromo acids) (evtl. Gemisch verschiedener Typen)	30 g
Titandioxid extra, hydrophob, trocken	25 g
Farblacke, trocken	60 g
Oleylalkohol (Satol®, HD-Eutanol®, Novol® usw.)	170 g
1,2-Propylenglykol	160 g
Iso-Adipat	40 g
Fettsäure-Alkylolamid	120 g
Lanolin anhydr. (Nodorlan®, Lanelgine®)	170 g
Wachs, mikrokristallin	100 g
Bienenwachs	60 g
Vaselin, weiß	30 g
Cetylalkohol	20 g
Parfümöl	15 g
	1000 g

Um einen Einschluß von Luft bzw. die Schaumbildung bei der Herstellung zu verringern, können 2 g Siliconöle (Typ AK, Dimethylpolysiloxan) pro 1 kg Masse eingesetzt werden. Der Zusatz eines Antioxidans ist zweckmäßig.

Ein spiegelnder Oberflächenglanz der Stifte wird durch das Abflammen (»flaming«)

der Lippenstifte erreicht, indem man sie kurz durch eine nichtrußende Gasflamme zieht, nachdem sie schon auf dem Sockel der Lippenstifthülse stehen. Man läßt die Stifte einige Tage im Dunkeln stehen, bevor sie ganz in die Hülsen gesteckt werden. Die Arbeiterinnen tragen zweckmäßigerweise Gummifingerlinge, um Fingerabdrücke zu vermeiden. Moderne Apparaturen bewirken auch ein automatisches Einhülsen der Stifte (vgl. Bd. 1/1982, S. 82–90).

6. Lippenstiftformeln

Eine Sammlung von Lippenstiftvorschriften aus der Literatur gibt *Th. Kunzmann* (13). Ein Schema läßt sich hieraus nicht ableiten. Die Kombinationsmöglichkeiten der Fette, Wachse und Öle sind ungeheuer groß. Auffallend ist, daß *K. Rothemann* Stiftmassen rezeptiert, die neben 15 bis 20% Bienenwachs einen auffallend hohen Anteil an Ozokerit, nämlich etwa 25% aufweisen. Ferner enthalten die *Rothemann*schen Vorschläge darüber hinaus noch etwa 10% Walrat und 20% Stearin neben 30 bis 35% Vaselineöl. *Keithler* bevorzugt als Basis Glycerinmonostearat, Carnaubawachs, Ceresin und Bienenwachs neben etwa 20 bis 35% Ricinusöl. *Fishbach* wählt für seine Formulierungen einen sehr hohen Anteil an Ricinusöl, nämlich 60 bis 65% und verwendet als Wachsbasis Mischungen von Bienenwachs (7%), Ozokerit (3%), Candelillawachs (7%), Carnaubawachs (3%), Lanolin (5 bis 10%) sowie einen hohen Anteil von 12% Farblacken und 3% Eosinen.

Lippenstift

Eosine (Bromfarbstoffsäure)	35 g
Iso-Adipat oder Diethylsebacat	30 g
Ricinusöl (0,1 Oxynex® 2004 = Butylhydroxytoluol)	100 g
Oleylalkohol (Satol®)	150 g
Carnaubawachs, gereinigt	90 g
Vaseline, weiß	20 g
Lanolin anhydr., geruchlos (+0,05 g BHA)	90 g
Candelillawachs	20 g
Bienenwachs, weiß oder gelblich	120 g
PCL, solid (Dragoco)	70 g
Ceresin 70°C	30 g
Ozokerit 70/72°C	90 g
Paraffinöl subliq., dickviskos »heavy«	10 g
Cetylalkohol	40 g
Titandioxid, hydrophob spezial	10 g
Farblacke	65 g
Kolophonium, hell	20 g
Parfümöl	10 g
	1000 g

Lippenstift

Eosine	30 g
Titandioxid	10 g
Farblack	50 g
Iso-Adipat	40 g
Ricinusöl (+0,2 Oxynex® 2380)	140 g
Oleylalkohol	160 g
Carnaubawachs	90 g
Lanolin anhydricus	120 g
Bienenwachs	130 g
Rewo-Amid OM-101	40 g
Wachs, mikrokristallin oder Ozokerit	70 g
Stearylheptanoat	90 g
Kolophonium	20 g
Parfümöl	10 g
	1000 g

Lippenstift, helles Himbeerrot

Vaseline, weiß	20 g
Ricinusöl (+0,1 g Oxynex® 2388 +0,1 g Dodecylsalicylat)	100 g
Oleylalkohol	110 g
Paraffinöl (+0,1 α-Tocopherolacetat)	30 g
Iso-Adipat	60 g
Comperlan® HS	55 g
Jaune orangé FI 83 101 (Geigy)	20 g
Laque Eglantine W 597 (Wackherr)	65 g
PCL, solid (Stearylheptanoat)	80 g
Amerlate® P (Amerchol)	70 g
Hoechst Wachs E	90 g
Hoechst Wachs BJ	40 g
Bienenwachs	70 g
Cetylalkohol	50 g
Ozokerit	50 g
Wachs, mikrokristallin (E. Schliemann, 2363)	50 g
Hoechst Wachs PA 520	30 g
Parfümöl	10 g
	1000 g

Lippenstift, hellrot-orange

Ricinusöl (+Antioxidans)	120 g	Carnaubawachs	100 g
Oleylalkohol	140 g	Bienenwachs	120 g
Iso-Adipat	60 g	Cetylalkohol	60 g
Comperlan® HS	60 g	Ozokerit	50 g
Eosine (Bromo-Acids)	25 g	Wachs, mikrokristallin	60 g
Titandioxid	40 g	Magnesiumoleat	35 g
Farblacke	50 g	Vaseline, weiß	30 g
PCL, solid	100 g	Paraffinöl	20 g
Amerlate® P	80 g	Parfümöl	10 g
			1160 g

Lippenstift, cyclamen

Oleylalkohol	140 g
Ricinusöl (+0,1 g Oxynex® 2388 = BHT)	100 g
Iso-Adipat	60 g
Comperlan® HS (Stearinsäuremonoethanolamid)	50 g
Cyclamen bleuatre FC 83 307	30 g
Rouge Marron BNC 82 324	30 g
Titandioxid, hydrophob oder Ariabel-Weiß 16,80	50 g
PCL, solid	90 g
Amerlate® P	70 g
Carnaubawachs	80 g
Bienenwachs (+0,2 α-Tocopherolacetat)	100 g
Cetylalkohol	50 g
Ozokerit	50 g
Wachs, mikrokristallin (Bareco)	30 g
Polyethylen-6 (Allied Chemicals)	20 g
Vaseline	20 g
Paraffinöl	20 g
Parfümöl	10 g
	1000 g

Lippenstift, weiche Konsistenz, leicht Farbe abgebend

1,2-Propylenglykol	160 g	Cetylalkohol	100 g
Oleylalkohol	140 g	Ceresin 68/70°C	80 g
Eosinsäure (bromo acids)	30 g	Stearylheptanoat	60 g
Rewo-Amid OM-101	100 g	Lanolin, anhydricus	60 g
Bienenwachs	100 g	Pigmente und Farblacke	60 g
Glycerinmonostearat, rein	100 g	Parfümöl	10 g
			1000 g

Lippenstiftbase

GMST rein (Arlacel® 161) oder Atmul® 84 bzw. Tegin® 90	400 g
Ricinusöl (+Antioxydans)	400 g
Carnaubawachs	20 g
Mineralöl	50 g
Lanolin, wasserfrei	30 g
Hartparaffin	80 g
Vaseline (Petrolatum)	20 g
	1000 g

Lippenstiftbase

Propylenglykol	130 g
Oleylalkohol	270 g
Tetrabromfluorescein	50 g
Coprafettsäureethanolamid	50 g
Cetylalkohol	120 g
Lanolin, anhydricus	130 g
Carnaubawachs	150 g
Bienenwachs	100 g
	1000 g

Lippenstiftbase

Ricinusöl (+0,2 g Tocopherolacetat)	300 g
Glycerinmonopalmitat (Drewmulse® P oder Aldo® 33 bzw. Glycerinmonostearat, Tegin® 515)	430 g
Isopropylmyristat	80 g
Mineralöl	60 g
Diethylsebacat oder Iso-Adipat	20 g
Vaselin	40 g
Carnaubawachs	40 g
Lanolin	30 g
	1000 g

Lippenstiftbase (nach Atlas)

Span® 60	12,0%
Ricinusöl	36,0%
Paraffinöl, perliquidum	14,0%
A–C® Polyethylen 540 (Allied Chemical)	15,0%
Adeps lanae, anhydricus	18,0%
Cetylalkohol	4,0%
Parfümöl	0,8%
Konservierungsmittel	q.s.

Herstellung: Alle Komponenten werden eingewogen, aufgeschmolzen und unter Rühren auf 110°C erwärmt. Anschließend läßt man bis auf 85°C abkühlen, dann wird parfümiert und abgefüllt.

Lippenstiftbase
(Alkanolamide als Löser für Eosine
gem. BP 719300)

Lanolin	100 g
Kakaobutter	55 g
Bienenwachs	40 g
Ozokerit	180 g
Carnaubawachs	42 g
Glycerylmonooleat	70 g
Olivenölfettsäuremonoethanolamid	200 g
Mineralöl, hochviskos	293 g
Parfümöl	20 g
	1000 g

dazu:

Tetrabromfluorescein (im Alkanolamid lösen)	22,4 g
Farblacke	97,6 g

Die Farblacke werden zusammen mit dem Mineralöl und Glycerinmonooleat am Dreiwalzenstuhl (triple roller mill) homogenisiert.

Als Grundlage für Lippenstifte dienen die Atlas-Produkte Arlamol 800 und 801.

Lippenstift, cremig mit Perlglanz (nach Henkel)

Cutina LM		70,0 T.
Myritol 318		20,0 T.
		90,0 T.
Farbstoffe:		
Pigmentfarbe Ariabel	300503*	0,4 T.
Pigmentfarbe Ariabel	300405*	1,0 T.
Pigmentfarbe Ariabel	300404*	1,0 T.
Pigmentfarbe Ariabel	300403*	0,6 T.
Pigmentfarbe Ariabel	300505*	0,1 T.
Cosmetic Titandioxide	300309*	1,0 T.
Timiron Starluster MP	115**	10,0 T.
		104,1 T.

---

* Williams (Hounslow Ltd., Hounslow Middlesex, TW 33 RX (England); BRD: S. Goldmann, D-4800 Bielefeld 1
** Rona-Merck

Lippenstift, transparent (nach Henkel)

Cutina LM		85,00 T.
Eutanol G		15,00 T.
		100,00 T.
Farbstoffe:		
Pigmentfarbe Ariabel	300 505*	1,00 T.
Pigmentfarbe Ariabel	300 405*	0,50 T.
Pigmentfarbe Ariabel	300 403*	0,25 T.
Pigmentfarbe Ariabel	300 503*	0,10 T.
Cosmetic Titandioxide	300 309*	1,00 T.
		102,85 T.

Lippenstift, cremig, transparent (nach Henkel)

Cutina LM		73,0 T.
Myritol 318		17,0 T.
		90,0 T.
Farbstoffe:		
Pigmentfarbe Ariabel	300 503*	0,2 T.
Pigmentfarbe Ariabel	300 405*	0,5 T.
Pigmentfarbe Ariabel	300 404*	0,5 T.
Pigmentfarbe Ariabel	300 403*	0,3 T.
Pigmentfarbe Ariabel	300 505*	0,1 T.
Cosmetic Titandioxide	300 309*	1,5 T.
		93,1 T.

Lippenstift (nach Croda)

Crodamol PMP	155 g	Titandioxid		10 g
Oleylalkohol	305 g	Ariabel Flame	300 509	6 g
Fluilan	50 g	Ariabel Geranium	300 506	10 g
Crodesta F-50	45 g	Ariabel Magenta	300 502	34 g
Syncrowax ERLC	80 g	Ariabel Umber	300 403	10 g
Syncrowax HGLC	80 g	BHA		1 g
Ricinusöl	174 g	Parfümöl		q.s.
Hartparaffin	40 g			1000 g

---

* Williams (Hounslow Ltd., Hounslow Middlesex, TW 33 RX (England); BRD: S. Goldmann, D-4800 Bielefeld 1

Lippenstift (nach Croda)

Fluilan	40 g	Pentaerythroltetraisostearat	
Ceresin 65°C	40 g	(Crodamol PIIS)	100 g
Hartparaffin	40 g	Timica Brillant Gold	
Syncrowax ERLC	60 g	(Rona-Merck)	100 g
Syncrowax HGLC	60 g	Ariabel Rubicon 300501	15 g
Ricinusöl	335 g	Ariabel Scarlet 300505	15 g
Sorbitanmonolaurat	40 g	Parfümöl	5 g
Oleylalkohol (Novol)	150 g		1000 g

Lippenstift (nach Croda)

Crodesta F-50	44,0 g	Ariabel Umber 300403	16,5 g
Carnaubawachs	34,0 g	Ariabel Rubicon 300501	3,5 g
Ceresin 65°C	69,0 g	Ariabel Scarlet 300505	15,5 g
Fluilan	43,0 g	Ariabel Saffron 300508	9,0 g
Hartparaffin	43,0 g	Ricinusöl	170,5 g
Wachs, mikrokristallin 78°C	60,0 g	Crodamol PTC oder PTIS	146,0 g
Cetylalkohol	43,0 g	Parfümöl	q.s.
Oleylalkohol	292,0 g		1000,0 g
Titandioxid	11,0 g		

Lippenstift mit Perlmutteffekt (nach Akzo)

Elfacos®-26 (Hydroxyoctacosanylhydroxystearat)	100,0 g
Candelillawachs	90,0 g
Ricinusöl	250,0 g
Isopropylmyristat	78,5 g
Sorbitantrioleat (Armotan TO)	50,0 g
Lanolin, hydroxyliert (OH-Lan/Amerchol)	30,0 g
1,3-Butylenglykol	60,0 g
Paraben-Propylester	1,5 g
Parfümöl	10,0 g
Timiron® Supersheen MP-1001	150,0 g
Timiron® Supersilk MP-1005 (Rona/Merck)	150,0 g
Pigmente	30,0 g
	1000,0 g

Neuerdings werden öllösliche lineare Copolymere des Vinylpyrrolidons und langkettiger α-Olefine als Farbstoff-Dispergiermittel verwendet, vor allem Antaron® V-220 und V-216 (in den USA »Ganex«) der GAF-Corporation.

Beispiele aus der Patent-Offenlegungsschrift für *Lippenstifte* (14) mit lipoidlöslichen Polymerisaten aus Vinylestereinheiten:

Wachs, mikrokristallin	120 g
Lanolin, acetyliert	59 g
Lanolin	100 g
Lanolin, hydriert	100 g
Wollwachsalkohole	110 g
Butylhydroxianisol	1 g
Mischpolymerisat aus Vinylacetat 31,3% und Allylstearat 68,7%	80 g
Polyvinyllaurat-Homopolymerisat	150 g
1-Docosanoyloxy-3-(2-ethyl)-hexyloxy-2-propanol	150 g
Titandioxid	10 g
Aluminiumlack D & C-Red-27	75 g
D & C-Red-36	10 g
Aluminiumlack D und C-Yellow-6	25 g
Parfümöl	10 g
	1000 g

Wachs, mikrokristallin	90 g
Lanolin, acetyliert	90 g
Oleylalkohol	110 g
Lanolin, flüssig	80 g
Mineralöl	109 g
Butylhydroxianisol	1 g
Mischpolymerisat aus Vinylacetat 31,3% und Allylstearat 68,7%	100 g
Polyvinyllaurat-Homopolymerisat	110 g
1-Docosanoyloxy-3-(2-ethyl)-hexyloxy-2-propanol	200 g
Titandioxid	35 g
Zirkoniumlack D & C-Red-21	35 g
Calciumlack D & C-Red-6	2 g
D & C-Red-36	15 g
Aluminiumlack D & C-Yellow-6	15 g
Parfümöl	8 g
	1000 g

Lippenstift (15) mit Allantoin-Aminosäurekomplex

Westol 350	150,0 g	Oleylalkohol	97,0 g
Ricinusöl	59,0 g	Fettalkoholester (50)	88,0 g
D & C-Rot-21	1,0 g	Fettalkoholester (424)	73,0 g
Eisenoxid, rot	17,3 g	Candelillawachs	164,0 g
D & C-Orange-5	12,0 g	Carnaubawachs	9,0 g
D & C-Rot-21, Aluminiumlack	9,8 g	Bienenwachs	9,0 g
D & C-Rot	7,5 g	Multiwachs 445 (Witco)	19,0 g
Umber 1985 R	4,5 g	Silicon-Copolymer F 0755	9,0 g
D & C-Orange-17	3,0 g	α-Tocopherolacetat	1,0 g
D & C-Rot-19	2,5 g	Allantoin-Aminosäurekomplex	10,0 g
Titandioxid	40,0 g	Konservierungsmittel	
Westol 350	172,0 g	und Parfümöl	ad 1000,0 g
Modulan (Amerchol)	29,0 g		

7. Prüfung der Lippenstiftmasse

Der Schmelzpunkt der Lippenstiftmasse ist allein kein Kriterium für die Qualität und Brauchbarkeit des Stiftes. Schmelzpunkt-Bestimmungen sollten immer mit der Prüfung der Penetrationszahl (nach Erwärmen der Masse auf 20°C in einem Thermostaten über 24 Stunden) verbunden werden. Nützlich sind Versuche in mit einem Fenster versehenen Wärmeschrank, wo die in der Mitte durchschnittenen Stifte horizontal abgelegt werden. Man beobachtet bei steigender Temperatur das Verschwimmen der Schnittfläche und den Tropfpunkt. Auch das etwaige »Schwitzen« der Stifte bei hoher Luftfeuchtigkeit ist von praktischem Interesse. Schließlich soll noch die Bestimmung der Dilatation erwähnt werden. Man vergleicht die Wärmeausdehnung der Stiftmasse, indem man 15 g Masse in einem mit 0,1 ml graduierten Zylinder erhitzt und 5°C über dem Schmelzpunkt das Volumen notiert. Man kühlt nun 5°C unter den Schmelzpunkt ab und stellt das Volumen fest. Der ausschlaggebende Test ist jedoch der Verbrauchstest und Prüfungen im Gebrauch durch erfahrene Personen.

Die *Farbbeurteilung* von Lippenstiften (und Make-up-Präparaten) muß bei *sehr hellem* Licht erfolgen; *1000 bis 2000 Lux sind erforderlich*. Die Prüfung erfolgt in einem schwarz tapezierten oder gestrichenen Raum, der durch eine Fluoreszenzröhre (Warmton de Luxe 32) hell erleuchtet ist. Farbmessungen können mit dem Spectromat FS-2 (Pretema AG, Birmensdorf/Zürich) erfolgen.

Analyse von Lippenstiften

Newburger, S. H.: »A Manual of Cosmetic Analysis«, Assoc. Offic. Agr. Chem., Washington, 2. Edition, S. 50–53 (1977).

8. Lip-Gloss, Lippenpomaden

Man unterscheidet »Anti-Chap«-Lippenstifte, welche die Lippen vor Austrocknung und Sprödigkeit schützen sollen (Typ »Labello«) und solche, die vor allem einen fettigen Glanz (oft mit Silber- oder Goldeffekt) hinterlassen. Schließlich gibt es noch spezielle Stifte und Zubereitungen zum Schutz der Lippen vor extremer UV-Einwirkung an der See oder im Hochgebirge.

In folgendem Rahmen lassen sich derartige pflegende *Lippenglanzstifte* herstellen:

Ricinusöl (+ Antioxidans)	400 g	Bienenwachs, gelb	50 g
Paraffinum subliquidum (DAB 8)	100 g	Wollwachs, wasserfrei	100 g
Erdnußöl, hydriert	90 g	Fischsilberpaste (in Öl)	40 g
Kakaobutter	50 g	Pigmentfarbstoffe	10 g
Carnaubawachs, raffin.	100 g	Parfümöl	10 g
Stearylheptanoat (CTFA)	50 g		1000 g

Vielfach werden Lippenpflegestifte mit Arlamol-803 und 805 (ICI) formuliert.

Lip-Gloss (nach Croda)

Paraffinum subliquidum (DAB 8)	721 g	Timica Silk White	9 g
Bentone M-10	80 g	Ariabel Rubicon 300 501	5 g
Synchrowachs HRSC	40 g	(Williams-Hounslow)	
Synchrowachs ERLC	40 g	Parfümöl	5 g
Fluilan	100 g		1000 g

Lip-Gloss (nach Akzo)

Elfacos® C 26 (Hydroxyoctacosanylhydroxystearat)	100,0 g
Candelillawachs	50,0 g
Carnaubawachs	20,0 g
Wachs, mikrokristallin	50,0 g
Ricinusöl	598,5 g
Elfacos® ST 9 (Akzo)	30,0 g
Isopropylanolat	50,0 g
Paraben-Propylester	1,5 g
Pigmente	50,0 g
Biron® Silver Co (Rona/Merck)	50,0 g
	1000,0 g

Lip-Gloss (nach Dynamit Nobel)

A)	Bentone-38-Gel (10% Bentone-38 in Lanolin-flüssig)	200 g
	Lanolin, flüssig	120 g
	Softigen®-767	50 g
	Imwitor® 780 K	30 g
	Produkt V 8080	300 g
	1%ige rote Farblösung in Softigen®-767	40 g
B)	Carnaubawachs	130 g
	Bienenwachs	70 g
C)	Pigment-Brillantlack B	30 g
	Timiron-Starluster MP-115 (Rona/Merck)	20 g
D)	Parfümöl	10 g
		1000 g

Lippenpflegestift (nach GAF)

Antaron® V-220 = Ganex V-220	30 g
(lineare Copolymere des Vinylpyrrolidons und langkettiger α-Olefine)	
Cetylalkohol	30 g
Ricinusöl	293 g
Ozokerit H-43 (Schütz & Co.)	150 g
Bienenwachs	40 g
Eutanol G (Henkel)	134 g
Vaseline, weiß	162 g
Kakaobutter	152 g
Bisabolol	1 g
Parfümöl	8 g
	1000 g

Lip-Gloss-roll-on (nach GAF)

Antaron V-220 (GAF)	30,0 g
Fluilan (Croda)	450,0 g
Emcol 249-3 K (Witco)	270,0 g
Myritol-318 (Henkel)	60,0 g
Paraffinöl 30° Engler	60,0 g
Ricinusöl	119,5 g
Oxynex-2004 (Merck)	0,5 g
Parfümöl	10,0 g
	1000,0 g

Lip-Gloss (16)
mit Allantoin-Aminosäurekomplex

Tegosept B	1,5 g
Vaseline, weiß	319,0 g
Lanolin, acetyliert	369,0 g
Lanolinöl	152,0 g
Hartparaffin	56,0 g
Glyceride, acetyliert	40,0 g
Octyl-Dimethyl-p-Aminobenzoat	5,0 g
Tenox VI (Antioxidans)	1,0 g
Tegosept P	1,0 g
Vaseline, weiß	47,5 g
D & C-Rot-6	0,1 g
Parfümöl	2,5 g
Allantoin-Aminosäurekomplex	2,5 g
	997,1 g

Lippenpflegestift,
farblos (nach Henkel)

Cutina LM	80,0 T.
Myritol 318	5,0 T.
Cetiol SN	5,0 T.
	90,0 T.

Lippenpflegestift
mit Azulen (nach Henkel)

Cutina LM	85,00 T.
Cetiol SN	15,00 T.
Azulen, rein krist. 100%ig	0,02 T.
	100,02 T.

Lippenpflegestift,
leicht getönt, mit Perlglanz (nach Henkel)

Cutina LM	80,0 T.
Myritol 318	10,0 T.
	90,0 T.

Farbstoffe:
Pigmentfarbe Ariabel 300 407*	0,1 T.
Pigmentfarbe Ariabel 300 506*	0,2 T.
Timiron Starluster MP 115**	5,0 T.
	95,3 T.

Lippenpomade (nach Henkel)

Cutina LM	80,0 T.
Eutanol G	20,0 T.
	100,0 T.

---

* Williams (Hounslow Ltd., Greville House, Hibernia Road, Hounslow, Middlesex, MU 3 RX
** Rona/Merck

Lippenschminke in Cremeform
mit Perlglanz

Cutina LM (Henkel)	60,0 T.
Myritol 318	40,0 T.
	100,0 T.
Farbstoffe:	
Pigmentfarbe Ariabel 300 405	0,7 T.
Pigmentfarbe Ariabel 300 503	0,2 T.
Timiron Starluster MP 115	5,0 T.
	105,9 T.

Sonnenschutzstift

Cutina LM (Henkel)	80 T.
Myritol 318 (Henkel)	5 T.
Parsol MCX (Givaudan)	2 T.
Karottenöl	1 T.
	88 T.

Literatur

(1) *Nowak, G. A.:* Dragoco report Nr. 4, S. 63–70 (1958)
(2) *Nowak, G. A.* u. *Holzner, G.:* Amer. Perf. & Cosmet. Vol. 79, S. 41–45 (1964)
(3) *Fortiu, E.:* in: »Principles of cosmetics for the dermatologist«; ed. Frost u. Horwitz, The. C. V. Mosby Comp., St. Louis, S. 147–151 (1982)
(4) *Lippok, K.:* »Untersuchungen von Farbveränderungen an Lippenstiften«; Ingenieurarbeit an der Fachhochschule Köln, Fachbereich Photoingenieurwesen 1978/79
(5) FDA (USA): FR 484 463 v. 1. 2. 1983; Cosmetics & Toiletries 98, S. 33 (1983)
(6) *Rattee, I. D.:* »Colour in Cosmetics« in »Cosmetic Science«, Vol. I, S. 184, ed. M. M. Breuer, Academic Press, London (1978)
(7) FDA (USA): FR 485 262-4 v. 4. 2. 1983; Cosmetics & Toiletries 98, S. 33 (1983)
(8) FDA (USA): FR 485 262-6 v. 4. 2. 1983; Cosmetics & Toiletries 98, S. 33 (1983)
(9) *Kirk-Othmer:* »Colorants for Foods, Drugs and Cosmetics«, in »Encyclopedia of Chemical Technology«, 3. Edition, Vol. 6, S. 561–596, J. Wiley & Sons, New York (1979)
(10) *Billington, A. E.:* USP 3 974 271 v. 10. 8. 1976 (Beecham)
(11) USP 3 890 358, Emery Industries Inc.
(12) *Nowak, G. A.:* »Fundamental Research for the Composition of Lipstick Substances«, Amer. Perfumer S. 53–55, May 1960
(13) *Kunzmann, Th.:* Seifen, Öle, Fette, Wachse, Heft 13–25 (1955) in Fortsetzung
(14) *Boulogne, I.* u. Mitarb.: DE-AS 2 729 867 v. 26. 2. 1981 (L'Oreal)
(15) DE-OS 3 224 988 v. 10. 2. 1983 Carroll Products, Philadelphia
(16) DE-OS 3 224 988, siehe unter (15).

Kapitel XIX

Make-up-Präparate, Schminken, Gesichtsmasken
(Les produits de maquillage)

Allen dekorativen Kosmetika ist gemeinsam, daß sie eine mehr oder weniger große Menge an Farbstoffen oder Pigmenten enthalten. Die Farbstoffe können in echter Lösung enthalten sein oder als Pigment-Dispersion. Sehr oft verwendet man eine Kombination löslicher Farbstoffe und unlöslicher Pigmente. Die Trägerbasis für dekorative Kosmetika kann sehr unterschiedlich sein; alle Möglichkeiten der kosmetischen Technologie stehen hierbei offen. Deshalb ist eine Einteilung sehr schwierig. Bei nachstehender Übersicht sind die Übergänge bisweilen fließend.

a) *Fettschminken* (Fards gras, grease paints)
Es handelt sich vorwiegend um nicht-emulgierte, wasserfreie Schminken in pastöser Form oder in Stangenform, die als »Wangen-Rouge«, Augenbrauenstifte, Augenwimpernschminke (Maskara), Lidschattenstift (Eye-Liner) usw. dienen. Ihre Zusammensetzung ähnelt den Lippenstiften und enthält Kakaobutter, Ceresin, Bienen-, Japan- und Carnaubawachs, Vaselin, Lanolin, Fettsäureester, hydriertes Ricinus- oder Erdnußöl usw.

b) *Emulgierte Produkte*
Diese können als W/O-Cremes (Augenwimpernschminke) oder als leichter abwaschbare O/W-Emulsionen (Pudercreme/foundation cream) vorliegen bzw. in milchiger Form als liquid Make-up oder als Eye-Liner-Emulsion.

c) *Lösung von Farbstoffen* bzw. Dispersion von Pigmenten in einem wäßrigen (oder schwach alkoholischen) Medium oder in einem Gel bzw. Schleim.
Sehr oft wird die wäßrige Basis durch Glycerin, Glykole oder Sorbit verdickt und ihre Haftfähigkeit durch Gelatine, Veegum®, PVP usw. erhöht. Auch Rosenwasser wird häufig zugesetzt. Produkte mit einem Alkoholgehalt unter 20% sind sorgfältig zu konservieren, ebenso Pudercremes auf Basis einer O/W-Emulsion (vgl. Bd. 1, S. 153–155/1982).
Diese Art der Zubereitung kommt für Wimperntuschen, Eye-Liner (in Tube oder mit Pinsel aufzutragen), flüssige Make-up (flüssige Puder) und ähnliche Produkte in Frage. Sie ähnlen den pharmazeutischen Schüttelmixturen. Das Hauptproblem ist das Absetzen der Pigmente. Man setzt daher Dispergier- und Netzmittel zu wie das Darvan® 7 (flüssig) und Darvan® 2 (pulverförmig) oder Dispersol-T (ICI) sowie ein Netzmittel vom Typ Natriumdioctylsulfosuccinat.
Als Farben-Dispergiermittel dienen auch die linearen Copolymeren des Vinylpyrrolidons und langkettiger α-Olefine: Antaron-220 (in den USA = Ganex), die sich in organischen Lösern (Mineralöle) auflösen.
Das spezifische Gewicht der Pigmente muß möglichst gering und die Viskosität des Präparates möglichst hoch sein. Zweckmäßig ist eine Färbung in echter Lö-

sung im selben Farbton, den die Pigmente aufweisen, da hierdurch ein Absetzen der Pigmente nicht so stark ins Auge fällt.

d) *Pudersteine, Kompaktpuder, Pancake-Make-up*
Sie bestehen aus einer stark pigmenthaltigen Fett-Wachs-Basis, die als »Binder« dient. In der ursprünglichen Form enthalten die Pudersteine Seifen, insbesondere Triethanolaminstearat, Triethanolaminoleat, Triethanolamin-Ricinoleat usw., die es ermöglichen, mit einem feuchten Bürstchen oder Schwamm bzw. Puderquaste, die sich lösende Schminke aufzutragen. Als Binder wird auch Carboxymethylcellulose, Veegum®, Gummi arabicum usw. verwendet.

1. Farbstoffe für Make-up-Präparate

Im wesentlichen können Pigmente, Farblacke und Naturfarbstoffe verwendet werden, wie sie in den Kapiteln »Lippenstifte« und »Nagellacke« beschrieben werden. Die Anlage 3 zu § 3 der Kosmetik-Verordnung (der Bundesrepublik Deutschland) macht einige Ausnahmen. Folgende Farbstoffe sollen *nicht* am Auge Verwendung finden:

lfd. Nr. 8: 1-(4-Chlor-o-sulfo-5-Tolylazo)-2-naphthol
          Color-Index 15 585 = C-Rot-55
lfd. Nr. 19: Acid-Red-98
          Color-Index 45 405
lfd. Nr. 6: 1-(4'-Sulfophenylazo)-2-hydroxy-naphthalin
          Color-Index 15 510 = C. ext.-Orange-8
lfd. Nr. 10: chlorierte Phthalocyanine
          Color-Index 74 260 = C. ext.-Grün-5
Teil B:
lfd. Nr. 4: C-Rot-57
          Color-Index 14 700
          C. ext.-Gelb-23
          Color-Index 4700 (Chinophthalon der Kosmetik-Verordnung)

Viel verwendet werden in Make-up-Präparaten Eisenoxidpigmente wie z. B.:

Eisenoxid Fe_2O_3 = E-172, Color-Index 77 491
  (Sicomet-Rot-30; Siegle/BASF)

Eisenoxidhydrat $FeOOH + Fe_2O_3 + Fe_3O_4$
= E-172, Color-Index 77 492 + 77 492 + 77 499
  (Sicomet-Braun-70; Siegle/BASF)

Eisenoxid $F_2O_3 + Fe_3O_4$ = E-172, Color-Index 77 491 + 77 499
  (Sicomet-Braun-75; Siegle/BASF)

Eisenoxidhydrat FeOOH-α-Modifikation
= E-172, Color-Index 77 492
(Sicomet-Gelb-10; Siegle/BASF)

Eisenoxid, Fe_3O_4 = E-172, Color-Index 77 499
(Sicomet-Schwarz-80; Siegle/BASF)

Für Perlglanz- und Farbeffekte gibt es eine Reihe von Perlpigmenten – meist auf Glimmer basierend (Mica) – die mit Titandioxid beschichtet sind:

Timica, Luster Pigments	
Flamenco, Pearl and Colors	The Mearl Corp.,
Cloisonné, Colors	41 East 42nd Street,
Duocrome, Iridescent Colors	New York, N. Y. 10017

Ferner (Rona/Merck):
Echtes Fischsilber, Naturon CSN 11
Echtes Fischsilber, Naturon CSN 22
Wismutoxidchlorid, Biron-Typen
Wismutoxidchlorid und Farbstoffe, Bicrona-Typen (spez. für Kompaktpuder)
Wismutoxidchlorid auf Glimmer, Mibiron-Typen (für Kompaktpuder),
  (auch mit Farbstoffen)
Wismutoxidchlorid auf Talk, Bital (für Puder und Stifte)
Titandioxid auf Glimmer, Timiron-Typen
auch mit Farbstoffen: Gold, Blau, Grün, Rot usw.
sowie mit anorganischen Pigmenten und TiO_2/Glimmer:
Timiron-Color-Typen (Eye-Make-up).
Titandioxid auf Glimmer + Colorpigmente, Colorona- und Dichrona-Typen.

2. Fettschminken

Basis (pastös)

Vaselin, weiß	540 g
Cetiol® V	400 g
Aluminiumstearat	30 g
Farbstoffe bzw. Pigmente	30 g
	1000 g

Herstellung: Bei 130°C zusammenschmelzen, Farbstoffe lösen, mit Cetiol® V benetzte Pigmente einrühren, parfümieren und homogenisieren.

Wangenrot (Fard pour les joues)

Echt Scharlachlack, konz.	200 g
Ceresin	270 g
Japanwachs	130 g
Paraffinum subliquidum (DAB 8)	400 g
	1000 g

Wangenrot

Paraffinum subliquidum	675 g
Bienenwachs, weiß	200 g
Ceresin	100 g
Fettfarbe	25 g
	1000 g

Derartige Theaterschminken lassen sich mit Fett (Abschminke) oder Öl und anschließender Seifenwaschung gut entfernen.

Einfache *Abschminken* (demaquillant) sind deshalb ähnlich zusammengesetzt wie z. B. folgende Fettschminken:

Ceresin	75 g
Paraffinum subliquidum	920 g
Parfümöl	5 g
	1000 g

Lidschatten (Eye Shadow)

Ceresin	20 g
Cetylpalmitat	100 g
Lanolin	100 g
Bienenwachs, weiß	40 g
Vaselin, weiß	400 g
Zinkoxid	200 g
Timiron® Pearl, Flake MP-10 (Rona/Merck)	100 g
C-Blau-17 (Augenlidblau KO; Siegle/BASF)	20 g
Aluminiumpulver	20 g
	1000 g

Bei Lidschatten wird grün neben blau und schwarz bevorzugt.

Fettschminke (Stangenwachs/Crayon)

Ceresin	220 g
Bienenwachs	180 g
Paraffinum subliquidum	440 g
Lärchenterpentin	50 g
Parfümöl	10 g
Farbstoffmischung	100 g
	1000 g

Eye-Shadow (Augenschatten)

Bienenwachs	100 g
Ceresin	150 g
Paraffinum subliquidum	200 g
Farbstoffmischung	100 g
Talcum	70 g
Zinkoxid	200 g
Fischsilber, »Hochglanz« S, 18%ig in Ricinusöl	180 g
	1000 g

Eye-Shadow (Augenschatten)

Lanolin, flüssig	40 g
Bienenwachs	40 g
Isopropylmyristat	300 g
Vaselin, weiß	400 g
Wachs, mikrokristallin (Microcerin R-612)	80 g
Rona®-Perlpigment NLY-L2X CO (= Biron)	140 g
	1000 g

Pro 1 kg der *Fettbasis* werden eingearbeitet:

Talcum	350 g
Zinkoxid	100 g
Titandioxid	50 g
Ultramarin u. Eisenoxidpigment	50 g

Als *Puderbasis* kann auch folgende Mischung zu etwa 30% den Augenlidschatten zugesetzt werden:

Talcum	200 g
Zinkoxid	50 g
Titandioxid	100 g
Calciumcarbonat	50 g
Magnesiumstearat (Adherol®/Givaudan)	500 g
Pigmente u. Farbstoffe sowie Timiron®-Gold	100 g
	1000 g

Lidschattenstift (eye liner pencil, crayon)

Bienenwachs, weiß	60 g
Carnaubawachs	50 g
Candelillawachs	100 g
Cetiol® A (Dehydag)	340 g
Ricinusöl (+ 0,2 Oxynex® 2004)	100 g
Fischsilber in Ricinusöl	300 g
Pigment	40 g
Parfümöl	10 g
	1000 g

Fettstiftmasse (für Bühnenschminken)

Hartparaffin	350 g
Bienenwachs, weiß	200 g
Kakaobutter	80 g
Paraffinöl	370 g
	1000 g

Pudercreme (nicht-emulgiert)

Acetulan® (acetylierte Lanolinalkohole) bzw. flüssiges Lanolin	60 g
Amerlate® P (Isopropyllanolat)	30 g
Paraffinöl	360 g
Wachs, mikrokristallin	150 g
Talcum, Zinkoxid, Titandioxid u. Farbpigmente (rotes Eisenoxid, Umbra, Sienna)	390 g
Parfümöl	10 g
	1000 g

Rougecreme, nicht-emulgiert (nach Henkel)

Cutina LM	820 g
Eutanol G	180 g
Pigmentfarbe Ariabel 300 406	10 g
Pigmentfarbe Ariabel 300 404	8 g
Pigmentfarbe Ariabel 300 505	20 g
Pigmentfarbe Ariabel 300 403	2 g
Titandioxid	18 g
Parfümöl	2 g
	1060 g

Rougecreme, nicht-emulgiert

Carnaubawachs	60 g
Ozokerit	100 g
Paraffinöl	240 g
Isopropylpalmitat	270 g
Talcum	100 g
Titandioxid	150 g
Zinkoxid	20 g
Parfümöl	10 g
Farbstoffe	50 g
	1000 g

Augenbrauenstift (eye brow pencil)

Cetylpalmitat	100 g
Kakaobutter	300 g
Ceresin	200 g
PCL® (solid)	40 g
Bienenwachs	200 g
Cetylalkohol	10 g
Pigmentschwarz, Sienna, Umbra u. Bronzepigment	147 g
Parfümöl	3 g
	1000 g

Augenbrauenstift

Mineralöl	240 g
Ceresin	150 g
Bienenwachs	20 g
Schweineschmalz (Adeps suillus benzoatus, benzoinated tallow)	470 g
Pigmentschwarz u. etwas Ultramarin	120 g
	1000 g

Für braune Töne werden die Pigmente mit Umbra abgemischt.

Augenbrauenstift

Kakaobutter	180 g
Ozokerit	310 g
Bienenwachs	200 g
Isopropylmyristat	100 g
Eucerin® oder Protegin®	50 g
Paraffinöl	50 g
HD-Ocenol® K	10 g
Pigmente	100 g
	1000 g

Augenbrauenstift

Ricinusöl, hydriert	450 g
Erdnußöl, hydriert	130 g
Kakaobutter	80 g
Lanolin-Absorptionsbase	160 g
Sicometschwarz (BASF/Siegle)	100 g
Ricinusöl	80 g
	1000 g

Augenschattenstift

Syncrowax HGLC (Croda)	150 g
Syncrowax HRC (Croda)	50 g
Paraffinöl	350 g
Liquid-Base CB 3896	150 g
Parfümöl	2 g
Luviskol K-30 (PVP-BASF)	8 g
Talcum	15 g
Ariabel® Umbra 300 403 (Williams-Hounslow)	75 g
Timica® Sparkle (The Mearl Corp.)	200 g
	1000 g

Augenschattenstift,
mit flüchtigen Siliconen

Syncrowax BB 6 (Croda)	240 g
Siliconöl, volatile Y 7207 (GAF)	544 g
Ariabel Umbra 300 403 (Williams-Hounslow)	59 g
Timica® Sparkle (The Mearl Corp.)	157 g
	1000 g

Augenschatten,
mit flüchtigen Paraffinen

Syncrowax HGLC (Croda)	150 g
Syncrowax HRC (Croda)	50 g
Isopar L (Esso)	350 g
Liquid-Base CB 3896 (Croda)	150 g
Timica® Sparkle (The Mearl Corp.)	200 g
Ariabel® Olive 300 307	90 g
Luviskol K-30 (BASF) oder Antaron-200 (GAF)	8 g
Parfümöl	2 g
	1000 g

Augenschattenstift (eye shadow stick)

Elfacos ST (Akzo)	100 g
Paraffinum subliquidum (DAB 8)	410 g
Isopropylpalmitat	100 g
Acetulan (Amerchol)	40 g
Bienenwachs, weiß	60 g
Lunacera M (L. W. Fuller)	40 g
Carnaubawachs	30 g
Candellilawachs	70 g
Farbpigmente	150 g
	1000 g

Make-up-Stift

A) Calciumstearat	30,0 g
Paraffinum subliquidum (DAB 8)	70,0 g
(unter Erwärmen zum Gel rühren)	
B) Carnaubawachs	50,0 g
Vaselin, weiß	40,0 g
Ricinusöl	260,0 g
Oxynex-2004 (Merck)	0,5 g
Bienenwachs, weiß	150,0 g
C) Pigment-Rotbraun R 26 495	10,0 g
(BASF/Siegle) = C-Rot-43	
Fleischfarbe 91 190 N (BASF/Siegle)	30,0 g
L-Gelblack 2 LT 2 conc.	3,0 g
(BASF/Siegle) = C-Gelb-10	
Titandioxid	21,0 g
Ricinusöl	60,0 g
D) Timiron Supersheen MP-1001	230,0 g
oder 300 g Biron Silver CO (Merck)	
Talcum	40,0 g
E) Parfümöl	5,5 g
	1000,0 g

Herstellung: A unter Erwärmen verarbeiten, B bei 80°C schmelzen; A in B einrühren. C zu einer Paste homogenisieren und einarbeiten, Timiron und Talcum einrühren, zuletzt bei 50°C das Parfümöl hinzugeben.

Lidschattenstift

Bienenwachs, weiß	88,0 g	Oxynex-2004 (Merck)	0,5 g
Carnaubawachs	36,0 g	Biron Silver CO (oder 100 g	130,0 g
Hartparaffin (70°C)	36,0 g	Timiron Starluster	
Cetylalkohol	28,0 g	MP-115/Merck)	
Isopropylmyristat	70,0 g	Augenlidblau KO (Siegle/BASF)	5,0 g
Wollwachs	28,0 g	= C-Blau-17	
Vaselin, weiß	17,0 g	Parfümöl	3,5 g
Paraffinum subliquidum (DAB 8)	8,0 g		1000,0 g
Ricinusöl	550,0 g		

3. Emulgierte Make-up-Präparate

Die Farbpigmente, deren Menge bei etwa 10 bis 40% liegt, können sowohl in einer festen als auch in einer milchigen O/W- sowie in eine W/O-Emulsion eingearbeitet werden.

3.1 O/W-Typen

Pudercreme (O/W)

A)	Stearin Ia L2SM	100 g
	Glycerinmonostearat	30 g
	Cetylalkohol	10 g
	Isopropylpalmitat	20 g
	Isopropylmyristat	50 g
	Arlacel®-60	20 g
	Tween®-60	10 g
B)	Sorbex® S	30 g
	Hexylenglykol	100 g
	Nipagin® M	2 g
	Nipasol®-Natrium	2 g
	Wasser, destilliert	410 g
	Nußextrakt, wasserlöslich	100 g
C)	Titandioxid, Zinkoxid, Eisenoxidrot	110 g
D)	Parfümöl	6 g
		1000 g

Make-up, semiliquid (O/W)

A)	Hostaphat® KS-340	30 g
	Stearin	110 g
	Isopropylpalmitat	20 g
B)	1,2-Propylenglykol	130 g
	Wasser, destilliert	630 g
	Nipasol®-Natrium	2 g
	Natriumdehydroacetat	2 g
	Triethanolamin	1 g
C)	Pigmente	70 g
D)	Parfümöl	5 g
		1000 g

Make-up, flüssig (O/W)

A)	Isopropylmyristat	340 g
	Lanolin, flüssig	60 g
	Stearinsäure L2SM	30 g
B)	Triethanolaminlaurylsulfat	10 g
	Triethanolamin	1 g
	Methylparaben	2 g
	Imidazolidinyl-Harnstoff	3 g
	Wasser	551 g
C)	Parfümöl	3 g
		1000 g

Farbstoffzusatz auf 1000 g Emulsion:

Braunpigmente (z. B. Sicomet-Braun-70; BASF/Siegle)	40 g
Titandioxid	40 g
Aluminiumstearat oder Zinklaurat bzw. Adhérol (Givaudan)	10 g
Kolloid-Kaolin	30 g

Make-up (O/W-Emulsion)

A)	Emulgator E-2149 (Goldschmidt)	80 g
	Isopropylmyristat	90 g
	Paraffinum subliquidum (DAB 8)	80 g
	Luvitol® EHO (BASF) = Cetearyloctanoate (CTFA)	20 g
	Perhydrosqualen	20 g
	Karottenöl, extra	9 g
B)	Glycerin	20 g
	Wasser	570 g
	Germall-115	3 g
	Methylparaben	2 g
	Propylparaben	1 g
C)	Pigmente	100 g
D)	Parfümöl	5 g
		1000 g

Herstellung: Glycerin und ca. 170 g Wasser werden mit den Pigmenten homogen angeteigt. Den Rest von B dann bei 70°C in A emulgieren und bei 50°C die Pigmentpaste einarbeiten, dann parfümieren.

Make-up (DE-AS 2 910 473 B 2 v. 23. 7. 1981, Shiseido)

Paraffinöl (Drakeol 9/CTFA)	33,00 g
Ozokerit (CTFA)	10,00 g
Montmorillonit, organisch modifiziert (Stearylamid-Montmorillonit)	5,00 g
Dimethyldioctadecyl-ammoniumchlorid	2,00 g
Wasser, destilliert	40,00 g
Eisenoxidpigmente	5,00 g
Talcum	5,00 g
Parfümöl	0,10 g
Konservierungsmittel	0,05 g
	100,15 g

Make-up-Creme (O/W)
mit Perlglanzeffekt

A)	Cutina MD (Henkel)	20,0 g
	Stearin Ia L2SM	10,0 g
	Decyloleat	50,0 g
	Paraffinum subliquidum (DAB 8)	100,0 g
	Wollwachs	20,0 g
	Pigmentfarben	80,0 g
B)	Veegumlösung, 4%ig	300,0 g
	1,2-Propylenglykol	50,0 g
	Triethanolamin	5,0 g
	Wasser	259,5 g
	Methylparaben	2,0 g
	Propylparaben	0,5 g
	Germall-115	3,0 g
C)	Timiron Starluster MP-115 (Merck)	100,0 g
		1000,0 g

Make-up, flüssig (O/W-Emulsion)

A)	Cutina KD-16 (Henkel)	100 g
	Eutanol G (Henkel)	40 g
	Isopropylmyristat	40 g
	Eumulgin B-1 (Henkel)	10 g
	Paraffinum subliquidum (DAB 8)	30 g
	Antaron V-220 (GAF)	10 g
	Farbpigmente	60 g
	Aerosil-200	10 g
B)	Germall-115	3 g
	Methylparaben	2 g
	Wasser	692 g
C)	Parfümöl	3 g
		1000 g

Cover-Cream (nach Croda)

A)	Syncrowax BB 5	54,0 g		Propylenglykol	34,0 g
	Syncrowax AW 1 C	36,0 g		Wasser, entionisiert	443,3 g
	Silicone, flüchtige (Y 7158)	212,5 g	C)	Ariabel Pigmente	20,0 g
	Fluilan	42,5 g		Titandioxid	140,0 g
B)	Triethanolamin	12,7 g	D)	Parfümöl	5,0 g
					1000,0 g

Make-up, flüssig

A)	Veegum (Vanderbilt)	7,5 g
	Keltrol (Xanthan Gummi/Kelco)	1,5 g
	Glycerin	40,0 g
	Citronensäure	3,0 g
	Methylparaben	2,0 g
	Germall-115	4,0 g
	Propylparaben	0,5 g
	Wasser	660,0 g
B)	Titandioxid	50,0 g
	Talcum	50,0 g
	Eisenoxidpigmente	37,0 g
C)	Ritachol (Paraffinöl u. Wollfettalkohole, RITA)	50,0 g
	Myristylmyristat	25,0 g
	Oleylalkohol	20,0 g
	Polysynlane (Polyisobuten, hydriert)	20,0 g
	Cosmowax (Stearylalkohol u. Stearath 20 u.-10)	20,0 g
	Tween 85	5,0 g
D)	Parfümöl	4,5 g
		1000,0 g

Lidschattencreme (nach Henkel)

A)	Stearin Ia L2SM	10,0 g	C)	Timiron Starluster MP-115	100,0 g
	Isopropylpalmitat	50,0 g	D)	Titandioxid	23,0 g
	Lanette 16	10,0 g		Pigmentfarbe Ariabel 300 403	4,0 g
	Lanette E	2,0 g		Pigmentfarbe Ariabel 300 307	2,7 g
	Eumulgin B-1	5,0 g		Pigmentfarbe Ariabel 300 401	0,5 g
B)	Veegumlösung, 4%ig	400,0 g		Talcum	60,0 g
	Luviskol K-30 (BASF)	30,0 g		Kaolin	6,0 g
	Germall-115	3,0 g	E)	Parfümöl	2,0 g
	Methylparaben	2,0 g			1000,0 g
	Wasser	289,8 g			

Liquid-Make-up, kationaktiv

A)	Cetylalkohol	20 g
	Crodamol PMP (PPG 2-Myristyl-etherpropionat)	15 g
	Super Sterolester (C_{10}-C_{30}-Carboxylsäureester der Sterole)	5 g
	Emcol E 607 S (Witco)	15 g
	Silicone L-45 (Union Carbide)	2 g
B)	Glycerin	40 g
	Germall-115	3 g
	Methylparaben	2 g
	Wasser, destilliert	792 g
C)	Titandioxid	60 g
	Talcum	10 g
	Eisenoxidpigmente, mikronisiert	30 g
	Benzylalkohol	2 g
	Phenylethylalkohol	2 g
	Parfümöl	2 g
		1000 g

Eye-Liner

A)	Miglyol-810 (Dynamit Nobel)	30,0 g	C)	Pigmentfarben	100,0 g
	Eutanol G (Henkel)	30,0 g	D)	Luviskol K-30 (BASF)	80,0 g
	Cutina MS (Henkel)	30,0 g		Ethanol, 96%ig	50,0 g
	Eumulgin B-1	10,0 g		Glycerin	30,0 g
B)	Wasser	240,0 g		Wasser	192,0 g
	Imidazolidinyl-Harnstoff	3,0 g	E)	Veegumlösung, 6%ig	200,0 g
	Methylparaben	2,0 g	F)	Parfümöl	2,5 g
	Propylenparaben	0,5 g			1000,0 g

Herstellung: B wird in A bei 70°C emulgiert, dann wird D hergestellt, indem Luviskol in Ethanol und Glycerin in Wasser gelöst wird. Die Pigmentfarben (C) werden in D eingearbeitet. D und C werden zusammen in die gebildete Emulsion (A u. B) eingerührt, dann wird E und F hinzugegeben.

Wimperntusche DE-AS 2 910 473 B v. 23. 7. 1981 (Shiseido)

	1	2	3
Isoparaffinkohlenwasserstoff, niedrigsiedend (Kp. 173–195°C)	56,00	58,00	57,50
Bienenwachs	10,00	10,00	10,00
Wachs, mikrokristallin	10,00	10,00	10,00
Montmorillonit, organisch modifiziert (Dimethyldioctadecylammonium-Montmorillonit)	2,00	1,00	1,50
Ethanol	2,00	–	–
Polyoxyethylensorbitanmonostearat	–	0,25	0,25
Wasser, destilliert	–	0,75	0,75
Eisenoxidpigmente	20,00	20,00	20,00
Viskosität des Produktes (cp)	38 000	36 000	45 000

3.2 W/O-Typen

Make-ups auf Basis einer W/O-Emulsion haften fester und sind beständiger gegen Schweiß, Tränen oder Regen.
Technisch werden folgende Neuerungen bei Formulierungen beachtet:

a) Verwendung von flüchtigen Isoparaffin-Kohlenwasserstoffen vom Typ Shellsol-T und Isopar-L (Esso)
b) Verwendung flüchtiger cyclischer Dimethylpolysiloxane (Volatile Silicone 7207 und 7158)

Die Flüchtigkeit (50%ige Verdunstung bei 25°C)
bei Silicone 7207   liegt bei 1,7 h
bei Silicone 7158   bei 10,0 h
bei Wasser   bei 0,5 h und
bei Ethanol   bei 0,1 h

Elliot (1) ging bei seinen Versuchen, eine pigmentierte Wasser-in-Lösemittel-Emulsion herzustellen, von folgender Basis aus:

Glyceryloleat	1,00%
PEG-2-Cocamin	1,00%
Gelbase (Arlacel 186 u. Sorbitol = 1 + 9)	10,00%
Bienenwachs	4,00%
Lösemittel, flüchtig (s. oben)	20,00%
Konservierungsmittel	0,38%
Wasser, deionisiert	63,62%
	100,00%

Diese Basis wurde durch ein Aluminiumstearat-Isoparaffinöl-Gel stabilisiert, so z. B. für ein »Eye-Shadow«:

Glyceryloleat u. PEG-2-Cocamin	2,00 g-%
Bienenwachs	8,00 g-%
Löser, flüchtig (s. oben)	28,00 g-%
Aluminiumstearat-Isoparaffinöl-Gel	10,00 g-%
Pigmente, anorganische	5,00 g-%
Silberglanzpigmente	20,00 g-%
Konservierungsmittel	0,22 g-%
Wasser, entionisiert	26,78 g-%
	100,00 g-%

Basis für Augenlidschatten (W/O)

Hostacerin DGO (Hoechst)	15 g
PEG-2-Cocamine (Ethomeen C-12/Armac)	5 g
Shellsol-T	200 g
Dow Corning Volatile Silicone 344 oder 7158	100 g
Aluminiumstearat-Isoparaffinöl-Gel	100 g
Ozokerit oder mikrokristallines Wachs	40 g
Bienenwachs	20 g
Mibiron Light Blue oder Dark Blue oder Green	180 g
Pigmente, anorganische	40 g
Wasser	290 g
Germall-115	4 g
Methylparaben	2 g
Parfümöl	4 g
	1000 g

Make-up (W/O) (nach Vanderbilt)

A)	Veegum®	12 g	Gemisch von Eisenoxiden	30 g
	Wasser	373 g	C) Paraffinum perliquidum (DAB 8)	150 g
	Germall-115	3 g	Polysynlane (Polyester Corp.)	80 g
	Methylparaben	2 g	Ritachol (R.I.T.A.)	80 g
	Propylparaben	1 g	Lanapene (Lanaetex Prod. Inc.)	70 g
	Magnesiumsulfat	4 g	Sorbitollösung, 70%ig	50 g
B)	Talcum	55 g	Oleamid DEA	25 g
	Kaolin	15 g	Parfümöl	q.s.
	Titandioxid	50 g		1000 g

4. Nicht-emulgierte Make-ups

Eye-Liner

Carboset 514 Resin, 30% (Goodrich)	930 g
Eisenoxidpigmente	60 g
Parfümöl	2 g
Tween-20	2 g
Phenonip oder Phenova	5 g
Phenylethylalkohol	1 g
	1000 g

Herstellung: Mischen und homogenisieren, unter gutem Rühren 5 g Carbopol-941 einarbeiten und mit 5 g Ammoniumhydroxid (konz.) neutralisieren.

Eye-Liner

A)	Veegum® (Vanderbilt)	25 g	Wasser	96 g
	Wasser	750 g	Germall	4 g
	Phenonip oder Phenova	5 g	C) Farbpigmente	100 g
B)	Luviskol K-30 (BASF)	20 g	D) Parfümöl	2 g
				1002 g

Eye-Liner- und Wimperntuschenbasis

Carbopol® 940 (Goodrich)	5 g
Alkohol	300 g
PVP (Luviskol® K-30/BASF)	45 g
Glycerin	50 g
Farblösung, »Schwarz«, 10%ig	1 g
Wasser, destilliert	470 g
schwarze (und/oder blaue u. braune bei Eye-Liner auch grüne) Farbpigmente	120 g
Triethanolamin	6 g
Parfümöl	3 g
	1000 g

weitere *Basis*

Glycerin	397 g	Gelatine	3 g
Sorbex® RS	300 g	Veegum® (5%ig in Wasser)	200 g
Rosenwasser	100 g		1000 g

Wimpernschminke (Maskara)

Quittenschleim (semen cydoniae)	350 g	Konservans Nip-Nip®	2 g
Zuckersirup	300 g	Natriumdehydroacetat	1 g
Sorbex® S	50 g	Phenylethylalkohol	12 g
Gummi arabicum	75 g		1000 g
Sicomet-Schwarz-80	210 g		

Herstellung: Das Schwarzpigment wird mit Zuckersirup und Sorbitlösung angerieben und dem Quittenschleim zugefügt.

Wimperntusche (Maskara, flüssig)

Sicomet-Schwarz-80 (BASF/Siegle) werden mit	140 g
Benzoetinktur (20%ig) homogenisiert. Man mischt	210 g
Alkohol, in dem	630 g
Schellack, entwachst	10 g
PVP und	5 g
Ricinusöl gelöst werden	5 g
	1000 g

Eye-Liner und *Wimperntusche* (Basis)

Tragant, pulverisiert	50 g	Rosenwasser	70 g
Alkohol, 96 Vol.-%	80 g	Milchsäure, 80%ig	2 g
Glycerin	96 g	Pigment-Schwarz oder -Grün	100 g
Wasser	600 g		1000 g
Nipasol®-Natrium	2 g		

Augenwimpernschminke (Maskara)

Ricinusöl	800 g	PVP (Luviskol K-30)	3 g
Miglyol® 812 (Witten)	60 g	Span®-80	20 g
Oxynex® 2004 (Merck)	2 g	Sicomet-Schwarz-80	95 g
Thixcin-R*	20 g		1000 g

---

* The Baker Castor Oil Comp. bzw. Luvotix-R (Lehmann & Voß, D-2000 Hamburg)

Eye-Liner

A)	Veegum K (Vanderbilt)	20 g
	Wasser	200 g
B)	Pigment-Schwarz R 13 925/Siegle	100 g
	Elfenbeinschwarz	30 g
	Vert Emeraude Nr. 708/Givaudan	13 g
C)	Glycerin	60 g
	Natriumdioctylsulfosuccinat	2 g
	Wasser	110 g
	Tylose	8 g
	PVP	80 g
	Schwarz R 11 853, 5%ig/Siegle	3 g
	Dragocid forte/Dragoco	7 g
D)	Wasser	250 g
	Emulgade F/Dehydag	10 g
	Givon DO-154/Givaudan	20 g
	Nipasol-Natrium	2 g
E)	Alkohol, 96 Vol.-%	80 g
F)	Parfümöl	5 g
		1000 g

5. Pudersteine, Kompaktpuder
(compressed powder)

Pancake-Make-up

Die heute gängigste Form sind die trocken unter Verwendung einer kleinen Menge eines *Binders* unter etwa 40 atü in kleine flache Metallnäpfchen (godets) gepreßten Puder, die auch Überfettungsmittel enthalten können (2).

Die Puder können auch auf nassem Wege mit einer kleinen Menge Wasser (und evtl. einem Binder*) zu einem Teig verarbeitet werden, der in kleine Formen gegossen wird, die man trocknet, so daß der Inhalt fest wird. Diese Pudersteine finden als maskara (Rimmel usw.) noch Verwendung, vor allem als Stearat-Typ-Maskara, wobei Triethanolamin (und seltener Natron)-Seifen als Basis verwendet werden. Durch Benutzung eines befeuchteten Pinselchens lassen sich die Wimpernschminken usw. auftragen.

---

* Ein handelsüblicher Binder ist das »Compactol« (Prod Hyg)

Pancake-Make-up

Talcum	400 g
Zinkoxid	150 g
Magnesiumstearat	100 g
Magnesiumcarbonat	210 g
Farblacke und -pigmente	85 g
Parfümöl	5 g

Binder:

Carboxymethylcellulose	1 g
Gummi arabicum	1 g
Sea Kem-Typ-4*	1 g
Nipasol-Natrium	2 g
Alkohol	3 g
Wasser	42 g
	1000 g

Herstellung: Gummi arabicum wird mit Alkohol benetzt. Das Wasser wird auf 90°C erhitzt und auf Gummi arabicum geschüttet, dann läßt man quellen. CMC usw. wird eingearbeitet und dann werden die Pigmente zu einer dicken Paste verarbeitet und homogenisiert.

Puderstein

ANM®-Reis K	20 g
Titandioxid	400 g
Talcum	250 g
Kaolin	100 g

Binder:

Dextrin	40 g
Glycerin	50 g
Wasser	130 g
Parfümöl	10 g
	1000 g

Farbpigmente: etwa 5 bis 15%

Kompaktpuder

Puderpigmente:

Talcum	300 g
ANM-Reis K (Dr. Hauser)	100 g
Adhérol M (Givaudan)	100 g
Kaolin	200 g
Titandioxid	100 g
Zinkoxid	100 g
Calciumcarbonat, leicht	50 g
Eisenoxidpigmente und Farblacke	50 g
	1000 g

Kompaktpuder

Pudermischung (wie oben)	800 g
Sorbitlösung	40 g
Arlacel® C	100 g
Paraffinöl subliquidum	25 g
Propylenglykol	20 g
Dragocid® forte	10 g
Parfümöl	5 g
	1000 g

Herstellung: Puder gründlich mischen, Sorbitlösung, Propylenglykol und Dragocid forte mischen und auf die Pudermasse sprühen, während die Pudermasse im Taumelmischer rotiert. Parfümöl, Arlacel und Paraffinöl mischen und ebenso aufsprühen. Man läßt das Pulver in einer Granuliermaschine granulieren und preßt in Metallformen.

---

*Seaplant Chem. Corp.

Kompaktpuder

A)	Magnesiumstearat	50 g
	Titandioxid	80 g
	Kaolin	365 g
	Talcum	125 g
	Farblacke	30 g
B)	Creme (als Binder)	250 g
C)	Wasser, destilliert	95 g
	Nipasol®-Natrium	1 g
D)	Parfümöl	4 g
		1000 g

Kompaktpuder (compressed powder)

Talcum	320 g	Binder:	
Kaolin	130 g	Ethylalkohol	
ANM-Reis K	80 g	(oder Gemisch mit Isopropanol)	180 g
Titandioxid	80 g	Cetyl-Stearylalkohol	60 g
Calciumcarbonat, leicht	40 g	Givol® 476	20 g
Farbpigmente	80 g	Parfümöl	10 g
			1000 g

Herstellung: Pigmente mischen und sieben, dann mit den Farbpigmenten portionsweise verarbeiten. Cetylstearylalkohol und Givol® unter leichtem Erwärmen im Alkohol lösen und damit die Pudermasse anteigen, granulieren und trocknen, danach pressen.

Kompaktpuder

Zinkstearat	60 g	Parfümöl	10 g
Kaolin	30 g	Talcum (Alabama 140)*	760 g
Magnesiumcarbonat	10 g	Acetulan® (Amerchol)	30 g
Titandioxid	50 g		1000 g
Farblacke und -pigmente	50 g		

Herstellung: Acetulan wird mit Kaolin, Zinkstearat, Titandioxid und Magnesiumstearat gemischt, dann etwa mit der gleichen Menge Talk vermischen, die Farben hinzugeben und mit dem restlichen Talk gleichmäßig verarbeiten.

---

* Whittacker, Clark and Daniels

Kompaktpuder

Talcum	550 g
Kolloid-Kaloin	170 g
Titandioxid (Rutil)	100 g
Adhérol A (Givaudan)	40 g
Magnesiumcarbonat	20 g
ANM-Reis K	60 g
Ockerpigmente, Rot- und Gelblacke	50 g
Parfümöl	10 g
	1000 g

Herstellung: Puder gründlich mischen; Parfümöl mit Magnesiumcarbonat anreiben. Binder herstellen, indem B bei 70°C in A eingerührt wird. Kalt rühren.

Creme als Binder

A) Isopropylmyristat	50 g
Glycerinmonostearat, selbstemulgierend	80 g
Givol®-476	60 g
Wasser	800 g
Dragocid® forte	10 g
	1000 g

Herstellung: Der gemischten und gesiebten Pudermasse die zuvor hergestellte Creme zufügen. Trocknen, mahlen und pressen.

100 g Binder (Givol®-Emulsion) werden mit 900 g der Pudermasse gründlich vermengt, getrocknet und unter 20 bis 30 atü gepreßt.

Die häufigste Form der *Maskara* oder *Rimmel* (Augenschminken) sind die in Form von kleinen, rechteckigen Stangen gehandelten Produkte vom

Stearat- bzw. *Seifen-Typ.*

Maskara, wasserfest (für Tuben)

Bienenwachs	240 g
Baumwollöl	30 g
Lärchenterpentin	480 g
Wasser	150 g
Triethanolamin	15 g
Phenylethylalkohol	5 g
Eisenoxidpigmente	80 g
	1000 g

Maskara in Stangen (Cake)

Ölsäure	34 g
Stearinsäure Ia	340 g
Carnaubawachs	286 g
Vaseline, weiß	82 g
Lanolin, anhydricus	25 g
Sicomet-Schwarz-80	85 g
Triethanolamin	143 g
Parfümöl	5 g
	1000 g

(in Formen gießen)

Maskara-Typ, hart (für Döschen)

A)	Natriumstearat	150 g
	Cetylalkohol	20 g
	Givol®-476 (Givaudan)	20 g
B)	Gummi arabicum, pulverisiert	200 g
	Glycerin	150 g
	Wasser	335 g
C)	Schwarzpigmente	120 g
D)	Parfümöl	5 g
		1000 g

Maskara-Creme

A)	Hydroxy-Stearinsäure	60 g
	Ölsäure	35 g
	Ceresin	40 g
	Bienenwachs	80 g
	Carnaubawachs	20 g
	Cetylalkohol	20 g
	Givol®-476	20 g
	Dragocid® forte	10 g
B)	Triethanolamin	40 g
	Wasser	550 g
C)	Pigmentschwarz (Eisenoxid)	120 g
D)	Parfümöl	5 g
		1000 g

Maskara, feste Masse (für Formen)

A)	Tegin	100 g
	Triethanolamin	50 g
	Hydroxy-Stearin	150 g
	Vaselin	190 g
	Bienenwachs	210 g
	Givol®-476	40 g
	Dragocid® forte	10 g
B)	Wasser	130 g
	Gelatine	30 g
C)	Sicomet-Schwarz-80	85 g
D)	Parfümöl	5 g
		1000 g

Cake-Maskara, feste Masse

Stearin Ia	200 g
Glycerinmonostearat, selbstemulgierend (Tegin®, Aldo® 28)	500 g
Triethanolamin	100 g
Bienenwachs	100 g
Sicomet-Schwarz-80	90 g
Phenylethylalkohol	10 g
	1000 g

Kompaktpuder

Calciumstearat oder Magnesiumlaurat	20 g
Talcum	320 g
Maisstärke, nicht quellend	160 g
Wollwachs	80 g
Isopropylmyristat	40 g
Colorona Bright Gold (Merck)	300 g
Fleischfarbe (Sicomet-Rot-30, -Gelb-10, -Schwarz-80, Anatas-Titandioxid)	40 g
Sicomet-Rot-30 (BASF/Siegle)	4 g
Sicomet-Braun-75 (BASF/Siegle)	4 g
Sicomet-Braun-70 (BASF/Siegle)	12 g
Parfümöl	q.s.

Kompaktpuder (pressed powder eye shadow)

Talcum	500 g
Veegum F (Vanderbilt)	70 g
Zinkoxid	40 g
Zinkstearat	110 g
Kaolin	100 g
Timiron Green MP-165 (Merck)	100 g
Sicomet-Rot-30 (BASF/Siegle)	30 g
Titandioxid	50 g
	1000 g

Eye Shadow, perlglänzend (Kompaktpuder)

Veegum F	50 g
Timica-Perlweiß (The Mearl Corp.)	340 g
Talcum	290 g
Zinkstearat	80 g
Magnesiumcarbonat	11 g
Acetol 1706 (Cetylacetat und acetylierter Lanolinalkohol/Emery)	30 g
Tween 20	90 g
Wasser	100 g
Phenova oder Phenonip	7 g
Parfümöl	2 g
	1000 g

6. Gesichtsmasken

Gesichtsmaske, hautspannend

Carboset 514-Resin, 30% (Goodrich)	840 g
Carboset 515-Resin, 100% (Goodrich)	100 g
Phenylethylalkohol	9 g
Kathon CG (Roehm and Haas)	1 g
Glycerin	50 g
	1000

Herstellung: Carboset 515 wird leicht erwärmt und mit Carboset 514 vermischt. Nach Abkühlen Glycerin, Kathon CG und Phenylethylalkohol hinzufügen.

Gesichtsmaske mit Peelingeffekt

Carboset 514-Resin, 30% (Goodrich)	710 g
Carboset 515-Resin, 100% (Goodrich)	90 g
Glycerin	50 g
Titandioxid	20 g
Bentonit	120 g
Benzylalkohol	5 g
Phenylethylalkohol	5 g
	1000 g

Tonerde-Maske

A)	Veegum	45 g
	Keltrol, Xanthan Gummi (Kelco)	2 g
	Wasser	730 g
	Germall-115	4 g
	Methylparaben	2 g
	Glycerin	40 g
B)	Ritachol	45 g
	Bienenwachs, synthetisch	10 g
	Cetylalkohol	5 g
	Myristylmyristat	15 g
	Tween 60	10 g
C)	Kaolin	60 g
	Titandioxid	30 g
D)	Parfümöl	2 g
		1000 g

Kaolin-Gesichtsmaske (in Tuben)

Sorpkat F (Dr. Hauser)	160 g
Kolloid-Kaolin	200 g
1,2-Propylenglykol	20 g
Polyethylenglykol-200	17 g
Cremophor EL	10 g
Wasser (+ 0,2 g Kathon CG)	590 g
Parfümöl	3 g
	1000 g

Gesichtsmaske, straffend

Aluminiumhydroxid, pastös	800 g
Zinkoxid, extra leicht	30 g
Aluminiumstearat	40 g
Kolloid-Kaolin	50 g
Zinkstearat	20 g
Tragant	5 g
Hamameliswasser	55 g
	1000 g

Herstellung: Tragant wird mit etwas Alkohol angerührt und mit Hamameliswasser vermischt. Kaolin, Zinkoxid, Aluminium- und Zinkstearat werden mit Aluminiumhydroxid-Gel verarbeitet. Zwischendurch wird gleichzeitig Tragant-Gel in kleinen Portionen eingearbeitet.

Gesichtsmaske (peeling off)

Viscontran MC 25 S, 12%ige Lösung	645 g
Phenylethylalkohol	4 g
Cetiol HE (Henkel)	50 g
Glycerin	50 g
Ethanol, 96 Vol.-%	220 g
Multikräuterextrakt (Novarom)	30 g
Triethanolamin	1 g
	1000 g

Filmbildende Maske
   als »wrinkle Smoother« auf Basis Polymer (3)

Natriumpolystyrolsulfonat	4,75%
(durchschn. Mol.-Gew. 500 000)	
Natriumlaurylsulfat	5,00%
Wasser	ad 100,00%

Make-up (gem. Erfindung)

Natriumpolystyrolsulfonat	4,00%
Algin (Kelco)	1,00%
Natriumlaurylsulfat	0,10%
Veegum®	0,50%
Eisenoxidpigmente	0,14%
Titandioxid	4,56%
Wasser, destilliert	ad 100,00%

Pulver für Gesichtsmaske
[1:1 mit Wasser, gem. (4)]

Natriumalginat	15,6 g-%
Calciumsulfat · 2H$_2$O	15,6 g-%
Tetranatriumpyrophosphat	5,6 g-%
Magnesiumcarbonat	31,3 g-%
Talcum (LO-Micron)	31,2 g-%
Natriumlaurylsulfat	0,7 g-%

60 g des Pulvers werden mit 60 ml Wasser (25°C) 1 Minute lang gemischt und dann aufgetragen.

Gesichtsmaske, selbsterwärmend (5)

200 g Calciumsulfathalbhydrat (bestehend aus ca. 100 g α-Halbhydrat und 100 g β-Halbhydrat) werden mit

    35 g gepulvertem Glycerinmonostearat
    15 g Reisstärke
    20 g Kaolin und
    30 g Mandelkleie vermischt.

Die Masse wird mit heißem Wasser zu einem Brei angerührt. Nach Abkühlung wird sie auf die Haut aufgetragen. Die Packung wird dabei zunächst abkühlen, sich auf der Haut jedoch wieder erwärmen bis auf etwa 40°C in dem Maße wie der Vorgang der Wasseraufnahme durch das Calciumsulfathalbhydrat voranschreitet.

Eye-Make-up-Remover (6)

Grilloten ZT-40 (Grillo)	5,0%
Miglyol-812	4,0%
Paraffinöl	15,0%
Carbopol 934, 0,06%ig, neutralisiert	50,0%
Konservierungsmittel	0,2%
Wasser, destilliert	25,8%
	100,0%

Literatur

(1) *Elliott, T. J.:* »More durable make-up based on pigmented water-in-solvent emulsions«; Int. J. Soc. Cosmet. Sci 1, S. 17–25 (1979)
(2) *Schloßmann, M. L.* u. *Feldmann, A. J.:* »The evaluation of chemical binders and their effect on pressed powders«; J. Soc. Cosmet. Chem. 24, S. 357–362 (1973)
(3) *Krochock, D. A.:* USP 3 862 309 v. 21. 1. 1975 (Gillette) [s. Norda Briefs Nr. 482, Sept./Okt. 1977]
(4) Syntex (USA): Europ. Pat. Appl. 8 11060078 v. 10. 2. 1982
(5) *Ruffer, Chr. von* u. *Kroker, V.:* DE-OS 3141746 A1 v. 5. 5. 1983 (Börgardts-Sachsenstein GmbH)
(6) *Desai, N. B.* u. *Lowicki, N.:* Parfuem. Kosmet. 64, S. 463–469 (1983)

Kapitel XX

Badesalze, Badetabletten und Ölbäder

1. Badesalze, Badetabletten

Der einfachste Grundstoff für Badesalze ist großkristallines Kochsalz (Steinsalz), das sich befriedigend färben läßt. Es muß in gut abdichtenden Behältern verpackt werden, da es hygroskopisch ist. Gegen das Zusammenbacken der Kristalle setzt man nach dem Färben, Parfümieren und Trocknen der Kristalle etwa 0,2% Cafos®-100 (Budenheim) als *anti-caking*-Mittel zu. Steinsalz besitzt keine wasserenthärtende Wirkung.

Relativ geringe Alkalität und guten enthärtenden Effekt weist das *Natriumsesquicarbonat* ($Na_2CO_3 \cdot NaHCO_3 \cdot 2\,H_2O$) auf. Verwendet wird die großkristalline Form, da die mikrokristalline Art, die man häufig im Handel findet, für Badesalze wenig attraktiv ist. Die Kristalle verwittern nicht und lassen sich gut anfärben und parfümieren.

Natriumthiosulfat kommt in Form von schönen, großen Kristallen in den Handel, die sich aber weniger gut färben und parfümieren lassen als Steinsalzkristalle. Sie verwittern auch leichter.

Von den *polymeren Phosphaten* sind die Hexametaphosphate, die gute enthärtende Eigenschaften auf das Badewasser ausüben und neutral sind, gut geeignet. Trinatriumphosphat ist für Badesalze zu alkalisch und die Kristalle sind wenig beständig. Tetranatriumpyrophosphat ist weniger alkalisch und die monoklinen Kristalle sind ausreichend stabil. Auch Natriumtripolyphosphat ist geeignet.

Den Badesalzen können pulverförmige Schaummittel, Farben, ätherische Öle sowie etwaige Kräuterextrakte zugesetzt werden. Die Farben müssen bei Verwendung von Phosphaten und Carbonaten alkalibeständig sein; es kommen vorwiegend basische Farbstoffe in Betracht. Die Farbstoffe sowie Parfümöle werden über die Badekristalle gesprüht, so daß diese nicht verfließen.

Badesalz		*Badesalz*	
Natrium-Hexametaphosphat	500 g	Steinsalz	980 g
Natriumsulfat	430 g	Parfümöl	10 g
Natriumperborat	50 g	Cafos®-100	8 g
Na-Laurylsulfat (Pulver)	10 g	Farbstoffe	2 g
Parfümöl	10 g		1000 g
(q.s. Farbstoff)	1000 g		

Brausende (effervescent) *Badesalze* enthalten neben Natriumbicarbonat auch organische Säuren, so daß im Wasser Kohlensäure (CO_2) frei wird und ein sprudelnder Effekt im Badewasser entsteht.

Um zu vermeiden, daß sich schon vorzeitig Kohlensäure während der Lagerung der Badesalze entwickelt, dürfen die Bestandteile nicht hygroskopisch sein und müssen völlig trocken verarbeitet werden. Badesalze können auch zu Badetabletten gepreßt werden.

Nicht ganz leicht sind *brausende (sprudelnde) Badetabletten* (effervescent bath tablets, comprimés effervescents pour les bains) herzustellen, da sie Kohlensäure erst im Wasser (nicht schon während der Lagerung) intensiv entwickeln sollen, schnell im Wasser zerfallen bzw. zerplatzen sollen, ohne ihre Form während der Lagerung zu verändern.

Die CO_2-abspaltende Komponente ist hier ebenfalls Natriumbicarbonat; als »Entwickler« dienen vorwiegend Weinsäure, Adipin- oder Methyladipinsäure sowie gelegentlich Anhydro-Citronensäure.

Auch das billigere Aluminiumsulfat ist für diesen Zweck vorgeschlagen worden. Ferner kann saures Natriumpyrophosphat ($Na_2H_2P_2O_7 \cdot H_2O$) in der stöchiometrischen Relation 143:100 mit Natriumbicarbonat kombiniert werden. Die Säurekomponente wird mit einem Stärkekleister so vermengt, daß ein Granulat entsteht.

Die unter Druck gepreßten Badetabletten sollen auf der einen Seite gut lagerfähig sein (die Art der Einwickelfolie und die Verpackung ist mitentscheidend und muß sorgfältig geprüft werden!) und auf der anderen Seite in Wasser sofort zerfallen bzw. zerplatzen, damit die sprudelnde Kohlensäure effektvoll frei wird. Hierzu bedient man sich sogenannter »Sprengmittel«, die eine große Initialquellfähigkeit besitzen. Die schnellste Wasseraufnahmefähigkeit zeigt Na-Celluloseglykolat (Na-CMC), dann folgen vorgetrocknete Kartoffelstärke und Bentonit H.

Badetabletten, brausend

Natriumbicarbonat	400 g
Weinsäure	350 g
Talcum	50 g
Natriumhexametaphosphat	70 g
Kartoffelstärke, trocken	50 g
CMC, gepulvert	30 g
Pektin	10 g
Na-Laurylsulfat (Pulver)	18 g
Nipagin® M	2 g
Parfümöl	20 g
	1000 g

Herstellung: Die völlig trockenen Pulver werden gründlich gemischt. Das Parfümöl sowie etwaige Farbstoffe wie Uranin werden in Isopropylalkohol gelöst und damit die Mischung gründlich durchgerührt. Nachdem nochmals eine gründliche Durchmischung vorgenommen worden ist, läßt man die Masse granulieren und in trockener Hitze trocknen.

Badetabletten, brausend

Natriumbicarbonat	400 g
Weinsäure	300 g
Stärkemehl	140 g
Talcum	20 g
Aluminiumstearat	20 g
Magnesiumsilikat	20 g
Pektin, gepulvert	20 g
Parfümöl	10 g
Uranin (0,5%ige Lösung in Isopropanol)	50 g
Kaolin	20 g
	1000 g

Badetabletten, brausend

Natriumbicarbonat	400 g
Wein-, Adipin- oder Anhydro-Citronensäure	300 g
Pektinsäure, pulverisiert	10 g
Stärkemehl	100 g
Parfümöl	20 g
Zinkstearat	20 g
Bentonit	60 g
Milchzucker	30 g
Talcum	20 g
Texapon® Z, hochkonzentriert, salzfrei	20 g
Borax	20 g
	1000 g

Badetabletten, brausend

Natriumbicarbonat	400 g
Weinsäure	350 g
Talcum	50 g
Natriumhexametaphosphat	50 g
Weizenstärkemehl	82 g
Na-CMC, gepulvert	10 g
Aerosil®	3 g
Parfümöl	25 g
Bentonit	30 g
	1000 g

Badetabletten, brausend

Reisstärke	350 g
Natriumbicarbonat	320 g
Weinsäure, gepulvert	260 g
Magnesiumlaurat oder Adhérol® (Givaudan)	20 g
CMC, gepulvert	10 g
Parfümöl	30 g
Farblösung (in Isopropanol)	10 g
	1000 g

Badetabletten, schäumend
(Offenl.-Schrift 2 156 428, angem. 13. 11. 1971, Diplona-Werk)

Magnesiumsulfat 10 H$_2$O, feinkristallin	45–55,0%
Waschaktive Substanz (Kokosfettalkoholsulfonat, 75%)	15–20,0%
Milchpulvergranulat	15–20,0%
Kieselsäure, kolloidale	1,0%
Kartoffelstärke	3,5%
Parfümöl	2,5%
Kieserit	8,0%

(teflonbeschichtete Preßstempel)

2. Ölbäder

Allen diesen viskosen, transparenten, flüssigen Ölbademitteln (»hydrophile Öle«, »Cremebadöle«, Ölshampoos) ist gemeinsam, daß sie mehr oder weniger große Mengen eines klar in Ölen löslichen Emulgators enthalten.

In Ölen klar löslich sind z. B. gewisse ethoxylierte Lauryl- und andere Fettalkoholether vom Typ Brij-30, -35, -93 [= POE (2) Oleylether] usw. oder tertiäre Ester aus o-Phosphorsäure und Lauryltetraglykolether (Hostaphat® KL-340 N) sowie Atlas G-1086, G-1096, G-1441, G-2162 und ferner Arlatone-T, Arlamol-E (Polyoxypropylenfettether), Arlatone-285 und -289, Tween-85, Volpo-L-3 special (Croda), Aethoxal (Henkel = ein ethoxylierter und propoxylierter Fettalkohol C_{16} bis C_{18} mit 10 Mol EO und 20 Mol Propylenoxid), Texapon WW-99 = Isopropanolamin-Ethersulfat mit 99% WAS.

Tween-85 [POE (20) Sorbitantrioleat] eignet sich besonders für Mischungen mit Oleylalkohol.

Für Ölshampoos und -schaumbäder eignen sich die Schwefelsäureester der Ricinolsäure (Türkischrotöle) vom Typ der Monopolbrillantöle besonders die hochsulfierten Prästabitöle (Stockhausen) und die Sykamoltypen sowie Coripol S-100 (Stockhausen) und Genagen CA-050 (Hoechst).

Man unterscheidet (mit fließenden Übergängen):
a) Oberflächenspreitende (»floating«) Badeöle.
   Diese sind gekennzeichnet durch hohen Ölanteil und starken Gehalt an Parfümöl bei relativ geringem Emulgatorgehalt.
b) Bei Zugabe zum Badewasser milchig dispergierbare Badeöle mit mittlerem Emulgatorgehalt und etwa 4% Parfümöl (dispergierbare oder »blooming« Badeöle).
c) Ölschaumbäder oder -shampoos.
   Kennzeichnend ist ihre gute Wasserlöslichkeit, ihr sehr hoher Gehalt an Emulgatoren bzw. Tensiden bei relativ niedrigem Ölgehalt.

Erhöht man den Gehalt an Tensiden auf etwa 90% und den Gehalt an Ölen auf ca. 10%, so entstehen in Wasser klarlösliche Bademittel (s. Kap. VII, »Solubilisation«, S. 362).

Allen Ölbademitteln ist gemeinsam, daß sie vorzüglich bei trockener Haut wirksam sind.

Türkischrotöl wird im allgemeinen mit Ethersulfaten kombiniert und durch Essigsäure auf leicht sauren pH-Wert eingestellt.

Rezeptbeispiele

Ölbad

Aethoxal®	150 g
Fettsäureester (Miglyol®)	300 g
Cetiol® A	200 g
Paraffinum subliquidum	200 g
Dehydol® LS 2	100 g
Parfümöl	50 g
	1000 g

Ölbad (1)

Paraffinöl 5° E	600 g
Isopropylmyristat	315 g
Parfümöl	10 g
Arlatone®-T	15 g
Atlas G-1086	60 g
	1000 g

Ölbad

Neobee® M-5 (Helling & Co.)	700,0 g
Atlas G-1096	50,0 g
Isopropylmyristat	50,0 g
Vitamin-F-Glycerinester	20,0 g
Oxynex® 2004	0,4 g
Lecithinöl	50,0 g
Erdnußöl	100,0 g
Parfümöl (+ Farblösung)	30,0 g
	1000,4 g

Ölbad (mit reinigender Wirkung)

Texapon® WW-99	300 g
Paraffinum perliquidum (DAB 8)	500 g
Erdnußöl	100 g
Vitamin-F-Glycerinester	70 g
Parfümöl (+ Farblösung)	30 g
	1000 g

Ölbad

Atlas G-1086	80 g
Myritol-312 (Henkel)	300 g
Vitamin-F-Glycerinester	200 g
Isopropylmyristat	400 g
Parfümöl	20 g
	1000 g

Ölschaumbad

Aethoxal®	100 g
Eutanol® G	100 g
Miglyol®-812	100 g
Texapon® WW-99	650 g
Parfümöl	50 g
	1000 g

Ölschaumbad

Texapon® WW-99	600 g
Eutanol G	180 g
Paraffinum perliquidum	100 g
Isopropylmyristat	50 g
Vitamin-F-Glycerinester	50 g
Parfümöl	20 g
	1000 g

Ölschaumbad

Texapon® WW-99	750 g
Eutanol® G	230 g
Parfümöl	20 g
	1000 g

Ölschaumbad

Rewopol TL S-90/F (Rewo)	240 g
Lantrol AWS	190 g
Cocamide DEA	150 g
Miglyol-812 (Dynamit Nobel)	190 g
Miglyol-840 (Dynamit Nobel)	100 g
Softigen-701 (Dynamit Nobel)	30 g
Softigen-767 (Dynamit Nobel)	20 g
Farbstofflösung, 10%ig	40 g
Parfümöl	40 g
	1000 g

Ölbad, schäumend

Tween-20 (ICI-Atlas)	220 g
Parfümöl	40 g
Schaummittel (Dupont C)	108 g
= Natriumlaurylsulfat	
Bronidox-L (Henkel)	2 g
Cocamide DEA	10 g
Wasser	620 g
	1000 g

Kräuter-Ölbad

Softigen-767	400 g
Miglyol-829	300 g
Hostaphat KL-340 N	120 g
Melissenöl infus. (Novarom)	20 g
ätherische Öle	130 g
Novamed® Kamille, öllöslich (Novarom)	20 g
Farblösung, 10%ig	10 g
	1000 g

Kräuter-Ölbad

Ethoxal B (Henkel)	880 g
Melissenöl infus. (Novarom)	20 g
Arnikaöl (Novarom)	20 g
Calendulaöl (Novarom)	20 g
Johanniskrautöl (Novarom)	20 g
Kräuterparfümöl	40 g
	1000 g

Kamillenölbad

Neobee® M-5	770,0 g
Vitamin-F-Glycerinester	35,0 g
Oxynex® 2388	0,5 g
Lecithinöl	50,0 g
Atlas® G-1096	60,0 g
Parfümöl Kamille	20,0 g
Azulen, 50%ig, öllöslich	0,2 g
Fettblau	0,3 g
Oleum infusum Chamomillae (Novarom)	64,0 g
	1000,0 g

Cremebad (1)

PCL, flüssig	250 g
Isopropylmyristat	100 g
Eutanol® G	100 g
Paraffinöl 5° E	400 g
Parfümöl	75 g
→ Tween®-85	75 g
	1000 g

Cremebad

Emulgator BT 02 (Goldschmidt)	50 g
Parfümöl	80 g
Isopropylmyristat	320 g
Ricinusöl (+ 0,1 g Oxynex-2004)	150 g
Paraffinum subliquidum)	400 g
	1000 g

Cremebad

Paraffinum subliquidum	250 g
Miglyol-812 (Dynamit Nobel)	350 g
Softigen-767 (Dynamit Nobel)	200 g
Hostaphat KL-340 (Hoechst)	160 g
Parfümöl	40 g
	1000 g

Badeöl

Isopropylmyristat	200 g
Paraffinum subliquidum (DAB 8)	300 g
Erdnußöl (+ 0,1 g Oxynex-2004)	180 g
Emulgator 64 (Hefti)	300 g
Parfümöl	20 g
	1000 g

Badeöl

Dehydol LS 2 (Henkel)	100 g
Cetiol HE	250 g
Isopropylmyristat	200 g
Paraffinum subliquidum (DAB 8)	400 g
Parfümöl	50 g
	1000 g

Badeöl (mit milchiger Wolke)

Paraffinum subliquidum (DAB 8)	670 g
Isopropylmyristat	200 g
Brij-93 (ICI-Altas)	90 g
Parfümöl	40 g
	1000 g

Badeöl
(milchige Trübung »blooming«)

Arlamol-E (Atlas-ICI)	200 g
Brij-93 (Atlas-ICI)	100 g
Paraffinöl	650 g
Parfümöl	50 g
	1000 g

Badeöl, spreitend

Isoparaffinöl »Isopar«	400 g
Isopropylmyristat	200 g
Hexadecylalkohol	300 g
Parfümöl	90 g
Arlatone®-T (Atlas)	10 g
	1000 g

Badeöl, spreitend

Ricinusöl	200 g
PCL, liquid (Dragoco)	300 g
Brij®-30	480 g
Parfümöl	20 g
	1000 g

Badeöl, spreitend

(bildet duftenden Film an der Oberfläche des Badewassers)

Ucon® LB-65 (Union Carbide)	450 g
Parfümöl	550 g
	1000 g

Badeöl, spreitend

Oleylalkohol	920 g
Parfümöl, öllöslich	60 g
Tween-85	20 g
	1000 g

Badeöl, spreitend

Ricinusöl	200 g
Luvitol EHO (BASF)	300 g
Span®-80 oder MO-33-F (Hefti)	60 g
Tween®-80 oder MO-55-F (Hefti)	420 g
Parfümöl	20 g
	1000 g

Badeöl, spreitend

Ricinusöl	500 g
Span®-80 oder MO-33-F (Hefti)	70 g
Tween®-80 oder MO-55-F (Hefti)	410 g
Parfümöl	20 g
	1000 g

Herstellung: Tween®-80 wird portionsweise unter Rühren zugesetzt.

Badeöl, spreitend

Isopropylmyristat	930 g
Parfümöl, öllöslich	60 g
Arlatone-T	10 g
	1000 g

Badeöl, spreitend

Paraffinum subliquidum	450 g
Isopropylmyristat	480 g
Parfümöl	60 g
Arlatone-T (ICI-Atlas)	10 g
	1000 g

Badeöl, spreitend

Arlamol-E	490 g
Arlatone-T	10 g
Paraffinöl	450 g
Parfümöl	50 g
	1000 g

Badeöl, hochviskos
(fast pastöses Produkt)

Brij®-30	200 g
Türkischrotöl	180 g
Arlacel®-80	200 g
Tensagex® DL-6 (Tensia)	100 g
Marlamid D-1218 (Hüls)	240 g
Parfümöl	80 g
	1000 g

Rosmarin-Badeöl

Mulsifan RT 203/80 (Zschimmer & Schwarz)	80 g
Mulsifan RT 141 (Zschimmer & Schwarz)	300 g
Purton SFD	30 g
Herbaliquid Rosmarin, spezial (Novarom)	50 g
Rosmarinöl	30 g
Farblösung, 5%ig	10 g
Bronidox-L	2 g
Wasser	498 g
	1000 g

Massageöl, abwaschbar

Paraffinum perliquidum (DAB 8)	940 g
Tween-85	35 g
Span-85	15 g
ätherische Öle	10 g
	1000 g

Literatur

(1) *Ludwig, K. G., Hameyer, P.* u. *Cianchini, V.:* »Hydrophile Öle – Neue kosmetische Formulierungen«; Seifen, Öle, Fette, Wachse 98, S. 889–891 (1972)

Kapitel XXI

Rasierhilfsmittel
(Shaving Aids)

Man unterscheidet die Elektrorasur (»dry shaving«) mit Hilfe von elektrisch betriebenen Schermessern, die das Barthaar knapp über dem Follikelostium »abhobeln« und die klassische Naßrasur mit Klinge und Messer, wobei die Barthaare im Follikelostium abgeschnitten werden (»wet shaving«).
Bei der Elektrorasur werden die Barthaare durch geeignete »pre-shave«-Lotionen vorbehandelt (s. Kap. VII, S. 362), die schnellverdunstende Lösungsmittel (Methylenchlorid, Essigether, hochprozentiger Alkohol, Menthol usw.) enthalten. Durch den Kälteeffekt der flüchtigen Lösungsmittel und auch durch Zusatz adrenergischer Substanzen soll durch Wirkung auf die Pilomotoren eine Aufrichtung der Haare erreicht werden.
Grundsätzlich anders ist die scharfe Rasur mit Klinge und Messer, da hier die Barthaare durch die alkalische Rasierseife und durch warmes Wasser erweicht und Barthaar und Haut vom Schaum umhüllt werden, wodurch die bekannte gründliche und tiefe Rasur zustande kommen kann.
Eine weitere Rasiermethode ist die *pinsellose* (brushless) Rasur, wobei lediglich eine geeignete O/W-Creme (meist Stearatcreme) auf die Haut aufgetragen wird und der Bart mit Klinge oder Messer abgeschabt wird.
Die *schäumenden* Rasiercremes (Rasierseifencremes) sind im Prinzip weiche, cremeförmige Seifen, die durch Verseifung von Stearin- und Cocosfettsäuren mit Hilfe von Kalilauge und wenig Natronlauge hergestellt werden. Zur Herstellung sind seifentechnische Erfahrungen und Kenntnisse unerläßlich.
Die bekannte Tatsache, daß die Mehrzahl der Seifencremes bei Temperaturen über 30°C hart und bei Wärmegraden zwischen 40 und 45°C wieder weich werden, wie etwa bei 20°C, hat *Masch* (1) untersucht. Er nimmt als Ursache die Störung der Gelbildung durch das Auskristallisieren saurer fettsaurer Salze an, die durch überschüssige Fettsäure begünstigt wird.

1. Schäumende Rasiercremes

Rasiercreme, schäumend (Rasierseifencreme)

Stearin (VZ 211,5)	35,000 kg	Natronlauge (NaOH)	
Cocosölfettsäure, destilliert	7,000 kg	etwa 49%	1,350 kg
(oder Palmkernölfettsäure)		Kalilauge (KOH) 36,645%	19,840 kg
Glycerin (spez. Gew. 1,23)	4,800 kg	Wasser	37,000 kg
		Parfümöl	1,000 kg
			etwa 100 kg

Im Sommer sind derartig hergestellte Cremes in der Konsistenz zu hart. Dies läßt sich durch *Erhöhung des Glycerinanteils auf 15%* korrigieren, so daß sich die Cremes auch in der Wärme gut aus der Tube drücken lassen.

Bei der *Herstellung* wird die auf 65°C erwärmte und in heißem Wasser geschmolzene Cocos- oder Palmkernfettsäure, die man mit der 70°C heißen Kalilauge in separaten Behältern derart vorverseift, daß man 50% Laugenüberschuß (berechnet auf die Verseifungszahl) verwendet. Man läßt in der Wärme wenigstens 30 Minuten nachverseifen.

Im Planetenrührwerk (aus V2A) wird das Stearin geschmolzen und bei langsamem Rühren die Cocosseife bei 75 bis 80°C eingearbeitet. Die restliche Kali- und Natronlauge wird auf 75°C erwärmt und der Seifenmasse mit dem restlichen Glycerin und Wasser zugefügt.

Es muß nach der Abrichtung der Seife so gearbeitet werden, daß 4 bis 4,5% freie Stearinsäure bei einem Gesamtfettsäuregehalt von etwa 44% vorhanden ist. Die angegebene Laugenmenge bezieht sich auf die Verseifungszahlen der Fette. Die Kalilauge muß möglichst arm an Kaliumchlorid sein, da KCl die Creme kürzt.

Eine *Kali-Natron-* und *Carbonatverseifung* wird bei folgender Rasiercreme durchgeführt, wobei für den *100-kg-Ansatz* mindestens ein Rührwerk von etwa *250 Liter Fassungsvermögen* erforderlich ist.

Gesamtansatz

Stearin (VZ 211)	27,000 kg
Cocosöl	6,600 kg
Natronlauge (Soda lye) 36° Bé	4,000 kg
Kalilauge (Potash lye) 36° Bé	16,800 kg
Glycerin	4,000 kg
Wasser, enthärtet	33,000 kg
Borsäure	1,000 kg
Tween® 80 oder MO-55-F (Hefti)	0,800 kg
Triethanolamin	2,800 kg
Kaliumcarbonatlösung, 18%ig	2,000 kg
Kaliumcarbonatlösung, 40%ig	2,000 kg
	100,000 kg

Herstellung: Zuerst wird der Laugenansatz frisch zubereitet:

Natronlauge 36° Bé	4,000 kg
Kalilauge 36° Bé (KCl-arm)	16,800 kg
Glycerin	4,000 kg
Triethanolamin	2,800 kg
Wasser	24,000 kg
	51,600 kg

Die Hälfte dieses Laugenansatzes wird auf 80°C erhitzt. Ebenfalls auf 80°C werden separat erhitzt:

Stearin (VZ 211)	8,0 kg
Cocosöl	6,6 kg
Tween® 80 bzw. MO-55-F	0,8 kg

Bei dieser Temperatur wird die Lauge der Fettschmelze zugerührt. Unmittelbar danach werden 2 kg Kaliumcarbonat (18%ig) zugemischt. Die Temperatur wird während der Verseifung auf 85 bis 90°C gehalten. Danach werden 1 kg Borsäure in 9 l heißem, destilliertem Wasser gelöst und der Rasiercreme zugeknetet. Wenn die Creme völlig homogen ist, werden 2 kg Kaliumcarbonatlösung (40%ig) hinzugefügt. Bei 80°C wird nun die zweite Hälfte des Laugenansatzes dem Rührkessel zugegossen und sofort hinterher die restlichen 19 kg Stearin. Man verseift und richtet nach einiger Zeit die Seife auf geringen Überschuß an freier Stearinsäure ab und überfettet bei 35°C mit etwa

	800 g	Lanolin
	200 g	Lecithin
und	1000 g	Glycerin.

Bei dieser Temperatur wird 1 kg Parfümöl eingearbeitet sowie evtl. etwas Menthol, gelöst in Ethylalkohol, wobei der Ethylalkohol die Ausbildung von Perlglanz fördert. Es empfiehlt sich stets, die fertige Rasiercreme einige Tage in Steinzeugbehältern zu lagern.

Rasierseifencreme, schäumend

Stearin	17,000 kg
Cocosöl, Ceylon	2,000 kg
Olivenöl	18,000 kg
Kalilauge 38° Bé	21,000 kg
Pottasche (Kaliumcarbonat)	3,000 kg
Calgon®-Paste	3,000 kg
Rohagit®-S-Lösung, 5%ig	5,000 kg
Triethanolamin	1,000 kg
Sorbex® S	5,000 kg
Wasser	21,000 kg
Texapon®- oder Hostapon®-Paste	3,000 kg
Parfümöl	1,000 kg
	100,000 kg

Rasierseifencreme, schäumend

Algipon® G-III (Henkel)	0,600 kg	Nipagin® M	0,100 kg
Wasser, destilliert	22,000 kg	Wasser, destilliert	7,000 kg
Cocosöl	17,000 kg	Kalilauge 36° Bé	20,000 kg
Talk	5,000 kg	Natronlauge 36° Bé	4,000 kg
Stearin	15,300 kg	Trinatriumphosphat	1,000 kg
Sorbex® S	4,000 kg	Olivenöl	1,000 kg
Olivenöl	2,000 kg	Parfümöl	1,000 kg
			100,000 kg

Herstellung: Zuerst Algipon®-Schleim ansetzen. Von der Stearinmenge etwa 1,5 kg zurückhalten und den Rest mit den übrigen Fetten bei 85 bis 90°C schmelzen. In die geschmolzenen Fettstoffe die Alpigon®-Lösung langsam eingießen. Anschließend das Trinatriumphosphat (gelöst in 2 l Wasser) zufügen. Danach verseifen und abrichten.

Rasierseifencreme, schäumend

Stearin	18,000 kg
Cocosöl	3,000 kg
Olivenöl	19,800 kg
Kalilauge 30° Bé	23,400 kg
Natronlauge 30° Bé	0,600 kg
Kaliumchlorid	3,600 kg
Wasser, destilliert	12,000 kg
Stearin (zum Abrichten u. als Überfettung)	1,500 kg
Lanolin	0,600 kg
Calgon®-Paste	5,250 kg
Triethanolamin	2,400 kg
Texapon®-Paste	6,000 kg
Wasser	10,000 kg

Ausbeute: etwa 100 kg

Rasierseifencreme, schäumend

Stearin	225 g	Sorbitlösung	40 g
Cocosöl	90 g	Kaliumchlorid	3 g
Palmöl, gebleicht	135 g	Lanolin	20 g
Natriumhydroxid, 100%ig	10 g	Wasser, enthärtet	387 g
Kaliumhydroxid, 100%ig	80 g	Parfümöl	10 g
			1000 g

Ein *35-kg-Ansatz* (Ausbeute) lautet:

A)	Palmitinsäure, technisch rein	5,200 kg
	Erdnußöl	0,900 kg
	Myristinsäure	0,900 kg
	Cocosfettsäure, destilliert	0,800 kg
B)	Kalilauge, 45%ig	4,400 kg
	Natronlauge, 33%ig	0,560 kg
	Wasser	9,860 kg
	Borsäure	0,350 kg
	Glycerin	3,800 kg
	Celluloseglykolat, 3%ig	1,800 kg
C)	Pottasche (Kaliumcarbonat)	0,100 kg
	Wasser	1,400 kg
D)	Kaliumchlorid	0,400 kg
	Wasser	1,400 kg
E)	Stearin	4,300 kg
	Triethanolamin	0,700 kg

Herstellung: Lösung C zuerst bei 75°C in die ebenso heiße Fettschmelze (A) einrühren (Vorsicht steigt!). Hierauf wird Lösung B bei 80°C in dünnem Strahl zugerührt und gut verseift. Nach Beendigung der Verseifung wird Lösung D zugerührt, dann wird die Seife abgerichtet und bei 80°C Mischung E hinzugegeben.

Rasierseifencreme, schäumend

Stearin	22,400 kg	Überfettung bzw.	
Erdnußöl	1,320 kg	zum Neutralisieren etwa:	
Myristinsäure	2,000 kg		
Triethanolaminstearat*	4,000 kg	Stearin	6,000 kg
Kalilauge, 45%ig	14,700 kg	Tegin® P	5,000 kg
Natronlauge, 33%ig	2,400 kg	Alkohol	8,000 kg
Wasser	39,200 kg	Wasser	4,000 kg
Glycerin	10,000 kg		
Propylenglykol	2,000 kg		
Borsäure	1,000 kg		
Parfümöl	0,980 kg		
	100,000 kg		

---

* 2,750 Stearinsäure
  1,250 Triethanolamin
    (vgl. auch Stearatcremes im Kap. O/W-Emulsionen, S. 217)

Rasierseifencreme, schäumend

Stearin	15,000 kg
Cocosöl, Ceylon	3,000 kg
Olivenöl	15,500 kg
Kalilauge 30° Bé (750 g KOH)	20,500 kg
Pottasche (Kaliumcarbonat)	3,000 kg
Wasser, destilliert	10,000 kg
Stearin	5,000 kg
Cetylalkohol	2,000 kg
Paraffinöl	0,500 kg
Calgon®-Paste	4,000 kg
Sorbitlösung	2,000 kg
Wasser, destilliert	16,000 kg
Triethanolamin	1,000 kg
Rohagit®-Schleim, 5%ig	1,500 kg
Parfümöl	1,500 kg
Ausbeute: etwa	100,000 kg

Rasiercreme (nach Henkel)

A)	Edenor K 1218 (Henkel)	64,0 g
	Edenor C_{14}, 92- und bis 96%ig (Henkel)	112,0 g
	Siegert-Stearin L4	112,0 g
B)	Kaliumhydroxid	75,2 g
	Natriumhydroxid	3,9 g
	Glycerin, 86%ig	60,0 g
	Triethanolamin	10,5 g
C)	Wasser	388,4 g
D)	Stearin L4	112,0 g
E)	Texapon-CS-Paste	30,0 g
	Eutanol G	20,0 g
F)	Menthol	2,0 g
	Parfümöl	10,0 g
		1000,0 g

Herstellung: A schmelzen, B in C lösen und auf 80° C erhitzen. Diese Lauge langsam in A einrühren (Verseifung). Ca. ½ St.d bei 80°C rühren. D bei 80°C schmelzen und portionsweise der Seife zumischen. E wird bei ca. 30°C leicht erwärmt und bei 40°C eingearbeitet. Bei ca. 30°C wird F eingerührt.

Rasiercreme, schäumend (2)
(unter Druck im »Aerosol«-Behälter abgefüllt)

Wasser, entionisiert	79,51 g-%
Stearinsäure, doppelt gepreßt	7,16 g-%
Cocosfettsäuren	1,00 g-%
Laurin/Myristin-Diethanolamid	1,00 g-%
Propylenglykol	2,70 g-%
Kaliumhydroxid, 34,2%ige wäßrige Lösung	3,42 g-%
Natriumhydroxid, wäßrig, 19,1%	0,96 g-%
Cocosnußöl	0,25 g-%
Triglyceridmischung*	3,00 g-%
Parfümöl	1,00 g-%

Abfüllung: 3,5 T. Isobutan
0,5 T. Propan
ad 100,0 T. obiger Rasierschaum

2. Pinsellose Rasiercremes
(brushless shaving creams)

Bei diesen *Rasiercremes* handelt es sich um nicht-schäumende, den Stearatcremes nahestehende O/W-Emulsionen:

Stearin	150 g		Rohagit®-Lösung:	
Lanolin	5 g			
Tegin®	20 g		Rohagit®	200 g
Lanette® N	20 g		Wasser, heiß	800 g
Triethanolamin	9 g		Ätznatron (NaOH)	60 g
Borax	10 g			
Rohagit®-Lösung	5 g		dann zusetzen:	
Rokonsal® B, flüssig	13 g			
Glycerin	20 g		Wasser (70 bis 80°)	140 g
Wasser	742 g		Wasser, kalt	60 g
Parfümöl	6 g			
	1000 g			

---

* Schmelzpunkt (MP) 32°C, Jodzahl 35, Fettsäuren: 44% Öl-, 32% Stearin- und 24% Palmitinsäure.

Schnellrasiercreme, pinsellos (für Camping)

Cetylpalmitat	45 g
Drewmulse® TP (Drew); Glycerinmonostearat	110 g
Neobee® M-5 (Drew)-fraktioniertes Cocosnußöl	25 g
Drucal® CH (Drew) Na-Laurylisethionat	7 g
Cocosnußfettsäure	5 g
Glycerin	70 g
Dragocid® forte	10 g
Wasser	718 g
Parfümöl	10 g
	1000 g

Schnellrasiercreme, pinsellos

Stearin	19,000 kg	Nipasol®-M-Natrium	0,200 kg
Vaselin	3,000 kg	Anaesthesin	0,500 kg
Glycerin	4,000 kg	Triethanolamin	2,000 kg
Algipon® G-III	0,750 kg	Parfümöl	1,000 kg
Wasser	73,000 kg	Ausbeute:	etwa 100,000 kg

Rasiercreme, pinsellos, nichtschäumend
(nach Union Carbide)

Carbowax® (Polyethylenglykol 1500)	13,5 oder 4,5%
Stearinsäure	11,5 oder 4,5%
Lanolin	4,0 oder 1,0%
Terpineol	0,1 oder –
Triethanolamin	1,0 oder –
Kaliumhydroxid (KOH)	0,5 oder 0,2%
Propylenglykol	10,0 oder 7,4%
Hydroxyethylcellulose (Cellosize® WP-3)	0,7 oder 0,5%
Zinkstearat	5,0 oder 1,6%
Parfümöl	0,2 oder 0,5%
Wasser	53,5 oder 80,0%

Herstellung: Die ersten vier Bestandteile schmelzen und auf 60°C erwärmen und das vorgewärmte Triethanolamin zufügen. Hydroxyethylcellulose mit 15 T. Wasser 30 Minuten lang verrühren. KOH im Rest des Wassers lösen und bei 60°C der Fettschmelze zufügen. Bei 45°C den Celluloseschleim einmischen. Parfümöl und Propylenglykol lösen und zufügen und ebenso langsam das Zinkstearat.

Rasiercreme, pinsellos, nichtschäumend

Polyethylenglykol 1500	150 g	KOH, 85%ig	5 g
Propylenglykol	100 g	Natriumalginatschleim, 2%ig	13 g
Triethanolamin	10 g	Parfümöl	5 g
Stearin	120 g	Wasser	577 g
Zinkstearat	20 g		1000 g

Rasiercreme, pinsellos, nichtschäumend

Walrat (Cetylpalmitat)	45 g
Mineralöl	25 g
Glycerinmonostearat (Drewmulse® TP) oder Aldo®-28	115 g
Drucal CH (Na-Laurylisethionat)	7 g
Cocosnußdiethanolamid	5 g
Glycerin	70 g
Nipasol®-Natrium	3 g
Wasser	725 g
Parfümöl	5 g
	1000 g

3. Alkoholhaltige Emulsionen

Alkoholhaltige Emulsionen sind als »after-shave«-Mittel wenig im Gebrauch, obwohl man hier sowohl eine kühlende und desinfizierende Wirkung als auch eine Cremewirkung zu verzeichnen hat. Dies setzt um so mehr in Erstaunen, als sich eigenartig aufgebaute, medizinisch duftende Nachrasurmittel auf dem Markt durchgesetzt hatten, die neben Alkohol noch Chloroform(!), Perubalsam und eine wenig männliche Ylang-Ylang-Note aufwiesen.

Creme, alkoholhaltig

A)	Hostaphat® KS-340	24 g	B) Wasser	440 g
	Cetyl-Stearylalkohol	50 g	C) Alkohol	400 g
	Palmitylalkohol	40 g	Dragocid® forte	10 g
	Walrat	6 g	Parfümöl	10 g
	Cosbiol® oder PCL, liquid	20 g		1000 g

Herstellung: B wird bei 65°C mit A emulgiert, dann wird bei 50°C die Alkohol-Parfümmischung (C) eingerührt.

Rasieremulsion (nach der Rasur)

A)	Mineralöl	300 g	Campher	5 g
	Lanolin	10 g	Eucalyptol	2 g
	Cetylalkohol	10 g	Alkohol	50 g
	Sorbitanmonooleat	10 g	B) Dragocid® forte	10 g
	POE-Sorbitanmonooleat	45 g	Wasser	553 g
	Menthol, rekristallisiert	5 g		1000 g

Herstellung: B wird bei 62°C in die 60°C heiße Fettschmelze (A) eingerührt.

Rasieremulsion (nach der Rasur)

A)	PCL, solid (Dragoco)	125 g
	PCL, liquid (Dragoco)	25 g
	Tween® 61	20 g
	Solulan® C-24 (Amerchol)	25 g
	Stearin	40 g
B)	Wasser	600 g
C)	Dragocid® forte	10 g
	Alkohol	150 g
	Menthol	2 g
D)	Parfümöl	3 g
		1000 g

4. Milchen

Aftershave-Lotion (O/W)

A)	Tagat® S (Goldschmidt)	2,2%
	Tegin® M (Goldschmidt)	1,6%
	Isopropylmyristat	8,6%
	Paraffinum subliquidum	8,2%
B)	Glycerin	4,0%
	Citronensäure	0,2%
	Kalium-Aluminiumsulfat	0,1%
	Lactil®	2,0%
	Wasser	73,1%
C)	Parfümöl, Konservierungsmittel	q.s.

Herstellung: A und B werden auf 70°C erwärmt. (Lactil® erst nach dem Erreichen der angegebenen Temperatur zugeben!). Dann B in A einrühren, kaltrühren und bei 45°C parfümieren.

Aftershave-Lotion (O/W)

A)	Teginacid® H (Goldschmidt)	8,0%
	Isopropylmyristat	15,0%
	Paraffinum subliquidum (DAB 8)	15,0%
	Cetylalkohol	5,0%
B)	Glycerin	3,0%
	Citronensäure	0,2%
	Kaliumaluminiumsulfat	0,1%
	Wasser	53,7%
D)	Parfümöl, Konservierungsmittel	q.s.

Herstellung: A und B werden auf 70°C erwärmt, dann wird B in A eingerührt und kaltgerührt. Bei 40°C wird parfümiert. Es können auch etwa 10 T. Wasser durch Ethanol (96%ig) ersetzt werden. In diesem Falle wird das Ethanol zusammen mit dem Parfümöl zugegeben.

Literatur

(1) *Masch, L. W.* u. *Ehring, B.:* J. Soc. Cosmetic. Chem. 10, 32 (1959)
(2) *Schubert, W. R.* u. *Literate, L. J.:* USP 4 035 477 v. 12. 7. 1977 (Colgate Palmolive Comp.)

Kapitel XXII

Kosmetische Lichtschutzpräparate

(Sonnenschutzmittel)

Günter W. Holzner*

Die Aufgabe dieser Produkte ist, die Haut vor den unerwünschten Folgen der Sonnenstrahlen zu schützen. Der Verbraucher selbst will jedoch in den meisten Fällen möglichst schnell und schön braun werden. Optimaler Hautschutz bei gleichzeitig schneller, tiefer Bräunung sind mit einem Präparat schwierig zu vereinen.

1. Physikalische Grundlagen

1.1 Das Sonnenlicht

Das Sonnenspektrum umfaßt Strahlen von verschiedener Wellenlänge. Unter Licht im engeren Sinne versteht man den vom Auge wahrnehmbaren, verhältnismäßig geringen Teil der Gesamtstrahlung. Je nach seinen Erscheinungsformen betrachtet man das Licht als einen elektromagnetischen Schwingungsvorgang (Lichtwellen) oder einen Strom von energiehaltigen Teilchen (Photonen). Die Wellenstruktur äußert sich z. B. bei der Lichtbeugung oder -brechung und anderen optischen Erscheinungen. Die Teilchenstruktur kommt beim photoelektrischen Effekt zum Ausdruck (1, 2).

Der für kosmetische Betrachtungen interessante Teil des Sonnenspektrums besteht aus folgenden Wellenlängen:

3000 nm bis 750 nm	Infrarot
750 nm bis 400 nm	sichtbares Licht (rot-violett)
400 nm bis 315 nm**	UV-A ⎫
315 nm bis 280 nm	UV-B ⎬ Ultraviolett
280 nm bis 100 nm	UV-C ⎭

Die UV-C-Strahlen der Sonne werden in der Atmosphäre absorbiert und erreichen nicht die Erdoberfläche. Sie sind jedoch im Spektrum von künstlichen Strahlenquellen enthalten und daher kosmetisch von Bedeutung.

---

* *Günter W. Holzner*, 15, Chemin des Palettes, CH-1212 Genf
** Die untere Grenze wird auch oft mit 320 nm angegeben.

1.2 Physikalische Größen und Definitionen

Wellenlänge (λ): Abstand von einem Wellenkamm zum nächsten; wird mit Lambda (λ) bezeichnet und im Falle des Lichtes in Nanometer* (nm) gemessen: $1\,\text{nm} = 10^{-9}\,\text{m}$.

Frequenz (ν): Zahl der Schwingungen pro Sekunde; wird mit Ny (ν) bezeichnet.

Lichtgeschwindigkeit (c): Jede elektromagnetische Strahlung bewegt sich im Vakuum mit der gleichen Geschwindigkeit (Lichtgeschwindigkeit) fort:

$$c = \nu \cdot \lambda = 3 \cdot 10^{10}\,\text{cm} \cdot \text{s}^{-1}$$

Lichtenergie (E): $E = h \cdot \nu$, angegeben in Elektronenvolt (eV), h (*Planck*sches Wirkungsquantum) ist eine Naturkonstante mit der Dimension einer Wirkung (Energie · Zeit). Jede Strahlung von der Frequenz ν setzt sich aus Energiequanten von der Größe $h \cdot \nu$ zusammen. Da die Wellenlänge umgekehrt proportional zur Frequenz ist, sind die Energiequanten bei kurzen Wellenlängen größer als bei langen.

Wellenzahl ($\tilde{\nu}$): Die Wellenzahl gibt an, wieviele der betreffenden Wellenlängen auf 1 cm entfallen; $\tilde{\nu} = 1/\lambda$;
Sie ist der Strahlungsenergie direkt proportional.

1.3 Das Sonnenlicht auf der Erdoberfläche

Die Energie des Sonnenlichtes beträgt bei senkrechtem Einfall auf die Erdatmosphäre 1,37 KW/m² (Solarkonstante). Die Erdatmosphäre schwächt die Sonnenstrahlung durch Absorption und Streuung beträchtlich. Das kurzwellige UV-C wird bereits in der Stratosphäre vom Sauerstoff und vom Ozon absorbiert (3) und erreicht die Erdoberfläche nicht. Die kürzeste Wellenlänge mit 286 nm wurde im Polargebiet gemessen (4). Nach *Wittels* (5) ist die Höhe des UV-Anteils am Sonnenlicht abhängig von:

1. Der geographischen Breite (höchster UV-Anteil zwischen 30° südlicher bis nördlicher Breite).
2. Höhe des Sonnenstandes (Auftreff- oder Einfallwinkel) abhängig von Tages-

---

* früher in Millimicron (mµ) oder Angström (Å) angegeben
  $10\,\text{Å} = 1\,\text{mµ} = 1\,\text{nm}$

und Jahreszeit. Die Morgen- und Spätnachmittagsstrahlung ist arm an UV. Die Sonnenhöchststandeinstrahlung zu Mittag z. Z. der Sommersonnenwende enthält den höchsten UV-Anteil. Dieser ist bei wolkenlosem Wetter und reiner Luft in unseren Breiten nur um 9 bis 10% geringer als am Äquator. Diese prozentuelle Verteilung fällt in unseren Breiten jedoch gegen Frühjahr und Herbst steil ab.
3. Höhe über dem Meer. Es ist eine 15%ige Zunahme des UV-Anteils pro 1000 m Höhenunterschied anzunehmen.
4. Reinheitsgrad der Luft, Menge der Aerosole der durchstrahlten Atmosphäre (Dunst- und Staubglocken über Industriestädten).
5. Reflexionsstrahlung durch Wasser, Schnee, Gletscher, Sand und große helle Gesteinsflächen sowie Schönwetterbewölkung (Cumuluswolken).

Die Reflexionsstrahlung kann den auf den Organismus einwirkenden Anteil des UV-Lichtes auf 115 bis 170% gegenüber dem im einstrahlenden Sonnenlicht enthaltenen, mit 100% anzunehmenden, Anteil steigern.

Bergsteigern und Skifahrern ist erfahrungsgemäß bekannt, daß bei Nebel die Sonnenbrandgefahr erhöht ist. *Reiter* u. Mitarb. (6) stellten fest, daß bei gleichmäßig verteiltem, nicht zu dichtem Nebel die Intensität der UV-Strahlen bei 3000 m Meereshöhe um 166% verglichen mit klarem Himmel zunimmt. Der Grund dafür ist die zusätzliche Lichtstreuung im Nebel. Das gestreute Licht wird Himmelsstrahlung genannt. Die Summe von Himmels- und direkter Sonnenstrahlung nennt man Globalstrahlung. Die Summe von Himmels- und Sonnenstrahlung auf eine senkrecht zur Strahlungsrichtung liegenden Fläche auftreffend wird Gesamtstrahlung genannt [*Abb. 1* (4)].

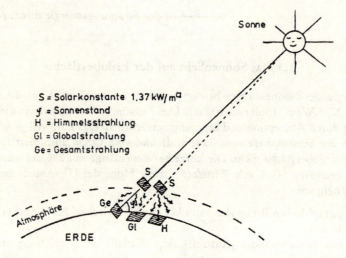

Abb. 1 Zur Definition von Solarkonstante S, Himmelsstrahlung (H), Globalstrahlung (Gl) und Gesamtstrahlung (Ge)

Nach *Kindl* (7) beträgt die Globalstrahlung bei idealen Bedingungen 1120 W/m^{-2} und setzt sich wie folgt zusammen:

UV-B-Anteil	0,4%	sichtbares Licht	52,0%
UV-A-Anteil	5,6%	Infrarot	42,0%

1.4 Lichtabsorption

Die Absorption der Lichtenergie in den betreffenden Molekülen ist die Grundlage sowohl für die biologische Wirkung des Lichtes als auch für den Lichtschutz selbst. Die meisten Sonnenschutzpräparate bilden einen Film, der das gefährliche UV-Licht absorbiert und die darunterliegende Haut dadurch schützt. Aus diesem Grunde sollen hier einige physikalische Grundlagen der Lichtabsorption erklärt werden, die bei der Laborprüfung und Analyse von Sonnenschutzmitteln von Bedeutung sind.

Die Absorption von sichtbarem und von UV-Licht beruht auf der Wechselwirkung zwischen der Lichtenergie und den Elektronen der äußeren Atomschalen, die im Molekül die Bindung der Atome aneinander bewirken. Das oder die entsprechenden Elektronen werden hierbei auf ein höheres Energieniveau gehoben. Absorption der Strahlung kann nur dann erfolgen, wenn die Strahlungsenergie genau der Differenz der beiden Energieniveaus entspricht. Durch die höhere Energie seiner Außenelektronen wird das Molekül befähigt, photochemische Reaktionen einzugehen.

1.4.1 Gesetzmäßigkeiten der Lichtabsorption

Tritt ein Lichtstrahl in ein absorbierendes Medium (z. B. Lösung eines Lichtschutzmittels) ein, so wird eine gewisse Menge des Lichtes absorbiert, der Rest durchgelassen. Je mehr von dem Licht absorbiert wird, um so geringer ist die Durchlässigkeit, die in Prozent der eindringenden Strahlung angegeben wird.

Es verhält sich A = Absorption und D = Durchlässigkeit (auch als T = Transmission bezeichnet) wie folgt:

[1] $A = \dfrac{I_o - I}{I_o} = 1 - \dfrac{I}{I_o}$ I_o = Intensität des einfallenden Lichtes
I = Intensität des austretenden Lichtes

[2] $D = \dfrac{I}{I_o}$ in Prozent: $\dfrac{I}{I_o} \cdot 100$

[3] $A + D = 1$
A und D sind einander umgekehrt proportional.
Ist die Absorption 100%, so ist D gleich 0%.

Die Absorption ist vom absorbierenden Molekül, von dessen Konzentration in der Lösung und der durchstrahlten Schichtdicke abhängig. Die mathematischen Zusammenhänge sind aus dem Absorptionsgesetz von *Lambert-Beer-Bouguer* ersichtlich:

[4] $D = 10^{-\varepsilon \cdot c \cdot d}$

$\varepsilon =$ molarer, dekadischer Extinktionskoeffizient (molar absorptivity), ist eine Stoffkonstante, die für die Lichtschutzsubstanz charakteristisch ist und von der Wellenlänge abhängt. Neuerdings auch als e bezeichnet.
$c =$ Konzentration des Stoffes in Mol/l ($c' =$ Konzentration in g/l)
$d =$ Schichtdicke der durchstrahlten Lösung in cm

Um Gleichung 4 in eine handlichere Form zu bringen, hat man die Extinktion (E) definiert. E ist der negative, dekadische Logarithmus der Durchlässigkeit. Daraus ergibt sich

[5] $E = \varepsilon \cdot c \cdot d$

Mathematisch umformuliert und auf die Durchlässigkeit *(Formel 2)* bezogen ergibt sich:

[6] $E = -\log \frac{I}{I_o} = \log \frac{I_o}{I}$

[7] in %: $E = \log \frac{100}{I \text{ in \%}}$

Wird die Schichtdicke d in cm und seine Konzentration c in Mol/l (Mol = Molekulargewicht in g) angegeben, so nennt man den Proportionalitätsfaktor den molaren dekadischen Extinktionskoeffizienten. Ist es nicht möglich, die Konzentration in Mol/l anzugeben, weil das Molekulargewicht des untersuchten Stoffes unbekannt ist (oder bei technischen Stoffgemischen); so arbeitet man mit der Konzentration c' in g/l, bezeichnet den Proportionalitätsfaktor dann ε' und nennt ihn speziellen Extinktionskoeffizienten. Man hat es mit zwei Gleichungen zu tun [8, 9]:

[8] $\varepsilon = \frac{E}{c \cdot d}$

[9] $\varepsilon' = \frac{E}{c' \cdot d}$

In der Literatur findet man häufig die Angabe $E \frac{1\%}{1 \text{ cm}}$

Das bedeutet, daß die Extinktion einer Substanz auf die Konzentration c' = 10 g/l und die Schichtdicke d = 1 cm bezogen ist. Dieser Ausdruck wird spezifische Extinktion genannt.

1.4.2 Messung der Lichtabsorption

Die Messung der Lichtabsorption erfolgt in UV-Spektrometern. Moderne Geräte haben einen Meßbereich, der das gesamte UV- und sichtbare Licht einschließt (10). Ein Lichtstrahl definierter Intensität und Wellenlänge wird durch die Lösung einer Lichtschutzsubstanz hindurchgeschickt und die Intensität der ausfallenden Strahlung gemessen. Wenn das ganze UV-Spektrum kontinuierlich durchfahren wird, erhält man für jede Lichtschutzsubstanz einen charakteristischen Kurvenverlauf der Extinktion in Abhängigkeit von der Wellenlänge *(Abb. 14, S. 807)*.

Bei den klassischen UV-Absorbern arbeitet man meist mit d = 0,2 cm oder 1 cm, c' = 0,05 bis 0,1 g/l.

Bei älteren Geräten wird meist die Durchlässigkeit bei der entsprechenden Wellenlänge angegeben. Die Durchlässigkeitskurve vermittelt einen raschen Überblick der Absorptionseigenschaften. Die Werte unter 5%, auf die es bei Sonnenschutzpräparaten hauptsächlich ankommt, sind nicht mehr genau ablesbar. Aus diesem Grunde hat sich die Extinktionskurve zur physikalischen Beurteilung eines UV-Absorbers allgemein eingeführt.

2. Photobiologische Grundlagen

2.1 Lichtempfindlichkeit der menschlichen Haut

Die individuelle Reaktion der Haut gegen Sonnenbestrahlung weist große Unterschiede auf. *Schulze* (11) unterscheidet drei Reaktionstypen:

Tab. 1 Reaktionstypen auf Sonnenbestrahlung nach *Schulze*

Typ E	Typ E + P	Typ P
nur: Erythem	direkte Pigmentierung und Erythem	nur: direkte Pigmentierung
13%	67%	20%
blasse, ungesund erscheinende Haut, zur Sommersprossenbildung neigend; hellblonde Haarfarbe	rötliche, gesund erscheinende Haut, mit normaler Hautfunktion	stark pigmentierte, lederartige Haut (Pigment auch an den unbestrahlten Hautpartien)
dir. Pigm.: – Erythem: 32 Min.	Schwellenzeiten: dir. Pigm.: 11 Min. Erythem: 33 Min.	dir. Pigm.: 22 Min. Erythem: –

Innerhalb dieser Reaktionstypen ist die Schwankung der individuellen Empfindlichkeit von Bedeutung. Sie kann in einer Gruppe von Versuchspersonen oft 1:8, bisweilen 1:16 erreichen.

Satoris u. Mitarb. verglichen die Lichtempfindlichkeit der nord- und süditalienischen Bevölkerung und konnten deutliche Unterschiede feststellen. Männliche und weibliche Testpersonen zeigten gleiche Empfindlichkeit, während Kinder weniger sonnenempfindlich sind.

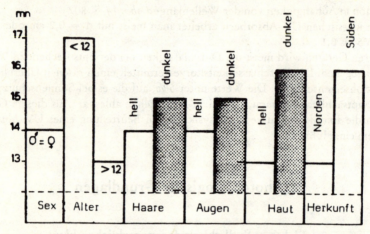

Abb. 2 t in min zur Erzielung der MED (= minimale Erythemdosis (s. unter 6.1) (297 nm monochromatisch) in einer Bevölkerung aus Nord- und Süditalien [nach *Satoris* u. Mitarb. aus *Thiers* (12)]

Tab. 2   *Cripps* (13) unterscheidet 6 Hauttypen

Hauttyp	Anamnese	Aussehen
1	schnell Sonnenbrand, keine Bräunung	rothaariger keltischer Typ mit Epheliden
2	schnell Sonnenbrand, geringe Bräunung	hellhäutige, hell behaarte, blauäugige Europäer
3	weniger leicht Sonnenbrand, leichte Bräunung	dunkelhäutiger Europäer
4	selten Sonnenbrand, gute Bräunung	Mittelmeertyp des Europäers
5	selten Sonnenbrand, starke Bräunung	mittelöstlicher oder südamerikanischer Typ
6	niemals Sonnenbrand, schwarze Hautfarbe	schwarze Rasse

Sehr ähnlich ist die von der FDA empfohlene Einteilung der Hauttypen zur Auswahl des geeigneten Lichtschutzfaktors (s. unter 4.2, S. 824).
Zur Gruppe 6 ist zu bemerken, daß die Strahlendosis zur Erreichung eines Erythems bei amerikanischen Negern 33mal höher liegt als diejenige für Weiße (14, 15). In der Praxis bekommen jedoch Neger, die sich mit lichtungewöhnter Haut zu lange der Sonne aussetzen, einen Sonnenbrand, wie auch Schwarzhäutige UV-bedingte chronische Hautschäden im Sinne einer aktinischen Elastose erleiden können (16).
Bei in-vivo-Versuchen zur Entwicklung von Sonnenschutzmitteln ist die richtige Auswahl der entsprechenden Testpersonen nach deren Lichtempfindlichkeit von größter Bedeutung.

2.2 Wirkung des Sonnenlichtes auf Haut und Organismus

Um bei Hautbestrahlung eine Wirkung zu erzielen sind folgende Voraussetzungen erforderlich:

1. Die Strahlen müssen in die Haut eindringen
2. Von einem Bestandteil der Haut absorbiert werden
3. Die absorbierte Strahlenenergie muß ausreichend groß sein, um photochemische Reaktionen auszulösen

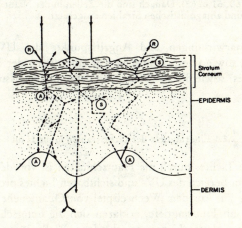

Abb. 3 Schematische Darstellung der Haut mit Reflektion (R), Streuung (S) und Absorption (A) des Lichtes nach *Pathak* (21)

Tab. 3 Wirkung des Sonnenlichtes auf die Haut (17, 18, 30)

UV-B (285–320 nm)	UV-A (320–400 nm)	sichtbares Licht (400–700 nm)
Wirkung günstig	Wirkung günstig	Wirkung günstig
Vitamin-D-Synthese, Mineralstoffwechsel, P- u. Ca-Stoffwechsel, Erhöhung der Widerstandskraft gegen Krankheiten einschl. Zahnkaries, indirekte Pigmentierung	kann die biologische Wirkung von UV-B verstärken; (Photoaugmentation) direkte Pigmentierung, Phototherapie	hilft den Zellen UV-bedingte Schäden zu reparieren*
Wirkung schädlich (Auge u. Haut)	Wirkung schädlich (Auge u. Haut)	Wirkung schädlich (Auge u. Haut)
akut: Sonnenbrand; chronisch: atropische Verdünnung der Epidermis, Pigmentverschiebung, Keratosis, Hautkrebs, Änderung von Immunreaktionen, Elastosis u. Faltenbildung in der Cutis	Strahlendosen, die allein keine Wirkung zeigen, können in Gegenwart von Sensibilisatoren Phototoxizität, Photoallergie u. -carcinogenesis bewirken; chronische Einwirkung beschleunigt das Altern der Haut	verstärkt die Wirkung des UV-Lichtes?

* UV-geschädigte Bakterienkulturen können unter Beteiligung eines sogenannten Photoreaktivierungsenzymes durch Belichtung mit längerwelligen Strahlen wieder photoreaktiviert werden (18, s. auch 60, 61 u. 62). Danach sind die Zellen in der Natur einem Gleichgewicht von synergistischen und antagonistischen Strahlen ausgesetzt.

Über weitere Primärwirkungen und Angriffspunkte der UV-Strahlen in der menschlichen Haut sowie photochemische Veränderungen der DNS (s. Bd. 1 des vorliegenden Werkes) sowie die ausgezeichneten Zusammenfassungen von *Meybeck* (19) und *Raab* (20).

2.2.1 Eindringtiefe der Lichtstrahlen in die Haut

Die Penetration des Lichtes durch die Hautschichten ist von der Wellenlänge abhängig und nimmt im Bereich des UV- und sichtbaren Lichtes proportional mit steigender Wellenlänge zu. Aus dem Wechselspiel von Quantenenergie, d. h. biologischer Aggressivität mit Eindringtiefe, erklären sich die unterschiedlichen Bestrahlungseffekte des ultravioletten Lichtes verschiedener Wellenlänge.
Zahlreiche Autoren befaßten sich mit der Eindringtiefe der Lichtstrahlen in die verschiedenen Schichten der Haut (22, 23, 24). Sie ist von der Wellenlänge abhängig.

Die Einteilung der UV-Strahlung in UV-A, UV-B und UV-C erfolgte nach der biologischen Wirkung der entsprechenden Wellenlänge in der Haut. Je größer die Wellenlänge, desto tiefer dringt die Strahlung in die Haut.

UV-A: Dringt bis zur Grenze von Dermis und subkutanem Gewebe vor. Strahlen mit 400 nm erreichen noch zu 30% die Basalzellschicht (20).
Andere Autoren geben an, daß sogar 50% des UV-A die Epidermis durchdringen und in die Dermis gelangen (25, 26, 27).
UV-B: Wird hauptsächlich in der Epidermis absorbiert und gelangt nur zum kleineren Teil in die Dermis. Strahlen mit 300 nm erreichen die Basalzellschicht nur zu 10% (20).
UV-C: Wird in den oberen Schichten der Epidermis absorbiert und läßt sich in der Basalzellschicht nicht mehr nachweisen.

Das obige Schema zeigt die klassische Vorstellung über die Eindringtiefe der verschiedenen Wellenlängen, wonach UV-B und UV-C die Haut praktisch nicht durchdringen. Es ist jedoch anzunehmen, daß selbst geringe Strahlenmengen, die mit den heutigen Meßmethoden nicht mehr erfaßt werden, noch immer eine große Zahl von Molekülen photochemisch verändern können (19, 28). Besonders die Bildung und Reaktion von freien Radikalen bedarf nur geringer Strahlungsenergie, kann aber durch die nachfolgenden Kettenreaktionen schwerwiegende Folgen haben (29).

Experimente von *Pathak* und *Stratton* (21) haben gezeigt, daß trotz der hohen Absorption von kurzwelligem UV im *Stratum corneum* die weiße, lichtungewöhnte Haut 5 bis 15% der Wellenlängen von 240 bis 260 nm in die Dermis vordringen läßt. Aus diesem Grund können Niederdruck-Hg-Dampflampen (Emission hauptsächlich bei 257 nm) ein Erythem hervorrufen.

Es soll noch bemerkt werden, daß die Lichtdurchlässigkeit des *Stratum corneums* an verschiedenen Stellen des Körpers und am Gesicht graduelle Unterschiede aufweist, sich jedoch in bezug auf die Wellenlängenabhängigkeit gleich verhält (12, 20, 21).

2.2.2 Vorteilhafte Wirkung des Sonnenlichtes auf Haut und Organismus

Menschen gehen an die Sonne, um braun zu werden. Modische und soziale Aspekte spielen hierbei eine große Rolle und sind einer näheren Betrachtung wert (30). Das Sonnenbad wird als angenehm empfunden, seine nachteiligen Folgen werden nicht beachtet oder in Kauf genommen.

Neuere Versuche scheinen zu bestätigen, daß optimal dosierte Sonnen- oder Kunstlichtbestrahlung körperliches Wohlbefinden und Leistung steigert (31, 32). *Greiter* u. Mitarb. geben einige biochemische Grundlagen für dieses Verhalten an (33).

Das Vitamin D_3 (antirachitisches Vitamin, Cholecalciferol) wird auf der Haut durch Einwirkung von UV-Strahlen aus dem im Oberflächenfett vorhandenen 7-Dehydrocholesterin gebildet und percutan resorbiert. Dieses Vitamin spielt in der Prophylaxe und Therapie verschiedener Krankheiten, die auf einer Störung des Kalk- und Phosphorstoffwechsels beruhen, eine Rolle. Einzelheiten siehe unter (12).

Der Einfluß des Sonnenlichtes auf die Erhöhung der Absorption von Calcium bei älteren Personen sowie die durch Licht beeinflußte Sekretion von Melatonin bei Ratten und Menschen werden von *Wurtman* beschrieben (34).

Die heilende Wirkung von UV-Strahlen bei Haut- und Knochentuberkulose wurde vor ca. 80 Jahren von einigen Forschern entdeckt.

Die stärkere Durchblutung der Haut, die durch UV-Strahlen eintritt, wird therapeutisch bei unreiner Haut und *Acne punctata* (Comedonen-Akne) benutzt. Bei *Acne indurativa* oder *conglobata* (pustulöse Akne) wird im Gesicht eine Schälkur durch UV-Strahlen durchgeführt, die auch mit Hilfe künstlicher Höhensonnen (Quarzlampen) vorgenommen werden kann. Die positiven Wirkungen des UV-Lichtes sind Gegenstand zahlreicher Veröffentlichungen (35), wobei heute eine Erhöhung des Calciumspiegels, eine Blutdruck- und Grundumsatzsenkung (36) und Einflüsse auf den Stoffwechsel bekannt sind.

Die gezielte Anwendung von UV-Licht, manchmal durch Photosensibilisatoren verstärkt, nimmt heute in der dermatologischen Praxis einen wichtigen Platz ein (37, 38).

Nach *Ippen* wird der moderne Mensch in Zukunft noch weit mehr dem Sonnenlicht ausgesetzt sein (39). Aus diesem Grund kommt der Entwicklung von optimalen Sonnenschutzpräparaten eine steigende Bedeutung zu.

2.2.3 Schädigende Wirkungen des Sonnenlichtes auf Haut und Organismus

Ein großer Teil der neueren Literatur befaßt sich mit diesem Problem. Einige Forscher sind der wohlbegründeten Meinung, daß das Altern der Gesichtshaut hauptsächlich auf Strahleneinwirkung zurückzuführen ist (40).

2.2.3.1 Akute Strahlenentzündung (Erythem, Sonnenbrand)

Setzt man die Haut zu lange der Sonne oder einer künstlichen Strahlenquelle aus, so entwickelt sich nach einer Latenzzeit von 2 bis 3 Stunden eine gegen unbestrahlte Stellen scharf abgegrenzte Hautrötung (Erythema solare). Die Überschreitung der sogenannten Erythem-Schwellendosis hängt stark von der individuellen Empfindlichkeit ab und liegt bei lichtungewöhnter Haut bei 10 bis 40 Minuten direktem Sonnenlicht (11, 41).

Je nach Schwere des Sonnenbrandes unterscheidet man drei Grade (42):

1. Grad: Erythem (Rötung, Wärmegefühl) klingt nach 2 bis 3 Tagen wieder ab und verschwindet völlig mit zunehmender Pigmentbildung.
2. Grad: Blasenbildung (Brennen, Jucken) auf der entzündeten Haut, die Oberhaut wird in großen Fetzen abgestoßen.
3. Grad: Tiefgehende Zellschädigung, Fieber, Absterben größerer Teile der Oberhaut.

Grad 2 und 3 werden auch als *Dermatitis solaris* bezeichnet.
Nach dem Ausklingen des Lichterythems, das manchmal zwei Maxima nach etwa 6 und 24 Stunden aufweist, kommt es entweder zu einer Abschälung der Haut oder zu der sogenannten sekundären Pigmentierung.
Morphologische Erscheinungen des Erythems nach *Raab* (20) sind:
Dilatation der Gefäße mit Austritt weißer Blutkörperchen, Schädigung der Zellkerne, dyskeratotische Zellen und einzelne abgestorbene Zellen.
Entzündung und Kapillardilatation beim Sonnenbrand werden oft der Freisetzung von Histamin (Kapillargift) zugeschrieben (43). An Tieren und Menschen durchgeführte Versuche (44, 45) stellen dies jedoch in Frage. Es konnte ein Bruch der lysosomalen Biomembrane gezeigt werden und es ist denkbar, daß die dadurch freiwerdenden hydrolytischen Enzyme eine Entzündung hervorrufen (46).
Eine andere Möglichkeit zur Bildung entzündungsauslösender Stoffe ist die Freisetzung von Arachidonsäure und deren Umwandlung in Prostaglandin (29, 47). Prostaglandine spielen in den ersten 24 Stunden des Erythems eine Rolle. Eine Zusammenfassung der entsprechenden Arbeiten ist bei *Warin* zu finden (48). Die Untersuchungen von *Snyder* (49) und *Gilchrest* (50) stellen klar, daß für die Anfangsphase der Entzündung das Histamin und für die folgende Phase Prostaglandine eine Rolle spielen. Die Mitwirkung der erst seit kurzer Zeit untersuchten Leukotriene bei der Entzündungsreaktion könnte möglich sein (51). Eine ausgezeichnete Abhandlung der Pathologie und Biochemie des Sonnenbrandes wird von *Thiers* (12) und *Raab* (20) gegeben.

2.2.3.1.1 Abhängigkeit der Erythemwirkung von der Wellenlänge

Als erste bestrahlten *Hausser* und *Vahle* (52) die menschliche Haut mit monochromatischem Licht verschiedener Wellenlänge aber konstanter Energie und brachten Erythemwirksamkeit und Wellenlänge in Zusammenhang. Es stellte sich heraus, daß das Erythem nur durch ganz bestimmte, eng begrenzte Wellengebiete mit einem *Maximum bei 297,5 nm* verursacht wird. Das zweite Erythemmaximum bei 250 nm ist von geringer Bedeutung, da diese Strahlen von der Lufthülle der Erde absorbiert werden. Sie sind jedoch im Spektrum von Hg-Dampflampen enthalten.
Spätere Messungen (53, 54) der relativen Erythemwirksamkeit ergaben etwas unterschiedliche Resultate vor allem im UV-C. *Tronnier* (55) konnte durch neue Lasermessungen die von *Hausser* und *Vahle* ermittelte Kurve bestätigen.

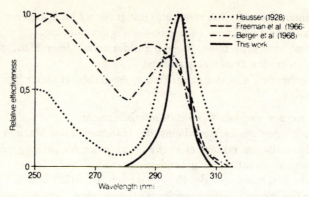

Abb. 4 Erythemwirksamkeitskurve nach *Hausser* und neue Lasermessungen nach *Tronnier* (55)

Der charakteristische Verlauf der Erythemwirksamkeitskurve läßt sich teilweise durch die Absorption der entsprechenden Biomoleküle erklären. Alle Nucleinbasen haben ein ausgeprägtes Absorptionsmaximum bei 250 bis 270 nm. Die cyclischen Aminosäuren Tryptophan und Tyrosin bei 270 bis 280 nm.
Die Messungen von *Johnson* (56) stimmen mit dieser Absorption am besten überein, wenn man annimmt, daß die aromatischen Aminosäuren der Haut durch ihre Absorption bei 270 bis 280 nm die anderen Zellbestandteile schützen, ohne selbst geschädigt zu werden, während die Nucleinbasen durch Absorption photochemische Reaktionen eingehen und dadurch das Erythemmaximum bei 260 nm bewirken. Über 280 nm wird die Strahlung weniger absorbiert, ist aber gerade noch energiereich genug, um die gefährlichen freien Radikale zu bilden. Mit weiter steigender Wellenlänge reicht die Strahlungsenergie nicht mehr zur Radikalbildung aus und es erfolgt ein steiler Abfall der Erythemwirkung.
Die Gründe für die unterschiedlichen Meßergebnisse der Erythemwirksamkeit wurden von verschiedenen Autoren diskutiert (53, 57, 58). Das Erythem bei 260 nm entwickelt sich innerhalb von 8 Stunden, klingt aber schnell ab.

Wird das Erythem nach 24 Stunden abgelesen, so ist eine höhere Strahlendosis bei 260 nm erforderlich, um eine derartig lange bleibende Rötung zu erzielen. Dies erklärt die relativ geringe Wirksamkeit in den anfänglichen Messungen. Neue Messungen ergeben ein Erythemmaximum bei 260 nm.

Das Sonnenlicht enthält prozentual nur einen geringen Anteil der maximal erythemwirksamen Wellenlänge von 297,5 nm *(Tab. 4)*. Die Gesamtwirkung einer Strahlung hängt vom Energiequantum ihrer Wellenlänge und der Strahlenmenge (Intensität) ab (s. phys. Grundlagen). Es wurde daher für jede Wellenlänge die jeweilige Erythemwirksamkeit mit ihrer entsprechenden Intensität in der Globalstrah-

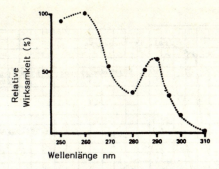

Abb. 5 Rl. Erythemwirksamkeit für gerade noch feststellbares Erythem auf der Rückenhaut von Weißen. Ablesung nach 7 bis 8 und 24 Std. Das 100% Maximum bei 260 nm entspricht einer MED von 4,3 J/cm², Standardabweichung 1,4; nach *Johnson* (56)

lung multipliziert. Daraus resultiert wieder eine Kurve, dieses Mal jedoch mit einem ausgeprägten Erythemmaximum bei 307 nm, d. h. der Strahlenanteil von 307 nm ist für die Haut am gefährlichsten (11).

Tab. 4 Meßergebnisse der Globalstrahlung über Davos nach *Bener;* mittlere Erythemwirksamkeit der CIE (1935); Produkt aus Davoser-Meßwerten und CIE-Erythemkurve (gleich Wirkkurve der Sonne). Sonnenhöhe: 60°, aus *Schulze* [11]

Wellen-länge mµ	UV-Globalstrahlung in Davos W/m² (100 ÅE)		Relative Erythem-wirksamkeit CIE (1935)	Globalstrahlung mal Erythem (CIE) (307 mµ:100)	
	Sommer	Winter		Sommer	Winter
297,5	0,0077	0,0145	0,990	5,4	7,0
300,0	0,0410	0,0415	0,830	24,0	17,0
302,5	0,1100	0,1850	0,530	42,0	47,0
305,0	0,3780	0,5200	0,330	89,0	84,0
307,5	0,6300	0,9400	0,220	99,0	99,0
310,0	0,9900	1,3200	0,110	78,0	70,0
312,5	1,6700	2,6000	0,043	52,0	54,0
315,0	2,1300	3,1500	0,010	15,0	15,0
317,5	2,9300	4,1000	0,007	14,0	14,0
320,0	3,3000	4,4500	0,005	12,0	11,0
325,0	4,5000	5,2500	0,003	9,6	7,6
330,0	5,2000	7,4000	—	—	—
340,0	5,3800	6,9500	—	—	—
350,0	5,3500	7,5000	—	—	—
360,0	5,6300	7,5500	—	—	—
370,0	6,5500	7,9500	—	—	—
380,0	5,9400	7,2000	—	—	—

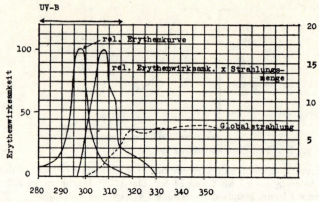

Abb. 6 Erythemwirkungskurve der Globalstrahlung, Max. 307,5 nm

Diese Überlegungen hatten zur Folge, daß die Entwicklung von Sonnenschutzpräparaten vorerst dahin ging, möglichst selektiv die Strahlen um 307 nm (UV-B) herauszufiltern, das längerwellige UV-A jedoch durchzulassen, um dessen Bräunungseffekt (Pigmentierung) auszunützen. Die durch verlängerte Freizeit stark ansteigende Exposition lichtungewöhnter Menschen an intensives Sonnenlicht (Bade- u. Skiurlaub) macht es jedoch auch nötig, die schädigende Wirkung des UV-A auf die Haut zu beachten.

Um ein UV-A-Erythem zu erreichen, ist eine 1000fach höhere Strahlendosis als für UV-B nötig. Ungefähr um den gleichen Faktor ist jedoch die Intensität der Globalstrahlung höher *(Tab. 4)*.

Nach den Angaben von *Warin* (48) kann man folgende Vergleiche aufstellen:

Tab. 5: Hauterythem bei verschiedenen Wellenlängen

	UV-A	UV-B	UV-C
MED (minimale Erythemdosis)	$10-100$ J/cm^2 (bei 360 nm)	$10-20$ mJ/cm^2 (bei 300 nm)	9 mJ/cm^2 (bei 254 nm)
Latenzzeit	24 bis 48 Stunden	2 Stunden	3 bis 4 Stunden
Erscheinungsform	tiefere Rotfärbung, oft Blasenbildung	mittlere Rotfärbung, Blasenbildung nur bei starkem Erythem	mattrosa, keine Blasenbildung

	UV-A	UV-B	UV-C
Maximum nach	72 Stunden	24 Stunden	7 bis 24 Stunden
Dauer	7 Tage	klingt nach 2 Tagen ab	ist innerhalb von 2 Tagen bereits abgeklungen
Inhibierung durch Indomethacin*	wird nicht inhibiert	wird inhibiert	teilweise inhibiert

* eingehende Literaturangaben siehe bei (48)

Andere Autoren (20) lehnen die Erythemwirkung von UV-A ab.
Bestrahlt man die menschliche Haut kurz vor oder kurz nach der UV-B-Exposition mit UV-A so wird das UV-B-Erythem verstärkt. Dieser Effekt wird mit Photoaugmentation bezeichnet (60, 61, 62).
Abschließend soll noch die Diffusionstheorie erwähnt werden, die davon ausgeht, daß die in den oberen Hautschichten gebildeten toxischen Moleküle durch Diffusion in die Tiefe gelangen und dort reagieren. *Tronnier* konnte aus dem *Stratum corneum* von UV-bestrahlter Haut wasserlösliche Substanzen extrahieren, die ein Erythem auf anderen, nicht bestrahlten Hautstellen bewirkten (59).

2.2.3.2 Chronische Lichtschäden der Haut

Besonders hellhäutige Menschen zeigen an stark sonnenexponierten Hautpartien (Gesicht, Nacken, Hände) mit zunehmendem Alter oft aktinische Veränderungen, die die Dermis und Epidermis betreffen. Ihre Latenzzeit beträgt 10 bis 30 Jahre.

Wittels (63) gibt folgende schematische Übersicht:

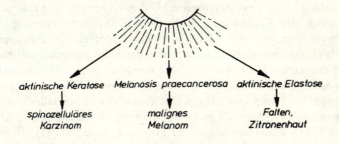

Abb. 7 Lichtschäden an der Haut und ihre Spätfolgen

Dermatoheliosis ist die vorgeschlagene Bezeichnung für die Summe der Effekte wiederholter Sonnenlichtexposition auf die Haut (64).

Die auffälligste chronische Lichtschädigung der Haut ist die aktinische oder senile Elastose. Nach ihrem Auftreten wird sie auch oft als »Seemanns- oder Landmannshaut« bezeichnet. Makroskopisch äußert sie sich in einer Verdickung und Vergröberung der Haut, Faltenbildung, Verlust der Elastizität, Auftreten von gelblich durchschimmernden Einlagerungen und unregelmäßigen Pigmentanhäufungen. Bedingt wird die aktinische Elastose durch die Synthese von minderwertigem Bindegewebe (Hyperplasie) durch die geschädigten Zellen der Lederhaut. Die geschädigten Oberhautzellen verursachen Verhornungsstörungen und unregelmäßige Pigmentierung. Die Oberhaut wird stellenweise dünn und zeigt warzige Wucherungen. Die Lederhaut verliert ihre Elastizität und Spannung, das Wasserbindevermögen wird verringert. Ultrastrukturell sind Schädigungen sowohl der elastischen als auch der kollagenen Fasern nachweisbar (65).

Die Hyperplasie ist nach *Kligman* (40) das erste histologische Anzeichen einer chronischen, degenerativen Hautveränderung. Eine Reihe von ausgezeichneten Arbeiten befaßt sich mit der histologisch erkennbaren Schädigung von menschlicher und tierischer Haut durch UV-Licht (66–73).

Die chronischen Schäden durch UV-Strahlen sind einer der Hauptgründe für die Alterung der Haut (74, 75, 76). *Thiers* (12) zeigt eine interessante Tabelle mit vergleichenden Angaben über die chemischen und morphologischen Änderungen an seniler, geschützter und an seniler, bestrahlter Haut.

Kreysel u. Mitarb. zeigten, daß sowohl UV-A als auch UV-B den Proteoglycan- und Kollagenmetabolismus der Haut beeinflussen (77).

Elektronenmikroskopische, histologische und histochemische Befunde lassen sich wie folgt zusammenfassen:

Nach einmaliger Bestrahlung mit der 3- bis 5-fachen Erythemschwellendosis (UV-B) findet man in den oberen bis mittleren Epidermisregionen nach anfänglichem inter- und intrazellulärem Ödem in einzelnen Zellen eine Kondensation des Zellplasmas und Kernpyknose (sunburn cells). In der Cutis ist außer einem Ödem keine Schädigung, insbesondere der kollagenen Fasern, zu erkennen. Nach einmaliger Einstrahlung hoher (erythematogener) UV-A-Dosen sind nur eine geringgradige Schädigung der Epidermis, jedoch Ödem, Kapillarerweiterung, Endothelschwund sowie Kernpyknose in Fibroblasten und Endothelzellen festzustellen (77).

Über den für diese chronischen Lichtschäden der Haut verantwortlichen Spektralanteil ist in den letzten Jahren viel diskutiert worden. *Tronnier* (55) ist nach Auswertung der vorliegenden Untersuchungen der Meinung, daß das Spektrum für diese Veränderungen im großen und ganzen demjenigen der Lichtentzündung entspricht, also vor allem im UV-B liegt. *Kligman* (76) mißt der Hautalterung und Krebsentstehung durch UV-A besonders wegen der Photoaugmentation (81) erhöhte Bedeutung zu. Nach seinen Angaben verdoppelt sich die Anzahl von Hautkrebsfällen alle 10 Jahre. Die Entwicklung von Melanomen durch Sonnenlicht wird von *Wiskeman*

beschrieben (80). *Rosario* u. Mitarb. (78) zeigten, daß die Induzierung der sogenannten Sunburn-Zellen nicht für eine bestimmte Wellenlänge spezifisch ist. Sie können, allerdings sehr dosisabhängig, durch UV-A, UV-B und UV-C sowie durch die photosensibilisierende Wirkung von Psoralen mit UV-A induziert werden.
Tatsache ist, daß bei der Entwicklung von modernen Lichtschutzpräparaten immer mehr eine Erhöhung des Schutzes nicht nur gegen UV-B sondern auch gegen UV-A empfohlen wird (79).

2.2.4 Natürlicher Lichtschutz der Haut

Die meisten Menschen mit lichtungewohnter Haut haben nach 10 bis 40 Minuten intensiver Sonnenbestrahlung einen Sonnenbrand. Durch die natürlichen Lichtschutzreaktionen der Haut kann deren Widerstandsfähigkeit um ein Vielfaches erhöht werden.

Die Haut besitzt folgende Lichtschutzmechanismen:

1. Pigmentbildung
2. Lichtschwiele
3. Urocaninsäure
4. Biochemische Faktoren

2.2.4.1 Pigmentbildung (melanogenesis)

Melanin ist das braune Farbpigment von Haut, Haaren und Augen. Seine Biosynthese wird ausgehend von der Aminosäure Tyrosin über verschiedene Zwischenstufen (3,4-Dihydroxyphenylalanin = DOPA) von einem einzigen Enzym (Phenoloxidase früher Tyrosinase genannt) katalysiert (82). Melanin, es gibt verschiedene Arten, ist ein Polymer des Indolchinons und hat zahlreiche radikalische Stellen, die es zu photochemischen Reaktionen befähigen. Melanin kann auch freie Radikale absorbieren, die durch Lichtwirkung im Gewebe entstehen (19). Es absorbiert Licht im ganzen Wellenbereich und ist in den sogenannten Melaningranula angehäuft. Diese Granula sind über die ganze Epidermis verstreut, konzentrieren sich aber kappenförmig über den Zellkernen und schützen so die strahlenempfindliche DNS. Genauere Angaben sind in der angegebenen Literatur zu finden (83–88).
Früher war man der Meinung, daß der Hauptteil der Melanogenese (indirekte Pigmentierung) durch die Zellschädigung beim Erythem erfolgt oder zumindest eine Folgeerscheinung desselben sei. Bei Betrachtung der z. Z. vorliegenden Forschungsergebnisse erscheint es jedoch logischer, daß das Sonnenlicht den natürlichen, an

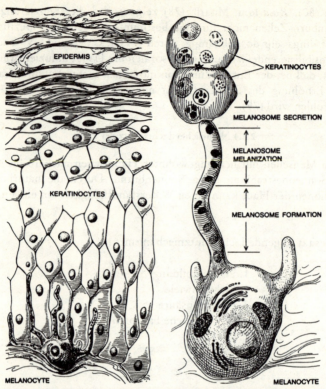

Abb. 8 Mechanismus der Pigmentierung: Nach Bestrahlung mit Sonnenlicht beginnen die Melanocyten sich zu teilen und erhöhen den Ausstoß von Melaningranula. Diese werden in intrazellularen Körperchen den Melanosomen hergestellt. Die Melanosomen gelangen durch die Dendriten in die anliegenden Keratinocyten wo das Melanin die dunkle Hautfarbe bewirkt. Mit dem Abschilfern der Keratinocyten bleicht die Pigmentierung aus. Nach *Wurtman*, Scient. Amer. (34).

sich ständig in der Haut ablaufenden Pigmentbildungsprozeß beschleunigt (29, 34). Bestrahlung mit UV-C (Hg-Hochdrucklampen) erzeugt zwar ein starkes Erythem, jedoch geringe Pigmentierung (55).

2.2.4.1.1 Direkte Pigmentierung (IPD = Immediate Pigment Darkening)

Die Direktpigmentierung (manchmal auch als *Meirowsky*-Phänomen bezeichnet) entsteht durch die Photooxidation von in der Haut bereits vorliegenden, farblosen Vorstufen des Melanins. Zusätzlich wandern Melanosomen aus den tieferliegenden Melanocyten in höhere Hautschichten. Diese Parallelreaktion wird manchmal getrennt besprochen und dann als verzögerte Pigmentierung (delayed tanning) bezeichnet. Die direkte Pigmentierung wird durch das UV-A ausgelöst (Wirksamkeitsmaximum nach *Henschke* und *Schulze* bei 340 nm (89), nach *Pathak* und *Stratton* bei 420 bis 500 nm (21) und ist bereits nach 5 bis 10 Minuten sichtbar. Die Bildung von Melaninradikalen durch UV-A-Bestrahlung von vorpigmentierter Haut, jedoch nicht von weißer Haut, wurde mit ESR nachgewiesen (21).

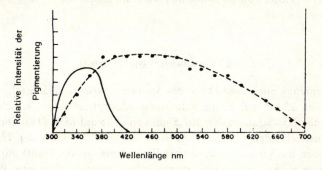

Abb. 9 Aktionsspektrum für direkte Pigmentierung
— *Henschke* u. *Schulze*
--- *Pathak* u. *Stratton*

Praktisch ausgedrückt: Unmittelbar unter der Bestrahlung mit UV-A dunkelt das Melanin und schiebt sich schützend über die Basalzellenschicht. Dieser Effekt ist allerdings nur kurzfristig und die Bräunung verschwindet nach 3 bis 8 Stunden. Da die Direktpigmentierung auf bereits vorliegende Melaninvorstufen zurückgreift, ist sie um so stärker ausgeprägt je intensiver die Vorpigmentierung ist.

2.2.4.1.2 Indirekte Pigmentierung
(true tanning, melanogenesis)

Die indirekte Pigmentierung bewirkt die heißersehnte Hautbräune der Sonnenanbeter! Sie ist eine Folge der gesteigerten Melaninsynthese in der Haut, entwickelt sich 3 bis 4 Tage nach erfolgter Bestrahlung und bleibt bedeutend länger bestehen als die schnelle, direkte Pigmentierung. Die indirekte Pigmentierung wird hauptsächlich durch das kurzwellige UV-B hervorgerufen, kann aber auch durch UV-A und sichtbares Licht in entsprechend höherer Dosierung ausgelöst werden (90, 91). Da diese längerwelligen Strahlen über 50% der Sonnenenergie ausmachen, spielen sie bei der Pigmentierung eine wichtige Rolle.
Nach *Parrish* (92) und *Quevedo* (93) liegen der indirekten Pigmentierung folgende Mechanismen zugrunde:
1. Eine Zunahme der Zahl der aktiven Melanozyten, wobei unklar ist, ob sich die tatsächliche Zahl der Melanozyten vermehrt oder nur nicht identifizierbare Zellen ihre Funktion aufnehmen und damit identifizierbar werden.

2. Zunahme der Größe der Melanozyten und der Zahl der Dendriten.
3. Gesteigerte Synthese von Melanosomen in den Melanozyten.
4. Vermehrte Melaninansammlung in den Melanosomen.
5. Vergrößerung der Melanosomen.
6. Gesteigerte Tyrosinaseaktivität.
7. Gesteigerter Transfer von Melanosomen über die Dendriten zu den Keratinozyten.

2.2.4.2 Lichtschwiele (Hyperkeratose)

Bei Lichtbestrahlung nimmt die Dicke des *Stratum corneum* zu (Lichtschwiele). Eine Verdickung von 25 µm auf 50 µm erhöht die Absorption dieser Schicht für erythemerzeugende UV-Strahlen von 307,5 nm von 65% auf 88% (18). Die Entwicklung einer ausreichenden Lichtschwiele ist wahrscheinlich auch der Hauptgrund warum Personen mit Vitiligo (krankhafter Pigmentmangel der Haut) durch langsame Gewöhnung gegen Sonnenlicht unempfindlich werden, ohne eine Pigmentbildung zu zeigen (76).

2.2.4.3 Urocaninsäure

Zenisek (94) fand die Urocaninsäure (3-Imidazol-4-acrylsäure) im menschlichen Schweiß und in der Haut und beschrieb ihre UV-schützende Wirkung. Urocaninsäure wird nicht von den Schweißdrüsen produziert sondern entsteht aus der Desaminierung des Histidins in den tieferen Hautschichten und wird durch den Schweiß an die Hautoberfläche gebracht (95, 96). Ihre durchschnittliche Konzentration im Schweiß beträgt 0,1 mg/ml. Im Schweiß von Negern ist die Konzentration an Urocaninsäure etwa dreimal so hoch wie bei Europäern (97, 98).
Auch weiße Europäer mit geringerer Lichtempfindlichkeit zeigten eine höhere Konzentration von Urocaninsäure in der Haut. Andererseits zeigten Personen ohne, oder mit sehr geringer Konzentration an Urocaninsäure keine größere Lichtempfindlichkeit.
Bei Sonnenbestrahlung nimmt die Konzentration der Urocaninsäure in der Haut zu und kann bis 1% (berechnet auf Trockengewicht) ansteigen. Günstig für die Schutzwirkung ist auch die *trans-cis*-Isomerisierung der Urocaninsäure unter Einfluß der UV-Strahlung. So kann photochemische Energie gespeichert und später reversibel abgegeben werden.
Die Schutzwirkung der Urocaninsäure beruht auf ihrer starken Absorption im UV-B mit einem Absorptionsmaximum bei 260 bis 275 nm, das vom pH-Wert abhängig ist (97). Die Absorption fällt allerdings sehr steil ab und ist um 300 nm, dem Wellenlängenbereich mit der stärksten Erythemwirkung, nur mehr gering. Aus die-

sem Grunde wird die Urocaninsäure z. Z. kaum als Filtersubstanz in Sonnenschutzpräparaten verwendet.

2.2.4.4 Enzymatische Schutzmechanismen

Die Bildung von freien Radikalen und Peroxiden in der UV-bestrahlten Haut scheint letzten Endes der Hauptgrund für das Erythem und andere schädliche Auswirkungen des Sonnenlichtes zu sein (19). Durch die Oxidation der Membranlipide wird die Membran der Lysosomen (Zellorganellen enthaltend zahlreiche hydrolytische Enzyme [99]) zerstört und die entsprechenden Enzyme freigesetzt. Der Gehalt der Haut an Antioxidantien (Radikalfängern) wie Tocopherole und Carotinoide sowie an Cystein (reduzierende SH-Gruppe) könnte ebenfalls zum Lichtschutz beitragen.

Die Zelle besitzt in Form der Peroxisomen (besonders reichlich in Leberzellen vorhanden) einen Schutzmechanismus zur Inaktivierung von peroxidischen Radikalen und Wasserstoffperoxid. Die entsprechenden Enzyme Peroxidase, Katalase, Superoxiddismutase und Glutathionperoxidase können den Organismus gegen die Auswirkung energiereicher Strahlen schützen (100, 101). Ob auch die Zellen der Haut über einen derartigen Schutzmechanismus verfügen, wurde bekanntlich noch nicht untersucht. Auf dem gleichen Mechanismus scheint die Wirkung oral eingenommener Strahlenschutzmittel (Antioxidantien und reduzierende Stoffe) zu beruhen (s. oraler Lichtschutz).

3. Wirkungsweise von Lichtschutzmitteln

Kosmetische Lichtschutzmittel sollen, in dünner Schicht auf der Haut aufgetragen, dieselbe vor den unangenehmen Folgen der Sonnenstrahlen schützen, jedoch möglichst wenig die erwünschte Hautbräunung beeinträchtigen. Diese Definition ist im Laufe der Entwicklung von Sonnenschutzmitteln bis heute gleich geblieben. Geändert haben sich jedoch beträchtlich die Gewohnheiten und Ansprüche der Verbraucher sowie das Wissen über die nachteiligen Folgen von übermäßiger Sonnenbestrahlung. Aus diesen Gründen hat sich nicht nur der Verbrauch von Sonnenschutzmitteln stark erhöht, sondern auch die durchschnittliche Schutzwirkung der einzelnen Präparate in den vergangenen 20 Jahren praktisch verdreifacht (s. Sonnenschutzfaktor).

Prinzipiell unterscheidet man bei Lichtschutzpräparaten folgende Wirkungsmechanismen:

1. Selektive Absorption der unerwünschten UV-Strahlung in der Schutzschicht des Präparates auf der Haut (Mehrzahl der Sonnenschutzmittel).
2. Reflexion der Lichtstrahlen durch undurchlässige Pigmente (Extremer Lichtschutz).

3. Chemische Hautbräunung – Chemische Reaktionen oder Anfärben der Haut verringern die Lichtempfindlichkeit.
4. Beschleunigung der natürlichen Schutzreaktion, vor allem der Pigmentierung durch photodynamische Wirkstoffe (Bergapten).
5. Orale Lichtschutzmittel (Bräunungspille, genereller Strahlenschutz).

Meist wird jedes dieser genannten Lichtschutzprinzipien für sich allein in einem kosmetischen Präparat angewendet. Sehr oft ergibt jedoch die Kombination von 1 + 2, 1 + 3 und 1 + 4 in einem Präparat gute Resultate.

3.1 Selektive Absorption der UV-Strahlen

Die meisten der am Markt befindlichen Sonnenschutzmittel sind auf diesem Prinzip aufgebaut. Es gibt Stoffe, die in der Lage sind, aufgrund ihrer chemischen Struktur die Strahlungsenergie ganz bestimmter Wellenbereiche des UV-Lichtes zu absorbieren. Sie werden allgemein als UV-Absorber, UV-Filter, Lichtschutzsubstanz oder Lichtschutzfilter bezeichnet. Die Lichtabsorption beruht auf dem Vorhandensein von beweglichen Elektronen, die durch Aufnahme der Lichtenergie auf ein höheres Energieniveau gehoben werden (s. unter 1.4, S. 785) und sich dadurch in einem angeregten, labilen Zustand befinden. Die aufgenommene Energie wird sehr schnell in Form von langwelliger Strahlung (IR, sichtbares Licht, langwelliges UV) abgegeben, wobei das Elektron wieder in den energieärmeren Grundzustand fällt und erneut ein Lichtquant absorbieren kann.

Entscheidend für die richtige Absorption ist die Anzahl und Anordnung von Atomgruppen mit beweglichen Elektronen. Man unterscheidet chromophore Gruppen mit Doppelbindungselektronen und auxochrome Gruppen mit freien Elektronenpaaren. Bei den Lichtschutzstoffen, die im UV-B absorbieren, beobachtet man oft eine fünffache, konjugierte Anordnung von π-Elektronen. Das Anhängen optisch inaktiver Gruppen an das Molekül kann die Lösungseigenschaften, den Schmelzpunkt, die Absorptionsintensität usw., nicht aber die Lage und Form der Extinktionskurve verändern.

Ist der UV-Filter, gelöst im entsprechenden Fertigpräparat, in einem gleichmäßigen Film auf der Haut verteilt, so filtert er die gewünschten Strahlen heraus (geringe Durchlässigkeit für diesen Wellenlängenbereich).

Je nachdem welcher Strahlenbereich absorbiert wird, unterscheidet man UV-B-Filter, UV-A-Filter und Breitbandfilter. Durch entsprechende Auswahl des UV-Filters und seiner Konzentration im Fertigprodukt hat man es in der Hand, das UV-Licht mehr oder weniger von der Haut abzuschirmen, je nachdem ob die Schutzwirkung oder die Hautbräunung im Vordergrund steht.

Nach neuesten Erkenntnissen soll das ideale Sonnenschutzmittel für Normalverbraucher eine maximale Absorption bei 290 bis 320 nm aufweisen, einen Teil der

Strahlen von 320 bis 335 nm absorbieren, um die krebsauslösende Wirkung dieses Bereiches zu vermindern, und den Bereich von 335 bis 400 nm ungehindert durchlassen, um eine ausreichende Hautbräunung zu erreichen (102).

3.1.1 UV-B-Absorber

Der Erythembereich (UV-B) liegt bei 280 bis 320 nm mit einem Wirkungsmaximum bei 308 nm. Die meisten Sonnenschutzmittel sind auch heute noch auf UV-B-Filtern aufgebaut, die diesen Bereich mehr oder weniger von der Haut fernhalten.
Ein guter UV-B-Filter soll daher ein Absorptionsmaximum um 300 bis 310 nm mit einer starken Absorption von 280 bis 320 aufweisen.

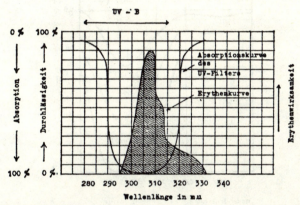

Abb. 10 Absorptionskurve eines »idealen« Lichtschutzmittelf für UV-B.

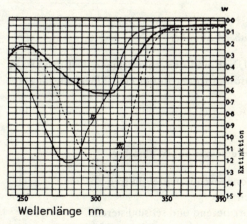

Abb. 11 Extinktionskurven verschiedener UV-B-Absorber
I = Digalloyltrioleat $c' = 0{,}092$
II = Zimtsäure-K-salz $c' = 0{,}071$
III = p = Methoxyzimtsäureisopropylester
$c' = 0{,}091$ (Solprotex III)

3.1.2 UV-A-Absorber

UV-A-Strahlen (315 bis 400 nm) können möglicherweise Hautalterung und Krebsentstehung beschleunigen (s. 2.2.3.2, S. 797). Aus diesem Grunde empfehlen Fachleute einen Zusatz von UV-A-Absorbern nicht nur zu Präparaten für besonders lichtempfindliche Haut, sondern auch zu normalen Sonnenschutzmitteln und Produkten für die tägliche Hautpflege (103).

Die Absorption soll bei 330 bis 360 nm ihr Maximum aufweisen. UV-A-Filter werden nicht allein angewendet, sondern ergeben zusammen mit UV-B-Filtern eine Breitbandabsorption.

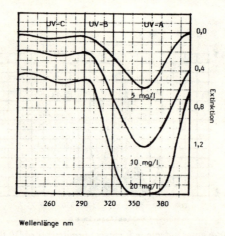

Abb. 12 Extinktionskurven eines UV-A-Absorbers (Tert. Butyl-4-methoxy-4'-dibenzoylmethan)

3.1.3 Breitband-Absorber

Eine Filterwirkung über das gesamte UV-B und den kurzwelligen Teil des UV-A kann durch Kombination von UV-Absorbern oder durch eine Einzelsubstanz erreicht werden.

3.1.4 Allgemeine Anforderungen an UV-Absorber

An einen UV-Filter für kosmetische Sonnenschutzmittel müssen zusammenfassend folgende Anforderungen gestellt werden:
1. Ungiftig, auf der Haut nicht primär irritierend und sensibilisierend.

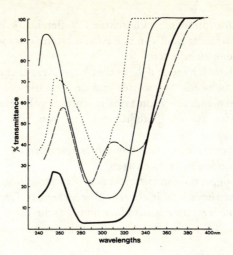

Abb. 13 Kombination von 3 UV-Absorbern ermöglicht eine Breitband-Filterwirkung von 280 bis 330 nm.

──────────── Sonnenschutzmittel 250 mg/l Lösungsmittel enthaltend die Kombination der 3 folgenden Filter:
— — — — — Benzophenonverbindung (10 mg/l)
- - - - - - - Benzimidazolverbindung (10 mg/l)
─────── Zimtsäureverbindung (10 mg/l)

nach *F. Greiter* u. Mitarb. (104)

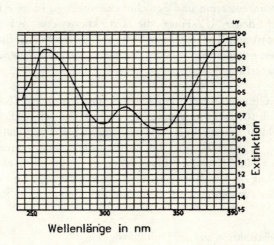

Abb. 14 Extinktionskurve eines Breitband-Absorbers (Hydroxyphenylbenztriazol)
$c' = 0{,}0445$

2. Möglichst hohe Absorption im gewünschten UV-Bereich. Je höher die spezifische Extinktion, desto weniger muß von der Filtersubstanz eingesetzt werden, um die gewünschte Wirkung zu erhalten.
3. Photostabil und chemisch inert; d. h. es darf keine Zersetzung oder Reaktion unter UV-Licht mit Schweiß, Salzwasser und den in kosmetischen Sonnenschutzmitteln verwendeten anderen Zusatzstoffen eintreten. In letzter Zeit wurden interessante Methoden für die Stabilitätsprüfung von UV-Filtern veröffentlicht (105–109).
4. Soll auf der Haut verbleiben, ohne von dieser resorbiert zu werden oder sich innerhalb einiger Stunden zu verflüchtigen.
5. Löslichkeit im Fertigprodukt in ausreichender Konzentration.
6. Neutraler oder parfümistisch leicht zu überdeckender Geruch, geschmacklos, keine unangenehme Verfärbung auf Haut und Wäsche.

3.1.5 Beurteilung von UV-Absorbern für Sonnenschutzmittel
3.1.5.1 Absorption und Extinktion

Das erste Auswahlkriterium und Maß für die Wirksamkeit eines UV-Absorbers ist seine Absorption. Die bekannten Absorptionskurven, welche die Absorption (0% bis 100%) in Abhängigkeit von der Wellenlänge darstellen, sind zwar sehr anschaulich, jedoch ungenau. Deshalb bedient man sich der Extinktion E als mathematischer Größe (s. 1.4.1, S. 785).
Da E von der Konzentration und Schichtdicke abhängt, ist es erforderlich, beim Vergleich verschiedener UV-Filter die Extinktionswerte auf eine bestimmte Schichtdicke (1 cm) und Konzentration (1%) zu beziehen (spezifische Extinktion). *Charlet* und *Finkel* geben eine Übersicht der wichtigsten UV-Filter mit Extinktionskurven und Strukturformel (110).

Aus praktischen Gründen werden zur Messung der Extinktion Lösungen von 1 mg Lichtschutzstoff in 100 ml Lösungsmittel verwendet. Die Schichtdicke in der Küvette der Meßapparatur beträgt 1 cm. Die Schichtdicke auf der Haut wird mit 10 μ angenommen. Im allgemeinen wird das Lichtschutzpräparat in einer Schicht von 6 bis 12 μ (0,0006 bis 0,0012 cm) die Haut bedecken (111). Die Meßergebnisse einer 0,001%igen Lösung des UV-Absorbers bei 1 cm Schichtdicke sind rein optisch vergleichbar mit einer 1%igen Lösung, die in 0,001 cm Schichtdicke auf der Haut vorliegt.

Berechnung der Extinktion aus der Durchlässigkeit:
Werden 90% des eingestrahlten Lichtes durch das UV-Filter absorbiert, so ist die Intensität des austretenden Lichtes 10%.

Nach Gleichung 7: $E = \log \frac{Io}{I}$ erhält man $\log \frac{100}{10} = 1$

bei 99%iger Absorption: $E = \log \frac{100}{1} = 2$

Umgekehrt kann man aus E die Durchlässigkeit ausrechnen:

D in % = $\frac{100}{\text{Numerus von E}}$

Aus der Extinktionskurve läßt sich ferner die erforderliche Konzentration des Lichtschutzwirkstoffes im Fertigpräparat errechnen, wobei man z. B. von einer Schichtdicke des Sonnenschutzmittels auf der Haut von $7\,\mu$ = 0,0007 cm = $7 \cdot 10^{-4}$ cm und z. B. einer 95%igen Abschirmung der Erythemstrahlung bei 308 nm ausgeht.

Bei 95%iger Absorption ist Io = 100% I = 5% nach Formel 7 erhält man $E = \log \frac{100}{5} = \log 20 = 1{,}301$, d. h. die gewünschte Extinktion des Lichtschutzfilmes auf der Haut soll 1,301 sein.

Die gemessene Extinktion E des UV-Absorbers (Solprotex III) bei 308 nm wird aus der Kurve abgelesen (*Abb. 11*, S. 805).

$E_{308} = 1{,}3$
$c' = 0{,}09$ (Konzentration der Meßlösung in der Küvette in g/l)
Nach Gleichung $\varepsilon' = \frac{E}{c' \cdot d}$* ergibt sich

$$\varepsilon' = \frac{1{,}3}{0{,}09 \cdot 0{,}2} = 72{,}22$$

$$\underline{\varepsilon' = 72{,}22}$$

Die zu ermittelnde Konzentration (c' diesmal bezogen auf Fertigpräparat) des Lichtschutzstoffes, der eine 95%ige Absorption (= eine E von 1,301) bewirkt, ist in g/l.

$c' = \frac{E}{d^{**} \cdot \varepsilon'} = \frac{1{,}301}{7 \cdot 10^{-4} \cdot 72{,}22} = 25{,}73$ g/l = 2,6%

(*   d = Schichtdicke in der Meßapparatur)
(** d = Schichtdicke des Präparates auf der Haut)

Nach Gleichung 7: $E = \log \dfrac{Io}{I}$ erhält man $\log \dfrac{100}{10} = 1$

bei 99%iger Absorption: $E = \log \dfrac{100}{1} = 2$

Umgekehrt kann man aus E die Durchlässigkeit ausrechnen:
$$D \text{ in \%} = \frac{100}{\text{Numerus von E}}$$

Aus der Extinktionskurve läßt sich ferner die erforderliche Konzentration des Lichtschutzwirkstoffes im Fertigpräparat errechnen, wobei man z. B. von einer Schichtdicke des Sonnenschutzmittels auf der Haut von $7\,\mu = 0{,}0007$ cm = $7 \cdot 10^{-4}$ cm und z. B. einer 95%igen Abschirmung der Erythemstrahlung bei 308 nm ausgeht.
Bei 95%iger Absorption ist $Io = 100\%$ $I = 5\%$ nach Formel 7 erhält man $E = \log \dfrac{100}{5} = \log 20 = 1{,}301$, d. h. die gewünschte Extinktion des Lichtschutzfilmes auf der Haut soll 1,301 sein.

Die gemessene Extinktion E des UV-Absorbers (Solprotex III) bei 308 nm wird aus der Kurve abgelesen (*Abb. 11*, S. 805).

$E_{308} = 1{,}3$
$c' = 0{,}09$ (Konzentration der Meßlösung in der Küvette in g/l)
Nach Gleichung $\varepsilon' = \dfrac{E}{c' \cdot d.}$* ergibt sich

$$\varepsilon' = \frac{1{,}3}{0{,}09 \cdot 0{,}2} = 72{,}22$$

$$\underline{\underline{\varepsilon' = 72{,}22}}$$

Die zu ermittelnde Konzentration (c' diesmal bezogen auf Fertigpräparat) des Lichtschutzstoffes, der eine 95%ige Absorption (= eine E von 1,301) bewirkt, ist in g/l.

$$c' = \frac{E}{d^{**} \cdot \varepsilon'} = \frac{1{,}301}{7 \cdot 10^{-4} \cdot 72{,}22} = 25{,}73 \text{ g/l} = 2{,}6\%$$

(* d = Schichtdicke in der Meßapparatur)
(** d = Schichtdicke des Präparates auf der Haut)

In der Praxis würde man 3% Solprotex III einsetzen, um die beim unregelmäßigen Auftragen des Präparates entstehende geringere Schichtdicke auszugleichen. Die rechnerisch ermittelten Werte müssen durch in-vivo-Versuche noch bestätigt werden. Dieses Rechenbeispiel wurde hauptsächlich gebracht, um den Leser mit den verschiedenen mathematischen Begriffen vertraut zu machen. Meist gibt der Hersteller des UV-Absorbers die entsprechenden Einsatzkonzentrationen seiner Produkte an.

3.1.5.2 Sun-Screen Index
nach *Kumler* (112)

Unter dem Sun-Screen-Index (S I, Sonnenschutz-Index) versteht man den Zahlenwert der Extinktion einer 1%igen Lösung eines Lichtschutzwirkstoffes gemessen bei 308 nm und einer Schichtdicke von 0,1 mm.

Die erforderliche Konzentration des Lichtschutzstoffes kann mit Hilfe des S I wie folgt berechnet werden:

$$\frac{E \cdot 0{,}1}{SI \cdot s} = \text{Konz. in \%}$$

E = gewünschte Extinktion des Sonnenschutzmittels
s = Schichtdicke des Lichtschutzfilms auf der Haut in mm

Tab. 6: S I, Sonnenschutz-Index nach *Kumler*

Sun-Screen Indices (SI)	*Kumler*	*Johnson* (113)	eigene Messung
Ethyl-p-dimethylaminobenzoat	14,8	–	–
2-Ethoxyethyl-p-methoxycinnamat	14,4	11,0	7,8
Digalloyltrioleat	2,3	–	3,1
Solprotex III	–	–	5,9
Isobutyl-p-aminobenzoat	9,2	7,0	–
Homomenthylsalicylat	4,0	1,7	–
Phenylsalicylat	–	–	1,7
Hydroxyphenylbenztriazol	–	–	6,0

3.1.5.3 Kritische Schichtdicke S
nach *Masch* (114)

Die kritische Schichtdicke S gibt an, wie dick der Film des Lichtschutzmittels sein muß, um 90% der einfallenden Strahlen zu absorbieren.

$$\text{Es verhält sich } S = \frac{10}{E}$$

Die Dosierung lag zwischen 0,4% bis 6,8%.
22 Produkte verwendeten eine Kombination von zwei, vier Produkte eine Kombination von drei UV-Absorbern.

3.2 Reflexion der Lichtstrahlen durch undurchlässige Pigmente

Hierbei handelt es sich um eine Abdeckung der Haut gegen sämtliche Sonnenstrahlen. Diese Kosmetika sind die ältesten Sonnenschutzmittel und stammen aus einer Zeit, da eine weiße, zarte Haut als besonders vornehm galt. Heute verwendet man solche Präparate nur als Sonnenschutz bei extrem intensiver Bestrahlung (Gletscherbrandsalbe, zum Schutz der besonders empfindlichen Lippen).
Durch Einarbeiten von 5 bis 20% Pudergrundstoff in ein reines Fettgemisch oder eine O/W-Emulsion erzielt man eine gute Wirkung. Die meisten UV-Strahlen werden von Magnesiumoxid, Calciumcarbonat, Magnesiumcarbonat und Bentonit reflektiert, die dem Titandioxid und Zinkoxid überlegen sind. Die Stärke der Lichtstreuung und Reflexion hängt auch von der Feinheit der Pigmente ab. Zinkoxid wird wegen seines entzündungswidrigen Effektes gerne verwendet. Mit entsprechend hohen Filterkonzentrationen ist ein vergleichbarer Lichtschutz zu erzielen, der durch die Pigmente nicht mehr gesteigert werden kann (123).
Für moderne Sonnenschutzmittel mit extremem Lichtschutz empfiehlt sich eine Kombination von Pigmenten mit UV-B- und UV-A-Absorbern.

3.3. Chemische Hautbräunung

3.3.1 Lichtschutz durch chemische Hautbräunung

Fusaro und Mitarb. fanden, daß eine Lösung von Dihydroxyaceton (DHA) mit geringen Zusätzen von Juglon (5-Hydroxy-1,4-naphthochinon, im Walnußschalenextrakt) oder Lawson (2-Hydroxy-1,4-naphthochinon, in Hennaextrakten) nicht nur eine Braunfärbung der Haut, sondern auch einen Schutz gegen Sonnenbrand bewirkt (124). Es wurde eine einfache Lösung von 3% DHA in 50%igem Isopropylalkohol verwendet, der man noch 0,033% Juglon oder Lawson zusetzte. Patienten mit durch Chlorpromazin bedingter Lichtsensibilisierung wurden vorteilhaft beeinflußt (125).
Nimmt man anstelle von Juglon einen wasserlöslichen Nußextrakt, so muß man unter Berücksichtigung, daß die Extrakte des Handels 1 bis 1,5% an wirksamen Hydroxynaphthochinonen enthalten, etwa 5% zusetzen, um den gleichen Erfolg zu haben. Viele Handelsprodukte enthalten im Schnitt 15% Nußextrakt. Die auf der Haut sich bildende Braunfarbe ist ein UV-Filter, da sie 95% der auftreffenden UV-

und 20% der IR-Strahlung absorbiert. Die Schutzwirkung tritt in vollem Umfang erst nach Ausbildung der Braunfärbung auf, hält dann aber weiter an, wenn das Kosmetikum in Abständen von zwei bis sieben Tagen wiederholt aufgetragen wird. Lichtempfindliche Patienten wurden mehrfach mit dieser Mischung in den letzten Jahren behandelt, und die einzigen beobachteten Reaktionen standen in Zusammenhang mit der Cremegrundlage (*Fusaro* und Mitarb., vorne zitiert).

In einer anderen Versuchsreihe wurden Patienten mit verschiedenen Arten von Lichtsensibilisierung behandelt. Personen, die sich maximal 1 Stunde dem Sonnenlicht aussetzen konnten, vertrugen nach Behandlung der Haut mit DHA und Lawson eine 3stündige Exposition (126).

Bei der Behandlung von erythropoetischer Protoporphyrie, einer Porphyrin-Stoffwechselstörung mit erhöhter Lichtempfindlichkeit der Haut, wurden ebenfalls Erfolge mit DHA-Lawson-Behandlung erzielt (127, 128). Unter den Patienten befanden sich 5 Kinder, denen es durch diese Behandlung zum erstenmal ermöglicht wurde, im Freien zu schwimmen und Sport zu betreiben.

Nach *Proserpio* bewirkt die Braunfärbung der Haut durch DHA keinen Lichtschutz. Die Naphthochinone jedoch können innerhalb weniger Stunden mit den Skleroproteinen der Haut reagieren und eine Schutzschicht bilden, die eine Schädigung der Keimzellenschicht verhindert (129).

3.3.2 Künstliche Hautbräunung

Aufgabe eines Hautbräunungsmittels ist es, eine Hautbräunung oder eine Verstärkung der natürlichen Hautfarbe ohne Lichtbestrahlung zu bewirken.

Abgesehen von den rein oberflächlich wirkenden Schminkpräparaten unterscheidet man zwei Wirkungsweisen von Hautbräunungsmitteln:

1. Physikalische Anfärbung der Haut.
2. Chemische Reaktionen mit den verschiedenen Bestandteilen der Haut, die eine erwünschte Färbung ergeben.

3.3.2.1 Anfärbung der Haut

Ein altes Beispiel ist das früher zur Färbung von Haut und Haaren verwendete Kaliumpermanganat in 1- bis 2%iger Lösung. Es wird auf der Haut zu Braunstein reduziert und läßt sich mit Citronensäure wieder leicht abwaschen.

In modernen Hautbräunungspräparaten (oft in Kombination mit DHA) sowie in Sonnenschutzmitteln (zusammen mit UV-Filtern) werden verwendet:

Nußextrakte

Die grünen Schalen und Blätter der Walnuß (*Juglans regia* L.) enthalten eine braune Substanz, das Juglon $C_{10}H_6O_9$, ein 5-Hydroxy-1,4-naphthochinon, das als Hydrojuglon-Glucosid vorhanden ist (130). Durch Oxidation, insbesondere im alkalischen Milieu, oder durch fermentative Einwirkungen bildet sich das Juglon, das seit altersher zur Färbung von keratinhaltigem Material (Haut, Haare, Wolle) verwendet wird. Offenbar werden die Oxynaphthochinone bei wiederholtem Auftragen auf die Haut von der Hornschicht der Haut aufgenommen und bilden mit der Zeit eine festhaftende Bräunung.

Juglon
(5-Hydroxy-1,4-naph-
thochinon)

Lawson
(2-Hydroxy-1,4-naph-
thochinon)

In den wäßrigen Extrakten aus *Juglans* sind ferner Gerbstoffe (Nucitannin) enthalten, die neben den Carotinoiden (orangegelbe Farbe, Doppelbindungen!) eine Lichtschutzwirkung entfalten. Versuche ergaben (131), daß den wasserlöslichen Extrakten aus der *Cortex juglandis fructus* (Walnut shells, péricarpe de noyer) neben einem insektenabwehrenden Effekt auch eine deutliche Lichtschutzwirkung zukommt. Die Nußextrakte sind in wasser- und in öllöslicher Form im Handel und werden in Mengen von 10 bis 30% für kosmetische Bräunungsmittel und Sonnenschutzpräparate eingesetzt. Sie sind mit Lichtschutzsubstanzen gut verträglich. Ihre Hautverträglichkeit ist ausgezeichnet. Weder Juglon noch Lawson oder Extrakte aus Walnußschalen haben eine deutliche Absorption im Erythembereich, ihre Maxima liegen zwischen 260 und 280 nm und im UV-C.

Hennaextrakte

Der färbende Inhaltsstoff der Extrakte aus den Blättern und Stengeln des Hennastrauches ist 2-Hydroxy-1,4-naphthochinon (Lawson) und wird im Orient bereits seit Jahrtausenden und auch noch heute zum Färben von Haut und Haaren verwendet.

Alloxan

Alloxan, ein fast farbloses Harnsäure-Spaltprodukt mit charakteristischem Eigengeruch, wird zu 4 bis 5% in »selbstbräunenden« Cremes verwendet. Es bildet unter Mitwirkung der Sulfhydrylgruppen des Keratins Alloxanthin, das weiter zum roten Farbstoff Purpursäure umgesetzt wird.
Die Haut wird rötlich angefärbt. Durch Kombination mit der bekannten Ninhydrinreaktion, die mit Aminosäuren eine Blaufärbung ergibt, läßt sich ein brauner Farbton auf der Haut erzeugen (132).

Ratanhia-Wurzelextrakte

Die Wurzeln dieses südamerikanischen Strauches enthalten bis zu 22% Tanninderivate und einen roten Farbstoff. Die Glykolextrakte werden wegen ihrer adstringierenden Wirkung als entzündungshemmende Wirkstoffe verwendet. Einige Sonnenschutzmittel enthalten Ratanhiaextrakt als natürliches Färbemittel. Die wäßrigen und Glykolextrakte zeigen keine UV-Absorption (129).
Bei der Untersuchung der lipophilen Extrakte (Sesamöl) wurden drei phenolische Inhaltsstoffe gefunden, deren Absorption im UV-B und UV-A bis 350 nm mit der Absorption der handelsüblichen UV-Absorber vergleichbar ist (133).

Die angeführten färbenden Bräunungsmittel haften zwar gut auf der Haut, färben jedoch bei Feuchtigkeit (Schweiß, Regen) ab.
Aus diesem Grunde haben sich Wirkstoffe, die mit der Haut selbst reagieren, vor allem Dihydroxyaceton, in kosmetischen Bräunungsmitteln durchgesetzt.

3.3.2.2 Hautbräunung durch chemische Reaktionen mit den Hautbestandteilen

Dihydroxyaceton (DHA)

Dihydroxyaceton ist heute bei weitem der wichtigste Wirkstoff zur Herstellung von Selbstbräunungspräparaten. DHA reagiert mit den freien Aminosäuren des *Stratum corneum* und ergibt eine festhaftende Bräunung, die durch Wasser und Seife nicht abzuwaschen ist. Aceton bringt die Färbung schnell zum Verschwinden (134).
Allgemein wird angenommen, daß die Braunfärbung der Haut durch DHA keinen Schutz gegen UV-Strahlen bewirkt, sondern eine rein dekorative Wirkung hat. Kombiniert mit UV-Absorbern oder Juglon und Lawson verbessert DHA die Lichtschutzwirkung (s. unter 3.3.1, S. 812).
Fusaro und *Johnson* konnten zeigen, daß auch DHA alleine einen Lichtschutz der Haut bei psoralenphotosensibilisierten Albinoratten und bei lichtempfindlichen Patienten bewirkte (135).
DHA ist ein im Organismus natürlich vorkommendes Stoffwechselprodukt des Kohlenhydratabbaues. So ist z. B. das Braunwerden der Zähne unter anderem auf

die Reaktion von DHA zurückzuführen. Chemisch leitet sich DHA von Glycerin ab und ist als einfachster Ketozucker aufzufassen. Die industrielle Herstellung erfolgt durch mikrobiologische Dehydrierung von Glycerin.

DHA ist ein weißes, kristallines Pulver mit einem schwachen, charakteristischen Geruch und süßem Geschmack. Da es hygroskopisch ist, muß es trocken und gut verschlossen, falls möglich im Kühlraum, gelagert werden. Es empfiehlt sich, eine angebrochene Packung möglichst schnell aufzubrauchen.

In kristallinem Zustand liegt DHA in seiner dimeren Form vor, geht aber in wäßrigen Lösungen in die monomere Form über. Nach längerer Lagerung wird dieser Formübergang verzögert, läßt sich aber durch leichtes Erwärmen wieder herstellen.

Dihydroxyaceton (DHA)

$C_3H_6O_3$ Mol.-Gew.: 90,08 (monomer)

monomer

dimer

Anwendung von DHA

In Selbstbräunungspräparaten werden 2 bis 6% DHA verwendet. Am besten eignet sich eine flüssige O/W-Emulsion als Grundlage, da sie ein gleichmäßiges Auftragen ohne Streifenbildung ermöglicht. Wäßrig-alkoholische Lösungen ergeben eine stärkere Bräunung, so daß bereits 2% DHA eine gute Färbung ergeben (136), sie lassen sich jedoch weniger gut auftragen und neigen zur Streifenbildung. O/W-Emulsionen benötigen 4 bis 5% DHA, W/O-Emulsionen 6 bis 8% DHA um eine vergleichbare Farbintensität hervorzurufen.

Die erzielte Farbtiefe auf der Haut hängt stark von der Konzentration des DHA im Produkt ab. Bei 30% stellt sich jedoch ein Plateauwert ein. Durch Erhöhung der DHA-Konzentration kann die Farbintensität nicht mehr gesteigert werden, da bereits alle freien Aminosäuren der Haut gebunden sind (137). Ein Präparat mit niedrigerem DHA-Gehalt, jedoch öfters aufgetragen, gibt eine gleichmäßigere Hautfarbe als hohe Konzentrationen.

Nach *Greiter* fuhren im Jahre 1973 29% aller Urlauber DHA-vorgebräunt in den Urlaub (138).

Die Anwendung der reinen Selbstbräunungspräparate ist zurückgegangen. Die Gründe hierzu sind hauptsächlich: Gelbton der Haut, unregelmäßige, streifige An-

färbung, scharfe Abgrenzung der unbehandelten Hautstellen, schnelles Ausbleichen und Vergilben der Haut.
Empfehlenswert ist der Zusatz von DHA zu Nachbräunungspräparaten (after sun), um die im Urlaub mühsam erworbene Sonnenbräune zu Hause zu verlängern, am besten in Kombination mit Nuß- und Hennaextrakten.
DHA verbessert zusammen mit UV-Absorbern die Lichtschutzwirkung des Präparates gegen alle Wellenlängen und ist besonders bei photosensibilisierten Personen zu empfehlen (139).
Der DHA-Zusatz bewirkt unmittelbar nach der ersten Anwendung des Sonnenschutzmittels, wenn also noch keine deutliche Pigmentierung vorhanden ist, eine Braunfärbung. Es kommt dazu, daß bei einem leichten Erythem der gelbliche DHA-Farbton mehr rötlich-braun erscheint, was genau der gewünschten Hautbräune entspricht.

Tronnier empfiehlt einen DHA-Zusatz zu stark wirksamen Lichtschutzmitteln (Sun-blockern). Die Selbstbräunung am Anfang einer Sonnenbestrahlung hält den Verbraucher eher davon ab, sich übermäßig der Sonne auszusetzen (134). Eine Kombination aus einem UV-Filter und einem selbstbräunenden Zusatz ergibt Präparate für Verbraucher, die schnell braun werden wollen, und dienen letztendlich dazu, eine Überdosierung der Sonnenbestrahlung zu vermeiden.
Besondere Bedeutung hat DHA zum Ausgleich von Dyschromien der Haut gewonnen, insbesondere zur Anfärbung der Haut bei Vitiligo.

Wirkungsweise des DHA

In wäßriger Lösung steht DHA im Gleichgewicht mit Glycerinaldehyd (Keto-Enol-Tautomerie) (140). Glycerinaldehyd reagiert mit den freien Amino- und Iminogruppen des Keratins unter Bildung einer Schiffschen-Base. Anschließend kommt es über eine Kondensation und Polymerisation *(Maillard-Reaktion)* zur Bildung von braun gefärbten Stoffen, die Melanoide genannt wurden.

$$\begin{array}{c} CH_2 \cdot OH \\ | \\ C=O \\ | \\ CH_2 \cdot OH \end{array} \rightleftharpoons \begin{array}{c} CH_2 \cdot OH \\ | \\ CH \cdot OH \\ | \\ CHO \end{array}$$

DHA   Glycerinaldehyd

Wittgenstein und *Berry* (141–143) untersuchten die DHA-Reaktion mit Ammoniak und einzelnen Aminosäuren. Ammoniak und Arginin bildeten schnell, Glycin und Histidin etwas langsamer, dunkelbraune Verbindungen; Lysin, Tryptophan und Threonin ergaben eine gelbe Färbung.

Die DHA-Reaktion verläuft auch im Dunkeln, wird aber durch Licht beschleunigt (134).
Vorbehandlung mit Formaldehyd (Blockierung der Aminogruppen) verhindert die Braunfärbung. DHA reagiert vorzugsweise im sauren pH-Bereich mit der Haut, wobei die Farbintensität mit fallendem pH verstärkt wird (144).
Die Bräunung tritt 4 bis 7 Stunden nach Anwendung ein, beginnt nach ungefähr 3 Tagen zu vergilben und nimmt langsam ab, um nach 8 bis 15 Tagen völlig zu verschwinden. Regelmäßige Anwendung ist daher nötig, um eine ansprechende Hautfarbe aufrechtzuerhalten.
Die Färbung beschränkt sich ausschließlich auf das *Stratum corneum*, ist durch Waschen nicht entfernbar, läßt sich jedoch mechanisch durch Abreißen mit Selbstklebestreifen entfernen. Nichtionische Netzmittel erhöhen die Benetzbarkeit der Haut und bewirken eine gleichmäßigere Färbung.
Die Haut sollte vor Anwendung sorgfältig gereinigt werden (138). Andererseits ergibt sich bei vollständiger Entfernung der wasserlöslichen Stoffe aus der Haut keine Färbung mehr (137).
Die Farbtiefe steht in direktem Zusammenhang mit der Dicke und Dichte der Hornhaut. Handflächen und Sohlen färben sich daher am tiefsten (137). Individuelle Unterschiede sind groß. Durch eine veränderte Hautstruktur läßt sich die Haut von 10 bis 15% der weißen Bevölkerung nicht mit DHA anfärben (136).

Stabilität von DHA

Bei unsachgemäßer Lagerung werden die DHA-Kristalle relativ schnell klebrig, verfärben sich gelb-braun und nehmen einen stechenden Geruch an. Nach *Cotte* (145) reichen 3 Wochen bei 37°C in dünner Schicht gelagert aus, um 10% des DHA zu zersetzen. Die Zersetzung wird durch Verunreinigungen katalysiert.
Die unterste noch akzeptable Grenze des pH-Wertes wird mit 4 angegeben (frisches DHA 6,5 bis 6,7). *Cotte* entwickelte eine sehr spezifische enzymatische Methode zur Bestimmung von DHA in konzentrierten Mustern und Fertigpräparaten.
Die Instabilität von DHA im Fertigprodukt ist nach *Greiter* eine der Hauptursachen für unzufriedene Kunden (138). Er empfiehlt eine möglichst geringe Lagerhaltung und das Aufdrucken einer Verbrauchsfrist.
Anzeichen für eine Zersetzung sind: absinkender pH-Wert, scharfer Geruch und absinkende Viskosität bei flüssigen Emulsionen. Nach *Futterer* (136) hat eine frisch bereitete DHA-Emulsion einen pH-Wert von 6,5 bis 6,7, der im Laufe eines Jahres auf 4 abfällt. Ein Absinken unter 3,5 sollte vermieden werden. Durch Zugabe von Stabilisatoren und Puffersystemen kann die Zersetzung zwar verlangsamt, jedoch nicht ganz verhindert werden. Weil mit sinkendem pH-Wert die Bräunung intensiver wird, ist der Verlust an Wirksubstanz ausgeglichen.
Als Stabilisatoren eignen sich gut Phosphat- und Citratpuffer (pH 5 bis 6), die zusätzlich auch die Metallspuren komplexieren (siehe Formularium). Bei der Herstel-

lung von Emulsionen soll eine Überhitzung des DHA vermieden werden (Zugabe bei 40°C).
Die Parfümierung des Produktes und der Innenschutzlack von Alutuben beeinflussen die Stabilität von DHA (137).
Am besten ist DHA in alkoholischen Aerosolsprays stabil (kein Luftsauerstoff!). Nichtionogene Emulgatoren beeinträchtigen die Stabilität von DHA weniger. In derartigen Emulsionen blieben nach 3 Jahren 75 bis 80% der ursprünglichen DHA-Konzentration erhalten (145).
Was die Toxizität und Hautverträglichkeit von DHA betrifft, so sind sich alle Autoren darüber einig, daß nach ca. 20 Jahren Gebrauch in selbstbräunenden Kosmetika noch keine nachteiligen Wirkungen gefunden wurden.
Ein interessanter Stoff ist die Additionsverbindung Allantoin-dihydroxyaceton. Sie verbindet die hautpflegenden und heilenden Eigenschaften des Allantoins mit der färbenden Wirkung von DHA. 1 bis 4% in Selbstbräunungspräparaten oder Sonnenschutzmitteln verwendet, verleiht es denselben hautpflegende Eigenschaften. Allantoin-DHA ist auch mit UV-Filtern vom Typ der p-Aminobenzoesäure verträglich (146), was beim reinen DHA nicht der Fall ist, da es mit der freien Aminogruppe reagiert.

γ-Dialdehyde

γ-Dialdehyde reagieren weit schneller mit den Aminosäuren des *Stratum corneum* und erreichen bereits nach 5 bis 90 Minuten einen braunen Farbton auf der Haut.

Allgemeine Formel: $CHO-CH-CH-CHO$
$\,||$
R_1R_2

Pomot und *Rosenbaum* beschrieben die Bräunungseigenschaften einer Reihe von aliphatischen γ-Dialdehyden (147), deren Mischung verschiedene Farben ergibt. Durch Verwendung von substituierten Hydroxyamino-γ-dialdehyden (148), (R_1 = OH, R_2 = NH_2), beginnt die Bräunung bereits nach 2 bis 3 Minuten und ist nach 15 Minuten voll entwickelt. Die Hautfärbung ist beständig beim Schwimmen, läßt sich aber mit Seife abwaschen. Eine Reihe anderer selbstbräunender Stoffe aus der Patentliteratur, die sich z. B. durch UV-Licht verfärben, werden von *Usdin* beschrieben (143).

Mucondialdehyd (MA)

Strukturformel: $CHO-CH=CH-CH=CH-CHO$

Diese Verbindung reagiert in wenigen Minuten mit den Aminosäuren der Haut und bewirkt eine tiefbraune Färbung (149). Es ist beständiger als die strukturverwandten Dialdeyhde Glyoxal und Maleinaldehyd. Noch bessere Eigenschaften weist das Tetraethylacetat des Mucondialdehydes (MAA) auf. Es ist eine leicht zu verarbeitende, niedrigviskose Flüssigkeit (150).

Eichler (149) berichtet, daß für die Praxis vor allem Selbstbräunungsmittel, die eine Kombination von DHA und Muconaldehyd enthalten, einen optimalen Hautbräunungseffekt ergeben.

3.4 Beschleunigung der Pigmentierung durch photodynamische Stoffe

Pflanzenextrakte, die Furocumarine (auch Psoralene genannt) enthalten, wurden in Ägypten und Indien schon seit Jahrhunderten zur Behandlung von Vitiligo und zur Verstärkung der natürlichen Hautpigmentierung verwendet. Die Psoralene haben eine photosensibilisierende Wirkung. Bei oraler oder perkutaner Aufnahme von Psoralenen und anschließender Bestrahlung mit UV-A wird die biologische Lichtwirkung (Melaninbildung und Lichtschwiele) deutlich verstärkt.

Dieser Effekt wird mit Erfolg zur Behandlung von Hautkrankheiten, vor allem Psoriasis und Vitiligo ausgenützt (PUVA = Psoralen + UVA-Therapie). Das gebräuchlichste Furocumarin für die PUVA-Therapie ist das 8-Methoxypsoralen (8-MOP), das aus der in Ägypten beheimateten Pflanze Ammi majus gewonnen wird.

Näherers ist bei *Pullmann* und *Tronnier* in einem 1982 erschienenen Handbuch sowie bei *Gschnait* und Mitarb. zu finden (37, 151).

Der Wirkungsmechanismus der Psoralene ist nicht restlos aufgeklärt. Insbesondere ist nicht bekannt, warum durch 8-MOP das UV-A – und zwar bei einem Wirkungsmaximum von 365 nm – in seiner Wirkung so stark erhöht wird. Nach lokaler Anwendung bildet 8-MOP zunächst ein Depot im *Stratum corneum* und bleibt darin über mehr als 12 Stunden in hoher Konzentration nachweisbar. In der Epidermis sowie im Korium erreicht die Konzentration ihr Maximum in 100 bis 300 Minuten nach Anwendung (152, 153).

3.4.1 Kosmetische Anwendung der Psoralene

Praktische Anwendung in Sonnenschutzmitteln hat das Bergapten (5-Methoxypsoralen = 5 MOP) gefunden. Es ist im Bergamotteöl (Schalenöl von *Citrus bergamia*) enthalten, welches meist direkt dem Sonnenschutzpräparat zugesetzt wird. Bergamotteöl ist seit langem ein vielverwendeter Bestandteil von Eau de Colognes und Parfüms. Seine photosensibilisierende Wirkung ist von der Berlock-Dermatitis bekannt (s. B. 1, S. 220–221).

Die gute Wirksamkeit von Sonnenschutzcremes mit 5-MOP zur Beschleunigung der Sonnenbräunung wurde von verschiedenen Autoren nachgewiesen. Die Versuche von *Brown* und Mitarb. (154) in Australien sowie *Tronnier* und *Agache* (155) in Tunesien zeigten, daß innerhalb von 4 bis 9 Tagen die Intensität der Sonnenbräune durch 5-MOP-haltige Cremes zwei- bis sechsfach verstärkt wurde. Die mikroskopische Prüfung zeigte eine Pigmentbildung in den äußersten Hautschichten auch bei lichtempfindlicher Haut. Die Erythementstehung wurde durch Bergapten verzögert.

In San Diego (Kalifornien) wurden 56 Sonnenschutzcremes und Lotionen geprüft. Die Kombination von Bergapten mit 5% Ethylhexyl-p-methoxyzimtsäureester (Parsol MCX) erlaubte eine bessere Bräunung ohne Erythem (156).

Die Intensität der Bräunung erhöht sich proportional zu der eingesetzten Konzentration an 5-MOP im Präparat, die bei 0,001 bis 0,006% liegt. Eine Erhöhung der Dicke des *Stratum corneums* durch 5-MOP und UV-A-Einwirkung wurde ebenfalls beobachtet.

3.4.2 Gefahren der Psoralenanwendung

Bei verlängerter Sonnenbestrahlung und wiederholtem Auftragen des Präparates könnte die erhöhte Dosis von 5-MOP zusammen mit verstärktem UV-A ein Erythem hervorrufen und auf die Dauer die möglicherweise krebserregende Wirkung des UV-A steigern. Versuche mit Zellkulturen (157) und Mäusen (158) haben gezeigt, daß 5-MOP und 8-MOP bei Gegenwart von UV-A eine cancerogene Wirkung haben.

5-MOP und 8-MOP können in das Innere der DNA-Doppelhelix eindringen und unter der aktivierenden Wirkung von UV-A mit den Nucleinbasen von zwei benachbarten Basenpaaren eine chemische Bindung eingehen. Das DNA-Molekül kann sich nicht mehr teilen und die betroffene Zelle stirbt ab (*Abb. 16*).

Das 3-Carbethoxypsoralen, das von *Dubertret* u. Mitarb. (159) synthetisiert und geprüft wurde, reagiert nur mit einer Nucleinbase und beeinträchtigt daher weniger die DNA-Teilung. Nach ersten Versuchen zeigte es sich im PUVA-Test wirksam und man erwartet eine geringere mutagene und cancerogene Wirkung.

Nach dem heutigen Stand der Entwicklung scheint der Einsatz von 8-MOP, 5-MOP oder Bergamotteöl in Sonnenschutzmitteln für den alltäglichen Gebrauch noch mit einem gewissen Risiko behaftet.

Weitere Literatur siehe (160–164).

3.5 Orale Lichtschutz- und Bräunungsmittel

Diese Produkte gehören nicht zu den Kosmetika und sollen daher nur zur allgemeinen Information erwähnt werden.

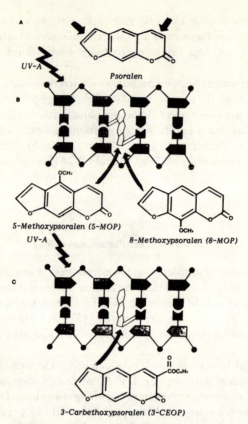

Abb. 16 5-MOP und 8-MOP verbinden zwei benachbarte Basenpaare der DNA, 3-CEOP bewirkt diese Bindung nicht; nach *Sarasin* (278)

3.5.1 Antioxidantien

Versuche an Ratten und haarlosen Mäusen haben gezeigt, daß oral verabreichte Antioxidantien (BHT, BHA, dl-α-Tocopherol) die Entstehung und Entwicklung von Hautkrebs durch UV-Strahlen verhindern (165).

De Rios und Mitarb. (166) setzten dem Futter einer Gruppe von haarlosen Mäusen 2% einer Antioxidansmischung zu (1,2% Vitamin-C, 0,5% Butylhydroxytoluol, 0,2% dl-α-Tocopherol und 0,1% Glutathion reduzierte Form). Nach 2 Wochen wurden die Versuchstiere mit UV-Licht bestrahlt. Die Vergleichsgruppe (normale Nahrung) zeigte ein deutliches Erythem, die Mäuse mit zusätzlichen Antioxidantien in der Nahrung jedoch nicht. Andere Veröffentlichungen über dieses Gebiet siehe (167, 168).

3.5.2 β-Carotin und Vitamin-A

Durch Einnahme von β-Carotin wird die Lichttoleranz von Patienten mit erythropoetischer Protoporphyrie (eine durch Porphyrin verursachte Lichtempfindlichkeit mit Bläschenbildung auf der Haut) um ein Vielfaches erhöht (169).

Man nimmt an, daß β-Carotin die photosensibilisierte Oxidation blockiert. Das Porphyrinmolekül wird durch die absorbierte Strahlung angeregt. Die Anregungsenergie wird auf molekularen Sauerstoff übertragen, der seinerseits mit dem Akzeptor (Zell- oder Lysosomenmembrane der Erythrozyten) reagiert. Das β-Carotin fängt die Energie des angeregten Sauerstoffes ab und schützt damit den Akzeptor. Man nennt diesen Vorgang »Quench-Effekt«.

Obwohl die Wirkung von Vitamin A noch nicht eindeutig bewiesen ist, erfreut sich in Australien eine Sonnenschutztablette, die 25 000 I. E. dieses Vitamins enthält, steigender Beliebtheit (170).

3.5.3 Hautbräunungstabletten

Diese unter verschiedenen Bezeichnungen erhältlichen »Tanning Pills« werden in den USA zunehmend eingenommen und sind auch in Deutschland erhältlich. Sie enthalten bis zu 300 mg Canthaxanthin und bis zu 35 mg β-Carotin (171). Nach der Einnahme von 4 Kapseln pro Tag tritt ab dem 3. Tag eine Orangefärbung des Plasmas auf. Die Färbung erreicht nach 37 Tagen ihr Maximum. Canthaxanthin kann auch im Plasma nachgewiesen werden (172). Auf der Haut soll die Färbung allerdings erst nach 21 Tagen feststellbar sein. Die rotbraune Färbung der Haut wird mit einer Ablagerung der Pigmente im Fettgewebe erklärt (173).

4. Praktische Anforderungen an Sonnenschutzmittel

Der Lichtschutz durch einen UV-Absorber bewirkt niemals den Idealfall eines 100%igen Erythemschutzes und gleichzeitig einer 100%igen Bräunung, da einerseits Strahlung von den erythemerzeugenden Wellenlängen bei 300 nm bräunende Wirkung entfaltet und andererseits im bräunenden Bereich über 320 nm noch erythemerzeugende Wirkung vorhanden ist. Der Nutzen eines Sonnenschutzpräparates besteht vielmehr in der Verlängerung der Zeit, die der Verbraucher der Sonne ausgesetzt sein kann, ohne eine Verbrennung davonzutragen. Interessant und logisch ist die Tatsache, daß in Ländern mit starker Sonnenbestrahlung (USA, Australien, Südafrika) erhöhter Wert auf die Schutzwirkung gelegt wird. In gemäßigten Zonen steht die schnelle Hautbräunung im Vordergrund.

4.1 Durchlässigkeit für Erythemstrahlen (UV-B)

Die Filterwirkung eines Sonnenschutzmittels soll der individuellen Empfindlichkeit des Verbrauchers und der Intensität der Sonnenbestrahlung angepaßt sein. Die FDA-Empfehlungen (174) geben folgende Relationen an:

	%-Durchlässigkeit für UV-B
für schnelle Bräunung	15%
für normale Haut	4 bis 8%
für empfindliche Haut	1 bis 4%
für besonders empfindliche Haut	unter 1%

Interessant ist die Tatsache, daß selbst bei 99%iger Absorption immer noch 6×10^{11} UV-B-Photonen pro cm^2 und pro Sekunde die Haut erreichen und mit den Zellen in Wechselwirkung treten (175).

Die Durchlässigkeit erlaubt nur eine sehr ungenaue Beurteilung der Wirksamkeit eines Präparates und wird nur am Anfang der labormäßigen Entwicklung in Betracht gezogen.

4.2 Lichtschutzfaktor

Der Lichtschutzfaktor LF (auch Q genannt, oder SPF von *Sun Protection Factor* oder SF oder SSF von Sonnenschutzfaktor) ist der Quotient aus:

$$\frac{\text{Erythemschwellenzeit mit Sonnenschutzmittel}}{\text{Erythemschwellenzeit ohne Sonnenschutzmittel}}$$

Der LF wird durch Bestrahlen mit künstlichen Lichtquellen oder mit Sonnenlicht bestimmt (s. unter 6.2.1, S. 851).

Der LF gibt die Verlängerung der Sonnenbestrahlung an, die die Verwendung des Lichtschutzmittels zuläßt. Ein Lichtschutzfaktor von z. B. 3 besagt, daß der Benutzer, mit diesem Sonnenschutzmittel geschützt, dreimal so lange in der Sonne bleiben kann als ohne Schutz, bevor er einen Sonnenbrand hat. Der LF ermöglicht also die Einstufung der Sonnenschutzmittel nach ihrer Schutzleistung, und zwar unabhängig von der Präparateform und von der individuellen Empfindlichkeit der Testperson. Er wurde von *Ellinger* (176), *Hausser* (177) und *Schulze* (11, 178) zur Bewertung von Sonnenschutzmitteln vorgeschlagen. Eine Standardmethode zu seiner Bestimmung wurde von *Ippen, Hoppe, Wiskemann* und *Tronnier* ausgearbeitet (s. unter 6.2, S. 851).

Es ist das Verdienst von *Greiter*, in seinen »Piz-Buin«-Präparaten den LF als Auswahlkriterium für den Verbraucher eingeführt und beim breiten Publikum bekannt-

gemacht zu haben. Die von *Schulze* beschriebene Methode wurde leicht abgeändert und den Bedingungen des natürlichen Sonnenlichtes angepaßt (179–185).
Heute wird der LF (SPF) von den meisten Herstellern auf der Packung angegeben und bei der Auswahl durch den Verbraucher auch berücksichtigt.
Erwähnenswert ist die Änderung der Verbrauchergewohnheiten und die damit zusammenhängende Entwicklung des LF. So gab *Schulze* 1963 (11) folgendes Beurteilungsschema für Sonnenschutzmittel an:

>   mäßig   = LF kleiner als 1,5
>   gut   = LF zwischen 1,5 und 2,5
>   sehr gut = LF größer als 2,5

und bemerkte, daß der LF den Wert 3 nicht wesentlich überschreiten sollte, weil sonst dem Verbraucher jede Möglichkeit des Genusses an UV-B sowie der allmählichen Gewöhnung an die UV-B-Strahlung der Sonne genommen wird. Ungefähr 20 Jahre später beträgt der mathematische Mittelwert der weltweit verkauften Sonnenschutzmittel LF 5,7 (186). Die FDA empfiehlt folgendes Schema für die Auswahl von Sonnenschutzmitteln (174):

Tab. 7 Zusammenhang Präparateklasse – Sonnenschutz nach FDA

Präparate-Klasse	Sonnenschutz/Bräunung	LF (SPF)
1	minimal/ermöglicht	2 bis 4
2	mäßig/ermöglicht aber abgeschwächt	4 bis 6
3	extra/beschränkt	6 bis 8
4	maximal/wenig oder keine	8 bis 15
5	ultra/keine	über 15

Tab. 8 Empfehlungen für den entsprechenden Hauttyp nach FDA

Hauttyp	Reaktion auf Sonnenbestrahlung*	empfohlener LF (SPF)
1	sensitiv: immer Erythem, keine Bräunung	8 und höher
2	sensitiv: immer Erythem, minimale Bräunung	6 bis 7
3	normal: mäßiges Erythem, graduelle leichte Bräunung	4 bis 5
4	normal: geringes Erythem, immer gute mäßige Bräunung	2 bis 3
5	unempfindlich: selten Erythem, dunkle Bräunung	2
6	unempfindlich: niemals Erythem, starke Pigmentierung	unnötig

* Reaktion der Haut bei erstmaliger Sonnenbestrahlung (30 bis 45 Min.) auf lichtungewohnter Haut.

Der Lichtschutzfaktor ist ein biologischer Zahlenwert und kann innerhalb einer Versuchsserie bei dem gleichen Präparat um 2 bis 3 Einheiten abweichen. Der auf den Verpackungen angegebene Wert ist ein logarithmischer Mittelwert aus 20 individuellen Faktoren (Q_{log} s. unter 6.2, S. 851).

Die Streuungen sind nur zum kleinen Teil auf die Verschiedenheit der Versuchspersonen zurückzuführen. Sie sind hauptsächlich durch den Versuchsfehler bedingt (187–189).

In einigen Ländern (Frankreich*, USA) wird der LF nach anderen Methoden bestimmt und ergibt z. T. höhere Werte. Eine Standardisierung der Meßmethode ist z. Z. im Gange.

4.2.1 LF von Sonnenschutzmitteln

Aus den vorangegangenen Ausführungen ist ersichtlich, daß es nicht gut möglich ist, mit einem einzigen Sonnenschutzpräparat alle Verbraucher zu befriedigen. Aus diesem Grunde haben die meisten Firmen ein geschlossenes Programm mit abgestuften LF. Meist besteht es aus verschiedenen Sonnenschutzmitteln mit LF2 für die Pflege von sonnengewohnter Haut; 4, 6 und 8 für normale und empfindliche Haut. Manchmal wird ein Sunblocker (LF 12 bis 15) dem Programm beigefügt, um die immer häufiger anzutreffenden lichtempfindlichen Personen zu schützen.

Nach *Sayre* (190) bewirkte ein Sonnenschutzmittel (2 mg pro cm^2 Haut) mit dem LF von 15 enthaltend 7% 2-Ethylhexyl-p-dimethyl-PABA und 3% 2-Hydroxy-4-methoxybenzophenon als Breitbandabsorbergemisch den gleichen Sonnenschutz wie ein Polyestergewebe. Feine Polyestergewebe haben übrigens einen LF von 4 bis 6 (191–193).

Der z. Z. stärkste am Markt befindliche Sunblocker hat einen LF von 23.

Interessant ist das Produkt »Dial-a-Tan«. Die Tube enthält, getrennt voneinander, die Cremebase und eine konzentrierte Emulsion des UV-Absorbers. Durch Einstellen des Tubenkopfes kann der Verbraucher selbst die Mischung wählen, die einen LF von 2 oder 5 oder 8 ergibt.

Die Verbraucher sollen dazu ermutigt werden, Sonnenschutzpräparate mit verschiedenen Faktoren zu verwenden, Präparate mit hohem LF für empfindliche und stark exponierte Stellen (Nase, Lippen). *Erlemann* empfiehlt den Verbrauchern, zuerst ein Lichtschutzmittel mit niedrigem LF zu verwenden, um möglichst schnell braun zu werden. Nach Erreichen der gewünschten Bräune jedoch einen Sunblocker oder ein Sonnenschutzmittel mit Breitbandschutz aufzutragen, um die Haut vor den unerwünschten Sekundärwirkungen der Sonnenstrahlen zu schützen, das aber gerade noch so viel UV-Licht durchläßt, um die Pigmentierung aufrecht zu erhalten (194). Ob sich ein derartiges Sonnenbewußtsein beim Verbraucher einführt, bleibt abzuwarten.

---

* methode thermométrique, s. unter 6.2.3.4, S. 859.

Einige neue Sonnenschutzserien enthalten in allen Präparaten, auch in denjenigen mit niedrigem LF von 2, einen UV-A-Schutz (195).

Tab. 9 LF einiger Handelsprodukte:

Produkt	LF	UV-Filter	
Lotion (O/W-Emulsion)	2	Octylmethoxycinnamat	3,0%
Lotion	4	Octylmethoxycinnamat	3,5%
Lotion	6	Octylmethoxycinnamat	5,0%
		2-Hydroxy-4-methoxybenzophenon	2,0%
Öl	2	Homomenthylsalicylat	9,0%
Lotion	4	Homomenthylsalicylat	8,0%
Lotion	4	2-Ethylhexyl-p-dimethyl-PABA	3,3%
Creme »Extra Protection«	15	2-Ethylhexyl-p-dimethyl-PABA	7,0%
		2-Hydroxy-4-methoxybenzophenon	3,0%
Creme »verhindert Sonnenbrand«	8	2-Ethylhexyl-dimethyl-PABA	7,0%
		Octylsalicylat	5,0%
		2-Hydroxy-4-methoxybenzophenon	2,0%
Lotion	4	2-Ethylhexyl-p-dimethyl-PABA	3,5%
Lotion	2	2-Ethylhexyl-p-dimethyl-PABA	2,0%

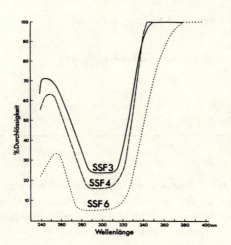

Abb. 17 Zusammenhang LF-% Durchlässigkeit nach Greiter u. Mitarb. (182)
Spektralphotometrische Messung des Testproduktes erlaubt bis zu einem gewissen Grad die Voraussage des zu erwartenden SSF
25 mg des Präparates eingewogen in 100 ml Lösungsmittel

4.2.2 Konzentration des UV-Absorbers

Das Absorptionsgesetz ($E = \varepsilon \cdot c \cdot d$) ist ein Grenzgesetz für verdünnte Lösungen. Die spezifische Absorption und die Konzentration des UV-Filters bestimmen mit der Schichtdicke die Wirksamkeit des Sonnenschutzmittels. Es ist daher nur beschränkt möglich, durch einfaches Erhöhen der Filterkonzentration den Lichtschutzfaktor zu verbessern. Besonders bei dünnflüssigen Ölen und alkoholischen Lösungen ist es ab einer gewissen Grenzkonzentration an UV-Filter noch zusätzlich nötig, die Viskosität und damit die erreichbare Schichtdicke auf der Haut zu erhöhen, um so einen verbesserten Schutz zu erreichen.

Die Versuche von *Erlemann* und *Beyer* (196) zeigen den Zusammenhang LSF-Konzentration des UV-Filters und Präparatetyp auf *(Abb. 18)*.

Verschiedene amerikanische Handelspräparate zeigen folgende Werte:

Tab. 10 Mittlerer SPF einiger Handelsprodukte nach *Kaidbey* (198)

UV-Filter	mittlerer SPF S.D.
8% homosalate (CTFA)	4,1 ± 0,7
4% octyldimethyl-PABA	5,2 ± 1,1
5% PABA	8,0 ± 0,9
10% sulisobenzone (= 5-Benzoyl-4-hydroxy-2-methoxy-1-benzolsulfonsäure) 7% octyldimethyl-PABA	10,1 ± 2,1
3% oxybenzone (= 2-Hydroxy-4-methoxybenzophenon) 3% octyldimethyl-PABA	15,8 ± 1,1
3% glyceryl-PABA 6% oxybenzone	19,4 ± 2,2
8% octyldimethyl-PABA 3% oxybenzone	21,1 ± 1,1

Bei der Auswahl der UV-Filter ist die Frage »wieviel Absorption im entscheidenden UV-Bereich bekomme ich für mein Geld« von Bedeutung. Allgemein werden Filter mit hoher spezifischer Absorption, die bereits bei niedriger Konzentration den gewünschten Lichtschutz ergeben, bevorzugt.

Nachstehendes Beispiel *(Tab. 11)* zeigt die Abhängigkeit des Lichtschutzfaktors $\bar{Q}$log von der UV-Absorberkonzentration (2-Phenyl-5-methylbenzoxazol) am Beispiel eines Öls (197).

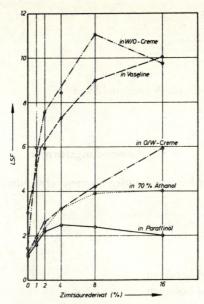

Abb. 18 Einfluß der Grundlage und Filterkonzentration auf den mittleren LSF eines Zimtsäurederivates

Tab. 11 Zusammenhang Filtergehalt LF

Filtergehalt in %	Q̄log	2s-Bereich
1	1,52	1,16 ... 1,98
2	1,62	1,25 ... 2,11
3	1,77	1,21 ... 2,58
4	2,03	1,35 ... 3,07

4.3 Beeinflussung der Wirksamkeit von Sonnenschutzmitteln

Zusammenfassend kann man folgende Faktoren nennen, welche die Wirksamkeit eines Sonnenschutzpräparates beeinflussen:

Spezifische Absorption des UV-Filters und seine Konzentration
Anwendungsform und Vehikelgrundlage
Aufgetragene Menge (Schichtdicke)
Verhalten des Präparates auf der Haut (Absorption, Penetration, Haftfestigkeit)
Schwimmen, Schwitzen, Bewegung
Hauttyp

geographische Breite
Jahreszeit
Tageszeit
Meereshöhe
Luftverschmutzung
UV-Reflexion von Schnee, Wasser und Sand
Feuchtigkeit

4.3.1 Anwendungsformen

Sonnenschutzmittel werden in folgenden Formen verwendet:

Sonnenschutzöle
wasserfreie Gele oder Cremes
wäßrige oder wäßrig-alkoholische Lösungen

Emulsionen
  a) W/O-Cremes und Lotionen
  b) O/W-Cremes und Lotionen

wasserhaltige, fette oder fettfreie Gele

Aerosolpräparate
  a) Sonnenschutzspray, ölig oder fettfrei
  b) Aerosolschaum (fester oder schnellbrechender Schaum)

Stifte

In Europa sind flüssige Emulsionen am beliebtesten. Obwohl O/W-Emulsionen einen etwas höheren Schutzfaktor ergeben, tendiert der Verbraucher zur fetter wirkenden W/O-Emulsion. Für Präparate mit erhöhtem Schutz sind Cremes oder wasserfreie Fettgele besser geeignet, da sich höhere Schichtdicken beim Auftragen auf die Haut ergeben.

4.3.2 Lichtschutzfaktor und Anwendungsform

Sonnenschutzöle

Die Schutzwirkung von Sonnenschutzölen ist relativ gering. Auch bei vergleichsweise hohen UV-Filterkonzentrationen erreicht man niedrige Schutzfaktoren.
Die Verwendung hochviskoser Paraffinöle bringt eine größere Schichtdicke und damit besseren Schutz.
Von Vorteil für den Verbraucher ist die Beständigkeit der Schutzschicht gegen Wasser, nachteilig ist der klebrige Effekt auf der Haut und die Behinderung des

Wärme- und Feuchtigkeitsaustausches der bedeckten Haut. Verzweigtkettige Öle können jedoch den geschlossenen Paraffinfilm auf der Haut wasserdampfdurchlässig machen und so den letztgenannten Nachteil beheben.

Alkoholische-wäßrige Lösungen

Sie sind angenehmer im Gebrauch, da sie nicht fetten, werden häufiger in den USA, jedoch selten in Europa verwendet. Der Alkohol kann bei empfindlicher Haut eine leichte Reizung hervorrufen. Der Schutzfilm ist meist wasserlöslich. Die Wirkstoffe können bei Verdampfen des Lösungsmittels auskristallisieren und dadurch die Filterwirkung abschwächen.

Die Zugabe von Polymer JR-400 oder Hydroxyethylcellulose zu alkoholischen Präparaten ermöglicht einen gleichmäßigen Film auf der Haut, der ein Auskristallisieren des UV-Filters verhindert. Eine Lösung von 0,1% PABA + 0,2% Polymer JR-400 in 50%igem Ethanol ergab auf der Haut den gleichen Schutz wie eine 1- bis 2%ige PABA-Lösung allein (199).

Der Zusatz von 2% Collagen zu alkoholischen PABA-Sonnenschutzmitteln ergab ebenfalls eine verbesserte Schutzwirkung (200).

Emulsionen

Vielerlei Präparatetypen – nicht fettende O/W-Emulsionen, fettende W/O-Emulsionen, flüssig und cremeförmig, stellen den Hauptanteil der verkauften Sonnenschutzmittel.

Cremes ergeben auf Grund der größeren Schichtdicke beim Auftragen auf die Haut einen höheren Schutz, flüssige Emulsionen lassen sich leichter und gleichmäßiger verteilen und werden vom Normalverbraucher bevorzugt. Bei gleichem Filter und Filtergehalt ergeben O/W-Emulsionen häufig höhere Lichtschutzfaktoren als W/O-Emulsionen (197). Eine Erklärung für diese Tatsache könnte sein, daß die O/W-Emulgatoren mit hohem HLB-Wert durch ihre Netzwirkung das Aufquellen der Hornschicht ermöglichen. Diese Verdickung der Hornschicht ergibt höheren Lichtschutz. *Ippen* und *Perschmann* untersuchten die Penetration in die Haut von je einem öl- und wasserlöslichen Lichtfilter (Benzoxazol- bzw. Benzimidazol-Derivate) in verschiedenen Grundlagen mit Hilfe der Fluoreszenzmikroskopie. Geschwindigkeit und Homogenität der Penetration nahmen dabei für beide Filtertypen in der Reihenfolge wäßrig-alkoholische und wäßrige Lösung, wasserhaltige Wollwachsgrundlage, Eucerin, Vaseline und Olivenöle ab. Mit dem *Stratum lucidum* bzw. *granulosum* als erster erkennbaren Barriere war nach etwa $1/2$ Std. eine weitgehend homogene Fremdfluoreszenz der Hornschicht erreicht. Gegenüber einer Schichtbildung auf der Haut stand das Eindringen der Filtersubstanzen in die Hornschicht im Vordergrund. Es wird angenommen, daß die Lichtschutzmittel überwiegend in und nicht auf der Haut eine schützende Schicht bilden. Hierdurch lassen sich Unterschiede zwischen den in-vitro- und in-vivo-Befunden zur Schutzwirkung erklären (209).

Öllösliche UV-Absorber geben bessere Resultate in W/O-Emulsionen, wasserlösliche UV-Absorber hingegen sind besser in O/W-Emulsionen. Nach *Charlet* und *Finkel* erreicht man den höchsten Schutzeffekt durch die Kombination von öl- und wasserlöslichen UV-Filtern eingebaut in eine O/W-Emulsion mit hohem Wassergehalt (201).

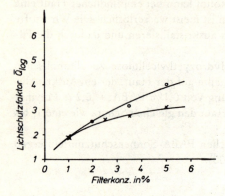

Abb. 19 W/O-Emulsion: Abhängigkeit des Lichtschutzfaktors von der Filterkonzentration. o = p-Methoxyzimtsäure-isoamylester, x = 2-Phenyl-benzimidazol-5-sulfonsäure; nach *Charlet* u. *Finkel* [201]

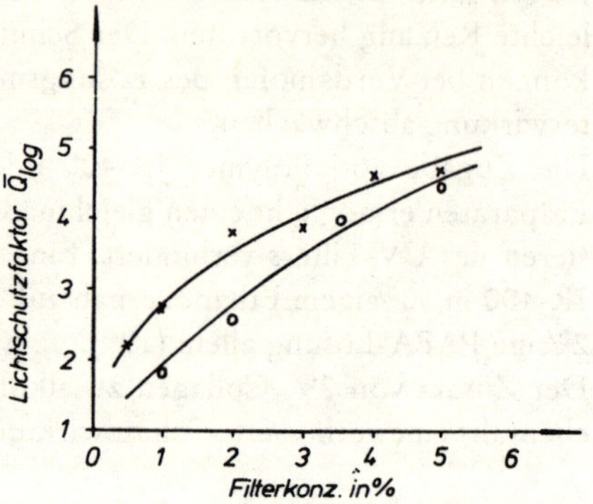

Abb. 20 O/W-Emulsion: Abhängigkeit des Lichtschutzfaktors von der Filterkonzentration. o = p-Methoxyzimtsäure-isoamylester, x = 2-Phenyl-benzimidazol-5-sulfonsäure

Tab. 12 LF von UV-Filtern in verschiedenen Emulsionen, nach *Charlet* und *Finkel* (197)

UV-Filter	in O/W-Emulsion $\bar{Q}_{log}$	in W/O-Emulsion $\bar{Q}_{log}$
3% 2-Phenyl-benzimidazol-5-sulfonsäure (Natriumsalz) (wasserlöslich)	4,92	2,64
3% p-Methoxy-zimtsäureisoamylester (öllöslich)	2,64	4,44

Beim Auftragen auf die Haut bricht jede Emulsion und hinterläßt einen Fettfilm. Dieser ist bei O/W-Emulsionen relativ hydrophil und wird leicht abgewaschen. W/O-Emulsionen ergeben einen hydrophoberen Film auf der Haut. Die Konzentration und Formulierung des UV-Filters im Produkt muß so bemessen sein, daß sie auch noch in der verbleibenden Schicht auf der Haut nach dem Verdunsten des Wassers voll wirksam ist (202). Ein Auskristallisieren von wasserlöslichen Absorbern soll vermieden werden. Aus diesem Grund sind die meisten O/W-Sonnen-

schutzemulsionen immer noch hauptsächlich auf öllöslichen UV-Filtern oder einer Kombination beider Typen aufgebaut.
Der Zusatz von 2% Guanin zu einer W/O-Creme mit 2,5% Parsol MCX erhöhte den LSF von 3,7 auf 7,1 (196).
Elfacos ST9 (PEG-40-Dodecylglykolcopolymer/Akzo) erhöht in einer flüssigen W/O-Sonnenschutzlotion den LF auf 8 bis 10 (203).

4.3.3 Einfluß des Wirkstoffträgers auf die Lichtschutzwirkung

Die Gebrauchseigenschaften eines Sonnenschutzmittels werden durch die Zusammensetzung der Trägersubstanz maßgeblich beeinflußt. Sie enthält den UV-Absorber gelöst und ermöglicht die gleichmäßige Verteilung auf der Haut. Die dabei erreichte Schichtdicke ist einer der wichtigsten Faktoren des Lichtschutzes. Im allgemeinen nimmt der LF in der Reihenfolge Öl < alkoholische Lösung < flüssige Emulsion < Creme < pigmenthaltige Pasten zu.

4.3.3.1 UV-Absorption im Wirkstoffträger

Absorptionsmaximum und -intensität des UV-Filters können durch die Trägersubstanzen beeinflußt werden. Neo-Heliopan® (p-Methoxyzimtsäureester) hat, gelöst in Polyethylenglykol-300, eine um 18 nm in den langwelligen Bereich verschobene Absorption verglichen mit einer Lösung in Paraffinöl (204).
Ähnlich verhält sich p-Aminobenzoesäure-Ethylester, der eine Verschiebung der Absorption in den langwelligen Bereich mit zunehmender Polarität der Lösungsmittel erkennen läßt.

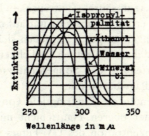

Abb. 21 PABA-Ethylester in verschiedenen Lösungsmitteln 10 mg %, s = 1 cm

Auf der anderen Seite haben eine Reihe von Substanzen selbst eine UV-absorbierende Wirkung, insbesondere wissen Italien-Urlauber zu berichten, daß die Verwendung von reinem (gepreßtem, nicht raffinierten) Olivenöl einen Schutz vor Sonnenbrand bietet (205).

Während Paraffinöl keine UV-Absorption zeigt, ist diese bei Olivenöl 23%, bei Baumwollsamenöl 26% und bei Sesamöl 39% (206).
Nach neueren Messungen (207) zeigen Nerz-, Avocado-, Mandel- und Sesamöl bereits bei 10 bis 30%iger Konzentration eine gute UV-Absorption, die derjenigen von Oliven-, Cocos- und Jojobaöl überlegen ist.
Auch gelbe und rote Vaseline (red petrolatum) und verschiedene Mineralölfraktionen enthaltende cyclische Verbindungen zeigen eine Absorption im UV-Bereich und konnten ein UV-B-Erythem deutlich vermindern (208).
Die natürlichen Hautlipide absorbieren ungefähr 10% der UV-B-Strahlen um 300 nm (210). Trockene Hauttypen wurden durch eine flüssige O/W-Emulsion relativ besser als fette Hauttypen geschützt (211). Mit einer Ausnahme veränderte die Anwendung von Körperreinigungsmitteln vor der UV-Bestrahlung die Erythemschwelle nicht (212).

4.3.4 Wasserbeständigkeit von Sonnenschutzmitteln

Die meisten Sonnenschutzmittel werden am Strand oder bei sportlicher Betätigung (Schwitzen) verwendet. Ein wasserfester Sonnenschutzfilter auf der Haut schützt den Verbraucher nicht nur nach dem Baden, sondern bewahrt Nacken und Schultern auch während des Schwimmens vor Sonnenbrand. Nach den Untersuchungen von *Ippen* reicht die Wasserfestigkeit der handelsüblichen Sonnenschutzmittel von sehr gut bis zum völligen Verlust der Schutzwirkung (213).
Die Bindungsfähigkeit des UV-Filters in der Haut ist für die Wasserfestigkeit von ausschlaggebender Bedeutung (216). Es ist logisch, daß öllösliche UV-Filter besser an die lipophilen Zellen der Hornschicht gebunden und relativ schwerer abgewaschen werden als wasserlösliche UV-Filter (220).
Polymere UV-Absorber (Pentazimtsäure, Zimtsäure + Dioxybenzone + PABA) wurden synthetisiert, um eine erhöhte Substantivität auf der Haut zu erzielen. Die UV-Absorption dieser Substanzen ist gut, es ergeben sich jedoch Schwierigkeiten bei der Formulierung aufgrund ihrer schlechten Löslichkeit (215).
Das Eindringen und die Verteilung des Sonnenschutzmittels in der Haut wird hauptsächlich durch die Grundlage beeinflußt.
Galcera und *Labrador* bestimmten die Eindringtiefe von UV-Filtern in die Haut durch sucessives Abreißen der oberen Hautschicht mit einem Selbstklebeband (Blenderm von 3M). Die Konzentration des UV-Filters wurde nach Eluieren des Bandes mit Alkohol durch UV-Spektroskopie bestimmt (214). Tetrahydroxybenzophenon und Eusolex-161 in einer O/W-Emulsion wurden stärker absorbiert und benötigten 5maliges-Strippen, um von der Haut gänzlich abgelöst zu werden. Isoamyl-p-methoxycinnamat blieb mehr an der Oberfläche der Haut und wurde durch 2maliges Strippen zu 90 bis 95% entfernt. Wurde der Zimtsäureester jedoch in Isopropylmyristat gelöst, so penetrierten nach 2 Stunden 40% in das *Stratum corneum*, und 4maliges Strippen war nötig, um 90% von der Haut zu entfernen.

Die Verwendung von Siliconölen, die infolge ihrer Hydrophobie ein besseres Haften des lichtschützenden Fettfilmes bewirken könnten, zeigte praktisch keine nachweisbaren Effekte (11).

Finsolv TN, ein Fettalkoholbenzoat, wird als Trägersubstanz für Sonnenschutzöle und Emulsionen empfohlen (217). N,N-Diethyl-m-toluamid (DEET), eine Substanz, die bisher hauptsächlich als Insekten-Repellent eingesetzt wird, ist in der Lage, andere Stoffe, z. B. Lichtschutzmittel besser in die Haut einzuschleusen (218). Ebenso erhöhen Dialkylsulfoxide die Penetration von Lichtschutzmitteln in die Haut (219).

Ein neues System zur Herstellung wasserfester Sonnenschutzmittel verwendet ein Acrylpolymer, das die Lichtschutzsubstanz an die Haut bindet (221, 222). Carboset-514, ein Copolymer von Ethylacrylat-Methylmethacrylat und Acrylsäure, wird für die Formulierung derartiger Sonnenschutzlotionen empfohlen (223). Carboset-514 enthält 10% Acrylsäure und ist in alkalihaltigem Wasser gut löslich. Es ist mit Ammoniak neutralisiert als 30%ige wäßrige Lösung mit einem pH von 7 bis 7,6 im Handel. Aufgrund seiner neutralisierten Carboxylgruppen besitzt es emulgierende und pigmentdispergierende Wirkung. Die Lösung von Carboset-514 trocknet auf der Haut zu einem klaren, weichen und flexiblen Film mit guter Haftfestigkeit. Dieser Film ist wasserdampfdurchlässig und beeinträchtigt nicht die Hautatmung. Beim Trocknen der Lösung verdampft der Ammoniak und der Film wird wasserunlöslich, kann aber mit Seife abgewaschen werden. Durch spezielle Formulierung (224) erreicht man eine Polymermatrix, welche die in feinen Tröpfchen vorliegende Ölphase umschließt und an die Haut bindet. Die aktive Filterschicht befindet sich dadurch in geringem Abstand von der Haut (Sonnenschirmeffekt), wodurch nach Angabe des Erfinders ein verbesserter Schutz bewirkt wird (225). Als Nachteile dieser Technik sind zu nennen: Bei übermäßigem Reiben auf der Haut wird der Film in Form kleiner Röllchen abgerieben, ungleichmäßige Haftung und kleine Löcher im Film können Lichtpenetration erlauben (215).

Hoppe beschreibt hautaffine Lichtschutzsubstanzen aus der Familie der Napthalin-1,5-bis-harnstoffe und eine Laborapparatur zur Prüfung deren Substantivität auf Schweinehaut (226, 227). *Kroyer* u. Mitarb. untersuchten nach einem ähnlichen Verfahren die Haftfähigkeit verschiedener Sonnenschutzmittel. Die O/W-Emulsion bewirkte eine höhere Haftung des UV-Filters als W/O-Emulsionen oder alkoholisch-ölige Lösungen. Dieses Ergebnis bestätigt die Annahme, daß nicht die Hydrophobie der Grundlage, sondern die Verteilung des Sonnenschutzmittels in der Haut für die Wasserbeständigkeit ausschlaggebend ist (228). Das Haftvermögen von p-Methoxyzimtsäure-2-ethylhexylester wurde durch UV-Bestrahlung verbessert (229).

Waschversuche an Schafwolle zeigten ähnliche Resultate.

Im Hinblick auf eine praktische Anwendung würde dies bedeuten, daß bei jenen Filtersubstanzen, die durch UV-Einwirkung eine Verbesserung in Haftvermögen und Wasserfestigkeit erfahren, nach Applikation die Haut zunächst für einige Zeit dem

Sonnenlicht ausgesetzt werden sollte und erst nachher mit Wasser benetzt werden dürfte (230).

Versuche mit radioaktiv markiertem p-Methoxyzimtsäure-ethylhexylester auf Kaninchenhaut zeigten, daß diese Filtersubstanz nur vom *Stratum corneum* abgespült wurde, in den darunterliegenden lebenden Hautschichten jedoch verblieb. Eine Accumulation wurde um die Talgdrüsen beobachtet (231).

Die FDA-Empfehlungen (174) unterscheiden zwischen wasserbeständig (»water resistant«) und wasserfest (»waterproof«). Der SPF des Sonnenschutzmittels wird zuerst wie üblich bestimmt (static SPF). Zur Bestimmung der Wasserbeständigkeit tragen die Versuchspersonen das Sonnenschutzmittel wie üblich auf. Nach 15 Minuten Wartezeit schwimmen sie 20 Minuten lang im Wasser, dann 20 Minuten Pause, dann wieder 20 Minuten Schwimmen. Nach Lufttrocknung ohne Handtuch wird der SPF bestimmt (post wash-off SPF). Ist dieser »post wash-off SPF« noch in der gleichen Klasse (s. unter 4.2, S. 824) wie der statische SPF, so kann das Produkt als wasser- und schweißbeständig deklariert werden. Sind die beiden SPF nach einer Badezeit von 4 × 20 Minuten mit jeweils 20 Minuten Pause noch in der gleichen Klasse, dann darf das Sonnenschutzmittel als wasserfest bezeichnet werden. *Kaidby* verwendet einen »Whirlpool« Wassertank, in dem die Versuchspersonen in bewegtem Wasser sitzen (232). Vergleichsteste Whirlpool und Schwimmbad ergaben eine gute Übereinstimmung der beiden Verfahren (233). Süßwasser hat eine stärkere Abwaschwirkung als Salzwasser.

Ippen trägt das Sonnenschutzmittel in Streifen auf die Rückenhaut, spült 20 Minuten mit Süß- oder Salzwasser und bestimmt anschließend die Erythemschwellenzeit (213).

Tab. 13 Wasserbeständigkeit (Labor Whirlpool) nach *Kaidbey* (233)

UV-Filter	static SPF	post wash-off SPF
5,0% PABA	8,03 ± 0,90	1,2 ± 0,44
10,0% Sulisobenzone (s. unter 4.2.2, S. 828)	10,10 ± 2,10	1,3 ± 0,16
8,0% Octyldimethyl-PABA	8,40 ± 1,57	4,0 ± 0,13
5,5% Octyldimethyl-PABA + 3,0% Oxybenzone (s. unter 4.2.2, S. 828)	11,80 ± 2,04	4,3 ± 1,82
3,3% Octyldimethyl-PABA	4,46 ± 0,93	4,0 ± 1,20
8,0% Octyldimethyl-PABA + 3,0% Oxybenzone	21,00 ± 1,05	18,1 ± 1,45

Gloor empfiehlt zur Beurteilung der Absorption eines Lichtschutzmittels in der Hornschicht eine Isotopenmethode an einem Hautmembranmodell (239).

4.3.5 Dauerwirkung (residual protection)

Nicht alle Sonnenschutzmittel halten ihre Schutzwirkung über längere Zeit aufrecht, so daß öfteres Auftragen erforderlich ist. Besonders wasserlösliche UV-Filter können vom Schweiß relativ schnell von der Haut entfernt werden.

Tab. 14 Dauerwirkung 5 Stunden nach einmaliger Applikation (233)

UV-Filter	static SPF	SPF nach 5 Stunden
5,0% PABA	8,03 ± 0,90	5,5 ± 1,22
3,0% Glyceryl-PABA	11,50 ± 1,35	10,5 ± 1,37
3,0% Octyldimethyl-PABA	4,09 ± 0,65	2,0 ± 0,9
8,0% Homomenthyl-Salizylat		

Nach den FDA-Empfehlungen (174) darf das Sonnenschutzmittel nur dann als schweißbeständig bezeichnet werden, wenn sein SPF vor und nach einer 30 Minuten dauernden Schwitzkur bei 35 bis 38°C und 70 bis 80% rel. Luftfeuchtigkeit in der gleichen Klasse liegt (post-sweating SPF).

5. Formulierung von Sonnenschutzmitteln

5.1 Einzelne UV-Absorber

Obwohl eine große Zahl von UV-Absorbern für kosmetische Sonnenschutzmittel vorgeschlagen wurde, sind es nur relativ wenige Substanzen, die in kosmetischen Präparaten eingesetzt werden.

Die derzeitige EG-Positivliste (234) enthält 6 UV-Absorber, die in kosmetischen Mitteln enthalten sein dürfen (Gruppe A) und 36 UV-Absorber, die in kosmetischen Mitteln vorläufig enthalten sein dürfen (Gruppe B). Die amerikanische FDA schlägt insgesamt 21 Lichtschutzstoffe als wirksam und sicher vor (174). Der entsprechende Federal Register enthält eine Fülle von Informationen über Sonnenschutzmittel.

In Österreich sind nur 17 UV-Absorber für kosmetische Sonnenschutzmittel zugelassen (240). Sie sind in der folgenden *Tabelle* mit (A) in der Spalte »Bemerkung« gekennzeichnet.

Tab. 15 Gebräuchliche UV-Absorber

EG-Nr. und Gruppe	chem. Bezeichnung	Handels- oder Trivialname	max. % im Fertigprodukt EG	max. % im Fertigprodukt FDA	Bemerkung
	p-Aminobenzoesäure u. Derivate				
1 A	p-Aminobenzoesäure	PABA	5%	5–15%	UV-B, schwach in Wasser, gut in Ethanol löslich, Sensibilisierungen sind möglich, wird oft in den USA, wenig in Europa eingesetzt (236)
	p-Aminobenzoesäure, Salz mit Allantoin	ALPABA (Schuylkill)	–	–	UV-B, heilende u. hautpflegende Wirkung des Allantoins
1 B	p-Aminobenzoesäureethylester, N-propoxyliert (2PO)	AMERSCREEN P (Amerchol) Ethyl-4-[bis(hydroxypropyl)]aminobenzoat	5%	1–5%	UV-B, gut löslich in Alkohol, Propylenglykol u. Isopropylmyristat, unlöslich in Mineralöl (174) (A)
2 B	p-Aminobenzoesäureethylester, N-ethoxyliert	LUSANTAN 25 (BASF), SC 9155	10%	–	UV-B, wasserlöslich, ca. 25 EO, empfohlener Einsatz 5–10%
3 B	N,N-Dimethyl-p-Aminobenzoesäureamylester (Amyl-p-dimethylaminobenzoat)	ESCALOL 506 (Van Dyk), PADIMATE A	5%	1–5%	UV-B, öl- u. alkohollöslich (174) (A)
4 B	p-Aminobenzoesäureglycerylester	ESCALOL 106 (Van Dyk)*	5%	2–3%	UV-B, gut löslich in Alkohol u. Propylenglykol, unlöslich in Mineral- u. Pflanzenöl (174), benzocainfreie Qualität verwenden
5 B	N,N-Dimethyl-p-Aminobenzoesäure (2-ethylhexyl)-ester	ESCALOL 507* (Van Dyk) PADIMATE O	8%	1,4–8%	UV-B, öl- u. alkohollöslich
	Zimtsäure-Derivate				
9 B	Kaliumcinnamat	Teil von SOLPROTEX II Hydro (Firmenich)	2%	–	UV-B, λ max. im kurzwelligen Bereich, wasserlöslich

10 B	K- u. Diethanolaminsalz der p-methoxyzimtsäure	PARSOL HYDRO** (Givaudan)	8%	8–10%	UV-B, wasserlöslich (174, 242) (A)
11 B	p-Methoxyzimtsäurepropylester	Teil von SOLPROTEX III u. IV (Firmenich)	3%	–	UV-B, öllöslich
13 B	p-Methoxyzimtsäureisoamylester	NEO HELIOPAN E 1000 (H & R)	10%	–	UV-B, öllöslich (A)
14 B	p-Methoxyzimtsäure-(2-ethylhexyl)-ester	PARSOL MCX (Givaudan) NEO HELIOPAN AV (H & R)	10%	2–7,5%	UV-B, öllöslich (174) (A)
15 B	p-Methoxyzimtsäureethoxyethylester	GIV TAN F** (Givaudan) CINOXATE	5%	1–3%	UV-B, öllöslich (174)
34 B	p-Methoxyzimtsäurecyclohexylester	Teil von PARSOL ULTRA (Givaudan)	1%	–	wurde inzwischen von COLIPA zurückgezogen (150)
	2-Ethylhexyl-2-cyano-3,3-di-phenylacrylat oder: 2-Ethylhexyl-2-cyano-3,3-β-phenylcinnamat	UV-ABSORBER 3 UVINUL N-539 (BASF)	–	7–10%	UV-B, öllöslich (174, 235)
	Salicylsäure-Derivate				
7 B	Benzylsalicylat**		7%	–	UV-B, öllöslich
12 B	Salze der Salicylsäure (K- und Triethanolamin	SUNAROME W (Felton) Teil von SOLPROTEX II (Firmenich)	5%	5–12%	UV-B, wasser- u. alkohollöslich (174). Der pH des Sonnenschutzpräparates muß so eingestellt sein, daß keine freie Salicylsäure entsteht. Nicht für Kinder unter 3 Jahren verwenden.

* wurde aus dem Produktionsprogramm gestrichen (241)
** wird nicht in die endgültige Ausgabe der COLIPA-Liste aufgenommen (242)

Tabelle (Fortsetzung)

EG-Nr. und Gruppe	chem. Bezeichnung	Handels- oder Trivialname	max. % im Fertigprodukt EG	max. % im Fertigprodukt FDA	Bemerkung
3 A	Salicylsäure (3,3,5-trimethyl)-cyclohexyl)ester	Teil von SOLPROTEX III und IV (Firmenich) FILTROSOL A (Norda) HOMOSALATE Homomenthylsalicylat	10%	4–15%	UV-B, öllöslich
6 B	Salicylsäure-(2-ethylhexyl)-ester	SYNAROME WMO	5%	3–5%	UV-B, öllöslich (174)
33 B	Salicylsäure-p-isopropyl-benzylester		4%	–	UV-B, öllöslich
4 A	Phenylsalicylat**		4%	–	UV-B, öllöslich
Anthranilsäure-Derivate					
8 B	3,3,5,Trimethylcyclohexyl-N-acetylanthranilat	Homomenthyl-N-acetyl-anthranilat, Teil von PARSOL ULTRA (Givaudan)	2%	–	max. 340 nm, öl- u. alkohollöslich
	Menthyl-o-aminobenzoat	Menthyl-anthranilat	–	3,5–9%	max. 340 nm, öl- u. alkohollöslich
Benzophenon Derivate					
17 B	2,2',4,4'-Tetrahydroxybenzophenon	UVINUL D-50 (BASF) BENZOPHENONE 2**	10%	–	Breitbandabsorber bis ins sichtbare Licht, gut alkohollöslich, geringe Löslichkeit in unpolaren Kohlenwasserstoffen (235) (A)

** wird nicht in die endgültige Ausgabe der COLIPA-Liste aufgenommen (242)

Tabelle (Fortsetzung)

EG-Nr. u. Gruppe	chem. Bezeichnung	Handels- oder Trivialname	max. % im Fertigprodukt EG	max. % im Fertigprodukt FDA	Bemerkung
5 A	2-Hydroxy-4'-methoxy-benzophenon	EUSOLEX 4360 (Merck) UVINUL M 40 (BASF) SPECTRASORB UV 9 (Cyanamid) OXYBENZONE, BENZOPHENONE 3	10%	2–6%	Breitbandabsorber (280–320 nm) öllöslich, für eine hohe UV-B-Absorption wird eine Kombination mit EUSOLEX 6300, 232 oder 161 empfohlen (237) (A)
19 B	2-Hydroxy-4-Methoxybenzophenon-5-sulfonsäure	UVINUL MS-40 (BASF) SPECTRASORB UV 284 (Cyanamid) UVISTAT 1121 SULISOBENZONE	5%	5–10%	Breitbandabsorber, wasser- u. alkohollöslich, pH 1% in H_2O = 2 (235) (A)
18 B	2,2'-Dihydroxy-4-methoxy-benzophenon	DIOXYBENZONE BENZOPHENONE 8	–	3%	Breitbandabsorber (174)
18 B	2-Hydroxy-4-Methoxy-4'-methylbenzophenon	UVISTAT 2211	4%	–	
20 B	4-Phenylbenzophen-2'-carbonsäure-2-ethyl-hexylester	EUSOLEX 3573 (Merck)	10%	–	UV-B, öllöslich (A)
	Campher Derivate				
2 A	3-(4-Trimethylammonio-benzyliden)-campher-methosulfat	MEXORYL SK	6%	–	UV-B, (A)
27 B	3-(3' Sulfo-4'-methyl-benzyliden)-campher	MEXORYL SM	6%	–	
28 B	3-(4'-Sulfobenzyliden)-campher	MEXORYL SL	6%	–	
29 B	3-(4'Methylbenzyliden)-d,l-campher	EUSOLEX 6300 (Merck)	6%	–	UV-B, öllöslich, bis 6% alkohollöslich. Optimale Lichtschutzfaktoren lassen sich durch Kombination mit wasserlöslichen UV-Filtern, wie Eusolex 232 oder 161, erreichen (237) (A)

Tabelle (Fortsetzung)

EG-Nr. und Gruppe	chem. Bezeichnung	Handels- oder Trivialname	max. % im Fertigprodukt EG	max. % im Fertigprodukt FDA	Bemerkung
	3-(4'-Methylbenzyliden)-d,l-campher u. 4-Isopropyldibenzoylmethan	EUSOLEX 8021 (Merck) eutektisches Gemisch aus EUSOLEX 6300 u. EUSOLEX 8020	–	–	Breitbandabsorber (290–370 nm)
30 B	3-Benzyliden-d,l-campher	ULTREN BK	6%	–	UV-B, (A)
	Andere UV-Absorber				
21 B	2-Phenylbenzimidazol-5-sulfonsäure	EUSOLEX 232 (Merck) NOVANTISOL (Bayer)	8% als Säure	1–4%	UV-B, wird in Form der wasserlöslichen Na-, Triethanolamin- u. Monoethanolaminsalze verwendet (174, 235). Die wäßrigen Salzlösungen sind mit Ethanol mischbar (A)
22 B	β-Imidazol-4'(5)-acrylsäure u. ihr Ethylester	UROCANINSÄURE	5% in Säure ausgedr.	–	natürlicher UV-Filter im Schweiß, s. unter 2.2.4, S. 799
23 B	5-Methyl-2-phenylbenzoxazol	WITISOL (Bayer)	4%	–	UV-B, (A)
24 B	3,4-Dimethoxyphenylglyoxylsäure, Natriumsalz	EUSOLEX 161 (Merck)	5%	–	UV-B, wasserlöslich (A)
25 B	Dianisoylmethan	PARSOL DAM (Givaudan)	6%	–	UV-A (330–380 nm), geringe Löslichkeit (A)
36 B	4-tert. Butyl-4'-methoxydibenzoylmethan	PARSOL 1789 (Givaudan)	5%	–	UV-A (340–380 nm) öllöslich, besonders in kurzkettigen Triglyceriden (238)
32 B	4-Isopropyldibenzoylmethan	EUSOLEX 8020, Teil von EUSOLEX 8021 (Merck)	5%	–	UV-A, (330–380 nm)

Tabelle (Fortsetzung)

EG-Nr. und Gruppe	chem. Bezeichnung	Handels- oder Trivialname	max. % im Fertigprodukt EG	max. % im Fertigprodukt FDA	Bemerkung
6 A	2-Amino-6-hydroxypurin	GUANIN**	2%	–	wurde inzwischen von COLIPA zurückgezogen (150)
35 B	2-(p-toluoyl)-benzoxazol		10%	–	
16 B	Digalloyl-Trioleat		4%	2–5%	UV-B, öllöslich, hat entzündungshemmende u. heilende Wirkung, unverträglich mit Alkalien, freier Gerbsäure u. Metallspuren (174)
26 B	5-(3,3-Dimethyl-2-norbornyliden)-3-penten-2 on	PROSOLAL S9 (Dragoco) UV Absorber 4	3%	–	UV-B, öllöslich (A)
31 B	Methoxy-benzyliden-cyanessigsäure-n-hexylester		5%	–	
	2-Hydroxy-1,4-naphthochinon mit Dihydroxyaceton	Lawson mit DHA	–	0,25% mit 3%	s. unter 3.3, S. 812 u. (174); nicht miteinander verträglich; die zwei Lösungen werden entweder hintereinander aufgetragen oder kurz vor Gebrauch gemischt
	Titandioxid	Red Petrolatum	–	30–100%	s. unter 4.3.2, S. 830 (174)
			–	2–25%	s. unter 3.2, S. 812 (174)

** wird nicht in die endgültige Ausgabe der COLIPA-Liste aufgenommen (242)

5.1.1 Absorptionskurven und physikalische Eigenschaften einiger UV-Absorber; nach *Charlet* und *Finkel* (110)

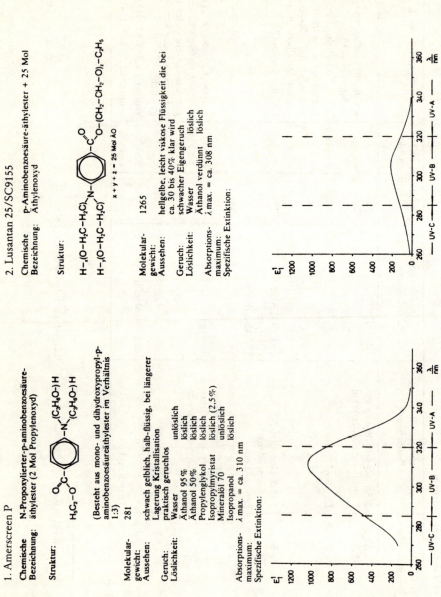

1. Amerscreen P

Chemische Bezeichnung: N-Propoxylierter-p-aminobenzoesäure-äthylester (2 Mol Propylenoxyd)

Struktur:

(Besteht aus mono- und dihydroxypropyl-p-aminobenzoesäureäthylester im Verhältnis 1:3)

Molekulargewicht: 281

Aussehen: schwach gelblich, halb-flüssig, bei längerer Lagerung Kristallisation

Geruch: praktisch geruchlos

Löslichkeit:
Wasser   unlöslich
Äthanol 95%   löslich
Äthanol 50%   löslich
Propylenglykol   löslich (2,5%)
Isopropylmyristat   unlöslich
Mineralöl 70   löslich
Isopropanol

Absorptionsmaximum: λ max. = ca. 310 nm
Spezifische Extinktion:

2. Lusantan 25/SC9155

Chemische Bezeichnung: p-Aminobenzoesäure-äthylester + 25 Mol Äthylenoxyd

Struktur:

$x + y + z = 25$ Mol AO

Molekulargewicht: 1265

Aussehen: hellgelbe, leicht viskose Flüssigkeit die bei ca. 30 bis 40% klar wird

Geruch: schwacher Eigengeruch

Löslichkeit: Wasser löslich; Äthanol verdünnt löslich

Absorptionsmaximum: λ max. = ca. 308 nm
Spezifische Extinktion:

3. Escalol 506

Chemische Bezeichnung: p-Dimethylaminobenzoesäure-isoamylester

Struktur:

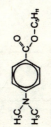

Molekulargewicht: 235

Aussehen: gelbe, niedrigviskose Flüssigkeit

Geruch: schwach aromatisch

Löslichkeit:
Wasser — unlöslich
Isopropylalkohol — löslich
Mineralöl 65/75 — löslich
Erdnußöl — löslich
Äthanol — löslich
Propylenglykol — unlöslich
Glycerin — unlöslich

Absorptionsmaximum: λ max. = ca. 310 nm

Spezifische Extinktion:

4. Neo-Heliopan AV/Parsol MCX

Chemische Bezeichnung: p-Methoxy-zimtsäure-2-äthylhexylester

Struktur:

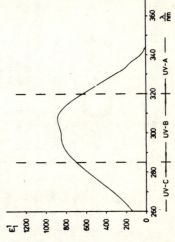

Molekulargewicht: 290

Aussehen: schwach gelblich; klare Flüssigkeit

Geruch: schwacher Eigengeruch

Löslichkeit:
Wasser — unlöslich
Erdnußöl — löslich
Isopropylmyristat — löslich
Paraffinöl — löslich

Absorptionsmaximum: λ max. = ca. 307 nm

Spezifische Extinktion:

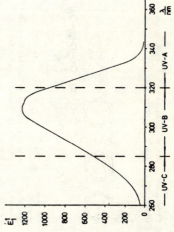

5. Eusolex 3573

Chemische Bezeichnung: 4-Phenylbenzophenon-2'-carbonsäure-2-äthylhexyester

Struktur:

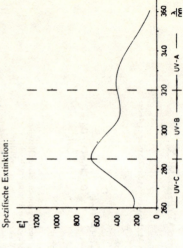

Molekulargewicht: 415

Aussehen: klares, grünliches-gelbes, hochviskoses Öl
Geruch: schwacher, charakteristischer Geruch
Löslichkeit:
Wasser — unlöslich
Paraffinöl — löslich (ca. 5%)
Isopropanol — löslich
Äthanol — löslich
Pflanzenöle — löslich

Absorptionsmaximum: λ max. = ca. 290 nm

Spezifische Extinktion:

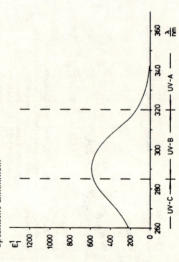

6. Eusolex 4360/Uvimul M40

Chemische Bezeichnung: 2-Hydroxy-4-methoxy-benzophenon

Struktur:

Molekulargewicht: 228

Aussehen: grünlich-gelbes Pulver
Geruch: fast geruchlos
Löslichkeit:
Wasser — unlöslich
Paraffinöl — löslich (2%)
Methanol — löslich (5%)
Äthanol — löslich (6%)
Isopropanol — löslich (10%)

Absorptionsmaximum: λ max. = ca. 287
λ max. = ca. 325
(Breitbandfilter)

Spezifische Extinktion:

7. Uvinul MS-40

Chemische Bezeichnung: 2-Hydroxy-4-methoxy-benzophenon-5-sulfonsäure

Struktur:

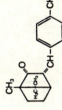

Molekulargewicht:	308
Aussehen:	hellgelbes Pulver
Geruch:	schwacher Eigengeruch
Löslichkeit:	Wasser löslich
	Methanol löslich
	Äthanol löslich
Absorptionsmaximum:	λ max. = ca. 285 nm
	λ max. = ca. 320 nm
	(Breitbandfilter)

Spezifische Extinktion:

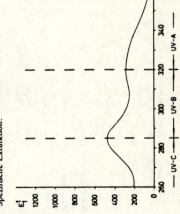

8. Eusolex 6300

Chemische Bezeichnung: 3-(4-Methylbenzyliden)-campher

Struktur:

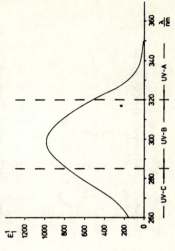

Molekulargewicht	254
Aussehen:	weißes Pulver
Geruch:	schwacher Eigengeruch
Löslichkeit:	Wasser unlöslich
	Isopropylmyristat löslich
	Erdnußöl löslich
	Paraffinöl löslich
	Äthanol 96% löslich
	Glycerin löslich
	Propylenglycol löslich (ca. 4%)
Absorptionsmaximum:	λ max. = ca. 300 nm

Spezifische Extinktion:

9. Eusolex 232/Novantisol

Chemische Bezeichnung: 2-Phenylbenzimidazol-5-sulfonsäure

Struktur:

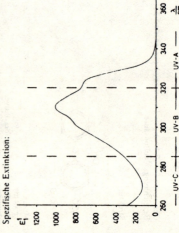

Molekulargewicht: 274
Aussehen: weißes Pulver
Geruch: geruchlos
Löslichkeit:
a) Natriumsalz
Wasser — löslich
Äthanol (50%) — löslich
Glycerin – Wasser (1:1) — löslich
b) Mono-Triäthanolaminsalz
Wasser — löslich
Glycerin – Wasser (1:1) — löslich
Propylenglykol – Wasser (1:1) — löslich

Absorptionsmaximum: λ max. = ca. 305 nm
Spezifische Extinktion:

10. Eusolex 161

Chemische Bezeichnung: 3,4-Dimethoxy-phenylglyoxylsäure-Natriumsalz

Struktur:

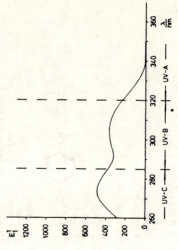

Molekulargewicht: 232
Aussehen: weiß bis gelbstichig, fein kristallines Pulver
Geruch: geruchlos
Löslichkeit:
Wasser — löslich
Glycerin — löslich
Äthanol (96%) — löslich
Isopropanol — fast unlöslich
Propylenglykol — fast unlöslich (5%)

Absorptionsmaximum: λ max. = 305 nm
Spezifische Extinktion:

11. Prosolal S 9

Chemische Bezeichnung: 5-(3,3-Dimethyl-2-norbornyliden)-3-penten-2-on

Struktur:

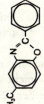

Molekulargewicht: 204
Aussehen: hellgelbe Flüssigkeit
Geruch: schwacher Eigengeruch
Löslichkeit:
Wasser — unlöslich
Äthanol — löslich
Isopropylalkohol — löslich
Paraffinöl — löslich
Ernußöl — löslich

Absorptionsmaximum: λ max. = ca. 298 nm
Spezifische Extinktion:

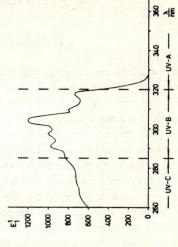

12. Witisol

Chemische Bezeichnung: 2-Phenyl-5-methyl-benzoxazol

Struktur:

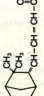

Molekulargewicht: 209
Aussehen: weißes kristallines Pulver
Geruch: praktisch geruchlos
Löslichkeit:
Wasser — unlöslich
Methanol — löslich
Äthanol — löslich
Erdnußöl — löslich
Isopropylpalmitat — löslich
Paraffinöl — unlöslich

Absorptionsmaximum: λ max. = ca. 305 nm
Spezifische Extinktion:

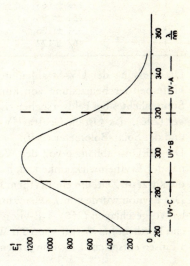

6. Prüfung von Sonnenschutzmitteln

6.1 Biologische Einheiten des Erythems

Diese Einheiten basieren auf der sichtbaren Rötung der lichtungewohnten Haut nach der Einwirkung von Licht. Es sind relative Werte, die zur Quantifizierung der Erythemwirkung dienen. Neben Wellenlänge und Intensität der Lichtquelle sind sie stark vom Reaktionstyp der Versuchsperson abhängig.

Mit Minimalerythem (MPE = Minimal Perceptible Erythema) oder Erythemschwelle bezeichnet man jene Rötung der Haut, die 24 Stunden nach Bestrahlung mit freiem Auge gerade noch wahrnehmbar ist.

Das Erythem wird visuell durch den Prüfer beurteilt. Es läßt sich mit dem Glasspatel wegdrücken, während die direkte Pigmentierung auf Druck nicht verschwindet. Die Hautrötung kann auch mit optischen Geräten gemessen werden (243).

Die Lichtenergie, die das Minimalerythem hervorruft, wird minimale Erythemdosis (MED) genannt. Sie wird manchmal in $W\ sec\ cm^{-2}$ angegeben (244), meist jedoch wird sie als die Bestrahlungszeit definiert, die nötig ist, um mit einer Lichtquelle (Sonne oder UV-Lampe) ein Minimalerythem hervorzurufen (245).

Bestrahlungszeit zur Erreichung des MPE = 1 MED.

Bei Verwendung eines *Robertson-Berger*-Sunburning-Ultravioletmeters (246) wird die MED direkt in *Robertson-Berger*-Einheiten angegeben.

Tab. 16 Hauttypen und entsprechende MED in *Robertson-Berger*-Einheiten nach *Sayre* (247)

Hauttyp	MED ± SD	Anzahl der Tests
1	128 ± 63	16
2	251 ± 96	692
3	351 ± 103	406
4	467 ± 122	27

Die Messung der UV-Strahlenintensität an der Hautoberfläche ist eine wertvolle Hilfe bei der Beurteilung von künstlichen Strahlenquellen und zur Kontrolle des Sonnenlichtes bei Feldversuchen. Empfohlen werden das Ultravioletmeter nach *Berger* (246), das Osram-Centra-UV-Meßgerät (185), das Eppley-Thermopile (248) und das Solar-Bolometer (249).

Die MED ist abhängig von der Wellenlänge des Lichtes und umgekehrt proportional der Erythemwirksamkeit, d. h. im UV-B benötigt die Wellenlänge von 297 nm die kürzeste Zeit, um ein Erythem hervorzurufen.

Das E-viton wurde von *Lukiesch* und *Taylor* zur Quantifizierung der Erythemstrahlen vorgeschlagen (250). 1 E-viton entspricht derjenigen Lichtenergie, die das gleiche Erythem hervorruft wie 10 μ W eines monochromatischen Lichtes von 297 nm. 1 Finsen entspricht 1 E-viton pro cm^2 und sec.

Die Zusammenhänge werden in *Tab. 17* verdeutlicht (245).

Tab. 17

Erythemgrad	Bestrahlungszeit in Minuten	Finsen	MED-Wert
MPE	20	2500	1,0
starkes Erythem	50	6250	2,5
schmerzender Sonnenbrand	100	12500	5,0
Sonnenbrand mit Blasenbildung	200	25000	10,0

6.2 Biologische Prüfung am Menschen

6.2.1 Bestimmung des Lichtschutzfaktors (LF) mit künstlichen Lichtquellen

Als biologische Bewertungsmethode im Labor hat sich das von *Ellinger* (176) eingeführte und später von *Schulze* (178) ausgebaute Verfahren der vergleichenden Erythemschwellenbestimmung zur Ermittlung des Lichtschutzfaktors (Definition und praktische Verwendung s. unter 4.2, S. 824) weitgehend durchgesetzt. Die Bestimmung des LF erfordert praktische Erfahrung und eine sonnenähnliche Bestrahlungseinrichtung. Labors, die sich nicht hauptsächlich, sondern nur unter anderen mit der Entwicklung von Sonnenschutzpräparaten befassen, sind gut beraten, die Bestimmung des LF einem Spezialisten anzuvertrauen.

Für die praktische Durchführung werden nach *Schulze* 3 Leukoplaststreifen (155 mm × 50 mm) mit je 3 Reihen von je 10 eingestanzten Löchern (Ø 10 mm) auf den Rücken der Testperson geklebt. Dadurch sind 9 Lochreihen (Bestrahlungstreppen) verfügbar. Das zu prüfende Sonnenschutzmittel wird gleichmäßig über eine Bestrahlungstreppe aufgetragen. Mindestens eine Bestrahlungstreppe bleibt unbehandelt, um die Erythemschwellenzeit für ungeschützte Haut ermitteln zu können. Dadurch berücksichtigt man die verschiedene, individuelle UV-Empfindlichkeit und eventuelle Schwankungen des Sonnenlichtes.

Anschließend wird der Rücken der Testperson mit 4 Osram-Ultravitalux-Lampen (angeordnet im Quadrat 40 cm voneinander entfernt, Abstand von der Haut 75 cm) bestrahlt. Jeweils nach Ablauf der entsprechenden Bestrahlungszeit werden die untereinanderliegenden Löcher (Zonen) mit Leukoplaststreifen verklebt. Die Bestrahlungszeiten von Zone zu Zone werden um den Faktor $\sqrt{2}$ erhöht. *Schulze* empfiehlt folgende Bestrahlungszeiten:

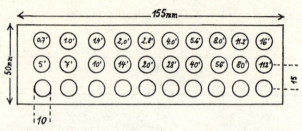

Abb. 22 Bestrahlungszeiten für Osram-Ultra-Vitalux in Min. (1. Reihe); Bestrahlungszeiten bei Sonne in Min. (2. Reihe)

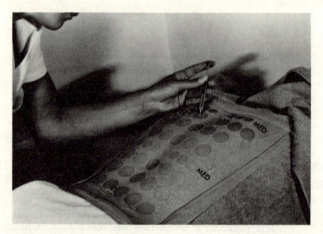

Labor: MED 3,1 cm   Produkt 7,1 cm²

Abb. 23 Bestimmung des Sonnenschutzfaktors (Foto *F. Greiter*)

24 Stunden nach der Bestrahlung wird die Erythemschwelle gesucht. Dies ist die schwächste, aber scharf gegen die nicht bestrahlte Umgebung abgegrenzte Rötung der Haut.

Der LF ergibt sich aus dem Quotienten Erythemschwellenzeit der geschützten Haut durch diejenige der ungeschützten Haut. Lag diese z. B. für geschützte Haut bei 8 Minuten, für ungeschützte Haut bei 4 Minuten, ergibt sich ein LF von 2.

Mit dieser Versuchsanordnung liegt die Erythemschwellenzeit der sonnenungewohnten Haut von normal empfindlichen Europäern bei 4 Minuten.

Die Methode von *Schulze* wird noch häufig verwendet. Sie wurde von *Ippen, Hoppe, Wiskemann* und *Tronnier* verfeinert und von der Deutschen Gesellschaft für Lichtforschung (DGL) als Standardmethode vorgeschlagen (251, 188). Bei dieser Standardmethode wird das Sonnenschutzmittel mit dem Finger in der gleichen Art und Weise auf die Haut aufgetragen wie es der Verbraucher selbst durchführen würde,

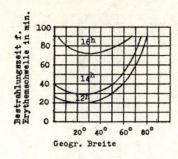

Abb. 24 Bestrahlungszeiten für Erythemschwelle bei verschiedenen Tageszeiten und geographischen Breiten

ohne die aufgebrachte Menge genau zu messen. Nach *Wiskemann* kann die im Laborversuch aufgetragene Schichtdicke um den Faktor 2 bis 3 schwanken (252).
Die von der FDA empfohlene Methode (174) und deren geringe Abänderung (253) sowie die von *Greiter* angewendete Methode (181–185) sind ebenfalls Abwandlungen der *Schulze*-Methode, verwenden jedoch eine andere Lichtquelle und messen die auf jedes Testfeld aufzutragende Menge des Sonnenschutzmittels mit einer Injektionsspritze. Diese muß bei allen Präparaten 200 mg pro 100 cm² Haut betragen. Ein so hoher Wert läßt sich in der praktischen Anwendung nicht mit allen Präparaten erreichen. Nach den Messungen von *Henne* (254) werden bei praktischer Applikation 100 bis 120 mg pro 100 cm² aufgetragen.

Dieser Unterschied in der Schichtdicke ist der Hauptgrund für die höheren SPF der FDA-Methode.

Tab. 18 Vergleich der Lichtschutzfaktoren bestimmt mit FDA- und DGL-Methode nach *Henne* (254)

Produkt	SPF FDA-Methode	$\overline{Q}$ log DGL-Methode
A	8	4
B	12	8–9
C	15	7,5
D	15	10

Tab. 19 Bedingungen zur Bestimmung des LF mit künstlicher Lichtquelle, Vergleich der 3 derzeit meistverwendeten Methoden

Kriterium	DGL	FDA	Greiter
Anzahl der Versuchspersonen	Mind. 20, beiderlei Geschlechts, die in der Verteilung ihrer Lichtempfindlichkeit ungefähr der mitteleuropäischen Verbrauchermehrheit entsprechen. Lichtgewöhnte sind auszuschließen.	Mind. 20, Verhältnis männl. zu weibl. 10:10, Hauttypen 1, 2 und 3 (s. unter 2.1, S. 787). Guter Gesundheitszustand, keine Photoallergie.	40–80, männl. u. weibl. 18–40 Jahre, 10% Hauttyp 1, 30% Hauttyp 2, 60% Hauttyp 3. Guter Gesundheitszustand, keinerlei Medikamente in Verwendung. Prinzipiell: die Versuchspersonen haben jene Verbrauchergruppe zu repräsentieren, für die das Präparat bestimmt ist.
Lichtquelle	Osram-Ultravitalux-Lampen, die so anzuordnen sind, daß eine gleichmäßige Lichtexposition des gesamten Testbezirkes gewährleistet ist.	Solar-Simulator-Xenonlampe mit kontinuierlichem Emissionsspektrum im UV-B (290–320 nm), weniger als 1% der Totalenergie unter 290 nm, max. 5% der erythemwirksamen Energie unter 290 nm.	Weinsberg-Solarium bestehend aus 6 Osram-Ultravitalux à 300 W und 3 Osram-Siccatherm (92% Wärme, 1% Licht), Lampenabstand 1,1 m
Anordnung der Testfelder	Horizontale Hautstreifen des Rückens, die durch mindestens 1 cm breites, lichtdichtes Pflaster voneinander getrennt sind. Einzelnes Testfeld mind. 0,8 cm².	Lichttreppen auf dem Rücken. Gesamte Testfläche pro Produkt mind. 50 cm². Fläche pro Testfeld und Bestrahlungszeit 1 cm².	Lichttreppen auf dem Rücken. Geschütztes Testfeld 7,1 cm², ungeschütztes Testfeld 3,1 cm².
Auftragen des Präparates	In einer Testserie von derselben Person; wird mit dem Finger in der Weise verteilt, daß der Anwendung durch den Verbraucher entspricht. Ein als Standard dienendes Präparat ist mitzuverwenden.	2 mg oder 2 µl pro cm². Ein 8% Homosolate enthaltendes Präparat SPF = 4,24 soll als Standard miterverwendet werden.	Menge, die einer Schichtdicke von 20 µ entspricht. Ein 5% PABA enthaltendes Präparat wird als Standard mitverwendet.

Kriterium	DGL	FDA	Greiter
Kontrollstreifen für Minimale Erythemdosis (MED)	Jedem Teststreifen muß ein Kontrollstreifen benachbart sein, der zur Bestimmung der Erythemschwelle an ungeschützter Haut dient.	Die MED der Testperson wird einen Tag vor der Prüfung des Präparates bestimmt. Die genaue Bestrahlungszeit beim Haupttest richtet sich nach der individuellen MED der Testperson.	2 Kontrollstreifen am Anfang und in der Mitte des Testfeldes (*Abb. 26*).
Beginn der Bestrahlung	10 Minuten nach dem Auftragen	15 Minuten nach dem Auftragen	15 Minuten nach dem Auftragen
Bestrahlungszeiten	Die vertikal untereinander liegenden Felder werden nach geometrisch um den Faktor $\sqrt{2}$ gesteigerten Zeiten abgedeckt. Die Anfangs- und Endzeiten bleiben dem Untersucher überlassen.	Die Bestrahlungszeiten von einem Feld zum nächsten werden um 25% erhöht (Faktor 1,25)	Die Bestrahlungszeiten werden den zu erwartenden SPF angepaßt. Sie können auch von Testfeld zu Testfeld variiert werden.
Ablesung der Erythemschwelle	22 bis 26 Stunden nach Bestrahlung	16 bis 24 Stunden nach Bestrahlung	24 Stunden nach Bestrahlung
Berechnung des LF oder SPF	Der individuelle LF ist der Quotient aus den Erythemschwellenzeiten von behandelter und unbehandelter Haut. Mit Hilfe einer *Tabelle* wird der logarithmische Mittelwert $\overline{Q}_{log}$ errechnet (251).	SPF ist der Quotient aus: $\frac{MED\ geschützte\ Haut}{MED\ ungeschützte\ Haut}$. Der mittlere SPF ist das arithmetische Mittel aus den individuellen SPF.	SF oder SSF wird wie der individuelle LF berechnet. Der mittlere SF ist das arithmetische Mittel aus den individuellen SF.
Prüfung auf Wasserbeständigkeit Schwimmen Schwitzen	— —	40 Minuten Swimmingpool 30 Minuten Bewegung	15 Minuten Swimmingpool 15 Minuten Sauna

6.2.1.1 Künstliche Lichtquellen zur Prüfung von Sonnenschutzmitteln

Es ist nötig, Lichtquellen zu verwenden, die in ihrer spektralen Zusammensetzung dem natürlichen Sonnenlicht möglichst genau entsprechen, da die Ergebnisse durch diesen Parameter maßgeblich beeinflußt werden (255). Zwei Lampentypen haben sich für diese Anwendung bewährt:

1. Quecksilberhochdrucklampen

Praktisch verwendet werden die sog. Ultraviolett-Mischlichtlampen (z. B. Ultravitalux, Ultraphil). Sie sind eine Kombination einer Quecksilberhochdrucklampe mit einer Glühlampe (Tungstenwiderstand) als Wärmestrahler in einem Kolben.

Ihr Spektrum besteht aus einer Reihe starker Linien im gesamten UV-Bereich, deren bedeutendste bei 366 nm liegt. Durch das verwendete Filterglas wird das gesamte UV-C und ein Teil des UV-B herausfiltriert, so daß ein sonnenähnliches, allerdings nicht kontinuierliches Spektrum entsteht, das aus einzelnen Linien besteht.

Diese Lampen (meist 300 W) können direkt an 220 V Wechselstrom angeschlossen werden, da der Tungstenwiderstand als Stabilisator wirkt. Die Lebensdauer beträgt 1000 Stunden. Meist wird eine Kombination aus 4 Lampen im Abstand von 50 bis 75 cm von der Haut verwendet (s. unter 6.2.1, S. 851). Die Versuche von *Wiskemann* und *Zimmermann* zeigten, daß die mit Ultravitalux ermittelten Lichtschutzfaktoren ziemlich genau den im Sonnenlicht ermittelten entsprachen. Die ungefilterte Hg-Lampe ergab völlig andere Werte (256).

2. Xenon-Lampen

Xenon-Lampen emittieren ein kontinuierliches Spektrum, das dem Tageslicht sehr ähnlich ist und vom UV bis zum kurzwelligen Infrarot reicht. Das Emissionsspektrum bleibt selbst bei Schwankungen von Spannung und Stromstärke gleich (257). Durch Vorschalten von Filtern erreicht man eine sehr verläßliche Lichtquelle für die

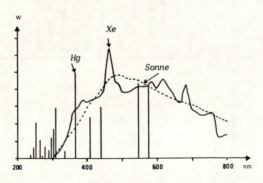

Abb. 25 Emissionsspektrum der Quecksilberhochdruck- und der Xenonlampe (105)

Prüfung von Sonnenschutzmitteln (258), die hauptsächlich in den USA verwendet wird (232, 233).

Neben diesen beiden Lampentypen wurden auch andere Systeme und Anordnungen empfohlen (260, 261). Die Westinghouse FS 40 Fluorescent Sun Lamp gibt ähnliche Resultate wie die Ultravitalux und wird manchmal verwendet (175, 208). Sie hat eine kontinuierliche Emission zwischen 280 bis 380 nm mit einem Maximum bei 312 nm. Dies entspricht zwar dem Sonnenspektrum, jedoch mit einer anderen Energieverteilung.

Lichtquellen für Photopatchteste siehe (262).

Zur Untersuchung der Wirkung der einzelnen Wellenlängen werden Monochromatoren eingesetzt (263–267).

Zur Kontrolle der spektralen Zusammensetzung und Intensität von künstlichen und natürlichen Lichtquellen wurden verschiedene Meßgeräte entwickelt [s. unter 6.1, S. 850 und (259)].

6.2.2 Feldversuche zur Bestimmung der Lichtschutzwirkung (Field test)

Der Lichtschutzfaktor wird oft nach den unter 6.2.1 (S. 851) beschriebenen Methoden, jedoch mit der Sonne als Strahlenquelle bestimmt und dann meist Sonnenschutzfaktor (SF, SSF) genannt.

Eines der wesentlichsten Argumente für die Durchführung von zusätzlichen Feldversuchen ist die andersartige spektrale Zusammensetzung des Sonnenlichtes gegenüber den im Labortest verwendeten künstlichen Lichtquellen. Ein weiterer wichtiger Unterschied zwischen Feld- und Labortest liegt in der Länge der Bestrahlungszeit, die beim Laborversuch im Minutenbereich liegt, sich im Feldversuch je nach dem SF des Präparates über Stunden ausdehnen kann. *Tronnier* fand unter Sonnenbestrahlung generell etwas geringere Schutzfaktoren als bei Verwendung künstlicher Strahlenquellen (268).

Das Verhältnis der individuellen Erythemschwelle unter Ultravitalux-Lampe (30 cm Abstand) und der Sonne (Südspanien) beträgt für die nicht vorbelichtete Haut etwa 1:15, für die vorbelichtete 1:20 (269). Als Nachteil des Feldversuches ist die begrenzte Reproduzierbarkeit, bedingt durch jahreszeitlich schwankende Sonnenintensität und Witterung zu nennen (270). Bei sorgfältiger Durchführung und großer Anzahl von Versuchen konnte *Greiter* eine mittlere Standardabweichung von 2,2 (im Labor 1,8) erreichen (185). Um der variierenden Intensität der natürlichen Sonnenbestrahlung gerecht zu werden, muß ein Standardpräparat jeweils mitlaufen (271). Für alle Sonnenschutzfaktoren, besonders aber für höhere SF über 6, sind Labortests zur Vorauswahl und Feldtests zur endgültigen Festlegung von praxisorientierten Sonnenschutzfaktoren notwendig. Der deklarierte SF soll ein Mittelwert aus jeweils 2 Labor- und 2 Feldversuchen (40 bis 80 Versuchspersonen) sein.

Eaglstein beschreibt einen Fieldtest, der unter sehr realistischen Bedingungen durchgeführt wird (272). Die Strahlendosis von 10.30 Uhr bis 15.30 Uhr (Miami, Florida, im Februar) entsprach ungefähr 15 MED. Die mit einem Präparat SPF 17 geschützten Hautstellen waren praktisch erythemfrei, das Produkt SPF6 ergab ein leichtes Erythem, während die mit der reinen Base behandelten Stellen eine starke Verbrennung aufwiesen.

6.2.3 Andere Prüfmethoden am Menschen

Die Entstehung eines Erythems ist die augenscheinlichste, jedoch nicht alleinige Wirkung der UV-Strahlen auf der Haut. Folgende Methoden wurden noch zur Beurteilung der UV-Strahlenwirkung oder der Schutzwirkung von UV-Absorbern vorgeschlagen:

6.2.3.1 Änderung der Hautoberfläche durch UV-Bestrahlung

Lichttreppen am Rücken werden mit UV- oder Sonnenlicht bestrahlt. In bestimmten Zeitabständen (1 bis mehrere Tage) nach der Bestrahlung wird mit selbsthärtendem Silikonkautschuk ein Abdruck der bestrahlten und der umgebenden, abgedeckten Hautfläche angefertigt, unter Standardbedingungen fotografiert und untersucht. UV-Licht bewirkt eine Vergröberung des Hautreliefs und Vertiefung der Runzeln in charakteristischer Weise. Die Reliefveränderung ist dosisabhängig und wird in 3 Abschnitte unterteilt: Auftreten (nach 2 bis 3 Tagen), Verstärkung zu einem Maximum (nach 5 bis 7 Tagen) und Abklingen. Reliefveränderung wurde auch bei niedrigen Strahlendosen die kein Erythem hervorriefen, sowie bei bereits gebräunter Haut beobachtet (273).
Die Schutzwirkung von UV-B-, besonders aber von UV-A-Absorbern kommt mit dieser Methode deutlicher zum Ausdruck als durch die Erythemmessung.

6.2.3.2 Bestimmung der Sonnenbrandzellen

Diese Methode erlaubt eine Abschätzung der Hautschädigung, ohne daß ein Erythem aufgetreten ist (274).
Prinzip: 24 Stunden nach Bestrahlung wird ein kleiner Teil der Hautoberfläche abgeschabt, mit Hämatoxylin-Eosin gefärbt und die Sonnenbrandzellen im Mikroskop gezählt.

6.2.3.3 Fluoreszenzmessung an mit Dansylchlorid markierter Haut

Diese Methode (275) erlaubt die unmittelbare Bewertung des Sonnenschutzmittels ohne Wartezeit und belastet die Haut der Versuchsperson nicht mit einem Erythem. Prinzip: Die entsprechende Hautfläche wird mit einem fluoreszierenden Stoff, z. B. Dansylchlorid, behandelt. Die derart markierte Fläche wird mit UV-Licht von 310 nm bestrahlt und die Fluoreszenz bei 450 bis 550 nm gemessen. Das Auftragen von Sonnenschutzmitteln vermindert die Fluoreszenz entsprechend der Schutzwirkung des Präparates.

6.2.3.4 Thermometrische Methode

Der Temperaturunterschied zwischen der bestrahlten geschützten und unbestrahlten Haut sowie der bestrahlten ungeschützten und der unbestrahlten Hautoberfläche 10 Stunden nach UV-Bestrahlung wird als Kriterium für die Lichtschutzwirkung empfohlen (276). Der Lichtschutzfaktor IP (Index de Protection) wird definiert durch das Verhältnis:

$$IP = \frac{\Delta T \text{ ungeschützt} - \Delta T \text{ geschützt}}{\Delta T \text{ ungeschützt}} \times 10$$

Dieser Schutzfaktor reicht von 0 bis 10 für totalen Schutz. Er kann mit den üblichen LF oder SPF verglichen werden, ist jedoch deutlich höher (277).

6.3 In-vivo-Prüfung an Versuchstieren

Tierversuche sind notwendig, wenn neue UV-Lichtfilter und neu entwickelte Präparate zu prüfen sind, deren toxikologische Unbedenklichkeit noch nicht erwiesen ist. Obwohl sich die Tierhaut von der menschlichen Haut unterscheidet, sind die Reaktionen auf UV-Bestrahlung ähnlich. Bestrahlungsversuche an Tieren sind billiger und die Haut kann anschließend für biochemische und histologische Untersuchungen verwendet werden.
Ein Tiermodell kann die endgültige Prüfung von Lichtschutzmitteln am Menschen nicht ersetzen, ist jedoch ein wertvolles Hilfsmittel bei der Voruntersuchung.
Bei Anwendung der Methode nach *Schulze* (s. unter 6.2, S. 851) erreichte *Klecak* bei zahlreichen Lichtschutzpräparaten an der haarlosen Ratte Lichtschutzfaktoren die eine gute Übereinstimmung mit den beim Menschen gefundenen Werten hatten (279).

Tab. 20. Vergleich von Lichtschutzfaktoren von »Indoor«-Studien am Menschen und an der haarlosen Ratte nach *Klecak*

Präparat	Lichtschutzfaktor	
	haarlose Ratte	Mensch
Eversun Alpin 3	4,80	4,54
Eversun Alpin 7	9,50	9,56
Eversun 2	2,56	2,43
Eversun 5	4,25	4,22
Eversun Oil	2,00	1,80
Eversun UV-Blocker	11,40	9,84
Eversun 3 Type A/277	4,10	6,48
Eversun 7/280	8,70	11,96
Eversun 5/281	10,30	10,38

Die haarlose Ratte hat sich auch für die Prüfung von UV-A-Filtern und die Bestimmung der Wirksamkeit von Lichtschutzpräparaten im UV-A-Bereich als nützlich erwiesen. Zu diesem Zweck werden die Tiere mit 8-Methoxypsoralen vorbehandelt, um die Haut gegenüber UV-A-Licht überempfindlich zu machen, und eine Reihe von 4 »Black Light Tubes« wird als Lichtquelle benutzt. Siehe auch *Barth* (280).

In der vergleichenden Zusammenstellung der derzeit verwendeten Testmethoden für Lichtschutzmittel von *Meybeck* (281) wird das Meerschweinchen als das am besten geeignete Versuchstier hervorgehoben, um den SPF rasch zu bestimmen, da es ein reproduzierbares Erythem ausbildet (282).

Girard u. Mitarb. (283) bestimmten den Lichtschutzfaktor am Menschen und Meerschweinchen. Bei gleichen Bedingungen (Xenonlampe, visuelle Beurteilung der Erythemschwelle) wurde mit dieser Methode eine gute Übereinstimmung erzielt, während die parallel durchgeführten spektroskopischen in-vitro-Methoden eine Überwertung der Schutzwirkung ergaben.

Tab. 21 Verhältnis der LF an Meerschweinchen und Menschen nach *Girard* u. Mitarb.

UV-Absorber in PEG-base	Conc. (%)	LF Meerschweinchen	LF Mensch
EUSOLEX 4360	2	5,0 ± 0,5	3 ± 1,5
EUSOLEX 4360	3	5,0 ± 0,5	3 ± 1,5
EUSOLEX 4360 + GIV-TAN F	2 2	6,5 ± 0,5	7 ± 1,0
EUSOLEX 4360 + GIV-TAN F	2 4	9,5 ± 2,0	11 ± 0,5

Die haarlose Maus ist eines der meistverwendeten Testtiere zur Prüfung von Sonnenschutzmitteln und zum Studium der histologischen Veränderungen durch UV-Licht (284–286). *Kligman* u. Mitarb. konnten histologisch zeigen, daß Sonnenschutzmittel die Mäusehaut ausreichend gegen UV-Wirkung (Kollagendegeneration, Vermehrung der elastischen und Retikulinfasern und der Mucopolysaccharide) schützen (69) und daß bereits eingetretene Schäden durch regelmäßiges Auftragen von Lichtschutzpräparaten trotz fortdauernder Bestrahlung wieder geheilt werden (67). Sonnenschutzmittel mit SPF = 2 verminderten bei haarlosen Albinomäusen die UV-induzierte Tumorbildung um 50%, SPF = 15 Präparate verhinderten dieselbe gänzlich (285).

Gloxhuber quantifizierte die Hautödemstärke als Zunahme der Hautfaltendicke in Abhängigkeit von der Bestrahlungsdauer an der haarlosen Maus (286). Dieses Tiermodell eignet sich auch zur generellen Untersuchung der Hautverträglichkeit, Entzündungswirkung und Phototoxizität an der Haut.

Vogel u. Mitarb. untersuchten die mechanischen und biochemischen Eigenschaften der Haut von haarlosen Mäusen vor und nach UV-Bestrahlung (287, 288). Der empfindlichste Indikator für UV-Wirkung war eine Erniedrigung der Reißdehnung. Sonnenschutzpräparate mit einem SPF von 6 und 8 verhinderten praktisch gänzlich die UV-induzierten Änderungen. Die Base allein zeigte sich teilweise wirksam.

Lowe u. Mitarb. (289–291) zeigten, daß sich die DNA-Synthese in der Haut der haarlosen Maus in den ersten Stunden nach UV-Bestrahlung stark verringert, nach 48 Stunden jedoch wieder stark erhöht. Lichtschutzmittel verringerten diese Reaktion deutlich.

Stott u. Mitarb. erzeugten bei der haarlosen Maus ein UV-Erythem (292), *Gurish* u. Mitarb. bewerteten die Epidermisverdickung, Parakeratose und Melaninbildung (293), *Snyder* u. *May* haben durch kombinierte Anwendung eines chemischen Cancerogens und UV-B Karzinome erzeugt (294).

Die Induktion der Biosynthese des Enzymes Ornithin-Decarboxylase (ODC) wird als wichtiger Schritt für die Tumorbildung gewertet (347). Dieses Enzym wird auch durch UV-B-Bestrahlung in der Haut induziert (348). Örtlich angewendete entzündungswidrige Stoffe verhindern die ODC-Synthese und Hautkrebs (349). *Lowe* und *Breeding* verwendeten die Inhibierung der ODC-Synthese als Kriterium von Sonnenschutzpräparaten (350).

Tab. 22 Schutzfaktoren bestimmt mit 5 verschiedenen Methoden; nach *Lowe* und *Breeding* (350)

Präparat	SPF am Menschen	spektrophotometrisch bestimmter SPF	Hautödem an der Maus	ODC-Induktion an der Maus	Beeinflussung der DNA-Synthese an der Maus
Total Eclipse 15 (enthält PABA-ester)	17,6 ± 1,1	13,70	15,20	15,00	10,00
Pre Sun 15 (enthält PABA)	15,4 ± 1,1	15,20	14,30	17,30	20,00
Pre Sun 8 (enthält PABA)	9,2 ± 2,2	7,30	10,10	9,20	8,70
Homosalate	4,7 ± 0,5	4,60	4,10	4,20	3,20
Relationsfaktor zum SPF am Menschen	–	0,96	0,93	0,94	0,60

6.4 Physikalische Messungen

Die Messung der Absorption im Erythembereich von verdünnten Lösungen des Sonnenschutzmittels ist wichtig für die Analyse (s. unter 3.1.6, S. 811) und Auswahl des UV-Absorbers, gibt jedoch nur ungefähre Anhaltspunkte über die Schutzwirkung auf der Haut (295, 296).
Bei den Dünnschichtmethoden wird das unverdünnte Sonnenschutzpräparat auf einen künstlichen Träger oder direkt auf die Quarzküvette des Meßgerätes aufgetragen und die UV-Durchlässigkeit gemessen (297, 298).

Theoretisch entspricht die gemessene Absorption derjenigen des Schutzfilmes auf der Haut, da keinerlei zusätzliches Lösungsmittel verwendet wird. Die Messung von pigmenthaltigen Präparaten ist möglich. *Master* u. Mitarb. (299) pressen das Sonnenschutzmittel in eine dünne Schicht zwischen zwei Quarzplättchen und beschreiben eine Versuchsanordnung, die es erlaubt, das durchgehende und reflektierte Licht zu messen. Nach anderen Versuchen ergaben Dünnschichtversuche keine gute Korrelation untereinander und mit *in-vivo*-Prüfungen (300).

Ankermann u. Mitarb. (301) brachten das Lichtschutzmittel auf die isolierte Haut junger Ratten (0,2 ml pro 65 cm^2) und maßen die UV-Durchlässigkeit. Mit dem gut reproduzierbaren Verfahren können Wechselwirkungen zwischen Filtersubstanz, Träger und Rattenhaut gemessen werden. Abwaschversuche sind möglich. Die Absorptionsmaxima von PABA, Benzalazin und Methoxybenzophenon wurden gegenüber Absorptionskurven in Lösung in den langwelligen Bereich verschoben.
Ethanol verstärkte, eine O/W-Emulsion verminderte die UV-Absorption an der Rattenhaut. Die unbehandelte Haut zeigte ein charakteristisches Absorptionsverhalten mit Maxima bei etwa 280 und 430 nm.

Groves, Sayre u. Mitarb. (302, 303) verglichen die Wirkung von Lichtschutzpräparaten des Handels nach folgenden Methoden:

1. UV-Absorption in Lösung
2. Dünnschichtmethode zwischen zwei Quarzplättchen
3. Dünnschichtmethode auf der isolierten Haut haarloser Mäuse (2 µl pro cm^2)
4. SPF-Bestimmung am Menschen mit einer gefilterten Xenonlampe

Methode 1 und 2 zeigten keine, Methode 3 eine gute Übereinstimmung mit 4.

Auch *Sayre* u. Mitarb. fanden, daß das PABA-Absorptionsmaximum von 290 nm in Lösung nach 305 nm auf der Maushaut verschoben wird (303).

Tab. 23 Vergleich SPF auf isolierter Mausepidermis mit SPF am Menschen
[nach *Groves* u. Mitarb. (302)]

Produkt	Mausepidermis	Mensch *in vivo*
A	5,34 ± 1,02	6,53 ± 0,69
B	7,40 ± 1,57	8,74 ± 0,89
C	4,01 ± 0,68	3,25 ± 0,59
D	5,96 ± 1,44	4,77 ± 0,99
E	4,28 ± 1,37	5,92 ± 0,67
F	6,45 ± 0,45	7,61 ± 1,06
G	9,30 ± 1,03	11,79 ± 1,32
H	5,54 ± 1,65	5,71 ± 1,05
I	16,20 ± 4,00	16,11 ± 2,75

Plastaras u. Mitarb. (304) wendeten die Dünnschichtmethode an isolierter Menschenhaut an (2 mg/cm^2) und fanden eine gute Übereinstimmung mit *in-vivo*-Testen am Meerschweinchen.

Nach *Pines* (305) ist die photoakustische Spektroskopie eine neue, aussagekräftige Methode zur Bestimmung der Lichtschutzwirkung. Es wird dabei die UV-Absorption der Rattenhaut mit und ohne Sonnenschutzmittel gemessen.

7. Sunblocker

Als Sunblocker werden Sonnenschutzmittel mit hohem Lichtschutz bezeichnet. Allgemein sind es Präparate mit einem LF von 12 und höher. Ein Sunblocker soll nicht nur das gesamte UV-B, sondern auch einen Großteil der UV-A-Strahlung abschirmen. Dadurch wird es auch relativ lichtempfindlichen Personen ermöglicht, sich praktisch den ganzen Tag in der Sonne aufzuhalten. Das Sonnenlicht enthält fast tausendmal soviel UV-A wie UV-B. Erhebliche Mengen dieser UV-A-Strahlung dringen bis in das Bindegewebe und zu den kutanen Blutgefäßen. Der Verdacht liegt nahe, daß wesentliche Teile des chronischen Lichtschadens, also die vorzeitige Hautalterung und die lichtbedingten Hautkrebse durch UV-A mitverursacht werden. Neben einer solchen pathogenen Wirkung des UV-A für die gesunde Haut sind jedoch verschiedene Wirkungen auf die kranke (z. B. sensibilisierte) Haut nachgewiesen (306).

Auch die Erscheinung der Photoaugmentation (*Tab. 3*, S. 790) ist ein weiterer Grund, daß nicht nur bei verschiedenen Hautkrankheiten, sondern auch bei gesunder, lichtempfindlicher Haut geeignete Sunblocker von Vorteil sind. Stark vermindert wird die Hautbräunung. Daher werden Sunblocker von Personen verwendet, bei denen der Schutz vor chronischem und akutem Lichtschaden im Vordergrund steht.

7.1 Filter für Sunblocker

Um eine ausreichende Absorption im UV-B und UV-A zu erreichen, kann man einen Breitbandabsorber einsetzen, der über den gesamten Bereich von 290 bis 350 nm ausreichend absorbiert (z. B. 2-Hydroxy-4'-methoxybenzophenon, 2,2',4,4'-Tetrahydroxybenzophenon oder 2,2'-Dihydroxy-4-4' dimethoxybenzophenon). Sehr oft verwendet man jedoch eine Kombination von UV-B- und UV-A-Filtern, um die gewünschte Breitbandabsorption zu erhalten (s. unter 3.1.3, S. 806 u. 5.1, S. 837).

Um Lichtschutzfaktoren größer als 6 zu erzielen, ist es meist nötig, den UV-B-Filter mit einem UV-A-Filter zu verstärken. Außerdem ist es empfehlenswert, öl- und wasserlösliche Filtersubstanzen zu verwenden. So ergab die Kombination von 7% Octyl-p-methoxycinnamat mit 3% 2-Hydroxy-4'-methoxybenzophenon in der Ölphase und 3% Glyceryl-PABA in der Wasserphase einen mittleren SPF von 17,5 (307).

Der z. Z. stärkste Sunblocker auf dem deutschen Markt hat einen LF von 20.

7.2 Prüfung von Sunblockern

Die hohen Lichtschutzfaktoren bedingen eine längere Bestrahlungszeit.

Charlet u. Mitarb. (308) prüften zwei Sunblocker (LF 16 und LF 20). Bei 4 Ultravitaluxlampen, Abstand von der Haut 65 cm, lag die mittlere Erythemschwellenzeit der unbehandelten Haut bei 2,8 Minuten. Die geometrisch um den Faktor 1,4 gesteigerten Bestrahlungszeiten betrugen 1,4 bis 89,6 Minuten.

Auf diese Weise ließen sich Schutzfaktoren bis zu 32 ablesen. Im Fieldtest wurden die Probanden maximal 270 Minuten bestrahlt.

Um die Schutzwirkung gegen reines UV-A-Licht zu prüfen, muß die Haut vor Bestrahlung sensibilisiert werden. Meist verwendet man 5-MOP oder 8-MOP (s. unter 3.4, S. 820) und die haarlose Maus oder Ratte als Versuchstier (279). Eine neuere Methode verwendet Anthracen zur Sensibilisierung. Die Resultate sind gut reproduzierbar und können sofort nach der Bestrahlung abgelesen werden (310).

8. Präparate nach der UV-Bestrahlung

Neben den bereits beschriebenen Wirkungen der UV-Strahlen kommt es noch zu einer Verminderung der Fettproduktion und dem Austrocknen der Haut (311). Zur Linderung eines Sonnenbrandes und zur laufenden Pflege von lichtstrapazierter Haut werden prinzipiell folgende Präparate verwendet:

1. Rückfettungs- und Feuchthaltemittel
2. entzündungslindernde und kühlende Stoffe
3. lokal anaesthesierende Stoffe
4. desinfizierende Wirkstoffe, um die Infektion von offenen Hautstellen zu verhindern

Die Behandlung eines stärkeren Sonnenbrandes fällt bereits in das Gebiet der pharmazeutischen Präparate. Diese enthalten meist Lokalanaesthetica wie Benzocain (1 bis 5% und mehr), Butemben, Tetracain, Lidocain und Dibucain (312). Zur Desinfizierung werden quaternäre oder phenolische Wirkstoffe verwendet (313).
Über die günstigste Anwendungsform für Sonnenbrandmittel gehen die Meinungen auseinander. *Mendes* u. Mitarb. empfehlen eine W/O-Emulsion mit hautpflegenden Ölen, Feuchthalte- und desinfizierender Wirkung und Lokalanaesthetica sowie 0,5% Menthol für eine Kühlung der Haut (313). Nach *Rothemann* (314) sollte ein Sonnenbrand jedoch keinesfalls mit Ölen oder Fettcremes behandelt werden, da hierdurch die entzündete Haut noch mehr gereizt wird.

Zwei Zubereitungsformen sind ideal:

1. das fettfreie Gel, wobei man als Grundlage Pektin (s. dort) verwenden kann,
2. Puder, wobei die üblichen Pudergrundlagen wie Kaolin, Talcum und nichtquellende Reisstärke allein durch ihre große Oberfläche eine Kühlung und Verminderung der Reibung der schmerzenden Haut mit den anliegenden Kleidungsstücken bewirken.

Schließlich kommt als Zubereitungsform noch die wäßrige Lösung in Betracht. Diese wird gelegentlich auch als Sonnenschutzmittel verwendet, wenn man Gerbstoffe inkorporiert. Als »Schüttelmixturen« sind die in England und in den USA früher viel gebrauchten Calamin-Lotionen anzusehen. 5% Tannin oder andere Derivate der Gerbsäure entfalten eine ausreichende Lichtschutzwirkung, um einen schon bestehenden Sonnenbrand (z. B. im Gesicht) bei einiger Vorsicht nicht zu verschlimmern.
Gerbstoffhaltige Präparate härten die Haut durch Adstringierung und leichte Gerbung, so daß diese widerstandsfähiger gegen UV-Bestrahlung wird. Außerdem ist ein physikalisch-optischer Lichtschutz gegeben. Bei rein physikalischer Prüfung durch UV-Spektrometrie schneiden gerbstoffhaltige Präparate meist ungünstig ab.
In der Praxis aber und bei biologischen Lichtschutzprüfungen ist das Resultat gut, da der adstringierende, entzündungswidrige und sekretionshemmende Effekt bei Laborprüfungen nicht erfaßt wird. Bei seborrhoischen Hauttypen bewirken gerbstoffhaltige Präparate eine tiefe Bräune und sind bei fetter Haut besonders indiziert. Neben Tannin und Albumintannat werden für Sonnenbrandmittel Ochsengalle (Fel tauri), Pantothensäure und -salze und Panthenol sowie Rutin-Natrium und Allantoin verwendet.

Besonders günstig wirkt Aloeextrakt (315) und Allantoin (s. Bd. 1).
Auch Gelée Royale (Bienenweiselfuttersaft), das neben Proteinen Pantothensäure, Nicotinsäureamid und Vitamine des B-Komplexes enthält, besitzt eine entzündungswidrige Wirkung, die auch in Sonnenschutzmitteln nützlich ist, da sie z. B. mit 1,5% Urocaninsäure dessen Schutzwirkung potenziert (316). Als Trägerstoff wird anstelle von Wasser häufig das Destillationswasser aus Rosenblüten sowie wäßrige Extrakte aus Chamomilla (Kamillenextrakt) und/oder Azulen benützt. Ferner sind Lindenblüten- und Lattichzubereitungen (Eau de Tilleul, Eau de Laitue), von Vorteil. Schließlich setzt man zweckmäßig milde bakterizide Substanzen zu (nach Literaturangaben auch 0,5 bis 1,0% Thymol bzw. 0,5% Jodthymol und zur Kühlwirkung 0,1 bis 0,5% Menthol).

Zur generellen Pflege der Haut nach dem Sonnenbad ohne, oder mit leichtem Erythem (After-Sun-Präparate) sind W/O-Emulsionen am besten geeignet. Durch die äußere Ölphase kommt es zu einem Feuchtigkeitsstau, der dem Austrocknen der Haut entgegenwirkt (311). Die Verwendung von Feuchthaltefaktoren (s. dort) ist hier besonders angezeigt. Glycerin sollte vermieden werden, da es nach dem Abtrocknen der Wasserphase auf der Haut einen hygroskopischen Effekt hat. Besonders günstigen Einfluß auf strahlengeschädigte Haut haben die unverseifbaren Anteile von Avocado- und Sojaöl (317, 318). Ihre Prüfung mit dem *Bingmer*-Gerät ergab eine deutliche, bis zu 2 Stunden nachweisbare Erhöhung der Hautfeuchtigkeit der oberen Schichten der menschlichen Haut (319). Lösliches Kollagen wirkt gegen die Vernetzung des hauteigenen Kollagens als Folge übermäßiger Sonnenbestrahlung.

Ein verständlicher Wunsch der Verbraucher ist es, die im Urlaub erworbene Bräune möglichst lange zu erhalten. Geringe Mengen von DHA (0,5 bis 1%), Nußextrakt und anderen färbenden Zusätzen (s. unter 3.3, S. 812 u. Lit. 129) sind daher empfehlenswert.

After-Sun-Lotion für normale Haut

A)	Capryl-Caprinsäure-Triglycerid		Kathon CG	
	(Henkel, Dynamit Nobel)	8,00%	(Rohm and Haas)	0,20%
	BHT	0,05%	Sorbitol, 70%ig	2,00%
	Karottenöl (Novarom)	2,00%	Uvinul MS-40 (BASF)	0,05%
	Avocadin (Novarom)	1,50%	Trilon B-Pulver (BASF)	0,05%
	Acetulan (Amerchol)	3,00%	Allantoin (Merck)	0,20%
	Paraffinöl 40 cp	5,00%	Glucam E 20 (Amerchol)	3,00%
	Brij-76 oder G-4936 (Atlas-ICI)	4,00%	Triethanolamin	0,90%
	Carbopol 940 (Goodrich)	0,50%	Panthenol	0,30%
B)	Wasser	67,75%	C) Parfüm	0,50%
				99,00%

Herstellung: Teil A wird ohne Carbopol auf 60°C erwärmt, Carbopol schnell darin dispergieren und den vorher bei Raumtemperatur gemischten Teil B mit einem schnellaufenden Homogenisiermischer einrühren. Parfüm zugeben und bis zum völligen Erkalten rühren.

After-Sun-Lotion
für trockene Haut

A)	Capryl-Caprinsäure-Triglycerid (Henkel, Dynamit Nobel)	8,00%
	BHT	0,05%
	Karottenöl (Novarom)	2,00%
	Avocadin (Novarom)	1,50%
	Acetulan (Amerchol)	3,00%
	Paraffinöl 40 cP	15,00%
	Brij-76 oder G 4936 (Atlas-ICI)	5,00%
	Carbopol 940 (Goodrich)	0,50%
B)	Wasser	55,75%
	Kathon CG (Rohm and Haas)	0,20%
	Sorbitol, 70%ig	4,00%
	Uvinul MS-40 (BASF)	0,05%
	Trilon B-Pulver (BASF)	0,05%
	Allantoin (Merck)	0,20%
	Glucam E 20 (Amerchol)	3,00%
	Triethanolamin	0,90%
	Panthenol	0,30%
C)	Parfüm	0,50%
		100,00%

Herstellung: Wie bei After-Sun-Lotion für normale Haut.

Aloe-After-Sun-Milch

A)	BHT	0,05%	B)	Wasser	64,50%
	Phenonip oder Phenova	0,40%		Aloe-Pulver (Novarom)	0,10%
	Isopropylmyristat	3,00%		1,3-Butylenglykol	3,00%
	Acetulan (Amerchol)	3,00%		Uvinul MS-40	0,05%
	Neobee M 5 (PVO-Intern.)	8,00%		Trilon B-Pulver (BASF)	0,05%
	Aloe-Lipo-Quinon (Terry)	2,00%		Sorbitol, 70%ig	3,00%
	Paraffinöl 40 cP	7,00%		Triethanolamin	0,55%
	Avocadin (Novarom)	1,00%	C)	Parfüm	q.s.
	Brij-76 (Atlas-ICI)	4,00%			100,00%
	Carbopol 940 (Goodrich)	0,30%			

Herstellung: Teil A wird ohne Carbopol auf 60°C erwärmt, Carbopol schnell darin dispergieren und den vorher bei Raumtemperatur gemischten Teil B mit einem schnellaufenden Homogenisiermischer einrühren. Parfüm zugeben und bis zum völligen Erkalten rühren.

Charakteristik: Mittelviskose, schnell in die Haut penetrierende O/W-Emulsion. Die Zugabe von 2 bis 5% Kollagen oder Elastin ist vorteilhaft (vom Wasseranteil abziehen).

Hautmilch, pflegend,
mit leicht bräunender Wirkung

A)	Weizenkeimöl	0,50%	B) Wasser	71,00%
	Paraffinöl 40 cP	9,00%	Kathon CG (Rohm and Haas)	0,20%
	Avocadin (Novarom)	0,50%	Citronensäure	0,10%
	Isopropylmyristat	5,00%	KH_2PO_4	0,30%
	Cetylalkohol	1,10%	Na_2HPO_4	0,40%
	Tagat S (Goldschmidt)	6,00%	Tylose H 10 000	0,20%
	Glycerinmonostearat NSE	4,00%	C) DHA	1,00%
	Nipasol M	0,10%	Parfüm	0,50%
	BHT	0,10%		100,00%

Herstellung: Teil A und B werden getrennt auf 70°C erwärmt, dann wird B in A eingerührt, mit einem schnellaufenden Homogenisiermischer bis zum Erkalten gerührt. Bei 40°C wird dann Teil C hinzugegeben.

Sonnenbrandspray mit Aloe

Ethanol, 95%ig	15,0%
Wasser	79,8%
Solulan 75	0,5%
Lidocain-HCl	2,5%
Aloe Vera, 10fach konzentriert, wasserlöslich	2,0%
Panthenol	0,2%
	100,0%

Herstellung: Bestandteile werden in angegebener Reihenfolge gemischt, bei Raumtemperatur gelöst, filtriert und in einen Pumpspraybehälter gefüllt.

9. Heimsonnen, Solarien

Die meisten UV-Bestrahlungslampen für den Hausgebrauch strahlen UV-Licht aller drei Bereiche, also UV-A, -B und seltener auch -C aus. Ein längerdauernder, unkontrollierter Gebrauch führt früher oder später zu Hautschädigungen. Mit der Entwicklung der reinen UV-A-Strahler hat sich das Gebiet der künstlichen Sonnen gewandelt. Mit diesen Geräten ist es bei vernünftigem Gebrauch gefahrlos möglich, die gewünschte Bräunung der Haut zu erlangen, ohne daß ein Erythem oder chronische Späterscheinungen die Folge sind (320). Obwohl bei weitem nicht alle Dermatologen von der Unschädlichkeit der UV-A-Strahlen überzeugt sind und eine Verstärkung oder sogar Auslösung der aktinischen Elastose (Bindegewebsdegeneration als Basis der lichtbedingten Hautalterung und der Lichtmalignome) sehr wahrscheinlich ist (306), sind sich alle Fachleute darüber einig, daß eine durch UV-A-Solarien erworbene Bräune viel weniger nachteilige Wirkungen auf die Haut nach sich zieht als übermäßig genossenes, natürliches Sonnenlicht (321).

9.1 Technik moderner Solarien

Solarien sind Anlagen zur Ganzkörperbestrahlung. Bislang wurde die UV-Bestrahlung in Solarien meist durch verschiedenartige Quecksilberdampf-Hochdruckstrahler erzeugt. Das Spektrum besteht aus scharf getrennten einzelnen Spektrallinien, im Gegensatz zur Sonnenstrahlung, die ein kontinuierliches Spektrum ohne Zwischenräume aufweist.

Bei den neuen UV-A-Leuchtstofflampen (z. B. Philips TL 09 und andere) handelt es sich um röhrenförmige Quecksilberdampf-Niederdruckstrahler mit Glasrohrkolben und Leuchtstoffschicht. Sie benötigen keine Anlauf- und Abkühlzeit. Es entsteht zunächst in der Röhre kurzwellige UV-C-Strahlung, die von dem Leuchtstoff – einer Art Strahlungstransformator – in langwelliges UV-A umgewandelt wird. Bei Verwendung von bleiaktiviertem Bariumdisilikat als Leuchtstoff liegt das Emissionsmaximum bei 350 nm. Das Spektrum besteht aus einem breiten Band, in dem kontinuierlich abgestrahlt wird. Das UV-B- zu UV-A-Strahlenverhältnis beträgt etwa 1:300. Für normal empfindliche Personen liegt die Erythemschwellenzeit etwa 4- bis 5mal so hoch wie die Pigmentierungsschwellenzeit.

9.2 Dermatologische Ergebnisse mit Solarien

Bestrahlungsversuche mit Solarien, die praktisch nur noch UV-A emittieren, zeigten, daß es ohne Erythem möglich ist, eine stabile, ausgeprägte Pigmentierung zu erzielen (134). Das Problem einer pigmentierungswirksamen, reinen UV-A-Bestrahlung liegt darin, daß außerordentlich hohe Strahlendosen benötigt werden.

Dadurch werden solche Lampen teuer und unwirtschaftlich. Aus diesem Grunde enthalten die heute auf dem Markt befindlichen Solarien in der Regel noch einen kleinen Anteil an UV-B. Man muß als Pigmentierungskurve eine modifizierte Erythemwirksamkeitskurve annehmen, deren Maximum zum langwelligen UV verschoben ist (321).

Wiskemann führte eine Langzeituntersuchung über die Wirkung sonnenähnlicher Strahlung und deren Teilspektren (UV-B, UV-A, sichtbares Licht, IR) an der haarlosen, pigmentierenden Maus durch (322).
Dabei führte UV-B-Strahlung zur Schädigung der DNS (Desoxyribonucleinsäure, Träger der Erbinformation) im Zellkern der Hautzellen und zu einer Verringerung der Anzahl der intakten *Langerhans*-Zellen, die eine wichtige Rolle im Immunsystem des Körpers spielen. Sie erkennen Allergene und setzen immunologische Abwehrreaktionen in Gang.
Der überwiegende Anteil UV-B-geschädigter DNS-Moleküle ist schon innerhalb von 3 Stunden repariert. Insgesamt kann die Reparatur jedoch über 34 Stunden dauern. Für die Praxis des Sonnenbadens bedeutet dies, daß zwischen den einzelnen Besonnungen eine Pause von 2 bis 3 Tagen eingelegt werden soll, um es dem Körper zu ermöglichen, die Reparaturen abzuschließen.
Die geschädigten *Langerhans*-Zellen bilden sich wieder vollständig nach.
UV-A-Strahlung führte unter diesen Versuchsbedingungen zu keinerlei Schäden der DNS, jedoch nach wochenlanger Bestrahlung zu einer Verringerung der Anzahl der intakten *Langerhans*-Zellen, wobei dieser Einfluß geringer war als unter UV-B.
Die Untersuchungen mit IR und sichtbarem Licht zeigten keinerlei Einfluß auf die DNS und auf die *Langerhans*-Zellen. Allerdings scheint eine Verstärkung der UV-B-Wirkung in Verbindung mit diesen Strahlen gegeben (Photoaugmentation). Hinweise auf Hautkrebsbildung und Bindegewebsschäden wurden im Rahmen dieser Untersuchungen nicht festgestellt.

Stadler und *Orfanos* bestrahlten mit einer handelsüblichen Sonnenliege (Bestrahlungsstärke: 10,84 mW/cm^2 im UV-A, 0,048 mW/cm^2 im UV-B) 10 Probanden in jeweils 60 Sitzungen über 6 bis 9 Monate und untersuchten die Haut histologisch vor und nach dieser Behandlung (323).
Klinisch traten während dieser Zeit keine nennenswerten Veränderungen auf. Histologisch fanden sich in der Epidermis Hyperkeratose, Akanthose, Hypermelanose sowie vereinzelt Kernpyknosen, Dyskeratosen und »sunburncells«. Die Ausprägung dieser Veränderungen variierte je nach Hauttyp. Bei 2 Probanden mit Hauttyp 1 bis 2, die geringer und später pigmentierten, waren die »sunburncells« häufiger vorhanden. Bemerkenswerterweise zeigten gerade diese Probanden eine besonders gut entwickelte Lichtschwiele.
Dermale Veränderungen, etwa im Sinne vorzeitiger Alterung des Bindegewebes, wurden nicht nachgewiesen. Somit dürfte nach 6- bis 9monatiger Exposition ein et-

waiges »Bräunungsrisiko« eher von der Epidermis als von der Dermis ausgehen und dort eher bei den Hauttypen 1 bis 2. Möglicherweise könnte die Abfilterung des UV-B-Restanteils dieses Risiko weiter mindern.

Bei allen Bräunungswilligen, besonders aber bei Hauttyp 1 bis 2, ist ein differenziertes Vorgehen im Umgang mit künstlichen Strahlen angezeigt; während der Exposition, vor allem aber beim Bräunungsbeginn, müßte auf das einschleichende Erzielen des jeweils möglichen, maximalen Lichtschutzes geachtet werden. Ansonsten ergab diese Untersuchung keine Argumente gegen eine zeitlich limitierte, maßvolle Verwendung von Sonnenliegen für Bräunungszwecke.

Im Gegensatz zu den beiden vorgehend beschriebenen Untersuchungen, die der Anwendung von UV-A-Solarien noch relativ positiv gegenüberstehen, wird in verschiedenen Veröffentlichungen die Verwendung von UV-Energie zur Erzeugung einer kosmetischen Bräune abgelehnt. Eine Reihe entsprechender Literaturangaben befinden sich bei *Fiedler* (324).

Die Schutzwirkung gegen Sonnenstrahlen einer durch reines UV-A-Licht bewirkten Bräune ist noch umstritten. *Kaidbey* und *Kligman* fanden keine Schutzwirkung (76, 325). Neuere Arbeiten konnten jedoch eine gute Schutzwirkung nachweisen (326). 6 Versuchspersonen wurden mit UV-A tief gebräunt und anschließend mit UV-B bestrahlt. Die UV-B-Bestrahlung bewirkte die Bildung von nur 4 bis 7 Sonnenbrandzellen pro 10 mm des histologischen Hautschnittes. Die nicht UV-A vorgebräunte Haut zeigte jedoch 36 bis 93 Sonnenbrandzellen nach der gleichen UV-B-Bestrahlung. Auch eine Erhöhung der MED gegen UV-B bewies die gute Schutzwirkung der vorangehenden UV-A-Bräunung.

9.3 Präparate für die Verwendung in Solarien

Generell ist es angezeigt, die Haut vor Bestrahlung im Solarium mit Cremes oder flüssigen Emulsionen gegen Austrocknung zu schützen. Präparate mit Feuchthaltefaktoren und den unverseifbaren Anteilen von Avocado- und Sojaöl (327) können gute Effekte bringen. Beta-Carotin, Nußöl und ähnliche Pflanzenextrakte, eventuell auch DHA können die Intensität der erzielten Bräune verbessern (s. auch »after sun«-Präparate).

Da im künstlichen UV-A-Licht immer noch ein geringer Anteil an schädlichem UV-B vorhanden ist, wäre es theoretisch empfehlenswert, im Solarium ein Sonnenschutzmittel gegen UV-B zu benutzen.

Creme für Solarien, normal, auch als after-sun verwendbar

A)	Arlatone-983 (Atlas-ICI)	5,00%
	Cetylalkohol	2,00%
	Acetulan (Amerchol)	3,00%
	Vaselin	3,00%
	Karottenöl (Novarom)	2,00%
	Weizenkeimöl (Keimdiät)	1,00%
	Capryl-Caprinsäure-Triglycerid (Henkel, Dynamit Nobel)	3,00%
	Paraffinöl 40 cP	4,00%
	BHT	0,05%
	Phenonip oder Phenova	0,35%
B)	Kathon CG (Rohm and Haas)	0,10%
	Wasser	66,60%
	Allantoin	0,40%
	Glycerin, 86%ig oder Sorbitol, 70%ig	4,00%
C)	Collagen	5,00%
	Parfüm	0,50%
		100,00%

Creme für Solarien, mit leichtem UV-B-Schutz

A)	Arlatone-983 (Atlas-ICI)	5,00%
	Cetylalkohol	2,00%
	Acetulan (Amerchol)	3,00%
	Vaselin	3,00%
	Karottenöl (Novarom)	2,00%
	Weizenkeimöl (Keimdiät)	1,00%
	Capryl-Caprinsäure-Triglycerid (Henkel, Dynamit Nobel)	3,00%
	Paraffinöl 40 cP	4,00%
	Solprotex IV (Firmenich)	2,00%
	BHT	0,05%
	Phenonip oder Phenova	0,35%
B)	Kathon CG (Rohm and Haas)	0,10%
	Wasser	64,60%
	Allantoin	0,40%
	Glycerin, 86%ig oder Sorbitol, 70%ig	4,00%
C)	Collagen	5,00%
	Parfüm	0,50%
		100,00%

Herstellung: Teil A und B werden getrennt auf 70°C erwärmt. Teil B wird dann langsam in Teil A eingegossen. Mit einem schnellaufenden Homogenisierrührer wird bis zum Erkalten gerührt. Bei 40°C wird Parfüm und Collagen hinzugegeben.

10. Hautbleichende Präparate (Skin Lighteners)

Hautbleichmittel, auch Hautaufhellungs- oder Depigmentiermittel genannt, werden manchmal zum Aufhellen von krankhafter, übermäßiger Pigmentierung verwendet. Ihre Hauptanwendung finden sie jedoch zum Aufhellen der Haut von dunkel pigmentierten Menschen. Die »Bleaching cream« ist oft das meistverwendete Kosmetikum der schwarzen Damen in Afrika. Schwarze und weiße Haut haben die gleiche Anzahl von Melanocyten, schwarze Haut besitzt jedoch Melanineinlagerungen in der äußeren Hornschicht (328). Über Melaninbildung s. unter 2.2.4, S. 799 und (329, 330).

Das Melanin der Haut kann durch Oxidation gebleicht oder durch Reduktion in die farblose Leukoform überführt werden, oder seine Bildung in den Melanocyten wird durch chemische Einflüsse verringert.

Neben chemisch wirkenden Stoffen ist der Zusatz von UV-Filtern vorteilhaft. Einige Bleichcremes, die als Tagescreme zur täglichen Anwendung bestimmt sind, z. B. für braune Haut in Indien, enthalten als einzigen Wirkstoff einen UV-Absorber.

Eine Methode zur Beurteilung von Hautbleichmitteln beschreibt *Curry* (331) sowie *Gehlin* und *Maibach* (332).

Als hautbleichende Wirkstoffe sind bekannt:

Hydrochinon (p-Dihydroxybenzol) ist z. Z. bei weitem der meistverwendete Wirkstoff in Hautaufhellungsmitteln.

Seine direkte Bleichwirkung (Reduktion des Melanins in seine Leukoform) ist sehr gering. Hydrochinon und sein Monomethyl- und -benzylether hemmen die Melaninsynthese, indem sie die enzymatische Oxidation von Tyrosin zu DOPA inhibieren (333–336).

Die Aufhellung erfolgt daher nicht sofort, sondern benötigt einige Wochen, bis das bereits vorhandene Melanin abgebaut ist. Eine dauernde Weiterverwendung des Präparates ist nötig, um die aufgehellte Hautfarbe zu erhalten. Die Behandlung muß bei Auftreten von Hautirritation abgebrochen werden. Hydrochinon selbst gilt nach langjähriger Verwendung als relativ gut verträglich. Seine Monoether werden wegen ihrer sensibilisierenden Wirkung nicht mehr in kosmetischen Präparaten eingesetzt.

Hydrochinon wird z. Z. in den USA bis zu 4% in kosmetischen Hautaufhellern verwendet. Nach dem FDA-Vorschlag (337) sollen nur Präparate mit max. 2% Hydrochinon für den freien Verkauf zugelassen werden. Die gleiche Beschränkung gilt auch für die EG (338). Höhere Konzentrationen sind zwar wirkungsvoller, verursachen jedoch häufig Hautreizungen (339). In der Bundesrepublik Deutschland ist Hydrochinon nicht für kosmetische Hautbleichmittel zugelassen. Eine Kombination von 5% Hydrochinon, 0,1% Vitamin-A-Säure und 0,1% Dexametasone (340), sowie eine ähnliche Formel, aber mit Hydrocortison anstelle des Dexametasons (339) in einer Lösung von Ethanol und Polyglykol-300 zeigte eine gute Bleichwirkung bei der Behandlung von krankhaften Hyperpigmentierungen. Die meisten Patienten klagten jedoch über Hautreizungen. Nach den Versuchen von *Arndt* und *Fitzpatrick* (334) sprechen nur 50% der behandelten Testpersonen auf Hydrochinon, jedoch 75% auf seinen Monobenzylether an. Die Kombination von Hydrochinon mit Brenzcatechin (339) oder mit 0,1% Tretinoin (341) ergibt eine verbesserte Wirkung.

Hydrochinon bildet weiße Kristalle, die zu ca. 6% in Wasser und unbeschränkt in Ethanol löslich sind. Die Lösungen werden an der Luft schnell oxidiert und färben sich braun; besonders schnell im alkalischen Milieu. Um die Reaktion des Hydrochinons mit den anderen Bestandteilen zu prüfen empfiehlt *Shevlin* (342) jeden einzelnen Rohstoff der Formulierung zusammen mit der Hydrochinonlösung in der Anwendungskonzentration ca. 24 Stunden auf 60°C zu erwärmen.
Stabilisierungsmittel für Hydrochinon sind Natriumsulfit(Na_2SO_3), Natriumdisulfit ($Na_2S_2O_5$) Citronen- und Ascorbinsäure. Der pH-Wert soll bei 4 bis 6 liegen. Eisenspuren und Lufteinschluß sollen bei der Herstellung vermieden werden.
Für ein Hautbleichmittel, das neben Hydrochinon einen UV-Filter (Escalol 507), 0,26% Na_2SO_3 und 0,17% $Na_2S_2O_5$ enthält, wurde ein Patent beantragt (343).

Andere Wirkstoffe, die zur Hautbleichung empfohlen wurden, sind:

Ascorbinsäure und ihre Ester (oleat, octanat und phosphat).
Sie wirkt wahrscheinlich durch Reduzierung des Melanins zur farblosen Leukoform (344, 345).
Quecksilberamidochlorid(NH_2HgCl), inhibiert die Tyrosinase (stark toxisch!).
Oxidationsmittel wie H_2O_2, Benzoylperoxid, Natriumhypochlorit, Perborate, Peroxide wie Harnstoffperoxid.
Catechol und Derivate, z. B. 4-Isopropylcatechol; wirkt sensibilisierend.

Pflanzensäfte wie Gurken-, Citronen- und Meerrettichsaft.
Chapman und *Shevlin* beschreiben die Besonderheiten der schwarzen Haut (40 bis 60% mehr Talgdrüsen als weiße Haut; dickere Hornschicht, dadurch treten Hautunebenheiten mehr hervor; unterschiedliche Farbtönung der Haut wodurch der Eindruck von Flecken entsteht) und die für sie günstigen Präparate (346). Um einen gleichmäßigen Hautton zu erzielen, wird ein System von aufhellenden und färbenden Präparaten empfohlen.

Folgende Wirkstoffe werden als verträglich mit Hydrochinon angegeben:

Komplexbildner: Citronensäure, DTPA, EDTA, Wein- und Gluconsäure.
Antioxidantien: Na_2SO_3, $Na_2S_2O_5$ (Natriumdisulfit, oft noch als Natriummetabisulfit bezeichnet), Ascorbinsäure, Na-formaldehydsulfoxylat, Thioglycerin.
Puffersubstanzen: Na-citrat, Glycin.

Sonnenschutzmittel: 2-Ethylhexylsalicylat, Benzophenon-2, 3 und 4, Cinoxate.
Feuchthaltemittel: Propylenglykol, 1,3-Butylenglykol, Glycerin, Sorbitol, Ethoxidiglykol.
Polymere: Alginsäure, Gummi-arabicum, PVP.

Zusätzlich wird eine Reihe der wichtigsten nichtionogenen Emulgatoren und Fettsäureester, die allgemein in kosmetischen Emulsionen verwendet werden, als verträglich mit Hydrochinon angegeben.

Die beiden Autoren geben die folgenden 3 Vorschriften als typisch für die Formulierung mit Hydrochinon an:

Gesichtswasser (Skin Freshener)
mit aufhellender Wirkung

A)	Alkohol, 95%ig	50,00%	B) Wasser	35,00%
	PEG-8-propylenglykol-cocoat	1,00%	Na$_2$SO$_3$	0,10%
	2-Ethylhexylsalicylat	2,00%	NaHSO$_3$	0,25%
	Thioglycerin	0,05%	Al-citrat	0,50%
	Hydrochinon	2,00%	C) Wasser	9,05%
	Parfüm	0,05%		100,00%

Herstellung: Teil A und B werden getrennt gelöst, dann wird B zu A und dann C zugegeben.
Charakteristik: Klare Lösung, die beim Auftragen ein erfrischendes, trockenes Gefühl ergibt.

Hand- und Gesichtsmilch

A)	Glycerinstearat mit PEG-100-stearat	5,00%
	PPG-14-butylether	2,50%
	Isopropylmyristat	2,50%
	Cetylalkohol	1,00%
	Laureth-23	0,90%
B)	Wasser	79,35%
	Propylenglykol	5,00%
	Hydrochinon	2,00%
	Na-dioctylsulfosuccinat	0,90%
	Na$_2$S$_2$O$_5$	0,15%
	Pentetic-acid (Chel DTPA Ciba-Geigy)	0,10%
	Citronensäure	0,10%
C)	Parfüm	0,50%
		100,00%

Herstellung: Teil A und B werden getrennt auf 72°C erwärmt, dann wird B in A eingerührt. Bei 50°C parfümieren und unter Rühren auf Raumtemperatur abkühlen.
Charakteristik: Mittelviskose O/W-Emulsion mit angenehmem Hautgefühl.

Bronzer (light cover-)*gel*

A)	Poloxamer-407, z. B. Pluronic F-127	17,00%
	Diisopropyladipat	2,00%
	Wasser	61,17%
	Atlas Dark Tablet Brown, W. S. (Kohnstamm)	0,20%
B)	Alkohol, 95%ig	17,00%
	Parfüm	0,50%
	Hydrochinon	2,00%
	Thioglycerin	0,13%
		100,00%

Herstellung: Teil A wird unter Rühren auf 90°C erwärmt, dann läßt man auf 50°C abkühlen und mischt Teil B unter.
Charakteristik: Weiches, klares, braun gefärbtes Gel. Läßt sich gut verteilen und hinterläßt auf der Haut ein weiches Gefühl, überdeckt ungleichmäßige Hautfärbung.

Die folgenden zwei Formeln sind Beispiele mit höherem Gehalt an Hydrochinon wie sie heute in Afrika verwendet werden:

Bleichcreme (Skin bleaching cream)

A)	Stearinsäure	3,00%		1,2-Propylenglykol	4,00%
	Lanette SX	5,00%		Citronensäure	0,20%
	Isopropylmyristat	4,00%		Nipagin M	0,20%
	Paraffinöl 150 cp	8,00%	C)	Hydrochinon	5,00%
	Solprotex IV	0,50%		$Na_2S_2O_5$	0,20%
B)	Wasser	69,75%	D)	Parfüm	q.s.
					100,00%

Herstellung: Teil A wird auf 75°C und Teil B getrennt auf 78°C erwärmt. Teil B wird dann langsam in Teil A eingerührt. Bei 65°C wird Teil C als Pulver zugegeben und bis zum Erkalten gerührt. Bei 40°C wird parfümiert. Die Verwendung eines schnellaufenden Homogenisierrührers ist empfehlenswert. Die Creme soll gleich nach dem Erkalten in Tuben abgefüllt werden, um den Zutritt von Luft zu vermeiden. Die Zugabe von 0,2 bis 1,0% TiO_2 bewirkt einen zusätzlichen Weißeffekt.

Aerosol-Hautbleichschaum (Skin bleaching foam)

A)	Tegin M oder Empilan GMS/NSE	6,00%
	Walrat, synth.	1,80%
	Polawax A 31	2,00%
	Paraffinöl 30 cP	5,00%
B)	Nipagin M	0,10%
C)	1,2-Propylenglykol	5,00%
	Ascorbinsäure	0,25%
	Citronensäure	0,06%
	Hydrochinon	5,00%
	Wasser	73,49%
D)	Empicol LZ, 88%ig, Puder	0,80%
E)	Parfüm	0,50%
		100,00%

Herstellung: Teil A wird aufgeschmolzen und bei 75°C Teil B darin aufgelöst. Teil C außer Wasser vermischen und zu dem auf 75°C erwärmten Wasser zugeben, dann Teil D vorsichtig zu C geben und lösen (Schaumbildung vermeiden!). Unter vorsichtigem Rühren die Ölphase (A + B) in die wäßrige Lösung (C + D) geben und bis zum Erkalten rühren, dann parfümieren.

Aerosolabfüllung: 8% Treibgas 12/114, 40:60, 92% Creme oder: 4% Propan-Butan 3,5 bar, 96% Creme.

11. Formularium

Sonnenschutzöl
Standardformel, theoretischer LF ~ 2

Paraffinöl 150 cp	72,95%
Olivenöl, kaltgepreßt	5,00%
Isopropylmyristat	14,00%
Solprotex IV oder Parsol MCX (Firmenich/Givaudan) oder Neo-Heliopan E-1000 (H & R)	3,00%
Nußextrakt, öllöslich, verstärkt 22679 (Novarom)	4,00%
Oxynex-2004 oder BHT (Merck/Bayer)	0,05%
Parfüm	1,00%
	100,00%

Herstellung: Bei Raumtemperatur mischen. Zur Erzielung einer ausreichenden Schichtdicke ist die Verwendung eines hochviskosen Paraffinöls notwendig.

Sonnenschutzöl auf Pflanzenölbasis

BHT (Bayer/Shell)	0,20%
Cocosöl	14,00%
Miglyol 812 (Dynamit Nobel)	9,00%
Babassuöl	8,00%
Mandelöl, süß	5,00%
Lantrol (Malmstroem)	4,00%
Sesamöl	8,00%
Paraffinöl 150 cp	14,80%
Standamul G 16 (Henkel)	10,00%
Ratanhiawurzelextrakt, öllöslich (Novarom)	3,00%
Nußextrakt, öllöslich, verstärkt 22679 (Novarom)	3,00%
Finsolv TN (Finetex)	20,00%
Parfüm	1,00%
	100,00%

Herstellung: Bei Raumtemperatur mischen.
Bemerkung: Sonnenöl mit geringer Schutzwirkung für die Pflege von bereits gebräunter Haut. Wird bei 0°C dick und trübe, löst sich jedoch bei RT schnell wieder auf. Finsolv TN ist ein gutes Lösungsmittel und ermöglicht die Zugabe auch von kristallinen UV-Absorbern.
Für hohe Schutzwirkung: 5% Eusolex 8021 oder bis zu 3% Parsol 1789 kombiniert mit 5% eines p-Methoxyzimtsäureesters für einen Breitbandschutz werden durch leichtes Erwärmen in obiger Formel gelöst und kristallisieren selbst bei 0°C nicht wieder aus.

Sonnenschutzöl (307) – SPF 6

A)	Octyl-methoxycinnamat (Givaudan)	8%
	Benzophenone 3 (BASF/Merck)	4%
	PPG-1-myristyl-ether-acetat (Heterene)	22%
	Coco-Caprylate/Caprate (Henkel)	22%
B)	Glyceryl-triacetyl-hydroxystearate (Heterene)	22%
	PPG-3-hydrogenated-castor-oil (Heterene)	22%
	Parfüm	q.s.
		100%

Herstellung: Teil A wird in der angegebenen Reihenfolge gemischt, dann werden die anderen Bestandteile zugegeben.
Bemerkung: Trotz der hohen Filterkonzentration bleibt der SPF relativ niedrig. Dieses Öl wurde mit 25% Wasser gemischt. Die erhaltene Dispersion ergab einen SPF von 7,8.

Sonnenschutzöl mit Repellent
(nach Henkel)

	(1) (%)	(2) (%)
Repellent 790 (Merck)	18	10
Eutanol G	50	30
Ester der p-Methoxyzimtsäure (Firmenich, Givaudan, H & R)	2	3
Myritol 318 (Henkel)	–	27
Paraffinöl, dickflüssig	–	20
Ethyl- oder Isopropylalkohol	30	10
Parfüm	q.s.	q.s.
	100	100

Falls Aerosolabfüllung gewünscht:
    Wirkstoff   50%
    11/12, 40:60   50%

Bemerkung: Eines der meistverwendeten Repellentien ist N,N-diethyl-m-toluamid (Deet von Pfizer).

Sonnenschutzöl, UV-A- und UV-B-Schutz
(nach Givaudan)

Parsol 1789 (Givaudan)	2,0– 4,0%
Parsol MCX (Givaudan)	4,0– 7,5%
Isopropylmyristat	22,0%
Paraffinöl	72,0–66,5%
Parfüm	q.s.

Herstellung: Bestandteile werden auf 85°C erwärmt, dann läßt man abkühlen und parfümiert.
Geschätzter LF: 3 bis 5

Sunscreenbutter (nach Amerchol) – SPF 4

Amerscreen P (Amerchol)	1,5%	Mandelöl, süß	7,0%
Witconol APEM (Witco)	5,0%	Kakaobutter	10,0%
Acetulan (Amerchol)	3,0%	Wachs, mikrokristallin	3,0%
Modulan (Amerchol)	10,0%	Paraffinöl	10,5%
Amerlate P (Amerchol)	3,0%	Amerchol CAB (Amerchol)	20,0%
Cocosöl	7,0%	Parfüm	q.s.

Herstellung: Amerscreen durch Erwärmen in Witconol lösen, dann die anderen Bestandteile zugeben und bis zum Erstarrungspunkt rühren. Bei ca. 50°C parfümieren. Für eine bessere Gleitfähigkeit kann das mikrokristalline Wachs durch Cetylalkohol ersetzt werden.

Sonnenschutzgel, O/W-Emulsion, transparent
(nach Henkel)

A) Eumulgin B 3 (Henkel)	12%
Cetiol HE (Henkel)	25%
Isopropylmyristat	3%
Paraffinöl, dickflüssig	3%
Parsol MCX (Givaudan)	2%
B) Eusolex 161 (Merck)	2%
Wasser	53%
Parfüm, Konservierungsmittel	q.s.

Herstellung: Teil A und B werden getrennt auf 95°C erwärmt, dann wird B zu A gegeben und unter Rühren abgekühlt. Bei 60°C wird parfümiert.

Sonnenschutz-Fettgel

	1 (%)	2 (%)	3 (%)
Solprotex IV (Firmenich)	–	6,00	–
Eusolex 8021 (Merck)	6,00	–	–
Parsol MCX (Givaudan)	–	–	3,00
Parsol 1789 (Givaudan)	–	1,50	–
Paraffinöl 30 cp	–	–	39,00
Nußextrakt 22659 (Novarom)	1,00	1,00	–
Vaseline	–	–	42,75
Red Petrolatum (Penreco)	68,75	67,25	–
Finsolv TN (Finetex)	12,00	12,00	–
Texwax MH 180	–	–	15,00
Microcerin 70/72 (Texaco)	12,00	12,00	–
Methyl-Propylparaben 70:30	0,25	0,25	0,25
Parfüm	q.s.	q.s.	q.s.
	100,00	100,00	100,00

Herstellung: Alle Bestandteile werden auf 85°C erwärmt und bis zum Erstarren kaltgerührt. Bei ca. 50°C parfümieren.

Sonnenschutzlösung, alkoholisch
(nach Amerchol)

Amerscreen P (Amerchol)	2%	Propylenglykol	10%
Ethanol, 95%ig	49%	Wasser	29%
Glucam P-10 (Amerchol)	10%	Parfüm	q.s.
			100%

Lichtschutzgel, wäßrig-alkoholisch (nach Merck) (s. auch S. 370, 371, 415 u. 421)

	1 (%)	2 (%)
Eusolex 232 (Merck)	4,0– 8,0	4,0–8,0
Allantoin	0,2	0,2
Karion F, flüssig (Merck)	5,0	5,0
Carbopol 940 oder 941 (Goodrich)	1,5	1,5
4-Hydroxybenzoesäuremethylester	0,2	0,2
Ethanol, 95%ig	30,0	–
Wasser	ad 100,0	ad 100,0
Triethanolamin	3,0	3,0
Parfüm u. Lösungsvermittler	q.s.	q.s.

Herstellung: Carbopol in die Lösung der anderen Bestandteile einstreuen und lösen, dann das Triethanolamin zugeben. Parfüm und Lösungsvermittler getrennt vermischen und in den Gel einrühren. Einarbeiten von Luftblasen möglichst vermeiden.

Sonnenschutzgel, wasserfest, transparent (nach Givaudan)

	1 (%)	2 (%)
Parsol MCX (Givaudan)	3,00	5,00
Parsol 1789 (Givaudan)		1,00
Ethanol, 95%ig	80,00	82,30
Klucel HF (Hercules)	1,50	1,50
Carboset 514 (Goodrich)	10,00	10,00
Methyl-Propylparaben 70:30	0,20	0,20
Wasser	5,30	–
Parfüm	q.s.	q.s.
	100,00	100,00

Herstellung: Alle Bestandteile in der angegebenen Reihenfolge auflösen, evtl. leicht erwärmen.

O/W-Sonnenschutzemulsionen (s. auch S. 359)

	1 (%)	2 (%)	3 (%)
A) Miglyol 812 (Dynamit Nobel)	5,00	5,00	5,00
Paraffinöl 50 cp	10,00	10,00	10,00
Tween 60 (Atlas/ICI)	4,00	4,00	4,00
Solprotex IV (Firmenich)	4,00	2,50	3,50
Phenova (Novarom)	0,40	0,40	0,40
BHT	0,05	0,05	0,05
Avocadin (Novarom)	2,00	–	–
Eusolex 8021 (Merck)	–	5,00	–
Wickhenol 171 (Wickhen)	–	5,00	10,00
Aloe Lipo Quinon (Terry)	–	–	2,00
Parsol 1789 (Givaudan)	–	–	1,50
B) Carbopol 940 (Goodrich)	0,40	0,40	0,40
C) Sorbitol, 70%ig	3,00	3,00	3,00
Trilon B-Pulver (BASF)	0,05	0,05	0,05
Wasser	56,50	55,00	50,50
Nußextrakt, wasserlöslich (Novarom)	5,00	–	–
D) Triethanolamin	0,72	0,72	0,72
Wasser	8,48	8,48	8,48
E) Parfüm u. Farbe	0,40	0,40	0,40
	100,00	100,00	100,00

Herstellung: Teil A auf 70°C erwärmen, dann Teil B mit einem schnellaufenden Homogenisierrührer darin suspendieren und den ebenfalls auf 70°C erwärmten Teil C zugeben. Anschließend Teil D zugeben und bis zum Erkalten rühren. Bei 40°C wird parfümiert.

Bemerkung: Formel 1: Mittelviskose, fließende Milch mit mittlerer Schutzwirkung.
Formel 2 und 3: Softcremes mit Breitbandschutz, gut für Plastikflaschen geeignet.

O/W-Sonnenschutzmilch, kalt herstellbar (nach Hoechst)

A)	Hostaphat KL 340 N (Hoechst)	3,00%
	Paraffinöl, dickflüssig	10,00%
	Isopropylmyristat	5,00%
	Neo-Heliopan AV (H & R)	3,00%
B)	HOE S 2793 (Hoechst)	0,60%
C)	1,2-Propylenglykol	3,00%
	Wasser u. Konservierungsmittel	75,10%
D)	Parfümöl	0,30%
		100,00%

Herstellung: Teil B wird in Teil A eingestreut, Teil C unter Rühren dann zusetzen und gut nachrühren. Dann wird Teil D eingerührt. Abschließend wird die Emulsion in einem Homogenisierapparat bearbeitet.

O/W-Sonnenschutzmilch, wasserbeständig

		1 (%)	2 (%)
A)	Dow Corning 593 (Dow Corning)	10,00	10,00
	Escalol 507 (van Dyk)	5,00	5,00
	Eusolex 8021	–	5,00
	Crodamol MM (Croda)	1,00	1,00
	Glycerinmonostearat (Tegin M) (Goldschmidt)	1,50	1,50
	Stearinsäure	3,50	3,50
	Generol 122 (General Mills)	0,80	0,80
	Nerzöl	5,00	–
	Finsolv TN (Finetex)	–	10,00
B)	Sorbitol, 70%ig	5,00	3,00
	Triethanolamin	1,00	1,00
	Wasser	66,90	58,90
	Konservierungsmittel	0,30	0,30
C)	Parfüm	q.s.	q.s.
		100,00	100,00

Herstellung: Teil A und B getrennt auf 75°C erwärmen, B in A einrühren. Mit einem schnellaufenden Homogenisierrührer bis zum Erkalten rühren. Bei 70°C parfümieren.

Bemerkung: Halbflüssige, weiße Emulsion. Wird das Myristylmyristat durch Isopropylmyristat ersetzt, erhält man eine dünnflüssige Emulsion.
Dow Corning 593 bildet auf der Haut einen schwer abwaschbaren Film, der die Abwaschfestigkeit des Escalols verbessert.

Sonnenschutzmilch, formt einen wasserfesten Film auf der Haut
(nach Goodrich)

A)	Wasser	52,70%	B)	Modulan (Amerchol)	4,70%
	Propylenglykol	4,70%		Titandioxid	2,50%
	Natriumlaurylsulfat	0,05%		Carboset 514 resin (Goodrich)	12,95%
	Isobutyl-PABA (van Dyk)	2,00%		Carbopol 960 resin (Goodrich)	0,50%
	Isopropylmyristat	9,95%		Parfüm u. Konservierungsmittel	q.s.
	Isopropylpalmitat	9,95%			100,00%

Herstellung: Teil A auf 60°C erwärmen und das ebenfalls auf 60°C erwärmte Modulan zufügen. Beim Abkühlen das Titandioxid und anschließend das Carboset gut einrühren. Sorgfältig das Carbopol und dann das Parfüm und Konservierungsmittel zugeben.

O/W-Sonnenschutzmilch (nach Nowak)

A)	Cremophor A 6 (BASF)	5,00%
	Tween 60 (Atlas/ICI)	1,00%
	Isopropylmyristat	5,50%
	Paraffinum perliquidum (DAB 8)	8,00%
	Parsol MCX (Givaudan)	2,00%
B)	Aquaderm (Novarom)	3,00%
	1,2-Propylenglykol	1,20%
	Karion F (Merck)	1,00%
	Glycerin	1,00%
	Germall-115 (Sutton)	0,40%
	Methylparaben	0,20%
	Wasser	71,20%
C)	Parfüm	0,50%
		100,00%

Die *Herstellung* erfolgt wie üblich bei 70°C.

Sonnenschutzmilch (nach Haarmann & Reimer)

A)	Hostaphat KW 340 N (Hoechst)	3,50%
	Hostacerin DGS (Hoechst)	1,50%
	Cetylalkohol	0,80%
	Paraffinöl 64 cp	3,00%
	Isopropylmyristat	3,00%
	Neo-Heliopan AV oder E 1000 (H & R)	5,00%
	Solbrol P (Bayer)	0,05%
B)	Wasser, destilliert	47,50%
	Solbrol M (Bayer)	0,15%
	Euxyl K 200 (Schülke & Mayr)	0,30%
	Sorbitol, 70%ig	3,00%
C)	Wasser, destilliert	30,00%
	Carbopol 934 (Goodrich)	0,30%
	Natronlauge, 10%ig	1,20%
	Parfümöl	0,70%
		100,00%

Herstellung: Teil A auf 80°C und Teil B auf 90°C erhitzen. Dann B in A einrühren. Teil C: Carbopol 934 im Wasser klumpenfrei dispergieren, dann mit Natronlauge neutralisieren und in die 50 bis 55°C warme Emulsion A/B einrühren. Bei 40°C parfümieren.

O/W-Sonnenschutzmilch mit Repellent (nach Henkel)

Cutina MD (Henkel)	3,0%	Eusolex 161 (Merck)	2,0%
Stearinsäure	2,0%	Triethanolamin	0,2%
Eumulgin B 1 (Henkel)	3,0%	Veegumlösung, 4%ig (Vanderbilt)	40,0%
Cetiol V (Henkel)	10,0%	Wasser	21,8%
Myritol 318 (Henkel)	4,0%	Parfüm u. Konservierungsmittel	q.s
Paraffinöl, dickflüssig	4,0%		100,0%
Repellent 790 (Merck)	10,0%		

Die *Herstellung* erfolgt wie üblich bei 75°C.

Bemerkung: Zur Erhöhung der Schutzwirkung empfiehlt sich eine Kombination mit einem öllöslichen UV-Absorber z. B. Eusolex 6300 oder 8021.

O/W-Sonnenschutzemulsionen, flüssig
mit UV-A- und UV-B-Schutz (nach Givaudan)

	1 (%)	2 (%)	3 (%)
A) Parsol 1789 (Givaudan)	1,50	2,00	2,00
Parsol MCX (Givaudan)	3,00	4,00	7,50
Isopropylmyristat	3,00	5,00	5,00
Stearinsäure	4,00	–	–
Mandelöl, süß	3,00	–	–
Cetiol A (Henkel)	10,00	–	–
Methyl-Propylparaben 70:30	0,25	0,25	0,25
Glycerinmonomyristat	–	4,00	4,00
Erdnußöl, hydriert	–	2,00	2,00
Cetylalkohol	–	2,00	2,00
B) Amphisol (Givaudan)	3,00	3,00	3,50
C) Panthenol (Roche)	0,50	–	–
Propylenglykol	2,00	3,00	3,00
Dinatrium EDTA (BASF)	0,20	0,20	0,20
Wasser	69,55	69,55	65,55
Harnstoff	–	5,00	5,00
Parfüm	q.s.	q.s.	q.s.

Herstellung: Teil A auf 85°C erwärmen, dann Teil B darin auflösen, Temperatur konstant halten und den vorher auf 70°C erwärmten Teil C zugeben. Langsam laufende Planetenrührwerke verwenden, schnellaufende Homogenisierrührer vermeiden! Bis zum Erkalten rühren. Bei 40°C Parfüm und verdampftes Wasser zugeben.

Formel 1: Mittlerer Schutz, Viskosität 29 000 cp
Formel 2: Erhöhter Schutz, Viskosität 9000 cp, Feuchtigkeitsemulsion
Formel 3: Hoher Schutz, Viskosität 6000 cp, Feuchtigkeitsemulsion

O/W-Lichtschutzmilch (nach Merck)

	1 (%)	2 (%)	3 (%)
A) Eusolex 6300 (Merck)	–	2,5	–
Eusolex 3573 (Merck)	4,00– 8,00	–	2,00
Paraffinöl, flüssig	15,00	15,0	–
Paraffinöl, dickflüssig	–	–	10,00
Miglyol 812 (Dynamit Nobel)	5,00	5,0	7,00
Isopropylmyristat	3,00	3,0	3,00
Cetylalkohol	2,75	2,5	3,00
Arlacel 60 (Atlas/ICI)	1,80	1,8	4,00
Tween 60 (Atlas/ICI)	2,70	2,7	6,00
4-Hydroxybenzoesäurepropylester	0,05	–	0,05
B) Eusolex 232, 50%ige Triethanolammoniumsalzlösung (Merck)	–	5,0	4,00
Karion F, flüssig (Merck)	3,00	3,0	3,00
4-Hydroxybenzoesäuremethylester	0,20	0,2	0,20
Wasser	ad 100,00	ad 100,0	ad 100,00
C) Parfüm	q.s.	q.s.	q.s.

Herstellung: Teil A und B werden getrennt auf 70°C erwärmt. B wird langsam in A eingegossen und mit einem Homogenisierrührer bis zum Erkalten gerührt. Bei ca. 40°C wird parfümiert.

Bemerkung: Formel 2 und 3 sind eine Kombination von öl- und wasserlöslichen UV-Filtern.

O/W-Lichtschutzemulsion (nach Merck)

A) Eusolex 8021 (Merck)	1,00–6,00%
Paraffinöl, flüssig	1,50%
Lanette O	3,00%
Isopropylmyristat	4,00%
Tegiloxan AV 300 (Goldschmidt)	1,00%
Arlacel 165 (Atlas/ICI)	6,60%
Emulgator G 1790 (Atlas/ICI)	3,60%
4-Hydroxybenzoesäurepropylester (Atlas/ICI)	0,05%
Pyridoxoltrispalmitinsäureester (Merck)	0,10%
B) Eusolex 232, 50%ige Triethanolammoniumsalzlösung (Merck)	1,00–8,00%
Allantoin	0,30%
Pantothenylalkohol	0,30%
Karion F, flüssig (Merck)	6,00%
4-Hydroxybenzoesäuremethylester	0,20%
Wasser, demineralisiert	ad 100,00%
C) Parfüm	q.s.

Herstellung erfolgt wie bei vorher genannten Formeln.

Bemerkung: Hohe Schutzwirkung durch Kombination eines öllöslichen Breitbandfilters und eines wasserlöslichen UV-B-Absorbers.

O/W-Sonnenschutzcreme (nach Amerchol) – SPF 10 bis 12

A) Cocosöl	7,0%
Amerchol CAB (Amerchol)	2,0%
Stearinsäure	5,0%
Glycerinmonostearat	8,5%
Amerscreen P (Amerchol)	5,0%
Glucate SS (Amerchol)	1,0%
Glucamate SSE-20 (Amerchol)	1,0%
B) Wasser	67,5%
Glucam E-10 (Amerchol)	2,0%
Triethanolamin	1,0%
Parfüm u. Konservierungsmittel	q.s.
	100,0%

Herstellung: Teil A und B werden auf 75°C erwärmt und B in A eingerührt. Bis zum Erkalten rühren und bei 50°C parfümieren.
Bei Verwendung von 3 bis 3,5% Amerscreen P beträgt der SPF 6. Falls gewünscht, kann das Cocosöl durch Kakaobutter ersetzt werden.

Sonnenschutzcreme, nichtionogene O/W-Emulsion
(nach BASF)

A) Cremophor A6 (BASF)	2,00%
Cremophor A25 (BASF)	2,00%
Glycerinmonostearat	4,00%
Cetylalkohol	4,00%
Isopropylmyristat	8,00%
Paraffinöl	7,00%
p-Methoxyzimtsäure-2-ethylhexylester (Givaudan)	2,00%
Siliconöl 100 (Bayer)	0,30%
B) 1,2-Propylenglykol	3,00%
Lusantan 25 (BASF)	7,00%
Wasser	60,60%
Konservierungsmittel	q.s.
C) (−)-α-Bisabolol nat. (BASF)	0,10%
Parfüm	q.s.
	100,00%

Herstellung: Teil A und B getrennt lösen, dann B langsam unter starkem Rühren in A eingießen, abschließend homogenisieren. Bei 40°C Teil C zugeben.

Bemerkung: Feste weiße O/W-Creme mit entzündungswidriger Wirkung.

O/W-Sonnenschutzcremes, halbfest (nach Givaudan)

	1 (%)	2 (%)
A) Parsol 1789 (Givaudan)	1,50	3,00
Parsol MCX (Givaudan)	2,00	7,50
Stearinsäure	10,00	10,00
Glycerinmonomyristat	5,00	5,00
Cetylalkohol	1,00	1,00
Isopropylmyristat	7,00	7,00
Oleylalkohol, stab.	4,00	4,00
B) Amphisol (Givaudan)	3,00	3,00
C) Wasser	60,50	53,50
Propylenglykol	6,00	6,00
Konservierungsmittel	q.s.	q.s.
D) Parfüm	q.s.	q.s.
	100,00	100,00

Herstellung: Teil A auf 85°C unter Rühren erwärmen und Teil B darin auflösen. Temperatur auf 85°C halten. Teil C auf 75°C erwärmen und in die vorhergehende Mischung einrühren. Unter Rühren abkühlen, bei 40°C parfümieren und bis zum vollständigen Erkalten auf Raumtemperatur weiterrühren.

Formel 1: UV-A- und UV-B-Schutz, geschätzter LF 2
Formel 2: UV-A- und UV-B-Schutz, geschätzter LF 8

O/W-Vitamin-Sonnenschutzcreme
UV-A- und UV-B-Schutz (nach Givaudan)

A)	Parsol 1789 (Givaudan)	1,50%
	Parsol MCX (Givaudan)	3,00%
	Cetylalkohol	2,00%
	Glycerinmonomyristat	5,00%
	Isopropylmyristat	5,00%
	Erdnußöl, hydriert	2,00%
	BHA (Butylhydroxyanisol)	0,10%
	Methyl- u. Propylparaben 70:30 (Nipa)	0,25%
B)	Amphisol	3,50%
C)	Tocopherol (Roche)	0,20%
	β-Carotin, 1%ige Lösung (Roche)	0,20%
D)	Ascorbinsäure	0,30%
	Panthenol (Givaudan)	0,60%
	Sorbitol, 70%ig	5,00%
	Trilon BD (BASF)	0,20%
	Wasser	71,25%
E)	Parfümöl	q.s.
		100,10%

Herstellung: Teil A auf 85°C erwärmen und Teil B darin auflösen. Teil C bei ungefähr 70°C zugeben. Teil D getrennt auf 75°C erwärmen und unter leichtem Rühren der vorigen Mischung zugeben. Unter Rühren abkühlen und bei 40°C Parfümöl und das verdunstete Wasser zugeben. Bis zum Erkalten Rühren.
Parfümölzusatz: 0,5%.

O/W-Sonnenschutzcreme (nach Haarmann & Reimer)

A)	Tegin A (Goldschmidt)	7,00%	Solbrol M (Bayer)	0,15%
	Paraffinöl 34 cp	4,00%	Germall-115 (Sutton)	0,30%
	Isopropylmyristat	4,50%	Allantoin (Merck)	0,10%
	Neo-Heliopan AV	5,50%	D-Panthenol (Merck)	0,10%
	Solbrol P (Bayer)	0,05%	Carbopol 934 (Goodrich)	0,30%
	Baysilonöl M 100 (Bayer)	1,00%	Natriumhydroxid, 10%ige Lösung	0,80%
B)	Wasser, destilliert	75,50%	Parfüm	0,70%
				100,00%

Herstellung: Teil A auf 85°C erhitzt. Teil B: Carbopol im Wasser klumpenfrei dispergieren, dann die anderen Bestandteile zugeben, mit Natronlauge neutralisieren (pH-Wert ca. 5,5) und auf 90°C erhitzen. Dann Teil B in Teil A einrühren, bei 40°C parfümieren.

Sonnenschutzschaum (Aerosol)

	1 (%)	2 (%)	3 (%)
A) Myristinsäure	2,0	1,7	–
Stearinsäure	4,5	3,8	–
Cetylalkohol	0,8	0,7	3,0
Isopropylmyristat	2,5	14,0	–
Eutanol G (Henkel)	–	6,0	–
Squalan (Croda)	–	2,0	–
Paraffinöl 140 cp	3,0	–	–
Butylstearat	–	–	5,0
Erdnußöl + 0,05% BHT	–	–	21,0
Cetiol V (Henkel)	–	–	10,0
Eumulgin M 8	–	–	9,0
B) Wasser	75,9	59,9	41,2
Triethanolamin	2,5	2,1	–
Kathon CG (Röhm & Haas)	0,2	0,2	0,2
1,2-Propylenglykol	5,0	5,0	5,0
Allantoin	0,1	0,1	0,1
C) Solprotex IV (Firmenich)	3,0	3,0	3,0
Parfüm	0,5	0,5	0,5
Weizenkeimöl	–	1,0	2,0
	100,0	100,0	100,0

Herstellung: Teil A und B werden getrennt auf 70°C erwärmt, dann wird B in A eingerührt und bis zum Erkalten weitergerührt. Bei ca. 40°C wird Teil C hinzugegeben. Nach dem vollständigen Erkalten wird in Aerosoldosen abgefüllt.

Aerosolabfüllung:	Creme	91%
	Treibgas 12/114, 40:60	9%
oder	Creme	96%
	Propan/Butan ca. 3,4 bar	4%

Bemerkung: Formel 1: Schwach, fettend
Formel 2: Stärker fettend
Formel 3: Stark fettend

W/O-Sonnenschutzemulsionen, flüssig

	1 (%)	2 (%)	3 (%)
A) Arlacel 989 (Atlas/ICI)	6,00	6,00	3,00
Arlacel 481 (Atlas/ICI)	2,00	1,50	2,00
Paraffinöl 150 cp	6,50	10,00	13,00
Squalan (Croda)	3,50	–	–
Isopropylisostearat (Emery)	8,00	–	–
Isopropylmyristat	–	–	9,00
Giv Tan F (Givaudan)	4,00	–	–
Solprotex IV (Firmenich)	–	2,50	–
Parsol MCX (Givaudan)	–	–	3,00
Acetulan	–	3,00	–
Neobee M 5 (Drew)	–	8,00	–
Lanolin	–	1,00	–
Lantrol (Malmstroem)	–	1,00	–
Nipasol M (Nipa)	0,20	0,20	–
Methyl- u. Propylparaben 70:30	–	–	0,25
B) Glycerin	2,00	–	–
Propylenglykol	1,80	–	4,00
Sorbitol, 70%ig	–	1,50	–
Nipagin M Na (Nipa)	0,10	0,10	–
MgSO$_4$ · 7H$_2$O	0,70	0,70	0,40
Wasser	65,20	60,50	65,35
1,3-Butylenglykol	–	4,00	–
C) Parfüm	q.s.	q.s.	q.s.
	100,00	100,00	100,00

Herstellung: Teil A wird auf 70°C erwärmt und langsam den auf Raumtemperatur belassenen Teil B hinzugerührt. Bis zum Erkalten rühren und bei ca. 50°C parfümieren.

W/O-Lichtschutzemulsion, flüssig mit Breitbandfilter (nach Merck)

A)	Eusolex 8021 (Merck)	5,00%
	Erdnußöl	15,00%
	Paraffin, flüssig	8,00%
	Isopropylmyristat	2,00%
	Miglyol 812 (Dynamit Nobel)	4,00%
	Paraffin, fest	3,00%
	Arlacel 481 (Atlas/ICI)	5,00%
	Arlacel 989 (Atlas/ICI)	3,50%
	4-Hydroxybenzoesäurepropylester	0,10%
	Oxynex LM (Merck)	0,10%
B)	Eusolex 232, 50%ige Triethanolammoniumsalzlösung	2,00%
	Karion F, flüssig (Merck)	3,00%
	Allantoin	0,30%
	Glycerin	1,50%
	4-Hydroxybenzoesäuremethylester	0,20%
	Wasser, demineralisiert	ad 100,00%
C)	Parfüm	q.s.

Herstellung erfolgt wie bei den vorhergenannten Formeln.

Wasser in Silicon-Sonnenschutzemulsion (nach Dow Corning)

A)	Dow Corning Q2-3225 C (Dow Corning)	9,5%
	Dow Corning 344 (Dow Corning)	11,0%
	Escalol 507 (van Dyk)	4,0%
	Tergitol 15 S3 (Union Carbide)	0,5%
B)	Natriumchlorid oder -citrat	2,0%
	Wasser	73,0%
	Parfüm und Konservierung	q.s.

Herstellung: Teil A und B werden getrennt gelöst, dann wird B langsam unter starkem Rühren in A eingegossen, abschließend wird homogenisiert.

Bemerkung: Die Emulsion ergibt anfänglich ein cremiges Gefühl auf der Haut. Durch die flüchtigen Siliconöle verschwindet dieses jedoch und hinterläßt einen fettfreien Film.

W/O-Sonnenschutzemulsionen (nach Akzo)

	1 (%)	2 (%)
A) Elfacos E 200 (Akzo)	5,00	6,00
Elfacos ST 9 (Akzo)	3,00	1,00
Elfacos C 26 (Akzo)	5,00	2,00
Paraffinöl	11,00	20,00
Isopropylstearat	7,00	–
Nipasteril 30 K (Nipa)	0,30	0,30
Parsol MCX (Givaudan)	2,50	2,50
B) Sorbitol, 70%ig	5,00	5,00
Unicide U 13 (Induchem)	0,25	0,25
Wasser	60,35	62,35
C) Parfüm	0,60	0,60
	100,00	100,00

Herstellung: Teil A und B werden getrennt auf 75°C erwärmt, dann unter schnellem Rühren B in A geben, bis zum Erkalten rühren und bei 45°C parfümieren.

Bemerkung: Trotz der relativ geringen UV-Absorberkonzentration wird bei beiden Präparaten ein LF von 8 bis 10 erreicht. Dies wird auf die hautpflegende Wirkung der Elfacos-Typen zurückgeführt (203).

W/O-Sonnenschutzcreme, stark fettend

A) Vaseline oder Red Petrolatum (Penreco)	5,00%
Microcerin R 612 (Texaco)	5,00%
Solprotex IV (Firmenich)	6,00%
Dehymuls E (Henkel)	4,00%
Lanolin	3,00%
Isopropylpalmitat	10,00%
Cetiol V (Henkel)	10,00%
Paraffinöl 150 cp	12,00%
Cetylpalmitat	2,00%
Bienenwachs, gebleicht	12,00%
B) Wasser	29,55%
Borax	0,60%
Allantoin	0,20%
C) Phenova (Novarom)	0,20%
Oxynex 2004 (Merck)	0,05%
D) Parfüm	0,40%
	100,00%

Herstellung: Teil A und B werden getrennt auf 80°C erwärmt, dann wird A langsam in B eingerührt, anschließend wird Teil C hinzugegeben und mit einem Homogenisierrührer bis zum Erkalten gerührt. Bei ca. 40°C wird parfümiert.

W/O-Sonnenschutzcreme mit Pigmenten

A)	Solprotex IV (Firmenich)	4,0%
	Parsol 1789 (Givaudan)	3,0%
	Cetiol SN (Henkel)	4,0%
	Miglyol 812 (Dynamit Nobel)	4,0%
	Lantrol (Malmstroem)	2,0%
	Acetulan (Amerchol)	2,0%
	Wickenol 171 (Wickhen)	4,0%
	Dehymuls F (Henkel)	8,0%
	Cetylalkohol	1,0%
	Vaseline	2,0%
B)	Wasser	63,0%
	Kathon CG (Röhm & Haas)	0,2%
	Allantoin	0,1%
	Sorbitol, 70%ig	2,0%
	$MgSO_4 \cdot 7H_2O$	0,3%
C)	Parfüm	0,4%
		100,0%

Herstellung: Teil A und B werden getrennt auf 70°C erwärmt, dann wird B langsam in A gegossen und mit einem Homogenisierrührer bis zum Erkalten gerührt. Bei 40°C wird parfümiert.

Bemerkung: W/O-Creme mit Breitbandschutz, erhöhte Absorption im UV-A. Die Zugabe von 5 bis 10% Zinkoxid (homogenisieren mit Walzenstuhl) ergibt eine Sonnenschutzcreme für das Hochgebirge.

W/O-Sonnenschutzcreme mit Aloe und Avocadin

A)	Paraffinöl 40 cp	17,0%		Aloe Lipo Quinon (Terry)	2,0%
	Bienenwachs	3,0%	B)	Wasser	17,8%
	Vaselin	10,0%		$MgSO_4 \cdot 7H_2O$	0,3%
	Arlacel 481 (Atlas/ICI)	1,2%		Glycerin, 86%ig	2,0%
	Phenonip	0,3%		Kalkwasser (1,7 g/l)	35,0%
	Solprotex IV (Firmenich)	5,0%		Aloe Terra Dry (Terry)	0,1%
	Eusolex 8021	4,0%	C)	Parfüm	0,3%
	Avocadin (Novarom)	2,0%			100,0%

Herstellung: Teil A und B werden getrennt auf 70°C erwärmt, dann wird B langsam in A eingegossen und mit einem Homogenisierrührer bis zum Erkalten gerührt. Bei 40°C wird parfümiert.

Bemerkung: Weiche, ölige Creme mit Breitbandschutz.

W/O-Lichtschutzcremes (nach Merck)

	1 (%)	2 (%)
A) Eusolex 6300 (Merck)	2,5– 5,00	5,0– 7,50
Paraffin, flüssig	6,00	10,00
Miglyol 812 (Dynamit Nobel)	15,00	20,00
Cetylalkohol	3,00	3,00
Paraffin, fest	10,00	10,00
Lanolin	5,00	5,00
Arlacel 481 (Atlas/ICI)	5,00	6,00
Arlacel 988 (Atlas/ICI)	6,00	7,50
Arlacel 186 (Atlas/ICI)	3,00	3,00
4-Hydrobenzoesäurepropylester	0,15	0,15
B) Eusolex 232, 50%ige Triethanol-ammoniumsalzlösung	5,0–10,00	10,0–15,00
Karion F, flüssig (Merck)	5,00	5,00
Magnesiumsulfat-7-hydrat	0,80	0,80
4-Hydroxybenzoesäuremethylester	0,15	0,15
Wasser	ad 100,00	ad 100,00
C) Parfüm	q.s.	q.s.

Herstellung: Teil A und B werden getrennt auf 70°C erwärmt, dann wird B in A eingegossen und mit einem Homogenisierrührer bis zum Erkalten gerührt. Bei 40°C wird parfümiert.

Bemerkung: Öl- und wasserlösliche UV-Absorber kombiniert, Formel 2 mit hoher Filterwirkung.

W/O-Sonnenschutzcreme (nach Hoechst)

A) Hostacerin WO (Hoechst)	10,0%		Neo-Heliopan AV (H & R)	4,0%
Lunacera MW (Fuller)	2,0%	B)	Glycerin	3,0%
Paraffinöl, hochviskos	10,0%		Wasser u. Konservierungsmittel	60,6%
Cetiol SN (Henkel)	5,0%	C)	Parfümöl	0,4%
Isopropylmyristat	5,0%			100,0%

Herstellung: Teil A wird bei ca. 80°C aufgeschmolzen, Teil B wird separat auf ca. 80°C erwärmt und portionsweise unter Rühren zu A gegeben. Mit verringerter Geschwindigkeit wird die Emulsion kaltgerührt. Bei ca. 40°C wird das Parfümöl eingerührt.

W/O-*Sonnenschutzcremes* (nach Givaudan)

	1 (%)	2 (%)	3 (%)	4 (%)
A) Parsol MCX (Givaudan)	3,00	7,50	4,00	7,50
Parsol 1789 (Givaudan)	–	–	2,00	2,00
Arlacel 481	9,00	9,00	9,00	9,00
Lanolin	1,00	1,00	1,00	1,00
Paraffinöl 100 cp	8,00	8,00	8,00	8,00
Methyl- u. Propylparaben 70:30 (Nipa)	0,25	0,25	0,25	0,25
B) Alugel 30 DS 2 (Bärlocher)	0,10	0,10	0,10	0,10
Isopropylmyristat	10,00	10,00	10,00	10,00
C) Magnesiumsulfat, krist.	0,30	0,30	0,30	0,30
Dinatrium-EDTA	–	–	0,20	0,20
Propylenglykol	3,00	3,00	3,00	3,00
Wasser	60,35	60,85	62,15	58,65
Ajidew N-50 (Ajinomoto)	5,00	–	–	–
D) Parfümöl	q.s.	q.s.	q.s.	q.s
	100,00	100,00	100,00	100,00

Herstellung: Teil A wird auf 80°C erwärmt und gemischt. Getrennt wird Alugel in IPM homogen dispergiert und dann zu A gegeben. Diese Mischung wird auf 75°C erwärmt und in kleinen Anteilen und unter kräftigem Rühren zugegeben. Den Wasserverlust von Teil C zuvor ausgleichen! Unter Rühren bis 45°C abkühlen und parfümieren. Anschließend auf Raumtemperatur kühlen und homogenisieren. Diese W/O-Cremes sind mit Plastikbehältern verträglich, nicht jedoch mit Glas.
Parfümölzusatz 0,5 bis 1,0%.

W/O-*Sonnenschutzcreme* (nach Haarmann & Reimer)

A) Hoe S 2621 (Hoechst)	9,00%
Neo-Heliopan AV oder E 1000 (H & R)	6,00%
Vaselin, weiß (DAB 8)	10,00%
Paraffinöl 65 cp	4,00%
Isopropylmyristat	4,00%
Texwax MW 150 (Texaco)	1,50%
Solbrol P (Bayer)	0,05%

Mg-Siel-Pharma (Bärlocher)	0,50%
B) Wasser, destilliert	60,00%
Solbrol M (Bayer)	0,15%
Magnesiumsulfat, krist.	0,50%
Sorbitol, 70%ig	4,00%
Parfümöl	0,30%
	100,00%

Herstellung: Teil A wird auf 75°C und Teil B auf 90°C erhitzt bis Solbrol M gelöst ist. Dann wird B auf 80°C abgekühlt und in Teil A eingerührt. Bei 40°C dann parfümieren, gut verrühren und anschließend 2mal über einen Dreiwalzenstuhl verreiben.

Sonnenschutzstift »Totaler Schutz« UV-A u. UV-B
(nach Givaudan)

Parsol 1789 (Givaudan)	2,00%
Parsol MCX (Givaudan)	7,50%
Texwax MH 181 (Texaco)	30,00%
Corhydrol 1/35 (Givaudan)	19,00%
Oleylalkohol	14,50%
Paraffinöl	10,00%
Vaseline	16,74%
BHA	0,01%
Methyl- u. Propylparaben 70:30	0,25%
Parfüm	q.s.
	100,00%

Herstellung: Alle Bestandteile auf 85°C erwärmen und vermischen, parfümieren und in Formen ausgießen.
Geschätzter LF: 6 bis 8.

Lippenpflegestift mit Breitbandfilter
(nach Merck)

Eusolex 8021 (Merck)	6,00–10,00%
Lippenstift-Grundmasse	75,00%
Perlglanzpigment Iriodin Color DY Ti 100 K oder	
Coloron bright gold (Merck)	5,00%
Ricinusöl	ad 100,00%

Zusammensetzung der Grundmasse

Bienenwachs	12,50%	Ricinusöl	63,85%
Carnaubawachs	7,50%	4-Hydroxybenzoesäurepropylester	0,10%
Lanolin, wasserfrei	5,00%	Oxynex 2004 (Merck)	0,05%
Isopropylmyristat	8,00%		100,00%
Paraffin, dickflüssig	3,00%		

Fogel veröffentlichte eine Reihe von *Sonnenschutzformulierungen,* die den Zusammenhang SPF-UV-Absorber und Präparatetyp deutlich zum Ausdruck bringen (307). Die folgenden Formeln können als repräsentativ für die UV-Absorber, basierend auf Estern der p-Methoxyzimtsäure, gelten (Neo-Heliopan-E-1000, Parsol MCX, Solprotex IV).

Sonnenschutzemulsionen
mit verschiedenen SPF (307)

	SPF 2,5 (%)	SPF 4,4 (%)	SPF 5,8 (%)	SPF 6,5 (%)	SPF 9,8 (%)
A) Octyl-methoxycinnamate (Givaudan)	1,5	3,0	5,0	6,0	6,0
Benzophenone 3 (BASF)	–	0,3	0,5	0,6	2,0
Glycerylstearate S. E. (Goldschmidt)	10,0	–	–	12,0	10,0
Stearylstearoylstearate (Heterene)	2,0	–	2,0	2,0	2,0
Coco-Caprylate/caprate (Henkel)	5,0	3,0	4,0	4,0	5,0
Cetylpalmitate (Henkel)	3,0	–	–	4,0	3,0
Glycerylstearate, pure	–	3,0	3,0	–	–
PEG-40-stearate (Heterene)	–	1,0	1,0	–	–
Cetearylalcohol, Ceteareth-20	–	2,0	2,0	–	–
Cetylalcohol	–	0,5/1,0	0,5/1,0	–	–
Myreth-3-myristate	–	3,0	–	–	–
Dimethicone (Dow Corning)	0,5	0,3	0,3	–	0,5
Propylparaben	0,1	–	–	0,1	0,1
Methylparaben	0,1	–	–	0,1	0,1
Tenox 2 (Eastman)	–	0,1	0,1	–	–
Tenox 4 (Eastman)	–	–	–	0,2	–
B) Wasser	68,8	83,2/82,7	81,0/80,5	61,0	61,3
Glycerin	9,0	–	–	10,0	9,0
Hydroxyethylcellulose (Hercules)	–	0,3	0,3	–	–
DMDM-Hydantoin (Glyco)	–	0,3	0,3	–	–
Disodium-oleamido PEG-2-sulfosuccinate (Henkel)	–	–	–	–	1,0
Parfüm	q.s.	q.s.	q.s.	q.s.	q.s.

Herstellung: Teil A und B werden getrennt auf 80°C erwärmt, B wird in A eingegossen und bis zum Erkalten gerührt.

SPF 2,5, SPF 6,5 und SPF 9,8: Anionische Sonnenschutzcremes.
SPF 4,4 und SPF 5,8: Nichtionogene Sonnenschutzmilch. Die Erhöhung des Cetylalkohols von 0,5 auf 1,0% ergibt eine cremige, dickflüssige Konsistenz.

Sonnenschutzemulsionen
mit verschiedenen SPF (307)

	SPF 17,5 (%)	SPF 17,7 (%)
A) Octyl-methoxycinnamate (Givaudan)	7,0	5,0
Benzophenone 3 (BASF)	3,0	–
Glycerylstearate S. E. (Inolex)	7,0	7,0
Sorbitanstearate (Heterene)	3,0	3,0
Polysorbate 60 (Heterene)	3,0	3,0
Cetearylalcohol, Ceteareth-20 (Heterene)	2,0	–
Cetylpalmitate (Henkel)	6,0	–
Dimethicone (Dow Corning)	0,5	–
Hetoxol D (Heterene)	–	2,0
Hexyllaurate (Henkel)	–	6,0
B) Benzophenone 4 (BASF)	–	5,0
Wasser	56,0	58,5
NaOH 25% in Wasser (auf pH 5 des Endproduktes)	–	2,2
Glycerin	–	5,0
DMDM hydantoin (Glyco)	0,3	–
C) Glycereth-26 (Heterene)	7,0	–
Glyceryl PABA, 98%ig (Alba/Nipa)	3,0	–
Wasser	–	3,0
DMDM-Hydantoin (Glyco)	–	0,3
D) Wasser	2,0	–
$Na_2S_2O_5$	0,2	–
Parfüm	q.s.	q.s.
	100,0	100,0

Herstellung von SPF 17,5: Teil A und B werden getrennt auf 85°C erwärmt und dann gemischt, dann gibt man A in B und unter Rühren wird auf 65 bis 70°C abgekühlt. Teil C wird auf 65°C erwärmt und zur Mischung A und B gegeben. Gut rühren und bei 50°C Teil D hinzugeben. Bis zum Erkalten rühren.

Herstellung von SPF 17,7: Teil A wird auf 85°C und Teil B auf 75°C erwärmt und gemischt. Dann wird Teil A zu B gegeben und läßt unter Rühren abkühlen. Bei 70°C gibt man Teil C hinzu und rührt bis zum Erkalten weiter.

SPF 17,5: Anionische-nichtionogene Sonnenschutzmilch
SPF 17,7: Nichtionische Sonnenschutzmilch

Zu vergleichen ist auch Sonnenschutzöl SPF 6, Formel 3 mit ähnlicher UV-Absorberzusammensetzung.

Eine größere Zahl von Sonnenschutzformulierungen mit modernen Rohstoffen sind in »Sun Products Documentary« (351) zu finden.

Eine Übersicht über die Patentliteratur 1976 bis 1982 gibt *Alexander* (352).

Literatur

(1) Für genauere Information siehe Lehrbücher der Chemie, Physik oder Physikalischen Chemie z. B. Dickerson/Geis, Chemie – eine lebendige und anschauliche Einführung, Verlag Chemie, Weinheim 1981
(2) Grimsehl, Lehrbuch der Physik, 4 Bd., B. G. Teubner Verlagsges. Leipzig 1975
(3) *Ziolkowsky, B.:* Licht und seine biologischen Wirkungen, SÖFW 103, 5, S. 128–132 (1977)
(4) *Bruhn, W.;* Sonnenstrahlung, Sonnenschutz und die Bräunung der menschlichen Haut, Dtsch. Apoth. Ztg. 117, 29, S. 1159–1162 (1977)
(5) *Wittels, W.:* Über die Wirkung des Sonnenlichtes mit hohem UV-Anteil auf den menschlichen Organismus, Parfuem. Kosmet. 54, 10, S. 308–310 (1973)
(6) *Reiter, R., Carnuth, W., Sladkovic, R.:* Ultraviolettstrahlung in alpinen Höhenlagen, Wetter und Leben 24, S. 231–247 (1972)
(7) *Kindl, G.:* Apotheker J. Nr. 4, 21 (1980)
(8) *Farnow, H.:* Über Absorptionsspektroskopie; und *Bruhn, W.:* Sonnenstrahlung, Sonnenbrand und Sonnenschutz, Monographien der Dragoco, Holzminden
(9) *Bruhn, W.:* Sonnenstrahlung, Sonnenschutz und die Bräunung der menschlichen Haut (II), Dtsch. Apoth. Ztg. 117, 34, S. 1362–1366 (1977)
(10) Hersteller von UV-Meßgeräten nach Achema-Katalog 1982
(s. am Schluß dieser Literaturangaben)
(11) *Schulze, R.:* Wirksamkeit von UV-Absorbern und handelsüblicher Sonnenschutzmittel, J. Soc. Cosm. Chem., XIV, 11, S. 544–565 (1963) und Strahlenther., 86, 51 (1952)
(12) *Thiers, H.:* »Lumière et Peau«, Les Cosmétiques, 2. Edit., 1980, Masson, Paris S. 47–127
(13) *Cripps, D. J.:* Natural and artifical photoprotection, J. Invest. Derm. 76, S. 154–157 (1981)
(14) *Goldemberg, R. L.:* Sunscreens – Some unanswered questions, Drug & Cosmetic Ind., Oct. 1976, S. 38–41 und 135
(15) *Olson, R. L.* u. Mitarb.: Skin color, melanin and erythema, Arch. Dermatol. 108, S. 541–544 (1973)
(16) *Nowak, G. A.;* Bericht vom GKC-Symposium 1982, Parfuem. Kosm. 63, Nr. 6, S. 336–339 (1982)
(17) WHO, Genf, Environmental Health Criteria for Ultraviolet Radiation (UVR) EHE/EHC/WP/77.15, S. 3–29 (1978)
(18) *Schenck, G. O.:* Segen und Gefahren der Sonnenstrahlen; *Wiskemann, A.;* Schaden und Nutzen durch UV-Bestrahlung, Sonderdruck aus »Betriebsärztliches« 1/77, S. 1–46, Dr. A. Wolff, KG Bielefeld

(19) *Meybeck, A.:* Photochimie de la peau, parfums-cosmétiques-arômes no 22, juillet/août 1978, S. 43–56
(20) *Raab, W.:* Die Wirkung von langwelligem Ultraviolettlicht (UV-A) und von mittelwelliger Ultraviolettstrahlung (UV-B) auf die menschliche Haut, Z. Hautkr., 55, (8), S. 497–513 (1980)
(21) *Pathak, M. A., Stratton, K.:* Effects of ultraviolet and visible radiation and the production of free radicals in skin, in Urbach, F., ed., The biologic Effects of Ultraviolet Radiation, Pergamon Press, S. 207–222 (1969)
(22) *Kreps, S. I.* u. *Goldemberg, R. L.:* Suntan Preparations, in Balsam, M.S., and Sagarin, E, Cosmetics, Science and Technology, 2nd ed., Wiley-Interscience, S. 241–305 (1972)
(23) *Daniels, F.:* Optics of the skin as related to ultraviolet radiation, in Urbach, F., ed., The Biologic Effects of Ultraviolet Radiation, Pergamon Press, S. 151–157 (1969)
(24) *Hansen, K. G.:* Transmission through skin of ultraviolet and visible radiation, Pergamon Press, S. 159–163 (1969)
(25) *Johnson, B. E., Daniels, F.* u. *Magnus, I. A.:* Response of Human skin to ultraviolet light, Photophysiology 4:139 (1968)
(26) *Epstein, H.:* Photomedicine, in »The Science of Photobiology«, K. C. Smith, ed., Plenum Press, New York (1977)
(27) *Wolf, K.:* Skin: Structure, Natural and Therapeutical Targets of Ultraviolet Radiation, Trends in Photobiology, Proceedings of VIIIth Int. Congr. on Photobiology, Straßburg, S. 253–264 (1980)
(28) *Hermann, R., Ippen, H., Schaefer, H.* u. *Stüttgen, G.:* »Biochemie der Haut«, Kap. 6 »Photochemie der Haut«, S. 146–190, Thieme, Stuttgart (1973)
(29) *Rieger, M. M.:* Theory of Suntanning, Cosmetics and Toiletries, 91, March 1976, S. 15–19
(30) *Ippen, H.:* (Moderator), Aktivierung und Hemmung der Lichtwirkung auf die Haut, Ärztliche Kosmetologie, 10, S. 399–414 (1980)
(31) *Greiter, F.:* »Sonnenlicht und physiologische Leistungsfähigkeit des menschlichen Organismus«, Kosmetika, 5, Nr. 3, S. 67–72 (1977)
(32) *Greiter, F., Bächl, N., Prokop, L., Kroyer, G., Washüttl, J.* u. *Guttmann, G.:* The Influence of Erythemogenic and non-erythemogenic Radiation on Physical and Neurophysical Parameters of the Human Organism, Reprints Poster Communications, 12. IFSCC Kongress, Paris (1982)
(33) *Greiter, F.* u. Mitarb.: The Effect of Artificial and Natural Sunglicht upon some Psychosomatic Parameters of the Human Body, Trends in Photobiology, Proceedings of the VIIIth Int. Congr. on Photobiology, Straßburg 1980, S. 465–483, Plenum Press, N.Y.
(34) *Wurtman, R. J.:* The Effects of Light on the Human Body, Scientific American, S. 69–77, July 1975
(35) *Traub, E. F.:* Good and bad effects of the sun, Am. Perf. 59, S. 269 (1952)
(36) *Fischer, M.:* Über aktinische Schäden der Haut und der Pigmentbildung durch Sonnenstrahlung, Aesthet. Med. 6, S. 180 (1962)
(37) *Pullmann, H., Tronnier, H.:* Praxis der Phototherapie, Grosse Verlag, Berlin (1982)
(38) *Regan, J. D.:* Photobiology in Medicine, Proc. of the VIIth Int. Congr. on Photobiology Rome 1976, S. 387–390, Plenum Press, New York
(39) *Ippen, H.:* Photophysiological Research-Preventive Medicine, ibid. S. 391–398
(40) *Kligman, A. M.:* Early Destructive Effect of Sunlight on Human Skin, JAMA, 210, 13, S. 2377–2380 (1969)
(41) *Mutzhas, M. F.:* Photobiologische Bewertung der kosmetischen UV-Bestrahlung, Ärztl. Kosmetologie, 8, S. 363–376 (1978)
(42) *Ziolkowsky, B.:* Hautreaktionen und Hautschutz bei UV-Licht, SÖFW, 103, 9, S. 251–256 (1977)

(43) *Fiedler, H. P.:* Lichtschäden der Haut, in: Kosmet. Mittel zur Verbesserung des Aussehens der Haut, Symposium der GKC, Wiesbaden 1982, S. 14
(44) *Epstein, J. H.* u. *Winkelmann, R. K.:* Ultraviolet light-induced kinin formation in human skin, Arch. Dermatol. 95, S. 532–536 (1967)
(45) *Valtonen, E. J.:* Studies of the mechanism of ultraviolet erythema formation IV: The histamine content of the skin during the process of ultra-violet and thermal erythema, Acta Derm. Venereol. 46, S. 301–306 (1966)
(46) *Allison, A. C.:* Lysosomes, in: Biological Basis of medicine, Bittar, ed., Academic Press, New York, Vol. 1, S. 209–242, 1968 und Lysosomes and Disease, Sci. Am., Nov. 217, S. 62–72, 1967 s. auch *Giese, A. C.:* Cell Physiology, 4th ed. 1973, Saunders Philadelphia
(47) *Snyder, D. S.* u. *Eaglstein, W. H.:* Intradermal anti-prostaglandin agents and sunburn, J. Invest. Dermatol. 62, S. 47–50, 1974; siehe auch *Eaglstein, W. H.:* Prostaglandins and ultraviolet erythema, Cosm. and Perf. 90, VIII, S. 25–28 (1975)
(48) *Warin, A. P.:* Ultraviolet erythemas in man, Cosm. and Toiletries, 94, Jan., S. 29–31 (1979)
(49) *Snyder, D. S.:* Effect of topical indomethacin on UV-B induced redness and prostaglandin E levels in sunburned guinea pig skin, Prostaglandins, 11, S. 631–643 (1976)
(50) *Gilchrest, B. A., Soter, N. A., Stoff, J. S., Mihm, M. C.:* The human sunburnreaction: histologic and biochemical studies. J. Amer. Derm., 5, S. 411–422 (1981)
(51) *Marx, J. L.:* The Leukotrienes in Allergy and Inflammation, Science, 215, March 1982, S. 1380–1383
(52) *Hausser, K. W., Vahle, W.:* Die Abhängigkeit des Lichterythems und der Pigmentbildung von der Schwingungszahl (Wellenlänge) der erregenden Strahlung, Strahlentherapie, 13, S. 41 (1922)
(53) *Berger, D., Urbach, F., Davies, R. E.:* The Action Spectrum of Erythema Induced by Ultraviolet Radiation. Proc. & Congr. Int. Derm. München 1967, Springer (1968)
(54) Freeman & Knox, Arch. Dermatol., 89, 285 (1964)
(55) *Tronnier, H.:* Biologische Wirkung und Risiken bei der Anwendung von UV-Strahlen, Ärztl. Kosmetologie, 12, S. 253–268 (1982)
(56) *Johnson, B. E.:* Changes in sunburn and mechanisms of protection, J. Soc. Cosmet. Chem. 29, S. 31–44 (1978)
(57) *Everett, M. A., Olson, R. L.* u. *Sayre, R. M.:* Ultraviolet erythema, Arch. Dermatol., 92, S. 713 (1965)
(58) *Leun, J. C. v. d.:* On the action spectrum of ultraviolet erythema. In Gallo, V. and Santamaria, L., Research Progress in Organic, Biological and Medical Chemistry, 3, part 2, 711 (1972) North Holland
(59) *Tronnier, H., Meyrus, M. F.:* Ärztliche Forschung, 26, 108 (1972)
(60) *Smith, K. C.:* The trends and Future of Photobiology: Biochemical and Genetic Aspects; Radiation Synergysm and Antagonism, in: Trends in Photobiology, Proceedings of the VIIIth Int. Congr. on Photobiology, Straßburg 1980, 243–249, Plenum Press, N.Y.
(61) *Tyrrell, R. M.:* Cell Inactivation and Mutagenesis by Solar Ultraviolet Radiation, ibid. S. 155–172
(62) *Kalthoff, K., Jäckle, H.:* Photoreactivation of Pyrimidine Dimers generated by a Photosensitised Reaction in RNA of Insect Embryos, ibid. S. 173–188
(63) *Wittels, W.:* Licht und Witterungsschäden an der Altershaut, Vorbeugung und Therapie, referiert in Parfuem. Kosmet. 54, S. 210–218 (1973)
(64) *Fitzpatrick, T.:* Skin & Allergy News, 12, No. 9, S. 13 (1981)
(65) *Jung, E. G., Bohnert, E.:* Lichtbiologie der Haut, in: Handbuch der Haut- und Geschlechtskrankheiten, Ergänzungswerk Bd. 1/4A, Springer, S. 459–540

(66) *Kligman, A. M.:* Solar Inflammation, Vortrag gehalten am 12. IFSCC Kongress, Paris 1982 Preprints Vol. II, S. 334
(67) *Kligman, L. H., Kligman, A. M.:* Sunscreens allow Repair of UV-induced Dermal Damage in Hairless Mice – ibid. S. 333
(68) *Kligman, L. H.:* Lunas technique, a beautiful stain for elastin, The American Journal of Dermatopathology, 3, No. 2, S. 199–201 (1981)
(69) *Kligman, L. H.* u. Mitarb.: Prevention of Ultraviolet Damage to the Dermis of Hairless Mice by Sunscreens, Journ. Invest. Derm., 78, 181–189 (1982)
(70) *Sams, W. M. Jr., Smith, J. G.; Burk, P. G.:* The experimental Production of Elastosis with Ultraviolet Light, The Journal of Invest. Dermatol., 43, S. 467–471 (1964)
(71) *Nakamura, K., Johnson, W. C.:* Ultraviolet Light Induced Connective Tissue Changes in Rat Skin: A Histopathologic and Histochemical Study, The Journal of Invest. Dermat. 51, No. 4, S. 253–258 (1968)
(72) *Berger, H., Tsambaos, D., Mahrle, G.:* Experimental Elastosis Induced by Chronic Ultraviolet Exposure, Arch. Dermatol. Res. 269, 39–49 (1980)
(73) *Hargis, A. M., Thomassen, R. W., Phemister, R. D.:* Chronic Dermatosis and Cutaneous Squamous Cell Carcinoma in the Beagle Dog, Vet. Path., 14, 218–228 (1977)
(74) *Ebling, F. J. G.:* Physiological Background to Skin Aging, Int. Journ. of Cosmetic Science, 4, 103–110 (1982)
(75) *Knox, J. M.* u. Mitarb.: Etiological Factors and Premature Skin Aging, JAMA, 179, 8, S. 630–636 (1962)
(76) *Kligman, A.:* Solar Damage to the Skin, Drug & Cosm. Ind. Sept. 1978, S. 33–44 + 113; sowie: Exposure to sunlight, not aging is major cause of skin damage, Skin Allergy News, 12, No. 6, 45 (1981)
(77) *Kreysel, H. W., Stermann, W., Wiskemann, A., Kimming, J.:* Das Bindegewebe der menschlichen Haut unter dem Einfluß von UV-Licht, J. Soc. Cosmet. Chem., 28, 65–77 (1977)
(78) *Rosario, R., Mark, Parrish, J. A., Mihm, M. C.:* Histological changes produced in skin by equally erythemogenic doses of UV-A, UV-B, UV-C and UV-A with psoralens, Brit. J. Dermatol. 101, S. 299 (1979)
(79) *Lang, G.:* Le spectre d'action de l'erythème provoqué par le rayonnement UV, parf., cosm. arômes, No. 25, 49–52 (1979)
(80) *Wiskeman, A.:* Sunlight and Melanomas, Res. in Photobiology, Proc. of the VIIth Int. Congr. on Photobiology, Rome 1976, S. 479–484, Plenum Press N.Y.
(81) *Willis, I., Kligman, A., Epstein, J. H.:* Effects of Ultraviolet rays on skin: photoprotectif or photoaugmentative, J. Invest. Dermatol., 59, S. 416 (1972)
(82) Siehe Lehrbücher der Biochemie z. B. Karlson, P., Kurzes Lehrbuch der Biochemie, G. Thieme-Verlag Stuttgart 1977
(83) *Seiji, M.* u. Mitarb.: Chemical composition and terminology of specialized organelles (melanosomes and melanin granules) in mammalian melanocytes, Nature, 197, S. 1082–1084 (1963)
(84) *Fitzpatrick, T. B.* u. Mitarb.: The evolution of concepts of melanin biology, Arch. Dermatol., 96, 305–323 (1967)
(85) *Fitzpatrick, T. B., Breithnach, A. S.:* Das epidermale Melanin-Einheits-System, Dermatol. Wschr., 147, 481–489 (1962)
(86) *Mason, H. S.:* The Structure of Melanin, in Montagna, W., und Hu, F., The Pigmentary System (Vol. VIII of Advances in Biology of Skin), Pergamon Press, pp. 293–312 (1967)
(87) *Prunieras, M.:* Interactions between keratinocytes and dendritic cells, J. Invest. Dermatol. 52, 1–14, (1969)

(88) *Swan, G. A.:* Current knowledge of melanin structure, in Riley, V., ed., Pigment Cell, Vol. 1, pp. 151–157, S. Karger (1973)
(89) *Henschke, V., Schulze, R.:* Untersuchungen zum Problem der ultravioletten Dosimetrie; über Pigmentierung durch langwelliges Ultraviolett, Strahlentherapie, 64, S. 14–42 (1939)
(90) *Pathak, M. A., Riley, F. C., Fitzpatrick, T. B., Cuwen, W. L.:* Melanin formation in human skin induced by long-wave ultraviolet and visible light. J. Invest. Dermatol., 39, 435–443 (1962)
(91) *Pathak, M. A., Riley, F. C., Fitzpatrick, T. B.:* Melanogenesis in human skin following exposure to long-wave ultraviolet and visible light, J. Invest. Dermatol., 39, 435–443 (1962)
(92) *Parrish, J. A.* u. Mitarb.: Therapy of Psoriasis by Tar Photosensibilisation, J. Invest. Dermatol., 70, 111–112 (1978)
(93) *Quevedo, W. C. jr.* u. Mitarb.: Light and skin color, in Sunlight and Man Normal and Abnormal Photobiologic Responses, University of Tokyo Press, Tokyo, S. 165–194 (1974)
(94) *Zenisek, A.:* Der Sunscreening Effekt der Urocaninsäure, eines neu entdeckten Bestandteiles des menschlichen Schweißes, Parfuem. Kosmet., 37, 7, 350–351 (1956)
(95) *Kral, J. A.* u. a.: Urocaninsäuregehalt der Epidermis bei Afrikanern und Europäern, Parfuem. Kosmet. 48, 7, S. 193–195 (1967)
(96) *Anglin, J. H.:* Urocanic acid a natural sunscreen, Cosmetics and Toiletries, 91, March 1976, 47–49
(97) *Fiedler, H. P.:* Der Schweiß, 2. Aufl. Editio Cantor Verlag, Aulendorf, 1968, S. 236 u. folg.
(98) *Zenisek, A., Hais, I. M., Marklova, E.:* Quelques aspects physiologiques et photobiologiques de l'acide urocanique (imidazolacrylique) et de son analogue, l'acide indolacrylique, parfums, cosmétiques, arômes No. 24, Nov. 1978, 79–87
(99) *De Robertis, E. D., Saez, A. F., De Robertis, E. M. F.,* Cell Biology, Kapitel 21: Cell Permeability, Endocytosis, Lysosomes and Peroxisomes, W. B. Saunders, Philadelphia 1975
(100) *Copeland, E. S.:* Mechanisms of Radioprotection – Review Photochemistry and Photobiology, 28, 839–844 (1978)
(101) *Petkau, A.:* Radiation Protection by Superoxidedismutase, Photochemistry and Photobiology, 28, 765–774 (1978)
(102) *Seldner, A., Fleischener, A. M.:* Suscreens: A new dimension in health care, Cosmetics & Toiletries, Vol. 96, June 1981, S. 23–30
(103) *Pittet, G. H.:* New Trends in Skin Care Products, Vortr. gehalten auf der Jahresvers. d. Schweiz. Kosmetik Chem. 1983, Broschüre der Fa. Givaudan, Genf
(104) *Greiter, F., Doskoczil, S., Bilek, P.:* Currently used Sunscreen Materials – Formulation and Testing, in M. M. Breuer, Cosmetic Science, Vol. 1, Academic Press 1978
(105) *Saunal, H., Laget, J. P., Delonca, H.:* Evaluation de la Photostabilité d'un filtre solaire, parfums cosmétiques arômes, No 48, déc. 1982, S. 49–55
(106) *Avice, O.* u. Mitarb.: Etude des propriétés photophysiques, photochimiques et photosensibilisatrices des trans-4'-methoxycinnamates, 12. Kongr. der IFSCC, Paris 1982, Preprints Vol. I, S. 23–32
(107) *Kroyer, G.* u. Mitarb.: Modelexperiments for the testing of the stability properties of UV-absorbers in selected sun protection preparations, 12. Kongr. der IFSCC, Paris 1982, Preprints Vol. III, S. 195–198
(108) *Ten Berge, C. D. M., Bruins, C. H. P., Faber, J. S.:* Die Photochemie von Sonnenschutzmitteln, I. Über die Photochemie von Methyl-p-dimethylaminobenzoat, J. Soc. Cosmetic Chemists, 23, S. 289–299 (1972)

(109) *Ten Berge, C. D. M., Bruins, C. H. P.:* Die Photochemie von Sonnenschutzmitteln, II. Über die Photochemie von Methyl-p-dimethylaminobenzoat, J. Soc. Cosmetic Chemists, 25, S. 263–269 (1974)
(110) *Charlet, E., Finkel, P.:* Lichtschutzsubstanzen – Wirkstoffe in kosmetischen Präparaten, Ärztl. Kosmetologie, 8, S. 302–311 (1978)
(111) *Doskoczil, S., Siladji, T., Bilek, P., Greiter, F.:* Verbrauchergewohnheiten bei der Applikation von Sonnenschutzmitteln und deren Einfluß auf die Schichtdicke, Parfuem. Kosmet. 60, S. 407–410 (1979)
(112) *Kumler, W. D., Daniels, T. C.:* J. Am. Pharm. Assoc. Sci. Ed., 37, S. 474 (1948)
(113) *Johnston, W. D.:* The Givaudanian, Okt. 1962
(114) *Masch, L. W.:* Kritisches zur Prüfung von Lichtschutzmitteln, Parfuem. Kosmet. 37, Nr. 11/1956, S. 609–614
(115) *van Hamm, G., Herzog, W.:* Pharma Internat., 6, S. 1–8 (1969)
(116) *Cumpelik, B. M.:* Analytical Procedures and Evaluation of Sunscreens, J. Soc. Cosm. Chem. 23, S. 333–345 (1972)
(117) *Cumpelik, B. M.:* GLC-Analysis of Multiple Absorber Sunscreens, Cosmetics & Toiletries, 97, May 1982, S. 67–75
(118) *Paulus, G. L.:* Gas-Liquid Chromatographie Characterization of Sunscreens in Sun Preparations, Journal of the A.O.A.C, 55 (1), (1972)
(119) *Davis, H. M.:* Analysis of Sunscreens in Suntan Preparations, Journal of the A.O.A.C, 49 (4) (1966)
(120) *Eiden, F., Tenczer, J., Melzer, H.:* Zur Analyse von Sonnenschutzpräparaten, Teil I, Dtsch. Apoth. Ztg., 109, Nr. 43, S. 1646–1649 (1969), Teil II: *Eiden, F., Tenczer, J.;* Dtsch. Apoth. Ztg. 111, S. 118–120 (1971)
(121) *Eiden, F., Tittel, C.:* Zur Analyse von Sonnenschutzpräparaten Teil III, Dtsch. Apoth. Ztg., 121, Nr. 9, S. 431–444 (1981), Teil IV, Dtsch. Apoth. Ztg., 121, Nr. 18, S. 910–911 (1981), Teil V, Dtsch. Apoth. Ztg., 121, Nr. 35 S. 1874–1876 (1981), Teil VI, Dtsch. Apoth. Ztg., 121, Nr. 49, S. 2693–2700 (1981)
(122) *Liem, D. H., Hilderink, L. T. H.:* UV-Absorbers in sun cosmetics 1978, Int. Journ. of Cosmetic Science, 1, S. 341–361 (1979)
(123) *Greiter, F.:* Sonnenschutzmittel, Typen und Anwendung, Parf. u. Kosmet. 55, Nr. 7 (1974)
(124) *Fusaro, R. M., Runge, W. J.:* Journ. Americ. Med. Assoc. 182, S. 144 (1962)
(125) *Fusaro, R. M., Runge, W. J.:* Sunlight Protection in Patients with Chlorpromazine Light Sensitivity, Int. J. of Dermatology, 10, S. 198–200 (1971)
(126) *Fusaro, R. M., Runge, W. J., Johnson, J. A.:* Protection against Light Sensitivity with Dihydroxyacetone-Naphtoquinone, Int. Journ. of Dermatology, 11, S. 67–70 (1972)
(127) *Fusaro, R. M. u. Runge, W. J.:* Erythropoietic Porphyria, IV. Protection from Sunlight, British Med. J., 1, S. 730–731 (1970)
(128) *Fusaro, R. M., Johnson, J. A.:* Protection against long ultraviolet and/or visible light with topical dihydroxyacetone – Implication for the mechanism of action of the sunscreen combination dihydroxyacetone/naphtoquinone, Dermatologica, 150, S. 346–351 (1975)
(129) *Proserpio, G.:* Natural sunscreens: vegetable derivatives as sunscreens and tanning agents, Cosm. & Toiletries, 91, März 1976, S. 34–46
(130) *Ruelius, H. W. u. Gauke, A.:* Isolierung u. Konstitution eines Hydrojuglonglucosids aus den grünen Schalen der Walnuß, Justus Liebigs Annalen der Chemie, Bd. 571, 69
(131) *Nowak, G. A.:* Zur Kenntnis der Juglans regia L. (Walnuß) und ihre Verwendung in der präparativen Kosmetik, Präparative Pharmazie, Heft 7, 3. Jahrg., April 1967
(132) DB-Patent Nr. 928 318 (1955) (Kukirol)

(133) *Stahl, E., Ittel, I.:* Natürliche UV-Filter für Sonnenschutzmittel, Parfuem. Kosmet., 62, Nr. 4, S. 97–100 (1981)
(134) *Tronnier, H.:* Hautbräunung durch Sonne, Solarien und Dihydroxyaceton, Ärztliche Kosmetologie, 10, S. 227–234 (1980)
(135) *Fusaro, R. M., Johnson, J. A.:* Protection against long Ultraviolet and/or visible Light with Topical Dihydroxyacetone, Dermatologica, 150, S. 346–351 (1975)
(136) *Futterer, E.:* Theory and practice of artificial tanning, a literature and patent survey, Cosmetics and Perfumery, 88, Aug. 1973, S. 31–33
(137) *Charlet, E.:* Künstliche Hautbräunung – Grundlagen und Problematik, Ärztl. Kosmetologie 7, S. 71–74 (1977)
(138) *Greiter, F.:* Künstliche Hautbräunungsmittel-Problematik und mögliches Modell, Parfuem. Kosmet., 55, Nr. 9, S. 264–265 (1974)
(139) *Black, A. S., Casini, R. A.:* USP Nr. 3 177 120, Apr. 6, 1965 (Plough, Inc.)
(140) *Wilkinson, J. B., Moore, R. J.:* Harry's Cosmeticology, Kap. 15: Sunscreens, Suntan and Anti-sunburn Products, G. Godwin, London 1982
(141) *Wittgenstein, E., Berry, H. K.:* Nature, 132, S. 894 (1960)
(142) *Wittgenstein, E., Berry, H. K.:* J. Inv. Dermat., 36, S. 238 (1961)
(143) *Usdin, V. R.:* Artificial tanning preparations, Cosmet. and Toilet., 91, March 1976, S. 29–32
(144) *Kanas, N., Buchter, J., Bandelin, F. J.:* Factors influencing the tanning effect of dihydroxyacetone on the skin, Amer. Perf., 75, 11, S. 33 (1960)
(145) *Cotte, J.:* Nouvelles données concernant le contrôle et la conservation de la dihydroxyacetone (D.H.A.) Parf. Cosm. Sav. France, Vol. 3, No. 6, S. 321–329 (1973)
(146) *Goldschmiedt, H.:* Sunscreens and Sun Tanning, Drug & Cosmet. Ind., Jan. 1970, S. 39–41 und 143–146
(147) *Pomot, J., Rosenbaum, G.:* USP Nr. 3 781 418, Dez. 25, 1973 (L'Oreal)
(148) *Vanderberghe, G., Rosenbaum, G.:* USP Nr. 3 812 246, Mai 21, 1974 (L'Oreal)
(149) *Eichler, J.:* Prinzipien der Hautbräunung – Kontakte (Merck) Nr. 3, 24 (1981)
(150) *Fiedler, H. P.:* Kosmetische Mittel zur Verbesserung des Aussehens der Haut, Symp. der DGKC, Wiesbaden 1982, S. 62–76
(151) *Gschnait, F., Brenner, W., Wolff, K.:* Lichtschutz durch Psoralen-UV-A-Behandlung, Experimentelle und klinische Ergebnisse, Wiener klinische Wochenschrift, 91, 24, S. 812–817 (1979)
(152) *Kammerau, B., Klebe, U., Zesch, A., Schaefer, H.:* Penetration, Permeation and Resorption of 8-Methoxypsoralen, Arch. Dermatol. Res., 255, S. 31–42 (1976)
(153) *Gazith, J., Schalla, W., Bauer, E., Schaefer, H.:* 8-Methoxypsoralen (8-MOP) in Human Skin. Penetration Kinetics, J. Invest. Dermatol., 71, S. 126–130 (1978)
(154) *Lane-Brown, M. M.:* Australien field trials with bergamot oil-containing suntan products in: Psoralens in cosmetics and dermatology, Proc. of the Int. Symp. in Paris, Pergamon Press, S. 399–409
(155) *Tronnier, H., Agache, P.:* Field trial on suntan products containing bergamot oil in Tunisia, ibid. S. 411–417
(156) *Sigafoes, R.:* Evaluation of the tanning potential of tropical sunscreens containing psoralens, ibid. S. 419–426
(157) *Kaye, J.* u. Mitarb.: Cancer Research, 40, S. 696 (1980)
(158) *Zajdela, F., Bisagni, E.:* Carcinogenesis, 2, S. 121 (1981)
(159) *Dubertet, L.* u. Mitarb.: Photophysical, Photochemical, Photobiological and Photochemotherapeutic Properties of 3-Carbethoxypsoralen, in: Psoralens in cosmetics and dermatology, Proc. of the Int. Symp., Pergamon Press, 1981, S. 245–256
(160) *Pathak, M. A., Krämer, D. M., Fitzpatrick, T. B.:* Photobiology and Photochemistry of

Furocoumarines (Psoralens), in: Sunlight and Man, Proc. of the Int. Conf. on Photosensitization and Photoprotection, Tokyo 1972, University of Tokyo Press, 1974
(161) *Musajo, L.* u. Mitarb.: Photoreactions between Skin-Photosensitizing Furocoumarins and Nucleic Acids, ibid S. 369
(162) *Mizuno, N.* u. Mitarb.: Some Aspects of the Action Mechanism of 8-Methoxypsoralen Photosensitization, ibid, S. 389
(163) *Chandra, P.* u. Mitarb.: Studies on the Repair of DNA Photodamaged by Furocoumarins, ibid. S. 411
(164) *Pathak, M. A.:* Molecular Aspects of Drug Photosensitivity with Special Emphasis on Psoralen Photosensitization Reaction, JNCI, Vol. 69, No. 1, July 1982
(165) *Black, H. S., Chan, J. T., Brown, G. E.:* Cancer Res., 38, S. 1384–1387 (1978)
(166) *De Rios, G. G., Rudolph, A. H., Chan, J. T., Black, H. S.:* Systemic Protection by Diethary Antioxidants against Ultraviolet-Light induced Erythema, Clinical Research, 24, S. 263 (1976)
(167) *De Rios, G., Chan, J. T., Black, H. S., Rudolph, A. H., Knox, J. M.:* Systemic protection by antioxidants against UVL induced erythema, J. Invest. Dermatol., 70, S. 123–125 (1973)
(168) *Black, H. S., Kleinhans, C. M., Hudson, H. T., Sayre, R. M., Agin, P. P.:* Studies on the Mechanism of Protection by Butylated Hydroxytoluene to UV-Radiation Damage, Photobiochem. & Photobiophys. 1, S. 119–123 (1980)
(169) *Wiskemann, A.:* β-Carotin bei erythropoetischer Protoporphyrie (EPP), Ärztl. Kosmetologie, 10, S. 254–256 (1980)
(170) *Idson, B.:* Internal Sunscreens, Cosmet. and Toiletries, 91, March 1976, S. 51–52
(171) *Fiedler, H. P.:* Kosmetische Mittel zur Verbesserung des Aussehens der Haut, Symp. der Deutschen Ges. d. Kosmetik-Chemiker, März 1982, Hautbräunungstabletten, S. 73–76
(172) *Rock, G. A.* u. Mitarb.: Lancet 1981, I. Nr. 8235, 1419
(173) *Jackson, R.:* J. Amer. Acad. Dermatol., 4, 233 (1981)
(174) Federal Register, Deptm. of Health, Education and Welfare, FDA, Aug. 25, 1978, Part II, Sunscreen Drug Products for Over-The Counter Human Drugs
(175) *Hoppe, U.:* Factors determining effectiveness of sunscreen agents, in Breuer, M. M., Cosmetic Science, Vol. 2, Academic Press, London, 1980, S. 147–179
(176) *Ellinger, F.:* Arch. exp. Pathol. Pharmakol., 175, S. 481–488 (1934)
(177) *Hausser, K. W.:* In Strahlung und Lichterythem. Akad. Verl. Ges., Leipzig 1934
(178) *Schulze, R.:* Einige Versuche und Bemerkungen zum Problem der handelsüblichen Lichtschutzmittel, Parfuem. Kosmet. 37, Nr. 6 (1956), S. 310–315 und Nr. 7, 1956, S. 365
(179) *Greiter, F.:* Sonnenschutzmittel-Typen und Anwendung, Parfuem. Kosmet. 55, S. 199–201 (1974)
(180) *Greiter, F.:* Sonnenschutzfaktor-Entstehung, Methodik, Parfuem. Kosmet. 55, S. 70–75 (1974)
(181) *Greiter, F., Doskoczil, S., Bilek, P., Siladji, T.:* Der Sonnenschutzfaktor (SF) – eine wesentliche Hilfe für das richtige Sonnenverhalten, SÖFW 107, Nr. 10, S. 269–272 (1981)
(182) *Greiter, F., Doskoczil, S., Bilek, P.:* Der Sonnenschutzfaktor und seine praktische Realisierung, Schweiz. Apoth. Ztg., 118, S. 291–295 (1980)
(183) *Bilek, P., Doskoczil, S., Greiter, F.:* Sun Protection Factor (SPF): Problems and Recommendations, SÖFW, 106, Nr. 17, S. 483–486 (1980)
(184) *Greiter, F.:* Was bedeutet Lichtschutz? Der Sonnenschutzfaktor und die Problematik seiner Bestimmung, Apoth. Journal, Heft 4/5, Jg. 1981, S. 58–61
(185) *Greiter, F.:* Sonnenschutzfaktor (SPF)-Methode »Greiter«, Parfuem. Kosmet. 63, Nr. 4, S. 167–173 (1982)

(186) *Greiter, F.:* Persönliche Mitteilung anläßl. der Diskussion »Messung von Lichtschutzfaktoren« auf dem 12. Kongreß der IFSCC, Paris, Sept. 1982
(187) *Ippen, H., Wiskemann, A., Hoppe, U., Tronnier, H.:* Biologische Bewertung von Lichtschutzmitteln, Ärztl. Kosmetol., 7, S. 102 (1977)
(188) *Hoppe, U., Kopplow, H. J., Wiskemann, A.:* Statistische Auswertung des Lichtschutzfaktors, Arzneim. Forsch., 25, S. 817 (1978)
(189) *Hostettler, H. V., Ippen, H.:* Die Reproduzierbarkeit der Messungen von Lichtschutzfaktoren, Ärztl. Kosmetologie, 8, S. 155–159 (1978)
(190) *Sayre, R. M.:* Just how effective are today's sunscreens?, Cosmetics and Toiletries, 96, Sept. 1981, S. 49–50
(191) *Greiter, F., Bilek, P., Doskoczil, S.:* History of sunscreens and the rationale of their use, chapter 5, S. 187–206 in Principles of cosmetics for the dermatologist, ed. by *Frost, P.* und *Horwitz, A. N.,* Mosby comp., St. Louis (1982)
(192) *Greiter, F.:* Spektralphotometrische Messungen zur Beurteilung von UF-Filtern für Sonnenschutzmittel, Fensterglas, Glas- u. Plastikmaterial für Sonnenschutzgläser sowie Suntex-Material für UV-durchlässige Badebekleidung, Parf. u. Kosmet., 56, S. 129–132 (1975)
(193) *Wittels, W.:* Die klinische Prüfung von Kosmetika, Sonnenschutzpräparaten und UV-durchlässigen Textilien, Parfuem. Kosmet. 54, S. 74 (1979)
(194) *Erlemann, G. A.:* Persönliche Mitteilung anläßl. der Diskussion »Messung von Lichtschutzfaktoren« auf dem 12. Kongreß der IFSCC, Paris, Sept. 1982
(195) Neue Generation von Piz-Buin, Parfuem. Kosmet. 63, S. 453 (1982)
(196) *Erlemann, G. A., Beyer, H.:* Neue Erkenntnisse über die Wirksamkeit von Lichtschutzmitteln, Parfuem. Kosmet., 54, S. 263–270 (1973)
(197) *Charlet, E., Finkel, P.:* UV-Filter in Sonnenschutzmittel – Grundlagen und praktische Erkenntnisse, Parfuem. Kosmet., 64, S. 187–196 (1983)
(198) *Kaidbey, K.:* Laboratory Appraisal of the Efficacy and Substantivity of Sunscreens, in: Safety and Efficacy of Topical Drug and Cosmetics, ed. by *A. M. Kligman* and *J. J. Leiden,* Grune Stratton, Inc., N.Y. 1982
(199) *Leung, P. S., Goddard, E. D.:* Potentiation of Sunscreens, Vortrag auf dem 12. Kongreß der IFSCC, Paris, 1982, Preprints Vol. 1, S. 179–194
(200) *Lorenzetti, O. J., Boltralik, J., Busby, E., Fortenberry, B.:* The Influence of Protein Vehicles on the Penetrability of Sunscreens, J. Soc. Cosmet. Chem., 26, S. 593–609 (1975)
(201) *Charlet, E., Finkel, P.:* Gesetzmäßigkeiten zum Einsatz von Lichtschutzsubstanzen in Emulsionsgrundlagen, Ärztl. Kosmetologie, 7, S. 169–171 (1977)
(202) *Kraft, E. R., Hoch, S. G., Quisno, R. A.* u. *Newcomb, E. A.:* »The importance of the vehicle in formulation sunscreen and tanning preparation«, Journ. Soc. Cosm. chem., 23, S. 383–391 (1972)
(203) Elfacos ST 9, Elfacos C26 and Elfacos E200 in Suntan W/O-emulsions, technische Broschüre der AKZO-Chemie-Amersfoort
(204) *Riegelmann, S., Penna, R. P.:* Effects of Vehicle Components on the Absorption Characteristics of Sun Screen Compounds, Journ. Soc. Cosm. Chem., 11, S. 280–291 (1960)
(205) *Nowak, G. A.:* Die kosmetischen Präparate, S. 532, Verlag f. chem. Industrie, H. Ziolkowsky, Augsburg 1968
(206) The role of the vehicle in anti-sunburn preparations, Schimmel Briefs Nr. 192, März 1951
(207) *Goldemberg, R. M.:* Natural base sunscreen lotions, Cosmetics and Perfumery, April 1974
(208) *Schleider, N. R.* u. Mitarb.: Effects of Emollients on Ultraviolett-Radiation-Induced Erythema of the Skin, Arch. Dermatol., 115, Oct. 1979, S. 1188–1191
(209) *Ippen, H., Perschmann, U.:* Untersuchungen zur Lichtphysiologie der Haut III. Zum

Verhalten fluorescierender Lichtschutzmittel auf der Haut, Arch. klin. exp. Derm., 236, S. 207–216 (1970)
(210) *Beadle, P. C., Burton, J. L.:* Absorption of ultraviolet radiation by skin surface lipids, Brit. Journ. of Dermat., 104, S. 549–551 (1981)
(211) *Charlet, E., Finkel, P.:* Hauttypen – Wirksamkeit von Lichtschutzmitteln, Ärztl. Kosmetol., 8, S. 160–163 (1978)
(212) *Carrie, C., Kühl, M.:* Reinigungsmittel und Lichtempfindlichkeit, Fette, Seifen, Anstrichm., 70, Nr. 5, S. 364–366 (1968)
(213) *Ippen, H.:* Progress in topical sunscreens, Kap. 28, in: Principles of cosmetics for the dermatologist, ed by *Frost, P., Horwitz, S. N.,* Mosby Comp., St. Louis (1982)
(214) *Galcera, F. C., Labrador, R. G.:* Protection of the skin against ultraviolet radiation, filters of wide spectral range, 12. IFSCC Kongress, Paris 1982, Preprints Vol. III, S. 185–190
(215) *Horwitz, S. N., Keith, A. D., Snipes, W.:* New Sunscreens Kap. 27 in Principles of cosmetics for the dermatologist ed by *Frost, P., Horwitz, S. N.,* Mosby Comp., St. Louis (1982)
(216) *Bottari, F.* u. Mitarb.: Substantivity of sunscreens: a study on the interaction of four alkyl 4-aminobenzoates with keratin, J. Soc. Cosmet. Chem., 29, S. 353–363 (1978)
(217) Finsolv TN, A Cosmetic Fluid (C12-15 Alcohols Benzoate) Techn. Data Sheet der Fa. Finetex Inc. Elmwood Park, New Jersey 07407
(218) Europ. Patent Appl. 81 101 583.3. vom 23. 9. 1981 (Merck & Co. Inc.)
(219) USP 3 903 256, Compositions for Topical Sunscreen Application to Animal Tissue and Method of Enhancing Penetration thereof, Procter & Gamble
(220) *Cumpelik, B. M.:* Substantivity of sunscreens, Cosm. & Toilet., 91, No. 3, S. 59–62 (1976)
(221) *Berger, R. S., Mezick, J. A.:* Papa, C. M. Design and evaluation of a water resistant sunscreen preparation, J. Soc. Cosmet. Chem., 29, S. 641 (1978)
(222) *Heald, R. C.:* Film forming resins in suntan lotions, Norda Briefs No 456, Febr. 1974
(223) Carboset, supplement 4. Cosmetics, Broschüre der B. F. Goodrich Chem. Co., 3135 Euclid Av., Ohio 44115
(224) USP 3 784 488, Jan. 1974, Dow Chem. Co.
(225) *Steinhauer, A. F.:* Laboratory and Human Exposure Evaluation of Unique sunscreen Formulations, J. Soc. Cosmet. Chem., 24, S. 541–550 (1973)
(226) *Hoppe, U.:* Neue hautaffine Lichtschutzsubstanzen, J. Soc. Cosmet. Chem., 24, S. 317–330 (1973)
(227) *Hoppe, U.:* Photostabilität und Hautaffinität – zwei Kriterien für kosmetische Lichtschutzsubstanzen, J. Soc. Cosmet. Chem., 25, S. 317–330 (1973)
(228) *Kroyer, G., Washüttl, J., Bilek, P., Greiter, F.:* Untersuchungen über das Haftvermögen von UV-Filtersubstanzen auf der Schweinehaut, Ärztl. Kosmetol., 9, S. 299–304 (1979)
(229) *Kroyer, G., Washüttl, J., Bilek, P., Greiter, F.:* Untersuchungen über das Haftvermögen von einer UV-Filtersubstanz auf der Schweinehaut, 2. Teil, Ärztl. Kosmet., 10, S. 28–32 (1980)
(230) *Wurst, F., Prey, Th., Washüttl, I., Greiter, F.:* Untersuchungen über das Haftvermögen einiger UV-Filter-Substanzen an Schafwolle vor und nach UV-Bestrahlung, Ärztl. Kosmetologie, 8, S. 144–154 (1978)
(231) *Gschnait, F., Greiter, F.:* A new laboratory method for evaluation of water resistance of sunscreens, 12. IFSCC Kongress, Paris 1982, Preprints Vol. III, S. 203–205
(232) *Kaidbey, K. H.:* The protective index: laboratory methods to evaluate the efficiency of sunscreens, in: Prinziples of Cosmetics for the Dermatologist, ed. by *Frost, P.* u. *Horwitz, A. N.,* Mosby Comp., St. Louis 1982, S. 207–209
(233) *Kaidbey, K. H., Kligman, A. M.:* An appraisal of the efficacy and substantivity of the

new high-potency sunscreens, Journ. of the Am. Acad. of Dermatol., 4, No.5, S. 566–570 (1981)
(234) Official Journal of the European Communities No. C32/6–8 (9. 2. 1982)
(235) Uvinul UV-Absorber, Vorläufige technische Information der BASF, Ludwigshafen
(236) *Willis, I.:* Sensitization potential of para-aminobenzoic acid, Cosm. & Toilet., 91, March 1976, S. 63–64
(237) Eusolex, UV-Strahlenfilter für Kosmetika, Teil II, Broschüre der E. Merck AG, Darmstadt
(238) Parsol 1789 ein neuer UV-Filter, technische Broschüre der Givaudan SA, Genf
(239) *Gloor, M.:* Pharmakologie dermatologischer Externa, Springer Verlag, 1982, S. 231–244 u. S. 40–48
(240) Bundesgesetzblatt für die Republik Österreich vom 14. 1. 1983, Zulassung von pharmakologisch wirksamen Stoffen für kosmetische Mittel, S. 348
(241) Mitteilung der Fa. Van Dyk, April 1983
(242) Mitteilung der Fa. Givaudan, April 1983 sowie CTFA-Executive Newsletter, April, 1983
(243) z. B. Eloxalmeßgerät LFE1 für objektive Farb- und Glanzmessungen, Hersteller Dr. B. Lange GmbH, Wiesenstr. 21, D-4000 Düsseldorf 11 oder Reflexionsphotometer Elrepho von Zeiss, Oberkochen
(244) *Rottier, P. B.:* Biologic Problems concerning Sunscreens, J. Soc. Cosmetic Chemists, 19, S. 85–93 (1968)
(245) *Wilkinson, J. B., Moore, R. J.:* Harry's Cosmeticology, 7. ed. S. 223–263, G. Godwin, London 1982
(246) *Berger, R. S.:* The sunburning ultravioletmeter: Design and Performance, Photochem. Photobiol., 24, S. 587–593 (1976)
(247) *Sayre, R. M.* u. Mitarb.: Skin type, minimal erythema dose (MED), and sunlight acclimatization, J. Am. Acad. Dermatol., 5, S. 439–443 (1981)
(248) *Kaidbey, K. H.; Kligmann, A. M.:* Laboratory methods for appraising the efficacy of sunscreens, J. Soc. Cosmet. Chem., 29, S. 525–536, (1978). Eppley thermophile (Eppley Laboratories, Newport, Rhode Island, USA)
(249) Measurement of natural terrestrial solar radiation, in Solar Simulation for research and industry, Oriel Corp., Stamford, CT. 06902, USA
(250) *Lukiesch, M., Taylor, A. H.:* Gen. Electr. Rev., 42, 274 (1939)
(251) *Ippen, H., Hoppe, U., Wiskemann, A., Tronnier, H.:* Biologische Bewertung von Sonnenschutzmitteln, Empfehlungen zur Standardisierung, veröffentlicht als Sonderdruck anläßl. der Kosmetiktage Karlsruhe 1977, im Auftrag der Deutschen Gesellschaft für Lichtforschung e.V., erhältlich bei der Fa. Beiersdorf AG, Hamburg od. Ärztl. Kosmetologie, 7, S. 102–106 (1977). Siehe auch die gleichen Autoren, Evaluation of Sunscreen Preparations, Cosmet. Toiletries, 95 (2), S. 36, 38, 41 (1980)
(252) *Wiskemann, A.:* Zur Reproduzierbarkeit des Lichtschutzfaktors, Fette, Seifen, Anstrichmittel, 70, 5, S. 361–363 (1968)
(253) *Harrison, L. B., Healy, A. V., Borys, N.:* Sun Protection Factor (SPF): a range-finding technique, J. Soc. Cosmet. Chem., 33, S. 259–262 (1982)
(254) *Henne, W.:* In-vivo-Bestimmung des Lichtschutzes kosmetischer Präparate, Geschichte und heutiger Stand, Parfuem. Kosmet. 64, S. 415–420 (1983)
(255) *Le Vee, J., Sayre, R. M., Marlow, E.:* Sunscreens product effectiveness can vary with different simulation UV-spectra, Journ. Soc. Cosm. Chem., 31, S. 173–177 (1980)
(256) *Wiskemann, A., Zimmermann, P.:* Wertbestimmung handelsüblicher Lichtschutzmittel mit der Osram-Ultra-Vitaluxlampe, Strahlentherapie, 99, S. 470–481 (1956)
(257) *Meyer, M.:* Sources lumineuses destinées à l'irradiation en ultra-violet, parf. cosmet. arômes, No 49, février-mars 1983, S. 59–64

(258) *Berger, D. S.:* Specification and design of solar ultraviolet simulators, J. Invest. Dermatol. 53, S. 192–199 (1969)
(259) *Drummond, A. J., Wade, H. A.:* Instrumentation for the Measurement of Solar Ultraviolet Radiation, in Urbach, F., The Biologic Effects of Ultraviolet Radiation, Pergamon Press, 1969, S. 391–407
(260) *Schäfer, V.:* Artificial Production of Ultraviolet Radiation, ibid. S. 93–106
(261) *Urbach, F.:* Solar Simulation for Phototesting of Human Skin, ibid. S. 107–114
(262) *Harber, L. C.* u. Mitarb.: Light sources used in photopatch testing ibid., S. 559–568
(263) *Magnus, I. A.:* Monochromators and clinical usefullness, in: *Pathatk, M. A.* et al., Sunlight and man, University of Tokyo Press, 1974, S. 569–579
(264) *Satoh, Y.* u. Mitarb.: A newly designed monochromator and action spectra of various photodermatoses, ibid., S. 575–590
(265) *Nakayama, Y.* u. Mitarb.: Monochromatic radiation and its applications-laboratory studies on the mechanism of erythema and pigmentation induced by psoralen, ibid. S. 591–611
(266) *Fine, S., Klein, E.:* Ultraviolet Lasers, ibid S. 115–124
(267) *Berger, D. S.* u. Mitarb.: Design and Construction of High-intensity Monochromators, ibid. S. 125–138
(268) *Tronnier, H.:* Feldversuche zur Bestimmung der Lichtschutzwirkung, Ärztl. Kosmetol., 8, S. 138–143 (1978)
(269) *Tronnier, H., Mayerus, M. F., Rapp, B., Schmitt, B.:* Ergebnisse eines Lichtschutz-Tests I. Vergleichsuntersuchungen zur Lichtempfindlichkeit und Lichtschutzwirkung, Parfuem. Kosmet. 54, Nr. 5, S. 140–146 (1973)
(270) *Henne, W.:* Wirkungsweise, Technologie und Prüfungen von Lichtschutzmitteln, Ärztl. Kosmetol., 8, S. 312–322 (1978)
(271) *Greiter, F., Doskoczil, S.:* Sonnenschutzfaktor: Problematik und neue Methoden zu seiner praxisgerechten Bestimmung, Parfuem. Kosmet. 58, Nr. 1, S. 1–4 (1977)
(272) *Eaglstein, W. H.* u. Mitarb.: An all-day test for the evaluation of a topical sunscreen, J. of the Amer. Acad. of Dermatol., 2, S. 513–520 (1980)
(273) *Pessis, S., Grollier, J. F., Pasero, R.:* Skin surface changes induced by UV-irradiation, 12, IFSCC-Kongress, Paris 1982, Vol. II, S. 293–310
(274) *Grove, G. L., Kaidbey, K. H.:* Sunscreens prevent sunburn cell formation in human skin, The J. of Invest. Dermatol., 75, S. 363–364 (1980)
(275) *Sauermann, G., Hoppe, U.:* A rapid and injurious in-vivo-method to evaluate efficacy of sun-screens, 12. IFSCC-Kongress, Paris 1982, Vol. II, S. 311–331
(276) *Brun, J., Martini, M. C., Cotte, J., Schmitt, M.:* Thermométrie cutanée et protection solaire, parf. cosmet. arômes, 4, 47–53 (1975)
(277) *Martini, M. C., Cotte, J.:* Etude des produits antisolaires par l'évaluation quantitative de l'érythème: Mesure de la température cutanée: Définition d'un indice de protection, 1er Expo.-Congrès Int. Technol. Pharm. (Ass. Pharm. Galénique Ind., Châtenay-Malabry, France), 4, S. 20–26 (1977)
(278) *Sarasin, A.:* Bronzer or not bronzer: les crèmes solaires, La Recherche, 135, juillet/août, S. 920–923 (1982)
(279) *Klezak, G.:* Bestimmung der Lichtschutzwirkung von Sonnenfiltern. Vergleich von Testresultaten an Tier und Mensch, Parfuem. Kosmet., 64, Nr. 1, S. 32–33 (1983)
(280) *Barth, J.:* Mouse screening test for evaluating protection to long wave ultra violet radiation, Brit. J. Derm., 99, S. 357–551 (1978)
(281) *Meybeck, A.:* Objective methods for the evaluation of sunscreens, IFSCC Konferenz »The Scientific Basis of Skin Care«, Elsinore Dänemark, 1981 und Cosm. & Toiletries, Vol. 98, März 1983, S. 51–60

(282) *Yankell, S. L.* u. Mitarb.: Solar simulator sunscreen evaluations in guinea pigs, J. Soc. Cosmet. Chem., 21, S. 607–611 (1970)
(283) *Girard, J., Lafille, C., Unkovic, J., Barbier, A.:* Etude expérimentale de l'indice de protection de produits antisolaires. Valeur prédictive à l'homme, Int. Journ. of Cosm. Science, 4, S. 115–132 (1982)
(284) *Miyazaki, H.* u. Mitarb.: Effects of ultraviolet light on epidermal dendritic cells of hairless mice, in Pathak, M.A. et al. Sunlight and Man, University of Tokyo Press, 1974
(285) *Kligman, L. H., Akin, F. J., Kligman, A. M.:* Sunscreen prevent ultraviolet carcinogenesis, Journ. Am. Ac. Derm., 3, 1. July 1980, S. 30–35
(286) *Gloxhuber, C.:* Prüfung von Sonnenbadepräparaten an haarlosen Mäusen, J. Soc. Cosm. Chem., 27, S. 399 (1976)
(287) *Vogel, H. G., Alpermann, H. G., Futterer, E.:* Prevention of changes after UV-irradiation by sunscreen products in skin of hairless mice, Arch. Dermatol. Res., 270, S. 421–428 (1981)
(288) *Vogel, H. G., Alpermann, H. G., Futterer, E.:* Changes after UV-irradiation in skin of hairless mice and prevention by sunscreen products, 11. Int. IFSCC Kongr. Venedig 1980, Preprints – Vol. I, S. 159–173
(289) *Lowe, N. J., Breeding, J.:* Evaluation of sunscreen protection by measurement of epidermal DNA synthesis, Journ. Invest. Dermat., 74, S. 181–182 (1980)
(290) *Walter, J. F.:* Evaluation of seven sunscreens on hairless mouse skin, Arch. Derm., 117, S. 547–550 (1981)
(291) *Walter, J. F., de Quoy, P. R.:* The hairless mouse as a model for evaluating sunscreens, prevention of ultraviolet B inhibition of epidermal DNA synthesis, Arch. Derm., 116, S. 419–421 (1980)
(292) *Stott, C. WS., Suskevich, V., Campbell, A. H.:* Evaluation of a polymeric film-forming sunscreen preparation on tranquilised hairless mice, J. Soc. Cosm. Chem., 29, S. 565–571 (1978)
(293) *Gurish, M. F., Roberts, L. K., Krueger, G. G., Daynes, R. A.:* The effect of various sunscreen agents on skin damage and the induction of tumor susceptibility in mice subjected to ultraviolet irradiation, J. Invest. Derm., 76, S. 246–251 (1981)
(294) *Snyder, D. S., May, M.:* Ability of PABA to protect mammalian skin from ultraviolet light induced skin tumors and actinic damage, J. Invest. Derm., 65, S. 543–546 (1975)
(295) *Cumpelik, B. M.:* Analytical procedures and evaluation of Sunscreens, J. Soc. Cosm. Chem., 23, S. 333 (1972)
(296) *Sayre, R. M.* u. Mitarb.: Sunscreen testing methods: In vitro predictions of effectiveness, J. Soc. Cosmet. Chem., 31, S. 133–143 (1980)
(297) *Cumpelik, B. M.:* Sunscreens at skin application levels direct spectrophotometric evaluation, J. Soc. Cosm. Chem., 31, S. 361–366 (1980)
(298) *Robertson, D. F., Groves, G. A.:* The selection and use of topical sunscreens, Med. J. Austr., 2, S. 1445 (1972)
(299) *Master, K. J., Sayre, R. M., Everett, M. A.:* New evaluation techniques for sunscreens, J. Soc. Cosmet. Chem., 17, S. 581–594 (1966)
(300) *Kahn, G., Wilcox, G.:* Comparison of in vitro and in vivo sunscreen testing methods, J. Soc. Cosmet. Chem., 20, S. 807–824 (1969)
(301) *Ankermann, K. J., Lübbe, H., Meffert, H.:* Testung von Lichtschutzmitteln unter praxisnahen Bedingungen auf der Rattenhaut in-vitro, Derm. Mschr., 161, S. 281–286 (1975)
(302) *Groves, G. A., Agin, P. P., Sayre, R. M.:* In-vitro- and in-vivo-methods to define sunscreen protection, Aust. J. Derm., 20, S. 112–119 (1979)
(303) *Sayre, R. M.* u. Mitarb.: A comparison of in-vivo- and in-vitro-testing of sunscreen formulas, Photochemistry and Photobiology, 29, S. 559–566 (1979)
(304) *Plastaras, K.* u. Mitarb.: Evaluation of photoprotective effects of sun preparations, com-

parative results of spectrophotometric and biological trials, 12. IFSCC Kongress, Paris 1982, Preprints Vol. III, S. 207–211

(305) *Pines, E.:* A new technique to assess sunscreen effectiveness, J. Soc. Cosmet. Chem., 29, S. 559–564 (1978)

(306) *Ippen, H., Kölmel, K.:* Lichtschutz gegen Ultraviolett A, Ärztl. Kosmetol., 10, S. 219–226 (1980)

(307) *Fogel, A. W.:* Formulating Sun Protection Products with 2-Ethylhexyl-p-Methoxycinnamate, Cosm. & Toilet., 98, March 1983, S. 91–98

(308) *Charlet, E., Finkel, P., Wiskemann, A.:* Sunblocker-Bewertung unter künstlichen Strahlern und praktische Erprobung im Feldversuch, Ärztl. Kosmetol., 9, S. 102–109 (1979)

(309) *Barth, J.:* Mouse screening test for evaluating protection to longwave ultraviolet radiation, Brit. Journ. of Dermatol., 99, S. 357–360 (1978)

(310) *Groves, G. A., Farbes, P. D.:* A method for evaluating the photoprotective action of sunscreens against UV-A radiation, Int. Journ. Cosm. Science, 4, S. 15–24 (1982)

(311) *Ständer, M.:* Hautpflege nach UV-Bestrahlung, Ärztl. Kosmetol., 10, S. 237–240 (1980)

(312) *Adriani, J., Dalili, H.:* The efficacy of local anaesthetics in blocking the sensation of itching, burning and pain in normal and sunburned skin, Clin. Pharmacol. Ther., 12, S. 913–919

(313) *Mendes, R. W., Masih, S. Z.:* Formulation of OTC sunburn treatment products, Cosm. and Toilet., 91, March 1976, S. 69–77

(314) *Rothemann, K.:* Das große Rezeptbuch der Haut und Körperpflegemittel, A. Hüthig-Verlag, Heidelberg 1962

(315) *Meadows, T.:* Formulating Cosmetics with Aloe Vera, Drug & Cosm. Ind., Febr. 1983, S. 34–40 u. 100–103 sowie »Aloe Vera« Prospekt der Fa. H. Rahn & Co., Zürich

(316) *Chermakova, Fertek, Zenisek:* Sonnenschutzmittel auf der Basis Urocaninsäure mit Gelee royale, Vortrag 15. 4. 1967 v. d. Ges. Kos. Chem. in Hamburg

(317) *Chemana, R., Ennuyer, A.:* Piaslédine dans le traitement des scléroses postradiothérapiques, Hôpital/Information Thérapeutique, Dez. 1972, tome 4, No. 1, S. 45–49

(318) *Lamaud, E., Wepierre, J.:* Activité biochimique des insaponifiables d'avocat et de soja appliqués par voie percutanée chez le rat hairless, Rivista Italiana E.P.P.O.S. LX, No. 9, Sept. 1979, S. 494–496

(319) *Winkler, A.:* Experimentaluntersuchungen zur Beeinflussung des Wassergehaltes der oberen Schichten der menschlichen Haut, Ärztl. Kosmetol., 7, S. 65–67 (1977)

(320) *Raab, W.:* Die Wirkung von langwelligem Ultraviolettlicht (UV-A) und von mittelwelliger Ultraviolettstrahlung (UV-B) auf die menschliche Haut. Ein kritischer Vergleich; Z. Hautkr. 55, 8, S. 497–513 (1980)

(321) *Tronnier, H.:* Biologische Wirkung und Risiken bei der Anwendung von UV-Strahlen, Ärztl. Kosmetol., 12, S. 253–268 (1982)

(322) *Wiskemann, A.:* Neue wissenschaftliche Untersuchungsergebnisse über die Wirkung sonnenähnlicher Strahlungen auf die Haut, Reparaturaktivität und Immunreaktion der Haut, Erkenntnisse für Solarien, Tagung d. Deutschen Ges. f. Lichtforschung, Wien, Sept. 1982

(323) *Stalder, R., Orfanos, C. E.:* Führt längere künstliche Bräunung zu Folgeschäden an der gesunden menschlichen Haut? Ärztl. Kosmetol., 12, S. 329–341 (1982)

(324) *Fiedler, H. P.:* Kosmetische Mittel zur Verbesserung des Aussehens der Haut, Symp. der DGKC, Wiesbaden 1982, S. 61–62

(325) *Kaidbey, K. H., Kligman, A. M.:* Sunburn Protection by Longwave Ultraviolet Radiation – Induced Pigmentation, Arch. Dermatol., 114, S. 46–48 (1978)

(326) *Roser-Maass, E., Holzle, E., Plewig, G.:* Protection against UV-B by UV-A induced tan, Arch. Dermatol., 118, 483, July 1982

(327) *Lamaud, E., Huc, A., Wepierre, J.:* Effects of avocado and soya bean lipidic non-saponi-

fiable on the components of skin connective tissue after topical application in the hairless rat: biophysical and biomechanical determination, Int. Journ. of Cosm. Science, 4, S. 143–152 (1982)

(328) *Wilkinson, J. B., Moore, R. J.:* Harry's Cosmeticology, 7. Aufl., 1982, Kap. 16: Skin Lighteners or Bleaches, S. 264–275
(329) *Fitzpatrick, T. B., Miyamoto, M., Ishikawa, K.:* The evolution of concepts of melanin biology, Arch. Dermatol., 96, S. 305 (1967)
(330) *Fitzpatrick, T. B.* u. Mitarb.: Heritable Melanin Deficiency Syndromes, Diagnosis and prophylactic treatment with sunprotective agents, S. 46–60 in: Update Dermatology in general medicine, McGraw-Hill (1983)
(331) *Curry, K. V.:* J. Soc. Cosm. Chem., 25, S. 339 (1974)
(332) *Gehlin, G. A., Maibach, H. I.:* Contact Dermatitis, 5, S. 201 (1979) C.A. 91, No. 23–187491 (1979)
(333) *Jumbow, K.* u. Mitarb.: J. Invest. Dermatol., 62, S. 436 (1974)
(334) *Arndt, K. A., Fitzpatrick, T. B.:* Topical use of hydroquinone as a depigmenting agent, J. Am. Med. Assoc., 194, S. 965 (1965)
(335) *Engasser, P. G.* u. Mitarb.: Amer. Acad. Dermatol., 5, No. 2, S. 144 (1981)
(336) *Ijima, S., Watanabe, K.:* Studies on DOPA reaction: II. Effect of chemicals on the reaction, J. Invest. Dermatol., 28, S. 1 (1957)
(337) FDA-Fed. Reg. 43: 51546-51555, Nov. 3., 1978
(338) Off. J. European Communities, 19, (L 262) (1976)
(339) *Bleehen, S. S.:* Skin bleaching preparations, J. Soc. Cosmet. Chem., 28, S. 407–412 (1977)
(340) *Kligman, A. M., Willis, I. A.:* A new formula for depigmenting human skin, Arch. Dermatol., 111, S. 40 (1975)
(341) *Mills, O. H., Kligman, A. M.:* J. Soc. Cosmet. Chemists, 29, S. 147 (1978)
(342) *Shevlin, E. J.:* Skin lighteners and bleach creams, in Balsam M. S., Sagarin, E., editors, Cosmetics, Science and Technology, 2. Aufl., 1957, Vol. 1, S. 223–239
(343) A.P. 4 136 166 vom 18. 4. 1977, Helena Rubinstein Inc. ref. in C.A. 90 No. 20-156992, 1979
(344) *Rovesti, P.:* Soap, Perfum. Cosmet., 41, S. 672 (1968)
(345) *Takashima, H., Nomura, H., Imai, Y.* u. *Mima, H.:* Am. Perf. Cosmet., 86, S. 29 (1971)
(346) *Chapman, W. R., Shevlin, E. J.:* The development of skin lighteners, Cosm. & Toilet., 98, May 1983, S. 69–73
(347) *O'Brien, T. G.:* The induction of ornithine decarboxylase as an early possibility obligatory event in mouse skin carcinoma, Cancer Res., 36, S. 2644–2653 (1976)
(348) *Lowe, N. J., Verma, A. K., Boutwell, R. K.:* Ultraviolet light induced epidermal ornithine decarboxylase activity, J. Invest. Derm., 71, S. 417–419 (1978)
(349) *Lowe, N. J. Connor, M. J., Breeding, J., Chalet, M.:* Inhibition of ultraviolet induced epidermal ornithine decarboxylase and carcinogenesis by topical anti-inflammatory drugs, Cancer Res., 42, . 3941–3943 (1982)
(350) *Lowe, N. J., Breeding, J.:* Sunscreen Predictive Assays, alternative assays that measure the ability of different sunscreens to protect against epidermal and dermal effects of ultraviolet irradiation, Cosm. & Toiletries, 98, March 1983, S. 65
(351) Sun Products Formulary, Sun Products Documentary, Cosm. & Toil., 98, March 1983, S. 99–106
(352) *Alexander, P.:* Sunscreening Agents in the Patent Literature 1976–1982, Cosm. & Toil., 98, March 1983, S. 85–89

Nach Drucklegung erschienen:
G. Kindl und *W. Raab* »Licht und Haut«, Govi-Verlag, Frankfurt/M. (1983)

Hersteller von UV-VIS-Spektrometern:
[siehe unter Literaturangaben (10)]

Bausch & Lomb GmbH
Ampfingstr. 48, D-8000 München 80

Beckman Instruments GmbH
Frankfurter Ring 115, D-8000 München 40

Bodenseewerk Geosystem GmbH
D-7770 Überlingen

Kontron Analytik GmbH
Oskar-von-Miller-Str. 1, D-8057 Eching bei München

Philips GmbH
Miramstr. 87, D-3500 Kassel

Varian GmbH
Alsfelderstr. 6, D-6100 Darmstadt

Carl Zeiss, West Germany
Carl-Zeiss-Str., D-7082 Oberkochen

Hewlett-Packard GmbH
Berner Str. 117, D-6000 Frankfurt 56

Kapitel XXIII

Aerosole

B. V. Braune*

Einleitung

Der Begriff – Aerosol – ist von Wissenschaftlern geprägt worden, um damit einen ganz bestimmten physikalischen Zustand zu charakterisieren. Spezifiziert ist der Schwebezustand einer großen Zahl feiner Partikel flüssiger oder fester Stoffe in einem gasförmigen Medium, vorzugsweise in der Luft, von etwa 10^{-7} bis 10^{-3} cm Durchmesser.

Der Begriff ist abgeleitet von
    dem griechischen   *aero* = in der Luft
    und dem lateinischen *solutio* = Lösung

und bedeutet eine kolloidale Lösung nicht gasförmiger Stoffe in der Luft.

Sind die dispergierten Komponenten fest, so handelt es sich um Staub oder Rauch. Sind sie flüssig, spricht man von Nebel oder Wolken.
Diese natürlichen Zustände wurden von der Aerosolindustrie praktisch nachgestellt, um echte Aerosole im Sinne der ursprünglichen, rein physikalischen Begriffsbestimmung zu erzeugen.
Das erste Patent für das Spraydosenprinzip wurde bereits 1926 von *E. Rotheim*, einem Norweger, zum Patent angemeldet.
Wie dies bei vielen Innovationen aber so ist, kamen die ersten 50 Mill. Insektizid-Sprays erst im 2. Weltkrieg zum Einsatz.
Der Einsatz dieser »Insektizid-Bombe« gab den amerikanischen Soldaten einen wirksamen Sprühautomaten gegen die Insektenplage am Kriegsschauplatz im Stillen Ozean in die Hand.
Die Anfänge der Serienproduktion im zivilen Sektor begannen in den USA 1947 und in der Bundesrepublik Deutschland 1952.
Die Technik hat sich verschiedener Methoden bedient, um echte Aerosole zu erzeugen.
Die derzeit praktizierte Methode, die dieses Ziel mittels verflüssigter Treibmittel in einer Druckzerstäuberdose erreicht, ist zweifellos die eleganteste.
Insektizide, Raumdeodorantien, Haarlacke, Deodorantien und Schäume, mit dem Ziel der Zerstäubung und Verschäumung mittels Treibmitteln, sind international unter dem Oberbegriff *Aerosole* integriert worden. Dabei wurde keine Rücksicht

---

Anschrift des Autors:
Am Bornacker 11, D-6349 Mittenaar 2

auf die ursprüngliche wissenschaftliche Bedeutung und die darinliegende Begrenzung genommen.

So versteht man heute unter *Aerosol-Technologie* alles, was mit der Entwicklung, Herstellung und Anwendung von Druckgaspackungen zu tun hat (1, 2).

Funktionsprinzip

Eine Spraydose ist mehr als eine Verpackung. Der Begriff Sprühautomat wäre eigentlich zutreffender. Ein Querschnitt durch eine Aerosolpackung *(Abb. 1)* bringt

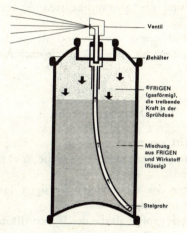

Abb. 1 Prinzip der Sprühpackung

Licht in das verschlossene Geheimnis. Der größte Teil der auf dem Markt befindlichen Aerosoldosen (Weißblech/Aluminium) besteht aus einem Wirkstoff/Treibmittelgemisch. Dabei fungiert ein flüssiges Treibmittel gleichzeitig als Lösungs- oder Dispergiermittel. D. h., ein Teil des Treibmittels ist im Wirkstoff gelöst und ein zweiter Teil liegt gasförmig als Druckpolster über dem Wirkstoff-Treibmittelgemisch. Betätigt man nun den Sprühkopf, drückt das gasförmige Treibmittel das Wirkstoff-Treibmittelgemisch durch das Ventil und durch den Sprühkopf nach außen. An der Luft expandiert (verdampft) das Treibmittel sofort und der zurückbleibende Wirkstoff verteilt sich gleichmäßig.

Je höher der flüssige Treibmittelanteil ist, desto trockener ist das Spray und umgekehrt. Man spricht hier von einem Zweiphasenaerosol (1).

1. Aerosolsysteme

1.1 Zweiphasenaerosol

Wie bereits im Funktionsprinzip beschrieben, handelt es sich um Zweiphasenaerosole, wenn das Treibmittel in zwei Phasen, flüssig und gasförmig, vorliegt.
In der flüssigen Treibmittelphase befinden sich die gelösten Wirkstoffe und Additive (z. B. Lösungsmittel).
Nach Öffnen des Ventils drückt die Gasphase die flüssige Phase durch das Steigrohr nach außen. Die plötzliche Expansion des Flüssig-Treibmittels durch Verdampfung auf ein etwa 300fach größeres Volumen bewirkt eine sehr feine Zerstäubung des darin gelösten Wirkstoffes (3).
Die Zweiphasenaerosole sind die gebräuchlichsten Anwendungsformen in der Aerosolindustrie.
Der Zerstäubungseffekt ist abhängig von Art und Menge des verwendeten Treibmittels. Partikelgrößen von 2 µm bis etwa 250 µm, je nach Applikationsbedarf, sind möglich.

1.2 Dreiphasenaerosole

Beim Dreiphasenaerosol tritt zur gasförmigen und zur flüssigen Phase des Treibmittels als dritte Phase eine im Treibmittel unlösliche Wirkstoffphase hinzu (z. B. wäßrige Wirkstoff-Lösungen).
Bei unterschiedlicher Dichte des verwendeten flüssigen Treibmittels ändert sich dementsprechend die Phasenstellung.
Ist die Dichte des Treibmittels größer als die der Wirkstofflösung, so bildet das verflüssigte Treibmittel die unterste Phase.
Bei Anwendung von Treibgasen mit geringerer Dichte bildet das verflüssigte Treibmittel die mittlere Phase.
In beiden Phasenstellungen muß Azeotropismus mitberücksichtigt werden. Diese Systeme müssen vor Gebrauch geschüttelt werden, damit während der Applikation eine Homogenität gewährleistet ist. Ein typisches Produktbeispiel ist die Wäschestärke (4).

1.3 Suspensionsaerosole

Die Suspensionsaerosole beinhalten feste Stoffe einer bestimmten Teilchengröße, je nach Anwendungsbereich in Suspendiermittel oder Flüssigkeiten gelöst, unter Zusatz von hohem Flüssig-Treibmittelanteil. Ein hierfür typisches Produktbeispiel ist das Puderaerosol.

1.4 Schaumaerosole

Bei Schaumaerosolen besteht die flüssige Phase entweder aus einer O/W-Emulsion, oder einer wäßrigen Lösung oberflächenaktiver Substanzen, dispergiert in flüssige Treibmittel.
Vor Gebrauch muß geschüttelt werden, um eine Homogenität zu erreichen. Bei Applizierung durch Ventil und Schaumkopf verdampft das flüssige Treibmittel und expandiert den Wirkstoff zu einem Schaum.

1.5 Komprimierte Treibmittelaerosole

Die komprimierten Treibmittel lassen sich hinsichtlich ihrer Löslichkeit im Aktivwirkstoff in zwei Gruppen einteilen:

a) unlösliche Treibmittel, wie Druckluft, Stickstoff und Edelgase,
b) begrenzt lösliche Treibmittel, wie Distickstoffmonoxid (N_2O) und Kohlendioxid (CO_2)

Für die Aerosolanwendung sind nur die begrenzt löslichen Treibmittel von Interesse. Ihre Löslichkeit, in der in Frage kommenden Wirkstofflösung, kann mit nachstehender Formel errechnet werden (5).

Allgemeine Formel zur Berechnung des *Bunsen*-Koeffizienten α

$$\alpha\, 20°C = \frac{G_G \cdot V_M}{M_G \cdot V_F \cdot (1.0133 \cdot P - P_L)} - \frac{(V_o - V_F) \cdot 0.9317}{V_F}$$

Dabei ist:

G_G	= Gewicht der eingewogenen Gasmenge in g
M_G	= Molekulargewicht des verwendeten Gases
V_M	= Molvolumen des verwendeten Gases unter NB (0°C, 760 Torr) in cm^3
V_F	= Volumen der flüssigen Phase bei 20°C in cm^3
P	= gemessener Druck bei 20°C in bar absolut
P_L*)	= Dampfdruck der flüssigen Phase bei 20°C in atm
V_o	= Nettofassungsraum des Behälters in cm^3
1,0133	= Umrechnungsfaktor in bar in atm
$0{,}9317 = \frac{273}{293}$	= Korrekturfaktor für das Gasvolumen im Kopfraum (bezogen auf NB anstatt 20°C)

---

*) ist P_L unter 0,1 atm, kann der Wert vernachlässigt werden

Der Vorteil dieser Systeme ist der nur geringe Druckanstieg bei erhöhter Temperatur sowie bei Applizierung kein Auftritt von Kälteeffekt. Nachteilig wirkt sich der auftretende Druckabfall aus, bedingt durch den zunehmenden Verbrauch des Wirkstoffes und daraus resultierenden Vergrößerung des Volumens des Gasraumes (6, 7).

1.6 Trennschichtsysteme

Unter Trennschichtsystemen versteht man das Separieren von Produkt und Treibmittel in einer Druckpackung. Dies kann durch einen Kolben oder Innenbeutel aus Kunststoff und Aluminium erreicht werden. Um optimale Entleerungsquoten erreichen zu können, ist nur ein geringer Treibmittelanteil notwendig. Es können komprimierte und verflüssigte Treibmittel verwendet werden (8).

2. Aerosol-Container nach DIN 55 502

2.1 Aerosol-Weißblechdosen

Die Aerosoldosen aus Weißblech sind dreiteilige Dosen. Sie bestehen aus dem Dom (Deckel), Rumpf und gewölbten Boden. Der Dom hat eine Öffnung zur Aufnahme von 1″-Ventilen. Gegen Korrosion ist die Dose innenschutzlackiert. Gefertigt werden überwiegend zwei Formen, normal dreiteilig und eingezogen (necked in) mit Prüfdrücken von 12 und 15 bar (Lieferanten sind: Crown, Züchner, Niedermeier, Staehle und Schmalbach-Lubeca).

2.2 Aerosol-Aluminiumdosen

Die Aerosoldosen aus Aluminium werden aus einem Stück im Fließpreßverfahren hergestellt und heißen demnach auch Aluminium-Monobloc-Aerosoldosen. Die Dosenöffnungen können für 1″- und 20-mm-Ø-Ventile ausgebildet sein, die Bodenform glatt oder konkav. Gegen Korrosion ist auch dieser Dosentyp innenschutzlackiert.
Gefertigt werden 3 Schulterformen: Rund-, Schräg- und Stufenschulter mit Prüfdrücken von 12, 15 und 18 bar (5, 6) (Lieferanten sind: Lechner, Boxal, Cebal/Deutschland, Höll und Tubex).

	AEROSOL CAN - 3 PIECES			BOITE AEROSOL - 3 PIECES							AEROSOLDOSE : 3 TEILIG	
SIZE APPELLATION NENNWERT	VOLUME INHALT NOMINAL	A ±0,7mm	B ±0,7 mm	C +1,5mm -0	D mm	E mm	F ±0,3mm	G ±0,15mm	H ±0,1 mm	I ±0,1 mm	TOP DOME TRICHTER	TEST PRESSURE PRESSION D'EPREUVE PRÜFÜBERDRUCK BARS / BAR
52 × 105 mm	210	114,7	105	98,3	9,65	52	55,5	31,15	25,4	45,42	SNAPLOCK	12 ET 15 AND UND
52 × 132 mm	270	141,7	132	125,3	9,65	52	55,5	31,15	25,4	45,42	SNAPLOCK	12 ET 15 AND UND
52 × 161 mm	335	171,2	161	154,8	9,65	52	55,5	31,15	25,4	45,42	SNAPLOCK	12 ET 15 AND UND
52 × 195 mm	405	204,7	195	188,3	9,65	52	55,5	31,15	25,4	45,42	SNAPLOCK	12 ET 15 AND UND
60 × 186 mm	520	199,5	186	179,4	13,5	60	63	31,15	25,4	52,96	SNAPLOCK	12 ET 15 AND UND
60 × 232 mm	650	245,5	232	225,4	13,5	60	63	31,15	25,4	52,96	SNAPLOCK	12 ET 15 AND UND
65 × 122 mm	405	137,3	122	115,2	15,5	65	68,8	31,15	25,4	58,5	SNAPLOCK	12
65 × 157 mm	520	172,5	157	149,7	15,5	65	68,8	31,15	25,4	58,5	SNAPLOCK	12
65 × 195 mm	650	210,5	195	187,8	15,5	65	68,8	31,15	25,4	58,5	SNAPLOCK	12
65 × 240 mm	800	255,9	240	233,2	15,5	65	68,8	31,15	25,4	58,5	SNAPLOCK	12
65 × 300 mm	1000	315,5	300	292,8	15,5	65	68,8	31,15	25,4	58,5	SNAPLOCK	12
	NECKED IN					SERTIS RETREINTS			EINGEZOGEN			
52/48/50 × 132 mm	270	140	132		8,0	52	50,7	31,15	25,4			
52/48/50 × 161 mm	335	169	161		8,0	52	50,7	31,15	25,4			
52/48/50 × 195 mm	405	203	195		8,0	52	50,7	31,15	25,4			
57/52/54 × 117 mm	285	126,5	117		9,5	57	55,5	31,15	25,4	45,42	SNAPLOCK	12 ET 15 AND UND
57/52/54 × 164 mm	405	173,5	164		9,5	57	55,5	31,15	25,4	45,42	SNAPLOCK	12 ET 15 AND UND
57/52/54 × 207 mm	520	217	207		9,5	57	55,5	31,15	25,4	45,42	SNAPLOCK	12 ET 15 AND UND
57/52/54 × 257 mm	650	266,5	257		9,5	57	55,5	31,15	25,4	45,42	SNAPLOCK	12 ET 15 AND UND

Abb. 2 Handelsüberblick

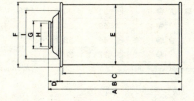
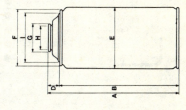

Abb. 3 Handelsüberblick

Produktfüllmenge = Volumen der Flüssigphase
Behältnisvolumen Reihe 1 = für nicht durch verdichtetes Treibgas getriebene Erzeugnisse
Reihe 2 = für durch verdichtetes Treibgas getriebene Erzeugnisse

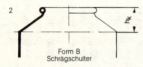

Form A
Rundschulter

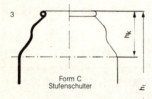

Form B
Schrägschulter

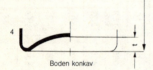

Form C
Stufenschulter

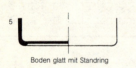

Boden konkav

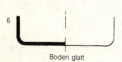

Boden glatt mit Standring

Boden glatt

Produkt-Füllmenge ml	Behältergröße (Nennmaß) ($d_1 \times h_1$) mm			Behältnis-Volumen Reihe 1 ml	Reihe 2 ml
50	35/88	38/77		75	
	35/105	38/90	40/83		89
75	35/127	38/110	40/100	110	
	38/128	40/118	45/97		130
100	38/138	40/125	45/105	140	
	40/156	45/128	50/106		175
125	40/156	45/128	50/106	175	
	45/150	50/125	53/114		210
150	45/150	50/125	53/114	210	
	50/156	53/142			270
200	50/156	53/142		270	
	50/191	53/173	59/141		335
250	50/191	53/173	59/141	335	
	53/205	59/169	65/146		405
300	53/205	59/169	65/146	405	
	59/214	65/183			520
400	59/214	65/183		520	
	65/224				650
500	65/224			650	
600	77/247				1000
750	77/247			1000	

Bei Verwendung vorgenannter Behältergrößen und unter Einhaltung der Werte für die Füllmenge und das Behältnisvolumen entfällt die Grundpreiskennzeichnungspflicht.

Auf Wunsch und bei entsprechenden Auflagen können in den genannten Durchmessern auch Zwischenlängen gefertigt werden. Desgleichen besteht die Möglichkeit, größere Aufträge in anderen Durchmessern auszuführen.

Ausführung						Behälter d_1	Kappensitzmaß h_k DIN 55505			Boden-tiefe ≈
1	2	3	4	5	6		Form A	Form B	Form C	
●			●	●	●	35	7,7			5,5
●			●	●	●	38	10,0			5,5
●			●			40	12,0			6,0
●	●	●	●			45	15,0	8,0		7,5
●	●	●	●			50	18,5	10,0		7,5
●	●	●	●	●	●	53	20,5	10,5	21,5	8,5
●			●			59	24,5			9,5
●		●	●			65	28,0		29,0	11,0
●			●			77	38,0			12,0

Änderungen vorbehalten   Alle Angaben sind unverbindlich

2.3 Aerosol-Glasflaschen

Die attraktivste Verpackung für flüssige kosmetische Produkte ist zweifelsohne die Aerosol-Glasflasche. Sie wird in den verschiedensten Formen und Farben mit und ohne Kunststoffmantel hergestellt und mit 20-mm-Ø-Glasflaschen-Aerosolventilen verschlossen.

Die kunststoffummantelten Aerosol-Glasflaschen (PVC-plastifiziert) verhindern das Fortfliegen von Glassplittern, die beim Bruch der Flasche entstehen. Dadurch ist ein zusätzlicher Sicherheitsaspekt gewährleistet (9).

3. Aerosolventile nach DIN 55 501

3.1 Aerosolventil-Ausführungen

Für jede gewünschte Applizierung gibt es eine spezielle Ventilspezifikation. 2 Ventilsysteme stehen zur Auswahl, Ventile mit Ventilstem (männlich) und Ventile ohne Ventilstem (weiblich). Für jedes dieser Systeme sind die hierfür passenden Sprüh- und Schaumköpfe, je nach Applizierungswunsch, verfügbar.
Der Ventilträger (Ventilteller) hat einen Ø von 1", passend zu den 1"-Öffnungen der Aerosoldosen.
Der Ventilteller wird mit einer Spezialmaschine (Crimper) homogen mit der Aerosoldose zusammengefügt (verclincht) und stellt somit eine geschlossene Einheit dar.

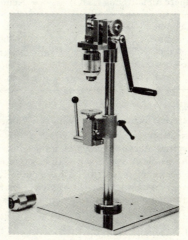

Abb. 4 Handbetriebener Crimper mit 1"-Crimpkopf und beiliegendem Spezialcrimpkopf für Glasflaschenventile

Bei den Glasflaschenventilen ist der Ventilteller kapselförmig. Diese Ventilkapsel (Ø 13, 15, 18 und 20 mm) wird mit der passenden Glasflasche oder Aluminium-Monoblocdose mit einem Crimper, ausgestattet mit einer Spezialzange, vercrimpt (homogen zusammengefügt) (10, 11).
Abb. 4 zeigt einen handbetriebenen Crimper mit 1"-Crimpkopf und beiliegendem Spezialcrimpkopf für Glasflaschenventile.

3.2 Aerosolventile mit Stem (männlich)

Abb. 5 zeigt einen Querschnitt dieses Ventiltyps mit einigen möglichen Varianten und Ausführungen.

Ventilteller (Ventilträger nach DIN 55501)
1. Weißblech (unlackiert oder beidseitig lackiert)
2. Aluminium (Alu Mg 3 BL, Oberseite goldfarbig, Unterseite pigmentlackiert (Micoflex). Sonderausführungen auf Anfrage

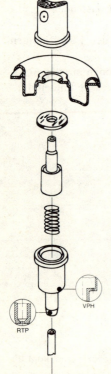

Außendichtung
R = Ringdichtung eingelegt
f. i. = eingegossene Dichtung
(wahlweise bei unlackierten Weißblechtellern)

Innendichtung
Material: Buna 55, 65 oder 70 und Neopren 70

Stem (Ventilkegel)
Material: Acetal-Copolymer, auf Wunsch auch Nylon, lieferbar mit folgenden inneren Meßöffnungen (IMO):

Innere Meßöffnung (IMO)		Kennfarbe
0,34 mm	(.0135")	rosa
0,41 mm	(.016")	hellblau
0,50 mm	(.020")	hellgrün
0,64 mm	(.025")	grau
0,76 mm	(.030")	gelb

Feder
Material: nichtrostender Stahl, auf Wunsch zusätzlich passiviert

Ventilkörper
Material: Acetal-Copolymer, wahlweise auch Nylon
Eine große Auswahl von Gasphasenöffnungen (VPH) und Ventilkörperverengungen (RTP), bzw. deren Kombinationen ergänzt das CA-75-System und macht es gleichermaßen geeignet für klassische Formulierungen wie für modernste Entwicklungen in der Aerosolindustrie.

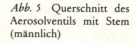

Abb. 5 Querschnitt des Aerosolventils mit Stem (männlich)

Gasphasenöffnung VPH		Ventilkörperverengung RTP		Kennfarbe
–	–	–	–	natur
0,30 mm	0.012″	–	–	lavendel
0,40 mm	0.016″	–	–	blau
0,50 mm	0.020″	–	–	grün
0,64 mm	0.025″	–	–	grau
–	–	0,46 mm	0.018″	orange
–	–	0,64 mm	0.025″	dunkelblau
0,30 mm	0.012″	0,46 mm	0.018″	purpur
0,30 mm	0.012″	0,64 mm	0.025″	rot
0,30 mm	0.012″	1,02 mm	0.040″	hellgelb
0,40 mm	0.016″	0,46 mm	0.018″	dunkelgelb
0,40 mm	0.016″	0,64 mm	0.025″	dunkelbraun
0,40 mm	0.016″	1,02 mm	0.040″	beige
0,50 mm	0.020″	1,02 mm	0.040″	dunkelgrün
0,64 mm	0.025″	0,64 mm	0.025″	türkis
0,64 mm	0.025″	0,76 mm	0.030″	schwarz

Steigrohr
Material: Polyethylen
1. Standard-Durchmesser, auf Wunsch mit Lochschnitt
2. Kapillarsteigrohr 0,70, 1,0 und 1,5 mm auf Wunsch mit Stufenschnitt

3.3 Aerosolventile ohne Stem (weiblich)

Abb. 6 zeigt einen Querschnitt dieses Ventiltyps mit einigen möglichen Varianten und Ausführungen.

Ventilteller (Ventilträger nach DIN 55501)
Weißblechteller
1. Weißblech
2. Weißblech BL (beidseitig gold-lackiert)
    Sonderausführungen möglich
Aluminiumteller
1. Alu blank
2. Alu Mg 3 BL (beidseitig gold-lackiert)
    Oberseite goldfarbig,
    Unterseite cremefarbig Micoflex
3. Alu eloxiert
    gold- oder silberfarbig

Außendichtung
Material: Buna
R = Ringdichtung eingelegt
f.i. = eingegossene Dichtung (wahlweise nur bei unlackierten Weißblechtellern)
Innendichtung
Material: Neopren, Buna 70 oder 65

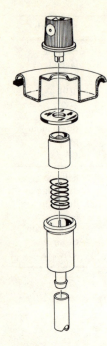

Federpfanne
Material: Nylon
Kennfarbe: Farblos oder weiß bei Innendichtung Neopren
          Grün bei Innendichtung Buna 70
          Gelb bei Innendichtung Buna 65

Feder
Material: Nichtrostender Stahl

Ventilkörper
Material: Nylon

Abb. 6   Querschnitt des Aerosolventils ohne Stem (weiblich)

Sonderausführungen des Ventilkörpers

Bezeichnung	Seitenloch	Verengung in der Steigrohraufnahme (RTP)	Kenn-Farbe	Steigrohr Standard	Kapillar-Steigrohr
Standard	–	–	farblos	x	x
V 10 S 7	0,7	1,0	grau	x	–
S 4	0,4	–	grün	x	x
S 8	0,8	–	gelb	x	x

Steigrohr
Material: Polyethylen
1. Standard mit Geradschnitt, auf Wunsch Lochschnitt am Steigrohrende
2. Kapillar-Steigrohr, Innendurchmesser 0,9 oder 1,4 mm Geradschnitt, auf Wunsch Stufenschnitt am Steigrohrende

3.4 Funktionsweise beider Systeme

Beim Stemventil bestimmt die Austrittsrate des zu versprühenden Wirkstoffes die IMO (innere Meßöffnung) im Ventilsystem.
Beim Ventil ohne Stem wird die Austrittsrate durch den Querschnitt der Meßrille

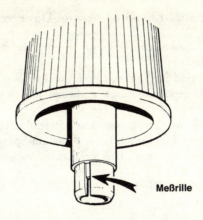

Abb. 7 Ventil ohne Stem; Austrittsrate wird durch Querschnitt der Meßrille am Sprühkopfschacht bestimmt

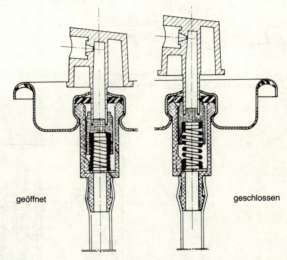

Abb. 8 Funktionsweise im Querschnitt des Ventils

am Sprühkopfschacht bestimmt. *Abb. 7* verdeutlicht dies. Die Funktionsweise beider Systeme ist aber gleich.

Der Ventilstem, mit aufgesetztem Sprühkopf, oder der Sprühkopf mit Meßrille, wird so weit heruntergedrückt, daß die IMO oder die Meßrille unterhalb der Innendichtung liegt. Der Innendruck, der durch das Treibmittel hervorgerufen wird, bewirkt die Versprühung des Produktes.

Durch Loslassen des Sprühkopfes entspannt sich die Feder, IMO und Meßrille werden in die Ausgangsstellung zurückgedrückt und das Ventil ist wieder geschlossen.

3.5 Aerosol-Kipp- und Aerosol-Dosierventile

Beide Ventiltypen sind Stemventile und werden in der Kosmetik in den Bereichen 1″ und ∅ 20 mm eingesetzt.

Die Aerosol-Kippventile sind für Sprays, Cremes und schäumende Produkte geeignet. Die Funktionsweise geschieht durch seitlichen Druck auf den Sprüh- oder Schaumkopf.

Die Aerosol-Dosierventile werden für sehr teure Produkte eingesetzt. In der Kosmetik liegt das Hauptanwendungsgebiet bei den Parfüm-Sprays. Die Dosiervolumina liegen zwischen 25 und 150 mm^3. Die Ventilausführungen sind ebenfalls in 1″ und ∅ 20 mm verfügbar.

Die Funktionsweise geschieht durch Herunterdrücken des Sprühkopfes, dadurch entleert sich die Dosierkammer.

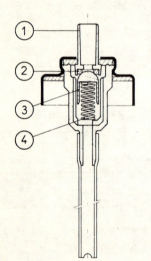

Abb. 9 Querschnitt einer Kippventil-Ausführung
1 = Stem
2 = innere Stemdichtung
3 = Verschlußkörper
4 = Feder

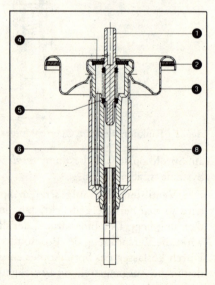

Abb. 10 Querschnitt einer Dosierventil-Ausführung
1 = Kernrohr ∅ 2,8 mm, Acetalharz
2 = Außendichtung, Perbuna
3 = Teller, Weißblech oder Aluminium
4 = Innendichtung, Buna oder Neopren
5 = Feder, V2A-Stahl 18/8
6 = Körper, Polyethylenharz
7 = Steigrohr, Polyethylen
8 = Dosierkammer, Polyamid

3.6 Aerosol-Puderventile

Die Aerosol-Puderventile finden ihren Einsatz in den Produktgruppen Trockenshampoo, Körper-, Fuß- und Deodorantpuder und fallen ebenfalls unter die Gruppierung der Stemventile.
Neue Ventilentwicklungen ermöglichen heute einen Feststoffanteil bis zu 35% Festkörperanteil (12).

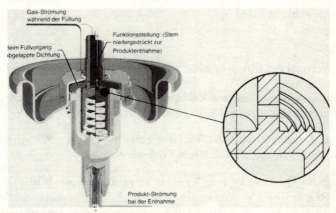

Abb. 11 Querschnitt einer Puderventil-Ausführung
Durch die Anordnung der patentierten konzentrischen Ringe auf der Dichtfläche des Stems (Ventilkegel) werden neben konstanten Sprühraten und gleichmäßigem Sprühbild optimale Abdichtung und minimale Kriechverluste erreicht.

3.7 Aerosol-Glasflaschenventile

Die Aerosol-Glasflaschenventile gibt es in den Ø 13, 15, 18 und 20 mm. Die Ventilausführungen gibt es mit und ohne Stem und spezifiziert als Dauersprüh-, Kipp- und Dosierventile.
Der Hauptanwendungsbereich in der Kosmetik liegt in der Parfüm-Applizierung.

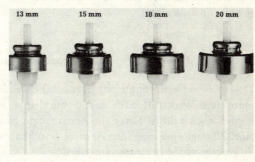

Abb. 12 Mögliche Aerosol-Glasflaschenventil-Ausführung in verschiedenen Kapseldurchmessern (12)

4. Aerosol-Sprühköpfe

Die Wahl des Sprühkopfes richtet sich nach der gewünschten Sprühcharakteristik und differenziert sich u. a. in Sprühmenge, Sprühwinkel, Sprühbild und Teilchengröße.

Diese Sprühcharakteristik wird erzielt einerseits durch die innere Meßöffnung (IMO) im Ventilstem (siehe 3.2) oder durch den Querschnitt der Meßrille im Sprühkopf (siehe 3.4) und andererseits durch die Dimensionen der Endöffnung der eingesetzten Sprühkopfdüse.

4.1 Aerosol-Sprühköpfe ein-, zwei- und dreiteilig, Schaumköpfe

Abb. 13 zeigt im Querschnitt eine Variante eines einteiligen Sprühkopfes, geeignet für Spraysysteme mit hohem Treibmittelanteil.

Abb. 14 zeigt im Querschnitt eine Variante eines zweiteiligen Wirbelsprühkopfes, geeignet für Spraysysteme mit mittlerem Treibmittelanteil.

Abb. 15 zeigt im Querschnitt eine Variante eines dreiteiligen Wirbelsprühkopfes, bei dem ein Regulator als Vordosiereinheit der Wirbeldüse vorgeschaltet ist.
Dadurch wird erreicht, daß Austrittsraten reduziert werden und der Spray durch Verkleinerung der Teilchengröße trockener wird. Besonders geeignete Einsatzgebiete sind Spraysysteme mit komprimierten Treibmitteln wie CO_2 und N_2O.
Die für das zu versprühende Produkt geeignete Ventilsprühkopfkombination zu eruieren, ist Aufgabe des Aerosol-Technologen. Die Vielzahl der Kombinationsmöglichkeiten aller Ventilsprühkopf-Zulieferanten garantieren positive Problemlösungen, die durch Spezial-Laboratorien durchgeführt werden (13).

Abb. 16 zeigt im Querschnitt den allgemein bei dem Verbraucher bekannten Schaumkopf. Speziell für die zu verschäumenden Produkte stehen weitere Applikationsmöglichkeiten von der hierfür zuständigen Zulieferindustrie zur Verfügung. Die hauptsächlichen Anwendungsgebiete sind Verschäumungen von O/W-Emulsionen (Öl in Wasser).

4.2 Aerosol-Sprühkappen

Da zur Komplettierung einer Sprüheinheit außer Dose, Ventil, Sprühkopf, Treibmittel und Wirkstoff auch eine Schutzkappe zum Protegieren der Ventil-Sprühkopf-Einheit gehört, bieten die Aerosol-Sprühkappen beides.
Abb. 20 zeigt eine mögliche Aerosol-Sprühkappe, die Sprühkopf, Schutzkappe und Sicherungskappe in einem integriert.

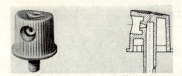

Abb. 13 Querschnitt eines einteiligen Sprühkopfes, für Spraysysteme mit hohem Treibmittelanteil geeignet

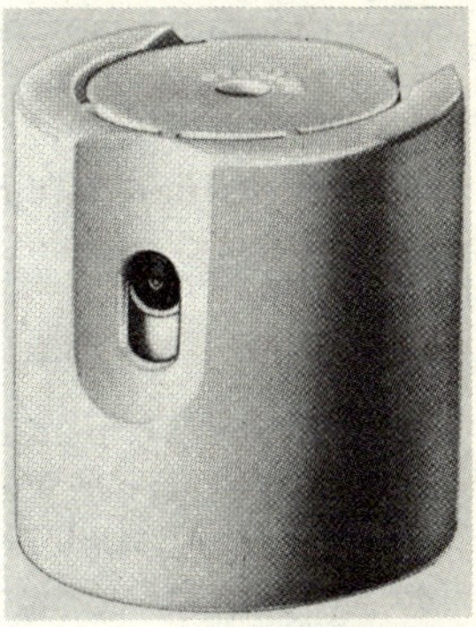

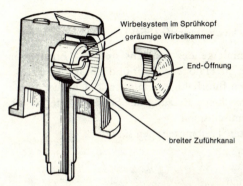

Abb. 17 Aerosol-Sprühkappe

Abb. 14 Querschnitt eines zweiteiligen Wirbelsprühkopfes, für Spraysysteme mit mittlerem Treibmittelanteil

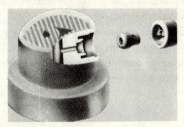

Abb. 15 Querschnitt eines dreiteiligen Wirbelsprühkopfes, dem ein Regulator als Vordosiereinheit der Wirbeldüse vorgeschaltet ist

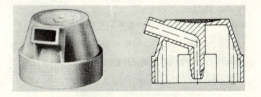

Abb. 16 Querschnitt eines Schaumkopfes

5. Aerosol-Treibmittel

5.1 Verflüssigte Treibmittel

Zu den verflüssigten Treibmitteln zählt man alle die Stoffe, die bei normaler Raumtemperatur und Atmosphärendruck gasförmig sind und die sich bei Druckerhöhung soweit zu einem Dampf verdichten, bis dieser die Sättigungsgrenze erreicht, um schließlich bei weiterer Kompression zu einer Flüssigkeit zu kondensieren.

Die Kondensation zu einer flüssigen Phase ist nur möglich im Temperaturbereich unterhalb der kritischen Temperatur (2).

5.1.1 Fluor-Chlor-Kohlenwasserstoffe (FKW)

FKW-Aerosol-Treibmittel sind Abkömmlinge des Methans und des Ethans. Im Molekül ist dabei der Wasserstoff durch die Halogene Fluor und Chlor ersetzt.

Diese für die Aerosol-Technik wichtigen fluorhaltigen Halogenkohlenwasserstoffe sind weder brennbar noch toxisch, rufen keine Reizung der Schleimhäute hervor, sind geruchlos und außerordentlich chemisch stabil.

Die für die Aerosol-Technik interessanten Treibmitteltypen sind:

    FKW   11 = Trichlorfluormethan
    FKW   12 = Dichlordifluormethan
    FKW 114 = Dichlortetrafluorethan
                   und deren Gemische.

In der Bundesrepublik Deutschland werden diese Aerosol-Treibmittel von der Hoechst AG (2) unter der Bezeichnung Frigen® und von der Kali-Chemie AG (14) unter der Bezeichnung Kaltron® vertrieben.

Da in der Aerosol-Technologie meistens mit Mehrstoffsystemen gearbeitet wird, die mit FKWs vermischt werden sollen, müssen die dadurch verbundenen Mischbarkeitsprobleme durch Laboratoriumsversuche erzielt werden.

Mit FKWs sind in jedem Mischungsverhältnis mischbar:

    Ether
    Ketone
    Alkohole
    Glykolether
    Ester
    Chlorkohlenwasserstoffe
    aliphatische und alicyclische Kohlenwasserstoffe
    Terpene.

Nur beschränkt mischbar mit FKW-Typen sind:

    Mehrwertige Alkohole (Ethylenglykol, Glycerin)
    Phenole
    aromatische Alkohole.

Praktisch nicht mischbar mit FKW-Typen ist Wasser.
Tab. 1 zeigt die physikalischen und chemischen Daten der obengenannten FKW-Typen

Tab. 2 und *Tab. 3* die Dampfdrücke von FKW-Gemischen in bar (abs) – (14).

Tab. 1 Physikalische und chemische Daten

	Dimension	FKW 11	FKW 12	FKW 113*)	FKW 114
chem. Formel	–	CCl_3F	CCl_2F_2	$CClF_2-CCl_2F$	$CClF_2-CClF_2$
chem. Bezeichnung	–	Trichlor-fluor-methan	Dichlor-difluor-methan	Trichlor-trifluor-ethan	Dichlor-tetrafluor-ethan
Molekulargewicht	–	137,38	120,93	187,4	170,93
Erstarrungspunkt	°C	–111	–158	–35	–94
kritische Temperatur	°C	198	112	214	146
kritischer Druck (abs)	bar	44,1	41,2	34,8	32,7
kritische Dichte	kg/dm³	0,548	0,558	0,576	0,578
Siedepunkt	°C	23,8	–29,8	47,6	3,8
Dichte bei +20°C	kg/dm³	1,49	1,33	1,58	1,47
Dichte bei +40°C	kg/dm³	1,44	1,25	1,53	1,41

*) Für Treibgas 113 stehen besondere Druckschriften zur Verfügung.

5.1.2 Kohlen-Wasserstoffe (KW)

KW-Aerosol-Treibmittel bestehen aus den Kohlenwasserstoffen Propan und Butan oder aus einer Mischung beider Gase.
Propan hat die chemische Formel C_3H_8, wird als C_3-Kohlenwasserstoff bezeichnet und in der Strukturformel als offene Kette dargestellt. Butan besteht immer aus einer Mischung von Normal- und Isobutan, hat die chemische Formel C_4H_{10} und wird als C_4-Kohlenwasserstoff bezeichnet.
Isobutan hat die gleiche Summenformel wie Normalbutan und kann aufgrund seines Dampfdruckes, 3,4 bar (abs) bei +20°C, in vielen Fällen ohne Mischung mit Propan eingesetzt werden.

Tab. 2 Dampfdrücke von FKW-Gemischen in bar (abs)

°C	Kaltron 12	Mischung 10:90	20:80	25:75	Kaltron 11/12 30:70	37:63	50:50	60:40	Kaltron 11
−30	1,0046	0,92	0,84	0,79	0,75	0,69	0,57	0,48	0,09171
−20	1,5102	1,39	1,27	1,20	1,14	1,05	0,88	0,74	0,15681
−10	2,1927	2,02	1,84	1,75	1,66	1,53	1,29	1,09	0,25606
0	3,0890	2,85	2,60	2,48	2,35	2,17	1,83	1,56	0,40149
10	4,2384	3,92	3,58	3,42	3,25	3,00	2,59	2,26	0,60719
20	5,6825	5,25	4,81	4,59	4,37	4,05	3,44	3,02	0,88927
30	7,4655	6,88	6,35	6,06	5,77	5,36	4,57	3,94	1,26560
40	9,6337	8,88	8,21	7,84	7,47	6,95	5,95	5,15	1,75540
50	12,2360	11,32	10,46	10,00	9,54	8,88	7,63	6,63	2,37940
60	15,3260	14,10	13,13	12,57	12,00	11,19	9,63	8,41	3,15900
70	18,9570	17,80	16,27	15,59	14,89	13,96	12,02	10,52	4,11670
80	23,1910	21,60	19,95	19,12	18,28	17,09	14,81	13,00	5,27540

Tab. 3 Dampfdrücke von FKW-Gemischen in bar (abs)

°C	Kaltron 114	Mischung Kaltron 12/114 20:80	40:60	80:20	Kaltron 12
−30	0,22182	0,42	0,60	0,88	1,0046
−20	0,36304	0,66	0,92	1,34	1,5102
−10	0,56961	0,99	1,36	1,95	2,1927
0	0,86100	1,44	1,94	2,76	3,0890
10	1,25900	2,04	2,71	3,79	4,2384
20	1,78760	2,81	3,68	5,10	5,6825
30	2,47230	3,78	4,90	6,72	7,4655
40	3,34020	4,98	6,39	8,69	9,6337
50	4,41960	6,46	8,21	11,07	12,2360
60	5,74020	8,24	10,39	13,89	15,3260
70	7,33360	10,37	12,97	17,22	18,9570
80	9,23350	12,87	16,00	21,10	23,1910

Tab. 4 zeigt die physikalischen Daten von Propan, Butan und Isobutan, *Abb. 18* zeigt den Dampfdruck der KW-Treibmittel in Abhängigkeit von der Zusammensetzung und der Temperatur.

Die Kohlenwasserstoffe $nC_4-iC_4-C_3$ und deren Gemische sind in jedem Verhältnis u. a. mischbar mit Methylenchlorid, Ether, Alkohole, Chloroform und FKW-Aerosol-Treibmittel. Bei stark wasserhaltigen Wirkstoffen haben sich KW-Aerosol-Treibmittel besonders bewährt. Säurebildung, Veränderungen bzw. Korrosionserscheinungen treten nicht auf.

KW-Aerosol-Treibmittel sind weder giftig noch gesundheitsschädlich, aber brennbar und können zur Entflammbarkeit des Aerosolproduktes beitragen. D. h. gemäß

Tab. 4 Physikalische Daten

		Propan	n-Butan	Iso-Butan
chem. Formel		C_3H_8	C_4H_{10}	C_4H_{10}
relative Molekülmasse	mcl	44,097	58,124	58,124
kritische Temperatur	°C	96,8	152	135
kritischer Druck	bar	42,6	37,9	36,5
Siedepunkt bei Normaldruck (b. 1,013 bar)	°C	−42,1	−0,5	−11,7
molares Normvolumen	m³/kmcl	21,92	21,55	21,55
Dichte, flüssig b. 15°C	kg/l	0,507	0,585	0,563
Normdichte 0°C; 1,013° bar	kg/m³	2,012	2,703	2,697
Dichteverhältnis (Luft = 1)		1,556	2,096	2,085
Zündtemperatur mit Luft	°C	510	490	490
Zündgrenzen in Luft bei 20°C und 1 bar	Vol.-%	2,1−9,3	1,8−8,4	1,8−8,4
Vol.-Vergrößerung bei Übergang von der Flüssig- in die Gasphase (20°C Normzustand 1,013 bar)		1:234	1:216	1:214

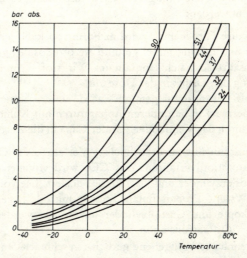

Abb. 18 Dampfdruck der KW-Treibmittel in Abhängigkeit von der Zusammensetzung und der Temperatur

Dampfdruck bei 20°C: frühere Angaben (atü od. kP/cm²)
SI-Einheiten (bar) abs.   1,4   4,2
2,4   5,1   2,7   8,1
3,7   9,0   3,5
4,4

Für Sonderfälle sind KW-Treibmittel auf Anforderung auch mit anderen Dampfdrücken in Tank- oder Kesselwagen lieferbar.

TRG 300 (Technische Regeln Gase), Punkt 3.9 Ziffer 4: Eine Druckgaspackung muß gekennzeichnet werden mit »brennbar« oder das Symbol »Flamme« tragen, wenn der Anteil an *brennbaren Komponenten* mehr als 45 Gew.-% oder mehr als 250 g beträgt.

Die gesetzlichen Vorschriften gehen davon aus, daß bei Einhaltung der Bestimmungen auch bei Verwendung von brennbaren Treibmitteln wie Propan/Butan kein erhöhtes Sicherheitsrisiko gegeben ist (15, 16).

5.2 Komprimierte Treibmittel (vgl. 1.5)

Kohlensäure (CO_2)

CO_2-Aerosole sind keine Entwicklung neuester Zeit, sondern bereits so alt wie die Aerosol-Industrie selbst. Auf der Suche nach unproblematischen Treibmitteln entstanden parallel zu den Aerosolen auf FKW-Basis Anfang der 60iger Jahre bereits einige Verfahren zur Herstellung von CO_2-Aerosolen. Als Beispiel können zwei Verfahren genannt werden:

1. Feste Kohlensäure (Trockeneis) wird in Form von kalibrierten Stückchen in die mit Wirkstoff und Lösungsmittel gefüllte Aerosoldose eingeführt. Die sublimierende Kohlensäure löst sich langsam im Wirkstoff-Lösungsmittelgemisch und baut gleichzeitig den Druck in der Dose auf.
2. Das Wirkstoff-Lösungsmittelgemisch wird unter bestimmten Bedingungen (Druck, Temperatur) in besonderen Apparaturen mit Kohlensäure gesättigt und anschließend durch das Ventil oder »Under Cap« in die Aerosoldose eingefüllt.

Das heute fast ausschließlich gebräuchlichste Verfahren der CO_2-Abfüllung ist das Gasinjektions-Saturationsverfahren. Das CO_2 wird volumetrisch in gasförmigem Zustand über Dosierzylinder und Gasfüllkopf dosiert. Die vorhandenen Abfüllmaschinen (für FKWs und Propan/Butan) können mit relativ geringem Aufwand auf größere Gasfüllköpfe und Gasfüllzylinder umgerüstet werden oder man ergänzt eine zweite reine CO_2-Gasfüllstation.

CO_2 ist ein unbrennbares, weitgehend geruch-, geschmack- und farbloses Gas ohne nennenswerte toxische Wirkung.

Aus *Tab. 5* sind alle nennenswerten physikalischen Daten ersichtlich (19).

Im weiteren wird auf die Literaturangaben 5, 6, 7 und 17 hingewiesen.

Distickstoffmonoxid (N_2O)

In der Bundesrepublik Deutschland ist der Einsatz von N_2O als Aerosol-Treibmittel begrenzt. Das Haupteinsatzgebiet liegt im Schlagsahnebereich, da N_2O den sauren Charakter des CO_2 nicht besitzt.

Tab. 5 Für Kohlensäure – CO_2 – flüssig – dampfförmig

Temperatur t °C	Temperatur T °K	Druck p kg/cm²	Spez. Gewicht flüssig γ' kg/m³	Spez. Gewicht Dampf γ'' kg/m³	Spez. Volumen flüssig v' l/kg	Spez. Volumen Dampf v'' l/kg	Verd. Wärme r'' kcal/kg	r''/T	Entropie flüssig s' kcal/kg grd.	Entropie Dampf s'' kcal/kg grd.	Enthalpie flüssig i' kcal/kg	Enthalpie Dampf i'' kcal/kg
+31	304,1	74,96	463,9	463,9	2,156	2,156	0	0	1,1098	1,1098	133,50	133,50
+30	303,1	73,34	596,4	334,4	1,677	2,990	15,05	0,0497	1,0854	1,1351	125,90	140,95
+25	298,1	65,59	705,8	240,0	1,417	4,167	28,53	0,0957	1,0628	1,1585	118,80	147,33
+20	293,1	58,46	770,7	190,2	1,298	5,258	37,10	0,1266	1,0468	1,1734	114,00	151,10
+15	288,1	51,93	817,9	158,0	1,223	6,323	43,07	0,1495	1,0340	1,1835	110,10	153,17
+10	283,1	45,95	858,0	133,0	1,166	7,519	48,09	0,1699	1,0218	1,1917	106,50	154,59
+5	278,1	40,50	893,1	113,0	1,120	8,850	52,35	0,1882	1,0103	1,1985	103,10	155,45
0	273,1	35,54	924,8	96,3	1,081	10,383	56,13	0,2055	1,0000	1,2055	100,00	156,13
−5	268,1	31,05	953,8	82,4	1,048	12,141	59,50	0,2219	0,9890	1,2109	96,91	156,41
−10	263,1	26,99	980,8	70,5	1,019	14,194	62,51	0,2376	0,9787	1,2163	94,09	156,60
−15	258,1	23,34	1006,1	60,2	0,994	16,609	65,26	0,2528	0,9690	1,2218	91,44	156,70
−20	253,1	20,06	1029,9	51,4	0,971	19,466	67,79	0,2678	0,9594	1,2272	88,93	156,77
−25	248,1	17,14	1052,6	43,8	0,950	22,885	70,14	0,2827	0,9501	1,2323	86,53	156,67
−30	243,1	14,55	1074,2	37,0	0,931	27,001	72,37	0,2977	0,9408	1,2385	84,19	156,56
−35	238,1	12,26	1094,9	31,2	0,913	32,008	74,51	0,3129	0,9314	1,2443	81,88	156,39
−40	233,1	10,25	1115,0	26,2	0,897	38,164	76,58	0,3285	0,9218	1,2503	79,59	156,17
−45	228,1	8,49	1134,5	21,8	0,881	45,809	78,59	0,3445	0,9120	1,2565	77,30	155,89
−50	223,1	6,97	1153,5	18,1	0,867	55,407	80,56	0,3611	0,9020	1,2631	75,01	155,57
−55	218,1	5,66	1172,1	14,8	0,853	67,620	82,50	0,3783	0,8917	1,2700	72,72	155,22
−56,6	216,5	5,28	1177,9	13,8	0,849	72,220	83,12	0,3839	0,8885	1,2724	71,97	155,09

Auch wird N₂O in vereinzelten wasserbasierenden Aerosolen, abgepackt in Weißblechdosen, aus Korrosionsgründen eingesetzt.
Detaillierte Hinweise geben die Literaturangaben 17 und 18.

5.3 Dimethylether (DME)

Dieses neu in die Aerosolindustrie aufgenommene Treibmittel zeichnet sich durch seine gute Löslichkeit im Wasser aus.
Trotz Publikation (20–23) ist DME in der Bundesrepublik Deutschland als Aerosol-Treibmittel noch nicht im Einsatz.
Über die chemischen und physikalischen Eigenschaften sowie Darstellungen und Einsatzgebiete wurde ausführlich Stellung genommen in den Büchern »Aerosol Technologie« von *W. Tauscher* (4) und »The Aerosol Handbook« von *M. A. Johnsen*. (24).

6. Aerosol-Abfüllsysteme

6.1 Kältefüllung

Die Abfüllung von Aerosolen nach dem Kälteverfahren gehört zu den Pioniertagen des Aerosols. Das abzufüllende Treibmittelgemisch wird durch Kühlung bis unter den Siedepunkt der am niedrigsten siedenden Treibmittelkomponente verflüssigt. Das Füllgut wird auf dieselbe Temperatur abgekühlt. Die kalten Komponenten werden dann nacheinander oder nach vorheriger Mischung in die offenen Aerosolbehälter dosiert. Danach erfolgt Ventilzuführung, Clinchung und Dichtigkeitsüberprüfung.
Bei der Kältefüllung können hohe Stundenleistungen erzielt werden, da die Füllzeit, im Gegensatz zur Abfüllung unter Druck, unabhängig von den Ventilquerschnitten ist. Demgegenüber stehen unvermeidbare hohe Treibmittelverluste und hoher Energieaufwand für die Unterkühlung.
Dieses Verfahren wird heute noch vereinzelt in der pharmazeutischen Industrie angewandt (25). Für die Aerosol-Industrie ist die Kältefüllung heute bedeutungslos.

6.2 Under-cap-Füllung

Dieses System vereinigt die Vorteile der Kältefüllung (unabhängige Füllzeit von den Ventilquerschnitten) mit den Vorzügen der Druckabfüllung (Arbeiten bei Raumtemperatur).

Es wird wie folgt verfahren:
Zunächst wird die Wirkstofflösung in die Aerosoldose gefüllt, danach das Ventil lose aufgesetzt und die gesamte Einheit unter die Abfüllmaschine transportiert.
Durch Absenken der Clinchmanschette wird die Aerosoldose unterhalb der Dosenöffnung mit einer Glocke abgedichtet. Die eingeschlossene Luft kann gegebenenfalls mittels einer Vakuumpumpe aus der Aerosoldose entfernt werden. Anschließend wird das Ventil angehoben, das Treibmittel zwischen Dosenrollrand und Ventil injiziert und das Ventil verclincht (homogene Vereinigung zwischen Ventil und Dosenrollrand).
Dieses Verfahren gewinnt wieder an Bedeutung, insbesondere bei Abfüllungen mit DME (Dimethylether).

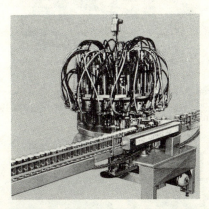

Abb. 19 18-Kopf-Rotary-Under-cap-Füller (Rundläufer) mit 3 Kombinationen in einem Vorgang: Luftevakuierung, Treibmittelfüllung und Ventilclinchung. Die Leistung dieser Maschine liegt bis zu 450 Dosen/Min.

6.3 Druckfüllung

Mit diesem Verfahren ist die heutige Aerosolindustrie ausgestattet. Je nach gewünschten Stückzahlen stehen die hierfür in Frage kommenden Abfüllmaschinen seitens der Zulieferindustrie zur Verfügung (26).
Der Abfüllvorgang erfolgt bei Raumtemperatur und verfahren wird wie folgt:
Die bereits mit Wirkstofflösung gefüllte und verclinchte Aerosoldose wird dem Treibmittelfüllkopf zugeführt. Dieser senkt sich gasdicht auf die Dose und injiziert das unter Druck verflüssigte Treibmittel durch das Ventil in die Dose.
Nach dem Treibmittelabfüllvorgang verbleibt im Aerosolbehälter ein Luftpolster, das den Betriebsdruck beträchtlich erhöhen und oft über die zulässige Druckgrenze

hinaus steigen kann. Durch Purgen (Verdrängung der Luft) kann dieser Effekt vermieden oder zumindest verringert werden.
Die Füllzeit ist abhängig von der Treibmittelmenge, dem Ventilquerschnitt und dem angewendeten Druck.

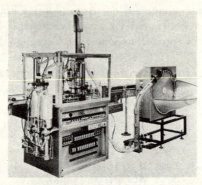

Abb. 20 Vollautomatische Aerosolabfüllanlage mittlerer Geschwindigkeit mit vollautomatischer Ventilzuführung und -plazierung. Diese kompakte Maschinenanlage verfügt über eine Leistung bis zu 4 Mio. Einheiten p. a. (per annun).

7. Aerosol-Testmethoden

7.1 Sprühverhalten

Das Sprühverhalten von Aerosolen wird in einem schwarz verkleideten Abzug unter einem Lichtpegel getestet. Diese Parameter machen den Sprühnebel sichtbar. Hierbei kann man visuell feststellen, ob das zu versprühende Produkt eine feine bis mittlere oder grobe Sprühcharakteristik besitzt, inwieweit ein Dreiphasenaerosol ein stoßartiges Sprühverhalten zeigt, ob ein Puderaerosol zur Ventilverstopfung neigt, oder ein Schaumaerosol die gewünschte Schaumfeinstporigkeit besitzt.
Desweiteren prüft man die Sprührate, indem man über eine bestimmte Sekundeneinheit bei voll geöffnetem Ventil sprüht, das Gewicht der Dose vor und nach dem Sprühen exakt bestimmt und den Gewichtsverlust pro Sekunde Sprühdauer berechnet.
Die Sprührate sollte bei einer fast leeren Aerosol-Dose ebenso groß sein wie bei einem vollen Aerosol, d. h., gleichbleibende Sprayparameter von Anfang bis Ende.

7.2 Lagerstabilität

Die einzige verläßliche Methode, um die Lagerstabilität eines Aerosolproduktes zu testen, ist tatsächlich die Lagerung über mehrere Monate. Da der Markt meistens Produktinnovationen schnell vermarkten will, versuchte man, Schnellverfahren zu entwickeln, um diesen langwierigen Prozeß zu beschleunigen. Bis jetzt ist aber hierfür noch keine äquivalente Methode gefunden worden. Die Lagerung bei erhöhter Temperatur wird allgemein als Beschleunigungstest angewandt. Doch hier sind die Meinungen der Fachleute unterschiedlich. Erfahrungen haben gezeigt, daß Lagerung des Original-Aerosols, angepaßt an das Pendelverfahren (tagsüber bei $+40°C$ und nachts Raumtemperatur), über 3 Monate ähnliche Ergebnisse wie 6 Monate Lagerung bei Raumtemperatur erbrachten.

Um jedoch absolute Sicherheit zu haben, ist es ratsam, beide Methoden nebeneinander zu testen.

Nach der Lagerung werden Sprühverhalten, Sprühraten und Geruchsveränderung überprüft.

Durch Aufsägen der Dosen werden Korrosionserscheinungen an der Doseninnenwand, am Ventil und im Ventil-Clinchbereich überprüft.

Während der gesamten Lagerung ist es angebracht, auch den Gewichtsverlust pro/Jahr zu bestimmen, der 4 g/pro Jahr nicht übersteigen sollte.

7.3 Dichtigkeit

Es ist vom Gesetzgeber vorgeschrieben und in der TRG (Technische Regeln Gase) verankert, daß Aerosolerzeugnisse auf Dichtigkeit überprüft werden müssen. Allgemein wurde bis dato hierfür ein Wasserbad benutzt, das auf ca. 55 bis $60°C$ temperiert ist und gewährleistet, daß die Füllung der Aerosoldose den auf $+50°C$ bezogenen Überdruck annimmt.

Dosen, die während der Wasserbadprüfung Undichtigkeiten oder irreversible Verformungen aufweisen, müssen ausgeschieden werden.

Undichtigkeiten können bei Alumonobloc-Dosen zwischen Ventil und Dosenrollrand auftreten und bei Weißblechdosen an Boden- und Deckfalz, Rumpfschweißnaht und zwischen Ventil und Dosenrollrand. In allen Fällen ist dies durch Bläschenbildung erkennbar.

8. Aerosol-Produkte

8.1 Kosmetik

Der größte Anteil an produzierten Aerosolen wird in der Kosmetik vermarktet. Haar-, Deodorant- und Parfüm-Sprays sowie Schäume, Schaummasken, Sonnenschutz-, Rasier- und Enthaarungsschäume sind fester Bestandteil der Kosmetik und fest integriert.
Die nachstehend aufgeführten Produktgruppen sollen einen Einblick in die wichtigsten kosmetischen Aerosole geben.

8.1.1 Haarspray-Aerosole

Die Abfüllung von Haarsprays in Aerosolform war zweifellos ein Fortschritt. Mit Hilfe dieser Technik war es möglich, in idealer Weise einen feinen, gleichmäßigen und schnell trocknenden Lackfilm auf das Haar aufzutragen.
Die ersten Haarsprays bestanden hauptsächlich aus alkoholischen Schellacklösungen. Die fixierenden Eigenschaften und der Haarglanz waren gut, jedoch war es schwierig, den entstandenen Polymerfilm aus dem Haar herauszuwaschen.
Als Naturprodukt unterlag der Schellack keinem reproduzierbaren Parameter, so daß der Entwicklungsprozeß auf dem Aerosol-Haarlackgebiet schnell weiter ging.
Schellack wurde durch synthetische Produkte, insbesondere durch Polyvinylpyrrolidon (PVP) und Polyvinylacetat ersetzt. Als Treibmittel wurde fast ausschließlich FKW angewandt.
Zwei Faktoren bestimmen heute wesentlich die Formulierungen von Haarsprayrezepturen:

1. Die sogenannte FKW-Ozonhypothese und dadurch FKW-Substituierung (45).
2. Die Besteuerung von Isopropylalkohol und dadurch Verteuerung des Sprays.

Um hier eine Anpassung an die vorgegebenen Tatsachen zu erreichen, werden verschiedene Maßnahmen erforderlich.
Die Substitution der FKW erfolgt im allgemeinen durch Kohlenwasserstoffe wie Propan/Butan. Diese sind aber schlechtere Lösungsmittel und man muß bei der Formulierung hierauf Rücksicht nehmen.
Als Filmbildner werden in Europa Vinylpyrrolidon-Vinylacetat bzw. Vinylacetat-Crotonsäure-Copolymere eingesetzt. Als Neutralisationspolymere für die zweite Gruppe werden Aminoalkohole verwendet.

Löslichkeitsverbesserung bei Propan/Butan-Formulierungen

Für eine Löslichkeitsverbesserung in Propan/Butan-Formulierungen kann Methylenchlorid bis zu 35% eingesetzt werden. In Schweden und in der Schweiz ist Methylenchlorid allerdings verboten; in Frankreich oder England wird es aus Marktgewohnheit kaum eingesetzt.

Der Zusatz von Wasser erniedrigt ebenfalls den Trübungspunkt, d. h. die Löslichkeit wird verbessert. Auch in Ländern wo FKWs verboten sind, kann man mit den bekannten Filmbildnern Haarsprays herstellen. Der Zusatz von Wasser beträgt 3 bis 7%. So braucht man bei 25% Propan/Butan etwa 3 bis 4% Wasser.

Günstige Werte bei den VP/VA-Copolymeren erreicht man mit Alkohol, wobei 12% Methylenchlorid genügen, um einen Trübungspunkt von $-10\,°C$ zu erreichen. Mit Ethanol erreicht man günstigere Trübungspunkte als mit Isopropanol. Die Erniedrigung des Trübungspunktes kann man auch mit Treibmittel 11 erreichen.

Eine weitere Möglichkeit besteht im Einsatz von Dimethylether (DME). Dieser hat gute Treibgas- und hervorragende Lösungseigenschaften.

Die Mischbarkeit mit Wasser macht ihn brauchbar für Aerosole mit hohen Wasseranteilen wie Raum-, Deo- oder Insektizidsprays. Der Einsatz erfolgt derzeit hauptsächlich in den Niederlanden. Für den Straßenverkehr sind in der Bundesrepublik Deutschland Sondergenehmigungen notwendig.

Modifizierung der Harze

Eine bessere Propan/Butan-Verträglichkeit der Filmbildner kann man erreichen, wenn man den bisherigen Ausgangspolymeren eine dritte Komponente mit längerer CH_2-Gruppe zugibt. Als dritte Komponente wird hier Vinylpropionat vorgeschlagen. Ein günstiges Mischpolymerisat besteht aus Vinylpyrrolidon 30%, Vinylacetat 40% und Vinylpropionat 30%. Die KW-Verträglichkeit der Harze steigt so von 47 auf 62%, die Wasseraufnahme nimmt von 11 bis 9% ab.

Auch beim Harztyp Crotonsäure-Vinylacetat kann durch eine Modifizierung mit Vinylpropionat die anwendungstechnische Eigenschaft verbessert werden. Die Zusammensetzung des Harzes ist hier bei Vinylacetat 50%, Vinylpropionat 40% und Crotonsäure 10% optimiert.

Um das Löslichkeitsverhalten in Richtung auf den unpolaren Bereich zu verschieben, kann man bei den Vinylacetat-Crotonsäure-Harzen die Neutralisationskomponente durch ein langkettiges Fettamin (anstelle des gebräuchlichen Aminoalkohols) wählen. Man erhält dadurch ein Haarspray mit guter Temperaturverträglichkeit bei einem Trübungspunkt unter $-15\,°C$.

Ein Terpolymerisat aus 30% Vinylpyrrolidon, 40% Vinylacetat und 30% Vinylpropionat ist Luviskol VAP 343 E.

Rezeptbeispiele für Haarsprays

Luviskol VAP 343 bzw.		Luviskol VAP 343 E bzw.	
Luviskol VAP 343 l	4– 6%	Luviskol VAP 343 l	4– 6%
Methylenchlorid	0–35%	Wasser, destilliert	0–10%
Propan/Butan 40:60	25–30%	Propan/Butan 40:60	25–30%
Ethanol bzw.		Ethanol bzw.	
Isopropanol	ad 100%	Isopropanol	ad 100%

Luviskol VAP 343 E bzw.		Luviskol VAP 343 E bzw.	
Luviskil VAP 343 l	4– 6%	Luviskol VAP 343 l	4– 6%
FKW 11	0–20%	FKW 11	0–20%
Methylenchlorid	0–35%	Methylenchlorid	0–35%
Propan/Butan 40:60	25–30%	DME	30%
Ethanol bzw.		Ethanol bzw.	
Isopropanol	ad 100%	Isopropanol	ad 100%

Ein Copolymerisat aus Vinylacetat, Vinylpropionat und Crotonsäure im Verhältnis 50:40:10 ist Luviset CAP.

Rezeptbeispiele für Haarsprays

Luviset CAP	2,00%	Luviset CAP	2,00%
AMP	0,16%	AMP	0,16%
Ethanol abs.	67,84%	Methylenchlorid	35,00%
Propan/Butan 40:60	30,00%	Ethanol abs.	18,84%
	100,00%	Propan/Butan 40:60	44,00%
			100,00%

Luviset CAP	2,00%
AMP	0,16%
Ethanol abs.	58,84%
Wasser, destilliert	4,00%
Propan/Butan 40:60	35,00%
	100,00%

Es läßt sich in viele Rezepte nur eine begrenzte Wassermenge einführen, da oberhalb eines bestimmten Wassergehaltes eine Phasentrennung zwischen Treibmittel (KW) und Konzentrat auftritt, so daß zwei flüssige Phasen entstehen würden. Die folgende Formulierung zeigt ein typisches Beispiel für ein Rezept mit Alkohol und KW, das für den Filmbildner Gantrez-Harz ES-225 entwickelt wurde.

1. Gantrez ES-335 (50%ige Lösung in Isopropanol)   4,38%
   Tallöldimethylamin, hydriert   0,31%
   Isopropanol   2,81%
   Methylenchlorid   35,00%
   Treibmittel 11/12 (80:20)   27,50%
   Propan/Butan (30:70)   30,00%
   Trübungspunkt: unter $-15°C$ 100,00%

Bei diesen niedrigen Alkoholgehalten ist die genaue Einhaltung der Mengen für die Verträglichkeit des Gesamtgemisches entscheidend. Wenn man z. B. aus dem 1. Beispiel die 2,81% Isopropanol wegläßt, die zusätzlich zu dem in der Polymerlösung enthaltenen Isopropanol zugesetzt werden, so muß, um das Löslichkeitsgleichgewicht wieder herzustellen, eine beträchtliche Menge DME zugesetzt werden (2. Beispiel). Dann muß aber auch noch ein weiterer Punkt berücksichtigt werden: Will man nämlich den Gesamtgehalt an brennbaren Stoffen unter 45% halten, so muß man den Anteil der Kohlenwasserstoffe entsprechend verringern. Dadurch ändert sich aber wieder der Druck im Aerosolbehälter, was wieder durch Verändern von Menge oder Zusammensetzung des Fluorkohlenwasserstoffgemisches kompensiert werden muß.

Das folgende (2.) Beispiel zeigt den schließlich erreichten Kompromiß:

2. Gantrez ES-335 (50%ige Lösung in Isopropanol)   4,38%
   Tallöldimethylamin, hydriert   0,31%
   Methylenchlorid   35,00%
   DME   19,00%
   Treibmittel 11/12 (80:20)   22,81%
   Propan/Butan (30:70)   18,50%
   Trübungspunkt: unter $-15°C$ 100,00%

Haarsprays mit niedrigem Alkoholgehalt

Polaritätsgleichgewicht (Treibgas/Lösungsmittel) bei vorgegebenem Filmbildner

Bei der Verringerung des Alkoholgehaltes wird das polar-unpolar Gleichgewicht des Gemisches Treibgas/Lösungsmittel verändert. Will man dieses aufrechterhalten, muß eine Kompensation in anderer Richtung erfolgen.

Die max. zulässige Menge an Methylenchlorid beträgt 35%. Bei der Formulierungsentwicklung für mehr Polarität kann man nun mit Wasser oder Dimethylether arbeiten.

Die Fluorkohlenwasserstoffe (FKW) werden heute vielfach durch die Kohlenwasserstoffe Propan/Butan ersetzt. Man kann aber hier nur eine begrenzte Wassermenge einführen, da oberhalb eines bestimmten Wassergehaltes eine Phasentrennung zwischen Treibmittel (Propan/Butan) und Konzentration erfolgt. Bei einem Kohlenwasserstoffgehalt von 20 bis 25% in der Formulierung beträgt die max. verträgliche Wassermenge 8 bis 10%.

Weiter zu beachten ist, daß das Dreikomponentensystem Alkohol/Wasser/Methylenchlorid nicht in sämtlichen Mengen mischbar ist. Das Phasendiagramm zeigt, in welchen Bereichen eine einzige mischbare Phase und in welchem Bereich ein Zweiphasengemisch vorherrscht.

In Europa befürchtet man Probleme wie Korrosion der Behälter durch Hydrolyse von anderen Rezepturbestandteilen. Auch die Verwendung von Dimethylether ist in Europa – mit Ausnahme der Niederlande – nur wenig verbreitet. Jedoch könnte Dimethylether bei der Entwicklung von Formulierungen mit niedrigem Alkoholgehalt eine wertvolle Hilfe darstellen.

P. J. Petter kommt zum Schluß (28), daß Wasser als Alternative zu Dimethylether als Lösungsvermittler für Haarspray-Rezepturen mit niedrigem Alkoholgehalt (mit Fluorkohlen- oder Kohlenwasserstoff als Treibmittel) keine guten Aussichten bietet. Einen neuen Weg eröffnet aber die Verwendung von Wasser zusammen mit Dimethylether, vor allem, wenn dieses die gesamte Treibenergie liefert. Alkohol, Wasser und Dimethylether sind in fast allen Verhältnissen mischbar.

Einflußnahme auf die Löslichkeit des Filmbildners durch chemische Modifizierung

Siehe hierzu SÖFW Nr. 17/1981, S. 537: »Gesichtspunkte für neue Haarsprayformulierungen«.

Haarspray-Formulierungen mit niedrigem Alkoholgehalt

Haarsprays mit wenig Ethanol

Luviskol VA 37 E oder l	4,0%	Luviset CA 66	2,00%
Parfüm	0,3%	AMP	0,16%
Ethanol oder Isopropanol	5,0%	Parfüm	0,30%
Methylenchlorid	35,0%	Ethanol oder Isopropanol	5,00%
Treibgas 11/12, 50:50	55,7%	Methylenchlorid	35,00%
	100,0%	Butan	10,00%
		Treibgas 11/12, 50:50	47,54%
			100,00%

Luviskol VA 37 E oder l	4,0%	Luviset CA 66	2,00%
Parfüm	0,3%	AMP	0,16%
Ethanol oder Isopropanol	5,0%	Parfüm	0,30%
Methylenchlorid	35,0%	Ethanol oder Isopropanol	5,00%
Butan	10,0%	Methylenchlorid	35,00%
Treibgas 11/12, 50:50	45,7%	Butan	10,00%
	100,0%	Treibgas 11/12, 50:50	47,54%
			100,00%

Luviskol VA 37 E oder l	4,0%
Parfüm	0,3%
Ethanol oder Isopropanol	4,0%
Methylenchlorid	35,0%
Treibgas 11	27,0%
Propan/Butan 40:60	29,7%
	100,0%

Tab. Polaritätsparameter

Flüssigkeit	Kauri-Butanolwert	Löslichkeitsparameter
Wasser	–	23,4
Ethanol	–	12,7
Isopropanol	–	11,5
Methylenchlorid	136	9,5
Dimethylether	90	–
Treibmittel 11	60	7,5
Treibmittel 113	31	7,2
n-Butan	20	6,6
Isobutan	18	6,2
Treibmittel 12	18	6,1
Propan	15	5,8

Aerosol-Haarspray-Formulierungen
(nach Ciba-Geigy)

Aerosol-Haarspray
mit FKW-Treibmittel und Ethanol

Ultrahold® 8-A (Ciba-Geigy)	1,50%
AMP	0,11%
Siliconfluid 345 (Dow Corning)	0,01%
Ethanol, wasserfrei	38,38%
FKW-Treibgas 11/12 (50:50)	60,00%
Parfümöl	q.s.

Aerosol-Haarspray
mit FKW-Treibmittel und Isopropanol

Ultrahold® 8-A (Ciba-Geigy)	1,50%
AMP	0,11%
Siliconfluid 345 (Dow Corning)	0,01%
Isopropanol	38,38%
FKW-Treibgas 11/12 (50:50)	60,00%
Parfümöl	q.s.

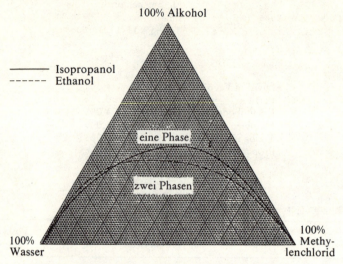

Mischbarkeit von Alkohol/Wasser/Methylenchlorid

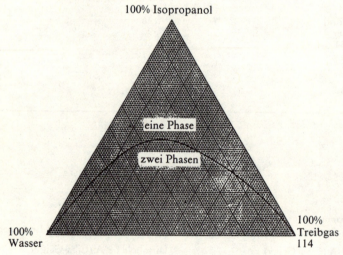

Mischbarkeit von Isopropanol/Wasser/Treibgas 114

Aerosol-Haarspray
mit Propan/Butan-Treibmittel, Trichlorfluormethan und Ethanol

Ultrahold® 8-A (Ciba-Geigy)	1,50%
AMP	0,11%
Siliconfluid 345 (Dow Corning)	0,01%
Ethanol, wasserfrei	38,38%
Trichlorfluormethan	40,00%
Propan/Butan-Treibgas	20,00%
Parfümöl	q.s.

Aerosol-Haarspray
mit Propan/Butan-Treibmittel, Trichlorfluormethan und Isopropanol

Ultrahold® 8-A (Ciba-Geigy)	1,50%
AMP	0,11%
Siliconfluid 345 (Dow Corning)	0,01%
Isopropanol	38,38%
Trichlorfluormethan	40,00%
Propan/Butan-Treibgas	20,00%
Parfümöl	q.s.

Aerosol-Haarspray
mit Propan/Butan-Treibmittel,
Trichlorfluormethan, Methylenchlorid und Ethanol

Ultrahold® 8-A (Ciba-Geigy)	1,50%
AMP	0,11%
Siliconfluid 345 (Dow Corning)	0,02%
Ethanol, wasserfrei	13,37%
Methylenchlorid	20,00%
Trichlorfluormethan	35,00%
Propan/Butan-Treibgas	30,00%
Parfümöl	q.s.

Aerosol-Haarspray
mit Propan/Butan-Treibmittel,
Trichlorfluormethan, Methylenchlorid und Isopropanol

Ultrahold® 8-A (Ciba-Geigy)	1,50%
AMP	0,11%
Siliconfluid 345 (Dow Corning)	0,02%
Isopropanol	13,37%
Methylenchlorid	20,00%
Trichlorfluormethan	35,00%
Propan/Butan-Treibgas	30,00%
Parfümöl	q.s.

Aerosol-Haarspray
mit Propan/Butan-Treibmittel und Ethanol

Ultrahold® 8-A (Ciba-Geigy)	1,50%
AMP	0,11%
Siliconfluid 345 (Dow Corning)	0,02%
Propan/Butan-Treibgas	60,00%
Ethanol, 96 Vol.-%	38,37%
Parfümöl	q.s.

Aerosol-Haarspray
mit Propan/Butan-Treibmittel und Isopropanol

Ultrahold® 8-A (Ciba-Geigy)	1,50%
AMP	0,11%
Siliconfluid 345 (Dow Corning)	0,02%
Propan/Butan-Treibgas	60,00%
Isopropanol	38,37%
Parfümöl	q.s.

Aerosol-Haarspray
mit Dimethylether und Ethanol

Ultrahold® 8-A (Ciba-Geigy)	1,50%
AMP	0,11%
Siliconfluid 345 (Dow Corning)	0,02%
Wasser	6,00%
Dimethylether	60,00%
Ethanol, 96 Vol.-%	32,37%
Parfümöl	q.s.

Aerosol-Haarspray
mit Dimethylether und Isopropanol

Ultrahold® 8-A (Ciba-Geigy)	1,50%
AMP	0,11%
Siliconfluid 345 (Dow Corning)	0,02%
Wasser	6,00%
Dimethylether	60,00%
Isopropanol	32,37%
Parfümöl	q.s.

Pumpspray mit Ethanol

Ultrahold® 8-A (Ciba-Geigy)	3,00%
AMP	0,22%
Siliconfluid 345 (Dow Corning)	0,03%
Ethanol, 96 Vol.-%	96,75%
Parfümöl	q.s.

8.1.2 Deodorant-Aerosole

Wie auf vielen Gebieten der Kosmetik haben die Aerosole auch auf dem der Körperdeodorantien eine dominierende Stellung eingenommen.

Siehe Kapitel »Desodorantien und Antiperspirantien« (S. 674) mit Rezeptur am Schluß sowie im Stichwörterverzeichnis.

Antiperspirant-Spray (Shegal)

Aluminiumchlorhydrat	35,0 g
Kieselsäure, pyrogen	5,0 g
Ucon 50-HB-660	47,7 g
Parfümöl	3,8 g
Treibgas 11/12 (70:30)	ad 100,0 g

Deodorant-Spray

Triclosan (Irgasan® DP-300)	0,05%
Propylenglykol	2,00%
Ethanol, 99 Vol.-%	57,45%
Parfümöl	0,50%
Treibgas 12	40,00%
	100,00%

Antiperspirant-Spray

Aluminiumhydroxychlorid 23, 50%ig (Hoechst)	80 g
Propylenglykol	20 g
Parfümöl	4 g
Alkohol, 90-Vol.-%	296 g
Treibgas 12/114 (40:60)	600 g
	1000 g

Deodorant-Spray

Ethylcellulose (N-10), alkohollöslich	2,0%
Irgasan® DP-300 (Geigy)	0,2%
Alkohol, wasserfrei	12,4%
Isopropylmyristat	0,2%
Parfümöl	0,2%
Treibgas 11/12 (50:50)	85,0%
	100,0%

Antiperspirant (sogen. Trocken-Spray)

Irgasan® DP-300 (Geigy)	0,4%
Aerosil® 2000 (Degussa)	2,0%
Aluminiumhydroxychlorid (Locron P/Hoechst)	20,0%
Parfümöl	0,3%
Miglyol® 812 (Dynamit Nobel)	77,3%
	100,0%

Abfüllung:

Wirkstoff	7,0%
Treibgas 11/12 (50:50)	93,0%
(Steigrohr mit seitlicher Lochung)	

Deodorant-Spray, ohne Alkohol

Irgasan DP-300 (Geigy)	40 g
Hexadecylalkohol	700 g
Cetiol® A	100 g
Irgasan® unter Erwärmen lösen, erkalten lassen, dann	
Parfümöl	10 g
Chlorothene® NU oder Methylenchlorid zusetzen.	150 g
	1000 g

Abfüllung:

Wirkstoff	5 T.
Treibgas 11/12 (50:50)	95 T.

Vielfach wird Isopropylmyristat oder andere Fettsäure-Ester als Trägerbasis dieser Antiperspirants vom Suspensionstyp und eine antimikrobielle Substanz neben fein gepulvertem Aluminiumhydroxychlorid verwendet.

Deodorant-Spray

Irgasan® DP-300 (Geigy)	0,3 g
Isopropylmyristat	3,0 g
Propylenglykol	5,0 g
Parfümöl	0,4 g
Ethylalkohol, 96 Vol.-%	91,3 g
	100,0 g

Abfüllung:

Wirkstoff	20 T.
Treibgas 12/114 (40:60)	80 T.
(Alu-Monobloc-Dosen)	

Intim-Spray

Chlorhexidindiacetat	0,2 g
(Arlacide®/Atlas)	
Isopropylmyristat	3,0 g
Propylenglykol	5,0 g
Parfümöl	0,4 g
Ethylalkohol, 96 Vol.-%	91,4 g
	100,0 g

Abfüllung:

Wirkstoff	2 T.
Treibgas 12/114 (40:60)	98 T.

Deodorant-Spray

Irgasan® DP-300 (Geigy)	0,5 g
Dipropylenglykol	79,5 g
Isopropylalkohol	10,0 g
Isopropylmyristat	5,0 g
Adipinsäurediisopropylester	4,5 g
Parfümöl	0,5 g

Abfüllung:

Wirkstoff	8 T.
Treibgas 11/12 (50:50)	92 T.

Intim- und Deodorant-Spray
(Trocken-Spray)

Chlorhexidindiacetat	0,4 g
Hexadecylalkohol	30,0 g
Isopropylmyristat	10,0 g
Ethylalkohol, 96 Vol.-%	40,0 g
Dipropylenglykol	16,0 g
Parfümöl	3,6 g

Abfüllung:

Wirkstoff	2 T.
Treibgas 12/114 (40:60)	98 T.
oder mit Propan-Butan-Mischungen	

Obwohl *Paukner* (33) mit Hilfe eines Olfaktometers nur dann eine Abschwächung unangenehmer Gerüche nach Anwendung von Geranylcrotonat/Dihexylfumarat-gemischen einerseits und Laurylmetacrylat andererseits feststellen konnte, wenn diese längere Zeit aufeinander einwirken konnten, wird die Idee der Geruchsabsorption immer wieder diskutiert.

Von der Grillo-Werke AG (D-4100 Duisburg-Hamborn) wird ein Mittel mit desodorierender Wirkung beschrieben (Deutsche Offenlegungsschrift 1 792 074 v. 28. 11. 1971), das aus Zinkricinoleat (ggf. unter Zusatz verschiedener Synergisten) besteht und als Grillocin® im Handel ist. Der Wirkungsmechanismus dieser gründlich dermatologisch und toxikologisch überprüften Substanz ist mehrfach diskutiert worden (34), wobei man u. a. zu der Ansicht neigt, daß diese Substanz als Clathrat wirkt und unangenehme Gerüche »einschließt«.

8.1.3 Wasserbasis-Schäume und -Emulsionen

Aerosol-Handschutzcreme (O/W)

Myristinsäure	10,0 g
Stearinsäure	40,0 g
Cetylalkohol	3,3 g
Lanolin, ethoxyliert	3,3 g
Isopropylmyristat	11,7 g
Triethanolamin	11,7 g
Siliconöl DC-555	20,0 g
Glycerin oder Sorbitlösung	15,0 g
PVP (Luviskol® K-30/BASF)	1,7 g
Wasser	878,3 g
Parfümöl	5,0 g
Treibgas 12/114 (40:60)	100,0 g

Handreinigungsmittel

Pluronic F-68 (Wyandotte)	30 g
Polychol 20 (Croda)	5 g
Tween® 80 (Atlas) oder MO-55-F (Hefti)	5 g
Lösungsmittel APV (Hüls)	10 g
Celluloseglykolat	15 g
Parfümöl	5 g
Isopropylalkohol	100 g
Wasser	730 g
Treibgas 12/114 (40:60)	100 g
	1000 g

Aerosol-Sonnenschutz-Schaum
(s. Kap. XXII »Kosmetische Lichtschutzpräparate« S. 891)

Stearinsäure	50 g
Myristinsäure	20 g
Cetylalkohol	5 g
PCL, liquid	10 g
Glycerin	50 g
Triethanolamin	30 g
Wasser, destilliert	700 g
Nußextrakt, wasserlöslich	80 g
Lichtschutzfilter (Eusolex 3573 bzw. 161, wasserlöslich)	50 g
Parfümöl	5 g
	1000 g

(bei 75°C wird emulgiert)

Abfüllung:

Wirkstoff	90 T.
Treibgas 12/114 (40:60)	10 T.

Aerosol-Sonnenschutz-Schaum

Myristinsäure	13 g
Stearin Ia (L2SM/Siegert-Dehydag)	50 g
Cetylalkohol (Alcohol cétilique extra/Givaudan)	5 g
Isopropylmyristat	13 g
Glycerin	50 g
Giv-Tan®-F (Givaudan)	10 g
Siliconöl (L-43)	10 g
Triethanolamin	30 g
Wasser, destilliert	806 g
Benzylalkohol	10 g
Parfümöl	3 g
	1000 g

Abfüllung:

Emulsion	90 T.
Treibgas 12/114 (40:60)	10 T.

Aerosol-Sonnenschutz-Schaum

Polawax®	30 g
Alkohol	535 g
Escalol® 106 (van Dyk)	20 g
Wasser	310 g
Parfümöl	5 g
Treibgas 12/114 (40:60)	100 g
	1000 g

Aerosol-Sonnenschutz-Schaum
in Druckpackung

Emulgator E-2149 (Goldschmidt)	30 g
Stearinsäure (Emersol 132/Unilever)	30 g
Neo-Heliopan (H & R)	30 g
Isopropylmyristat	100 g
Miglyol-812	100 g
Nußextrakt, öllöslich (Novarom)	20 g
Apocarotinal in Pulver, 10%ig (Hoffmann La Roche)	3 g
Germall®-115	2 g
Triethanolamin	15 g
Wasser	665 g
Parfümöl	5 g
	1000 g

Abfüllung:

Konzentrat	90 T.
Treibgas 12/114 (40:60)	10 T.
oder	
Konzentrat	92 T.
Treibgas 12	8 T.

Sonnenschutz-Emulsion (O/W)

Hostaphat® KO-280	80 g
Paraffinum subliquidum (DAB 8)	190 g
Cetylalkohol	15 g
Lanogen C (Hoechst)	15 g
Neo-Heliopan (H & R)	30 g
Siliconöl M-300 (Bayer)	40 g
Lecithinöl	10 g
Nipagin M	2 g
Germall®-115	2 g
Hydroxybenzoesäurepropyl-ester-Natrium	2 g
Wasser	611 g
Parfümöl	3 g
	1000 g

Aerosol-Sonnenschutz-Emulsion (O/W)

Stearinsäure Ia Luxus (L2SM)	20 g
Glycerinmonomyristat	20 g
Cetylalkohol	5 g
Isopropylmyristat	50 g
Giv-Tan®-F (Givaudan)	20 g
Triethanolamin	9 g
Wasser, destilliert	870 g
Nipasol®-Natrium	2 g
Parfümöl®	4 g
	1000 g

(bei 85°C wird emulgiert)

Abfüllung:

Emulsion	90 T.
Treibgas 12/114 (40:60)	10 T.

O/W-Handcreme

Glycerinmonostearat, rein	25 g
Arlacel® 60	15 g
Arlacel® 80	2 g
Tween® 60	10 g
Wasser, destilliert	861 g
Kaliumsorbat	2 g
Parfümöl	5 g
Treibgas 12/114 (40:60)	80 g
	1000 g

Sonnenschutz-Spray, alkoholisch

Neo-Heliopan (H & R)	50 g
Siliconöl M-300 (Bayer)	30 g
Iso-Adipat	520 g
Ethylalkohol, wasserfrei	397 g
Parfümöl	3 g
	1000 g

Abfüllung:

Konzentrat	40 T.
Treibgas 11/12 (50:50)	60 T.
oder	
Konzentrat	60 T.
Treibgas 11/12 (10:90)	40 T.

Placenta-Schaum-Maske

Hostaphat® KW-340 N	1,0%
Paraffinöl	1,0%
Stearin Ia (L2SM)	1,0%
Cetylstearylalkohol	2,0%
Glycerin	2,5%
Medialan KA, konz. (Hoechst)	2,0%
Ethanol	10,0%
Farblösung, rosa (Sulforhodamin 0,5%ig)	0,4%
Wasser, destilliert (+10% Placenta, wasserlöslich)	79,5%
Parfümöl	0,6%
	100,0%

Abfüllung:

Wirkstoff	90 T.
Treibgas 12/114 (40:60)	10 T.

Aerosol-Haarkur und -Haarfestiger (Schaum)

Lanette® O (Henkel)	10 g
Eumulgin® B-1 (Henkel)	14 g
Cetiol® V	30 g
Dehyquart® C krist. (Henkel)	1 g
Citronensäure	5 g
Luviskol® K-30 (BASF)	35 g
Parfümöl	5 g
Wasser, destilliert	900 g
	1000 g

Aerosol-Make-up-Schaum

Stearin	50 g
Tegin® (Glycerinmonostearat, selbstemulgierend)	25 g
Natrium-Dioctylsulfosuccinat	8 g
Pur-Cellin®	10 g
Tween® 60	7 g
Isopropylmyristat	20 g
Dragocid®	8 g
Sorbex S (Hefti)	25 g
Macaloid®	10 g
Wasser, destilliert	832 g
Parfümöl	5 g
	1000 g

Rasiercreme (s. auch Kap. »Rasierhilfsmittel« s. S. 891 u. 953)

Cocosnußfettsäure	15 g
Stearin	60 g
Kaliumhydroxid	17 g
Natriumhydroxid	1 g
Glycerin	10 g
Paraffinöl	1 g
Lanolin, ethoxyliert	6 g
Parfümöl	5 g
Wasser, destilliert	800 g
Luviskol® K-30	5 g
Treibgas 12/114 (40:60)	80 g
	1000 g

Herstellung: Luviskol®, Citronensäure und Dehyquart® in Wasser lösen und auf 75°C erhitzen. Lanette® O, Eumulgin® und Cetiol® auf 75°C erhitzen. Wasser bei dieser Temperatur mit der Fettschmelze emulgieren, bei 40°C parfümieren, dann kalt rühren.

Abfüllung:

Wirkstoff	90 T.
Treibgas 12/114 (40:60)	10 T.

Emulsion (vor dem Abfüllen) mit Pigmenten und Farben maschinell homogenisieren.

Puderbasis

Talcum	800 g
Titandioxid	100 g
Aluminiumstearat	100 g

Abfüllung:

Emulsion	75 T.
Puderbasis	14 T.
Farbpigmente	1 T.
Treibgas 12 A	10 T.

Schaum-Aerosole, wasserfrei
werden auf Glykolbasis für die Herstellung
von Sonnenschutz-Aerosolen verwendet:
Basis:

Glykole	86%
Propylenglykolstearat, selbstemulgierend	4%
Treibgas 12/114 (40:60)	10%
oder	
Polyethylenglykol-400	86%
Propylenglykolmonostearat, selbstemulgierend	4%
Treibgas 12 A	10%

Aerosol-Antiperspirant-Schaum

Hostaphat®KW-340	20 g
Paraffinöl	20 g
Stearin Ia (L2SM)	10 g
Cetylalkohol	20 g
Sorbex® S bzw. Sorbidex® S usw.	25 g
Wasser	817 g
Aluminiumhydroxychlorid 47 (Hoechst)	80 g
Nipasol®-M-Natrium	2 g
Parfümöl	6 g
	1000 g

Abfüllung:

Emulsion	92 T.
Treibgas	8 T.

Enthaarungs-Spray
für Schaumkopf-Aerosole
(BP 1 264 319, Febr. 1972)

Hydroxyethylcellulose	0,53%
Natriumlaurylethersulfat, 28%ig	1,00%
Natriummetasilikatpentahydrat	1,00%
Thioglykolsäure, 80%ige Lösung	7,50%
Natriumhydroxid	5,36%
Parfümöl	0,45%
Wasser, enthärtet	84,16%
	100,00%

Abfüllung:

Mischung	92 T.
Treibgas 12/114 (40:60)	8 T.

Aerosol-Make-up-Schaum
(BP 780 885)

15 T. Pigmente und 15 T. Lanolin werden mit einem Dreiwalzenstuhl homogenisiert. Dann wird diese Mischung zusammen mit 3 T. Lanette® O und 5 T. Laurin-, Myristin- und Palmitinsäure (zu gleichen Teilen) auf 70°C erhitzt.
55 T. weiches Wasser, 3 T. Glycerin und 4 T. Triethanolamin werden auf 75°C erhitzt und mit der Fettschmelze emulgiert. Beim Kaltrühren wird parfümiert und wie üblich als Aerosol abgefüllt.

Sonnenschutz-Schaum-Spray

Propylenglykol	76%
Glycerin	6%
Dipropylenglykolsalicylat	4%
Propylenglykolmonostearat, selbstemulgierend	4%
Treibgas 12/114 (40:60)	10%
	100%

Wasser-in-Öl-Emulsion-Sprays

Da »Öl« die äußere Phase bildet, die sich im Treibgas löst, bildet sich bei Versprühen wenig Schaum. Während bei den O/W-Emulsionen eine kleine Menge von etwa 8 bis 10% an Treibgasen nur dazu dient, die Emulsion aus der Dose zu drücken und sie zu sahnigem Schaum aufzublähen, sind bei W/O-Emulsionen etwa 30 bis 40% an Treibgasen erforderlich, um diese versprühen zu können.

An geeigneten Emulgatoren werden Polyglycerinoleate (Emcol®-14) zugesetzt. Letzteres soll nach *Sanders* (35) wie folgt abgefüllt werden können:

Emcol®-14	2%
Wasser	49%
Treibgas 11/12	49%

Neben Estern der Ölsäure dienen auch solche der Ricinolsäure und ähnliche oleophile Tenside (Volpo® N-3, Brij®-30 usw.) als Lösungsvermittler und Emulgatoren.

W/O-Emulsionen, versprühbar

Paraffinöl	300 g
Emulgator KO-300 (Hoechst)	10 g
Dehymuls® E (Dehydag)	80 g
Lanolin	15 g
Wachs, mikrokristallin	10 g
Cetylalkohol	10 g
PCL, liquid	100 g
Dragocid®	5 g
Wasser	465 g
Parfümöl	5 g
	1000 g

(bei 65°C wird emulgiert)

Abfüllung:

Emulsion	70 T.
Treibgas 12/114 (40:60)	30 T.

W/O-Sonnenschutz-Spray

Paraffinöl	300 g
2-Ethylhexylsalicylat	50 g
Myverol® 18-71	100 g
Stearin Ia (L2SM)	22 g
Nipagin® M	2 g
Baymal® (du Pont)	35 g
Wasser	486 g
Parfümöl	5 g
	1000 g

Abfüllung:

Emulsion	70 T.
Treibgas 12/114 (40:60)	30 T.

Aerosol-Sprühcreme, glanzgebend

Vaseline	185 g
Tween® 65	5 g
Siliconöl	10 g
Alkohol, wasserfrei	50 g
Treibgas 11/12 (50:50)	750 g
	1000 g

Wirbelsprühkopfventil
(mechanical break up button)

Sogenannte schnellzerfallende Schaum-Aerosole
Quick breaking foam aerosols

Öl-in-Wasser-Emulsionen, die zwischen 5 und 60% Alkohol und relativ kleine Mengen eines Emulgators enthalten, entwickeln beim Aufprallen auf eine Fläche (Sprühen auf die Haut) einen meist großblasigen Schaum, der infolge des Alkoholgehaltes schnell bricht. Alkoholisch-wäßrige Medien lassen sich auf diese Weise gezielter auf Hautpartien auftragen als das bei der üblichen Form möglich ist. Außerdem wird der Kälte-Effekt, der durch das Verdunsten des Treibgases entsteht, gemildert.

Derartige Zubereitungsformen werden besonders für Rasier-Aerosole, Antiperspirantien, Haarpräparate und Babysprays usw. verwendet. Babysprays können auch als W/O-Emulsionen mit etwa 5% Alkohol formuliert werden (Rash Gard, USA), wobei nur sehr geringer Schaum entsteht.

Schaum-Aerosol, schnellzerbrechend

Hexadecylalkohol	0,8%
Ethylalkohol	63,7%
Wasser, destilliert	33,0%
Polawax® A-31	2,0%
Parfümöl	0,5%
	100,0%

Abfüllung:

Emulsion	90–92 T.
Treibgas 12/114 (40:60)	8–10 T.

Antiperspirant-Aerosol

Polawax® (Crodawax A-22)	30,0 g
Alkohol	504,0 g
Wasser	260,0 g
Aluminiumhydroxychlorid, 50%ig	100,0 g
Hexachlorophen	0,5 g
Parfümöl	5,5 g
Treibgas 12/114 (40:60)	100,0 g
	1000,0 g

Verpackung:
Glas oder »Hostaform C«

After-Shave-Aerosol

Polawax® (Crodawax A-22)	20 g
Alkohol	540 g
Wasser, destilliert	328 g
Parfümöl	10 g
Menthol	1 g
Germicid, quatern. (Hyamine® 1622/Röhm & Haas)	1 g
Treibgas 12/114 (20:80 oder 40:60)	100 g
	1000 g

Rasierwasser

Hostaphat® KS-340 (Hoechst)	22 g
Lanette® O	25 g
Adipinsäurediisopropylester	17 g
Medialan KAT-Konzentrat (Hoechst)	14 g
Alkohol	650 g
Wasser	262 g
Parfümöl	10 g
	1000 g

Abfüllung:

Wirkstoff	88 T.
Treibgas 12/114 (40:60)	12 T.

Akne-Spray (36)

Polawax®	1,5%
Resorcin	3,0%
Salicylsäure	1,5%
Alkohol, wasserfrei	59,0%
Wasser, destilliert oder Kalkwasser (lime water)	35,0 %
	100,0%

Abfüllung:

Konzentrat	92 T.
Treibgas 12/114 (20:80)	8 T.

Dauerwellen-Lösung als Aerosol
(USP 3 103 468, Sept. 1963)

Thioglykolsäure (als Monoethanolaminsalz)	5,0%
Dithiodiglykolsäure* (als Monoethanolaminsalz)	2,0%
Monoethanolamin-Cocosnußseife	3,9%
Triethanolaminlaurylsulfat	2,0%
Na-Ethylendiamintetraacetat	3,9%
Parfüm	0,5%
Ethylalkohol	40,0%
Treibgas 114	5,9%
Treibgas 12	1,1%
Monoethanolamin (bis pH etwa 9,3)	2,2%
Wasser	ad 100,0%

* schützt das Haar vor Überkrausung (overtreatment, USP 2 719 814 und 2 719 815)

Dauerwellen-Lösung als Aerosol
(USP 3 099 603, Juli 1963)

Monoethanolaminthioglykolat	7,7%
Monoethanolamindithioglykolat	3,1%
Monoethanolamin (bis pH 9,3)	2,1%
Isopropylmyristat	1,7%
Dioctylphthalat	3,0%
Monochlordifluorethan (Treibgas 142 b)	7,0%
Polyoxyethylenlaurylether (23 Mol EO) = Brij®-30 (Atlas)	0,9%
Parfüm	0,9%
Wasser	ad 100,0%

Aerosol-Dauerwelle

(DBP 1 136 057, *Wajaroff*, Wella, März 1963) vgl. (37) 160 ml Thioglykolsäurelösung (enthaltend 10 g Thioglykolsäure)

Ammoniumthioglykolat	7,5 g
Parfümöl	0,6 g
Cremophor® EL (Ricinusöl mit 40 Mol EO/BASF)	1,5 g

8.1.4 Puder-Aerosole

Körper-, Fuß- und Kinderpuder kann auch als Aerosol abgefüllt werden; ebenso fettabsorbierende Puder für die Haare (sog. *Trockenshampoo*).
Das schwierigste Problem ist die Möglichkeit der *Ventilverstopfungen*. Es sind für Puder-Aerosole nur wenige Spezialventile geeignet, die eine Gasphasenöffnung *(vapor phase)* besitzen und bei welchen darüber hinaus das Problem elektrostatischer Aufladung gelöst ist.
Von großer Bedeutung ist die Art und Teilchengröße der Pigmente. Die Teilchengröße sollte etwa 22 µm nicht übersteigen.
Für Körperpuder ist Talcum die geeignetste Basis. Für Haar- und Babypuder bevorzugt man wegen seiner stärkeren fettabsorbierenden Wirkung modifizierte Maisstärken. In Amerika wird als Basis für Trockenshampoos das Produkt »Dry Flo« (National Starch and Chem. Corp., New York) eingesetzt. Auch ein kationaktives Stärkederivat, welches eine Affinität zum Haarkeratin besitzt, ist in den USA als »Cato 2« im Handel (s. Kap. »Puder«).
Fuß-, Körper- und Babypuder werden mit Kaolin und mit 3 bis 5% der Zink- und Magnesiumsalze der Fettsäuren gemischt. Generell eignet sich kristallines, nadelartiges oder fibröses Material nicht für Puder-Aerosole.
Ferner spielt das Abfüllverhältnis eine große Rolle. Bei mehr als 10% Puder und weniger als 90% Treibgas hat man relativ viel Ventilverstopfer, während bei einer Abfüllquote von 6 bis 8% Puder selten oder keine Ventilverstopfungen auftreten, wobei die maximal abfüllbare Pudermenge etwa umgekehrt proportional der Teilchengröße ist. Für das einwandfreie Funktionieren ist bei der Abfüllung darauf zu achten, daß keine Puderbestandteile zwischen Dichtung und Ventil kommen.
Es muß erreicht werden, daß die Puderteilchen durch einfaches Bewegen der Dose beim Gebrauch leicht mit den Treibmitteln vermengt werden, möglichst lange in der Schwebe bleiben und sich endlich nur langsam und locker auf dem Boden der Aerosoldose absetzen, so daß die neuerliche Vermengung des Gesamtinhaltes durch erneutes Schütteln bzw. Bewegen der Flasche leicht und kurzfristig erreicht werden kann.
Um dieses Ziel zu erreichen, strebt man eine größere Differenz zwischen den spezifischen Gewichten der Puderpigmente und der Treibgase (und evtl. Lösungsmittel) an. Man macht sich hierbei die Beobachtung zunutze, daß die Anhäufung und das Zusammenbacken der Puderpigmente vermindert werden kann, wenn die Treibgasmischung ein spezifisches Gewicht hat, das größer, gleich oder nicht mehr als $^2/_{10}$ geringer als das spezifische Gewicht des zu zerstäubenden Puders ist. Treibgas 113 und Treibgas 12 (65:35) oder 11/12 (65:35) (spez. Gew. etwa 1,4) eignen sich für die meisten Puder.
Viskositätserhöhend und kristallisationsverhindernd wirkt Isopropylmyristat, das in Mengen von 0,4 bis 1,5% (berechnet auf das fertige Aerosol) eingesetzt wird.
Das Parfümöl muß so ausgewählt werden, daß Harze oder kristalline Riechstoffe

nicht zu Ventilverstopfungen führen. Es ist zweckmäßig, zum Aufwirbeln der Puderpigmente einige Metallkugeln in das Innere der Dose zu geben, sowie auf der Gebrauchsanweisung zu vermerken »vor Gebrauch schütteln.«
Bei Puder-Aerosolen ist wegen des hohen Treibgasanteils von etwa 90% eine Kaltabfüllung oder Under-cap-Füllung zu erwägen (38).

Allgemeine Formulierung

Talcum (325 mesh)	10,0%
Isopropylmyristat	1,0%
Tween® 20 oder Span® 85	0,5%
Parfümöl	0,5%
Treibgas 11/12 (50:50)	88,0 g
(Puderventil)	100,0%

Körperpuder

Nalcip® (modifiz. Stärke)	93%
Isopropylmyristat	5%
Parfümöl	2%

Abfüllung:

Puder	8 T.
Treibgas 11/12 (50:50)	92 T.

Körperpuder

Talcum, mikrofein	650 g
Pudergrundlage ANM oder NAL R-5®	150 g
Kolloid-Kaolin	90 g
Aerosil®	10 g
PCL, liquid	45 g
Aluminiumstearat	50 g
Parfümöl	5 g
	1000 g

Abfüllung:

Puder	10 T.
Treibgas 11/12 (50:50)	90 T.

Körperpuder

Talcum	800 g
Satinex (BBA) oder Adhérol® M (Givaudan)	50 g
Kolloid-Kaolin	100 g
Cafos-100 (Budenheim)	10 g
Isopropylmyristat	15 g
Powdertrol (Rewo)	20 g
Parfümöl	5 g
	1000 g

Abfüllung:

Puder	10 T.
Treibgas 11/12 (50:50)	90 T.

Aerosol-Haartrockenshampoo

NAL-RS-5 (modifiz. Reisstärke/Neckar-Chemie)	10,0%
Treibgas 11/12 (70:30)	89,8%
Parfümöl	0,2%

Die Stärkeprodukte können auch mit Syloid-621 (Grace) kombiniert werden.
oder

Spez. Kornstärke 78–1567	5,0%
Methylenchlorid	5,0%
Treibgas 12/114 (50:50)	90,0%
Parfümöl	q.s.

8.1.5 Parfüm-Aerosole

Extraits, Lavendel und Eaux de Cologne werden als Sprays hauptsächlich in dicken, geriffelten Aerosol-Glasflaschen oder in plastikgeschützten Glasbehältern abgefüllt.

Bei längerer Lagerung (insbesondere starker Erwärmung und anschließender Abkühlung) treten nicht selten Ausflockungen des Parfüms auf, die durchsichtige Glas-Sprays unverkäuflich machen. Ausfällungen verursachen: Heliotropin, Vanillin, Cumarin, Eugenol, Isoeugenol, Perubalsam, Benzoe-Resinoid, Galbanumöl, terpenreiche Öle usw.

Man geht deshalb so vor, daß die alkoholische Parfüm-Mischung in der Kälte mit den Treibgasen gemischt und filtriert wird. Die Löslichkeit der Parfümöle in den Treibgasen 12/114 ist nicht gut.

Deshalb werden Parfüm-Aerosole vielfach mit Propan-Butan abgefüllt, das ein gutes Lösungsvermögen für Riechstoffe und etherische Öle aufweist.

Eine Mischung von Butan und Treibgas 12/114 ist nicht entzündbar, sofern der Butangehalt unter 24 Vol.-% (= 11 Gew.-%) gehalten wird. Mischungen von 8,5 Gew.-% Butan und Treibgas 12/114 (10:90) sind für ungeschützte Glas-Aerosole und für Parfüm-Sprays vorzüglich geeignet.

Eine weitere Möglichkeit, das Ausflocken der Parfümöle zu verhindern, ist das Verschneiden mit geruchlosem n-Heptan (auch Pentan und Hexan können hierfür herangezogen werden).

Parfüm-Spray (Glas)

Ethylalkohol (etwa 94 Vol.-%)	50%
Parfümöl	3%
Propan-Butan	8%
Treibgas 12/114 (10:90)	39%
	100%

In plastikbekleideten Glas-Aerosolen wird meist die Treibgasmischung 12/114 (20:80) verwendet.

Etwa 34 bis 40% Treibgase
    ergeben einen feuchten Spray,
50 bis 60% Treibgase
    einen halbfeuchten Spray und
75 bis 95% Treibgase
    ergeben einen trockenen Spray.

9. Aerosol-Arrondierungen

9.1 Aluminium-Zweikammer-Druckpackungen (System Lechner)

Alu-Zweikammer-Druckpackungen (System Lechner) haben sich einen festen Stellenwert im Spray- und Cremebereich geschaffen.
Vorteile, wie problemloses Sprühen und Cremen *in jeder Lage*, Trennung zwischen Produkt und Treibmittel, dadurch problemlose Parfümierung der Wirkstoffe, beginnen Produktions- und Verbraucherakzeptanz zu erlangen.
2 Typen sind derzeit disponibel, Lechner-System I mit LDPE-Innenbeutel (Kunststoff) und Lechner-System II mit diffundierungsfestem Aluminium-Innenbeutel. Das Funktionsprinzip ist bei beiden Typen gleich, der Aufbau jedoch unterschiedlich.
Lechner-System I Dosen mit Kunstoff-Innenbeutel sind aus Diffusionsgründen nur mit komprimiertem Treibmittel abfüllbar. Lechner-System II Dosen mit diffundierungsfestem Aluminum-Innenbeutel hingegen sind mit komprimierten und flüssigen Treibmitteln abfüllbar.
Beide Systeme sind so konzipiert, daß das Erzeugnisvolumen mindestens 60% dem Behältnisvolumen entspricht.

Die genaue Differenzierung sowie deren Einsatzgebiete werden nachstehend aufgezeigt:

Alu-Zweikammer-Druckpackung
mit LDPE-Innenbeutel, Lechner-System I

In einer Lechner-Alu-Monoblocdose, Druckfestigkeitsstufe 18 bar, mit einem Bodenloch von 3,5 mm und einer erweiterten, nach innen gebördelten Halsöffnung von 26,5 mm Durchmesser befindet sich ein elastischer LDPE-Innenbeutel. Dieser Innenbeutel verjüngt sich analog der Schulteröffnung der Alu-Monoblocdose und liegt nach außen gewölbt auf dem Dosenrollrand auf. In diesen Innenbeutel, der durch Purgen mit CO_2 oder N_2 luft-, staub- und verunreinigungsfrei *sein muß*, wird der Wirkstoff eingefüllt. Es erfolgt dann ein Verclinchen mit handelsüblichen Ventilen ohne Steigrohr, indem Alu-Monoblocdose, LDPE-Innenbeutel und Alu-Ventil 0,42 mm Stärke, miteinander homogen verbunden werden.
Zur Befüllung mit komprimiertem Treibmittel (N_2 oder getrocknete mikrofiltrierte Druckluft) durch das in der Alu-Monoblocdose befindliche Bodenloch sind zwei Verfahren möglich, Pamasol und Aerofill.

1. Pamasol-Verfahren

Die abgefüllte und verschlossene Packung wird durch das Bodenloch mit komprimiertem Treibmittel begast. Bei Erreichen des erforderlichen Innendrucks wird

dann im gleichen Arbeitsgang das Bodenloch mit einem Spezialstopfen verschlossen.
Die Produktionsmaschinen sind so ausgelegt, daß nur ein Treibmitteltyp (komprimiert oder flüssig) abgefüllt werden kann.

2. Aerofill-Verfahren

Dieses neukonzipierte Verfahren arbeitet auf dem Nadelinjektionsprinzip und wurde erstmals auf der Interphex' 82 in Brighton (GB) vorgestellt (31).
Die Arbeitsweise dieser Anlage erfolgt durch einen Nadelinjektionsadapter, auf den handelsübliche Injektionsnadeln aufgesteckt werden. Die Injektionsnadel injiziert durch den bereits werkseits plazierten Bodenstopfen in der Alu-Zweikammer-Druckpackung das Treibmittel.
Mit diesem Verfahren ist es möglich, flüssige und komprimierte Treibmittel mit ein und derselben Maschine zu injizieren.
Nach der Treibmittelbefüllung wird je nach Applizierungsart der Schaum- oder Sprühkopf aufgesetzt und die Packung ist gebrauchsfertig.
Betätigt man den Schaum- oder Sprühkopf, so cremt oder sprüht das Füllgut je nach Formgebung dadurch nach außen, so daß der Doseninnendruck auf dem wirkstoffgefüllten LDPE-Innenbeutel lastet und diesen zusammendrückt. Die dadurch erreichte Entleerungsquote, je nach Füllgut flüssig bis pastös, ist optimal.

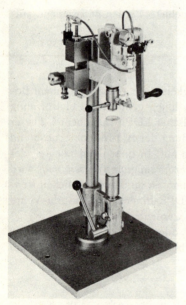

Abb. 21 Laboreinheit für Pamasol-Verfahren

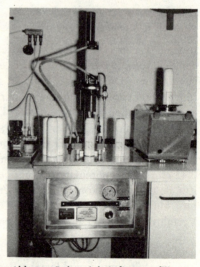

Abb. 22 Laboreinheit für Aerofill-Verfahren

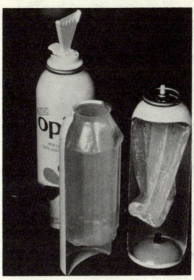

Abb. 23 Innenaufbau der Lechner-System-I-Dose
sowie den zu erreichenden Entleerungsgrad

Alu-Zweikammer-Druckpackung
mit Alu-Innenbeutel, Lechner System II

Wirkstoffabfüllungen, die eine absolut diffundierungsfeste Alu-Zweikammer-Druckpackung verlangen, sind jetzt mit einem neuen konzipierten Alu-Innenbeutel abfüllbar. Dieser Aluminium-Innenbeutel ist in eine zweiteilige Aluminiumdose integriert. Das rein anwendungstechnische Funktionsprinzip ist gleich der Alu-Zweikammer-Druckpackung mit LDPE-Innenbeutel, wie eingangs beschrieben. Der *wesentliche* Unterschied liegt in der Verbördelung zwischen Spezialdosentrichter und Alu-Innenbeutel mit dem nach außen gewölbten Alu-Außenbehälter.
Der Dosenöffnungsdurchmesser *bleibt unverändert* gem. DIN 55 500 bei 25,4 mm ± 0,1 mm. Es kann normmäßig verclincht werden, dies bedeutet, problemloses Verarbeiten nach Füllvorgang im Verschlußbereich (Clinchung) je nach Ventil-Typ.
Die ersten anwendungstechnischen Hürden sind mit diesem neuen, als Ergänzung angebotenen Alu-Zweikammer-Druckpackungs-System, bereits genommen.
Für die Produktgruppe »Zahncreme« stehen als Beweis der System-Arrondierung mehrere Millionen vermarktete Einheiten.
Die Treibmittelbefüllung ist mit dem Pamasol- und Aerofillverfahren möglich. Es können komprimierte und flüssige Treibmittel verwendet werden.

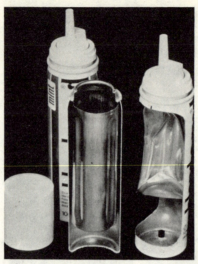

Abb. 24 Innenaufbau der Lechner-System-II-Dose sowie den zu erreichenden Entleerungsgrad

Derzeitige Produktpalette

Da es sich bei der Alu-Zweikammer-Druckpackung um keine Wirkstofftreibmittelgemische handelt, sondern Wirkstoff und Treibmittel voneinander getrennt sind, können im Spraybereich keine trockenen Sprühnebel erreicht werden. Somit liegt das Hauptanwendungsgebiet sprayspezifisch im halbtrockenen bis nassen Anwendungsbereich.

Abgefüllt werden Flächen-, Haut-, Wund- und Händedesinfektions-Sprays, Kfz- und Haushaltsreiniger, Kontaktlinsenreiniger, Haarfärbemittel, veterinärmedizinische Mittel und wasserbasierende Raum-Sprays. Im Creme- und Pastenbereich Haarentferner, Handcreme, Shampoos, Duschgels, Zahnpasta und Siliconabdichtmassen.

Geeignete Produktpalette

Die Alu-Zweikammer-Druckpackung, System Lechner, ist universell einsetzbar. Durch Trennung von Produkt und Treibmittel ist es möglich, Cremes, Lotionen, Shampoos, Emulsionen, Gelees und Gele, Zahnpasten, Desodorantien, Gesichtsduschen, Make-up-Präparate, Schminken, Gesichtsmasken, Ölbäder und Babypräparate als Originalprodukt abzufüllen und ohne auftretenden Kälteschock auf die Haut zu applizieren.

Weitere Lieferanten: Aerosol-Service AG, CH-4313 Möhlin (Compack-System), ferner Continental Can (USA) mit der Sepro-Can und Hoell mit dem Pepo-System.

Fazit

Zusammenfassend kann gesagt werden, daß Alu-Zweikammer-Druckpackungen, wie eingehend beschrieben, keine Alternative als Substituent für Wirkstofftreibmittel-Aerosole sind, sondern eine echte Arrondierung.

Trockene Sprays, die anwendungstechnisch im haarkosmetischen Bereich Stand der Technik sind, werden mit den bis jetzt zur Verfügung stehenden Rohstoffen nicht erreicht.

Kosmetische Präparate, wie unter geeignete Produktpalette beschrieben, sowie medizinische und homöopathische Salben und Cremes sind geradezu prädestiniert für das Alu-Zweikammer-Druckpackungssystem.

Anwendbarkeit, Applizierung und Entleerungsquote sind in ihrer Gesamtheit als gut zu bezeichnen.

Technologische Hilfestellung durch alle Verfahrensbereiche ist durch das hierfür speziell eingerichtete aerosol-technologische Laboratorium B. V. Braune gegeben (8, 13, 39, 40, 41, 42, 43).

10. Gesetzgebung

Das technische Prinzip der Aerosolpackung ist äußerlich nicht erkennbar. Auch der Inhalt der Aerosoldose kann nicht optisch kontrolliert werden. Aerosoldosen unterliegen daher strengen Herstellungsvorschriften und -bestimmungen.

10.1 Vorschriften und Bestimmungen

1. Druckgasverordung
2. Technische Regeln Druckgase TRG 300
3. Technische Regeln Druckgase TRG 402/403
4. Eichgesetz
5. Lebensmittel- und Bedarfsgegenständegesetz
6. Verordnung über gefährliche Arbeitsstoffe
7. Giftverordnung der Länder

10.2 Fertigpackungsverordnung

Dr. *Dieter Baumgarten* beschreibt in seinem Buch – Mogelpackungen, Gestaltung von Packmitteln Fallstudien zu § 17a Eichgesetz – sehr eindrucksvoll die Zuordnung der Aerosole in der Fertigpackungsverordnung (44). Wenn die in *Tab. 6* angegebenen Werte eingehalten werden, so erfolgt keine Beanstandung als Mogelpackung.

Tab. 6 Werte für Volumen von Behältnissen und Volumen von Erzeugnissen in Aerosolform

Erzeugnisvolumen ml	Behältnisvolumen (ml)	
	Treibmittel Flüssiggas	Treibmittel Druckgas
25	40	47
50	75	89
75	110	130
100	140	175
125	175	210
150	210	270
200	270	335
250	335	405
300	405	520
400	520	650
500	650	800
600	800	1000
750	1000	–

Literatur

(1) *Braune, B. V.:* »Die verdammten Sprühdinger!«, RAK 1, 1977, S. 277
(2) Handbuch für die Aerosol-Technik, Hoechst AG, Frankfurt-Höchst
(3) *Thoma, K.:* »Aerosole – Möglichkeiten und Probleme einer Darreichungsform«, Werbe- und Vertriebsgesellschaft Deutscher Apotheker mbH, Frankfurt
(4) *Tauscher, W.:* »Aerosol-Technologie«, Verlag für chem. Industrie, H. Ziolkowsky KG, Augsburg (1981)
(5) *Braune, B. V.:* »Lecksuchsprays mit CO_2 als Treibmittel in der Analyse«, aerosol report 20, 12, 1981, S. 377
(6) *Braune, B. V.:* »Wasserbasis-Aerosole mit CO_2 als Treibmittel«, aerosol report 17, 5, 1978, S. 144
(7) *Trampusch, B.:* »CO_2 in Aerosolen«, aerosol report 19, 9, 1980, S. 297
(8) *Schicker, R.:* »Die anderen Sprühtechniken«, aerosol report 18, 12, 1979, S. 394
(9) *Jellinek, J. S.:* »Kosmetologie«, 3. Aufl., Dr. A. Hüthig-Verlag, D-6900 Heidelberg
(10) *Meuresch, H.:* »Geschichte des Präzisions-Ventils«, aerosol report 22, 4, 1983, S. 180
(11) *Sanders, P. A.:* »Handbook of aerosol technology«, 2. Aufl. (USA)
(12) *Braune, B. V.:* 8. Intern. Aerosolausstellung in Barcelona, aerosol report 21, 1, 1982, S. 39
(13) aerosol-technologisches Laboratorium B. V. Braune. D-6349 Mittenaar
(14) »Sicherheitstreibgase für Aerosole«, Broschüre der Kali-Chemie AG, D-3000 Hannover
(15) »Shell-Treibmittel für Aerosole«, Broschüre von Propan-Menke, D-2000 Hamburg
(16) *Dunne, J. J.:* »Propane/Butane in Aerosol Products«, aerosol report 19, 9, 1980, S. 296
Voss, G.: »Propan/Butan in der Abfüllung«, aerosol report 19, 9, 1980, S. 301
Mulvany, P.: »A Review of Hydrocarbon Propellents in Aerosol Formulations« aerosol report 19, 9, 1980, S. 306
aerosol report 19, 9, 1980, S. 294: Alternativ-Treibmittel-Seminar
(17) *Rio, M.:* »Die löslichen gasförmigen Treibmittel«, aerosol report 10, 7, 1971, S. 347
(18) *Rio, M.:* »Haarsprays mit Protoxal als Treibmittel«, aerosol report 10, 7, 1971, S. 426
(19) »CO_2 in der Aerosolindustrie«, Broschüre von CO_2-Werk Buse, D-5462 Bad Hönningen/Rh.

(20) *Bohnenn, L. J. M.:* »Alternative Propellents and the characteristics that affect Safety, aerosol report 19, 9, 1980, S. 306
(21) *Bohnenn, L. J. M.:* »Dimethylether Pure«, 1. Teil, Aerosol Age 1/1981, S. 26
(22) *Bohnenn, L. J. M.:* »Dimethylether Pure«, 2. Teil, Aerosol Age 2/1981, S. 42
(23) *Bohnenn, L. J. M.:* »Ermittlung der Brennbarkeit von DME im Vergleich zu P/B-Gemischen«, aerosol report 21, 11, 1981, S. 491
(24) *Johnsen, Monfort A.:* The Aerosol Handbook, 2. Aufl. (USA)
(25) *Braune, B. V.:* Besuch bei Riker Laboratories; ein Pharma-Aerosol-Pionier, aerosol report 22, 2, 1983, S. 90
(26) *Braune, B. V.:* Pakex '83 (GB), aerosol report 22, 10, 1983
(27) »Gesichtspunkte für neue Haarspray-Formulierungen«, Kosmetikjahrbuch 1982, Verlag für chem. Industrie, H. Ziolkowsky KG, D-8900 Augsburg, S. 41–48
(28) *Petter, P. J.:* Rezepte mit niedrigem Alkoholgehalt für Haarsprays, aerosol report 21, 6 u. 9, 1981
(29) *Seib, K.:* »Neuere Tendenzen bei Haarspray-Formulierungen«, Sepawa-Vortrag 1982
(30) *Bohnenn, L. J. M.:* »Dimethylether (DME)«, aerosol report 18, 3, 1979
(31) *Braune, B. V.:* Interphex '82 (GB), aerosol report 21, 9, 1982, S. 393
(32) *Crotty, J. M., Raymond, R. L.* u. *Siegal, B.:* Physikal behavior of aluminium chlorhydroxide suspensions for aerosol formulations, J. Soc. Cosmet. Chemists 22, 1971, S. 153–160
Norda Schimmel Briefs Nr. 432/1971
(33) *Paukner, E.:* J. Soc. Cosmet. Chemists 21, 1970, S. 801–815
(34) *Lowicki, N., Sidillo M.* u. *Neunhoefer:* »Ein neues Prinzip für Desodorierung« – DGF-Vortrag, Mai 1973 in Goslar
Riechstoffe, Kosmetika, Seifen 2, 1974, S. 136–140
(35) *Sanders, P. A.:* »Propellent-Water-Aerosol-Emulsion-Systems«, Journ. Soc. Cosmet. Chemists, Vol. IX, Nr. 5, Sept. 1958
(36) *Wallace, Th. A.:* »Acne Remedy«, Quick breaking aerosol foam – Aerosol Documentary, Okt. 1960, S. 85
(37) »Fast-breaking foam permanent wave lotions«, Aerosol Age, Okt. 1964, S. 86, 90 u. 151
(38) »Puder in Aerosol-Verpackung«, Parfuem. Kosmet. Nr. 8, 1958, S. 495–497
Miccbelli, R. u. *Korte, A.:* »Aerosol Powders«, The Givaudania 1/1964
Lessenich, W.: »Grundlagen und Stand der Aerosol-Verpackung«, Pharm. Ind. 23, 1961, S. 572–579
Leberl, O.: »Aerosol-Puder«, Kosmetik-Parfüm-Drogen-Rundschau Nr. 3/4, 1964, S. 47–50
Giacomo, V. di: Americ. Perf., Okt. 1960, S. 47–48
Geary, D. u. *West, R.:* Chem. Spec. Manufact. Assoc., Chicago 1961
Schw. Pat. 380 880 v. 15. 8. 1964 – Haarentfettungsmittel
(39) *Braune, B. V.:* »Preßpack eine echte Alternative?«, RAK 29, 1979, S. 166
(40) *Braune, B. V.:* »Alu-Zweikammer-Druckpackung von Lechner«, Teil 1, aerosol report 20, 5, 1981, S. 170
(41) *Braune, B. V.:* Alu-Zweikammer-Druckpackung von Lechner«, Teil 2, aerosol report 21, 4, 1982, S. 172
(42) *Braune, B. V.:* U. K. Aerosol Discussion Group, Zweikammer-Druckpackung-Präsentation, aerosol report 22, 4, 1983, S. 194
(43) *Thompson, B. W.:* U. K. Aerosol Discussion Group examines barrier packs, Aerosol Age 4, 1983, S. 25
(44) *Baumgarten, D.:* Fertigpackungspraxis 4, B. Behr's Verlag, D-2000 Hamburg
(45) »FKW in der Atmosphäre«, Frigen Information GT 01/83

Allgemein:
»Aerosols«, in *Kirk-Othmer* »Encyclopedia of Chemical Technology«, 3. Ed., Vol. I, S. 582–597 (1978)

Kapitel XXIV
Babypräparate

Die Haut des Säuglings und des Kleinkindes unterscheidet sich in ihrer Morphologie und Funktion erheblich von der des Erwachsenen (1–11). Dem Neugeborenen fehlt die ausgebildete und vor Umwelteinflüssen schützende Hornschicht. Erst allmählich entwickelt sich eine schmale Hornschicht, die bis zum 3. und 4. Lebensjahr noch unvollständig ist.

Die Haut des Säuglings weicht daher in folgenden Punkten erheblich von der des Erwachsenen ab:

1. Sie zeigt eine höhere Vulnerabilität, wobei aber gleichzeitig die Heilung viel schneller als beim Erwachsenen verläuft.
2. Sie ist besonders beim Neugeborenen für Stoffe fast wie eine Schleimhaut aufnahmefähig. Die Gefahr der Resorption giftiger Stoffe durch die Haut ist daher sehr groß.
3. Die Anfälligkeit der Haut gegenüber Staphylo- und Streptokokken ist groß. Hauterkrankungen im Sinne des *Pemphigus neonatorum* bis zur schwersten generalisierten Form des *Dermatitis exfoliativa neonatorum Ritter* sind (besonders in Krankenhäusern) wegen ihrer Ansteckungsgefahr sehr gefürchtet (12). Als bakterielle Hauterkrankung kommt auch die *Impetigo contagiosa* bevorzugt im Säuglingsalter vor.

Im Windeldreieck führt das Reiben der Windelhöschen, aber auch die Mazeration der Haut durch Urin und Stuhl, zu einer Reizung der Haut. Durch Bakterien verschiedener Art, vor allem *Bacillus ammoniagenes,* wird aus Harnstoff Ammoniak abgespalten, der luftdicht abgedeckt von Windeln und Höschen direkt auf die empfindliche Haut einwirkt. Dieser Teufelskreis aus mechanischen und chemischen Einwirkungen führt zur *Windeldermatitis* (Intertrigo glutaealis oder Dermatitis ammoniakalis; Diaper rash), die besonders zwischen den Oberschenkeln ausgeprägt ist.

Die durch Urease-Freisetzung Ammoniak aus Urin abspaltenden Bakterien gedeihen besonders im neutralen pH-Bereich.

Besonders in ausgeprägten Fällen der Windeldermatitis sind Infektionen durch Pilze der Candidagruppe ziemlich häufig zu beobachten; aber auch papulopustulöse Superinfektionen, im wesentlichen durch Staphylokokken, werden beobachtet. Obwohl es auch gegenteilige Meinungen gibt [*Voigtländer* (13)], ist als die häufigste Einzelursache der »Windeldermatitis« der Ammoniak anzusehen, der aus dem Stuhl freigesetzt wird. Die Bakterien *Proteus mirabilis* und *Bacillus faecalis* (B. ammoniagenes) sind hierbei von besonderer Bedeutung, wobei zu berücksichtigen bleibt, daß B. faecalis regelmäßig in normalem Stuhl vorkommt. Mit der Ammoniakbildung geht ein Anstieg des pH-Wertes einher, der zusammen mit der alkalischen Reizwirkung als auslösender Faktor im Sinne einer physikalisch-chemischen Schädigung anzusehen ist.

Untersuchungen im Windelbereich haben gezeigt, daß Proteus bei vorhandener Dermatitis deutlich häufiger vorhanden ist (14) und daß andere Keime wie hämolytische Streptokokken und Candidapilze ebenfalls häufiger auftreten (15, 16).

Am Zustandekommen einer »Windeldermatitis« sind mit Sicherheit ursächlich mehrere Faktoren beteiligt: Im Vordergrund stehen Durchfälle, Behandlungsfehler und der Okklusiveffekt der wasser- und luftdichten Gummihosen bzw. die wasserundurchlässigen Außenfolien der Einweghöschenwindeln. Diese Okklusivbehandlung der Haut mit dem sich unter Ammoniakbildung zersetzenden Urin und dem Stuhl führt bei der dünnen, empfindlichen und anatomisch noch nicht voll ausgebildeten Haut des Kleinkindes zu einer gesteigerten Wirkung, der beim Erwachsenen bekannten *Intertrigo* (»Wolf« bzw. Wundsein zwischen aneinanderliegenden Körperfalten). Die krankmachende Ursache dieser Hautschädigung liegt in der Wärmestauung, Sekretdurchtränkung mit Mazeration der Hornschicht, Reibung der Hautflächen gegeneinander und mit der Wäsche sowie Verlust des »Säuremantels« (17). Die geschilderte toxische Dermatitis mit fließenden Übergängen zur toxischen Kontaktdermatitis (18) wird noch kompliziert durch pathogene Viren, Bakterien und Pilze, die in den wunden Hautläsionen im feuchtwarmen Windelpaket einen idealen Nährboden finden (19).

Candida-Mykosen entwickeln sich besonders im Gefolge einer Behandlung mit Antibiotika.

Anscheinend haben die in den letzten Jahren zunehmend benutzten Einhöschenwindeln auf Cellulosebasis im Vergleich zu den seit Generationen bewährten Nesselwindeln aus Baumwolle keinen negativen Einfluß auf die Haut (20).

Aus den bisherigen Erörterungen ergeben sich folgende technische Probleme:

1. Babykosmetika sollten antibakteriell wirken, wobei gleichzeitig die Resorption und die Toxizität der Antimikrobika gering sein muß.
2. Die Kosmetika müssen vor Nässe schützen, d. h. entweder einen festhaftenden, dicken Fettfilm bilden oder austrocknend wirken. Zudem soll eine schwach saure Biosphäre auf der Haut erzeugt werden.

Die fettartige Schmiere, die die Säuglingshaut aufweist (vernix caseosa) soll nicht unmittelbar nach der Geburt, sondern erst drei Tage danach entfernt werden. Solange der Nabel noch nicht abgeheilt ist, darf der Säugling nicht gebadet, sondern muß schonend mit Öl gereinigt werden. Schon der ganz kleine Säugling darf mit synthetischen Tensiden gebadet werden (21). *Tronnier* (22) der die starke Alkalineutralisation durch die kindliche Haut betont, leitet von seinen Versuchen ab, in diesem Lebensalter Seifen zu bevorzugen, es sei denn, man verwendet überfettete Syndets mit geringerer Waschwirkung.

Bei Verwendung reiner Ölbäder befürchten die Mütter, daß ihnen das Baby durch das Glitschigwerden der Haut im Wasser entgleitet.

Den besten Schutz vor der Urin-Mazeration der Haut bieten Wasser-in-Öl-Emulsionen, die Zinkoxid und Metallseifen enthalten. Der Emulgatorgehalt soll so gering wie möglich gehalten werden. Auch der Wassergehalt kann gering sein. Die Verwendung von Wollwachs und Vaselin ist für diese Präparate seit Generationen üblich und man sollte allergische Hautreaktionen, die auf die Verwendung von Wollfettalkoholen zurückgeführt werden, nicht allzu ernst nehmen, da es sich wahrscheinlich um technische Verunreinigungen handelt.

Ein Zusatz von Siliconölen hat nur bei einer Menge von 30% einen Sinn und auch nur bei Salben bzw. bei W/O-Emulsionen.

Germicide Wirkstoffe in Babykosmetika müssen im Fertigprodukt getestet werden. Relativ harmlos bei guter Wirksamkeit sind die chlorierten Phenole, vor allem para-Chlormetaxylenol und Di-Chlormetaxylenol (DCMX). DCMX ist gegen gramnegative Keime wirksamer als Hexachlorophen, das ebenso wie Borsäure obsolet ist.

DCMX hat einen hohen Rideal-Walker-Koeffizienten:

Bacillus typhosus 250 (PCMX zum Vergleich: 65)
Staphylococcus aureus 180
Streptococcus pyogenes 160
Toxizität: 5 bis 7 g/kg Körpergewicht (zum Vergleich 1 bis 3 g/kg bei PCMX).
Die LD_{50} (Maus) beträgt oral 4 g/kg,
intraperitoneal 1 g/kg Körpergewicht.
DCMX wird in Mengen von durchschnittlich 0,1% eingesetzt. Ähnlich wird auch Chlorthymol verwendet.

In amerikanischen Präparaten zur Babypflege (»Rash-Guard«) wird Hexylresorcin 1:1000 in einer Vaselin-Paraffinöl-Mischung verwendet. Seine Wirkung gegen urease-abspaltende Bakterien ist gut. Die Löslichkeit in Ölen und Fetten ist ausreichend. Ein außerordentlicher Vorteil des Hexylresorcins liegt in seiner praktischen Geruchlosigkeit. Seine Toxizität beträgt (LD_{50} oral, Ratte) 550 mg/kg. Da Resorcin bei längerem Gebrauch zur Methämoglobinbildung führen soll und einen antithyreoidalen Effekt (Myxödem) besitzt (23) ist die Verwendung von Hexylresorcin problematisch.

In der Literatur (24) werden neben den genannten Antimikrobika noch Chlorbutanol, Cetyltrimethylammoniumbromid, Benzalkoniumchlorid, Cetyltrimethylammoniumchlorid, Diisobutylcresoxyethylmethylbenzylammoniumchlorid (Hyamine 10 X) sowie andere »Quats« wie das Kombinationspräparat BTC-2125 (Oxydo) genannt. p-Diisobutylcresoxyethoxyethyldimethylbenzylammoniumchloridmonohydrat hat eine deutliche Wirkung gegen B. ammoniagenes (25) sowie gegen Strepto- und Staphylokokken (26).

Außerdem wird 8-Hydroxychinolin und seine Salze als Antimikrobikum in Kinderpflegemitteln eingesetzt.
Schließlich sei an das Chlorhexidin erinnert.
Es ist ferner üblich, Allantoin als mildes keratolytisches Mittel zu rezeptieren, daneben Kamillenextrakte oder Bestandteile der Kamille, Calendulaöl, Vitamin-F-Glycerinester, Karottenöl usw.
Nach dem Reinigen mit Öl und Auftragen einer Schutzcreme kann auch zusätzlich noch eingepudert werden, wobei in jedem Fall den Hautfalten (Intertrigostellen) besondere Beachtung geschenkt werden sollte.

Rezeptzusammenstellung

Bei der Formulierung von Babypräparaten ist es nützlich, die Hinweise und Rezeptvorschläge in den vorhergehenden Kapiteln zu berücksichtigen, besonders über milde Tenside und nicht-augenreizende Shampoos in Kap. X, über »Öle für Kosmetika« (Kap. IX), über »Puder« (Kap. XIV), »Ölbäder« in Kap. XX, unter 2. und schließlich W/O-Cremes in Kap. V sowie alles über Pasten (vgl. Babycreme S. 324). Herstellung: Siehe S. 38 im Band 1 dieses Werkes.

W/O-Babycreme		*W/O-Babycreme*	
Hostacerin® DGO	40 g	Wollwachs, wasserfrei	200 g
Wollfett	30 g	Protegin® X	90 g
Aluminiumstearat	5 g	Vaselin, weiß	100 g
Bienenwachs, weiß	42 g	Oleum infusum chamomillae	40 g
Lantrol®	25 g	Azulen (10% in Öl)	1 g
Isopropylmyristat	20 g	Bisabolol	3 g
Oleum infusum chamomillae	40 g	Zinkoxid	70 g
Paraffinöl, DAB 7	100 g	Nipasteril	1 g
Vaselin, weiß	130 g	Dichlormetaxylenol	1 g
AC-Polyethylen 629	30 g	Allantoin	2 g
Zinkoxid	60 g	Wasser, destilliert	490 g
Nipagin M	2 g	Parfümöl	2 g
Borax	3 g		1000 g
Germall®-115	1 g		
Wasser	470 g		
Parfümöl	2 g		
	1000 g		

Natürlich haften zinkoxidhaltige W/O-Cremes auch stark an den Windeln und lassen sich schwer abwaschen. Man kann mit dem Werbeargument »läßt sich leich auswaschen« auch O/W-Cremes oder Milche herstellen, z. B. wie folgt:

O/W-Babycreme

Walrat	20 g	Nipagin® P	1 g
Modulan® (Nordmann & Raßmann & Co.)	20 g	Nipagin® M	1 g
		Germall®-115	1 g
Paraffinöl, DAB 8	45 g	Allantoin	2 g
Tegin®	120 g	Propylenglykol	20 g
Vitamin-F-Glycerinester	60 g	Wasser	662 g
Calendulaöl	25 g	Parfümöl	2 g
Karottenöl	20 g		1000 g
Dichlormetaxylenol	1 g		

Es wäre zu diskutieren, ob nicht wasserfreie, transparente Lipogele die beste Schutzwirkung entfalten.

Eine *austrocknende Wirkung* zeigt folgendes *Lipogel:*

Aerosil®	80 g	Dichlormetaxylenol	1 g
Paraffinum subliquidum, DAB 8	400 g	Lanolin, flüssig	5 g
Isopropylmyristat	380 g	Parfümöl	4 g
Vitamin-F-Glycerinester	100 g		1000 g
Calendulaöl	30 g		

Ähnliche Lipogele können mit Aluminium-, Zink- und Calciumstearat hergestellt werden, wie z. B. in *folgendem Rahmen:*

Aluminiumdistearat (Alu-Gel 30 DF)	80 g
Paraffinum subliquidum, DAB 8	600 g
Isopropylpalmitat	200 g
Vitamin-F-Glycerinester	100 g
Lanolinöl	15 g
Parfümöl	5 g
	1000 g

Babyöl (vgl. Kinderöle, S. 450)

Paraffinum perliquidum, DAB 8	850 g	Zusatz eines alkylmodifizierten PVP (GAF), z. B. des öllöslichen Antaron® V-220, kann Vorteile bringen.
PCL, liquid (Dragoco)	50 g	
Vitamin-F-Glycerinester	50 g	
Arnika- oder Calendulaöl	45 g	
Parfümöl	5 g	
	1000 g	

Baby-Ölschaumbad

Texapon WW 99	630 g
Miglyol-810	360 g
Parfümöl	10 g
	1000 g

Babypuder

Talcum, DAB 8	880 g
ANM-Maisstärke	30 g
Magnesiumstearat	30 g
Zinkoxid	57 g
Parfümöl	3 g
	1000 g

Babyölbad

Mandelöl, süß (stabilisiert) oder Myritol-318 bzw. Miglyol-812	600 g
Vitamin-F-Glycerinester	100 g
Tween®-85	200 g
Karottenöl	30 g
Parfümöl	10 g
	940 g

W/O-Babycreme

A)	Hostacerin WO (Hoechst)	100 g
	Lunacera alba (Fuller)	10 g
	Lunacera MW (Fuller)	10 g
	Vaselin, weiß	230 g
	Paraffinum subliquidum, DAB 8	100 g
	Amerlate W (Amerchol)	10 g
	Calendulaöl (Novarom)	20 g
B)	Talcum	200 g
	Zinkoxid	250 g
C)	Wasser	68 g
	Dichlormetaxylenol	1 g
D)	Parfümöl	1 g
		1000 g

Herstellung: A wird bei ca. 80°C aufgeschmolzen und dann B eingerührt. C wird separat auf ca. 80°C erwärmt und portionsweise unter Rühren zu A gegeben. Mit verringerter Geschwindigkeit wird die Emulsion kaltgerührt. Bei ca. 40°C wird D eingerührt.

W/O-Babycreme

Hostacerin WO (Hoechst)	100 g	Calendulaöl (Novarom)	20 g
Lunacera MW (Fuller)	20 g	Zinkoxid	100 g
Vaselin, weiß	170 g	Allantoin (Hoechst)	3 g
Paraffinöl, hochviskos	50 g	Wasser	473 g
Miglyol-812 (Dynamit Nobel)	40 g	Dichlor-meta-Xylenol	2 g
Amerlate W (Amerchol)	20 g	Parfümöl	2 g
			1000 g

O/W-Babymilch

A) Hostaphat KL 340 N (Hoechst)	30 g
Hostacerin DGS (Hoechst)	50 g
Paraffinöl, dickflüssig (DAB 8)	50 g
→ Isopropylpalmitat	80 g
→ Cetiol V (Henkel)	80 g
→ Cetiol SN (Henkel)	50 g
B) HOE S 2/93 (Hoechst)	3 g
→ C) Hamamelis, Extr., farblos, destilliert	20 g
Wasser	630 g
Germall®-115	2 g
Dichlor-meta-Xylenol	3 g
D) Parfümöl	2 g
	1000 g

Herstellung: A wird bei ca. 70°C aufgeschmolzen und B eingetragen. C wird separat auf ca. 70°C erwärmt und portionsweise unter Rühren zugesetzt. Mit verringerter Geschwindigkeit wird die Emulsion kaltgerührt. Bei ca. 40°C wird D eingerührt. Abschließend wird die Emulsion in einem Homogenisierapparat bearbeitet.

Babycreme

Protegin® X	250 g	Glycerin	50 g
Zinkoxid, Pharma A	125 g	Wasser	446 g
Isopropylmyristat	80 g	Dichlor-meta-Xylenol	2 g
Luvitol EHO (BASF)	20 g	Parfümöl	2 g
Wollwachs	20 g		1000 g
Magnesiumsulfat·7 H_2O	5 g		

Babycreme

Protegin®	150 g
Zinkoxid	150 g
Wollwachs	20 g
Vaselin	420 g
Isopropylmyristat	80 g
Paraffinöl 30° E	70 g
Wasser	100 g
Germall®-115	4 g
p-Chlor-meta-Xylenol	3 g
Parfümöl	3 g
	1000 g

Babycreme

Protegin® X	250 g
Zinkoxid, Pharma A	125 g
Paraffinum subliquidum, DAB 8	100 g
Wollwachs (Adeps lanae)	20 g
Oxynex-2004 (Merck)	1 g
Glycerin	30 g
Magnesiumsulfat · 7 H_2O	5 g
Wasser	465 g
p-Chlor-meta-Xylenol	2 g
Parfümöl	2 g
	1000 g

O/W-Baby- und *Kindercreme* (nach Henkel)

Cutina MD	150 g
Eumulgin B-1	15 g
Eumulgin B-2	15 g
Cetiol LC	100 g
Myritol-318	100 g
Calendulaöl	40 g
Aluminiumhydroxyallantoinat	2 g
Wasser	548 g
Hamamelis	30 g
	1000 g

W/O-Baby- und *Kindercreme* (nach Henkel)

Dehymuls®-K	200 g
Cetiol® V	50 g
Myritol®-318	50 g
Vaselin, weiß	50 g
Zinkoxid	100 g
Talcum	100 g
Reisstärke	100 g
Wasser	250 g
Hamamelis	100 g
	1000 g

Kindercreme (nach Henkel)

Emulgade® F	120 g
Vaselin, weiß	180 g
Cetiol® V	60 g
Paraffinum subliquidum, DAB 8	60 g
Zinkoxid	100 g
Talcum	100 g
Wasser	375 g
Kaliumsorbat	2 g
Sorbinsäure	1 g
Parfümöl	2 g
	1000 g

Kindercreme

Plastibase (Squibb)	200,0 g
Miglyol-812	74,0 g
Emulgator QO-33-F (Hefti) = Sorbitansesquioleat	50,0 g
Emulgator TO-33-F (Hefti)	50,0 g
Nipagin M	1,5 g
Bienenwachs, weiß	45,0 g
Zinkoxid, Pharma A	150,0 g
Titandioxid	20,0 g
Wasser	405,0 g
Borax	0,5 g
Parfümöl	4,0 g
	1000,0 g

Literatur

(1) *Serri, F.* u. *Montagna, W.:* »The structure and function of the epidermis« (Pediatr. Clin. North Am. 8, S. 917–941, Aug. 1961)
(2) *Stuart, H. C.* u. *Sobel, E. H.:* »The thickness of the skin and subcutaneous tissue by age and sex in childhood«; J. Pediatr. 28, S. 637–647 (Juni 1946)
(3) *Krovetz, L. J.:* »The physiologie significance of body surface area«; J. Pediatr. 67, S. 841–862 (Nov. 1965)
(4) *Downing, D. T.:* »The fatty acid composition of vernix caseosa«; Australian J. Chem. 16, S. 679–682 (Aug. 1963)
Downing, D. T.: »Composition of the unsaponifiable matter of vernix caseosa«; Australian J. Chem. 18, S. 1287–1291 (Aug. 1965)
Downing, D. T. u. *Greene, R. S.:* »Double bond positions in the unsaturated fatty acids of vernix caseosa«; J. Invest. Dermatol. 80, S. 380–386 (Mai 1968)
(5) *Ramasastry, P., Downing, D. T., Pochi, P. E.* u. *Strauß, J. S.:* »Chemical composition of human skin surface lipids from birth to puberty«; J. Invest. Dermatol. 54, S. 139–144 (Febr. 1970)
(6) *Wildnauer, R. H.* u. *Kennedy, R.:* »Transepidermal water loss of human newborns«; J. Invest. Dermatol. 54, S. 483–486 (Juni 1970)
(7) *Hey, E. N.* u. *Katz, G.:* »Evaporative water loss in the newborn baby«; J. Physiol. 200, S. 605–619 (Febr. 1969)
(8) *Hey, E. N.* u. *Maurice, N.:* »Effect of humidity on production and loss of heat in the newborn baby«; Arch. Dis. Child. 43, S. 166–171 (April 1968)
(9) *Nelson, W. E., Vaughan, V. C.* u. *Mc Kay, R. J.:* »Text book of pediatrics«, 9th Ed.; W. B. Saunders, Phyladelphia, 1969, pp. 1373–1414
(10) *Ziai, M., Janeway, C. A.* u. *Cooke, R. E.:* Pediatrics, Little Brown and Co., Boston, 1969
(11) *Barnett, H. L.:* »Pediatrics«; 14th ed. Appleton-Century Crofts, New York, 1968
(12) *Schmöger, R.:* »Waschaktive Substanzen in der Kinder- und Säuglingstherapie«; Allg. Therapeutik 7 (3), S. 14–25 (1967)
(13) *Voigtländer, V.:* Vortrag Kosmetiktage Karlsruhe, März 1983

(14) *Brown, C. P.* u. Mitarb.: Penn. Med. J. 55, S. 755 (1952)
(15) *Dixon, P. N.* u. Mitarb.: »Role of candida albicans infection in napkin rashes«; Br. med. J. 2, S. 23 (1969)
(16) *Montes, L. F.* u. Mitarb.: Archs. Med. 103, S. 640 (1971)
(17) *Keining, E.* u. *Braun-Falco, O.:* »Dermatologie und Venerologie«, 2. Aufl., J. F. Lehmanns, München (1969)
(18) *Wolff, H. H.:* »Windeldermatitis, ein polyätiologisches Syndrom« in: O. Braun-Falco, S. Marghescu (Hrsg.): Fortschritte der prakt. Dermatologie u. Venerologie, Springer-Verlag, S. 9 (1976)
(19) *Koblenzer, P. J.:* Clin. Pediat. 12, S. 386 (1973)
(20) *Schmitt, G. J.* u. Mitarb.: Windeldermatitis; Ärztl. Kosmetologie 13, S. 46–58 (1983)
(21) *Schmidt-Ehrensberger, M.:* »Die Beschaffenheit der Säuglingshaut und ihre Pflege«; Vortrag vor der Gesellsch. für Kosmetologie, Bad Pyrmont, Mai 1973
(22) *Tronnier, H.:* »Hautreinigung, Hautpflege und Hautschutz«; Parfüm. Kosmet. 52, S. 171–176 (1971)
(23) *Brill, G. M.* u. *Frazer, R.:* Lanzet, S. 851 (1950)
 Hobson, A. J. G.: Proc. R. Soc. Med. 5191, 44, 164
(24) *Harding, W. H.* u. *Chester, J. F. L.:* »Compounding of baby toiletries«; Drug Trade News, Jan. 1967
(25) *Benson, R. A., Slobody, L. B.* u. Mitarb.: J. Pediatr. 31, 369–374 u. 34, S. 49–51 (1949)
(26) *Klarmann, E. G.* u. *Wright, E. S.:* Soap 22, S. 125 (1946)

Sachregister (Subject Index)

Die Zahlen geben die Seitenzahlen an, wovon die fettgedruckten auf eine ausführliche Behandlung des Stoffes im Text hinweisen, besonders bei Ergänzungen von ff. = fortfahrend (hinter der Ziffer).

Abies balsamea 106
Abietinsäure 102
Abil® 448, 664
Abschminken 288, 737
Abschmink-Gel 415
Absolue 1
Absorptionsbasen 309, **313**
Abwaschbare Cremegrundlagen 283
Acacia **58**
Acetaldehyd-cis-3-Hexenylacetal 63, 70
Acetaldehyddihexylacetal 67
Acetoin 127
Aceton 689
Acetulan® 200, 434
Acetylcedren 13, 138
Acetyltetramethyltetralin (AETT) 136
Acetal-Thujopsen 13
Acrylate 835
Acylaminopolyglykolethersulfat-Tri 459
Acylglutamate 460
Acylisethionat 460
Adipinsäureester 436
Adol® 437
Adoxal® 71
Adstringent-Tonic 378
Aerofill 963
Aerosil® **415**, 613
Aerosole **916 ff.**
Aerosol-Handschutzcreme 955, 963
Aerosol-Hautschaum 877
Aerosol-Make-up-Schaum 955
Aerosol-Sonnenschutzschaum 890, **953**
Ätherische Öle 1–144
Aethoxal 765
After-Shave-Aerosol 958
After Shave 382, 780
After-Shave-Gel 420
After sun **866**
Agar-Agar 395
Agrudor® 16
Agrumenaldehyd 15, 67

Agrumex® 72, 118
Agrunitril® 30
Akne-Schwefel-Creme 258, 268
Akne-Lotion 380
Aknepuder 619
Akne-Spray 959
Albagel® 277
Aldehyd C_{12} (Laurin) 107
Aldo® 179
Aldron® 8
Alexidin 385, 628
Alfania®-Base 35, 118
Algengeruch 71
Alginate **397**
Aliage-72 62
Alkansulfonat (sek.) 454, 481
Alkoholische Lotionen **372 ff.**
Alkylbetain 462
Alkylethersulfate **456**
Alkylethoxycarboxylate **462**
Alkylphenol-Ethoxylate **364**
Allantoin 866
Allo-Ocimenol 43
Alloxan 815
Allylamylglykolat 66
Allylcapronat 123
Allylcyclohexylpropionat 123
Allyljonon 49
Allylphenoxiacetat 113
Allzweck-Creme 246, 265, 277
Aloe 866, 894
Aluminiumchlorhydrat 660
Aluminiumdosen 920
Aluminiumhydroxid 660
Aluminiumoxid 614, 625
Aluminiumsalze 659
Aluminiumstearat 305
Aluminiumtristearat 289
Ambergris 131
Ambersage® 110
Ambra 110, **129**

Ambrain® 103, 131
Ambrette Moschus 137
Ambrettolide® 135, 137
Ambrinol® 131
Ambropur® 131
Ambroxan® 131
Amerchol® 180, 199, 309, 314
Amerlate®-P 433
Ameroxol® 179, 180
Amerscreen 844
Amidethersulfate 459
Amifat®-P 436
Aminohydroxystearat 230
Aminomethylpropandiol 341
Aminoxide 463
Aminophenol-p. 594
Ammoniak 236, 557
Ammoniumbituminosulfonat 494
Ammoniumcarbonat 237
Ammoniumthioglykolat 554
AMPD 230
AMP 230
Amphisol® 200, 250
Amphocerin® 314
Ampholyte (Amphotere) 187, **462**
Amphoteric®-14 u. 17 (usw.) 459, 489, 511
Amylacetat 123, 689
(4-tert.)-Amylcyclohexanon 100
(o.-t.) Amylcyclohexanylacetat 107
Amylisoeugenol 78
Amylphenylacetat 118
Amylsalicylat 78
Amylvinylcarbinol 3, 53, 61, 65
Amylzimtaldehyd (α) 42, 43
Amyrisöl **7**
Ananas **123**
Andrane® 9, 13
Andropogon 10
Anethol 90, 91
Angelikawurzelöl **85**, 136
Animalide® 133
Animalische Duftnoten **128–138**
Animalys® 134
Anionaktive 186
Aniontenside **455**, 464
Anisaldehyd 47, 90, 107
Anisöl **90**
ANM-Puder 612
Anorganische Gele 412
Antara®-430 474, 482
Antaron® 734

Antarox® 364
Anthemis 112
Anti-caking 762
Anti-Irritants 465
Antiperspirantien 657
Antiperspirant-Creme 283
Antiperspirant-Spray 676, 951, 956, 958
Antischuppen-Haarwasser 389
Antischuppenmittel **491**
Antischuppenmittel-(Shampoos) **495**
Apfel **123–124**
Apfelaroma 68
Apfelgrün **68**
Apigenin 113
Apiol 81
Apple Olliffac 123
Aprikose 125
Aprikosenkernöl 196
APV 363
Aquaderm® 210
Argobase® 178
Arianor 601
Arlacel® 178, 179, 180, 188, 204, 278, 303, 339, 357
Arlamol®-E 272
Arlasolve® 479
Arlatone®-285-289 363, 364, 765
Arlatone®-983 272, 282
Armoise 109
Armotan® MO 207
Artemisia afra 109
Ascaridol 79
Ascaron 92
Ascorbinsäure 874
Astrotone® 135
Arvensis-Öl 114, **116**
Atlas G-271 278
Atlas G-1704 202, 209
Atlas G-1725 202
Atlas G-1726 209
Atlas G-2162 290
Atmul® 178
Attapulgit 413
Augenbrauenstift 739, 749
Auralva® 29
Aurantiol 29
Avicel® 406, 691
Avocado-Öl 426, 428
Azo-Entwicklungsfarbstoffe 601
Azulen 110

Babycremes 148, 324, **973**
Babymilch 976
Babyölbad 975
Babyöle 450, 975
Babypräparate **970**
Babypuder 610, 615, 619, 620, 975
Babyshampoos **488**
Baccartol® 79
Bacdanol® 8
Badegel 501
Badesalze **762**
Baldrianöl 80
Balm-Mint 26
Balsamische Noten **93**
Balsam fir needle **106**
Banane **124**
Bancroft-Regel 194
Barosma 59
Bar-Soaps 460, **509**
Basilikumöl 85, 110
Baummoos 2
Baumwollsaatöl 425, 427
Bayöl 76, **77**
Baypival® 493
Bay-Rum 78
Beifußöl 109
Bentone 691, 692
Bentone-38 211, 305, 340, 414
Bentonit 412
Benzaldehyd 126
Benzethoniumchlorid 384
Benzoe-Harz **99**
Benzoylperoxid(-Lotion) 357, 453, 465
Benzylacetat 40, 55
Benzylalkohol 52
Benzylbenzoat 98, 99
Benzylcinnamat 93, 97, 98, 99
Benzylpropylcarbinol 67
Bergamotteöl **14–15**
Bergapten 15, 28, 821
Betaine 462
Bibergeil **133–134**
Bicrona 736
Bienenwachs 191, **193–198**, 237
Bigaflor® 52
Bio-Schwefel 494
Birkenteeröl 105
Birne **125**
Biron 717, 736
Bisabololoxid 112
Blätteracetal 49, 62

Blätteralkohol 49, 62
Blattacetal 62
Blattaldehyd 62
Blattgrün **62**
Bleiacetat 587
Bleich-Cremes 280, 876
Block-Polymere 308, 340
Blondiermittel 603
Blumige Düfte **33–61**
Blumig-holzig-grün 72
Bohnenkrautöl 91, 118
Boisambrêne® 13, 130
Boldoblätteröl **79**
Borax 192
Borneol 24, 25, 30, 103, 109
Bornylacetat 103, 106, 107
Bornylcaprylat 70, 107
Bornylisovalerianat 70, 80, 107
Boronia 60
Bourgeon de Cassis 59, 62, 126
Breitband-Absorber 806, 826, 892
Brij® 179, 180, 281, 303, 339, 765
Brillantinen **538**
Bromatfixierung **573**
Bromchlorophen 628
Bromelia 118
Bronzer 876
Brown'sche Bewegung 160
Brunnenkresse 70
Buchenholzteeröl 105
Buchu (Bucco) **59, 60, 126**
Butaflor Extr. 47
Butan 933, 943, 962
Butter-Aromen 127
Butylangelat 114
(p.-t.) Butylchinolin 134
(p.-t.) Butylcyclohexanon 7
Butylcyclohexylacetat 68, 72, 118
Butylphenylacetat 132
Butylphtalid 83, 87
Butyraldehyd 71
Butyrolacton 130
Butyrospermum 444

Cabosil® 613
Cadinen 100
Calandre 62
Calciumcarbonat 632
Calciumpyrophosphat **635**
Calciumthioglykolat 581

Calmusöl 92
Campher 24, 25, 30, 109, 110
Campholenyl-Derivate 8
Canadabalsam **101**
Candelillawachs 718
Canthaxanthin 823
Carbaminperoxidhydrat 572
Carbonat-Verseifung 237
Carboset 694, 835
Cardamomenöl **74–75**, 109
Caren (Δ-3) 94, 103, 107, 111
Carnaubawachs 718
Carnet de Bal 112
Carnosol 31
Carnothen® 76
Carotin-(β) 823
Carotol 84
Carragheen 642
Cartaretin 533
Carvacrol 92, 109, 110
Carveol 81
Carvon 80, 81, **84**
Carvotanacetol 82
Caryophyllen 71, 76, 78, 89, 100
Caryophyllenacetat 10
Cascarillaöl **84**
Cashmeran® 5
Cassiaöl **77**
Cassie **58–59**
Cassis **59, 126**
Castoramin 129
Castoreum **133–134**
Caulerpyn 71
Cedernblätteröl **13**, 30, 109
Cedernholzöl 1, **11–13**
Cederamber® 13, 130
Cedren 11, 12
Cedrol 11, 12
Cedrenol 12
Cedrylacetat 12
Cedrenepoxid 9, 107
Cedrenylacetat 10, 12
Cedrylmethylether 130
Celeriax 88, 127
Celestolide® 135
Cellitone 602
Cellulose 613, 642
Cera emulsificans 186, 187
Cetaceum 191, **198**
Cetomacrogol 181, 252, 269
Cetonal® 8, 100

Cetone B 41
Cetone V 49
Cetyl-Stearylalkohol 187
Cham-Azulen 113
Champaca **60**
Champignon 65
Chanel-19 62
Chat Noir 97
Chavicol 77, 81, 90
Chenopodium 79
Chèvrefeuille s. Geißblatt
Chlorhexidin 628, 660
Cholesterin 199, 201
Chypre 2, 25, **32–33**
Cibalan 602
(1,8)-Cineol 25, 30, 74, 82, 88, 90, 108, 114, 116
Cinnamalva® 76
Cinnamein 98
Cinnamylcinnamat 99
Cinnamylnitril 76
Cire d'Abeille 41
Ciste d'Esterel 102
Citrathal 16
Citronellal 114
Citronellaöl **17–19**
Citronellol 34, 35
Citronellylethylether 67
Citronellyl-oxi-Acetaldehyd 43, 73
Citronenöl **15–16**
Citronitrile 16
Citrophore 16
Citrus **14 ff**, 21, 28, 29
Citrus-Grün **67**
Civeton 132
Cleansing Cream 202, 255, 256, **288–293**
Coca-Cola 21
Coeur Marin 71
Cognac Note 123
Cold Creams **191–215**
Collodiumwolle 684
Colophonium 102
Concrete 1
Conditionierung (Haar) 523
Coniferan® 107
Coniferenduft **103–108**
Coniferylbenzoat 99
Copaen 100
Copaenol 85
Copaivabalsam 79, 100
Coprosterol 130

Corianderöl 75
Coripol 765
Corps-98 73
Corps Praline 118
Cortexaldehyd 69
Costaulon 134
Costusöl **134,** 138
Cover Cream 745
Cowax-3 187
Cremebad 768
Cremes (Perlmutt) **240**
Creme-Parfüm 226, 271, **294**
Creme-Parfümöl 138
Cremophor® 180, 188, 363
Crêpe de Chine 33, 55
(p.)-Cresol 56, 134
(p.)-Cresylmethylether 46, 134
Crill-6 179, 303, 339
Crodawax® 187, 252, 267
Croduret® 180
Crysolide® 136
Cŭbeben(-Öl) 78, 89
Cuir 105, 134
Cumarin 102, 107
Cuminaldehyd 1, 84, 112
Cuminöl **111**
Curcumen 49, 82
Cutina-BW 193, 211
Cutina-CP 199, 211
Cutina MD 242, 272
Cutina TS/AGS 473, 482
Cyclacet® 69
Cyclal® 69
Cyclamal 72
Cyclodecanon 135
Cyclofoliat® 69
Cyclogalbanat 66
Cyclohexoessigsäureallylester 66
Cyclopentadecanon 137
Cyclopentenester 66
Cyclopentenon 88
Cyclopiden® 55
Cyclosia-Base 43
Cyclotene 88
Cycloton Wax 187
Cyclovertal 67
Cymbopogon 17, 19, 38
Cymol (-p) 81, 92
Cypressenöl 110
Cyquest 554

Damascenia® 35
Damascenon 34, 35, 119
Damascol® 35
Damascon 34, 35, 118, 119
Dammarharz 95
Daucol 84
Dauerwelle **544,** 959
Davanaöl **59,** 118, 119
Decalacton 54, 121, 122, 125
Decave 71
Decenol (cis-4) 73, 75
Decenol 35
Decyloleat 431
Dehydazol® 408
Dehydrolinalool 22
Dehymuls® 179, 303, 327
Dehyquart® 467
Dehyton® 458, 467, 524
Deltyl® 430
Deodorant-Aerosole 674, 950
Deodorantgel 371
Deodorantpuder 615, 621
Deodorantstifte **661**
Deriphat® 463
Desodorantien **657**
Depilatorien **579**
Dermatoheliosis 797
Desoxid® 37, 63, 70
Dextran 403
Dextrin 403
Diacetyl 127
Diadol® 437
Dialdehyde(-gamma) 819
Diallylsulfid 70
Diaminoanisolsulfat 596
Diazo-Farbstoffe 602
Dibutylphthalat 686
Dibutylsulfid 70
Dicalciumphosphat **634**
Dichlormetaxylenol 972
Dielektrizitätskonstante 173, 185
Diethylenglykolmonoethylether 363
Diglycerinsesquioleat 188, 303
Diheptylacetat 15, 24
Dihydro-Ambrate® 130
Dihydrodicyclopentadienylacetat 73
Dihydro-Floriffon 118
Dihydrojasmonat 41
Dihydro-Jonon 130
Dihydromyrcenol 16
Dihydro-Shisool 43

Dihydroterpineol 107
Dihydroterpinylacetat 15
Dihydroxyaceton 812, **815**
Dillsamenöl **80**
Dimethicone 446
Dimethylanthranilat 22
Dimethylether 938, 946
Dimethylheptanal 66
Dimethylheptanol 14, 110
Dimethyloctanol 35
Dimethylphenylethylcarbinol 43
Dimethylsulfid 70
Dimethyltetrahydrobenzaldehyd 67
Dimetol 14, 110
Dimyrcetol® 16
Diorissimo 62
Diosphenole 59
Diphenyloxid 35
Dipropylsulfid 70
Dispersionsfarbstoffe 602
Dispersitätsgrad 172
Dispersol 734
Distickstoffmonoxid 936
Dodecalacton 54, 121, 125
Dodecenal 75
Domiphenbromid 384
Doppeldusch 62
Dorinia® 35
Dorinon® 35
Dosierung (Parfümöle) 139
Dry Flo 612
Dub liquid 438
Dulcinyl 119
Duschgele **486**

Eau de Cologne (klass.) **14 ff.**
Ebenolane® 9
Echte Lösungen 372
Edeltannenzapfenöl **104**
EDTA 569
Eichenmoos 2
Eisenoxide 690, 713, 732
Eiweiß-Fettsäure-Kondensate 465
Elemi **95**
Elemol 80
Elfacos® 180, 193, 308, 340
Elfan® 457
Emcol® 179, 278
Empicol® 458
Empigen® 458
Empilan® 278

Emulgade®-F 258
Emulgator 780 K 210
Emulgatoren 152, 178, 186
Emulsionen **145–190**
Emulsionstyp 148
Emulsogen® 180
Emulsynth® 188
Enfleurage 1
En-In-Dicycloether 113
Enthaarungsmittel 579
Enthaarungs-Spray 956
Eosine 708, 712, 720
Epoxycaryophyllen 20, 30
Epoxycedren 13
Erbsenschoten-Grüngeruch 67
Erdbeere **120–122**
Erdbeere-Furanon 120, 127
Erdnußöl 424, 427, 428
Eriol® 438
Erythem 792, 850
Escalol 845
Esma®-P 339
Estragol 85, 91
Estragonöl 91
Ethercarbonsäure 464
Ethomeen® 338
Ethylalkohol 373
Ethylenbrassylat 135
Ethylcaprinat 123
Ethylcapronat 123, 125
Ethylcellulose 410
Ethylcyclohexanylacetat 110
Ethyldecadienoat 125
Ethyldiglykol 363
Ethylenglykoldistearat 178
Ethylhexanalcycloglykolacetal 67, 69
(2-)-Ethylhexansäureethylester 84
Ethylhexansäurestearylester 323, 340
Ethylhydroxycellulose 410
Ethylisovalerat 68, 121
Ethylmethylbutyrat 123
Ethylmethyldioxolanacetat 118
Ethylmethylphenylglycidat 119, 120
Eucalyptol 25, 108, 109
Eucalyptusöl 108, **114**
Eucerin® 314
Eudispert® 338
Eugenol 76, 77, **78**, 79, 90, 138
Eugenolbutyrat 78
Eugenolmethylether 90
Eumulgin B-1 272

Eumulgin B-2 252, 272
Eumulgin M-8 368
Euperlan® 473
Eusolex 846, 847, 860
Eutanol®-G 323
Evernia 2
Evernyl®, krist. 2
Exaltolide® 85, 135, 137
Exalton 137
Extinktion 808
Extrait 139
Eye make up Remover 761
Eye shadow (-liner) 737, 738, 747, 749, 750, 752, 757

Faltencreme 230
Farbhaarfestiger 542
Farbstoffe 690, 712, 735
Farenal® 44
Farnèse 58
Farnesylaceton 65
Fenchelöl 91
Fenchon 81, 91
Fenchylalkohol (-acetat) 94
Fenugrec 88
Ferula 66
Fettalkohole 440
Fettcreme 320, 322, 335
Fettgele 367
Fettsäureester 428
Fettsäuren 221
Fettsäureisethionate 641
Fettschminken 736
Feuchtigkeits-Creme 248, 272, 273, 274, 322, 325
Feuchtigkeitsmilch 351–354, 356, 361
Fichtengrün 70
Fichtennadelöl 104
Fidji 62
Filtrierpapiermethode 150
Finsolv® TN 424, 835
Fir balsam 105, 106
Fischsilber 690, 736
Fitness-Friktionen 381
Fixateur 32, 93, 95, 100, 129
»Fixateur-404« 131
Fixieren 549
Fixolide 136
Flavonoide 113
Fleuramon® 41, 42
Flieder 47–48

Flouvane® 3
Flüchtige Silicone 448
Flüssig-Seifen 506, 512
Fluilan® 434
Fluor 624
Fluor-chlor-Kohlenwasserstoffe 932
Fluorophen 384
Fönwellmittel 528–529
Folenox® 5, 8
Fond 32
Formaldehydethylcyclododecylacetal 130
Formycetol® 16
Fougère 2, 25, 31–32
Foundation Cream 244
Frambinon® 199
Freesiol® 14
Frisier-Gel 371
»Fruchtig-grün« 69
Frucht-Noten 117–129
Fruchtsaftcreme 268
Fructone® 118
Furocumarine 15, 820
Fußcreme 226
Fußpuder 620

Gafanole® 285
Gafquat® 462, 466, 531
Galaxolide® 135
Galbanum 66–67, 71–72, 93
Galbex® 67
Gantrez 531, 693, 945
Gardenia 55–56, 70
Garland s. Longoza
Geijeren 89
Geißblatt 61
Gelatine 403 ff.
Gelée Royale 866
Gelees 391 ff.
Gelson 41
Gemüse-Grün 66
Genagen 765
Genamin® 467
Genapol® 457, 459
Generol® 179, 181, 212, 303
Geraniol 34, 35, 38
Geranonitrile 16
Geraniumöl 37–38, 70
Geranylaceton 65, 71
Geranyloxyacetaldehyd 69, 72
Germacron 38
Gesichtsmaske 410, 411, 414, 422, 758

Gesichtsmilch 346–347, 875
Gesichtsöle 450
Gesichtspuder 618
Gesichtswasser 139, 365, 377 ff, 875
Gingerole 82
Glimmer 694
Glucan® E-20 277
Glucamat 181
Glucate® 180
Glucon-δ-Lacton 282
Glucose-Fettalkohol-Tenside 463
Glycerinaldehyd 817
Glyceringel 369, 404, 418
Glycerolmonoisostearat 303, 339
Glycerinmonooleat 178
Glycerylmonococoat **461**
Glycerinmonostearat **242**, 278
Glydant® 297
Glykoldistearat 178
Grapefruchtschalenöl 28
Grasig-grün **63**
Gravenon® 83
Greenylacetat® 69
Grillocin 952
Grisalva® 131
Grisambrol® 131
Grüner Apfel **68**
Grün-Noten **62–73**, 94
Guaiacol 76
Guajakholzöl 35, **81**
Guanin 690, 694
Guar 391
Guave® 118, **127**
Guetholallylether 76
Gummi arabicum 394
Gurjunbalsam **101**
Gurkenaroma **63**
Gurkenmilch 349
Gurken-Gesichtswasser 379

Haarbleichmittel 603
Haarfarben **587**
Haarfarbe-Wiederhersteller 587
Haarfestiger **530–533**
Haarfixativ 399, 541
Haarfrisiercremes 534
Haargelee 419, 421
Haarglättungspräparate **577**
Haaröle 540–541
Haarsprays 942, 946

Haarspülungen **524–528**
Haarstruktur 518
Haarwässer **388 ff.**
Hair Rinses **524–528**
Handcremes 223, 243, 247, 257, 263, 276, 279
Handmilch 342–345, 875
Hartolan® 309
Hartparaffin 311
Haselnußgeruch 3, 126
Hautalterung 798
Hautbleichmittel **873**
Hautfirnis 400
Haut-Gelee 399, 411, 419
Haut-Öle 449
Hautpigment 799
Hautschnee 239
Hectorit 305, 340, 412, 691
Hedione® 41, 42
Heliotropin 47, 126
Heliotropylacetat 121
Henna 598, 812, 814
Heptadecanolid 85
Heptadienol 71
Heptanal(-ol) 72
Heptenol 49, 51
Heptylaldehyddiethylacetal 70
Herbaflor® 69
Herbal **108**
Herbalessence 62
Herrencreme 278
Hexadecalacton 138
Hexadecanolid **66**, 138
Hexadecylpyrrolidoncarboxylat 454
Hexadienal(-ol) 66, 70, 71
Hexadienylisobutyrat 68, 71
Hexaldehyddiethylacetal 67, 68
Hexanal 64, 65, 68
Hexandion 122
Hexanylisobutyrat-(cis) 69, 72
Hexanal 64, 65, 68, 70, 107, 119
Hexenaldiethylacetal 68, 123
Hexenol-(cis-3) 49, 51, 62, 64, 80, 81, 107, 128
Hexensäure 119
Hexenylacetat 69
Hexenylisovalerianat-(cis-3) 107
Hexenylmethylcarbonat 63
Hexenyloxyacetaldehyd-(cis-3) 72
Hexenyltiglinat-(cis-3) 70
Hexetidine 384, 627

Hexylacetat 68, 128
Hexylbenzalaceton-(α) 41
Hexylbenzoat 128
Hexyldioxolan 67
Hexylethylacetylacetat 68
Hexylisovalerianat 123
Hexylresorcin 972
Hexylzimtaldehyd-(α) 42, 43
Himbeere **119–120**
HLB **174 ff**, 186, 301
Hoblätteröl **25**
Hoe-S-1610 369
Hoe-S-2621 210, 357
Hoe-S-2721 179, 303, 316
Hoe-S-2793 338
Holz-Note **4–5**, 72
Homocuminaldehyd 63
Honeysuckle s. Geißblatt
Honig-Gelee 403–405
Honignote 113
Hormone u. Haar 522
Hostacerin® 179, 180, 188, 303, 316
Hostacerin® DGS 271
Hostaphat® 179, 261, **270**, 303
Hostapon® KA pulv. 460, 509
Hostapur® SAS 454
Hyazinthe **51–53**, 72, 98
Hydratropaaldehyd 44, 65, 72
Hydrochinon 280, 597, **873**
Hydrochinondimethylether 52
Hydro-Thujan 88
Hydroxycitronellal 43
Hydroxyethylcellulose 409
Hydroxy-ethyl-lactamid 372
Hydroxyphenylbenztriazol 807
Hydroxyphenylbutanon 119
Hydroxypropylcellulose 408
Hydrozimtaldehyd 44
Hydrozimtalkohol 72, 97
Hyxis® 49, 65

Igepon® 460, 509
Imwitor® 178, 303, 339
Indan-Moschus 135
Indikator-Methode 149
Indisan® 8
Indol 138
Indolene 132
Ingweröl **82**
Insekt-Repellent-Gel 420

Intim-Spray 952
Intim-Waschlösungen **490**
Iralia® 49
Irgalan 602
Irgasan 660
Irish Moss 396
Iris **99**
Irisox® 100
Iritone® 49, 100
Irival® 100
Irivon® 8, 100
Iron 99
Irotyl® 84
Isoamylheptincarboat 63
Isobornyl-2-methyl-cyclohexanon 137
Isobutaflor-Extrakt 43
Isobutyldisulfid 94
Isobutyl-furylpropionat 121, 123
Isobutylthiazol 64
Isochroman-Moschus 135
Iso-Cyclo-Citral 62, 66, 67
Isoeugenolmethylether 92
Isohexenyltetrahydrobenzaldehyd 118
Isolongifolen 10, 11, 32
Isomenthon 70
Isononylacetat 24
Isopar® 340, 360, 748
Isoparaffine 360, 748
Iso-Phytol 73
Isopropenylvinyltetrahydrofuran 63
Isopropylalkohol 376
Isopropyllaurat **431**
Isopropylmyristat **429**
Isopropylpalmitat **430**
Isopropylphenylacetaldehyd-(p.) 71
Isopropylstearat **431**
Isostearinpolyglycerinester 179
Isostearylisononanoat 340
Isostearylisostearat 340

Jacinthe 52
Jaguar® 467
Japanwachs 237
Jasmacyclene 69, 73
Jasmacylat® 41, 73
Jasmin **39–42**, 73
Jasmon (-Iso) 41
Jatamanson 80
Jessemal® 41, 42
Jodzahl 218
Johannisbrot 396

Jojoba-Öl 440
Jonon 49, 60
Jonquille 61
Juchten 105, 134
Juglon 812, 814

Kaltron 934
Kaltwelle 545
Kakaobutter 427
Kaliumcarbonat 237
Kaliumchlorid 642
Kalkwasser 196
Kalt-Emulgierung 339
Kaltwell-Emulsionen 562
Kaltwell-Fixierung 569 ff.
Kamillenöl 112
Kaolin 614
Karayagummi 393
Karies 623
Karion®-F 209
Karité-Butter siehe Shea-Butter
Karottensamenöl 84
Kationaktive 187, 276
Kessco 199, 435
Kessylalkohol 80
Keton-Moschus 137
Khusimon 10
Kiefernnadelöl 104
Kieselsäuren 613, 638
Kinderöle 450, 975
Kinderpflegemittel 977
Kiwi 128
Klargele 368
Klucel® 408
Koaleszenz 154
Koavone® 49
Körperöl 449
Körperpuder 617
Kohlensäure 936
Kohlenwasserstoffe 933
Kokosaldehyd (sog.) 54
Kokosnuß (Aroma) 122
Kokosöl 425, 427
Kolloidale Kieselsäure 415
Kolloidale Silikate 412
Kompaktpuder 735, 752
Kompositionen 138–139
Kräuter-Duftnoten 108–114
Kräuter-Tonic 379
Krauseminzöl 115, 116–117
Kühleffekt (Cold-Cr.) 192

Kümmelöl 84, 115
Kwashiorkor 522

L'air du temps 131
Labdanum 102
Labrasol® 433
Lactate 435
Lactobase® 295
Lärchenterpentinöl 103
Lagertests 169
Lamacit® 363, 364
Lamecreme® 242
Lamepon®-UD 388
Lanette®-N 186, 252, 254
Lanolate 433
Lanolin 298
Lanolin-Creme 318
Lanyanaöl 109, 110
Latschenkiefernöl 106
Laureth-4 357
Laurine® 43
Lavandinöl 24
Lavendelöl 22–23
Lawson 599, 812, 814
Leafacetal 62
Lederduft 105
Leinöl 427
Leitfähigkeit 150, 171
Lemongrasöl 19
Lemonile® 16
Lepidone 132
Lichtabsorption 785
Lichtschutzfaktor 824, 851
Lichtschutzpräparate 782
Lichtschwiele 802
Lidschatten 737, 746, 749
Liebstocköl 83
Lilas siehe Flieder
Lilial® 43
Lilly of the Valley 43–45
Limetteöl 21–22
Limettin 28
Linalool 23, 24, 75
Linalooloxid 70
Linalylacetat 15, 23, 24
Linoleate 433
Lip-Gloss 730
Lipoproteol® 504
Liposome 185
Lippenpflegestift 897
Lippenpomaden 730

989

Lippenstifte 708
Lippenstift-Parfümöle 118
Liquid Rouge 413
Litsea Cubebaöl 19
Lixetone® 10
Lösungsmittel 688
Longoza 54, 57, 122
Lonicera 61
Lorbeeröl 82
Lotionen (Milch) 337 ff.
Lovage oil 83
Lunacera® 311
Lutansan 844
Lutensit® 457
Luteolin 113
Luviflex 531
Luviquat® 467, 531
Luviset 531, 944
Luviskol 530, 943
Luvitol® EHO 273, 323, 438
Luvitol®-HP 321, 428
Lyral® 43

Maaliol 80
Madrox® 5
Ma Griffe 62
Mahagonat® 5
Maiglöckchen 43–45, 73
Maiglöckchen-Grün 73
Majoranöl 88
Make up 734, 743, 955, 956
Mandarinenöl 22
Maskara 756
Massageöl 770
Massoialacton 54
Mastix 97
Matricaria 112
Mayciane® 73
Mayol 43
Meeresbrise 71
Melamin 572
Melanogenesis 799
Melissenöl 26–27
Melittis® 97
Melonengrün 66
Melonal 66
Menthadien 85
Menthadienal 112
Menthanylacetat 15
Menthanylketon 30
Menthatrien 89

Menthenylpropanon 67, 70
Menthonthiole 59
Metallseifen 613
Methoxypsoralen 15, 28, 820
Methylamylketon 78
Methylbenzoat 46
Methylbutanthiosäure 94
Methylbuttersäureethylester 68
Methylbutyrat 89
2-Methyl-4-Carboxymethylorcin 2
Methylchavicol 85, 90, 91
Methylcinnamat 86
Methyl-p-Cresol 56
Methyl-Cyclo-Citrone 67
Methylcyclooctylcarbonat 41, 73
Methylcyclopentadecanon 135
Methyldecenol 58
Methylgeraniat 71
Methylheptanonoxim 44, 65
Methylheptenon 63, 64, 71
Methylheptincarbonat 49, 58, 63, 72
Methylisopropenylbenzol 89
Methyljonon 49, 100
Methylaceton 66
Methyl-Methylthiopropionat 67
Methylnaphthylketon 28
Methylnonanol 55
Methylnonylacetaldehyd 107
Methylnonylketon 67, 72, 89
Methyloctincarbonat 63, 72
Methylpentadecanolid 94
(p)-Methylphenylacetaldehyd 44, 71
Methylphenylcarbinylacetat 55
Methylsalicylat 46
Methylsandeflor 8
Methylthioheptanol 72
Methyltrimethylcyclohexenylbutanal 100
Methylviolett 601
Mibiron 694
Michelia 60
Mignonette siehe Reseda
Miss Dior 62
Mitsouko 2, 11, 33
Mono-Azofarbstoffe 690, 710
Moos 2–4
Mousse Metra 2
Mowilith 687
Mucondialdehyd 819
Mugoflor® 44
Muguenal® 73
Muguet 43–45, 73

Muguol 43
Muscogen® 136
Muskateller-Salbeiöl 30
Muskatnußöl 73 ff.
Musteron® 8
Myraldylacetat 44
Myrcen 74, 77, 81, 86, 89, 103, 111
Myristinsäure 82, 99
Myrrhe 96
Myrtenöl 82, 88

Nachrasurcreme 278
Nachtcremes 148, 249, 319, 327, 328, 332
Nagelhärter 705
Nagelhaut-Entferner 704
Nagellack 679
Nagellack-Entferner (-Gel) 422, 698
Nagelöl 707
Nagelweiß-Creme 410
Nailsyn 694
Naphtazarin 600
Naphthochinone 598
(α)-Naphthol 597
Naphthol-Ether 118
Nardosantol® 8
Nardostachys 9
Narzisse 56–57, 72
Natriumaluminiumsilicat 639
Natriumcarbonat 237
Natrium-Carboxymethylcellulose 407
Natrium-Cocoyl-Glutamat 461
Natrium-Cocoyl-Isethionat 460
Natriumcyclamat 641
Natriumlaurylsarcosid 641
Natriumlaurylsulfat 455
Natriummonofluorphosphat 624
Natriumperborat 573
Natriumsesquicarbonat 762
Natrium-Stearyl-Lactylat 296
Naturon 694, 736
Nectarine® 118
Nelke 79
Nelkenblütenöl 78
Neobergamate® 15
Neo-Feuillal 52
Neo-Heliopan 811, 833, 845, 898
Nepalva® 136
Nergerformat 15
Nerolidol 98
Neroli-Grün 67
Nerolin 118

Neroli-Öl 29
Nerone® 30, 67, 70
Nikkol 178, 179, 180, 438
Nitrocellulose 679
Nitro-Moschus 137, 138
Nonadienal 49, 51, 63, 64
Nonadienol 49, 51, 63, 64, 66
Nonalacton 119, 122
Nonandiolacetat 41, 49, 65
Nonanol 63, 72
Nonenol 63, 66
Nonylaldehyddimethylacetal 49, 51, 63
Nonyllacton 54
Nonyloxynol 364
Nonylpropionat (-acetat) 89
Nootkaton 28
Nopylacetat 15, 24
Novantisol 848
Nuß 126, 814
Nutmeg 73 ff.

Oberflächen-Spannung 151
Ocimen 31, 86, 110
Octenal 64, 65
Octenol 51, 65
Octopirox® 388, 493
Octyloxyacetaldehyd 69
Ölbäder 765
Öle 424 ff.
Ölshampoos 504
Oleate 431
Olefinsulfonat 454
Oleth-3 304
Oleyloleat 431
Olibanum 94
Olivenöl 425, 427, 428
Onamer® 467, 474
Oncidal® 44
Omadine® 492
»Opium« 95
Opoponax 1, 96
Oppanol® 310
Orangenblütenöl 29
Orangenöl 28
Origan 85, 86
Orivone® 8, 100
Ortho-Ylanat 68, 72
Oryclon® 8
Osyrol® 8
Outdoor odors 71
O/W-Emulsionen 156, 216–297, 337

Oxanon 119
Oxidations-Haarfarben **587**
Oxidationsmittel **569**
Oxidiermittel 549
Ozokerit 312
Ozon 71

Palmarosaöl 38
Palmkernöl 425, 427
Palmolive 38, 76
Pamasol 963
Pamplenon-(-1) 69, 125
Pancake 752
Paraffin 311, **312**
Parfüm-Creme **294–295**
Parfüm-Gel 369
Parfümöle 1–144
Parfüm-Sprays 962
Parmanthème® 49
Parmavert® 49, 63
Parsol MCX 821, 845, 898
Passionsfrucht 128
Patchouli-Öl 1, **9–10**, 101
Pationic 296, 304
»Patra« 97
PCL, liquid 340, 438
PCL, solid 289
Peeling Maske 413, 422, 758
PEG-15-Cocamine 338
PEG-400-distearat 188
PEG-(2)-isostearylether 304
PEG-400-Monoisostearat 205, 274
PEG-5-Sojasterol 303
PEG-400-Stearat 259, 337
Pektine 399
Penny Royal 117
Pentadecalacton 138
Pentadecanolid 85, 136
Pentaerythrit-Ester 178
Peony 72
Perlglanz-Pigmente 690, 694, 736
Perlmutt-Cremes 240
Perlmutt (-Shampoos) **473**, 482
Permanente Welle **544 ff.**
Perubalsam 98
Petalone® 35
Petersilienöl 88
Petitgrainöl 30
Petrolatum 309
Pfefferminzöl 115
Pfefferöl 78, **79**

Pfirsich **125**
Pfirsichkernöl 196
Pflanzenöle **424**
Pflaume **126**
Phantolide® 135
Phase 145
Phasen-Inversions-Temperatur (PIT) **185**, 196
Phellandren 71, 81, 82, **85**, 89, 95, 101, 103, 104, 106, 107, 114
Phenacetin 569
Phenoxiessigsäureallylester 113
Phenoxyacetaldehyd 69, 71
Phenylacetaldehyd 52, 66, 72
Phenylacetaldehyddimethylacetal 47, 72
p-Phenylendiamin 589, 593
Phenylethylalkohol 34, 35
Phenylethylformiat 53, 70
Phenylethylisopropylether 70
Phenylethylmethylether 69
Phenylethylsalicylat 53
Phenylpropionaldehyd 69
Phenylpropylacetat 70
Phenylpropylaldehyd 44
Phenylpropylalkohol 72, 97
Phosphorsäure-Ester 261, **270**
Photobiologie **787**
Phtalide 83, 87
Phytosterole 428
Picea excelsa 105
Piconia® 9
Pigmentierung, direkte 800
Pikraminsäure 596
Pilz-Alkohol 3
Pilz-Gerüche **65**
Pinen 101, 103, 104, 110
Pinen-Verbenon 25
Pini pumilionis 106
Pinocopaenketon 10
Pino silvestre 30
Piperita-Öl 115, **116**
Piperiton 114, 115
Piscine Oil 440
Placenta Creme 225, 330
Plaque 626
Plastibase® 304, 307
Pluronic 309, 384, 459, 465
POE-Oleylether 303, 368
Poivone® 10
Polarität 151
Poley-Öl 117

Poloxamer 384, 459
Polyacrylate 416
Polyacrylester 687
Polyethylen 307
Polyethylenglykol-Salben 283
Polyisobutylen 310, 340
Polymer JR 456, 462, 466, 474, 506
Polypropylenglykol-2000 363
Polyquart 467
Polysorbate 365, 459
Polysynlan 340
Polyvinylacetat 687
Polyvinylalkohol **422**
Polywachse 285
Pomaden **538**
Pomeranzenöl 28
Portugal-Haarwasser 28
Pottasche 237
Prästabitöl 765
Prenylacetat 124
Pre-Shave 383
Primal 338, 416
Propan 933, 943
Propenylguethol 118, 119
Propionaldehyd 71
Prosolal 849
Protegin 309, 314
Psoralen 820
Pudercreme 268, 743
Pudergrundlage-ANM 402
Puderspray **960**
Pudersteine **752ff.**
Puderventile 929
Pulegon 117
Pulver-Shampoos 499
Pumpsprays 667, 950
Putzkörper 631
PUVA-Therapie 820
Pyrazine 66, 94, 123, 126, 134
Pyridinfarbstoffe 589
Pyrocatechin 597
Pyrogallol 597

Quaternium-Hectorit 305, 340
Quercetin 113
Quittenschleim 394

Racinal 8, 65
Rainfarnöl 109
Rasiercreme (-Aerosol) 955
Rasiercreme **771**

Rasierpuder 621
Rasierwasser **381ff.**, 958
Rastone 119
Ratanhia 815
Reinigungs-Creme 231, 258, **288–293**, 330, 331
Reinigungs-Gel 415
Reinigungslotion 370
Reinigungsmilch 341–343, 347, 360
Repair-Lotion 379
Reseda 52, **58, 72**
Resorcin 597, 972
Resorcindimethylether 3, 126
Rêve d'or 33, 95
Rewocid 388
Rewoderm 465
Rewoteric 458, 486
Rhodamin 690
Rhodinol 34, 35, 37
Ribbel-Creme 401
Ribenol 126
Ricinoleate **433**
Ricinusöl 424, 426
Ricinusöl-Ethoxylate **363ff.**
Rilanit 432, 435
Ringing-Gel 370
Robane 305
Roll-on-Deos 391, 668
Romanal 10
Rona-Perl 694, 738
Rosalva 35
Rose **33–37**, 39, 69
Roseate 35
Rose-Furan 34–35
Rosmarinöl **25–27**, 108
Rouge 739
Rüb (= Raps)-Öl 426

Sabinen 74, 80, 82, 83, 88
Saccharoseester **251**
Sadebaumöl 7
Saflöröl 426–428
Safrol 109
Salbeiöl **30–31**, 109
Salicylsäure 494
Sandelholzöl **5–8**
Sandocryl 601
Sandopan 462, 488
Sarcoside 464
Sassafrasöl 109
Sauge sclarée 30

993

Saure Cremes 277
Saure Farbstoffe 601
Sclareol 30, 130
Seaweed 71
Sedanolide 87
Sedanonsäure 83
See-Grün 71
Seidenfibroin 614
Seifen-Cremes **217**, 232
Selinen 87
Sellerieöl **87**
Semipermanente Haarfarben 598
Senevol 58
Sesamöl 197, 426
Shalimar 95
Shampoos **452, 475,** 481
Shampoos gegen fettes Haar 481
Shangralide 137
Shea-Butter 426, 428, **444**
Shellsol-T 360, 748
Shogaol 82
Shyobunon 92, 94
Silberglanzpigmente 714, 733
Silicon (-Hand)-Creme 235, 267
Silicon-Emulsion 269
Silicon-Öle **446**, 664, 748, 972
Simmondsia siehe Jojoba
Sinensal 28
Skatol 128, 132
Snow 239
Soft-Creme 229, 249, 274, 275, 321
Softigen 433
Softisan-649 300
Sojaöl 426–428
Solarien 869
Solketal 363
Soloron 694
Solprotex 898
Solubilisation **362f.**
Sonnenblumenöl 426–427
Sonnenbrand 792
Sonnenschutzcreme 325, 888
Sonnenschutz-Gel 370, 371, 415, 421, 880
Sonnenschutzmilch 359, **882ff.**
Sonnenschutzöl 830, **877ff.**
Sorbex 209
Sorbitanfettsäureester-Oxethylate **365**
Sorbitanmonoisostearat 178, 303, 339, 357
Sorbitansesquiisostearat 304
Sorbitansesquioleat 178, 188, 211, 303
Sorbitantriisostearat 304

Sorbitantrioleat 178
Span 179, 203, 301
Spearmint 116
Spikenard 9
Spik (-Lavendel) 24, **27,** 108
Spiroether 93, 112, 128
Sportcreme 317, 333–335
Sport-Gel 415
Sporttonikum 381
Spreitwert 183
Sulfetal 457
Sulfosuccinate 464
Sunblocker 826, 863
Sun-Screen Index 810
Sweet Pea 67
Syloid 416
Syncrowax 193
Syndet-Stücke 460, **509**
Syringa 47, **71**
Syvertal 67, 69

Schafgarbenöl **110**
Schaumbad-Parfümöle 107
Schaumbäder **452**, 500
Schaumfixierung 571
Schaum-Test 467
Schercemol 438
Schichtdicke, kritische 810
Schminken 734
Schwarze Johannisbeere **59, 126**
Schwefel 494
Schwefel-Pektin-Paste 401

Stabilität (Emulsionen) 154, 156, 158, 159, 169
Stärke **401ff.,** 612
Stearat-Cremes **217ff.,** 232
Stearate (Ester) **435**
Stearin 218, 237
Stearylacrylamid 304
Stearylheptanoat 289
Steinkohlenteerdestillat 453, 492
Stemone 44, 65
Sternanisöl **90**
Stoke'sches Gesetz 154
Storax 1, **97**
Strawberry-Furanon 121
Styrolylacetat 55, 70, 107
Styrolylalkohol 61

Tagat 181, 363, 364, 365
Tagescreme 217, 231, **243 ff.**, 263
Talcum **611, 617**
Tangarinenöl 22
Tannennadelöl 104
Tartrazin 601
Tauride 464
Tegin KL-125 357
Tegin-90 209, 260, 278
Tegin 178, 242
Teginacid 179, 278
Tego-Betain 458
Temporäre Haarfärbung 600
Tenside **452**
Terpentinöl **103**
Terpenylcyclohexanon 8
Terpinen-4-ol 74, 83, 88
Terpineol 47
Tetrabrom-o-cresol 660
Tetrabromfluorescein etc. 708
Tetrahydrogeraniol 35
Tetrahydrolinalool 43
Tetrahydromyrcenol 43
Tetrahydroparamethylchinolin 105, 130, 132
Tetranatriumpyrophosphat 762
Texapon 457, 765
Texofor 252, 269
Theaspiran 128
Theaterschminken 737
Thioglykolsäure **556**
Thujaöl **13,** 109
Thujen 74
Thujon 13, 30, 109
Thymianöl 109
Timberol 5
Timiron 714, 733
Titandioxid 613
Tolu-Balsam 98
Toluylendiamin-m 589, 595
Toluylendiamin (-p.) 592
Tolylacetaldehyd (-p.) 44, 71
Tomatengrün 44, **64**
Tonalide 136
Tonics 372
Tonka **102**
Tragant **392,** 642
Transparente Zahnpasten 652
Traubenkernöl 427
Treibmittel (Aerosol) **932**
Tributylcitrat 659

Tricalciumphosphat **636**
Trichlorcarbanilid 660
Tricyclodecenylacetat 67, 69
Tricyclodecylacetat 110
Tridecanolid 85
Tridecenal 75
Tridecylalkoholethersulfat 459
Triethanolamin 219
Triethanolaminstearat 160, **219, 222,** 224, 225
Triglyceryldiisostearat 304
Trimagnesiumphosphat 646
Trimethylamin 129
Trimethylcyclohexanylmethylketon 67
Trimethylhexansäureethylester 123
Trimethylcyclohexenylbutenon 49, 100
Trimethylhexylacetat 100
Trimethylnonen-ol 70
Trimethylundecenal 71
Trimethylundecylenaldehyd 44
Trimofix 5
Trinatriumphosphat 762
Triton CG 504
Trivalon 3, 127
Trocken-Shampoo 509, 961
Trübungsmittel 474, 561
Tuberose **53–55**
Tulipal® 70
Turiol 9
Turpinal 554
Tween 180, 181, 204, 363, 365, 523, 765
»Twen Set« 111
Tylose 407

Überfettungsmittel 473
Ultrahold 947
Umbellulon 83
Undecalacton (-gamma) 125
Undecatriene 66, 71, 94
Undecylensäurederivate 494
Unguentum emulsificans 253
Unverseifbares 428
Urocaninsäure **802,** 866
UV-Absorber 811, **837**
UV-A-Absorber **806**
UV-B-Absorber **805**
Uvinul 847

Valanone 9
Valencen 28
Valeraldehyd 65, 71

Valerol 80
Valeronitril 64
Vanille 92
Vanillin 92, 138
Vanillinmethylether 122
Vanishing Cream 147, 229
Vanoris 24, 100
Varonic 461, 466
Vaselin 309
Veegum 412
Veilchen 48–51
Veilchenblattgrün 63
Veloutone 67, 69, 118, 125
Veltol 118
Ventile (Aerosol) 924
Vent Vert 62
Veramoss 2
Veratraldehyd 122
Verbena-Öl 20–21
Verbenon 25
Verdoracine 10
Verdox 68, 72, 118
Verdural 62
Verdylacetat 67, 69
Vernaldehyd 67
Versalide 136
Verseifungszahl 218
Vert de Lierre 72
Vert de Lilas 47, 72
Vertenex 8
Vertinpropionat 67
Vertocitral 67
Vertofix 8, 13
Verzweigtkettige Ester 437
Vetacetex 10
Vetiveröl 10–11
Vinyldecylether 71
Vinylpyrrolidon-VA 530
Viridine 72
Viscontran 407
Viskosität (Emulsion) 167
Vitamin A 823
Vitamin-Creme 250, 323
Vitispirane 93
Volpo 368, 765

Wacholderbeeröl 111
Wachsester (CEP u. SPW-33) 199
Wachsester 440
Wärme-Kälte-Tests 169
Walnußschalen 812, 814

Walnußschalengeruch 126, 127
Walrat 191, **198–199**
Wangenrot 737
Wardia(-Rose) 47
Waschremes **292–293**
Wassermelone 66
Wasserwellen Einlegemittel **530**
Wasserwellenfixativ 399
Wasserzahl 301
Weichmacher 685
Weidengrün 72
Weihrauch **94**
Weinhefenöl 123
Weißeln (bei Cremes) 147
Weizenkeimöl 426, 428
Wermut-Öl 109
Wickenol 439
Wimperntusche 411, 748, 751
Wintergrünöl 114
Wismutcitrat 587
Wismutoxidchlorid 690, 694, 717, 736
Witisol 849
W/O-Emulsionen 157, **298–336**, 339
Wollwachs (-Alkohole) **298**, 309
Würz-Noten **73–93**

Xanthan-Gummi 392
Xanthen-Farbstoffe 712
Xylol-Moschus 137

Yara-Yara 118
Ylanat 67
Ylang-Ylang-Öl **45–46**

Zahnpasta 622
Zahnstein 629
Zdravetsöl 38
Zeolithe 639
Zeta-Potential 173
Zetesap 511
Zibet **132–133**
Zimtaldehyd 76-77
Zimtalkohol 97
Zimtöl **76**
Zingeron 82
Zingiberen 49, 82
Zinkoxid-Paste 324
Zinkpyridinthion 463, **492**
Zinkricinoleat 952
Zinnfluorid 623
Zirkonium 658
Zweikammer-Aerosol **963**

Anzeigenteil

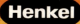

Dehydag

...NATÜRLICH,

unsere kosmetischen Grundstoffe haben zur Natur ein durch und durch natürliches Verhältnis. Ihre natürliche Herkunft wollen und können sie deshalb nicht leugnen.

Ein reichhaltiges und differenziertes Angebot an Ölen und Fetten pflanzlicher als auch tierischer Herkunft hält die Natur für uns bereit. Die Natur – unser natürlichster Rohstoff-Lieferant. Und das 12 Monate lang. Jahr für Jahr. Weltweit. Und wir nutzen es. Das Ergebnis: natürlich... eine Vielzahl modifizierter und hochwertiger Dehydag-Grundstoffe für Kosmetik und Pharmazie in gleichbleibender Qualität, mit dem bekannt guten Service.

Creme- und Salbengrundlagen, Emulgatoren und Solubilisatoren, Konsistenzgeber, Stabilisierende Faktoren, Verdickungsmittel und Quellstoffe, Ölkomponenten und Überfettungsmittel, Schaumkörper, Netzmittel und Waschgrundstoffe, Perlglanzkonzentrate, Schaumstabilisatoren, Verdickungsmittel für Tensidpräparate, Kationaktive Verbindungen, Haarpflegeadditive, Konservierungsmittel.

Ihre Adresse für
kosmetische Grundstoffe:
natürlich...

Henkel KGaA
ZR-Fettchemie
Dehydag Cospha
Postfach 1100
D-4000 Düsseldorf 1
Tel. (0211) 797-1
Telex 85817-0 hd d

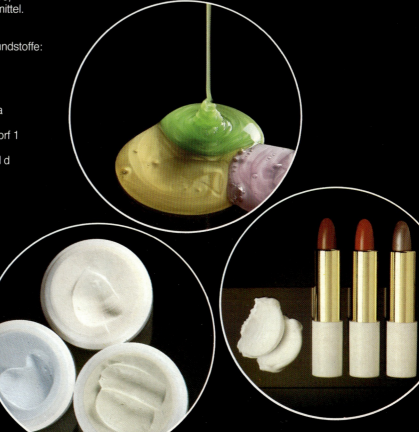

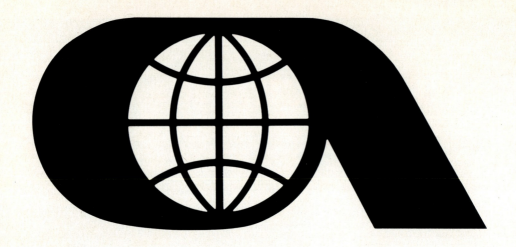

SPAN, TWEEN, BRIJ, MYRJ

Ausgezeichnete und seit Jahrzehnten bewährte O/W und W/O Emulgatoren.
Die vorhandenen physiologischen und toxikologischen Daten geben Ihnen beim Formulieren die optimale Sicherheit.

ARLACEL, ARLATONE

Neben unseren traditionellen Emulgatoren finden Sie in unserer Produktpalette
Arlacel 481, Arlacel 986, Arlacel 987, Arlacel 988, Arlacel 989, die neue Generation der Atlas - W/O Emulgatoren - universell verwendbar, seit Jahren bewährt sowie Arlatone 983 S für O/W Formulierungen.

ARLATONE, TWEEN

Lösungsvermittler.
Einfach und wirtschaftlich solubilisieren mit Arlatone 285, Arlatone 289, Arlatone 970, Arlatone G, Tween 20 und Tween 80.

Fragen Sie nach weiteren Informationen, wir beraten Sie gerne.

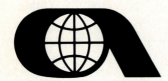

Atlas Chemie
Niederlassung der Deutsche ICI GmbH
4300 Essen 1 - Goldschmidtstrasse 100
Telefon 0201/173.739 - Telex 08571716

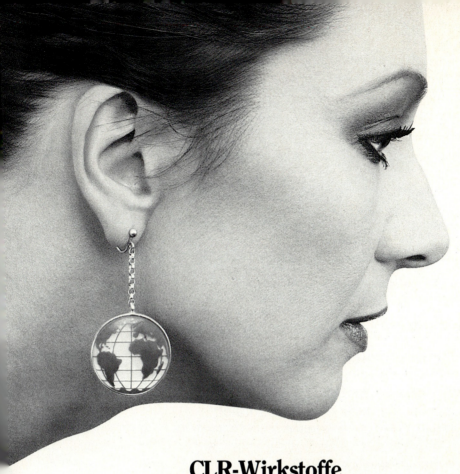

CLR-Wirkstoffe geben der Pflegekosmetik Profil. International.

Überall dort, wo es um Kosmetika geht, sind CLR-Wirkstoffe gefragt. In über 90 Ländern der Erde.

Denn CLR-Wirkstoffe bieten Zuverlässigkeit und hohen Qualitätsstandard durch ausgewählte Rohstoffe, spezielle Produktionsverfahren und umfassende analytische Kontrolle.

Die marktorientierte CLR-Produktpalette enthält den passenden Wirkstoff für jedes kosmetische Pflegepräparat.

**CLR-QUALITÄT
ÜBERZEUGT WIRKSAM.**

CLR/Chemisches Laboratorium Dr. Kurt Richter GmbH
Bennigsenstr. 25, Postf. 41 04 80, D-1000 Berlin 41

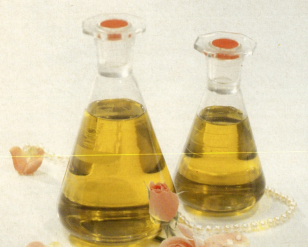

Kosmetik-Rohstoffe von hohem Qualitätsstandard:

Rückfetter und Schaumbooster
REWOMID DC 212/S Kokosfettsäurediethanolamid
REWOMID IPL 203 Laurinsäuremonoisopropanolamid

Anionische Tenside – hautfreundlich
REWOPOL SB-FA 30 Fettalkoholpolyglykolethersulfosuccinat
REWODERM S 1333 Ricinolsäuremonoethanolamidosulfosuccinat

Amphotere Tenside und Betaine
REWOTERIC AM-2L amphoteres Glycinderivat
REWOTERIC AM-KSF amphoteres Kokosamidoaminopropionsäurederivat, salzfrei
REWOTERIC AM-R 40 Ricinolamidobetain

Kationische Tenside
REWOCID UTM 185 Undecylenpropylamidoammoniummethosulfat
REWOQUAT RTM 50 Ricinolamidoammoniummethosulfat

Undecylensäurederivate
REWOCID SBU 185 Undecylensäuremonoethanolamidosulfosuccinat
REWOCID U 185 Undecylensäuremonoethanolamid

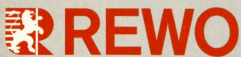

REWO Chemische Werke GmbH
Postfach 1160, D-6497 Steinau an der Straße
Telefon (0 66 63) 54-0, Telex 0493589

REWO Chemicals Ltd.
9th Floor, Crown House, London Road
GB-Morden, Surrey, SM 4 5 DU
Telefon (01)-543-3335, Telex 23254

REWO Quimica S. A.
Gran Vial. 23 Poligono Industrial
E-Montmelo (Barcelona)
Telefon (3)-568-2311, Telex 50159

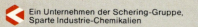

Ein Unternehmen der Schering-Gruppe,
Sparte Industrie-Chemikalien

every thing you want for high quality cosmetics

from one source!

Lanolin – und Derivate:
Grundlagen zur Herstellung und Stabilisierung von Kosmetika in fester und flüssiger Form.

Synthetische Wachse
SYNCROWACHSE ermöglichen die Herstellung dekorativer Kosmetika ohne Verwendung von natürlichen Wachsen.

Emollients
CRODAMOLE. Hauterweichende Ester und Ether von höchster Reinheit.

Farbstoffe
Eisenoxide. Organische und anorganische Pigmente entsprechend den FDA-, CTFA- und EG-Bestimmungen.

Ferner im Programm:
Emulgatoren
Proteine
Hautfreundliche Tensiden

Auf Wunsch erhalten Sie weitere Informationen und Muster.

Croda

Croda GmbH
4054 Nettetal 2
Postfach 20 50
Tel. 0 21 57/10 16*
Telex 8 54 856

Deutsche Niederlassung
der Croda International

Spezialpreise für 1984

ISSN 0735-2840

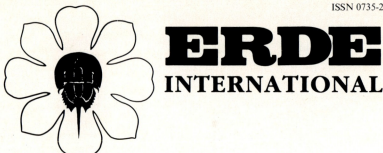

ERDE INTERNATIONAL

FACHZEITSCHRIFT FÜR TECHNISCHE INFORMATIONEN ÜBER BOTANISCH UND TIERISCH AKTIVE SUBSTANZEN IN DER KOSMETIK-, DUFTWASSER- UND GESCHMACKSTOFF-INDUSTRIE.

»ERDE international« ist die Fachzeitschrift, die sich auf die Technologie natürlicher Substanzen pflanzlicher und tierischer Herkunft spezialisiert hat, soweit sie in der Kosmetik-, Duftwasser- und Geschmackstoff-Industrie benötigt werden. Der redaktionelle Teil umfaßt Artikel über die chemischen Grundlagen, die Herstellung von Auszügen, Formeln und die Technologie natürlicher Derivate. Die Veröffentlichungen werden von qualifizierten Chemikern, Mikrobiologen, Dermatologen, Biologen und Pharmakologen aus allen Teilen der Welt sorgfältig überprüft und redigiert.

Die Zeitschrift hat sich zum Ziel gesetzt, aktuelle Beiträge über Theorie und Praxis aus dem weiten Feld der Produkte für Gesundheitspflege und Kosmetik zu präsentieren.

»ERDE international« erscheint in englischer Sprache. Zusammenfassungen in Französisch, Deutsch und Spanisch sind auf Anforderung erhältlich.

Abonnementsbedingungen

USA, Kanada und alle latein-amerikanischen Staaten: US-$ 50,– für ein Jahr und US-$ 90,– für zwei Jahre einschließlich Versandspesen mit Luftpost nach Kanada und Latein-Amerika. Alle anderen Länder: US-$ 60,– für ein Jahr und US-$ 110,– für zwei Jahre einschließlich Versandspesen mit Luftpost. Jahresabonnement für Büchereien auf der ganzen Welt: US-$ 50,–.

Probeexemplare, Anzeigenauskünfte, Abonnementsaufträge:
»ERDE international« (USA), P.O.Box 25007, Phoenix, AZ. 85002, USA.
Zuschriften an: Esam M. Morsy, Publisher

ERDE · EARTH · TERRE · TIERRA · ارض · 地球 · 地球

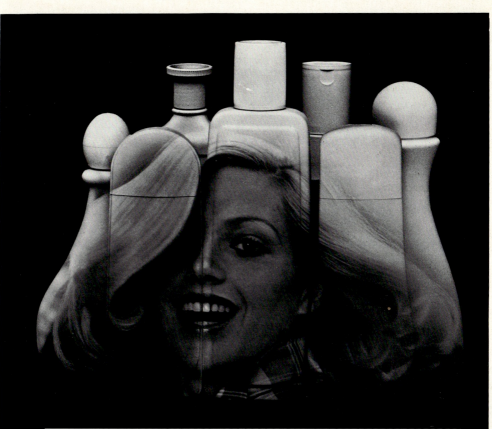

Was könnte natürlicher sein?

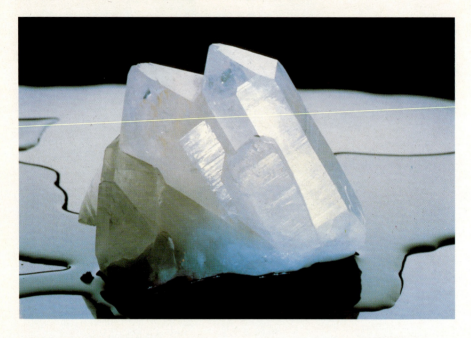

Natürlich Silicone von Dow Corning

Für weitere Informationen fordern Sie bitte unser Formulierungsbuch « The Easy Mix and Match Book » an.

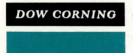 We make the silicones that make the difference

Dow Corning GmbH, 4000 Düsseldorf 30, Schwannstrasse 10, Tel : (0211) 45570. Telex : 8/587668

Grünau

Proteine

Wir waren die ersten. Grünau Proteine sind somit die einzigen, in denen die Erfahrung von fast 5 Jahrzehnten steckt.
Warum also Kopien verwenden, wenn Sie Originale haben können.

Lösungs- vermittler

Probleme lösen mit Grünau Lösungsvermittlern. Sie bieten Dank unserer Forschung und modernen Technologie nicht nur gute Voraussetzungen für beste Lösekraft. Sie werden auch den hohen Anforderungen von Wissenschaft und Gesetz nach definierter Reinheit gerecht.

Emulgatoren

Der Reinheit wegen. Cremes und Lotionen mit Grünau-Emulgatoren. Klar definierte Fettsäuremonoglyceride bilden die Grundlage für ein zielgerichtetes zukunftsicheres Emulgatorenprogramm und für die Erfüllung der Forderung nach Reinheit.

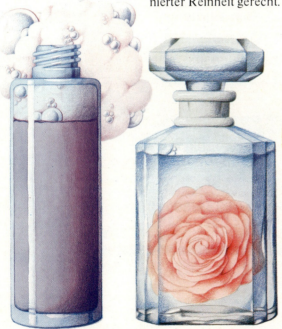
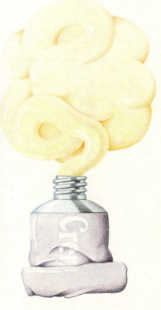

Chemische Fabrik Grünau GmbH
Robert-Hansen-Straße 1
Postfach 1063
D-7918 Illertissen/Bayern
Telefon 07303/13-250 und 258
Telex 712281 grueb-d

Thioglykolsäure

Thiomilchsäure
Ammoniumthioglykolat

Ammoniumthiolactat
Calciumthioglykolat
und andere
Mercaptoverbindungen
Lävulinsäure und -ester

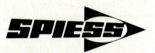

C. F. Spiess & Sohn GmbH & Co.
Chemische Fabrik
D-6719 Kleinkarlbach/Pfalz
Telefon 06359/801234
Telex 04-51244

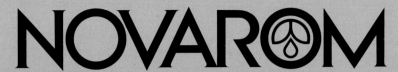

Parfümöle und Wirkstoffe für die Kosmetik

Hautfeuchtigkeitsfaktoren
auf wissenschaftlicher Grundlage
AQUADERM®
Bio-Moisturizer NOVA (Aloe vera Gel-NMF-Collagen-Komplex)

Oleosa
Karottenöl, Arnikablüten-Öl, Calendula-Öl, Kamillen-Öl, Melissen-Öl
Extrakte aus grünen Walnußschalen (Nuß-Extrakt, öllöslich),
Essentielle Fettsäuren (auch als Vitamin F-Glycerinester und in wasserlöslicher Form), Lecithin-Öl,

Dermin-Hautextrakt (öllöslich) | Vitaminextrakt A, E, F
Placenta-Extrakte | Derma-Vitaminkomplex A + E
Johanniskrautöl (Ol. Hyperici) | Ratanhia-Wurzel-Extrakt

Pflanzen-Extrakte, standardisiert
NOVAMED®-Kamille, öl- oder wasserlöslich

Algen-Extrakte | Fichtennadel-Extrakte
Nuß-Extrakte | Brunnenkresse-Extrakte
Rosmarin-Extrakte | Kapuzinerkresse-Extrakte
Thymian-Extrakte | Aloe-Extrakte
Kornblumen-Extrakte | Henna-Extrakte
Birkenblätter-Extrakte | Beinwellwurzel-Extrakte

Herbaliquids
wasserlösliche Kräuter-Extrakte aus Arnika, Aloe, Alpenkräuter, Augentrost, Birke, Brennessel, Efeu, Enzian, Fichtennadel, Hamamelis (grün), Heublumen, Johanniskraut, Kamille, Lindenblüte, Melisse, Rosmarin, Roßkastanie, Salbei, Schafgarbe, Thymian, Wacholder, Weißdorn etc.

Spezialitäten
Bio-Schwefel liquid | Mischungen von Kräuter-Extrakten
Antiphlogisticum »aro« | Vitamin-Komplexe
Gurken-Extrakte | AVOCADIN®
Hamamelis-Derivate | (Phytosterole des Avocado-Öles)

NOVAROM GmbH
KOSMETISCHE UND PHARMAZEUTISCHE HILFS- UND WIRKSTOFFE · PARFÜMÖLE

Postanschrift: D-3450 Holzminden · Postfach 1309 · Telefon: (05531) 8537 · Telex: 965315 nova d

Betrieb: D-3454 Bevern bei Holzminden

Synarome

**SCHÖPFUNGEN
DUFTSPEZIALITÄTEN
DEFINIERTE KOMPOSITIONEN**

für

**PARFÜME
KOSMETIKA
SEIFEN**

Generalvertretung für die Bundesrepublik Deutschland:
LOTHAR STREECK - Rutersbarg 46/50
D-2000 - Hamburg 54 / Allemagne Féd. - Tél. (040) 58.52.63.

Wichtige Gesichtspunkte

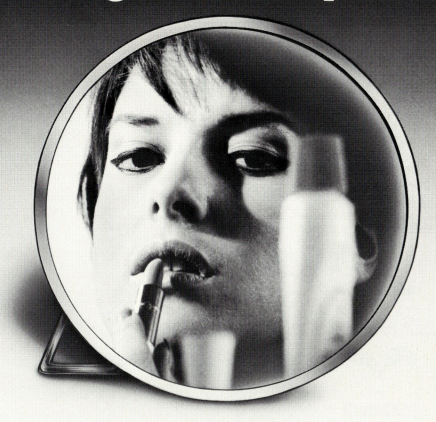

Rohstoffe für die Kosmetikindustrie

Bei der Herstellung kosmetischer Produkte werden an Reinheit und Gleichmäßigkeit der verwendeten Rohstoffe besonders hohe Anforderungen gestellt. hüls erfüllt diese Anforderungen und liefert z.B. sämtliche im Deutschen Arzneibuch (DAB 8) als Polyethylenglykole aufgeführten Polydiole und Polywachse in der dort geforderten Qualität und Reinheit. Auf Wunsch können auch die Qualitätsanforderungen anderer Pharmakopöen (wie USP XX/NF XV, Ph. Française IX, BP 80, Ph. Helv. VI, ÖAB 1981 etc.) erfüllt werden.

Polydiole, Polywachse sind je nach Molmasse flüssig bis hartwachsartig, ab PW 1550 stehen die Produkte geschuppt, PW 4000 und 6000 auf Wunsch auch als Pulver zur Verfügung.

Für Gesichtswässer, Parfüms und wirkstoffhaltige Stifte:
Polydiole

Für Cremes und Lippenstiftgrundmassen:
Polywachse

Für Shampoos und Körperpflegemittel:
MARLOPON®
Alkylbenzolsulfonate, Alkylolaminsalze

MARLAMID®
Fettsäurealkylolamide

MARLIPAL®
Fettalkoholpolyglykolether und Fettsäurepolyglykolester

MARLINAT®
Sulfobernsteinsäureester

Für Neutralfette, fette Öle, Fettsäuren, Parfümöle, Weißöle:
MARLOWET®
Emulgatoren

Für Kompositionen:
Riechstoffvorprodukte
wie z.B. Ester, Ether und Alkylaromaten

Bitte fordern Sie unsere Broschüren und Merkblätter an.

CHEMISCHE WERKE HÜLS AG
Referat 1122, D-4370 Marl

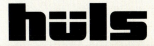

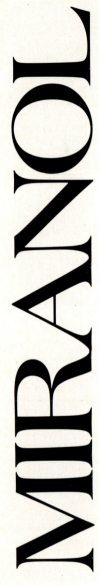

Der einzige Name, den Sie je für amphotere Tenside kennen müssen

- Die vollständigste Reihe amphoterer Tenside zur Formulierung von Kosmetika und Haushaltsprodukten, für chemische Verfahren, für Textil- oder Papierausrüstung.
- Die erfahrenste technische Beratung zum Austausch von amphoteren Standardsubstanzen und zur Entwicklung neuer Formulierungen.

Miranols®
Eine Reihe carboxylierter amphoterer oberflächenaktiver Substanzen, die von Imidazolinen abstammen, bevorzugt in Kosmetika eingesetzt werden und für ihre extreme Milde bekannt sind.

Miranol® Sulfonate
Eine Reihe sulfonierter Analoge der Miranole zur Anwendung in Kosmetika und industriellen Produkten.

Mirataines®
Eine Reihe von Fettsäureamidobetainen und Fettalkylbetainen zur Viskositätsveränderung, zur Schaumverbesserung und als Haarnachbehandlungsmittel. Gut geeignet auch für Haushalts- und Industrieprodukte.

Miramines®
Emulgatoren mit korrosionsverhindernden Eigenschaften für industrielle Anwendungen.

Mirawets®
Speziell formulierte niedrig schäumende Netzmittel zur Anwendung unter sauren und alkalischen Bedingungen.

Mirapols®
Mehrwertig kationische funktionale Substanzen mit niedrigem Molekulargewicht zur Veränderung von Oberflächeneigenschaften.

Und als Neueinführung
Mirataine COB*
Das einzige Betain seiner Art zur Anwendung in Körpershampoos, Gels, Seifen und anderen Toilettenartikeln. Es emulgiert prozentual mehr Fette, erhöht die Viskosität und wirkt als Nachbehandlungsmittel.

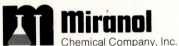

Chemical Company, Inc.
PO BOX 411, Dayton, NJ 08810 USA

Deutsche Vertretung:
Helmut Kiesow · Chemikalien & Rohstoffe
Untergasse 26 · D-6366 Woelfersheim 4 (Berstadt)
Telefon: 0 60 36-30 60 · Telex: 41 84 498 mira d

Amphotere Tenside für Kosmetika, Chemische Verfahren, Reinigungsmittel, Textil- und Papierausrüstung.

*Patent angemeldet

DELFT-National

Haarsprays und Haarfestiger

Haarschaumkonditioners, Haarspülungen und Haarfestiger

RESYN 28-2930
AMPHOMER
RESYN 28-1310

CELQUAT

N

FLEXAN 130

DRY-FLO

Haarfestiger und Konditionierung

Deodorant-Puder, Körperpuder, Anti-perspirant-Puder

Delft-National Chemie GmbH, Petschengasse 11, Postfach 1240, 672 Speyer/Rhein, B.R. Deutschland, Tel. 06232-6011, Telex 465107.
Delft-National Chemie B.V., Hoornwerk 45, Postbus 13, 7200 AA Zutphen, Nederland, Tel. 05750-10666, Telex 49163.

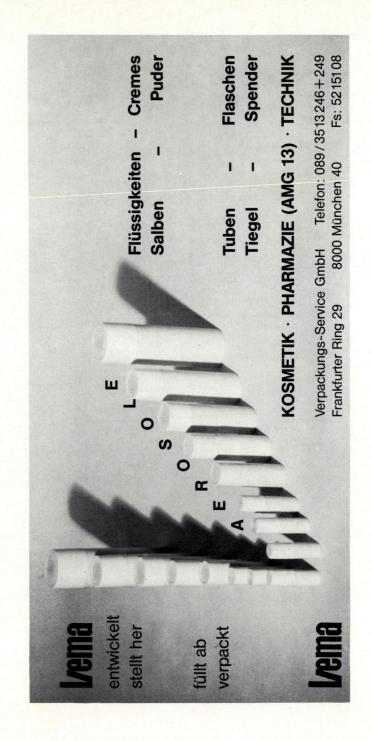

DERMAPHYT
eine Serie neuer Pflanzenextrakte mit folgenden Vorteilen:

- Analysenzertifikate entsprechen neustem Stand der Wissenschaft,
- praxisbezogene Kontroll- und Vergleichsverfahren,
- Qualitätsgarantie für hohe Ansprüche,
- umfassendes Produktprogramm mit vielen gängigen aber auch seltenen Pflanzen, problemlose Verarbeitung auch hoher Konzentrationen,
- faire und stabile Preise (Preislisten für die Kalkulation),
- prompte Belieferung, auch mit Kleinmengen.

NEU

Weitere Informationen mit Spezialkatalog anfordern von:

Flachsmann GmbH
Strünkerhof 13a
5203 Much
Tel. 02245-4868/9
Tlx. 8869743

Emil Flachsmann AG
Butzenstr. 60
CH-8038 Zürich
Tel. 01-482155⁵
Tlx. 53608

CHRIST liefert Wasseraufbereitung mit System!

Wir planen, bauen und warten alle Systeme der Wasseraufbereitung wie Filtration, Ionenaustausch, Membrantechnik und Entkeimung.

Der Einsatz fortschrittlicher Technologien, basierend auf jahrzehntelanger Erfahrung, garantiert Ihnen wirtschaftliche Investitionen für die Zukunft.

Wählen Sie optimale Wasserqualität und ökonomische Betriebskosten für die Produktion, Analytik, Energie-Erzeugung und Forschung.

Wählen Sie CHRIST, die klare Lösung.

CHRIST AG
Hauptstraße 192
CH-4147 Aesch
Tel. 0 41 61/78 46 46
Tx. 045-62 458

CHRIST GmbH
Hertichstraße 10
D-7250 Leonberg
Tel. 0 71 52/2 20 43
Tx. 7-24 114

CHRIST B. V.
Energieweg 5
NL-2382 Zoeterwoude-Rijndijk
Tel. 071/89 9218
Tx. 044/34230

CHRIST WASSER EAU WATER

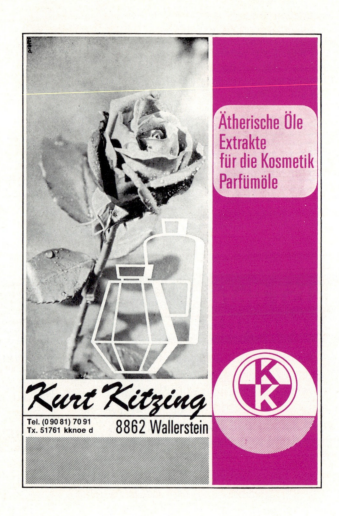

Erstklassige Kosmetika
benötigen
erstklassige Wirkstoffe

Pentapharm
offeriert Ihnen:

REVITALIN®

PENTAGLYCAN

COLLAGEN

HYDROLASTAN

PLACENTOL

PENTAGEN

PENTAVITIN®

Spezialprodukte auf Anfrage

PENTAPHARM AG
Engelgasse 109
Postfach
CH-4002 Basel/Schweiz

Telefon 061-412040
Telex 63473 PEFA CH

Leistungsfähige Produktionsmaschinen für die pharmazeutische und kosmetische Industrie

zur Herstellung von Cremen, Salben, Zahnpasta, Rasiercreme

Prozeßanlagen

Vakuummischer

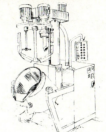

zur Emulgierung, Dispergierung und Feinstmahlung von Cremen, Pasten, Lippenstiftmassen, Zahnpasta

Zahnkolloidmühlen

Rührwerkkugelmühlen COBALL®-MILL

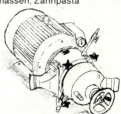

zum Kühlen oder Heizen von Cremen, Salben, Pasten

Schabwärmeaustauscher

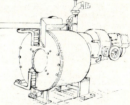

zum Entlüften und Entgasen von Cremen, Salben, Pasten, Shampoos

Vakuumentlüftungsanlagen

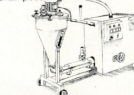

FRYMA-MASCHINEN AG
Theodorshofweg
CH-4310 **Rheinfelden**/Schweiz
Tel. 061/87 60 75, Tlx 62 658

Böttger Wirkstoffe für hochwertige Kosmetika

Seit drei Jahrzehnten arbeitet die BÖTTGER GMBH wegweisend auf dem Gebiet der Herstellung und des weltweiten Vertriebs von kosmetischen und arzneilichen Wirkstoffen. Besondere Aufmerksamkeit haben wir dabei tierischen Organextrakten und Wirkstoffen aus Meeresalgen gewidmet.

ALGENKOLLOID-PULVER

ALGEN-EXTRAKT-KONZENTRATE

PLACENTA-EXTRAKTE
wasser- und öllöslich

Lösliches
PLACENTA-KOLLAGEN

PLACENTA-EXTRAKT KOLLAGENHALTIG

SEREXAN

Spurenelementanalysen mit ICP. Fordern Sie unseren ausführlichen Wirkstoffkatalog an.

BÖTTGER GMBH
PHARMAZEUTISCHE UND KOSMETISCHE PRÄPARATE
Paulsborner Str. 2 · 1000 Berlin 31

KOSMETIK-Fachliteratur

G. A. Nowak
Die Kosmetischen Präparate
Band 1   DM 145,—

Kosmetik-Rohstoff-Führer
Kosmetik-Jahrbuch 1984   DM 53,50
Adressen von Rohstoffherstellern
Handelsprodukte
Natur- und Synthesestoffe,
modifizierte Naturstoffe

Das Kosmetik-Jahrbuch erscheint jährlich.

Spezifikationen für   DM 68,—
Kosmetikrohstoffe   + MwSt.

Verpackungshandbuch   DM 42,50

W. Tauscher
Aerosoltechnologie
Paperback   DM 44,—

W. Tauscher
Technologie der reinen Räume
Paperback   DM 48,—

Preise zuzüglich Porto!

Fachzeitschrift SEIFEN ÖLE FETTE WACHSE SÖFW mit dem ständigen Fachteil KOSMETIKA – AEROSOLE – RIECHSTOFFE

20 Ausgaben jährlich, darunter Kosmetik-Spezialausgaben mit aktueller Berichterstattung

Verlag für chemische Industrie H. Ziolkowsky KG
Postfach 10 25 65 · 8900 Augsburg 1

Bezugsquellen-Verzeichnis

ABIL®-Silikone/Silikon Tenside
Th. Goldschmidt AG, Goldschmidtstr. 100, 4300 Essen 1, Tel.: (02 01) 17 31

Aerosol-Abfüll- und -Verschließmaschinen
PAMASOL Willi Mäder AG, CH-8808 Pfäffikon/SZ,
 Tel.: 0 55 48 24 31, Telex: 8 75 602

Aetherische Öle
Kurt Kitzing, Postfach 11 20, 8862 Wallerstein
MAINLAND Pharmazeutische Fabrik GmbH, Borsigallee 27, 6000 Frankfurt 63

Algen
BÖTTGER GMBH, Paulsborner Str. 2,
 1000 Berlin 31, Tel.: (0 30) 8 90-03-0, Telex: 01 83 839

Alginate
Visuvia Chemisch-pharmazeutische Erzeugnisse GmbH, Geesthachter Str. 103–105,
 Postfach 11 40, 2054 Geesthacht, Tel.: (0 41 52) 50 48, Telex: 2 18 713

Alkylbenzolsulfonate
Chemische Werke Hüls AG, D-4730 Marl

Alkansulfonate
Hoechst Aktiengesellschaft, Verkauf TH, 6230 Frankfurt/Main 80

Alkanolamine
Chemische Werke Hüls AG, D-4370 Marl

Alkanolamide
Chemische Werke Hüls AG, D-4370 Marl

Alkylbenzolsulfonate
Hoechst Aktiengesellschaft, Verkauf TH, 6230 Frankfurt/Main 80

Alkylbenzolsulfonsäuren
Chemische Werke Hüls AG, D-4370 Marl

Alkylenoxidaddukte
Chemische Werke Hüls AG, D-4370 Marl

Alkylethercarboxylate
SANDOZ-Produkte GmbH, Postfach 22 80, 7850 Lörrach, Tel.: (0 76 21) 4 17-1 00

Alkylethersulfate
Akzo Chemie GmbH, Postfach 6 41, D-5160 Düren, Tel.: (0 24 21) 49 21
Hoechst Aktiengesellschaft, Verkauf TH, 6230 Frankfurt/Main 80

Alkylphenolpolyglykolether

Chemische Werke Hüls AG, D-4370 Marl
Hoechst Aktiengesellschaft, Verkauf TH, 6230 Frankfurt/Main 80

Alkylphosphate

Chemische Werke Hüls AG, D-4370 Marl

Alkylphosphorsäureester

Chemische Werke Hüls AG, D-4370 Marl

Alkylpolyglykolether

Chemische Werke Hüls AG, D-4370 Marl

Alkylsulfate

Hoechst Aktiengesellschaft, Verkauf TG, 6230 Frankfurt/Main 80

Allantoin

Hoechst Aktiengesellschaft, Verkauf TH, 6230 Frankfurt/Main 80

Amine functional polymethylsiloxane

Dow Corning GmbH, Schwannstraße 10, 4000 Düsseldorf 30
   Tel.: (02 11) 4 55 70, Telex: 8/5 87 668
Dow Corning GmbH, Pelkovenstraße 152, 8000 München 50
   Tel.: (0 89) 1 48 60, Telex: 5 215 654

Amine und Derivate

Chemische Werke Hüls AG, D-4370 Marl

Aminodermin CLR, schwefelreiches Aminosäurenkonzentrat für Haut- und Haarpflegemittel

CLR Chemisches Laboratorium Dr. Kurt Richter GmbH,
   Bennigsenstr. 25, D-1000 Berlin 41, Tel.: (0 30) 8 52 70 75

Aminoxide

Th. Goldschmidt AG, Goldschmidtstr. 100, 4300 Essen 1, Tel.: (02 01) 17 31

Aminoxide – AROMOX®

Akzo Chemie GmbH, Postfach 6 41, D-5160 Düren, Tel.: (0 24 21) 49 21

Ammoniumthioglykolat

Bruno Bock Chem. Fabrik, 2095 Marschacht
C. F. Spiess & Sohn GmbH & Co., Chem. Fabrik, 6719 Kleinkarlbach, Tel.: (0 63 59) 80 12 34

Ammoniumthiolactat

C. F. Spiess & Sohn GmbH & Co., Chem. Fabrik, 6719 Kleinkarlbach, Tel.: (0 63 59) 80 12 34

Amonoxid WS 35

Th. Goldschmidt AG, Goldschmidtstr. 100, 4300 Essen 1, Tel.: (02 01) 17 31

Amphotenside (Gafteric)

GAF (Deutschland) GmbH, Postfach 1380, 5020 Frechen, Tel.: (02234) 1050

Amphotenside

Th. Goldschmidt AG, Goldschmidtstr. 100, 4300 Essen 1, Tel.: (0201) 1731
SANDOZ-Produkte GmbH, Postfach 2280, 7850 Lörrach, Tel.: (07621) 417-100

Anionaktive Tenside (Fenopon/Gafac)

GAF (Deutschland) GmbH, Postfach 1380, 5020 Frechen, Tel.: (02234) 1050

Anionische Waschrohstoffe

Hoechst Aktiengesellschaft, Verkauf TH, 6230 Frankfurt/Main 80

Antioxidantien – NIPAGALLINE/PROGALLINE, BHA, BHT

W. F. Damm, Robert-Koch-Str. 29,
   2000 Norderstedt, Tel.: (040) 5243028, Telex: 2163723

Antioxidantien, natürlich

GUSTAV PARMENTIER, Eichendorffstraße 37, 6000 Frankfurt/Main 1,
   Tel.: (0611) 561034, Telex: 0414157

Antiperspirantien

Grillo-Werke Aktiengesellschaft, Postfach 110109, 4100 Duisburg 11

ARLACEL

Atlas Chemie, Niederlassung der Deutsche ICI GmbH
   Goldschmidtstraße 100, D-4300 Essen 1

ARLAMOL

Atlas Chemie, Niederlassung der Deutsche ICI GmbH,
   Goldschmidtstraße 100, D-4300 Essen 1

ARLASOLVE

Atlas Chemie, Niederlassung der Deutsche ICI GmbH,
   Goldschmidtstraße 100, D-4300 Essen 1

ARLATONE

Altas Chemie, Niederlassung der Deutsche ICI GmbH,
   Goldschmidtstraße 100, D-4300 Essen 1

ARMOTAN® – Sorbitanester

Akzo Chemie GmbH, Postfach 641, D-5160 Düren, Tel.: (02421) 4921

**Arnicaöl CLR, Calendulaöl CLR, Johanniskrautöl CLR (DAB 6),
Kräuteröle für kosm. Präparate**

CLR Chemisches Laboratorium Dr. Kurt Richter GmbH, Bennigsenstr. 25,
   D-1000 Berlin 41, Tel.: (030) 8527075

Badezusätze CLR, Wirkstoffe für Schaum-, Creme-, Cremeschaum-, Duschbäder
CLR Chemisches Laboratorium Dr. Kurt Richter GmbH, Bennigsenstr. 25,
  D-1000 Berlin 41, Tel.: (030) 8527075

Benzalkoniumchloride – ARQUAD® DMMCB
Akzo Chemie GmbH, Postfach 641, D-5160 Düren, Tel.: (02421) 4921

Beratungen, Verfahren und Rezepte für kosm. Präparate
Th. Goldschmidt AG, Goldschmidtstr. 100, 4300 Essen 1, Tel.: (0201) 1731
Hoechst Aktiengesellschaft, Verkauf TH, 6230 Frankfurt/Main 80

Betaine
SANDOZ-Produkte GmbH, Postfach 2280, 7850 Lörrach, Tel.: (07621) 417-100

Biologisch abbaubare Waschrohstoffe
Th. Goldschmidt AG, Goldschmidtstr. 100, 4300 Essen 1, Tel.: (0201) 1731
Hoechst Aktiengesellschaft, Verkauf TH, 6230 Frankfurt/Main 80

Biostimulantien
BÖTTGER GMBH, Paulsborner Str. 2, 1000 Berlin 31,
  Tel.: (030) 890 03-0, Telex: 0183839

Biozide
W. Biesterfeld & Co., Hamburg 1

BRIJ
Atlas Chemie, Niederlassung der Deutsche ICI GmbH,
  Goldschmidtstraße 100, D-4300 Essen 1

Calciumthioglykolat
C. F. Spiess & Sohn GmbH & Co., Chem. Fabrik, 6719 Kleinkarlbach, Tel.: (06359) 801234

Carbonsäureester
Chemische Werke Hüls AG, D-4370 Marl

carboxylierte Tenside
SANDOZ-Produkte GmbH, Postfach 2280, 7850 Lörrach, Tel.: (7621) 417-100

Carboxymethylcellulose techn. u. gereinigt in verschiedenen Veretherungsstufen, hochaktiv
Hoechst Aktiengesellschaft, Verkauf TH, 6230 Frankfurt/Main 80

L-Carvone, Spearmint-Oil, Peppermint-Oil, Saccharin, andere Zusatzstoffe
Siber Hegner Rohstoff AG, Wiesenstr. 8, CH-8808 Zürich

Collagen CLR, natives lösliches Collagen für kosm. Regenerativpräparate
CLR Chemisches Laboratorium Dr. Kurt Richter GmbH, Bennigsenstr. 25,
  D-1000 Berlin 41, Tel.: (030) 8527075

Collagen = Natürliches lösliches Collagen
PENTAPHARM AG, Postfach, CH-4002 Basel, Tel.: 061/41 20 40, Telex: 63 473 PEFA CH

Cremegrundlagen, selbstemulgierend
Hoechst Aktiengesellschaft, Verkauf TH, 6230 Frankfurt/Main 80

Cumolsulfonate
Chemische Werke Hüls AG, D-4370 Marl

Deodorantien
REWO Chemische Werke GmbH, D-6497 Steinau 1

Deodorant Richter/K für Körperdeodorantien
CLR Chemisches Laboratorium Dr. Kurt Richter GmbH, Benningsenstr. 25,
  D-1000 Berlin 41, Tel.: (0 30) 8 52 70 75

Desinfektionsmittel/Desinfektionsgeräte
Th. Goldschmidt AG, Goldschmidtstr. 100, 4300 Essen 1, Tel.: (02 01) 17 31

Desodorantien
Grillo-Werke Aktiengesellschaft, Postfach 11 01 09, 4100 Duisburg 11

Diethanolamin
Chemische Werke Hüls AG, D-4370 Marl

Dimethyl/trimethyl polysiloxane
Dow Corning GmbH, Schwannstraße 10, 4000 Düsseldorf 30,
  Tel.: (02 11) 4 55 70, Telex: 8/587 668
Dow Corning GmbH, Pelkovenstraße 152, 8000 München 50,
  Tel.: (0 89) 1 48 60, Telex 5 215 654

Dodecylbenzol
Chemische Werke Hüls AG, D-4370 Marl

Dodecylbenzolsulfonsäuren
Chemische Werke Hüls AG, D-4370 Marl

Duftstoffe
Kurt Kitzing, Postfach 11 20, 8862 Wallerstein

Elastin CLR, lösliches Elastin für kosm. Regenerativpräparate
CLR Chemisches Laboratorium Dr. Kurt Richter GmbH, Bennigsenstr. 25,
  D-1000 Berlin 41, Tel. (0 30) 8 52 70 75

Elastin = HYDROLASTAN
PENTAPHARM AG, Postfach, CH-4002 Basel, Tel.: 061/41 20 40, Telex: 63 473 PEFA CH

Emulgatoren

Chemische Werke Hüls AG, D-4370 Marl
MAINLAND Pharmazeutische Fabrik GmbH, Borsigallee 27, 6000 Frankfurt 63
REWO Chemische Werke GmbH, D-6497 Steinau 1
SANDOZ-Produkte GmbH, Postfach 2280, 7850 Lörrach, Tel.: (07621) 417-100

Emulgatoren für die kosm. und pharmaz. Industrie

Chemische Werke Hüls AG, D-4370 Marl
Th. Goldschmidt AG, Goldschmidtstr. 100, 4300 Essen 1, Tel.: (0201) 1731
Hoechst Aktiengesellschaft, Verkauf TH, 6230 Frankfurt/Main 80

Emulgatoren für die Nahrungsmittelindustrie, Pharmazie und Kosmetik

Dr. Friedrich-Karl Marcus, Chemische Fabrik GmbH, Geesthachter Str. 103–105, Postfach 1140, 2054 Geesthacht, Tel.: (04152) 5048, Telex: 218713

Emulgatoren, nichtionogene

Hoechst Aktiengesellschaft, Verkauf TH, 6230 Frankfurt/Main 80

Emulgatoren IMWITOR°

Dynamit Nobel AG, D-5120 Troisdorf, Tel.: (02241) 85-4442, Telex: 889660-35

Enzyme

extrakt chemie, Postfach 204, 3060 Stadthagen, Tel.: (05721) 1021 + 1022

Epidermin CLR, polyvalenter Gewebekomplex nach Filatov, für kosm. Präparate

CLR Chemisches Laboratorium Dr. Kurt Richter GmbH, Bennigsenstr. 25, D-1000 Berlin 41, Tel.: (030) 8527075

Extrakte

extrakt chemie, Postfach 204, 3060 Stadthagen, Tel.: (05721) 1021 + 1022

Farbstoffe

Dr. Friedrich-Karl Marcus, Chemische Fabrik, Geesthachter Str. 103–105, Postfach 1140, 2054 Geesthacht, Tel.: (04152) 5048, Telex: 218713

Farbstoffe, Pigmente, Pigmentpräparationen und optische Aufheller für Toilettenseifen, Shampoos, Badepräparate ecz.

SANDOZ-Produkte GmbH, Postfach 2280, 7850 Lörrach, Tel.: (07621) 417-100

Färbende Extrakte

Visuvia Chemisch-pharmazeutische Erzeugnisse GmbH, Geesthachter Str. 103–105, Postfach 1140, 2054 Geesthacht, Tel.: (04152) 5048, Telex: 218713

Fettalkohole
Aarhus Oliefabrik A/S, M. P. Bruunsgade 27, P.O.Box 50, DK-8100 Aarhus c

Fettalkoholethersulfate
Hoechst Aktiengesellschaft, Verkauf TH, 6230 Frankfurt/Main 80

Fettalkoholpolyglykolether
Chemische Werke Hüls AG, D-4370 Marl
Th. Goldschmidt AG, Goldschmidstr. 100, 4300 Essen 1, Tel.: (0201) 1731
Hoechst Aktiengesellschaft, Verkauf TH, 6230 Frankfurt/Main 80

Fettalkoholpolyglykolethersulfate
Hoechst Aktiengesellschaft, Verkauf TH, 6230 Frankfurt/Main 80

Fettalkoholsulfate
Akzo Chemie GmbH, Postfach 641, D-5160 Düren, Tel.: (02421) 4921
Hoechst Aktiengesellschaft, Verkauf TH, 6230 Frankfurt/Main 80

Fettaminpolyglykolether
Akzo Chemie GmbH, Postfach 641, D-5160 Düren, Tel.: (02421) 4921
Chemische Werke Hüls AG, D-4370 Marl

Fettsäurealkanolamide
REWO Chemische Werke GmbH, D-6497 Steinau 1

Fettsäurealkanolamide (Gafamide)
GAF (Deutschland) GmbH, Postfach 1380, 5020 Frechen, Tel.: (02234) 1050

Fettsäurealkylolamide
Akzo Chemie GmbH, Postfach 641, D-5160 Düren, Tel.: (02421) 4921
Chemische Werke Hüls AG, D-4370 Marl

Fettsäureamid-Oxethylate
Hoechst Aktiengesellschaft, Verkauf TH, 6230 Frankfurt/Main 80

Fettsäureamidpolyglykolether
Chemische Werke Hüls AG, D-4370 Marl
Hoechst Aktiengesellschaft, Verkauf TH, 6230 Frankfurt/Main 80

Fettsäuren
W. Biesterfeld & Co, Hamburg 1

Fettsäureester
Akzo Chemie GmbH, Postfach 641, D-5160 Düren, Tel.: (02421) 4921
W. Biesterfeld & Co., Hamburg 1
Hoechst Aktiengesellschaft, Verkauf TH, 6230 Frankfurt/Main 80

Fettsäurepolyglykolester

Chemische Werke Hüls AG, D-4370 Marl
Hoechst Aktiengesellschaft, Verkauf TH, 6230 Frankfurt/Main 80

Fettsäurekondensationsprodukte

Hoechst Aktiengesellschaft, Verkauf TH, 6230 Frankfurt/Main 80

Flüssigkeitsfiltration (GAF-Beutelfilter)

GAF (Deutschland) GmbH, Postfach 13 80, 5020 Frechen, Tel.: (0 22 34) 10 50

Fluorescein Natrium PH. Eur. 1/BP 80

Kraeber & Co, Hochallee 80, 2000 Hamburg 13,
   Tel.: (0 40) 44 50 61, Telex: 21 64 207

Gegenstrommischer

Hermann Linden, Maschinenfabrik, Hauptstraße 123, 5277 Marienheide
   Tel.: (0 22 64) 70 02, Telex: 8 84 112

Genamin®

Hoechst Aktiengesellschaft, Verkauf TH, 6230 Frankfurt/Main 80
Aarhus Oliefabrik A/S, M. P. Bruunsgade 27, P.O.Box 50, DK-8100 Aarhus c

Genapol®

Hoechst Aktiengesellschaft, Verkauf TH, 6230 Frankfurt/Main 80

Glycerin-Fettsäureester

Th. Goldschmidt AG, Goldschmidtstr. 100, 4300 Essen 1, Tel.: (02 01) 17 31

Glycerinmonothioglykolat

Bruno Bock Chem. Fabrik, 2095 Marschacht

Glycogen = PENTAGEN

PENTAPHARM AG, Postfach, CH-4002 Basel,
   Tel.: 061/41 20 40, Telex: 63 473 PEFA CH

Glykole

Chemische Werke Hüls AG, D-4370 Marl

Glykolether

Chemische Werke Hüls AG, D-4370 Marl

Guanin

Kraeber & Co GmbH, Hochallee 80, 2000 Hamburg 13,
   Tel.: (0 40) 44 50 61, Telex: 2 164 207

Haarfarbstoffe

Dr. Friedrich-Karl Marcus, Chemische Fabrik GmbH, Geesthachter Str. 103–105,
   Postfach 11 40, 2054 Geesthacht, Tel.: (0 41 52) 50 48, Telex: 2 18 713

Haarkomplexe CLR, Wirkstoffzusätze für Haarlotionen
CLR Chemisches Laboratorium Dr. Kurt Richter GmbH, Bennigsenstr. 25,
D-1000 Berlin 41, Tel.: (0 30) 8 52 70 75

Haarkonditioniermittel
SANDOZ-Produkte GmbH, Postfach 22 80, 7850 Lörrach, Tel.: (0 76 21) 4 17-1 00

Hautfeuchtigkeitsregulator = PENTAVITIN®
PENTAPHARM AG, Postfach, CH-4002 Basel, Tel.: 061/41 20 40, Telex: 63 473 PEFA CH

Hautschutztenside
REWO Chemische Werke GmbH, D-6497 Steinau 1

Hilfsmittel für die pharm. und kosm. Industrie
Chemische Werke Hüls AG, D-4370 Marl

Hostacerin®
Hoechst Aktiengesellschaft, Verkauf TH, 6230 Frankfurt/Main 80

Hostaphat®
Hoechst Aktiengesellschaft, Verkauf TH, 6230 Frankfurt/Main 80

Hostapon©
Hoechst Aktiengesellschaft, Verkauf TH, 6230 Frankfurt/Main 80

Hydrophober Dispergator (Antaron)
GAF (Deutschland) GmbH, Postfach 13 80, 5020 Frechen, Tel.: (0 22 34) 10 50

Hydrotrope Substanzen
Chemische Werke Hüls AG, D-4370 Marl

Hygroplex HHG, Hautfeuchthalter für Moisture-Kosmetika
CLR Chemisches Laboratorium Dr. Kurt Richter GmbH, Bennigsenstr. 25,
D-1000 Berlin 41, Tel.: (0 30) 8 52 70 75

Isethionate
Hoechst Aktiengesellschaft, Verkauf TH, 6230 Frankfurt/Main 80

Isopropylmyristat
Akzo Chemie GmbH, Postfach 6 41, D-5160 Düren, Tel.: (0 24 21) 49 21

Karottenöl CLR, Provitamin-A-Träger für kosm. Präparate
CLR Chemisches Laboratorium Dr. Kurt Richter GmbH, Bennigsenstr. 25,
D-1000 Berlin 41, Tel.: (0 30) 8 52 70 75

Konservierungsmittel – NIPA ESTER (PHB-ESTER)/NA-SALZE, PHENONIP, NIPASTERIL, NIPAKOMBIN

W. F. Damm, Robert-Koch-Str. 29, 2000 Norderstedt,
  Tel.: (040) 5243028, Telex: 2163723

Konsistenzregulator – ELFACOS® C 26

Akzo Chemie GmbH, Postfach 641, D-5160 Düren, Tel.: (02421) 4921

Kosmetische Grundstoffe

Chemische Werke Hüls AG, D-4370 Marl
SANDOZ-Produkte GmbH, Postfach 2280, 7850 Lörrach, Tel.: (07621) 417-100

Kosmetische Grund-, Hilfs- und Wirkstoffe

Th. Goldschmidt AG, Goldschmidtstr. 100, 4300 Essen 1, Tel.: (0201) 1731
Hoechst Aktiengesellschaft, Verkauf TH, 6230 Frankfurt/Main 80

Kosmetikwirkstoffe

PENTAPHARM AG, Postfach, CH-4002 Basel, Tel.: 061/412040, Telex: 63473 PEFA CH
CLR Chemisches Laboratorium Dr. Kurt Richter GmbH, Bennigsenstr. 25,
  D-1000 Berlin 41, Tel.: (030) 8527075

Kräuterauszüge für kosmetische Präparate

CLR Chemisches Laboratorium Dr. Kurt Richter GmbH, Bennigsenstr. 25,
  D-1000 Berlin 41, Tel.: (030) 8527075

LACTIL-Feuchthaltekomplex

Th. Goldschmidt AG, Goldschmidtstr. 100, 4300 Essen 1, Tel.: (0201) 1731

Lävulinsäure und -ester

C. F. Spiess & Sohn GmbH & Co., Chem. Fabrik, 6719 Kleinkarlbach, Tel.: (06359) 801234

Lanolin

DEUTSCHE LANOLIN GESELLSCHAFT, Eichendorffstraße 37, 6000 Frankfurt/Main 1,
  Tel.: (0611) 561034, Telex: 0414157 gelat d

LANOLIN-DERIVATE

Atlas Chemie, Niederlassung der Deutsche ICI GmbH, Goldschmidtstraße 100,
  D-4300 Essen 1

Laurylethersulfobernsteinsäurehalbester

Aarhus Oliefabrik A/S, M. P. Bruunsgade 27,
  P.O.Box 50, DK-8100 Aarhus C

Lösungsmittel

Chemische Werke Hüls AG, D-4370 Marl

Lösungsmittel für Nagellack (BLO)
GAF (Deutschland) GmbH, Postfach 1380, 5020 Frechen, Tel.: (02234) 1050

Lösungsvermittler
Chemische Werke Hüls AG, D-4370 Marl

Löwenstein-Zwischenprodukte für Tönung und oxidierte Färbung
Siber Hegner Rohstoff AG, Wiesenstr. 8, CH-8008 Zürich

Lohnherstellung
MAINLAND Pharmazeutische Fabrik GmbH, Borsigallee 27, 6000 Frankfurt 63

Medialan®
Hoechst Aktiengesellschaft, Verkauf TH, 6230 Frankfurt/Main 80

Methyltrauride
Hoechst Aktiengesellschaft, Verkauf TH, 6230 Frankfurt/Main 80

Misch- und Knetmaschinen
Hermann Linden, Maschinenfabrik, Hauptstraße 123,
 5277 Marienheide, Tel.: (02264) 7002, Telex: 884112

Misch- und Knetmaschinen mit Austragschnecke
Hermann Linden, Maschinenfabrik, Hauptstraße 123,
 5277 Marienheide, Tel.: (02264) 7002, Telex: 884112

Monoethanolamin
Chemische Werke Hüls AG, D-4370 Marl

Mucopolysaccharide = PENTAGLYCAN
PENTAPHARM AG, Postfach, CH-4002 Basel, Tel.: 061/412040, Telex: 63473 PEFA CH

MYRJ
Atlas Chemie, Niederlassung der Deutsche ICI GmbH,
 Goldschmidtstraße 100, D-4300 Essen 1

Natrium-Pyrolidoncarboxylat
W. Biesterfeld & Co. Hamburg 1, Telefon (040) 3008298

Naturstoffe
extrakt chemie, Postfach 204,
 3060 Stadthagen, Tel.: (05721) 1021 + 1022

Neutralisierbare Harze (Gantrez/Gafset)
GAF (Deutschland) GmbH, Postfach 1380, 5020 Frechen, Tel.: (02234) 1050

Netzmittel

Hoechst Aktiengesellschaft, Verkauf TH, 6230 Frankfurt/Main 80

Nichtionogene Tenside (Antarox/Mulgofen)

GAF (Deutschland) GmbH, Postfach 13 80, 5020 Frechen, Tel.: (0 22 34) 10 50

Nichtionogene Waschrohstoffe

Th. Goldschmidt AG, Goldschmidtstr. 100, 4300 Essen 1, Tel.: (02 01) 17 31

Nichtionische Waschrohstoffe

Hoechst Aktiengesellschaft, Verkauf TH, 6230 Frankfurt/Main 80

Öle für Kosmetika

Aarhus Oliefabrik A/S, M. P. Bruunsgade 27,
   P.O.Box 50, DK-8100 Aarhus C

Organextrakte für kosmetische Präparate

CLR Chemisches Laboratorium Dr. Kurt Richter GmbH, Bennigsenstr. 25,
   D-1000 Berlin 41, Tel.: (0 30) 8 52 70 75

Parfümöle

Curt Georgi, Postfach 13 46, 7030 Böblingen, Tel.: (0 70 31) 2 40 17/18/19, Telex: 7 265 772

Parfümöle – alle Anwendungsbereiche

Kurt Kitzing, Postfach 11 20, 8862 Wallerstein

Parfüm-Rohstoffe für Kosmetika, Kompositeure

Siber Hegner Rohstoff AG, Wiesenstr. 8, CH-8008 Zürich

Perlglanzmittel

Hoechst Aktiengesellschaft, Verkauf TH, 6230 Frankfurt/Main 80

Pharmazeutische Chemikalien

MAINLAND Pharmazeutische Fabrik GmbH, Borsigallee 27, 6000 Frankfurt 63

Phosphorsäureester

Chemische Werke Hüls AG, D-4370 Marl
Hoechst Aktiengesellschaft, Verkauf TH, 6230 Frankfurt/Main 80

Planetenmischer

Hermann Linden, Maschinenfabrik, Hauptstraße 123,
   5277 Marienheide, Tel.: (0 22 64) 70 02, Telex: 8 84 112

Placenta-Extrakte

BÖTTGER GMBH, Paulsborner Str. 2, 1000 Berlin 31,
   Tel. (0 30) 8 90 03-0, Telex: 01 83 839

Placentaextrakte: Placentaliquid CLR wasserlöslich und öllöslich

CLR Chemisches Laboratorium Dr. Kurt Richter GmbH, Bennigsenstr. 25,
   D-1000 Berlin 41, Tel.: (030) 8527075

Placentaextrakte = PLACENTOL wasserlöslich und öllöslich

PENTAPHARM AG, Postfach, CH-4002 Basel, Tel.: 061/412040, Telex: 63473 PEFA CH

Polydimethylsiloxane

Dow Corning GmbH, Schwannstraße 10, 4000 Düsseldorf 30,
   Tel.: (0211) 45570, Telex: 8/587668
Dow Corning GmbH, Pelkovenstraße 152, 8000 München 50,
   Tel.: (089) 14860, Telex: 5215654

Polydimethyl cyclosiloxanes

Dow Corning GmbH, Schwannstraße 10, 4000 Düsseldorf 30,
   Tel.: (0211) 45570, Telex: 8/587668
Dow Corning GmbH, Pelkovenstraße 152, 8000 München 50,
   Tel.: (089) 14860, Telex: 5215654

Polydiole

Chemische Werke Hüls AG, D-4370 Marl

Polyglykolether

Chemische Werke Hüls AG, D-4370 Marl

Polymere/Filmbildner

GAF (Deutschland) GmbH, Postfach 1380, 5020 Frechen, Tel.: (02234) 1050

Polyphenylmethylsiloxane

Dow Corning GmbH, Schwannstraße 10, 4000 Düsseldorf 30,
   Tel.: (0211) 45570, Telex: 8/587668
Dow Corning GmbH, Pelkovenstraße 152, 8000 München 50,
   Tel.: (089) 14860, Telex: 5215654

Polyvinylpyrrolidon (PV)

GAF (Deutschland) GmbH, Postfach 1380, 5020 Frechen, Tel.: (02234) 1050

Propylenoxidaddukte

Chemische Werke Hüls AG, D-4370 Marl

Protegin®

Th. Goldschmidt AG, Goldschmidtstr. 100, 4300 Essen 1, Tel.: (0201) 1731

Protein

GUSTAV PARMENTIER, Eichendorffstraße 37, 6000 Frankfurt/Main 1,
   Tel.: (0611) 561034, Telex: 0414157
SANDOZ-Produkte GmbH, Postfach 2280, 7850 Lörrach, Tel.: (07621) 417-100

Protein-Derivate-Kollagen

BÖTTGER GMBH, Paulsborner Straße 2, 1000 Berlin 31,
   Tel. (0 30) 8 90 03-0, Telex: 01 83 839

Quartäre Ammoniumverbindungen

Akzo Chemie GmbH, Postfach 6 41, D-5160 Düren, Tel.: (0 24 21) 40 21
Hoechst Aktiengesellschaft, Verkauf TH, 6230 Frankfurt/Main 80

Quaternäre Copolymere

GAF (Deutschland) GmbH, Postfach 13 80, 5020 Frechen, Tel.: (0 22 34) 10 50

Resorcin DAB 8

Kraeber & Co, Hochallee 80, 2000 Hamburg 13,
   Tel.: (0 40) 44 50 61, Telex: 2 164 207

Resocin Mono + Diacetat

Kraeber & Co, Hochallee 80, 2000 Hamburg 13,
   Tel.: (0 40) 44 50 61, Telex: 2 164 207

Rohstoffe für Haar- und Hautwaschmittel

Chemische Werke Hüls AG, D-4370 Marl
SANDOZ-Produkte GmbH, Postfach 22 80, 7850 Lörrach, Tel.: (0 76 21) 4 17-1 00

Rückfetter

REWO Chemische Werke GmbH, D-6497 Steinau 1

Rückfettungsmittel SOFTIGEN°

Dynamit Nobel AG, D-5120 Troisdorf, Tel. (0 22 41) 85-44 42, Telex: 8 89 660-35

Salbengrundlagen

Th. Goldschmidt AG, Goldschmidtstr. 100, 4300 Essen 1, Tel.: (02 01) 17 31
Hoechst Aktiengesellschaft, Verkauf TH, 6230 Frankfurt/Main 80
MAINLAND Pharmazeutische Fabrik GmbH, Borsigallee 27, 6000 Frankfurt 63

Salbengrundlagen SOFTISAN°, MIGLYOL°-GEL

Dynamit Nobel AG, D-5120 Troisdorf, Tel.: (0 22 41) 85-44 42, Telex: 8 89 660-35

Sarkoside

Hoechst Aktiengesellschaft, Verkauf TH, 6230 Frankfurt/Main 80

Schwefel (Bioschwefel-Pulver, Bioschwefel-Fluid) für kosm. Präparate

CLR Chemisches Laboratorium Dr. Kurt Richter GmbH, Bennigsenstr. 25,
   D-1000 Berlin 41, Tel.: (0 30) 8 52 70 75

Seidenglanzmittel

Hoechst Aktiengesellschaft, Verkauf TH, 6230 Frankfurt/Main 80

Selbstemulgierende Cremegrundlagen
Hoechst Aktiengesellschaft, Verkauf TH, 6230 Frankfurt/Main 80

Shampoo-Rohstoffe
Chemische Werke Hüls AG, D-4370 Marl
Th. Goldschmidt AG, Goldschmidtstr. 100, 4300 Essen 1, Tel.: (0201)1731
Hoechst Aktiengesellschaft, Verkauf TH, 6230 Frankfurt/Main 80
SANDOZ-Produkte GmbH, Postfach 2280, 7850 Lörrach, Tel.: (7621) 417-100

Shampoo-Wirkstoff-Zusätze CLR
CLR Chemisches Laboratorium Dr. Kurt Richter GmbH, Bennigsenstr. 25, D-1000 Berlin 41, Tel.: (030) 8527075

Silicone
Dow Corning GmbH, Schwannstraße 10, 4000 Düsseldorf 30, Tel.: (0211) 45570, Telex: 8/587668
Dow Corning GmbH, Pelkovenstraße 152, 8000 München 50, Tel.: (089) 14860, Telex: 5215654

Silicone glycol copolymer
Dow Corning GmbH, Schwannstraße 10, 4000 Düsseldorf 30, Tel.: (0211) 45570, Telex: 8/587668
Dow Corning GmbH, Pelkovenstraße 152, 8000 München 50, Tel.: (089) 14860, Telex: 5215654

beta-Sitosterin u. Ethoxylate
W. Biesterfeld & Co., Hamburg 12, Tel.: (040) 3008298

Sorbitanfettsäureester
Akzo Chemie GmbH, Postfach 641, D-5160 Düren, Tel.: (02421) 4921

Stearoxy trimethylsilane/stearylalkohol
Dow Corning GmbH, Schwannstraße 10, 4000 Düsseldorf 30, Tel.: (0211) 45570, Telex: 8/587668
Dow Corning GmbH, Pelkovenstraße 152, 8000 München 50, Tel.: (089) 14860, Telex: 5215654

Sulfobernsteinsäureester
Chemische Werke Hüls AG, D-4370 Marl

Sulfosuccinate
REWO Chemische Werke GmbH, D-6497 Steinau 1

Sulphatierte Fettalkohole
Aarhus Oliefabrik A/S, M. P. Bruunsgade 27, P.O.Box 50, DK-8100 Aarhus C

Synthetische Seifenmassen
GAF (Deutschland) GmbH, Postfach 1380, 5020 Frechen, Tel.: (02234) 1050

Tagat®
Th. Goldschmidt AG, Goldschmidtstr. 100, 4300 Essen 1, Tel.: (0201) 1731

TALKUM DAB/PH.EUR.
Scheruhn Talkum-Bergbau, D-8670 Hof, Telex: 643746 fuh

Tauride
Hoechst Aktiengesellschaft, Verkauf TH, 6230 Frankfurt/Main 80

Tegin®
Th. Goldschmidt AG, Goldschmidtstr. 100, 4300 Essen 1, Tel.: (0201) 1731

Teginacid®
Th. Goldschmidt AG, Goldschmidtstr. 100, 4300 Essen 1, Tel.: (0201) 1731

Tego®-Betain L7
Th. Goldschmidt AG, Goldschmidtstr. 100, 4300 Essen 1, Tel.: (0201) 1731

Tego-Desinfektionsmittel
Th. Goldschmidt AG, Goldschmidtstr. 100, 4300 Essen 1, Tel.: (0201) 1731

Tenside
SANDOZ-Produkte GmbH, Postfach 2280, 7850 Lörrach, Tel.: (07621) 417-100

Tenside, amphoter
REWO Chemische Werke GmbH, 6497 Steinau 1

Tenside, Anion-
Chemische Werke Hüls AG, D-4370 Marl

Tenside, anionisch
REWO Chemische Werke GmbH, D-6497 Steinau 1

Tenside/Emulgatoren
GAF (Deutschland) GmbH, Postfach 1380, 5020 Frechen, Tel.: (02234) 1050

Tenside, Kation-
Chemische Werke Hüls AG, D-4370 Marl

Tenside, kationisch
REWO Chemische Werke GmbH, 6497 Steinau 1

Tenside, nichtionogene
Chemische Werke Hüls AG, D-4370 Marl

Tensid-Präparate (Shampoos, Schaumbäder, hydrophile Öle usw.) (Rohstoffe)
Th. Goldschmidt AG, Goldschmidtstr. 100, 4300 Essen 1, Tel.: (0201) 1731

Thioglykolsäure
Bruno Bock Chem. Fabrik, 2095 Marschacht
C. F. Spiess & Sohn GmbH & Co., Chem. Fabrik, 6719 Kleinkarlbach, Tel.: (06359) 801234

Thioglycolsäure-Derivate
GAF (Deutschland) GmbH, Postfach 1380, 5020 Frechen, Tel.: (02234) 1050

Thiomilchsäure
C. F. Spiess & Sohn GmbH & Co., Chem. Fabrik, 6719 Kleinkarlbach, Tel.: (06359) 801234

p-Toluol Sulfonamide Harz
Siber Hegner Rohstoff AG, Wiesenstr. 8, CH-8008 Zürich

Toluolsulfonate
Chemische Werke Hüls AG, D-4370 Marl

Triethanolamin
Chemische Werke Hüls AG, D-4370 Marl

Triglyceride, flüssige und feste MIGLYOL° SOFTISAN° DYNASAN°
Dynamit Nobel AG, D-5120 Troisdorf, Tel.: (02241) 85-4442, Telex: 889660-35

Triisopropanolamin
Chemische Werke Hüls AG, D-4370 Marl

Trübungsmittel (Antara)
GAF (Deutschland) GmbH, Postfach 1380, 5020 Frechen, Tel.: (02234) 1050

Trübungsmittel
Hoechst Aktiengesellschaft, Verkauf TH, 6230 Frankfurt/Main 80

TWEEN
Atlas Chemie, Niederlassung der Deutsche ICI GmbH,
   Goldschmidtstraße 100, D-4300 Essen 1

Überfettungsmittel
Chemische Werke Hüls AG, D-4370 Marl

Undecylensäurederivate
REWO Chemische Werke GmbH, D-6497 Steinau 1

UV-Absorber (GAFSORB)
GAF (Deutschland) GmbH, Postfach 13 80, 5020 Frechen, Tel.: (0 22 34) 10 50

Vaseline
MAINLAND Pharmazeutische Fabrik GmbH, Borsigallee 27, 6000 Frankfurt 63

Verdickungsmittel
Th. Goldschmidt AG, Goldschmidtstr. 100, 4300 Essen 1, Tel.: (02 01) 17 31

Verdickungsmittel für Tenside – DAPRAL® GT 282
Akzo Chemie GmbH, Postfach 6 41, D-5160 Düren, Tel.: (0 24 21) 49 21

Vinylpyrrolidon/Vinylacetat (PVP/VA Copolymere)
GAF (Deutschland) GmbH, Postfach 13 80, 5020 Frechen, Tel.: (0 22 34) 10 50

Vitaminzusätze CLR (Vitaminöle, polyvalente Vitaminkomplexe, Vitaminkonzentrate) für kosm. Präparate
CLR Chemisches Laboratorium Dr. Kurt Richter GmbH, Bennigsenstr. 25,
   D-1000 Berlin 41, Tel.: (0 30) 8 52 70 75

Vitaplant CLR, Pflanzen-Tierhaut-Extrakt für kosm. Präparate
CLR Chemisches Laboratorium Dr. Kurt Richter GmbH, Bennigsenstr. 25,
   D-1000 Berlin 41, Tel.: (0 30) 8 52 70 75

Walrat
GUSTAV PARMENTIER, Eichendorffstr. 29, 6000 Frankfurt/Main,
   Tel.: (06 11) 56 10 34, Telex: 0 414 157

Walrat, synth.
Akzo Chemie GmbH, Postfach 6 41, D-5160 Düren, Tel.: (0 24 21) 49 21

Waschrohstoffe
SANDOZ-Produkte GmbH, Postfach 22 80, 7850 Lörrach, Tel.: (0 76 21) 4 17-1 00

Waschrohstoffe, abbaufähige
Hoechst Aktiengesellschaft, Verkauf TH, 6230 Frankfurt/Main 80

Wirkstoffe CLR für die Kosmetik
CLR Chemisches Laboratorium Dr. Kurt Richter GmbH, Bennigsenstr. 25,
   D-1000 Berlin 41, Tel.: (0 30) 8 52 70 75

Wollfette
DEUTSCHE LANOLIN GESELLSCHAFT, Eichendorffstraße 37, 6000 Frankfurt/Main 1,
   Tel.: (06 11) 56 10 34, Telex: 0 414 157 gelat d